U0250952

「按方做膳　以食为养」

中华药膳养生治病

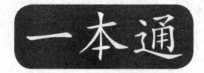

马洪莲　编著

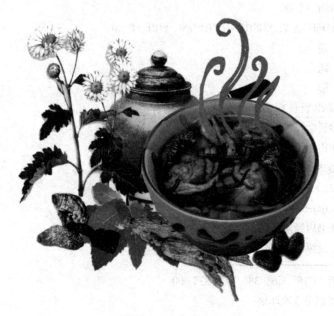

天津出版传媒集团

天津科学技术出版社

图书在版编目（CIP）数据

中华药膳养生治病一本通 / 马洪莲编著 . 一天津：
天津科学技术出版社，2015.9（2025.3 重印）

ISBN 978-7-5576-0295-6

Ⅰ . ①中… Ⅱ . ①马… Ⅲ . ①食物养生Ⅳ . ① R247.1

中国版本图书馆 CIP 数据核字（2015）第 221224 号

中华药膳养生治病一本通

ZHONGHUA YAOSHAN YANGSHENG ZHIBING YIBENTONG

策划编辑：杨　譞

责任编辑：张　跃

责任印制：刘　彤

出　　版：天津出版传媒集团
　　　　　天津科学技术出版社

地　　址：天津市西康路 35 号

邮　　编：300051

电　　话：（022）23332490

网　　址：www.tjkjcbs.com.cn

发　　行：新华书店经销

印　　刷：河北松源印刷有限公司

开本 720×1 020　1/16　印张 38　字数 877 000

2025 年 3 月第 1 版第 3 次印刷

定价：88.00 元

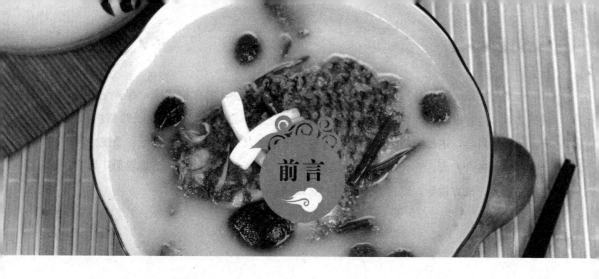

前言

　　随着现在生活水平的提高，人们对自身健康也越来越关注。比如，女人如何才能既轻松减肥又能保证健康？老人如何让"三高"远离自己？男人如何保肝养肾？幼儿又如何健康活泼成长？这些问题在日常生活中越来越频繁的被人们问起，有些医生可以帮忙解答，而有些答案其实就藏在身边不起眼的食物中。故而，药膳渐渐走入人们的视野，成为餐桌上的一道独特风景。

　　我国古代就有"食药同源"一说，上古时代，炎帝神农氏尝百草；商初的宫廷御膳厨师伊尹也巧将药材与食材搭配成餐，成为后世有名的中医方药汤剂创始人；在周代，已经出现了专门研究饮食养生保健的专科医生——食医……这些都说明药膳有着非常悠久的历史，是中华民族的宝贵文化遗产之一。

　　药膳包括了我国传统的饮食文化和医药文化，简单地说，它既是日常的饮食，但又包含了治病的药物。生活中，人们常食用的食材营养价值也很高，但并不等于药膳的价值，二者概念有所不同。食物的营养组成包括蛋白质、糖、脂肪、维生素、矿物质、人类必需的微量元素等。某些膳食虽然营养价值很高，有些人食后身体却并不适应，有时不仅无益反而有害。所以，自制药膳，不仅需要了解食材营养成分以作参考，更重要的是要了解其功能作用，看是否适宜于食用者的具体身体情况。只有择善而食之，才能达到食用药膳的目的。

　　很多人对食物和药材的属性与功效并不了解，或者略知一二，所以在制作药膳时往往弄巧成拙，基于此，本书整理了八章内容，第一章讲述了药膳的常识，从渊源到选料、分类、制作、加工，科学的为读者解析药膳。第二章介绍了药膳原料——食物和中药，两者属性、药理、功效、禁忌、性味归经等，方便读者全面了解各种食物药材。第三章和第四章分别讲述四季五脏的调养，顺应天时养生功效更佳。第五章和第六章、第七章分别介绍不同体质、不同人群的养生方法和对应药膳。第八章则从常见的病症入手，从头到脚，将近百种常见病症各自对应的药膳配方一一呈现，供读者对症制作，健康科学的调理、养生。

药膳是手段，养生是目的，治病是体现。取药物之性，引食物之味，起养生之功，达治病之效，且食之美味，观之色形，益之功德，一举三得。所以说，药膳的制作和应用，不仅是一门科学，也是一门艺术。本书通过参阅古今大量药膳资料，清晰、系统地阐述了药膳食疗的各个方面，选择简单易做、疗效明显、经济实惠的处方，汇集成册，以方便读者按书索方，按方做膳，以膳养生治病，安康健乐。

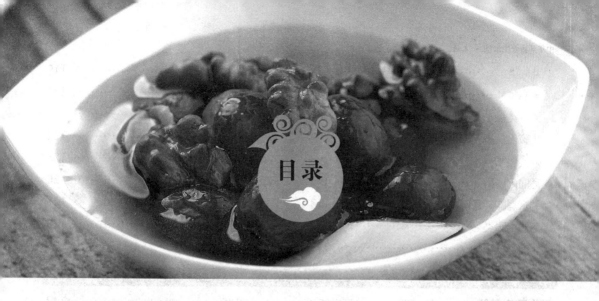

目录

第五章　九种体质养生药膳 …………………………… 273

第七章　适合不同人群的养生药膳 ········· **433**

第八章　常见病调理药膳 ……… **515**

第一章

药膳概述

　　五千年华夏文明，遗留下众多的宝贵文化遗产，药膳即是其中一种。药膳是指在中医学、烹饪学和营养学的理论指导下，严格按照药膳配方，以中药材和食物作为原材料，寓医于食，经过多种烹调方法制成的一种色、香、味俱全，又具有食疗功效的膳食。药膳是中国传统的医学理念与烹调经验相结合的产物，和其他食物相比，它的不同之处在于既将药物作为食物，又将食物赋以药用，使药物和食物结合到最好，令药借食力，食助药威，不但美味营养，还能保健强身、防病治病、延年益寿。

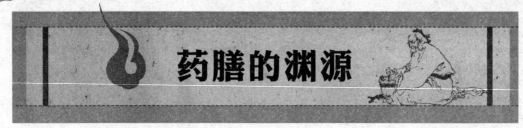

药膳的渊源

药膳不仅是中国传统饮食文化中最璀璨的部分，更是中医学的一个重要组成部分。自古至今，中国传统医学就十分重视饮食调养与健康长寿之间的辩证关系，药膳即是其最直观的体现。

药膳早在先秦时期就开始萌芽了，其起源甚至可以追溯到远古时期。自文字出现以后，甲骨文与金文中就已经有了"药"字与"膳"字。"药膳"作为一个词语记于纸上，最早是在南朝范晔所著的《后汉书·列女传》："母亲调药膳……思情笃密。"之后在《魏书·外戚》中出现了"灵太后亲侍药膳"，《宋史·张观传》也出现"蚤起奉药膳"的记载。可以说，药膳是中华民族历经数千年不断探索、积累、创新而逐渐形成、发展和完善的。

远古·蒙昧时期

民以食为天。对于原始人来说，最重要的一件事就是觅食。由于当时的食物完全依赖于大自然的赐予，人们不可避免地会误食对身体有害的食物，从而引起不良反应甚至中毒。《淮南子·修务训》曾记载："古者民，茹草饮水，采树木之实，食蠃蛖之肉，时多疾病毒伤之害。"《韩非子·五蠹》也说过："上古之世……民食果瓜蚌蛤，腥臊恶臭，而伤害腹胃，民多疾病。"

与此同时，先民有时又因吃了某些食物而使中毒症状减轻，甚至消除。经过长期的生活实践，在一次次与大自然斗争，并求得生存、繁衍、发展的过程中，我们的祖先逐渐对食物的药性和毒性有了初步的了解。先民逐渐认识到哪些食物是有益的，可以进食；哪些是有害的，应避而不食。《淮南子·修务训》曾记载，"神农尝百草之滋味，水泉之甘苦，令民知所避就，当此之时，一日而遇七十毒"，这生动地说明了先民在寻找食物过程中趋利避害的主动选择，许多即可果腹，又可治病疗伤的食物更加被先民所重视。在新石器时代，先民学会用火，还能够制造陶器，并用其煎煮药物和烹调食物。还发现了通过谷物发酵酿酒的方法，知道药物与酒结合，既可饮服，又能治疗疾病。现代考古学家已发现不少原始时代的药性食物，民族学研究者也发现一些处于原始时代的民族会烹制药用食品。

这些在生活实践中对食物的选择和加工，充分表明我们的祖先虽然对食疗药膳并无明确概念，但却在远古时代即已开始探索食物和药物的功用了。处在人类社会的原始阶段的先民，还没有能力把食物与药物分开，这种把食物与药物合二为一的现象就形成了药膳的源头和雏形，同时也是中医学理论中"药食同源"的依据。药食同源可以理解为食物和药物源于同一发现过程，人类在发现食物的同时，也就包含了食疗药膳的出现。当然，这种先民并非目的明确、自觉地利用食物的药性的原始的药膳雏形，还不能说是真正的药膳，却已经是人类发展史上重要的一步。

先秦·萌芽时期

夏商时期，药膳开始萌芽。从甲骨文记载看，夏商时期的人们已经会用禾、麦、黍、稷、稻等多种粮食作物大量酿酒，相传仪狄曾做酒献给夏禹品尝以健体。除了成熟的酿酒术，当时人们对其他汤液的食疗作用也有了更多的认识和实践。相传，商代宰相伊尹曾著《汤液经》，记录下如何烹调汤液以治病。《吕氏春秋·本味篇》也记载："阳补之姜，招摇之桂。"姜和桂都是辛温之品，有抵御风寒的作用，又是烹调中常用的调味品。以此烹调成汤液，既是食品，又可是汤药，说明商代已具有食疗药膳的雏形。

至周代，已经建立了与饮食有关的制度与官职。据《周礼·天官》记载，宫廷医生分为食医、疾医、疡医、兽医四科，其中的食医主要负责周天子的"六食""六饮""六膳""百馐""百酱"的滋味、温凉和分量，即通过调配膳食为帝王的养生、保健服务。此外，书中还记载疾医主张用"五味、五谷、五药养其病"；疡医则主张"以酸养骨，以辛养筋，以咸养脉，以苦养气，以甘养肉，以滑养窍"。这些都说明先秦时代的人们已经有了相当丰富的药膳知识，并且形成了成熟的食疗原则。

春秋战国时期，随着社会生产力的巨大进步，文化也呈现出繁荣景象，关于食疗药膳的记载不仅数量越来越多，内容也愈加系统。我国最早的诗歌总集《诗经》中记载了一些既可药用又能食用的药物；《山海经》收录了药物125种，并对药物功效有所论述，如"櫰木之实，食之多力""枥木之实，服之不忘"等；孔子在《论语·乡党》中说："食不厌精，脍不厌细，食鱼馁而肉败不食，色恶不食。"阴阳五行学说的成熟更是促进《黄帝内经》的诞生，标志食疗药膳的研究向理论阶段过渡。书中对食疗学的论述可以说是我国药膳学的奠基理论，如"凡欲诊病者，必问饮食居处""药以祛之，食以随之"的治疗原则；"毒药攻邪，五谷为养，五果为助，五畜为益，五菜为充，气味合而服之，以补精益气"的膳食配制原则等。

秦、汉·奠基时期

秦汉时期，国家相对稳定、交通发达、经济文化发展很快等因素都加速了药膳研究的进程。这一时期众多名医涌现，有关食疗药膳的专著也有所增多，其中比较重要的是《神农本草经》和《伤寒杂病论》。

《神农本草经》是我国最早的一部药物学专著，是对秦汉时期药物知识的汇集和总结。书中共收载植物药、动物药、矿物药等药物365种，并根据药物性能和使用目的不同而将药物分为上、中、下三品。其中上品药有枸杞、五味子、大枣、人参、地黄等，可"轻身益气不老延年"；中品药有当归、贝母、杏仁、乌梅等，可"遏病补虚羸"；下品药有附子、桔梗等，可"除寒热邪气"。

东汉名医张仲景所著的《伤寒杂病论》中的"杂病"部分被后人整理为《金匮要略》发行，其中列举了治少阴咽痛的猪肤汤和治产后腹痛的当归生姜羊肉汤，以及桂枝汤、百合鸡子黄汤等多种食疗方剂，还对"食禁"做了全面阐述，体现出其对药膳配伍的研究。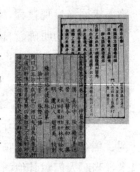

此外，秦汉时期还有诸如《食方》《食经》《太官食经》《太官食法》《神农黄帝食禁》《黄帝杂饮食忌》等多部关于食疗药膳的专著面世，可以说是食疗药膳学的理论奠基期。

魏晋南北朝、隋、唐·形成时期

魏晋南北朝时期，关于药膳理论的专门著述仍有佳作。东晋著名医家葛洪的《肘后备急方》，载有很多食疗方剂，如生梨汁治嗽、羊肝治雀盲、海藻治瘿病等；他还进一步提出"欲预防不必待时，便也酒煮豉服之"，把食疗应用到疾病预防方面。梁代陶弘景所著的《本草经集注》是中国药物学发展史上的第二个里程碑，按药物的自然属性分为玉石、草木、虫、兽等七大类，记载日常食物及较罕用的食物达百多种，并较为深入地提出食物的禁忌和食品卫生。此外，崔浩的《食经》、刘休的《食方》等著述也对中国药膳理论的发展起到了承前启后的作用。

药膳学发展到隋唐时期已有很高水平。唐朝政府组织专业人才编撰了我国第一部药典《新修本草》，共载药物八百余种，对药物的性味、主治、食疗作用等进行了说明。

在唐代，食疗药膳不但理论上得以系统发展，在应用方面也更为广泛。唐代名医孙思邈所著的《千金要方》中设有"食治"专篇，将药用食物分果实、菜蔬、谷米、鸟兽、虫鱼共五部分，载有药膳食疗方剂 17 例，并且明确指出："夫为医者，当须先洞晓病源，知其所犯，以食治之；食疗不愈，然后命药"，把食疗药膳作为治病疗疾的首选对策，肯定了食疗在医药中的重要地位。

之后，孙思邈的弟子孟诜根据前人的著述编成《补养方》一书，后张鼎又将《补养方》增订改为《食疗本草》。《食疗本草》是我国现存最早的一部以食疗命名的药物学专著。书中载录药用食物 227 种，除了记录药的性味、产地等，还列有该食物组成的方剂及其治疗适应病症，还指出了食疗药膳药具有地区性的差别。

此外，唐代其他食疗专著还有详细叙述食物禁忌的《外台秘要》、把食疗药膳与四时饮食相联系的《食性本草》《食医心镜》等，这些食疗专著理论性和实用性相结合，使书中的食疗方剂在实际生活中普遍流行，被社会各阶层所接受和运用。可以说，自此之后，食疗药膳已成为一门独立的学科，并为其日后的全面发展打下更坚实的基础。

宋、元、明、清·全面发展时期

宋代统治者的重视、科技水平的提高、印刷术的发明等因素推动了食疗药膳学的发展。北宋时期，统治者对医学的发展颇为重视，如成立整理医著的"校正医书局"以及药学机构"太平惠民和剂局"等。此外，在官修的几部大型方书中，食疗学都作为一门独立专科出现。如《太平圣惠方》和《圣济总录》两部书中，都专设了"食治门"，即食疗学的专篇。《太平圣惠方》有 28 种病论述了食疗法，其中以粥品最多，如杏仁粥、黑豆粥、薏米粥等，成为食治门中的主流。《圣济总录》中收录食疗方剂 285 例，在食疗的制法和剂型上，有酒、饼、面、饮、散等不同形式，且制作方法也有新的发展。

宋代还出现了专治老年病的食疗药膳著作，如陈直的《养老奉亲书》，全书载方 231 首，其中食疗药膳方达 162 首。元代的邹铉在此基础上加以补充，更名为《寿亲养老新书》。

元代的饮膳太医忽思慧所著的三卷《饮膳正要》，是中国最早的一部营养学专著。该书继承了食、养、医结合的传统，十分重视药物与食物的滋补和治疗价值，同时也超越了药膳食疗的旧概念，从营养的观点出发，强调人们应通过加强饮食卫生、营养调摄以预防疾病。此外，此书与其他专著相比，主要反映了北方地区的饮食习惯，民族特色十分突出。

宋元时期关于食疗、营养方面的著述相当丰富，除上述著作外还有《日用本草》《食鉴》《食治通说》等，这些著作基本反映出当时食疗药膳研究的较高水平。

明清时期，医药学十分发达且更加完善，食疗药膳可以说是进入全面发展的阶段，几乎所有的本草著作中都涉及药物与食疗学的论述。

与之前相比，明清时期药膳的烹调和制作技艺水平极其高超，并且大多符合营养学的要求，相关著述数量众多。明代有关食疗药膳的著作就达 30 种以上，内容也是丰富多彩，其中有卢和的《食物本草》、沈李龙的《食物本草会纂》、宁原《食鉴本草》等重点论述本草的著述；也有重点论述饮食调理、药膳制作、食谱营养方面的书籍，如贾铭《饮食须知》、王孟英的《随息居饮食谱》、高濂的《遵生八笺》、袁牧的《随园食单》等，有些内容直到今天仍有很大的实用价值。此外，药膳在人们的生活中更加普及，这在当时曹雪芹的《红楼梦》、蒲松龄的《聊斋志异》等文学巨著中都有所反映。

在众多医学专著中集大成者是明代李时珍的《本草纲目》。本书总结收录了明代之前的医药学内容，涉及药物学、植物学、食疗学、矿物学等多学科，收载药物 1892 种，医方 11096 个，绘制精美插图 1160 幅，是一部 190 多万字的巨著。全书所载的可供药用食物，如水果、谷物、蔬菜等达 300 余种，禽兽、虫类达 400 余种；在卷三、四"百病主治药"中提供了数百个药膳食疗方，药粥和药酒就有上百种。书中还记载了食物烹调与药物、食物的禁忌。

明清时期的食疗药膳学还有一些特点，如提倡素食的思想得到进一步发展，如卢和的《食物本草》指出："五谷乃天生养人之物"，"诸菜皆地产阴物，所以养阴，固宜食之……蔬有疏通之义焉，食之，则肠胃宜畅无壅滞之患"。

此外，明清时期对年老者的食疗药膳尤为重视，出版了专门的老年人食疗药膳著作。其中最著名的是曹慈山的《老老恒言》。书中涉及对老年人健康有益的上百种药粥，提出"粥能益人，老年尤宜"，主张"老年有竟日食粥，不计顿，饥即食，亦能体强健，享大寿"。并将药粥分为三品，上品"气味轻清，香美适口"，如莲米粥、芡实粥、枸杞叶粥等；中品"少逊"，如茯苓粥、红小豆粥、大枣粥等；下品"重浊"，如地黄粥、羊肝粥等。这些药粥大多流传至今，老年人常用来滋补身体，健脾益肾。

当代·规模发展时期

当今社会，随着物质文化生活水平的不断提高，人们的保健意识也得到大大的增强和普及。绝大部分的人早就过了"吃得饱"的阶段，也过了吃大鱼大肉、山珍海味的阶段，开始追求吃得好、吃得健康。日常生活中通过食疗药膳防病、治病的思想更加深入人心。由此，中国传统药膳受到广泛的重视，并逐渐流行开来。

现代药膳传承、总结和应用了前人关于食疗药膳的经验和理论，汲取中医的阴阳五行、中药的四性五味以及宜忌配伍等系统化的理论精华，来对药膳进行配制、创新，再结合现代科研成果，使药膳得到进一步的发展和完善。

当代出版发行的关于药膳、食疗的专业性以及普及性书籍数不胜数；全国各地以药膳为特色的餐馆也如雨后春笋，纷纷面世；不少药膳食品、中药保健饮料、药酒等已销往国际市场；专门的药膳机构也先后成立；药膳的制作方法不断创新、食材药材搭配种类增加、适用人群也在具体化。可以说，中国传统药膳正在向工业化、特色化、现代化、国际化的方向发展，也许在不久的未来，世界各地的餐桌上都会出现健康美味的中国药膳食品。

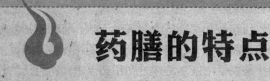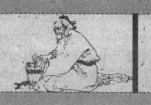

药膳的特点

药膳以中医理论为基础

从字面上来看，"药膳"最大的特点即体现在"药"上。药膳是结合中国传统饮食文化，并以源远流长的中医药理论为基础的一种食疗食品。在中医学中，阴阳五行、脏腑经络、升降浮沉、中药材的性味归经、四性五味、辨证施治等理论学说都指导着药膳的组方配伍以及制作施用。只有正确地选药组方和选食配膳，才能取得理想的药膳食疗效果。

药膳以食材和中药材的偏性来矫正人体脏腑功能的偏性，或者以药膳的温、热、寒、凉四种不同特性来使人体功能恢复正常，并增强机体的抵抗力和免疫力。比如，给热证患者配膳，应多选用黄芩、板蓝根、绿豆、扁豆、高粱、薏米、兔肉等属于凉性或寒性的食材和中药材，以起到清热去火的作用；给寒证患者配膳，则应多用如桂圆、附子、黄芪、大枣、羊肉等属于温性或热性的食材和中药材，以起到温中祛寒的作用。再如，中医学讲中药材的酸、苦、甘、辛、咸五味，分别入人体的肝、心、脾、肺、肾五脏。"辛酸甘苦咸，各有所利，四时五藏，病随五味所宜也"。只有五味相调，才能有效调理脏腑，治病防疾。假如患者出现食欲不振、脉缓无力、精神困乏、四肢无力、头昏自汗、懒言短气、便溏腹泻、舌质淡且舌苔白等脾气虚证时，即可选择具有健脾益气功效的中药材如薏米、山药、大枣、茯苓、芡实等，并制作出甘味药膳，如参枣米饭、茯苓包子、山药汤圆、益脾饼、红枣薏米粥等。

药膳是一种特殊的食疗食品

药膳既不同于普通膳食，也不同于一般的的中药方剂，它是逐渐从食疗学中分化出来的一种特殊形式的食疗食品。药膳取药物之性，食物之味，将中药材和食材合理配伍，从而使得食借药威，药助食势，二者相得益彰，既如同普通膳食一般色、香、味、形俱全，让人享受美味的膳食；又能在不知不觉中治疗疾病和康复身心，起到保健强身、治病延年的作用。

此外，药物主要是为治病而设，是治疗疾病和预防疾病的重要手段。所以说，药物疗法适应范围较局限，用药也必须十分审慎，不可随便施药。而药膳寓治于食，含有人体必需的各种营养物质，可以弥补人体阴阳气血的不断消耗。药膳在剂量、配伍上不像药物那样规定严格，可以根据患者的口味以及饮食习惯运用不同的烹调方法加工，寓治疗功效于营养和美味之中。因此，药膳作为药物或其他治疗措施的辅助手段，可随着日常饮食自然地被患者或亚健康人群接受，可长期食用。即便辨证不准确，药膳也不会如吃错药物一般给人体带来太大的副作用，对于慢性疾病的调理治疗更加适宜。

药膳以传统烹调方法和药物炮制技术相结合

一道既美味又有功效的精致药膳必须寓药于食，寓性于味，将药物功效与食物美味有效融合。药膳的主要原料是中药材和食材。药膳原料组合上的特殊性要求其在制作方面需要具有独特的方法。药膳的制作是根据中医学的理论和用药要求，结合药物性能，应用食品烹调和药物加工炮制技术而成的一套特殊制作方法。

因此，在将中药材和食材进行合理配伍后，制作药膳时应以精湛的烹调技艺为手段，灵活运用煎、烤、炸、炖、焖、煨、蒸、煮、熬、炒、卤、烧等中国传统的烹调方法。还要根据药材采用不同的炮制、加工方法及分离提取法（如水制法，包括洗、漂、泡、渍、水飞等法；或采取火制法，包括炒、炙、煅、煨、炮、蒸、煮、单），从而保证制作出来的药膳既具有上佳的色、香、味，又有良好的防病治病、健体强身、延年益寿的保健作用。

药膳以强身健体、 防病治病为目标

药膳既可调养治病，又可强身防病，防治兼宜，是以保健、强壮身体、补气血、调阴阳、增强正气、滋补和治病为目的。

从现代药理来说，许多药膳都具有增强机体生理功能的作用，能够改善细胞的代谢，作用于神经内分泌的调节功能和机体的各种自卫机制，并能增强机体的自稳状态，提高抗病免疫力，改善心肺功能和造血系统的功能，促进血液循环。如黄芪可以延长细胞的生长寿命；人参能够促进核酸合成，并且可以加强大脑皮质的兴奋和抑制过程，提高大脑功能的灵活性，减少疲劳感；灵芝、山药等可增强吞噬细胞的功能，促进机体产生干扰素，且能提高白细胞的数量及吞噬功能。此外，药膳中还含有大量人体代谢所需的营养素，能够有效补充人体所需的能量和营养物质，调节机体内物质代谢，从而达到滋补调养、健体强身、防病、治病、益寿延年的作用。

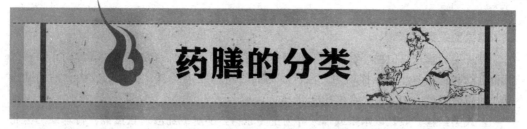

药膳的分类

药膳的分类方法有许多种，在此按药膳的食品性状、烹调方法、功能作用来分类介绍。

按食品性状分类

按药膳的食品性状分类，可将其分为米面饭饼类、汤羹类、粥食类、菜肴类、蜜膏类、糖果蜜饯类、散剂糊类、汁饮类、药茶类、酒类等。

米面饭饼类

此类药膳是指以粳米、糯米、小麦面粉为主要材料，再加入其他食物或药物，如大枣、桂圆肉、山药、党参等，经蒸、煮、烤、烙等方法制成的药膳食品。可分为米饭、糕、卷、饼等种类。一般来说，主要具有健脾利湿、温中健胃、益气养血的作用，如参枣米饭、八宝饭、茯苓包子、八珍糕等。

汤羹类

此类药膳是将所需的药物和食物经过一定的炮制加工，加入调味料放入锅内，加清水用小火煎、煮、炖、煲而成的汤液。羹类药膳是指汁比菜多，又比汤浓稠的药膳。一般来说，汤羹类药膳主要具有补益滋养作用，如银耳羹、桂圆莲子羹、莲子老鳖汤、红枣木耳汤、菠菜鸭血羹、芙蓉银鱼羹等。

粥食类

此类药膳是指以粳米、糯米、薏米、山药、粟米等富于淀粉性的粮食为主要材料，再加入其他食物或药物，加水煮熬成半流质状药膳食品。若加入的食物或药物不宜同煮，可先煎取汁或绞取汁液，再与粮食同煮。粥中还可加入糖或盐、油脂、味精等调味。此类药膳有荷叶粥、枸杞粥、红枣大米粥、肉苁蓉羊肉粥等。粥类药膳适宜脾胃虚弱、消化不良的人群食用。

菜肴类

为药膳中的一个大类，包括各种具有治疗或保健作用的荤素菜肴，是以蔬菜、肉类、鱼、蛋等食物为原料，配以一定比例的药物及调料，经炖、焖、煨、蒸、煮、熬、炒、烧、烩、炸等烹调方法制作而成。此类药膳有葱油海蜇、白果水晶虾、薄荷蒸饺、沙参炖燕窝、灵芝卤乳鸽、参麦炖子鸭、苦瓜焖鸡翅、丁香花煮淡菜、枸杞油爆河虾、猪肝炒胡萝卜、黄精煨肘、菟丝子烩鳝鱼、干锅双牛煲等。

蜜膏类

此类药膳是将食物和药物加水一同煎煮，去渣，取汁、浓缩后，再加入蜂蜜或蔗糖而制成的半流体状的稠膏。用沸水化服即可食用。蜜膏类药膳主要具有滋养润燥作用，适用于久病体虚、病后调养、养生保健的人群长期服用。此类药膳有白果秋梨膏、百合梨膏、枸杞膏、姜枣桂圆蜜膏、金樱子膏、龟苓膏等。

糖果蜜饯类

糖果类药膳是以白糖、红糖、饴糖等为主要原料，经过加水熬炼至较稠厚时，再掺入其他食物和药物的汁液搅拌均匀，混合后制成的固态或半固态、供含化或嚼食的药膳食品，如薄荷糖、山楂软糖、杏仁芝麻糖等。

蜜饯类药膳一般是以水果或瓜菜等为主要原料，加水或药液适量煎煮，待水或药液将煮干时，加入多量蜂蜜或砂糖，以小火煮透，收汁即成。蜜饯类药膳可直接食用或切片作浸泡剂饮用。一般来说，此类药膳具有滋养和胃、润燥生津的功效。此类药膳有糖渍桂圆、蜜饯白果、蜜饯百合等。

散剂糊类

此类药膳是将食物或药物晒干（烘干）、炒脆后研磨成细粉末，再用沸水冲调成糊状，加糖或盐等调味随冲调随时用的食品，包括黑芝麻山药何首乌粉、核桃蛋黄豌豆糊、香糖薯泥、栗子糊、藕粉等。

汁饮类

此类药膳是指将药物和食物浸泡、压榨，加入清水经浸泡、煎、煮、蒸馏等方法制成的一种专供饮用的液体。此类药膳还包括鲜汁——由新鲜并含有丰富汁液的食材和中药材一起洗净，经捣烂、压榨后所制成的汁液。汁饮类药膳一般具有清热除烦、生津止渴、利尿等作用。此类药膳有苹果甘蔗西红柿汁、银花露、桑菊薄荷饮、陈皮冰糖汁、山楂核桃茶饮、花粉橘汁、酸枣仁牛奶饮、白砂糖莲子饮、菟丝苁蓉饮、菊楂决明饮、橘子柠檬汁、五君子饮、牛奶麦冬饮等。

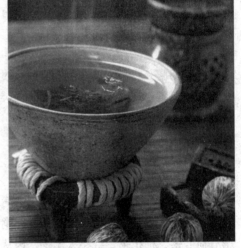

药茶类

此类药膳是指将含有茶叶或不含茶叶的药物经粉碎、混合而成的制品。可用开水沏后或加水煎煮后代茶饮，或者用中药饮片、生药材直接泡茶饮用。此类药膳有菊花茶、决明子茶、李子蜜茶、山楂核桃茶饮、天冬茶饮、甘草合欢茶、菊槐绿茶饮、玫瑰花蜜茶等。

酒类

此类药膳一般是指将食物或药物用白酒（黄酒）冷浸或加热浸渍，制成澄明液体。也有用糯米等与其他食物或药物同煮，加酒曲发酵制成的，即米酒。此类药膳一般具有散寒、活血、温胃、助药力的作用。此类药膳有佛手酒、桑葚酒、枸杞红参酒、虫草酒、鹿茸酒、金橘蜜酒、菊花地黄酒酿等。

按烹调方法分类

药膳在制作时因为火候控制、原料剂量、调味方法、操作程序等因素分为炖、焖、煨、煮、熬、炒、卤、炸、烧、烤、煎等多种类别。

炖类药膳

可分为隔水炖和不隔水炖。不隔水炖是将中药材和食物同时下锅并加适量的水，置于大火上，烧沸去浮沫，再转小火炖烂而成。隔水炖是加好水和食材封口并把容器放入锅中炖。

焖类药膳

此类是先在锅内放油烧热，再将中药材和食物同时放入锅内炒成半成品，加适量的调味品和汤汁，盖紧锅盖，用小火焖熟而成。

煨类药膳

此类是将中药材与食物置于小火上或余热的柴草灰内煨制而成。

蒸类药膳

可分为粉蒸、包蒸、扣蒸、清蒸、气锅蒸等，是将药膳的原料和调味料拌好，装入容器并把容器置于蒸笼内，用水蒸气蒸熟。

煮类药膳

此类药膳是将中药材与食物放在锅内，并加入适量的水和调味料，先用大火烧沸，再用小火煮熟而成。

熬类药膳

此类是将中药材与食物倒入锅内，加入主料稍炒，再加汤及调味品，置大火上烧沸，再用小火烧至汁稠味浓而成。

炒类药膳

可分为生炒、熟炒、滑炒、干炒等。此类是先用大火将锅烧热，再放入油烧热，然后放入原材料和调味料短时间炒熟而成。

卤类药膳

此类是将药膳原材料加工后放入卤汁中，用小火或中火逐步加热烹制，使其渗透卤汁至烂熟而成。

烧类药膳

此类药膳是将原材料放入油锅中煸炒炸煎并加入适量的汤汁和调料调味调色，定色定味后大火收汁或勾芡而成。

炸类药膳

可分为清炸、干炸、软炸、酥炸。此类是将药膳原材料调味后放入油锅中炸熟而成。

按药膳作用分类

保健益寿类药膳

保健益寿类药膳多药性平和，主要起到调理气血、预防疾病、延年益寿的保健作用，适用人群广泛。比如，平时体质虚弱或病后气血亏虚的人适宜食用十全大补汤、八珍糕等补气养血药膳；各种原因所导致的记忆力减退的人适宜食用芝麻核桃粥、牛奶炖花生等健脑益智药膳；视力低下、视物昏花的人适宜食用黄连羊肝丸、猪肝炒胡萝卜等养肝明目药膳；老年人适宜食用清蒸山药炉鸭、茯苓夹饼等延年益寿药膳；五脏虚弱、功能低下的人适宜食用五味子茶、健脾膏、双决明粥等调理五脏药膳；机体阴阳失衡的人适宜食用桑葚膏、蜂蜜麻仁大米粥等调补阴阳药膳。

美容养颜类药膳

美容养颜类药膳具有生肌润肤、祛斑除痘、乌发生发等减缓衰老，保持美丽光彩的作用，广受女性青睐。皮肤黯淡无光、长有黑斑、色素沉着的人群，适宜食用白芷茯苓粥、玫瑰枸杞煮藕粉等增白祛斑药膳；皮肤老化、松弛、长有皱纹、面色无华的人群，适宜食用苹果甘蔗西红柿汁、贝草海参煲等除皱抗衰药膳；肥胖、血脂过高的肥胖人群，适宜食用苦瓜菊花汤、荷叶蒸凤脯等减肥瘦身药膳；头发稀少、脱发、秃顶、发须早白的人，适宜食用黑芝麻山药米糕、糯米首乌粥、生发饮、三黑煮鸡蛋等乌发生发药膳。

治病祛邪类药膳

治病祛邪类药膳是针对患者的病情而制作的具有治疗作用或辅助治疗作用的膳食。长期服用可治疗疾病或缓解病情，特别适宜慢性病患者长期食用。治病祛邪类药膳可根据具体功效分为以下几种：

清热药膳：具有清热解毒、泻火、明目、凉血、燥湿的功效，适用于高热、目赤肿痛等病症的人群食用。如乌梅苦瓜、清暑益气汤等。

解表药膳：具有发散表邪、解除表证的功效，适用于恶寒、发热、无汗、麻疹透发不畅的人群食用。如葱姜糯米粥、香薷饮等。

祛寒药膳：具有温阳散寒的功效，适用于机体外寒入侵或虚寒内生的人群食用。如当归生姜羊肉汤、五加皮烧牛肉等。

活血药膳：具有活血化瘀、通利血脉的功效，适用于瘀血阻滞、心血管系统疾病的人群食用。如益母草膏、当归鸡等。

理气药膳：具有行气消胀、解郁止痛的功效，适用于肝气郁结、胀痛不舒，以及气滞血瘀等证。如陈皮玉米粥、佛手酒等。

消导药膳：具有健脾开胃、消化饮食、导除积滞的功效，适用于脾胃虚弱、消化不良、宿食停滞所致的脘腹胀闷、恶心呕吐等。如橘子山楂桂花羹、莲子炖雪梨等。

通便药膳：具有润肠通便的功效，适用于大便干燥的人群食用，如蜂蜜萝卜汁、黑白木耳炒芹菜等。

利水药膳：具有利水祛湿、通利小便的功效，适用于尿少水肿等病症的人群食用。如红豆鲤鱼、茯苓包子等。

止咳药膳：具有宣肺止咳的功效，适用于咳嗽等症的人群食用。如银杏炖银耳、糖橘饼等。

祛痰药膳：具有祛痰止咳的功效，适用于痰多浓稠、喉中痰鸣的人群食用。如川贝酿雪梨、瓜蒌饼等。

平喘药膳：具有止咳平喘的功效，适用于哮喘等症的人群食用。如百合煮豆腐、柿霜糖等。

熄风药膳：具有平降肝阳、止息肝风的功效，适用于肝阳上亢、头目眩晕、惊痫抽搐等症。如桑叶菊花饮、天麻鱼头等。

安神药膳：具有养血补心、镇静安神的功效，适用于失眠多梦、心悸怔忡的人群食用。如柏仁粥、酸枣仁蒸牛心等。

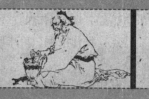

药膳的制作

药膳的选料

优质的原材料是药膳制作的基础。对药膳原材料的选择应结合中医、中药理论，以及烹调制作的特点综合考虑。

药膳选料首先要保证药材和食物必须卫生、干净、安全、无变质，无杂质异物、无尘土、无霉变腐烂。其次，要考虑原料的质量及其药性和药味，食物应选择色、味醇正，外形美观，质量优良者；药材在保证药效的情况下应选择药味轻、偏性小者，以适合更广泛的人群。另外，所选原料还应便于加工。

此外，药膳选料还需要注意以下几点：药膳所选用的食材和药材最好容易采购，积极吸收各地日常所用的烹饪原料；药膳的原材料必须新鲜。比如禽类、畜类、海鲜、野味必须鲜活生猛，特别是鱼、虾、蟹必须即宰、即烹、即食。药材如薄荷、芦根、荷叶等也尽量选用鲜品，以达到更佳的食用效果。

药膳的烹调技艺

药膳的烹调方法是根据药膳原材料的性味特征、食用者的口味及体质、药膳的功效等因素，灵活、科学地进行选择的。一般来说，常用的烹调方法主要有炖、焖、煨、蒸、煮、熬、炒、卤、炸、烧等十余种类型。

炖

是将药膳的原材料及其他调料同时下锅，注入清水，置于大火上煮沸，撇去浮沫，再置小火上炖至熟烂的烹制方法。

具体操作：先将食材在沸水锅内焯去血污和腥臊味，另将药物用纱布包好，用清水浸泡几分钟，再把食材和药物放入炖锅内；再加入生姜、葱、胡椒及适量清水，一般来说炖2～3小时。

特点：质地软烂，原汁原味。

焖

先将药物和食物用油煸加工后，再用小火添汁焖至酥烂的烹调方法。

具体操作：先将原料冲洗干净，切成小块，热锅中倒入油烧至油温适度，下入食物油煸之后，再加入药物、调料、汤汁并盖紧锅盖，用小火焖熟。

特点：酥烂、汁浓、味厚。

煨

指用小火或余热对药食进行较长时间烹调的方法。

具体操作：一种是将食物和药物炮制后置于容器中，加入调料和适量的水慢慢地将其煨至软烂，另一种是将所要烹制的食物和药物预先经过一定的方法处理，再用阔菜叶或湿草纸包裹好，埋入刚烧的草木灰中，其间并添几次热灰，利用余热将其煨熟。

特点：汤汁浓稠、口味肥厚。

蒸

指利用高温的水蒸气及时加热的烹调方法。

具体操作：将经炮制加工后的药物和食物放耐高温容器内，拌好调味品并加入适量的汤汁或清水，待水沸后上笼蒸熟，火候的大小视原料的性质而定，蒸制过程中要不断调整火候。常用的蒸法有粉蒸、包蒸、封蒸、扣蒸、清蒸及汽锅蒸六种。

粉蒸：食物拌好调料和药物后再包米粉上笼蒸制。

包蒸：食物拌好调料和药物后，用菜叶或荷叶包牢上笼蒸制。

封蒸：药物和食物拌好调料后，装在容器中加盖用湿棉纸封严上笼蒸制。

扣蒸：食物拌好调料和药物后，整齐不乱地排放在合适的特定容器内上笼蒸制。其法分明扣和暗扣，明扣为面形朝上排成，暗扣为面形朝下排成，蒸好后再翻扣在汤碗中。

清蒸：药物和食物放在容器内，加入调料、少许原汤或清水上笼蒸制。清蒸又叫清炖，与隔水炖法相似。

汽锅蒸：将食物和药物调配好之后，放在一种特制的土陶汽锅内蒸制。此种锅的底部中心有一直通锅内的气柱，蒸气由气柱冲入锅内的原料中，由于上面有盖，这样蒸汽一方面作为热量传递的媒介，另一方面蒸汽与原料结合后的生成物又随水汽凝沉于锅中。

煮

将食物及其他原料一起放在多量的汤汁或清水中，先用大火煮沸，再用小火煮熟的烹调方法。

具体操作：将食物和药物加工后放置在锅中，加入调料，注入适量的清水或汤汁，用大火煮沸后，再用小火煮至熟。适用于体小、质软类的药膳原材料。

特点：口味清淡新鲜。

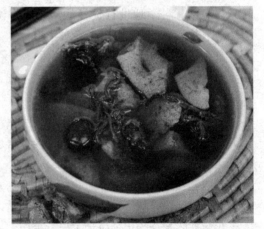

熬

将药物和食物经初加工炮制后，放入锅中，加入清水，用大火烧沸后改用小火熬至汁稠黏烂的烹调方法。

具体操作：将原料用水泡发后，去除杂质并冲洗干净，撕成小块。锅内注入清水，再放入原料和调料用大火烧沸，撇净浮沫后改用小火熬至汁稠味浓。药膳熬制的时间比炖的时间更长，一般在 3 小时以上，多适用烹制含胶质重的原料。

特点：汁稠味浓。

炒

将经加工后的食物和药物，放入加热后的油锅内翻炒的烹调方法。

具体操作：先将锅烧热，再注入适量的油烧至适当温度，下入食物和药物迅速翻炒，如果是药液可先用药液调拌食物，或将药液直接加入锅内，或成膳后勾汁，以保持其气味芬芳。炒的方法一般分四种。生炒：药膳的原材料不上浆，先投入热油锅中炒至五六成熟，再放入配料一起炒至八成熟，加入调味品，迅速翻炒几下，断生即可。

熟炒：把药膳的原材料先加工成半生不熟或全熟后，再切成片、块，放入热油锅煸炒，之后依次加入药物、辅料、调味品和汤汁，翻炒几下即成。

滑炒：将药膳的原材料加工成丝、丁、片、条，再用食盐、淀粉、鸡蛋调匀上浆，放入热油锅里迅速划散翻炒，兑汁投料，急火速成。

干炒：将药膳的原材料切制后，再调味拌渍（不用上浆），放入八成热的油锅中翻炒，待水气炒干微黄时，加入调料同炒，汁尽起锅即成。

卤

将经过初加工后的药膳原材料，放入卤汁中用中火逐步加热烹制，使其卤汁渗透其中，直至成熟的烹调方法。

具体操作：要掌握好卤汁的配置，一般来说卤汁是用沸水、酱油、黄酒、冰糖、食盐、桂皮、甘草、花椒、丁香、姜、葱等配成，将卤汁原料根据一定比例配置入锅，用小火煮沸，待透出香味，颜色呈酱红色时，即可以用来做卤汁。

特点：味厚气香。

炸

是一种使用大火，用油量要比炸的原料多几倍的烹调方法。

具体操作：要求大火，油热，原料下锅时有爆炸声，掌握好火候，防止过热烧焦。将药物制成药液或研末调糊包裹在食物表面，入油锅内炸透至熟。要掌握火候，防止过热烧焦。根据食物的特点可分为清炸、干炸、软炸及酥炸等法。清炸：将食物生料或半生熟料加酱油、酒、食盐、药汁等下入油锅炸。一般清炸的原料都不挂糊，所制食品外脆里嫩。

干炸：将药物和食物生料加调料拌渍后，经过挂糊再下入油锅中炸熟。所制食品里外酥透。

软炸：将无骨食物切成形状较小的块、片、条等形状，用调料、药粉调成浆挂糊后，下到五六成热的温油锅里炸制。本法讲究温度，不宜过高过低，以免发生烧焦或脱浆的现象。炸时应避免粘连，炸到外表发硬（七八成熟）后用漏勺捞出，待油温升高后再炸一次。所制食品略脆鲜嫩。

酥炸：将原料煮或蒸熟烂后，给原料挂上蛋清和药粉的调糊，下油锅炸至深黄色发酥捞出，所制食品香酥肥嫩。

特点：味香酥脆。

烧

指先将食物经过煸、煎、炸的处理后，进行调味调色，然后再加入药物和汤或清水，用大火烧开，小火焖透，烧至汤汁稠浓的烹调方法。

具体操作：烧制时要掌握好汤或清水的量，最好一次加足，避免烧干或汁多。

特点：汁稠味鲜。

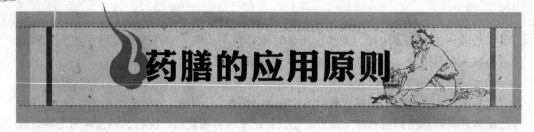

药膳的应用原则

　　药膳疗效高低的关键是有无科学地应用药膳。药膳的应用应符合中医理论，遵循辨证施膳、因人用膳、因时施膳、因地施膳、饮食有节等原则。

辨证施膳

　　中医讲辨证施治，即在临床治疗时要根据病情的寒热虚实，结合病人的体质予以相应的治疗。在中医理论中，病证可概括为虚证、实证、寒证、热证四种。药膳亦是如此。应在正确辨证的基础上选料配伍，根据中医"虚者补之""实者泻之""热者寒之""寒者热之"的治疗原则，因证用料，制作药膳，才能达到预期的效果，发挥药膳保健治病、强身健体的作用；否则，不仅于病无益，反而会加重病情。

虚证

　　虚证常分为气虚、血虚、阴虚、阳虚四大类型，宜分别给予益气、补血、滋阴、补阳、的食疗药膳治之。

　　气虚证常表现为气短自汗、肢体倦怠、语音低微、面色苍白、舌质淡、苔薄白、脉虚大无力。五脏气虚还各兼见不同症状。宜选择具有补益五脏之气的食物和药材制作药膳，如桂圆、牛肉、人参、莲子、大枣、西洋参、远志、酸枣仁、菟丝子、五味子等。

　　血虚证常表现为面色萎黄或淡白、指甲色淡、失眠多梦、毛发枯落、脉沉细，常见于心、肝二脏。宜选择具有养心补肝作用的食物和药材制作药膳，如乌骨鸡、猪肝、夜交藤、合欢花、柏子仁、当归、阿胶等。

　　阴虚证常表现为潮热盗汗、心烦失眠、口干少津、颧红舌红、脉细数等。五脏阴虚还各兼见不同症状。宜选择具有滋养五脏之阴作用的食物和药材制作药膳，如麦门冬、沙参、梨子、冰糖、玉竹、山萸肉、女贞子、枸杞、太子参、麻仁等。

　　阳虚证常表现为形寒怕冷、四肢不温、舌质淡、脉细弱等。以肾阳虚证最为常见。宜选择具有温补助阳作用的食物和药材制作药膳，如淡菜、何首乌、山药、干姜、益智仁、五味、金樱子、淫羊藿等。

实证

　　实证常分为气滞、血瘀、痰湿、虚火等类型。宜分别给予行气、化瘀、消痰、降火的食疗药膳治之。

　　气滞证常表现为胸脘胀满疼痛、舌质较黯等。宜选择具有肃降肺气、疏肝健脾、解郁止痛等作用的食物和药材制作药膳，如莱菔子、枇杷叶、佛手柑、陈皮、合欢花等。

　　血瘀证常表现为固定部位刺痛或钝痛、唇黯、舌有紫斑、脉涩等。宜选择具有活血化瘀作用的食物和药材制作药膳，如桃仁、生地、葛根、玫瑰花等。

痰湿证常表现为舌质淡、苔白滑润、脉沉迟或紧等。宜选择具有温阳化水、散寒祛痰作用的食物和药材制作药膳，如桂枝、山药、茯苓、茴香等。

火热证常表现为火热内炽、舌质红、苔黄、胸部热痛、鼻咽干燥等。宜选择具有清泻五脏之火作用的食物和药材制作药膳，如竹笋、苦瓜、竹叶、麻仁、菊花、石决明等。

寒证

寒证常表现为恶寒喜暖、面色苍白、口淡不渴、手足不温、舌淡苔白、小便清长、大便稀溏、脉迟等症状。宜选择具有散寒助阳等作用的食物和药材制作药膳，如巴戟天、肉桂、补骨脂、冬虫夏草、韭菜、羊肉、鹿肉等。

热证

热证常表现为面红目赤、口唇干燥、口渴喜冷、身热出汗、舌红苔黄、小便短赤、大便燥结、脉数等。宜选择具有清热滋阴等作用的食物和药材制作药膳，如冬瓜、木耳、苦瓜、燕窝、龟甲、玄参、知母、白果等。

因人用膳

每个人都是一个复杂的个体，因此药膳也要"因人制宜"来选择制作。一般来说，施膳时应考虑人的体质、性别、年龄、职业、病史等几个方面。

体质

气虚体质的人群症状常常表现为易疲倦、精神不振、气短、多汗、脉弱无力、易感冒、肌肉松软、舌质淡等。宜食具有益气健脾作用的食物和中药材，如黄豆、白扁豆、鸡肉、糯米、小米、黄芪、太子参、白术、党参、甘草、红薯、胡萝卜、牛肉等。

血虚体质的人群症状常常表现为面色苍白、头晕、乏力、健忘、失眠、心悸、脉细而无力、低血糖等。宜食具有补血滋阴作用的食物和中药材，如红枣、红糖、甲鱼、牛肝、羊肝、火腿、黑芝麻、乌骨鸡、白芍、当归、枸杞等。

阳虚体质的人群症状常常表现为精神萎靡不振、体温偏低、手脚冰凉、怕冷、喜欢热饮、血压低等。宜食具有温补气血作用的食物和中药材，如羊肉、牛肉、茴香、核桃仁、黑枣、韭菜、海虾、鹌鹑、雀肉、山药、明党参等。

阴虚体质的人群症状常常表现为面色多偏红或有颧红、手足心热、唇红微干、口咽干燥、多喜饮冷、舌红苔少或无苔、大便干燥、眼睛干涩等。宜食具有滋阴补肾作用的食物和中药材，如何首乌、鲫鱼、石榴、鸭肉、绿豆、大白菜、菠菜、白木耳、紫菜、冬瓜、猕猴桃、枸杞、石斛、百合、太子参、山药、莲子、薏米等。

痰湿体质的人群症状常常表现为体形肥胖、腹部肥满松软、嗜食肥甘、嗜睡懒动、口黏腻或甜、多汗、畏热怕冷、面部皮肤油脂较多、脉濡或滑等。宜食具有益脾健胃作用的食物和中药材，如白萝卜、冬瓜、丝瓜、蚕豆、附片、半夏、陈皮、木香、党参、黄芪等。

湿热体质的人群症状常常表现为形体中等或偏瘦、面垢油光、易生痤疮、口苦口干、舌质偏红、舌苔黄腻、身重困倦、大便黏滞不畅或燥结、小便短黄、男性易阴囊潮湿、女性易带下增多、易心烦急躁等。宜食具有祛湿除热作用的食物和中药材，如绿豆、苦瓜、芹菜、黄瓜、藕、垂盆草、黄檗、黄连、青蒿、土茯苓等。

血瘀体质的人群症状常常表现为肤色晦暗、色素沉着、易出现瘀斑、口唇黯淡、舌黯或有瘀点、舌下络脉紫黯或增粗、脉涩、易烦、健忘等。宜食具有活血养血的食物和中药材，如山楂、醋、玫瑰花、乌骨鸡、赤芍、川芎、当归、红花、桃仁、大黄、鳖壳等。

气郁体质的人群症状常常表现为性格内向、面色萎黄或苍黯、平素性情急躁易怒、郁郁寡欢、胸闷不舒、胸胁胀痛、大便泄利不爽、苔薄白、舌淡红等。宜食具有疏肝理气、醒神解郁作用的食物和中药材，如驴肉、藕、黄花菜、海带、山楂、金橘、陈皮、白芍、甘草、香橼、佛手、合欢花、玫瑰花、桂花、茉莉花等。

特禀体质的人群症状常常表现为容易过敏，适应能力差，易因药物、食物、花粉等因素触发哮喘、荨麻疹等宿疾。宜食具有益气固表作用的食物和中药材，如蜂蜜、大枣、金针菇、白术等。

职业

当今社会职业工种千差万别，若按职业划分人群选择药膳，可大致分为脑力劳动和体力劳动两种。

对于脑力劳动者来说，应多选择具有补益心、脾、肾作用的原材料来制作药膳，如柏子仁、酸枣仁、黑芝麻、胡桃仁、茯苓、大枣、山药、莲子、藕、鹿茸、肉苁蓉、熟地、牛膝、女贞子等。因为无论是中医理论还是现代医学研究都表明，大脑的功能活动与心血的供应有着密切关系，脾主宰思虑，肾精主宰记忆，所以脑力劳动者应多选择食用具有补益心、脾、肾作用的药膳，如柏子仁炖猪心、桂圆酸枣仁、鸡肝菟丝子汤、白茯苓粥、黄芪蒸鹌鹑、核桃苁蓉炖羊肾、枸杞羊肉粥等。

对于体力劳动者来说，应多选择具有补益脾、肾、肝作用的原材料来制作药膳。如桑寄生、枸杞、鹿角霜、杜仲、续断、黄芪、党参、白术、茯苓、白扁豆、太子参、炙甘草等。因为肾在生理上有主骨充髓、强筋壮骨的功能，如果肾虚会导致人体腰膝酸软、萎靡乏力。而肝主筋，主管身体的运动，故人体运动后之所以产生疲劳，是和肝有着密切关系的。所以，要筋骨强壮，必须补益肝肾，才能适应体力劳动的需要。体力劳动者可选择如续断杜仲煲猪尾、猪肝炒胡萝卜、天麻鸡肉饭、虫草炖野鸭、锁阳羊肉汤等。

此外，一些职业特殊的工作环境也应选择不同的药膳应用原则。如以"寒"为特点的高山、高原地带，或冷冻库作业环境；以"燥"为特点的炼钢、铸造等作业环境；以"湿"为特点的棉纺行业作业环境等。这些环境都会对人体产生不同的影响，要酌情配置药膳。

年龄

《黄帝内经》曾述，"婴儿者，其肉脆血少气弱"，"壮者之气血盛，其肌肉滑，气道通，荣卫之行，不失其常"，"老者之气血衰，其肌肉枯，气道涩"。人的年龄不同，其生理状况有明显的差别。因为人体的结构、功能和代谢随着年龄增长而改变，所以施膳时应区别对待。

1. 幼儿期

婴幼儿的身体、脏腑均未发育健全。常说婴幼儿"三有余四不足"，即是指阳常有余，阴常不足；肝常有余，心常有余，肺常不足，脾常不足，肾常虚。所以婴幼儿的药膳应以健脾和助胃运化为主，以促进营养吸收。宜食粳米、扁豆、大枣、莲子、山药、黄精、熟地、白术、黄芪、茯苓等。注意不要滥补，导致婴幼儿营养过剩，造成孩子脾胃受损，埋下日后心脑血管病发生率提高的隐患。

2. 青少年期

青少年处于幼儿期与成人期之间的过渡时期，身体迅速生长，第二性征显现。一般来说，青少年时期一般不需要特殊进补，应多样化饮食，只要满足其生长发育必需的营养即可。但可多食用一些具有补脑充髓、增强记忆的食物，如大枣、核桃仁、菠菜、鱼类、花生、大豆、益智仁、酸枣仁、远志等。

3. 中年时期

一般来说，中年期的人群上有老下有小，所肩负责任和承受压力较大，而此时也是身体脏腑功能逐渐由强而弱的阶段，体内能量消耗较多，膳食上需要及时补充必要的营养物质。此阶段宜选用具有补肾、健脾、疏肝作用的食物，如大豆、大枣、核桃仁、芝麻、莲子、松子、熟地、党参、人参、枸杞、何首乌等，从而抵抗疲劳和早衰。

4. 老年期

在老年期，人体脏腑的各种功能逐渐衰退，特别是肾气不足、脾胃功能虚弱更为明显。所以老年期的药膳进补应在五脏同补的同时，侧重补养脾肾，以增强脏腑功能，延年益寿。此阶段宜选用具有健脾开胃、补肾填精、益气养血作用的药粥和汤羹等药膳，可多食核桃仁、大豆、黑芝麻、桂圆、栗子、香菇、大枣、木耳、山药、百合、玉米等食物。

性别

男女生理上的差异也会导致施膳的不同。自古以来，有男子以肾为先天、女子以肝为先天的说法。所以，男性宜以助阳补肾药膳为主，女性宜以滋阴养肝药膳为主。此处重点介绍女性在选择药膳时的一些注意事项。

因为妇女有经、带、胎、产、乳的生理特点，又主要赖于肝的调节，所以很容易出现肝气郁结、肝火旺盛、肝经郁寒、肝脉阻滞等问题。因此，制作女性药膳时应注重选择对肝功有调节滋养作用的原材料，如具有温肝作用的肉桂、当归、桂枝、山萸肉、川芎等；有疏肝作用的柴胡、香橼、枳壳、薄荷、玫瑰花等；有平肝作用的牡蛎、龙骨、天麻、菊花、桑叶等；有养肝作用的阿胶、白芍、何首乌、枸杞、石斛等。

药膳的剂型及烹调方法也应根据女性不同的生理时期进行选择。在经期及其前后，药膳宜温忌冷，以防痛经、闭经；妊娠期孕妇体内多热，药膳制作应偏清淡清爽；产褥期女性气血多虚，宜补益气血，多食用温热炖品；更年期女性的内分泌系统紊乱，机体阴血偏虚，宜多食具有调理气血、补益阴亏作用的药膳，忌食甜腻、不易消化的药膳。

因时施膳

"智者之养生也，必须四时而适寒暑。"科学健康的药膳食补不应当局限于一季一时，而应该顺应四时，持续进行。要根据气候的特点，季节与人体与内在脏腑、气血阴阳的密切关系以及影响来选择药膳，以便取得良好的补益效果。

在中医理论中，人与日月相应，人的脏腑气血的运行，和自然界的气候变化密切相关。"用寒远寒，用热远热"，一方面是指饮食的寒温要符合人体的温度，不可过凉也不可过热。另一方面则说明饮食的寒温性质要与季节和体质符合，秋冬不宜多食寒凉性质饮食，春夏不宜多食温热性质饮食。就四季补益而言，春宜升补，夏宜清补，秋宜平补，冬宜滋补。而且，在春夏季节应注意储蓄阳气，秋冬季节应注意保养阴液，方能适应四时阴阳的变化。药膳的选择制作必须"因时制宜"，适应四时气候变化的规律，才能事半功倍，起到良好的养生保健作用。

春

"春三月，此谓发陈，天地俱生，万物以荣。"（《素问·四气调神大论》）春季万物复苏，阳气生发，天地俱生之时，一派生机，欣欣向荣。此时在人体五脏中，肝的活动较为旺盛。春季药膳养生宜"省酸增甘，以养脾气"（孙思邈《千金要方》），即多食用性平味甘甜的食物，少食酸味食物。此外还应健脾和胃，以防春天肝本过旺而克脾。

在药膳原材料方面，应多选择性味甘平，具有健脾和胃、疏肝理气作用的食物和中药材。如大枣、胡萝卜、菠菜、马兰头、荠菜、芹菜、荸荠、菊花脑、枸杞、菊花、党参、黄芪等。春宜升补，充分调动人体的阳气，使气血调和，适宜制作首乌肝片、荠菜春卷、山药白饭鱼蒸蛋等药膳。

夏

"夏三月，此为蕃莠，天地气交，万物华实。"（《素问·四气调神大论》）夏季天气炎热，阳气旺盛，大阳地阴之气交合，万物盛长，生机勃勃，开花结实。此时温度上升，天气炎热，火邪炽盛。人的脾胃功能较为迟钝，常会食欲减退，所以夏季药膳宜清淡甘平，解暑清心；切勿肥甘腻补，以防呆胃伤脾，影响人体的消化吸收，有损健康。此外，在夏季，人的阳气旺盛，皮肤开泄，血脉充盈，出汗增多，容易表现出"夏气通心"的生理变化，而且夏季湿气较重，易于困脾，药膳应能化湿健脾，以达到气血生化有源。

在药膳原材料方面，应多选择性味甘平清淡，具有清心解暑、开胃增食、健脾助运作用的食物和中药材。如绿豆、黄瓜、冬瓜、丝瓜、西瓜、西红柿、鳝鱼、百合、荷叶、莲子、玉竹、石斛、麦冬、沙参、金银花、西洋参、地骨皮、枸杞等。夏宜清补，适宜制作荷叶乳鸽片、柏子仁炖猪心、莲子炖雪梨等药膳。

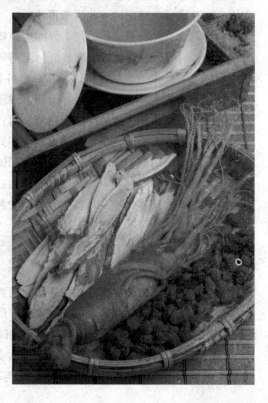

秋

"秋三月，此谓容平，天气以急，地气以明。"（《素问·四气调神大论》）秋季是万物成熟收获的季节，阳气渐趋收潜，阴气逐渐旺盛，气候由热转凉，自然界渐呈清肃之景象。肃杀之气降临，随着秋季的阴升阳降，人体的阳气也开始收敛。而且秋天逐渐干燥，燥气可耗伤人体的肺阴，使人产生口干咽燥、干咳少痰、皮肤干燥、便秘等症状，所以，秋季药膳宜甘润温养，既不可过热，又不能太凉。此外，秋令肺气旺，辛味入肺能补肺气，宜少食辛味食物，以免肺气过旺而克肝；还应多吃酸味食物以助肝气，从而生阴津而润秋燥。

在药膳原材料方面，应多选择性味酸甘润泽，具有滋阴润燥、补养肺气作用的食物和中药材。如梨、甘蔗、香蕉、蜂蜜、荸荠、木耳、百合、沙参、柿子、麦冬、石斛、银耳等。秋宜平补，适宜制作银耳百合粥、芝麻兔、黄芪牛肉等药膳。

冬

"冬三月，此谓闭藏，水冰地拆，无扰乎阳。"（《素问·四气调神大论》）冬季寒气笼罩，万物闭藏，阳气潜匿，阴气盛极，一派阴盛寒冷的景象。随着冬季天气愈加寒冷，人体内的阳气深藏，此时应以温热大补之品来滋补人体气血阴阳之不足，使脏腑的气血旺盛，适应寒冷的天气。此外，在冬季人体内的五脏属肾，寒邪易伤肾阳，此时药膳需要温补以助肾藏精气，祛除阴寒。从而化生气血津液，促进脏腑的生理功能。而且咸多伤肾，故冬季药膳不宜过咸。

在药膳原材料方面，应多选择性味温热，具有温阳补肾、温而不散、热而不燥作用的食物和中药材。如牛肉、羊肉、桂圆、核桃肉、红枣、鹿茸、海参、冬虫夏草、人参、肉苁蓉、桑寄生等。冬宜温补，适宜制作清蒸人参鸡、当归生地烧羊肉、杜仲炒腰花等药膳。

因地施膳

在进行药膳配伍制作时，还应考虑地理环境对药膳选择的影响。因为季节气候、地理环境对长期生长于其中的人具有潜移默化的影响，必然会引起人的体质变化。我国幅员辽阔，气候、地势类型丰富多变，应用药膳时应因地制宜，根据所处的不同地理环境来进行药膳选择。

比如，北方地区多高原，地势较高，而气候相对寒冷、干燥多风，易伤人体阳气和阴液，因此此地区药膳宜温润，从而缓解人体内的寒凉之气和干燥。而东南地区地势较低洼，而气候相对温热、潮湿，易伤人的脾胃，困顿阳气，宜甘、凉，从而祛除人体内的暑热湿毒。四川地区地势多盆地山区，气候多阴雨天气，易助长体内湿气，因此此地区的药膳多辛辣，药物常选辛香发散之品，以此帮助祛除人体内的秽浊及湿气等。

饮食有节

应用药膳时，除辨证、因人、因时、因地用膳外，饮食有节也是药膳食疗的一条重要应用原则。饮食有节是指每日食用药膳宜定时定量，应按时进餐、不偏食、不挑食、不暴饮暴食、不过度节食、有节制。只有根据自身身体状况调整药膳的进食量及进食时间，不急于求成，持之以恒，定会有所收效。

药膳宜定时食用

每日三餐宜定时食用，一方面是因为早、中、晚这三个时间段人体的消化功能特别活跃，另一方面是按照相对固定的时间有规律地进食，可以保证消化、吸收功能有节奏地进行活动，脾胃协调配合，肠胃虚实交替，有张有弛，食物则可有条不紊地被充分消化、吸收和利用。如果不分时间，随意进食，零食不离口，就会使肠胃长时间工作，得不到休息，以致肠胃吸收消化的正常规律被打破，胃肠虚实无度，久而久之可发生脾胃病变。

药膳宜定量食用

每日三餐宜定量食用，特别是不要暴饮暴食和过度节食。现代医学认为，人体对食物的消化、吸收和利用，主要靠胃肠中大量消化液的运作，如果饮食过量或短时间内突然进食大量食物，会加重胃肠负担，消化液紊乱，导致食物无法被及时消化和吸收，从而产生一系列疾病。相反，如果过度节食，则人体不能吸收到足够的营养保证脾胃气血的充盈，长时间后可能导致营养不良以及相应的疾病。可见，饮食有节、食量有度是保证身体健康的重要条件。

谨慎选材（以食用和安全为主）

作为一种特殊的食疗食品，在进行药膳的配伍制作时，药膳的原材料应以食物为主，而且应首先选择药食同源的原材料。最好不要在药膳中加入大剂量的中药材，或以药物为主，否则制作出来的药膳色、香、味欠佳，药味过浓，很难被人们接受并长期食用，药膳的保健功效也就无从谈起了。

所以，在选配药膳所需的中药材时，中药材首先应符合"食用"和"安全"的要求，尽量选用口感较好、对膳食风味影响不大或经过烹调加工能达到一定风味要求的中药材。此外，药膳食疗应保证饮食安全，所选用的最好是无毒副作用和无严格剂量要求的中药材。对于有毒性或不易正确炮制的中药材要在相关专业人士的指导下谨慎选用和制作，以免搭配制作不当对食用者的身体造成不良的影响。

食疗与药疗应相得益彰

食疗药膳和药疗有非常明显的不同。食物治病是利用食物在性味方面上的偏颇特性，从而调整阴阳，使之趋于平衡，有针对性地用于某些病症的治疗或辅助治疗。食疗的最显著的特点是"有病治病，无病强身"，对人体基本无毒副作用。即便是辨证不准确，食物也不会给人体带来太大的危害。因此，食物疗法适应范围较广泛，主要针对亚健康人群，其次才是患者，作为药物或其他治疗措施的辅助手段，随着日常饮食生活自然地被接受。还可长期运用，对于慢性疾病的调理治疗尤为适宜。

而药物疗法主要使用性味较烈的药物，专门为治疗而设，是治疗疾病的重要手段。药物的疗效比食疗的效果迅捷显著，也更适合症状紧急疑难的疾病治疗。但与此同时，药物疗法适应范围较局限，主要针对患者，而且用药有严格的剂量控制，如果辨证不准，随便用药，不仅不能治疗疾病，反而加重病情。

所以说，食疗药膳和药物疗法各有所长，在防病治病的过程中二者缺一不可。在防病治病的过程中，应将两者灵活配合，应用于不同的疾病或疾病的不同阶段，相辅相成，从而取得保健强身、防病治病的良效。

第二章

药膳原料

　　药膳是将药物和食物完美搭配，通过烹调加工制成的形、色、香、味俱佳的医疗保健食品。药膳不同于一般的中药方剂，又有别于普通的饮食。它是取药物之性，用食物之味，二者相辅相成，相得益彰。药膳的制作自然离不开各式各样的食物，也离不开各种中草药。这里收集整理了数百种药膳中常用的食材和药材，从其别名、性味归经、功效主治等方面进行介绍，让读者对药膳中常用的食材和中药有一个全面的了解，方便读者在制作药膳的过程当中进行查阅。

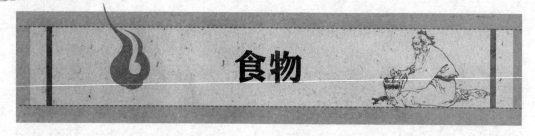

食物

食物里的养生密码

药膳只有遵循中医的理论，辨证施膳，才能够取得良好的食疗效果。食物作为制作药膳的重要原材料，首先应辨别清楚食物的"四性"和"五味"，才能将不同性能的食物与中药材更加科学、合理地搭配，制作出最适宜食用者的药膳。

食物的四性

食物的"四性"是指食物具有寒、热、温、凉四种性质。因为食物性味中的凉仅次于寒，温与热性质相近，所以实际上是寒凉、温热两个大的方面性质。另外还有一类非寒非热，不温不凉的性质平和的食物，可归为"平性食物"。

温热性质的食物属于阳性，一般具有温中散寒、益气助阳、暖胃通络、去湿除风、温经活血等作用。温热性质的食物适用于虚寒体质以及患有寒性病证的人群食用，临床表现为畏寒、肢冷喜暖、恶寒身痛、无汗、泄泻、鼻塞、咳嗽、口淡不渴、面白蜷卧、脘腹胀痛、肢冷神靡、分泌物（排泄物）清稀、舌淡红、苔薄白、脉紧或迟等。

温热性的食物简单列举如下：

蔬菜类：扁豆、黄芽菜、芥菜、香菜、韭菜、南瓜、蒜苗、蒜薹、熟藕。

肉蛋奶类：羊肉、鹿肉、黄鳝、海参、河虾、海虾、鸡肉、雀肉、鹅蛋、猪肚、猪肝、奶及奶制品、大豆及大豆制品、奶酪。

水果类：荔枝、桂圆、桃、大枣、杨梅、杏、樱桃。

干果类：栗子、核桃、葵花子、乌梅、杏仁。

调味品及饮品类：酒类、红糖、饴糖、芥末、姜、葱、蒜、小茴香、辣椒、花椒、胡椒、肉桂、红茶、咖啡。

寒凉性质的食物属于阴性，一般具有清热泻火、凉血解毒、平肝安神、通利二便等作用。寒凉性质的食物适用于湿热体质以及患有热性病证的人群食用，临床表现为身热汗多、发热喜冷、手足烦热、口渴喜冷饮、胃灼热泛酸、心烦易怒、口干咽燥、口苦、脘腹胀满、便秘或泄泻热臭、小便短赤、舌红苔黄或黄腻等。

寒凉性的食物简单列举如下：

谷类：小麦、大麦、荞麦、小米、薏米、绿豆。

蔬菜类：豆腐、蘑菇、金针菇、茄子、莴笋、黄花菜、绿豆芽、黄瓜、丝瓜、冬瓜、油菜、菠菜、苋菜、芹菜、苦瓜、莲藕、菜瓜、竹笋、茭白、海带、紫菜。

水果类：苹果、梨、枇杷、菱角、草莓、罗汉果、西瓜、猕猴桃、桑葚、荸荠、香蕉、柿子、柚子。

肉蛋奶类：鸭肉、兔肉、田螺、螃蟹、蛤蜊、蚌肉、蚬肉、牡蛎肉、鸭血、马肉、鸡蛋清、皮蛋等。

调味品及饮品类：食盐、芝麻油、酱油、苦瓜茶、苦丁茶。

平性食物的寒热性质并不明显，比较平和，此类食物多用于营养保健，具有平补气血、健脾和胃等功效。适合于一般体质，无论是热证还是寒证都可配用，适用于虚不受补的患者。

平性的食物简单列举如下：

蔬菜类：木耳、大白菜、山药、胡萝卜、土豆、茼蒿、圆白菜、扁豆。

水果类：无花果、橄榄、莲子、柠檬、桃仁、李仁。

肉蛋奶类：猪心、猪肉、猪肾。

豆薯类：豌豆、黑大豆、红小豆、蚕豆、黄豆、粳米、玉米、白薯。

食物的五味

食物的五味是指辛、甘、酸、苦、咸五种不同的味道。另外还有淡与涩两种味道，古人认为"淡味从甘，涩味从酸"，所以一般并不单独列出，以五味统称之。

食物的五味不仅仅是指味觉上的差别，还含有功能上的内涵。不同味道的食物的功效也各不相同。此外，食物的五味还与人体五脏相对应，酸味入肝、苦味入心、辛味入肺、甘味入脾、咸味入肾。一般来说，肝病忌辛味，肺病忌苦味，心肾病忌咸味，脾胃病忌甘味和酸味。

辛味食物一般具有发汗解表、祛风散寒、舒筋活血、疏肝解郁、行气止痛、化湿开胃等作用，适宜患有感冒恶寒、发热、鼻塞流涕、咳嗽、肝胃气滞、饮食不香、胃脘不适、胁肋胀痛、麻疹不透等病证的人群食用。辛味食物应适量食用，多食则散气耗津。

辛味食物包括葱、生姜、香菜、辣椒、胡椒、薤白、茴香、薄荷、芥菜、白萝卜、洋葱、白芥子、青蒿、大蒜、芹菜、韭菜子、肉桂、花椒、陈皮、酒、玫瑰花、茉莉花等。

甘味食物一般具有温中补虚，长养气血，缓急止痛，缓解疼挛等作用，适宜脾胃虚寒、头晕、少气懒话、病倦乏力、脉虚无力等气虚证症状，或身寒怕冷、蜷卧嗜睡等阳虚证症状的人群食用。此外，淡味附于甘味，常甘淡并称，有利尿除湿作用，如薏米、荠菜、冬瓜等，常用于水湿内停水肿、小便不利等症。甘味食物应适量食用，多食则窒塞、滞气，使人满闷不适。

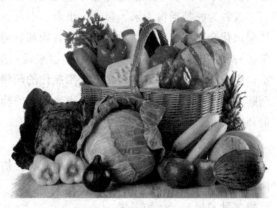

甘味食物包括栗子、甜杏仁、南瓜、葡萄、大枣、饴糖、胡萝卜、白菜、荞麦、粳米、糯米、高粱、玉米、小米、小麦、白薯、蜂蜜等。

酸味食物也包括涩味，一般具有收敛固涩、增进食欲、收缩小便、健脾开胃、安蛔止泻等作用，适宜自汗、盗汗、泄泻、遗精滑精、小便频多、津伤口渴、咳嗽经久不止及各种出血病等病症的人群食用。酸味食物应适量食用，多食则引起筋脉挛缩。

酸味食物包括西红柿、木瓜、醋、马齿苋、柑橘、橄榄、柠檬、青杏、枇杷、橙子、山楂、石榴、乌梅、酸枣、杨梅、柚、杧果、李子、葡萄等。

苦味食物具有清热泻火、燥湿降气、止咳平喘、坚阴泄热、泻下解毒等作用，适宜患有热性病发热、胸中烦闷、口渴多饮、大便秘结、气逆咳嗽喘气、呕哕等病症的人群食用。苦味食物应适量食用，多食则损伤脾胃阳气，导致滑泻；尤其脾胃虚弱者更应谨慎。

苦味食物包括莲子心、苦瓜、杏仁、茶叶、苦菜、蒲公英、槐花、淡豆豉、慈姑、百合、白果、桃仁、李仁、海藻等。

咸味食物具有软坚散结、消瘿化痰、补益阴血、滋阴潜降等作用。适宜患有痰瘀互结引起的痞块、痰核、瘰疬结核、瘿瘤、热结便秘、阴血亏虚等病症的人群食用。咸味食物应适量食用，多食则气血凝滞。

咸味食物包括盐、大酱、紫菜、海带、海参、淡菜、火腿、白鸭肉、紫菜、海虾、海蟹、海蜇、龟肉等。

膳食配置基本原则

《黄帝内经》中早已总结出膳食配制的基本原则，即"五谷为养，五果为助，五畜为益，五菜为充。五味合而服之，以补精益气"。

五谷为养

自古以来，"五谷"有许多不同的说法，在《周礼·天官·疾医》《孟子·滕文公上》《素问·藏气法时论》《吕氏春秋》等著述中均有涉及。其中最主要的有两种：一种指稻（水稻、大米）、黍（黄米）、稷（高粱、小米）、麦（小麦）、菽（大豆）；另一种指麻（麻子）、黍、稷、麦、菽。两者的区别是：前者有稻无麻，后者有麻无稻。这是因为有的地方气候干旱，不利于水稻的种植，因此用将麻代替稻作为五谷之一。

五谷为养是指将大米、黄米、小米、小麦、豆类作为养育人体的主食。五谷含有丰富的碳水化合物和植物蛋白质，特别是谷物和豆类同食，可大大补充人体所需的营养。五谷是各种食物中最为重要的一部分，一般来说，患有肝部疾病的人群宜多食小麦制作的药膳；患有肺部疾病的人群宜多食大米制作的药膳；患有脾部疾病的人群宜多食小米制作的药膳；患有心脏疾病的人群宜多食玉米制作的药膳；患有肾脏疾病的人群宜多食豆类制作的药膳。

五果为助

五果是药膳饮食中不可缺少的辅助食材，指枣、李、栗、杏、桃。在《素问·藏气法时论》《灵枢经·五味》等著述中均有"枣甘、李酸、栗咸、杏苦、桃辛"的记载。现今泛指多种鲜果、干果和坚果。

新鲜水果、坚果及由鲜果加工而成的干果有养身和健身的功效。因为水果中含有丰富的维生素、微量元素、纤维素、糖类和有机酸等物质，鲜果中维生素最多，且能避免因烧煮破坏其营养成分。干果虽然水溶性维生素有损失，但蛋白质与碳水化合物反而因脱水而增多。坚果类如花生、核桃、瓜子、杏仁、栗子等，所含蛋白质类似豆类，可弥补谷类蛋白质的不足。

五畜为益

《黄帝内经》中的"五畜"为牛甘、犬酸、猪咸、羊苦、鸡辛，也就是现在所说的牛、狗、猪、羊、鸡，即各种肉类。《素问·脏气法时论》中曾述："五畜为益。"动物性食物含有丰富的氨基酸，并且多为高蛋白、高脂肪、高热量，可以弥补蔬菜水果谷物等食物营养之不足，是满足人体正常生理代谢及增强机体免疫力的重要营养物质，也是平衡饮食食谱的主要辅食。

五菜为充

《灵枢经·五味》中曾述："五菜：葵甘，韭（韭菜）酸，藿（豆叶）咸，薤（小蒜、薤白头、野蒜）苦，葱（大葱、小葱）辛。"《素问·藏气法时论》曾述::"五菜为充。"现在来看，五菜并非特指，而是泛指各种蔬菜。蔬菜的种类很多，许多蔬菜的根、茎、叶、花、瓜、果均可食用。各种蔬菜均含有丰富的微量元素、维生素、纤维素等营养物质，是膳食纤维的主要来源。各类蔬菜可帮助增食欲、充饥腹、助消化、补营养、防便秘、降血脂、降血糖、防肠癌等，能够营养人体、充实脏气，使人体内各种营养素更加完善和充实，对人体的健康十分有益。

此外，五菜对应五脏，是心（薤）、肝（韭）、脾（葵）、肺（葱）、肾（藿）。一般来说，患有肝部疾病的人群宜多食韭菜制作的药膳；患有肺部疾病的人群宜多食葱类制作的药膳；患有脾部疾病的人群宜多食葵类制作的药膳；患有心脏疾病的人群宜多食蒜类制作的药膳；患有肾脏疾病的人群宜多食豆叶制作的药膳。

饮食禁忌

食物和食物只有科学搭配，才能制作出营养丰富、色味俱佳的保健膳食。此外，还要辨证施膳，避开膳食与食用者病情方面的禁忌，才能达到强身壮体、延年益寿的食疗效果。

食物与食物的配伍禁忌

食物之间如果搭配不当，有可能对人体产生腹痛、呕吐、过敏等反应，甚至中毒。自古至今，人们对食物与食物之间的配伍禁忌不断进行总结和记载。这些配伍禁忌是前人实践的总结，有些可以用当今的科学道理解释，有些还没有经过全面的科学论证，但在进行食材搭配时，也应因人而异，辨证施膳。

以下一些关于食物之间的配伍禁忌可供参考：

猪肉不宜与荞麦、鸽肉、牛肉、鲫鱼、黄豆同食；

羊肉不宜与醋、鱼脍酪同食；

鲫鱼不宜与芥菜、猪肝同食；

猪肝不宜与荞麦、鲤鱼肠子、豆酱、鱼肉同食；

龟肉不宜与苋菜同食；

鹿肉不宜与鲍鱼、虾同食；

鸭蛋不宜与桑葚、李子同食；

李子不宜与鸡蛋、蟹、蜂蜜同食；

绿豆不宜与榧子同食；

柿子不宜与蟹同食；

黍米不宜与葵菜同食。

不同病证的饮食禁忌

患病期间，食物的选材搭配要综合考虑食材的性味归经、升降浮沉以及病证的寒热虚实、阴阳偏属。一般来说，不同病证饮食禁忌也不尽相同。

寒证患者饮食上应益气散寒、温中健脾。忌食寒凉、生冷蔬菜瓜果和其他食物，如脾胃虚寒腹泻的患者忌食苦瓜、西瓜、柿子、冷饮、冬瓜、茭白、猕猴桃、田螺、蛏子等。

热证患者饮食上应清热、生津、养阴。忌食具有温燥伤阴的食物，其中，风热证、痰热证、斑疹疮疡患者忌食腥膻的食物，如海鱼、虾、蟹、平鱼、巴鱼、带鱼、比目鱼、干贝、淡菜、羊肉、鹿肉等；内热证患者忌食辛辣、刺激性的食物，如葱、姜、蒜、辣椒、花椒、韭菜、烟酒等。

一般虚证患者应补益正气，忌食损津耗气、腻滞、不易消化的食物，如萝卜、山楂、槟榔、胡椒、柿子、糍粑等。阳虚患者宜温补，忌食寒凉、生冷的食物，如苦菜、葵菜、螺蛳、鸭肉、蟹等；阴虚患者宜清补，忌食温热、辛辣、刺激性的食物，如酒、羊肉、鹿肉、葱、芥末、大蒜、辣椒、生姜之类。此外，因为大多数虚证患者脾胃功能较弱，消化吸收常常不良，因此也不宜吃肥腻、油煎、质粗坚硬的食物，如肥猪肉、炸薯片、油条、芹菜等。

实证患者是指邪气盛实而言，也分寒热，饮食上应根据辨证情况标本兼治，或者急则治其标，缓则治其本，抓住主要矛盾才能配合药治而获良效。

此外，皮肤病、哮喘、过敏体质等病症的患者除辛辣、腥膻、刺激性等食物外，还应忌食发物，如蘑菇、香菇、黄鱼、蚌肉、虾、螃蟹、芥菜、南瓜、银杏、花生、杜果、樱桃、荔枝、公鸡、猪头肉、鹅肉、鸡蛋、酒酿、白酒、豌豆、黄大豆、豆腐、豆腐乳等。以免诱发或加重病情。

孕期和产后饮食禁忌

妊娠期和产褥期对于女性而言是个特殊的时期。从中医学的角度来看，母体脏腑经络的气血注于冲任经脉，以养胎元。此时的饮食调养非常重要，有诸多禁忌。妊娠期的母体多表现为阴虚阳亢状态，因此最好不要食用辛辣、腥膻、油腻、刺激性，具有破血通经、催吐、滑利等作用的食物，以免耗伤阴血而影响胎元。在妊娠后期，由于胎儿的发育加速，母体易产生气滞，所以应少食胀气、涩肠类食物，如荞麦、土豆、番南瓜、西蓝花、芋头等。中医理论认为，产后多瘀。女性在产后多表现阴血亏虚或瘀血内停等症状。因此，产后饮食应滋阴养血，宜食甘平（甘凉）的粮食、畜肉、禽肉和蛋乳类食品，慎食或忌食寒凉、生冷、辛燥伤阴的食物和发物。

谷物类

大麦

【成分】含碳水化合物、蛋白质、钙、磷、B族维生素等。

【别名】倮麦、饭麦、赤膊麦等。

【性味归经】性凉，味甘、咸。入脾、胃二经。

【功效】消渴、除热、益气、和胃、宽肠、利水。

【食法】煮粥、蒸饭，糯麦可酿酒。

【食用宜忌】适宜胃气虚弱、消化不良者食用。

谷芽

【成分】含淀粉、蛋白质、脂肪、淀粉酶及维生素等。

【别名】谷蘖、炒谷芽、稻芽等。

【性味归经】性温，味甘。入脾、胃经。

【功效】健脾和中，开胃消食。治宿食不化、胀满、腹泻、热毒下痢、烦渴、消瘦。

【食法】煎水代茶饮。

高粱

【成分】含幼芽、水解产生 p-羟基苯甲醛、葡萄糖等。

【别名】蜀黍、芦粟、番黍等。

【性味归经】性温，味甘、涩。入大肠经、肺经。

【功效】温中、益脾、利气、止泻、止霍乱。适于脾胃虚弱、消化不良及小便湿热不利等。

【食法】煮粥、蒸饭、做面食、酿酒等。

【食用宜忌】与大枣配伍适宜消化不良的儿童食用。

燕麦

【成分】含淀粉、蛋白质、维生素B、糖苷酶、类脂酶、亚油酸等。

【别名】雀麦、玉麦、野麦等。

【性味归经】性平，味甘。入脾经、肝经。

【功效】益肝和胃，养颜护肤，润肠通便，降血压血脂，抗细菌防治感冒；可用于肝胃不和所致的食欲不振、消化不良等。

【食法】煮粥、冲食、做甜品等。

【食用宜忌】适宜与牛奶、山药、南瓜、小米配伍食用。

粳米

【成分】含淀粉、蛋白质、B族维生素、多种有机酸、葡萄糖、果糖等。

【别名】大米、硬米。

【性味归经】性平，味甘。入脾经、胃经。

【功效】补中益气、健脾和胃、除烦渴、止泻痢、壮筋骨、通血脉，

【食法】蒸饭、煮粥等。

米皮糠

【成分】含谷维醇、多种甘油酯、B族和E族维生素等。

【别名】谷白皮、细糠、杵头糠、米糠等。

【性味归经】性平，味甘、辛。入胃经、大肠经。

【功效】通肠、开胃，治噎膈和咽喉妨碍如有物、吞吐不下。

【食法】煮粥、煎汤。

【食用宜忌】适宜患有脚气、食道癌等症的人群食用。

糯米

【成分】含蛋白质、脂肪、糖类、钙、磷、铁、维生素 B_1、维生素 B_2、淀粉等。

【别名】稻米、江米、元米。

【性味归经】性温，味甘。入胃经、肺经、脾经。

【功效】健脾养胃、补中益气、补血止虚。

【食法】煮粥、蒸饭、做糕点。

【食用宜忌】适宜脾胃虚寒所致的反胃、食欲减少、泄泻，以及气虚引起的汗虚、气短无力、妊娠腹坠胀等症的人群食用。

西米

【成分】几乎是由纯淀粉构成，另含有少量蛋白质、脂肪及维生素 B。

【别名】西谷米、沙谷米等。

【性味归经】性温，味甘。入胃经、脾经、肺经。

【功效】健脾养胃、化痰补肺。

【食法】煮粥、做甜品、饮品。

【食用宜忌】适宜体质虚弱、消化不良、神疲乏力、产后病后恢复期、肺结核、肺痿咳嗽者食用；患有糖尿病者禁食。

荞麦

【成分】含蛋白质、油酸、亚油酸、钙、铁、硒、维生素 B、叶绿素等。

【别名】乌麦、荍麦、花荞等。

【性味归经】性凉，味甘。入胃经、脾经、大肠经。

【功效】健脾除湿、开胃宽肠、止咳平喘、下气消积、消热肿风痛。可用于肠胃积滞、胀满腹痛、湿热腹泻以及妇女带下病等症。

【食法】磨粉、煮粥、做面食。

【食用宜忌】适宜与萝卜同食，可治胃胀。

小麦

【成分】含淀粉、蛋白质、棕榈酸、甘油酯、麦芽糖酶、维生素 B、维生素 E 等。

【别名】麸麦、浮小麦、麦子等。

【性味归经】性凉，味甘。入心经、脾经、肾经。

【功效】解热和中、宽中益气、养心益肾、除热止渴、健脾润肺。可用于治疗心神不宁、失眠、女性脏躁、外伤出血、烫伤等症；未成熟的小麦可入药治盗汗；小麦皮可治疗脚气病。

【食法】煮粥、蒸饭、做面食等。

青稞

【成分】含蛋白质、淀粉、胡萝卜素、维生素 B、维生素 E、β—葡聚糖等。

【别名】青稞麦、油麦、莜麦等。

【性味归经】性平，味咸。入胃经、脾经、大肠经。

【功效】下气宽中、壮精益力、除湿发汗、止泻。

【食法】酿酒、做面食。

【食用宜忌】适宜脾胃气虚、易疲劳无力、腹泻者食用。

小米

【成分】含谷蛋白、醇蛋白、谷氨酸等。

【别名】粟米、粱米、黄粟、谷子等。

【性味归经】性凉，味甘、咸；陈粟米性寒，味苦。入肾、脾、胃经。

【功效】健脾和胃、滋阴养血、和中益肾、除热解毒。可用于治疗脾胃虚热、反胃呕吐、消渴、泄泻等症。

陈粟米可止烦解渴。

【食法】煮粥、做面食。

【选购】优质小米的颗粒大小均匀，呈乳白色、黄色或金黄色，有光泽；很少有碎米，无虫，无杂质；闻之有清香味，味道微甜。

黑米

【成分】含碳水化合物、蛋白质、脂肪、B族维生素、维生素E、钾、镁、铁、锌、强心苷等。

【别名】药米。

【性味归经】性平，味甘。入脾、胃经。

【功效】开胃益中、健脾活血、清肝明目、滑湿益精、补肺缓筋，长期食用可延年益寿。

【食法】煮粥、蒸饭、做面食。黑米外部有坚韧的种皮包裹，不易煮烂，若不煮烂其营养成分未溶出，多食后易引起急性肠胃炎，因此应先浸泡一夜再煮。

【食用宜忌】适宜产后血虚、病后体虚、夜盲、耳鸣、贫血、肾虚以及年少须发早白者食用。

玉米

【成分】含有丰富的蛋白质、脂肪、维生素A、B族维生素、谷氨酸、赖氨酸、烟酸等。

【别名】玉麦、苞谷、粟米、包粟、苞米等。

【性味归经】性平，味甘。入胃经、大肠经。

【功效】调中开胃、益肺宁心、清热利胆。有较强的利尿功能，对泌尿系感染、水肿有治疗作用，还可以帮助排结石；可清除血液中有害的胆固醇，防止动脉粥样硬化，增强人体新陈代谢、调整神经系统功能。

【食法】煮粥、煮食、做面食等。

【食用宜忌】适宜高血压、高脂血症、心肌炎、脂肪肝、脚气病、癌症患者食用。

豆薯类

蚕豆

【成分】含维生素C、钙、锌、锰、磷脂、胆石碱等。

【别名】佛豆、胡豆、马齿豆、兰花豆等。

【性味归经】性平，味甘。入脾经、胃经。

【功效】益气健脾、利湿消肿、暖胃和膈。可降低胆固醇、促进肠蠕动、增强记忆力、预防心血管疾病、延缓动脉硬化、促进骨骼生长、防癌抗癌等。

【食法】煮食、炒食、做甜食等。

【食用宜忌】适宜老年人、脑力工作者及高胆固醇者食用；对蚕豆过敏，食用蚕豆后会发作蚕豆黄病的人群严禁食用。

【选购】粒大、饱满、皮薄的蚕豆为佳。

豇豆

【成分】含淀粉、脂肪油、蛋白质、烟酸、维生素B_1、维生素B_2、维生素C等。

【别名】角豆、饭豆、长豆、裙带豆等。

【性味归经】性平，味甘、涩。入脾经、胃经。

【功效】健脾补肾、理中益气、调颜养精、止消渴。可用于呕吐、痢疾、尿频、遗精、白带、白浊等症。

【食法】炒食，做馅料等。

【食用宜忌】适宜脾胃虚弱、肾虚、尿频者食用；适宜糖尿病、心血管疾病患者食用；适宜遗精男性及患带下病的女性食用；气滞便结者应慎食。

豆豉

【成分】含蛋白质、脂肪、维生素 B_2、烟酸等。

【性味归经】性平，味咸。入肺经、胃经。

【功效】除烦、和胃、解腥毒、去寒热。

【食法】煮食、作调料佐饭食用。

【食用宜忌】豆豉作为家常调味品，适合烹饪鱼肉时解腥调味。适宜胸膈满闷、心中烦躁、患风寒感冒、怕冷发热、寒热头痛、鼻塞喷嚏、腹痛吐泻者食用。

甘薯

【成分】含蛋白质、脂肪、粗纤维、胡萝卜素、维生素 B_1、维生素 C、钙、铁等。

【别名】山薯、甘储等。

【性味归经】性平，味甘。入脾经、肾经。

【功效】健胃补虚、补脾益气、宽肠通便、强肾阴。

【食法】煮粥、烤食、蒸食、生食等。

【食用宜忌】适宜脾胃虚弱、习惯性便秘、肾虚者食用。

豆腐

【成分】含蛋白质、碳水化合物、纤维素等。

【别名】北豆腐俗称老豆腐，南豆腐俗称水豆腐。

【性味归经】性凉，味甘。入脾经、胃经、大肠经。

【功效】益气和中、生津润燥、清热解毒、止咳消痰、宽肠降浊。

【食法】煮食、炒食、炸食、做汤等。

【食用宜忌】适宜营养不良、气血双亏的老人，肥胖者、高脂血症、高胆固醇、血管硬化者、糖尿病患者及产后乳汁不足者食用。

黄大豆

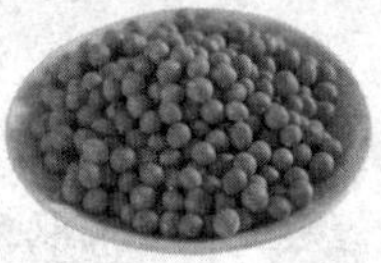

【成分】含磷脂、大豆皂苷等。

【别名】黄豆等。

【性味归经】性平，味甘。入脾经、大肠经。

【功效】健脾宽中、润燥消水、解毒。用于治疗疳积泻痢、腹胀鼠疫、急性妊娠中毒、疮痈肿毒、外伤出血等症。

【食法】做豆浆、豆腐等豆制品食用。

番薯

【成分】含淀粉、糖类、胡萝卜素、维生素 A、维生素 B、维生素 C 等。

【别名】红薯、山芋、红苕、白薯、地瓜等。

【性味归经】性平，味甘。入脾经、肾经。

【功效】补中和血、益气生津、宽肠通便、止血热渴。有助于预防心血管疾病、肺气肿、癌症、肥胖等病症。

【食法】煮粥、烤食、蒸食、生食等。

【食用宜忌】适宜心血管疾病、肾病、便秘患者以及产妇食用。和鲫鱼、鳢鱼配食，可调中补虚。

刀豆

【成分】含蛋白质、淀粉、可溶性糖、刀豆氨酸，刀豆四氨，刀豆球蛋白 A 和凝集素等。

【别名】挟剑豆、刀豆子、马刀豆等。

【性味归经】性温，味甘。入胃经、肝经、肾经。

【功效】温中下气、益肾补元、散寒止呕、定喘。对肾虚腰痛、痰喘、腹胀、呃逆、呕吐、百日咳、小儿疝气等症有治疗作用。

【食法】煮食，或研末服用。

黑豆

【成分】含蛋白质、脂肪、维生素、异黄酮、灰分等。

【别名】乌豆、黑大豆等。

【性味归经】性平，味甘。入脾经、肾经。

【功效】消肿下气、润肺燥热、活血利水、祛风除痹、补血安神、明目健脾、补肾益阴。可解药毒，可促进胆固醇的代谢、降低血脂，可预防心血管疾病、便秘、肥胖、黄疸、痈肿疮毒等。

【食法】煮粥、炒食等。

【食用宜忌】适宜脾虚水肿、脚气水肿者食用；适宜小儿盗汗、自汗，夜间遗尿者食用。

马铃薯

【成分】含淀粉、碳水化合物、蛋白质、磷、钙、维生素 B、维生素 C 等。

【别名】土芋、土豆、洋芋等。

【性味归经】性平，味甘。入脾经、胃经。

【功效】健脾补气、缓急止痛、通利大便。具有减肥、抗衰老的功效。

【食法】炸食、烤食、炒食等。

【食用宜忌】适宜脾胃虚弱、高血压、动脉硬化、习惯性便秘、肾病患者食用。

【选购】个体均匀、皮薄、色鲜、表皮无虫洞发芽者为佳。

绿豆

【成分】含蛋白质、脂、钙、磷、铁、胡萝卜素、维生素 B_1、蛋氨酸、磷脂酰胆碱、磷脂酰甘油、磷脂酸等。

【别名】青小豆等。

【性味归经】性凉，味甘。入心经、胃经。

【功效】清热解毒、消暑利尿、解热药毒、止渴消水肿，有祛痘、降血脂、降胆固醇、抗过敏、抗菌、抗肿瘤、增强食欲、保肝护肾的功效。

【食法】煮粥、熬汤，磨粉做糕点、豆沙等。

【食用宜忌】适宜因肾病导致水肿的患者、体虚多汗者、小儿夜间遗尿者、白带频多者、食物中毒者、中暑者食用。

豌豆

【成分】含蛋白质、脂肪、糖类、磷、钙、铁、胡萝卜素、维生素 B_1、烟酸等。

【别名】麦豌豆、寒豆、麦豆、雪豆、毕豆、荷兰豆等。

【性味归经】性平，味甘。入脾经、胃经。

【功效】益脾和胃、止渴下气、和中生津、通乳消胀。可治脚气、痈肿、乳汁不通、脾胃不适、呃逆呕吐、心腹胀痛、口渴泻痢等病症。

【食法】煮食、炒食、做糕点等。

绿豆芽

【成分】含维生素、胡萝卜素、维生素 B_2 等。

【别名】豆芽菜等。

【性味归经】性寒，味甘。入胃经。

【功效】清暑热、通经脉、解诸毒、利尿下气、调五脏、美肌肤、止渴的功效。

【食法】煮粥、熬汤、炒食等。

【食用宜忌】适用于患有湿热瘀滞、食少体倦、热病烦渴、大便秘结、小便不利、目赤肿痛、口鼻生疮等症的人群食用。

芋头

【成分】含蛋白质、钙、磷、铁、钾、镁、钠、胡萝卜素、烟酸、维生素 C、B 族维生素、皂角苷等。

【别名】芋根、土芝、芋奶、芋艿等。

【性味归经】性平，味甘、辛。入大肠经、胃经。

【功效】益胃健脾、宽肠通便、解毒益肝、消肿止痛、添精益髓、消瘰散结。

【食法】煮粥、蒸食、烧食。忌生食，生芋头有毒。

【食用宜忌】适宜有淋巴结核、良性肿瘤的人群，以及乳腺增生的女性食用。

水果类

菠萝

【成分】含果糖、葡萄糖、维生素C、磷、柠檬酸和蛋白酶等物。

【别名】黄梨、番梨。

【性味归经】性平，味甘、微酸。入肺、胃经、膀胱经。

【功效】清暑止渴、健胃消食、补脾止泻、利小便，还能分解蛋白质，溶解阻塞于组织中的纤维蛋白和血凝块，改善局部的血液循环，消除炎症和水肿。

【食法】鲜食、榨汁。

【食用宜忌】伤暑、身热烦渴者宜食；肾炎、高血压、支气管炎、消化不良者宜适当食用；糖尿病患者忌食。

【选购】表皮呈淡黄色或亮黄色，两端略带青绿色，上顶的冠芽呈青褐色；闻之有香味，用手按压果实挺实而微软的菠萝成熟度高，新鲜。

荸荠

【成分】含蛋白质、淀粉、粗纤维、胡萝卜素、维生素B、维生素C、铁、钙、磷和碳水化合物等。

【别名】马蹄、红慈姑、水芋、乌芋等。

【性味归经】性寒，味甘。入肺经、胃经。

【功效】清热生津、泻火消积、凉血解毒、利尿通便、消食除胀。对阴虚肺燥、痰热咳嗽、痔疮、痢疾便血、妇女崩漏等病症有治疗功效；还能预防麻疹、流行性脑膜炎等急性传染病。

【食法】鲜食、榨汁、煮粥、熬汤等。

【食用宜忌】儿童和发热病人最宜食用；也适宜水肿、小便不利、宿醉未解、湿热黄疸者食用。

火龙果

【成分】含胡萝卜素、B族维生素、钙、磷、铁、白蛋白、花青素等。

【别名】青龙果、红龙果、仙人掌果等。

【性味归经】性凉，味甘。入肺经、胃经、大肠经。

【功效】清火凉血，生津止渴。对咳嗽、气喘、便秘、贫血、抑制肿瘤有预防功效，此外还能促进眼睛保健、增加骨质密度以及降低胆固醇。

【食法】鲜食、榨汁等。

【选购】白火龙果紫红皮白肉，有细小黑色种子分布其中，鲜食品质一般；红火龙果红皮红肉，鲜食品质较好；黄火龙果黄皮白肉，鲜食品质最佳。用手掂量火龙果，重量越大代表汁多、果肉丰满。

西瓜

【成分】含瓜氨酸、谷氨酸、腺嘌呤、果糖、葡萄糖、蔗糖、维生素C、胡萝卜素等。

【别名】夏瓜、寒瓜等。

【性味归经】性寒，味甘。入心经、胃经、膀胱经。

【功效】清热解暑、生津止渴、利尿除烦。主治胸膈气壅、满闷不舒、小便不利、口鼻生疮、暑热、中暑等症；可解酒毒。

【食法】鲜食、榨汁。

【食用宜忌】适宜高血压患者、急慢性肾炎患者、胆囊炎患者、高热不退者食用。

【选购】观察西瓜表皮，花皮瓜类纹路清楚，深淡分明者为佳；黑皮瓜类表皮色乌黑，有光泽为佳。瓜蒂、瓜脐部位向里凹入，藤柄向下贴近瓜皮，近蒂部粗壮青绿，是成熟的标志。

芭蕉

【成分】含灰分、粗蛋白质、粗纤维素等。

【性味归经】性寒，味甘。入脾经。

【功效】清热解毒、止渴利尿、养肺润肠。可用于血压高、水肿、丹毒等病症。

【食法】生食等。

【食用宜忌】适宜便秘者食用。

佛手柑

【成分】含柠檬油素、香叶木苷、橙皮苷等。

【别名】佛手、蜜萝柑、福寿柑、五指柑等。

【性味归经】性温、味辛、苦、酸。入肝经、脾经、胃经。

【功效】理气化痰、疏肝解郁、和中行气、暖胃止吐。

【食法】鲜食、泡茶等。

【食用宜忌】适宜肝胃不和、脘痛胀痛、嗳气呕吐、泻痢后重、咳嗽痰多者食用。

草莓

【成分】含蛋白质、胡萝卜素、果糖、葡萄糖、柠檬酸、氨基酸、钙、磷等。

【别名】洋莓、地莓、地果、红莓、士多啤梨等。

【性味归经】性凉，味酸、甘。入肺经、脾经。

【功效】润肺生津、解热消暑、利尿解酒、补血化脂。

【食法】鲜食、榨汁、炖食、制果酒、果酱、做甜品等。

【食用宜忌】适宜风热咳嗽、咽喉肿痛、声音嘶哑者食用；适宜肺癌、扁桃体癌患者食用。

甘蔗

【成分】含蛋白质、脂肪、糖类、钙、天门冬氨酸、谷氨酸、酪氨酸、苹果酸、柠檬酸、草酸、B族维生素等。

【别名】薯蔗、干蔗、糖梗等。

【性味归经】性寒，味甘。入胃经、肺经。

【功效】清热解毒、生津止渴、滋阴和胃、下气润燥。对热病津伤、心烦口渴、反胃呕吐、肺燥咳嗽、大便燥结等症有治疗效果，并能解酒毒。

【食法】鲜食、榨汁等。

【选购】新鲜甘蔗质地坚硬，瓤部呈乳白色，有清香味；霉变的甘蔗质地较软，瓤部颜色略深、呈淡褐色，闻之无味或略有酒糟味。

橙子

【成分】含蔗糖、维生素C、胡萝卜素、柠檬酸、维生素A、B族维生素、镁、锌、钙、铁、黄酮苷、内酯、生物碱、有机酸等。

【别名】黄果、甜橙、柳丁、脐橙等。

【性味归经】性凉，味酸、甘。入肺经。

【功效】开胃消食、生津止渴、理气化痰、利膈宽中、解毒醒酒。可用于食积腹胀、咽燥口渴、咳嗽痰多、食鱼蟹中毒、醉酒等症。

【食法】鲜食、榨汁、入菜、做甜品等。

【选购】以表皮光泽、有水润感、颜色均匀、无斑点，闻之有香气，捏之手感偏软者为佳。

柑

【成分】含蛋白质、灰分、磷、铁、维生素B_2、果糖、枸橼酸等。

【别名】新会柑、金实、柑子等。

【性味归经】性凉，味甘、酸。入脾经、胃经、膀胱经。

【功效】理气健胃、清利咽喉、生津止渴、祛痰平喘、消食顺气、醒酒利尿。

【食法】生食、榨汁、做甜品等。

【食用宜忌】肠胃有热、口干烦渴、醉酒、水肿者宜食。

橄榄

【成分】含蛋白质、脂肪、碳水化合物、钙、磷、铁、维生素C等。

【别名】青果、白榄、黄榄、甘榄等。

【性味归经】性平，味甘、涩、酸。入肺经、胃经。

【功效】清肺利咽、生津止渴、解毒消鲠。

【食法】榨油、鲜食、制蜜饯等。

【食用宜忌】适用于咳嗽痰血、咽喉肿痛、暑热烦渴、醉酒、鱼蟹中毒、鱼骨鲠喉者。

李子

【成分】含蛋白质、胡萝卜素、B族维生素、谷酰胺、甘氨酸、丙氨酸等。

【别名】李实、嘉庆子等。

【性味归经】性平，味甘、酸。入肝经、肾经。

【功效】清肝利水、降压、导泻、镇咳、生津。主治阴虚内热、骨蒸痨热、消渴引饮、肝胆湿热、腹水、小便不利等。

【食法】鲜食、榨汁、酿酒。

【食用宜忌】适宜肝病腹水者、慢性肝炎以及肝硬化者食用。但忌过量多食，否则易引起虚热脑涨，损伤脾胃。

橘子

【成分】含橙皮苷、维生素C、还原糖等。

【别名】柑橘、宽皮橘、蜜橘、黄橘、红橘、大红袍、大红蜜橘等。

【性味归经】性凉，味甘、酸。入胃经、肺经。

【功效】开胃理气、润肺止咳、生津止渴。适用于肺热咳嗽、胸膈结气、呕逆、消渴、小便不利等症；还可降低毛细血管的脆性、减少微血管出血、预防心脑血管疾病。

【食法】鲜食、榨汁、制罐头、甜品等。

【食用宜忌】适宜口感发热、消化不良者食用。

荔枝

【成分】含葡萄糖、蔗糖、维生素C、叶酸、苹果酸、色氨酸等。

【别名】丹荔、火山荔、勒荔等。

【性味归经】性温，味甘、酸。入脾经、肝经。

【功效】补脾益肝、生津止渴、理气补血、温中止痛。可治烦渴、呃逆、胃痛、腹泻、疗肿、牙痛、外伤出血。

【食法】鲜食、煮粥、做甜品等。

【选购】表皮色泽天然，并非十分艳丽，轻捏手感应有弹性。顶尖偏尖的荔枝一般肉厚核小。

梨

【成分】含蛋白质、粗纤维、钙、苹果酸、柠檬酸、果糖、葡萄糖、蔗糖等。

【别名】果宗、玉乳等。

【性味归经】性凉，味甘、酸。入肺经、胃经。

【功效】润肺养阴、清热降火、润燥消风、醒酒解毒。可降低血压、促进食欲、利尿通便、缓解秋燥；还能预防痛风、风湿病等。

【食法】生食（榨汁）、煮粥、熬汤等。

【食用宜忌】适宜咳嗽痰稠或无痰、咽喉发痒干疼、慢性支气管炎、肺结核、高血压、心脏病、肝炎、肝硬化等病症。

莲雾

【成分】含蛋白质、糖类、B族维生素、维生素C、钙、锌等。

【别名】洋蒲桃、紫蒲桃、爪哇蒲桃、水石榴等。

【性味归经】性寒，味甘。入心经、肝经。

【功效】清热泻火、凉血解毒、燥湿止痒。主治口舌生疮、鹅口疮、疮疡湿烂、阴痒等症。

【食法】鲜食、炒食等。

【食用宜忌】适宜高血压、糖尿病患者食用。

【选购】果粒大、甜度够、汁多、表皮光亮、色泽好者为佳。

榴梿

【成分】含淀粉、糖分、蛋白质、棕榈酸、花生酸等。

【别名】韶子、麝香猫果等。

【性味归经】性热，味辛、甘。入肝经、肺三经。

【功效】活血散寒、疏风清热、利胆退黄、壮阳助火、杀虫止痒。对痛经、黄疸、疥癣、皮肤瘙痒等症有治疗作用。

【食法】鲜食、熬汤、做甜品等。

【食用宜忌】病后及妇女产后可用之来补养身体。

柠檬

【成分】含柠檬酸、苹果酸、橙皮苷、柚皮苷、B族维生素、维生素C、烟酸、钙、磷、铁等。

【别名】宜檬、黎檬子、宜母果、里木子、药果等。

【性味归经】性平，味酸。入肝经、胃经。

【功效】生津止渴、祛暑安胎、化痰止咳。对咽痛口干、胃脘胀气、高血压、心肌梗死、肾结石等病症有治疗作用。

【食法】榨汁、配菜、腌制等。

【食用宜忌】适用于暑热口干烦躁、不思饮食、消化不良者，维生素C缺乏者，胎动不安的孕妇食用。

杧果

【成分】含糖、蛋白质、粗纤维，维生素A、糖类等。

【别名】檬果、蜜望、望果、庵波罗果等。

【性味归经】性平。味甘、酸。入肺经、脾经、胃经。

【功效】益胃止呕、解渴利尿。可用于口渴咽干、食欲不振、消化不良、晕眩呕吐、咳嗽痰多、气喘等病症。

【食法】鲜食、榨汁、做甜品等。

【选购】果实的近蒂头处硬实、富有弹性者成熟度好；自然成熟的杧果表皮颜色不十分均匀，有硬度，有果香气。

枇杷

【成分】含脂肪、糖、蛋白质、纤维素、果胶、鞣质、灰分、维生素B_1、维生素C等。

【别名】芦橘、金丸、芦枝等。

【性味归经】性凉，味甘、酸。入肺经、肝经、脾经。

【功效】润肺祛痰、止渴止咳、和胃下气、利尿清热。对肺痿导致的久咳不愈、吐血、燥渴、呕逆、胸闷多痰等症有治疗功效。

【食法】鲜食、熬膏、煮汤等。

【选购】选购时以个头大而匀称、呈倒卵形，果皮橙黄并且茸毛完整，皮薄、肉厚多汁，无青果为佳。

猕猴桃

【成分】含糖类、氨基酸、维生素B_1、维生素C、胡萝卜素、铁、钠、钾、镁等。

【别名】奇异果、毛梨、阳桃、猴仔梨等。

【性味归经】性寒，味酸、甘。入脾经、胃经。

【功效】清热生津、和胃降逆、健脾止泻、止渴利尿。

【食法】鲜食、榨汁、熬汤、酿酒等。

【食用宜忌】适宜出现情绪低落、食欲不振、消化不良、便秘、高血压、冠心病患等病症的人群食用。

苹果

【成分】含蔗糖、还原糖、钙、镁、铁、锰、锌、苹果酸、奎宁酸、柠檬酸、酒石酸等。

【别名】奈、平安果、频婆等。

【性味归经】性凉，味甘。入脾经、肺经。

【功效】健脾补气、生津止渴、清热除烦、解暑止泻。对消化不良、气壅不通、轻度腹泻、便秘、烦热口渴、饮酒过度、高血压等病症有治疗效果。

【食法】鲜食、榨汁、煮粥、做甜品等。

【食用宜忌】适宜慢性胃炎、气滞不通者，慢性腹泻、神经性结肠炎、肥胖患者，贫血和维生素缺乏者食用。

葡萄

【成分】含葡萄糖、果糖、木糖、草酸、柠檬酸、蛋白质、钙、铁、胡萝卜素等。

【别名】草龙珠、山葫芦、蒲桃等。

【性味归经】性平，味甘，酸。入肺经、脾经、肾经。

【功效】补气养血，开胃健脾，解表透疹，强心利水。主治气血虚弱、肺虚咳嗽、心悸盗汗、风湿痹痛、水肿等症。

【食法】鲜食、榨汁、酿酒、制果脯等。

【食用宜忌】适宜神经衰弱、过度疲劳、体倦乏力、未老先衰者食用；适宜患有肺虚咳嗽、肾炎、高血压等疾病的人群食用。

山竹

【成分】含蛋白质、柠檬酸、维生素 B_1、维生素 B_2、维生素 C 以及多种矿物质等。

【别名】莽吉柿、凤果等。

【性味归经】性凉，味甘，微酸。入大肠经、肺经、脾经。

【功效】健脾生津，解热清火，止泻。对脾虚腹泻、口干、湿疹、口腔炎等症有治疗作用，其果皮外敷有治疗烧烫伤的作用。

【食法】鲜食、榨汁、熬汤等。

【食用宜忌】适宜体弱、营养不良、病后恢复期的人群食用。

【选购】选购时以蒂绿、果软的新鲜者为佳。

石榴

【成分】含糖类、蛋白质、钙、磷、钾、维生素 C 等。

【别名】安石榴、若榴、丹若、金罂等。

【性味归经】性温，味甘、酸。入胃、大肠经。

【功效】平肝补血、生津止渴、收敛固涩、止泻止血、驱虫杀虫、解酒。有健胃提神、增强食欲、益寿延年等功效。

【食法】鲜食、榨汁。

【食用宜忌】适宜口干舌燥、黄疸型肝炎、哮喘、久泻久痢、扁桃体发炎、便血等症患者食用。

柿子

【成分】含蔗糖、葡萄糖、果糖、果胶、维生素 C、瓜氨酸、碘等。

【性味归经】性寒，味甘、涩。入心经、肺经、大肠经。

【功效】润肺化痰、清热生津、涩肠止痢、健脾益胃、凉血止血。可以缓解大便干结、痔疮疼痛或出血、干咳、喉痛、高血压等症。

【食法】生食、做柿饼等。

【食用宜忌】适宜大便干结、慢性支气管炎、高血压、动脉硬化、痔疮、甲状腺疾病患者食用。

桃子

【成分】含蛋白质、铁、钾、镁、果糖、维生素 C 等。

【别名】桃实等。

【性味归经】性温，味甘、酸。入胃经、大肠经。

【功效】补益气血、养阴生津、活血化瘀、润肠通便。

【食法】鲜食、榨汁、做果脯等。

【食用宜忌】适宜大病之后气血两亏、面黄肌瘦、心悸气短、便秘、闭经、缺铁性贫血、瘀血肿痛、高血压等病症的人群食用。

甜瓜

【成分】含球蛋白、糖类、柠檬酸、胡萝卜素、维生素 B、维生素 C 等。

【别名】甘瓜、香瓜、果瓜、熟瓜等。

【性味归经】性寒，味甘。入心经、胃经。

【功效】清热利尿、解烦止渴、利小便。可用于暑热所致的胸膈满闷不舒、食欲不振、烦热口渴、热结膀胱、小便不利等症。

【食法】鲜食、榨汁等。

【食用宜忌】适宜夏季烦热口渴者、口鼻生疮者、中暑者食用。

无花果

【成分】含枸橼酸、苹果酸、生物碱、苷类、糖类、酶类等。

【别名】奶浆果、蜜果、树地瓜、文先果、明目果、菩提圣果等。

【性味归经】性平，味甘。入胃经、肺经、大肠经。

【功效】健胃清肠、消肿解毒、利咽润肠、开胃驱虫。用于肠炎、痢疾、便秘、痔疮、痈疮疥癣、脘腹胀痛、腹泻、乳汁不足等。

【食法】鲜食、熟食、做果脯。

【食用宜忌】适宜消化不良、食欲不振、高脂血、高血压、冠心病、动脉硬化等症。

杨梅

【成分】含葡萄糖、果糖、柠檬酸、苹果酸、草酸、乳酸、蜡质、单葡萄糖苷等。

【别名】龙睛、朱红、树梅等。

【性味归经】性温，味甘、酸。入肺经、胃经。

【功效】生津解渴、和胃止呕、消食利尿、涩肠止泻。治烦渴、痢疾、腹痛等症，可解酒。

【食法】鲜食、酿酒等。

【食用宜忌】适宜有胃气痛、食欲不振、口腔咽喉炎、便秘等症的人群食用。

香蕉

【成分】含淀粉、蛋白质、糖分、灰分、钾、维生素 A、维生素 B、维生素 C、维生素 E 等。

【别名】甘蕉、芎蕉、蕉子、蕉果等。

【性味归经】性寒，味甘。入肺经、大肠经、胃经。

【功效】清热润肠、解毒解酒。治热病烦渴、便秘、痔血。

【食法】鲜食、榨汁、煮粥、做甜点等。

【食用宜忌】与燕麦同食，可安眠。适宜痔疮出血者、高血压患者、因燥热而致胎动不安的孕妇食用。

樱桃

【成分】含铁、枸橼酸、酒石酸、胡萝卜素、维生素 C、钙、磷、维生素 B_1、钾等。

【别名】荆桃、樱珠、含桃、朱果等。

【性味归经】性温，味甘。入脾经、肝经。

【功效】调气活血、平肝去热、益脾胃、祛风湿、养颜驻容。

【食法】鲜食、酿酒、做甜品等。

【食用宜忌】适宜消化不良者、面色无华者、缺铁性贫血患者、风湿疾病患者食用。

杏

【成分】含蛋白质、粗脂肪、糖类、黄酮类、磷、铁、钾、维生素 B、维生素 C 等。

【别名】甜梅、杏果等。

【性味归经】性温，味甘、酸。入肺经、肝经、大肠经。

【功效】润肺补气、止咳定喘、生津止渴。

【食法】鲜食，做果脯、果酱、罐头，酿酒等。

【食用宜忌】适宜急（慢）性气管炎咳嗽者、肺癌患者、鼻咽癌患者、白癜风患者、头发稀疏者食用。

柚子

【成分】含胡萝卜素、B 族维生素、维生素 C、矿物质、糖类及挥发油等。

【别名】香栾、雷柚、胡柑、臭橙、臭柚等。

【性味归经】性寒，味甘、酸。入胃经、肺经。

【功效】健胃润肺、止咳平喘、清热化痰、健脾消食、解酒除烦。有降血糖、降血脂、减肥、促进伤口愈合、美肤养颜等功效。

【食法】鲜食、泡茶。

【食用宜忌】适宜有胃病、慢性支气管炎、咳嗽、高血压、败血症、糖尿病、血管硬化等病症的人群食用。

蔬菜类

大白菜

【成分】含蛋白质、糖、粗纤维、灰分、钙、磷、维生素C等。

【别名】黄芽白菜、结球白菜、黄芽菜等。

【性味归经】性平，味甘。入大肠经、胃经。

【功效】养胃生津、除烦解渴、利尿通便、清热解毒。主治肺胃有热、心烦口渴、小便不利、便秘、丹毒、痈疮。

【食法】炒食、煮食、凉拌、做馅料等。

【食用宜忌】适宜患有肺热咳嗽、便秘、肾病、高血压、肥胖等病症的人群食用。

菠菜

【成分】含蛋白质、钙、磷、铁、胡萝卜素、维生素C、锌等。

【别名】波棱菜、赤根菜、鹦鹉菜、角菜等。

【性味归经】性凉，味甘。入大肠、胃经。

【功效】养血止血、滋阴润燥。可通便清热、理气补血、防病抗衰，对各种贫血症和糖尿病、肺结核等诸多疾病可起辅助治疗作用。

【食法】炒食、凉拌、煮汤、做馅料。

【食用宜忌】菠菜含草酸较多，与含钙丰富的食物共烹易形成草酸钙，不利于吸收。

西葫芦

【成分】含维生素C、葡萄糖、钙、胡萝卜素等。

【别名】白瓜、越瓜、菜瓜、角瓜、生瓜等。

【性味归经】性寒，味甘。入大肠经、胃经。

【功效】清热利尿、除烦止渴、润肺止咳、消肿散结。可用于辅助治疗水肿腹胀、烦渴、疮毒以及肾炎、肝硬化腹水等症。还能润泽肌肤、减肥。

【食法】炒食、做馅料等。

莼菜

【成分】含胶质蛋白、脂肪、天门冬素、苯丙氨酸等。

【别名】水葵、丝莼、莼菜等。

【性味归经】性寒，味甘。入肝经、脾经。

【功效】清热，利水，消肿，解毒。治热痢、黄疸、痈肿、疔疮。

【食法】熟食、煲汤、凉拌。

【食用宜忌】适宜有高血压、丹毒、急性黄疸型肝炎、消化道和肝胆系统恶性肿瘤和癌症等疾病的人群食用。

白萝卜

【成分】含葡萄糖、蔗糖、腺嘌呤、精氨酸、胆碱、淀粉酶，维生素B、维生素C，钙、磷、锰、硼等。

【别名】菜菔、芦菔、荠根、萝白等。

【性味归经】性凉，味甘、辛。入肺经、胃经。

【功效】消积滞、化痰热、下气、宽中、解毒。治食积胀满、吐血、衄血、偏正头痛、小便不利、胆结石等症。

【食法】鲜食、熟食、煮粥、腌制等。

甘蓝

【成分】含胡萝卜素、黄酮醇、花白苷、绿原酸、甲硫氨酸以及多种无机盐等。

【别名】包心菜、洋白菜、卷心菜、葵花白菜等。

【性味归经】性平，味甘。入胃经、肾经。

【功效】清利湿热、散结止痛、壮筋骨、填髓脑、利五脏、调六腑。

【食法】炒食、凉拌等。

【食用宜忌】适宜有胃溃疡、肾虚、糖尿病、胆结石、肾亏等病症的人群食用。

冬瓜

【成分】含钾、锌、硒、油酸、谷氨酸、天门冬氨酸、腺嘌呤、维生素 B_1、维生素 C、维生素 E 等。

【别名】白瓜、枕瓜、东瓜、水芝等。

【性味归经】性凉，味甘淡。入肺经、大肠经、膀胱经。

【功效】利水消痰、清热解毒。治水肿、胀满、脚气、淋病、痰吼、咳喘、暑热烦闷、消渴、泻痢、痈肿等症；并解鱼毒、酒毒。

【食法】炒食、煮食等。

【食用宜忌】适宜暑热时心烦气躁者、热病口干烦渴、小便不利者食用；适宜患有水肿、肝硬化腹水、脚气病、高血压、糖尿病、动脉硬化、冠心病、肥胖等病症的人群食用。

【选购】挑选时可用指甲轻掐冬瓜的表皮，一般来说，皮较硬，肉质致密，种子已成熟变成黄褐色的冬瓜口感好。

空心菜

【成分】含蛋白质、胡萝卜素、维生素 B_1、维生素 C 等。

【别名】蕹菜、空筒菜、藤藤菜等。

【性味归经】性微寒，味甘。入肝经、胃经、大肠经。

【功效】清热凉血、利尿除湿、润肠通便、防暑解热。主治鼻出血、便秘、淋浊、便血、痔疮、痈肿、折伤、蛇虫咬伤等病症。

【食法】炒食、煮粥、凉拌等。

【食用宜忌】适宜有便血、鼻出血、糖尿病、高胆固醇、高脂血等病症的人群食用。

【选购】以鲜嫩色正、茎条均匀，无枯黄叶、无病斑、无须根者为佳；失水萎蔫、软烂、长出根者不宜购买。

黄花菜

【成分】钙、磷、铁、烟酸、胡萝卜素、维生素 A、维生素 B_1、维生素 B_2、维生素 C 等。

【别名】忘忧草、金针菜、健脑菜、绿葱等。

【性味归经】性平，味甘。入肺经、脾经、大肠经。

【功效】养血平肝、健胃消食、安神通乳、利尿消肿。治头晕、耳鸣、心悸、腰痛、吐血、衄血、痔疮便血、水肿、淋病、咽痛、乳痈等症。

【食法】炒食、做调料。

【食用宜忌】适宜有肝炎、黄疸、牙周炎、产后乳汁不下、痢疾、痔疮、神经衰弱等病症的人群食用。

【选购】以色泽浅黄或金黄，气味清香、质地新鲜有弹性，外观紧长均匀者为佳。

藕

【成分】含淀粉、蛋白质、天门冬素、维生素 C、新绿原酸、多种多酚化合物及过氧化物酶等。

【别名】莲藕、水鞭蓉、荷藕、光旁等。

【性味归经】生藕性寒（熟藕性温），味甘。入心经、脾经、胃经。

【功效】生藕清热凉血、止血散瘀。治热病烦渴、吐血、衄血、热淋等症。熟藕健脾开胃、益血生肌、止泻。

【食法】生食、煮食、炒食、熬粥。

【食用宜忌】适宜发热、高血压、高胆固醇血症、肝病、食欲不振、缺铁性贫血、营养不良等病症的患者食用。

【选购】一般来说，藕节短、藕身粗，外皮呈黄褐色，肉肥厚且白，气味清香者为佳。

番茄

【成分】含苹果酸、柠檬酸、腺嘌呤、葫芦巴碱、胆碱、灰分、铁、维生素 B_1、维生素 B_2 等。

【别名】西红柿、番柿、番李子等。

【性味归经】性微寒，味甘、酸。入肝经、胃经、肺经。

【功效】生津止渴、凉血平肝、补血养血、健胃消食。

【食法】鲜食、炒食、凉拌、做汤等。

【食用宜忌】适宜发热、口渴、食欲不振、习惯性牙龈出血、贫血、头晕、心悸、高血压、急慢性肝炎、急慢性肾炎、夜盲症等。

胡萝卜

【成分】含蔗糖、叶酸、甘露醇、木质素、果胶、槲皮素、山柰酚、维生素 A、维生素 B_1、维生素 B_2 等。

【别名】红萝卜、黄萝卜、番萝卜、丁香萝卜等。

【性味归经】性平，味甘。入脾经、肺经。

【功效】健脾化滞、补肝明目、利膈宽肠、清热解毒、降气止咳、透疹。用于小儿营养不良、肠胃不适、久痢、饱闷气胀等症。

【食法】生食、炒食、榨汁等。

【食用宜忌】适宜有贫血、感冒、麻疹、便秘、高血压、夜盲症、癌症等病症的人群食用。

芫荽

【成分】含胡萝卜素、钙、铁、磷、镁、甘露醇、维生素 B_1、维生素 B_2、维生素 C 等。

【别名】香菜、芫葹、香荽、胡荽等。

【性味归经】性温，味辛。入胃经、肺经。

【功效】健胃消食、消食下气、醒脾和中、发表透疹。对麻疹初期不易透发、食滞胃痛、食欲不振等症有治疗作用。

【食法】凉拌、腌制、做调料等。

【食用宜忌】适宜外感风寒者、脱肛患者、小儿出麻疹者食用。

葫芦

【成分】含葡萄糖、戊聚糖、胡萝卜素、维生素 B、维生素 C 等。

【别名】甜瓠瓢、葫芦瓜、瓢子等。

【性味归经】性微寒，味甘、淡。入肺经、脾经、肾经。

【功效】清热除烦、利水通淋、润肺止咳、消肿散结。对水肿腹胀、烦热口渴、黄疸、疮毒以及肾炎、肝硬化腹水等症有治疗作用。

【食法】炒食、煮汤等。

【食用宜忌】适宜免疫力低下、高血糖、小便不利的人群食用。

枸杞叶

【成分】含甜菜碱、芦丁、谷氨酸、天门冬氨酸等。

【别名】地仙苗、枸杞尖、枸杞菜等。

【性味归经】性凉，味苦、甘。入心经、肺经、脾经、肾经。

【功效】补虚益精、生津止渴、补肝明目、活血化瘀。治虚劳发热、热毒疮肿、风热目赤、双目流泪、视力减退、夜盲症、带下病、崩漏、营养不良等病症。

【食法】熬粥、煮汤、泡茶饮。

【食用宜忌】不宜与乳制品同食。

花椰菜

【成分】含磷、铁、维生素 B_1、维生素 B_2、维生素 C、维生素 A 等。

【别名】菜花、花菜、西蓝花等。

【性味归经】性凉，味甘。入肝经、肺经、胃经。

【功效】补肾填精、生津止渴、健脑壮骨、补脾和胃、促进肝脏解毒。主治耳鸣健忘、久病体虚、肢体痿软、小儿发育迟缓等病症。

【食法】炒食、煮汤、凉拌。

【食用宜忌】适宜于脾胃虚弱，消化功能不强的中老年人、幼儿食用。

黄瓜

【成分】含葡萄糖、木糖、芸香苷、异槲皮苷、多种游离氨基酸、维生素 B_2、维生素 C 等。

【别名】胡瓜、王瓜、刺瓜等。

【性味归经】性凉，味甘。入脾经、胃经、大肠经。

【功效】清热利尿、利湿祛痰、镇痉解毒。主治烦渴、咽喉肿痛、火眼、烫伤。

【食法】生食、炒食、煮汤、腌制、凉拌。

【食用宜忌】适宜暑热时节食用；糖尿病、肥胖、高血压、高脂血、水肿、小便不利、嗜酒者宜多食。

蕨菜

【成分】含胡萝卜素、维生素 C、粗纤维、蕨素，蕨苷、乙酰蕨素、胆碱等。

【别名】龙爪菜、锯菜等。

【性味归经】性寒，味微涩。入肝经、脾经、大肠经。

【功效】清热解毒、降气化痰、利水滑肠。对感冒、发热、黄疸、痢疾、噎膈、肺结核咯血、肠风便血、风湿痹痛、带下等病症有治疗作用。

【食法】炒食、腌制、煮汤。

茭白

【成分】含蛋白质、胡萝卜素、维生素 B_2、烟酸、维生素 C、钾、镁、硒等。

【别名】茭笋、茭瓜、菰笋等。

【性味归经】性凉，味甘。入肝经、脾经。

【功效】清热除烦、利尿除湿、生津止渴、通乳。主治暑湿腹痛、中焦痼热、烦渴、二便不利，以及酒毒、乳少等症。

【食法】炒食、煮汤等。

【食用宜忌】适宜高血压患者、黄疸肝炎患者、产后乳汁缺少的女性、饮酒过量者。

【选购】以花茎肥大、果肉结实而柔糯、茭壳呈青绿色或微带红色者为佳。

苦瓜

【成分】含苦瓜苷、谷氨酸、丙氨酸、果胶等。

【别名】癞瓜、凉瓜、菩达等。

【性味归经】性寒，味苦。入心经、脾经、胃经。

【功效】清热解暑、明目解毒、利尿凉血、降压清心、养颜美容。主治中暑、暑热烦渴、目赤肿痛、痈肿丹毒、烧烫伤等病症。

【食法】炒食、凉拌、做馅料、煮汤。

【食用宜忌】适宜有糖尿病、高血压、肥胖、癌症、痱子等病症的人群食用。

韭菜

【成分】含维生素 C、维生素 B_1、维生素 B_2、烟酸、挥发油等。

【别名】壮阳草、起阳草、扁菜等。

【性味归经】性温，味咸、辛。入肝经、胃经、肾经。

【功效】散瘀解毒、补肾温阳、行气理血、止汗固涩、润肠通便。主治胸痹、噎膈、反胃，吐血、衄血、尿血、痢疾、消渴、痔漏、脱肛、跌扑损伤、虫（蝎）螫伤。

【食法】炒食、凉拌、煮汤、做馅料等。

【食用宜忌】适宜体质寒凉、便秘的人群食用。

芦蒿

【成分】含蛋白质、灰分、钙、铁、胡萝卜素、维生素 C、天门冬氨酸等。

【别名】蒌蒿、水艾、水蒿等。

【性味归经】性凉，味甘、苦。入胃经、脾经。

【功效】平抑肝火、利膈开胃。对牙病、胃气虚弱、血压高、血脂高、急性传染性肝炎、便秘等病症有治疗作用。

【食法】炒食、凉拌、做馅料、腌制。

芦荟

【成分】含芦荟大黄素苷、对香豆酸、芦丁、棕榈油酸、蛋白质等。

【别名】卢会、讷会、象胆、奴会等。

【性味归经】性寒，味苦。入肝经、心经、脾经。

【功效】清肝火、镇肝风、清心热、解心烦、止渴生津、聪耳明目、消牙肿、解火毒。治热结便秘、肝火头痛、闭经、小儿惊痫、疳热虫积、萎缩性鼻炎、湿癣等病症。

【食法】熟食、榨汁。

竹笋

【成分】含氨基酸、脂肪、糖类、钙、磷、铁、胡萝卜素、维生素 B_1、维生素 B_2 等。

【别名】竹萌、竹芽、春笋、冬笋等。

【性味归经】性寒，味甘。入肺经、大肠经、心经。

【功效】化痰下气、清热除烦、利膈爽胃、利尿消肿。

【食法】炒食、凉拌、腌制、做汤。

【选购】一般来说，手感饱满，竹笋节与节之间距离越近笋越嫩；竹笋外壳色泽鲜黄或淡黄略带粉红、笋壳完整且饱满光洁者为佳。

马齿苋

【成分】含蛋白质、粗纤维、去甲肾上腺素等。

【别名】长寿菜、五行草、马蜂菜、马马菜等。

【性味归经】性寒，味甘酸；入肝经、脾经、大肠经。

【功效】清热解毒、利水去湿、消炎止痛、止血凉血。主治痢疾、肠炎、肾炎、产后子宫出血、便血、乳腺炎等病症。

【食法】炒食、凉拌、做馅料。

【食用宜忌】适宜有高血压、高胆固醇血症、痔疮出血、干眼症、夜盲症等症的人食用。

南瓜

【成分】含天门冬素、葫芦巴碱、腺嘌呤、胡萝卜素、维生素 B、维生素 C、葡萄糖、戊聚糖、甘露醇等。

【别名】金瓜、麦瓜、饭瓜、倭瓜、番瓜等。

【性味归经】性温，味甘。入脾经、胃经。

【功效】益脾暖胃、补中益气、消炎止痛、化痰排脓、解毒杀虫。主治久病气虚、脾胃虚弱、气短倦怠、便溏、糖尿病、蛔虫等病症。

【食法】蒸食、煮食、做甜品等。

【选购】表皮质地较硬，色泽金黄且微微泛红；瓜肉橘黄颜色鲜浓，味道清香者为佳。

马兰头

【成分】含胡萝卜素、钾、钙、磷、铁、维生素 B、烟酸等。

【别名】马兰、红梗菜、鸡儿菜、寒荮等。

【性味归经】性凉，味辛。入肺经、肝经。

【功效】凉血止血、清热利湿、解毒消肿。对吐血、衄血、血痢、崩漏、创伤出血等出血症状有抑制作用。

【食法】炒食、凉拌、做汤。

【食用宜忌】适宜有高血压、急性结膜炎、急性肝炎、扁桃体炎、腮腺炎、乳腺炎等炎症的人群食用。

荠菜

【成分】含维生素 C、胡萝卜素、黄酮苷、胆碱、乙酰胆碱等。

【别名】地丁菜、护生草、鸡心菜、净肠草等。

【性味归经】性平，味甘。入肝经、心经、脾经、肺经。

【功效】和脾利水、健胃消食、凉血止血、清肝明目。治痢疾、水肿、淋病、吐血、便血、血崩、目赤疼痛、尿浊等症。

【食法】炒食、做汤、做馅料。

【食用宜忌】适宜有胃痉挛、胃溃疡、痢疾、肠炎、高血压等病症的人群食用。

茄子

【成分】含蛋白质、钙、磷、葫芦巴碱、胆碱、龙葵碱、紫苏苷等。

【别名】落苏、昆仑瓜、矮瓜、紫茄等。

【性味归经】性凉，味甘。入脾、胃、大肠经。

【功效】清热、活血、止痛、消肿。治肠风下血、热毒疮痈、皮肤溃疡。

【食法】炒食、烧食、油炸、凉拌、做汤等。

【食用宜忌】适宜有黄疸、肝脏肿大、动脉硬化、冠心病、高血压等病症的人群食用。

【选购】以表皮无裂口、腐烂、锈皮、斑点，表皮颜色有乌暗光泽，子少肉厚者为佳。

茼蒿

【成分】含丝氨酸、天门冬素、天冬氨酸、谷氨酸、胡萝卜素、胆碱等。

【别名】蓬蒿、菊花菜、蒿菜等。

【性味归经】性平、味辛、甘。入脾经、胃经。

【功效】安神除烦、去血化痰、健脾开胃、清热消痰。

【食法】凉拌、炒食、做汤。

【食用宜忌】适宜骨质疏松、心悸、失眠多梦、心烦不安、痰多咳嗽、腹泻、脘胀、夜尿频繁、腹痛寒疝等病症的人群食用。

芹菜

【成分】含蛋白质、纤维素、烟酸、维生素 B_1 等。

【别名】香芹、蒲芹、药芹菜、楚葵等。

【性味归经】性凉，味甘。入肝、胃、肺经。

【功效】清热平肝、养血补虚、镇静安神、健胃利血、清肠利便、润肺止咳。

【食法】炒食、凉拌、做馅料等。

【食用宜忌】适宜出现肝火头痛、肥胖、疰腮、便血、高血压、动脉硬化、神经衰弱、缺铁性贫血、小儿软骨症等病症的人群食用。

莴苣

【成分】含蛋白质、灰分、烟酸、铁、钾、镁、硅、维生素 B_1、维生素 B_2、维生素 C 等。

【别名】莴笋、千金菜、莴菜等。

【性味归经】性凉，味苦、甘。入胃、大肠经。

【功效】清热利尿、开利胸膈、利五脏、通经脉。治口臭、小便不利、尿血、乳汁不通等症。

【食法】炒食、烧食、凉拌、做汤。

【食用宜忌】适宜患有尿血、水肿、糖尿病、高血压等病症的人群食用。

丝瓜

【成分】含灰分、维生素 B_1、维生素 E、钙、锰、瓜氨酸等。

【别名】水瓜、绵瓜、天络瓜、絮瓜等。

【性味归经】性凉，味甘。入肝经、胃经。

【功效】清热化痰、通经活络、凉血解毒、通乳安胎、抗病毒、抗过敏。

【食法】炒食、煮食、做汤、做馅料。

【食用宜忌】适宜月经不调、产后乳汁不通的女性食用；适宜有咽喉炎、糖尿病、风寒咳嗽、过敏性哮喘等病症的人群食用。

【选购】以瓜形挺直、表面无皱、皮色翠绿、无蔫伤者为佳。

苋菜

【成分】含赖氨酸、维生素 C、铁、钙等。

【别名】红苋菜、米苋、杏菜、米谷菜等。

【性味归经】性凉，味微甘。入肺经、大肠经。

【功效】清热解毒、利尿除湿、通利大便。主治痢疾、便秘、肠炎、痔疮、肌肉痉挛、漆疮瘙痒等症；还能促进牙齿和骨骼生长。

【食法】炒食、煮粥、凉拌、做汤、做馅料。

【食用宜忌】适宜老年人、幼儿、孕晚期的女性、缺铁性贫血患者食用。

香椿头

【成分】含蛋白质、钙、维生素C、磷、铁、胡萝卜素等。

【别名】椿芽等。

【性味归经】性温，味甘、辛。入胃经、大肠经。

【功效】清热利湿、健胃理气、润肤明目、消炎杀虫。

【食法】凉拌、炒食。

【食用宜忌】适宜患有食欲不振、蛔虫病、疮癣、疥癞、脱发、子宫炎、肠炎、痢疾、泌尿系统感染等病症的人群食用。

油菜

【成分】含水分、钙、磷、铁、维生素A、维生素 B_1、维生素 B_2、维生素C、烟酸、胡萝卜素等。

【别名】胡菜、苔芥、瓢儿菜、勺菜等。

【性味归经】性凉，味甘。入肝经、肺经、脾经。

【功效】活血化瘀、解毒消肿、宽肠通便、强身健体。主治丹毒、手足疖肿、习惯性便秘、口腔溃疡、缺钙等病症。

【食法】炒食、烧食、做汤等。

【食用宜忌】适宜患口角湿白、齿龈出血、牙齿松动、瘀血腹痛等病症的人群食用。

雪里蕻

【成分】含蛋白质、钙、铁、维生素 B_1、维生素 B_2、烟酸、维生素C等。

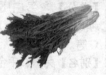

【别名】雪菜、青芥菜、香青菜等。

【性味归经】性温，味辛。入肺经、胃经、肾经。

【功效】解毒消肿、开胃消食、温中利气、明目利膈。主治疮痈肿痛、胸膈满闷、咳嗽痰多、牙龈肿烂、便秘等病症。

【食法】炒食、腌制、做汤、做馅料。

青椒

【成分】含蛋白质、辣椒碱、胡萝卜素、维生素C等。

【别名】大椒、灯笼椒、柿子椒、菜椒等。

【性味归经】性热，味辛、甘。入脾经、心经。

【功效】解热镇痛、温中散寒、开胃消食。主治寒滞腹痛、呕吐、泻痢、冻疮、伤风感冒等症。

【食法】炒食、凉拌等。

【选购】以表皮饱满光亮无皱，茎柄处呈鲜绿色，无发软和凹陷，外观无伤痕、溃烂者为佳。

洋葱

【成分】含蛋白质、粗纤维、铁、维生素 B_2、胡萝卜素、柠檬酸盐、槲皮素、山柰酚等。

【别名】圆葱、葱头、玉葱、球葱等。

【性味归经】性温，味甘、辛。入胃经、大肠经。

【功效】健脾润肠、理气和胃、温中通阳、发散风寒、解毒杀菌。可用于肠炎、虫积腹痛、带下病、高血压、高脂血等症。

【食法】炒食、做汤。

【食用宜忌】适宜患有感冒、食欲不振、糖尿病、急慢性肠炎、痢疾、癌症等病症的人群食用。

鱼腥草

【成分】含钙、磷、鱼腥草素、甲基正壬基酮、月桂烯、月桂醛等。

【别名】蕺菜、折耳根、臭菜、九节莲等。

【性味归经】性寒，味辛。入肝经、肺经。

【功效】清热解毒、利尿消肿、化痰排脓。治肺炎、肺脓肿、热痢、疟疾、水肿、淋病、白带、痈肿、痔疮、脱肛、湿疹、秃疮、疥癣。

【食法】凉拌、炒食、做汤。

【食用宜忌】适宜患有慢性气管炎、肺脓肿、化脓性关节炎、慢性宫颈炎、急性结膜炎、睑缘炎、丹毒、尿路感染等病症的人。

佛手瓜

【成分】含水、维生素 C、钾、维生素 B_2、钙、磷、铁、钠、镁、锌、硒、烟酸等。

【别名】隼人瓜、安南瓜、寿瓜等。

【性味归经】性凉，味甘。入肺经、脾经。

【功效】祛风解热、健脾开胃、清肺化痰。

【食法】炒食、凉拌、做汤、做馅料。

【食用宜忌】适宜患有消化不良、舌苔厚腻、胸闷气胀、呕吐、心脏病、高血压、慢性胃炎、传染性肝炎等病症的人群食用。

干果类

榧子

【成分】含棕榈酸、硬脂酸、油酸、葡萄糖、多糖、挥发油、鞣质等。

【别名】彼子、榧实、玉山果、赤果等。

【性味归经】性平，味甘。入肺经、胃经、大肠经。

【功效】杀虫、消积、润燥、滑肠。治虫积腹痛、夜盲、小儿疳积、燥咳、便秘等症。

【食法】炒食。

【食用宜忌】适宜患有蛔虫病、丝虫病的幼儿食用。

葵花籽

【成分】含钾、磷、铁、钙、镁、维生素 A、维生素 B_1、维生素 E、维生素 P 等。

【别名】朝阳花子、瓜子、向日葵子等。

【性味归经】性平，味甘。入心经。

【功效】润肺滋阴、健脾润肠、熄肝风、祛热毒、驱虫。治疡肿、透疹、痢疾。

【食法】生食、炒食、榨油。

【食用宜忌】适宜高脂血症、动脉硬化、高血压、蛲虫病、贫血、失眠、记忆力减退、冠心病、神经衰弱等病症的人群食用。

核桃

【成分】含亚油酸、油酸、甘油酯、蛋白质、维生素 B_2、维生素 B_6、维生素 E 等。

【别名】胡桃仁、胡桃肉等。

【性味归经】性温，味甘。入肾、肺、大肠经。

【功效】补肾固精、温肺定喘、定喘润肠。用于气血不足、腰痛脚弱、尿频、遗尿等症。

【食法】生食、煮粥、炒食等。

【食用宜忌】适宜肾虚、肺虚、神经衰弱、癌症的人群食用。

栗子

【成分】含蛋白质、脂肪、淀粉、维生素 B_2 等。

【别名】板栗、栗果、大栗等。

【性味归经】性温，味甘。入脾经、胃经、肾经。

【功效】养胃健脾、补肾强筋、活血止血。治反胃、泄泻、脚膝酸软、吐血、衄血、便血、金疮、筋骨折伤肿痛、瘰疬等症。

【食法】炒食、生食、煮食等。

【食用宜忌】适宜患有肾虚、夜尿频繁、肺气肿等症的人群食用。

花生

【成分】含淀粉、灰分、蛋白质、卵磷脂、嘌呤、胆碱等。

【别名】长生果、落花生、地豆、花生米等。

【性味归经】性平，味甘。入肺经、脾经。

【功效】益脾润肺、和胃止血。可用于治疗食欲不振、燥咳少痰、反胃、脚气等症。还能增强记忆、抗老化、延缓脑功能衰退、滋润皮肤。

【食法】炒食、煮食、煮粥、榨油等。

【食用宜忌】适宜儿童、青少年、产后乳汁缺少的女性及老年人食用；适宜高血压病、冠心病、动脉硬化等病症的患者食用。

南瓜子

【成分】含脂蛋白质、胡萝卜素、亚麻仁油酸、油酸、硬脂酸、维生素 B_1、维生素 B_2、维生素 C 等。

【别名】南瓜仁、白瓜子、金瓜米等。

【性味归经】性平，味甘。入肺经、大肠经。

【功效】驱虫、消肿，治百日咳、痔疮。

【食法】炒食、生食等。

【食用宜忌】适宜患有绦虫病、蛔虫病、钩虫病、血吸虫病、前列腺肥大、糖尿病的人群食用。

开心果

【成分】含脂淀粉、粗蛋白、油酸、烟酸、维生素 E 等。

【别名】必思答、绿仁果、胡榛子等。

【性味归经】性温，味甘。入脾经、肺经。

【功效】宽中理气、温肾暖脾、润肠通便、排毒杀虫。治胃寒作痛、脘腹胀满、疳积虫痛、疟疾、痢疾等症。

【食法】炒食。

【食用宜忌】适宜患有神经衰弱、水肿、高血压、心脏病、贫血、营养不良、慢性泻痢等病症的人群食用。

松子

【成分】含油酸酯、亚油酸酯、掌叶防己碱、蛋白质、挥发油等。

【别名】罗松子、松子仁、新罗松子等。

【性味归经】性温，味甘。入肝、肺、大肠经。

【功效】养液熄风、补肾益气、益肺止嗽、补气养血、滑肠通便。

【食法】炒食、煮食

【食用宜忌】适宜患有老年慢性支气管炎、支气管哮喘、便秘、风湿性关节炎、神经衰弱、头晕眼花、动脉粥样硬化等病症的患者。

罗汉果

【成分】含葡萄糖、果糖、锰、铁、蛋白质、维生素 C、亚油酸、棕榈油酸等。

【别名】茶山子、拉汗果、假苦瓜等。

【性味归经】性凉，味甘。入肺经、脾经。

【功效】清热润肺、止咳利咽、生津止渴、滑肠通便。可用于肺火燥咳、咽痛失音、肠燥便秘等症。

【食法】煮汤、泡水、煎茶等。

【食用宜忌】适用于患有百日咳、暑热伤津口渴、糖尿病、肥胖、急性气管炎、急性扁桃体炎、急性胃炎等病症的人群食用。

榛子

【成分】含碳水化合物、镁、钙、钾、蛋白质、脂肪、灰分、紫杉酚、淀粉等。

【别名】棰子、平榛、山反栗等。

【性味归经】性平，味甘。入胃经、脾经。

【功效】调中开胃、补脾益气、明目健行。对消渴、盗汗、夜尿多等症有治疗作用。

【食法】炒食、磨粉做甜点等。

【食用宜忌】适宜有脾胃虚弱、食欲不振、经常腹泻、糖尿病、冠心病、动脉粥样硬化、溃疡、皮肤鳞癌、宫颈癌等病症的人群食用。

肉禽蛋奶类

鹌鹑肉

【成分】含蛋白质、卵磷脂、芦丁、铁、磷、钙等。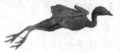

【别名】鹑鸟肉、赤喉鹑肉、红面鹌鹑肉等。

【性味归经】性平，味甘。入脾经、大肠经。

【功效】补益五脏、强筋壮骨、益气养血、养肝清肺、利水消肿。

【食法】炖食、熬汤等。

【食用宜忌】适宜患有贫血、营养不良、体虚乏力、气管炎、肾炎水肿、心脏病、高血压、肥胖症、肺结核、小儿疳积、月经不调等病症的人群食用。

鸡肉

【成分】含蛋白质、脂肪、钙、磷、铁、镁、钾、钠、烟酸、组氨酸、维生素A、维生素B_1、维生素B_2、维生素C、维生素E等。

【别名】烛夜肉、角鸡肉、家鸡肉等。

【性味归经】性微温，味甘。入脾经、胃经。

【功效】温中补脾、益气养血、补肾益精。主治脾胃虚弱、肾精不足、脘部隐痛、呕吐泄泻、疲乏无力等症。

【食法】炒食、炸食、煮食、烤食、蒸食、做汤等。

【食用宜忌】适宜有肝脾血虚、头晕目暗、面色萎黄、产后缺乳、腰酸膝软、耳鸣耳聋、尿频等病症的人群食用。

【选购】以肉质颜色白里透着红，看起来有亮度，手感较光滑，闻之无异味者为佳。注水鸡肉的肉质用手触摸会显得特别有弹性、表面有些高低不平似有肿块一般。

鹅肉

【成分】含水分、蛋白质、灰分、钙、铁、锰、油酸、棕榈酸、硬脂酸的三脂、维生素B_1、维生素B_2、维生素C等。

【别名】舒雁肉、家雁肉、白鹅肉等。

【性味归经】性平，味甘。入脾经、肺经。

【功效】益气补虚、暖胃生津、止咳化痰、止渴、解铅毒。

【食法】熏食、蒸食、烤食、烧食、酱食、煨汤等。

【食用宜忌】适宜身体虚弱、气血不足、乏力气短、食欲不振者食用；适宜咳嗽、感冒、急慢性气管炎、慢性肾炎、老年水肿、肺气肿、哮喘等病症患者食用。

【选购】一般来说，以肉质为新鲜红色、血水不会渗出太多者为佳；白鹅的翼下肉厚、尾部肉多而柔软，这两部位的鹅肉为上等之选。

鸡蛋

【成分】含卵磷脂、甘油三酯、钾、钠、镁、铁、蛋白质、维生素D、维生素E、维生素A、维生素B_1、维生素B_2、维生素B_6等。

【别名】鸡卵、鸡子等。

【性味归经】性平，味甘。入脾经、胃经。

【功效】滋阴润燥、补气养血、健脑益智、除烦安神、补脾和胃。对热病烦渴、肺胃阴伤、胎动不安、病后体虚、营养不良等症有治疗作用。

【食法】煎食、炒食、蒸食、煮食、冲食、做汤等。

【食用宜忌】适宜有失眠烦躁、失音咽痛、眩晕、夜盲、产后血虚所致的乳汁不足等病症的人群食用。

【选购】以蛋壳附着一层霜状粉末、颜色鲜明、气孔明显；用手轻摇之无水声者为佳。

鹌鹑蛋

【成分】含蛋白质、脑磷脂、卵磷脂、赖氨酸、胱氨酸、维生素 A、维生素 B_2、维生素 B_1、铁、磷、钙等。

【别名】鹑鸟蛋等。

【性味归经】性平，味甘。入胃经、肺经。

【功效】补益气血、强身健脑、丰肌泽肤。

【食法】煮食、腌制等。

【食用宜忌】适宜有营养不良、神经衰弱、肥胖型高血压、支气管炎、肝硬化、腹水、肺结核、血管硬化等病症的人群食用。适宜气血不足、月经不调的女性食用，养颜美肤效果显著。

鹅蛋

【成分】含蛋白质、矿物质、卵磷脂、维生素 B_2、维生素 B_1、维生素 A、维生素 D、维生素 E 等。

【别名】鹅卵等。

【性味归经】性温，味甘。入胃经、脾经。

【功效】清脑益智、补中益气。

【食法】煮食、煎食、炒食、腌制等。

【食用宜忌】适宜营养不良、记忆力衰退、气血虚弱的人群食用。

鸽蛋

【成分】含水分、蛋白质、脂肪、碳水化合物、维生素 A、维生素 B_1、维生素 D、灰分、钙、磷等。

【别名】鸽卵等。

【性味归经】性平，味甘、咸。入心经、肾经。

【功效】清热解毒、滋阴补肾。可改善皮肤细胞活力、增强皮肤弹性、改善血液循环。

【食法】煮食、腌制等。

【食用宜忌】适宜有肾虚气虚、腰膝酸软、疲乏无力、贫血、月经不调、心悸、头晕等病症的人群食用。

鸽肉

【成分】含水分、钙、铁、铜、维生素 A、粗蛋白质、粗脂肪、灰分等。

【别名】鹁鸽肉、飞奴肉等。

【性味归经】性平，味咸。入肝经、肾经。

【功效】滋肾益气、健脑补神、祛风解毒。治虚羸、消渴、久疟、妇女血虚经闭、恶疮疥癣等症。

【食法】炖食、烤食、炸食、熬汤等。

【食用宜忌】适宜阴囊湿疹搔痒、精子活力减退、睾丸萎缩的男性食用；适宜神经衰弱、记忆力减退、毛发脱落、中年秃顶、头发变白、未老先衰的人群食用。

鸡肝

【成分】含水分、蛋白质、碳水化合物、钙、磷、铁、维生素 A、维生素 B_1、维生素 B_2、烟酸、维生素 C 等。

【性味归经】性微温，味甘。入肝经、肾经。

【功效】养血明目、补肝宜肾。治肝虚目暗、小儿疳积、妇人胎漏、产后贫血等症。

【食法】卤食、炸食、炒食、煮粥、煲汤等。

【食用宜忌】适宜有夜盲症、小儿角膜软化症、佝偻病、肺结核、急性传染性肝炎、先兆流产者食用。

【选购】以气味新鲜、非腥臭等异味，外形充满弹性，无干燥褶皱者为佳。

驴肉

【成分】含蛋白质、钙、磷、铁、亚油酸、亚麻酸等。

【别名】漠骊肉、毛驴肉等。

【性味归经】性平，味甘、酸。入心经。

【功效】补气血、益脏腑、解心烦、治劳损。

【食法】煮食、烧食、焖食等。

【食用宜忌】适宜气血亏虚、短气乏力、动脉硬化、冠心病、高血压、食欲不振、风眩肢挛、出血性紫癜等病症的人群食用。

骆驼肉

【成分】含精氨酸、谷氨酸、蛋白质、脂肪、钙、磷、铁及维生素A、维生素B、烟酸等。

【别名】驼肉等。

【性味归经】性温，味甘。入脾经、胃经。

【功效】下气消肿、益气血、壮筋骨、润肌肤。骆驼肉内含有胶汁脂肪即骆驼脂，具有润燥、祛风、活血，对反复发作久治难愈的风疾有治疗功效。

【食法】煮食、烧食、焖食、烤食。

【食用宜忌】适宜有气血不足、筋骨软弱无力、营养不良、顽痹不仁之风疾等病症的人群食用。

牛肝

【成分】含蛋白质、灰分、钙、磷、维生素B_1、维生素C、肝糖原、棕榈酸视黄酯、胆绿素还原酶等。

【性味归经】性平，味甘。入肝经。

【功效】补肝明目、补虚养血。治血虚萎黄、虚劳羸瘦、视物不清等症。

【食法】煮食、炒食、熬粥、做汤等。

【食用宜忌】适宜患有肺结核、小儿疳眼、夜盲症、产后贫血等病症的人群食用。

【选购】一般以肉质软嫩，手指稍用力可插入切开处者为佳；牛肝一面有明显白色络网，切开后有余血外溢、脓水泡者不要购买。

牛肚

【成分】含蛋白质、脂肪、钙、磷、铁、维生素B_1、维生素B_2、烟酸等。

【别名】牛百叶、牛膍等。

【性味归经】性平，味甘。入脾经、胃经。

【功效】补益脾胃、补中益气、解毒消渴。治病后虚羸、气血不足、风眩等症。

【食法】凉拌、烧食、做汤等。

【食用宜忌】适宜病后气血虚弱、营养不良、脾胃薄弱的人群食用。

【选购】牛肚的天然颜色为淡黄褐色，如果是水发货，摸之手感滑腻、闻之有刺鼻味道、颜色过于鲜亮雪白。

牛奶

【成分】含钙、磷、铁、锌、铜、锰、钼、热量、蛋白质、脂肪以及多种维生素和氨基酸等。

【别名】牛乳等。

【性味归经】性平，味甘。入心经、胃经、肺经。

【功效】补虚损、益肺胃、生津润肠、静心安神。治虚弱劳损、反胃噎膈、消渴、便秘等症。

【食法】热饮、冷饮、煮粥、做奶茶等。

【食用宜忌】适宜患有久病体虚、气血不足、失眠多梦、营养不良、噎膈反胃，以及十二指肠溃疡、糖尿病、高血压、冠心病、动脉硬化、高脂血症、便秘等病症的人群食用。

牛肉

【成分】含蛋白质、脂肪、钙、锌、镁、亚油酸、肌氨酸、丙氨酸、维生素A、维生素B、维生素D等。

【性味归经】性平,味甘。入脾经、胃经。

【功效】补中益气、滋养脾胃、强健筋骨、化痰熄风、止渴止涎。治虚损羸瘦、消渴、脾弱不运、痞积、水肿、腰膝酸软等症。

【食法】炒食、炖食、煮食、烧烤、煮粥、做汤、做馅料等。

【食用宜忌】适宜青少年、术后病患、繁重体力劳动从业者食用;适宜气血不足、气短体虚、贫血久病、面黄目眩之人食用。

【选购】一般来说,新鲜的牛肉闻之无刺鼻气味,肉质为红色,颜色光泽均匀,脂肪为洁白或淡黄色;用指轻轻按压牛肉后的凹陷立即恢复,有弹性;肉质表面微干或微湿润、不粘手。

猪肉

【成分】含蛋白质、脂肪、灰分、钙、磷、铁、锌、维生素A、维生素D、维生素E等。

【别名】豕肉、豚肉、彘肉等。

【性味归经】性平,味甘、咸。入脾经、胃经、肾经。

【功效】滋阴润燥、补虚通便。主治热病伤津、肾虚体弱、消渴羸瘦、燥咳等症。

【食法】炒食、煮食、腌食、炖食、烤食、煮粥等。

【食用宜忌】适宜阴虚便秘、产后血虚、干燥综合征等人群食用。

【选购】一般来说,鲜猪肉外皮呈乳白色,肌肉呈均匀红色,脂肪洁白且有光泽;触之肉的表面微干或稍湿,不粘手;指压凹陷立即复原,肉质紧密,弹性好;具有猪肉固有的鲜、香气味。

羊肉

【成分】含蛋白质、钾、灰分、镁、钠、铁、锌、磷、维生素A、维生素E等。

【别名】羖肉、羝肉、羯肉等。

【性味归经】性温,味甘。入肾经、脾经、胃经、心经。

【功效】暖中补虚、补肾壮阳、养肝明目、健脾健胃、补肺助气。治虚劳羸瘦、腰膝酸软、产后虚冷、腹疼、寒疝、中虚反胃等症。

【食法】煮食、炒食、烤食、炸食、炖食、煮粥、做汤等。

【食用宜忌】适宜患有肺结核、气管炎、哮喘、贫血、阳痿、早泄等病症的人群以及产后气血两虚、腹部冷痛、乳汁缺乏、体虚畏寒的女性食用。

【选购】看颜色。绵羊的肌肉呈暗红色且肌肉间夹有白色脂肪,肉纤维细而软而脂肪较硬且脆;毛卷曲;肋骨窄而短。山羊的肉色较绵羊肉色淡,膻味重,只在腹部有较多的脂肪;肉毛硬直;肋骨宽而长。

羊肚

【成分】含水分、蛋白质、灰分、钙、磷、铁、维生素B_1、维生素B_2、烟酸等。

【别名】羊胃、羊脆腔等。

【性味归经】性温,味甘。入脾经、胃经。

【功效】健脾益胃、补虚止汗。治虚劳羸瘦、不能饮食、消渴、盗汗、尿频等症。

【食法】煮食、炒食、凉拌等。

【选购】以色泽自然,肚的胃壁和胃底部无出血块或坏死的发紫发黑组织,无臭味和异味者为佳。

牛蹄筋

【成分】含蛋白质、钙、维生素等。

【性味归经】味甘，性温，入脾、肾经。

【功效】补肝强筋、益气力、续绝伤。具有强筋壮骨之功效，对腰膝酸软、身体瘦弱者有很好的食疗作用，有助于青少年生长发育和减缓中老年妇女骨质疏松的速度。

【食法】炒食、卤食、凉拌等。

【食用宜忌】适宜于虚劳羸瘦、腰膝酸软、产后虚冷、腹痛寒疝、中虚反胃的人食用。

【选购】选购干燥，筋条粗长挺直，表面洁净无污物，色光白亮，呈半透明状，无异味的牛蹄筋食用。

皮蛋

【成分】含蛋白质、脂肪、叶酸、维生素 A、维生素 B_1、维生素 B_2、维生素 E 等。

【别名】松花蛋、变蛋等。

【性味归经】性凉，味苦、辛、甘。入胃经。

【功效】凉肠降压、润肺去热、养阴止血、止泻醒酒。可增进食欲，促进营养的消化吸收。若加醋拌食，能清热消炎、养心安神。

【食法】凉拌。

【食用宜忌】适宜食欲不振、牙周炎、口疮、咽干口渴的人群食用。

【选购】质量好的皮蛋蛋壳呈灰白色、无黑斑；蛋清凝固、不粘壳、有弹性。

蛇肉

【成分】含蛋白质、谷氨酸、亚油酸、天门冬氨酸、钙、镁、维生素 A、维生素 B_1、维生素 B_2 等。

【性味归经】水蛇性寒，味甘、咸；乌蛇性平，味甘、咸；蟒蛇性温，味甘。入脾经、肝经。

【功效】补气血、强筋骨、通经络、祛风除疾、滋养肌肤、延年益寿。

【食法】煮食、烧食、烤食、做汤、泡酒等

【食用宜忌】适宜患有风湿性关节炎、心血管疾病、小儿麻痹症、瘫痪、中风、骨质疏松症、肢体麻木、过敏性皮肤病、脊柱炎、骨结核、淋巴结核等病症的人群食用。

兔肉

【成分】含蛋白质、脂肪、糖类、无机盐、卵磷脂、维生素 A、维生素 B_1、维生素 B_2 等。

【别名】草兔肉、山跳子肉等。

【性味归经】性凉，味甘。入肝经、大肠经。

【功效】补脾益气、滋阴养颜、生津止渴、凉血解毒。治胃热呃逆、肠红下血等症。

【食法】炖食、烧食、烤食、煮食、炒食、做汤等。

【食用宜忌】适宜脾虚气弱、营养不良、体倦乏力、口干、胃肠有热、呕吐、便血、肥胖、糖尿病、高血压等病症的人群食用。

蜗牛

【成分】含蛋白质、钙、铁、铜、磷、多种氨基酸等。

【别名】天螺蛳、里牛、瓜牛等。

【性味归经】性寒，味咸。入大肠经、胃经。

【功效】清热解毒、消肿利尿、止咳平喘、软坚散结。治风热惊痫、消渴、喉痹、痄腮、瘰疬、痈肿、蜈蚣咬伤等症。

【食法】炒食、炸食、做汤等。

【食用宜忌】适宜患有小便不通、痔疮、脱肛、咽炎、溃疡、腮腺炎、淋巴结核、糖尿病等病症的人群食用。

乌鸡

【成分】含蛋白质、磷、铁、钾、钠、多种维生素和氨基酸等。

【别名】松毛鸡、黑脚鸡、乌骨鸡、武山鸡等。

【性味归经】性平，味甘。入肝经、肾经。

【功效】养阴退热、补肝益肾、健脾止泻、补虚强身。治虚劳骨蒸羸瘦、消渴、脾虚滑泄、下痢口噤、体虚血亏等症。

【食法】熬粥、煮汤等。

【食用宜忌】适宜患有骨质疏松症、佝偻病、缺铁性贫血症、月经不调、崩漏等病症的人群食用。

鸭蛋

【成分】含水分、蛋白质、脂肪、糖类、维生素 A、维生素 B_1、磷、铁、镁、钾、钠、氯等。

【别名】鸭卵等。

【性味归经】性凉，味甘。入胃经、肺经。

【功效】补心清肺、滋阴止咳、养血美肤。

【食法】卤食、腌制、煮食等。

【食用宜忌】适宜病后体虚、燥热咳嗽、喉痛、齿痛、腹泻、痢疾等病症的人群食用。

鸭肉

【成分】含水分、蛋白质、脂肪、碳水化合物、灰分、钙、磷、铁、维生素 B_1、维生素 B_2、烟酸等。

【别名】鹜肉等。

【性味归经】性凉，味甘。入脾经、胃经、肺经、肾经。

【功效】滋阴养胃，补血行水，消肿生津，健脾清热。

【食法】炖食、炸食、烤食、熬粥、做汤等。

【食用宜忌】适宜产后病后体虚、食欲不振、大便干燥、水肿、盗汗、遗精、咽干口渴、糖尿病、肝硬化腹水等病症的人群食用。

羊肝

【成分】含维生素 C、维生素 A、灰分、钙、磷、铁、维生素 B_1 等。

【性味归经】性凉，味甘、苦。入肝经。

【功效】清热益血、补肝明目。治血虚萎黄羸瘦、雀目、青盲、障翳。

【食法】煮食、炒食、做汤等。

【食用宜忌】适宜患有肝虚目暗昏花、近视眼、青光眼、眼干燥症、小儿疳眼、女性产后贫血、肺结核、维生素 A 缺乏症等病症的人群食用。

羊奶

【成分】含蛋白质、钙、磷、钾、镁、氯、锰、维生素 A、维生素 B_1、维生素 B_2、维生素 C、维生素 E 等。

【别名】羊乳等。

【性味归经】性温，味甘。入胃经、心经、肾经。

【功效】滋阴养胃，补肺肾气，润肠通便，温润补虚。可用于虚痨羸瘦、消渴、反胃、呃逆、口疮、漆疮等症。

【食法】煮食。

【食用宜忌】适宜对牛奶过敏、营养不良、肺结核咳嗽咯血、慢性肾炎、小儿口疮的病人。

羊肾

【成分】含蛋白质、磷、铁、维生素 B_2、烟酸、维生素 C、维生素 A_1 等。

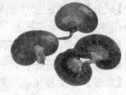

【别名】羊腰子、羊肾子等。

【性味归经】性温，味甘。入肾经。

【功效】补肾气、益精髓。治肾虚劳损、腰脊疼痛、足膝痿弱等症。

【食法】炒食、烤食、煮食等。

【食用宜忌】适宜耳聋、尿频、阳痿、遗精等病症的人群食用。

羊心

【成分】含蛋白质、磷、铁、维生素 B_1、维生素 C 等。

【性味归经】性温、味甘。入心经。

【功效】解郁、补心、益血。

【食法】炒食、煮食、烤食、做汤等。

【食用宜忌】适宜心悸、失眠、气短、劳心膈痛、心情郁结等病症的人群食用。

【选购】一般来说，心肌为红色或淡红色，脂肪为乳白色或微带红色，心肌结实而有弹性，无异味者，可视为上等羊心。

猪肚

【成分】含钙、钾、钠、镁、铁、维生素 A、维生素 E 等。

【别名】猪胃等。

【性味归经】性温，味甘。入脾经、胃经。

【功效】健脾养胃，补中益气。治虚劳羸弱、泄泻、下痢、消渴、小便频数、小儿疳积等症。

【食法】煮食、炒食、做汤等。

【食用宜忌】适宜脾胃虚弱、消化不良、痢疾、水肿的人群食用。

【选购】新鲜猪肚富有弹性和光泽，黏液多，质地紧而厚实；颜色是白中略带些浅黄色。

猪蹄

【成分】含蛋白质、胆固醇、钙、磷、镁、维生素 E、维生素 K 等。

【别名】猪脚、猪手等。

【性味归经】性平，味甘、咸。入胃经。

【功效】补血保湿、通乳消疮。主治痈疽、疮毒等症。还能防治皮肤干瘪起皱、增强皮肤弹性和韧性。

【食法】卤食、煮食、做汤等。

【食用宜忌】适宜患有肾虚所致的腰膝酸软、女性产后缺乳、骨质疏松等病症的人群食用。

猪肺

【成分】含蛋白质、脂肪、钙、磷、铁、烟酸、维生素 B_1、维生素 B_2 等。

【性味归经】性平，味甘。入肺经。

【功效】润肺止咳、补虚止血。

【食法】炒食、炖食、卤食、拌食、做汤。

【食用宜忌】适宜肺虚久咳、肺结核、咳血等病症的人群食用。

【选购】一般来说，以颜色均匀鲜亮、无异味、肉质光泽且富有弹性者为佳。颜色为褐绿或灰白色，有腥臭味，或肺上有水肿、气块以及脓样块节等异常的猪肺不要购买。

猪心

【成分】含蛋白质、钙、磷、铁、烟酸、维生素 B_1、维生素 B_2、维生素 C 等。

【性味归经】性平，味甘、咸。入心经。

【功效】安神定惊、养心补血。

【食法】煮食、炒食、烤食、做汤等。

【食用宜忌】适宜心虚多汗、惊悸恍惚、失眠多梦、癫症等病症。

猪肝

【成分】含蛋白质、钙、铁、维生素 B_2 等。

【性味归经】性温，味甘、苦。入肝经。

【功效】补肝、养血、明目。治血虚萎黄、心烦躁渴、目赤、水肿、脚气等症。

【食法】煮食、炒食、做汤等。

【食用宜忌】适宜气血虚弱、缺铁性贫血、水肿、脱肛，肝血不足所致的视物模糊不清、眼干燥症、夜盲，小儿麻疹病后角膜软化症白内障，癌症等病症。

猪腰

【成分】含蛋白质、脂肪等。

【别名】猪肾、猪腰子等。

【性味归经】性平，味甘、咸。入肾经。

【功效】补肾利水、通利膀胱。消积滞、止消渴。

【食法】炒食、烤食、做汤等。

【食用宜忌】适宜水肿、肾虚导致的腰酸腰痛、遗精、盗汗，老年人肾虚耳聋、耳鸣等病症的人群食用。

野菜野果菌类

黑木耳

【成分】含维生素 K 等。

【别名】木枞、云耳、云耳等。

【性味归经】性平，味甘。入胃经、大肠经。

【功效】润肺补气、凉血止血、润燥利肠、轻身强智、祛脂降压。

【食法】炒食、凉拌、做汤等。

【食用宜忌】适宜鼻血、咯血、吐血、崩漏、痔疮出血、便血等出血症状的人群食用；适宜肥胖、糖尿病、心脑血管疾病、高血压、结石症、癌症等病症的人群食用。

【选购】一般来说，朵大适度、耳瓣略展，朵面乌黑略有光泽，朵背略呈灰白色，有清香气，朵体质轻，水泡后胀发性大者为佳。

蘑菇

【成分】含蛋白质、粗纤维、钙、己糖醇、戊糖醇、对乙酰氨基酚酶、天门冬氨酸、苏氨酸、维生素 B_6、维生素 D、维生素 E、维生素 K 等。

【别名】鸡足蘑菇、蘑菇蕈、肉蕈等。

【性味归经】性凉，味甘。入大肠经、胃经、肺经。

【功效】益气开胃、止咳化痰、通便排毒、镇痛镇静。还能提高机体抵御各种疾病的免疫力。

【食法】炒食、烤食、熬汤、煮粥等。

【食用宜忌】适宜免疫力低下、高血压、糖尿病、白细胞减少症、传染性肝炎、高脂血症、维生素 B_2 缺乏症等病症的人群食用。

银耳

【成分】含蛋白质、脂肪、粗纤维、钙、磷、铁、维生素 B_1、维生素 B_2、维生素 D、烟酸以及多种氨基酸等。

【别名】白木耳、雪耳、白耳子等。

【性味归经】性平，味甘、淡。入肺经、胃经。

【功效】滋阴润肺、养胃生津、益气安神、强心健脑、美容养颜。可祛除脸部黄褐斑、雀斑；还能增强肿瘤患者对放疗、化疗的耐受力。

【食法】凉拌、熬汤、煮粥等。

【食用宜忌】适宜患有营养不良、病后虚弱、咽喉干燥、痰中带血、声音嘶哑、眼底出血、慢性支气管炎、高血压、血管硬化、慢性肾炎、皮肤干燥引起的瘙痒、癌症等病症的人群食用。

灵芝

【成分】含蛋白质、真菌溶菌酶、麦角甾醇、香豆精苷、挥发油、苯甲酸、生物碱、甘露醇、海藻糖等。

【别名】赤芝、红芝、木灵芝、菌灵芝、万年蕈等。

【性味归经】性温，味淡。入心经、肝经、脾经、肺经、肾经。

【功效】滋阴补气、补益五脏。有降血糖、降血脂、抗氧化、抗衰老、抗肿瘤、抗惊厥、镇咳平喘、抗凝血、抑制血小板聚集及抗过敏等作用。

【食法】煎食、泡茶、做药酒等。

【食用宜忌】适宜患有气血不足、急性病毒性肝炎、治慢性支气管炎、支气管哮喘、白细胞减少症、心律失常、失眠多梦、冠心病、高血压、高脂血症、阳痿、神经衰弱、肿瘤等病症的人群食用。

地耳

【成分】 含蛋白质、葡萄糖苷、蓝藻素、钙、磷、铁等。

【别名】 地木耳、地见皮、地踏菜等。

【性味归经】 性寒，味甘。入肝经。

【功效】 清热明目，收敛益气，润肠排毒。主治目赤红肿、夜盲、烫火伤、久痢，脱肛等病症。

【食法】 炒食、凉拌、做汤等。

【食用宜忌】 适宜夜盲症、高血压、丹毒等病症的人群食用。

猴头菇

【成分】 含猴头菌酮、挥发油、蛋白质、多糖类、氨基酸等。

【别名】 猴菇、刺猬菌、猴头菌等。

【性味归经】 性平，味甘。入脾经、胃经。

【功效】 行气消食、健脾开胃、安神益智。主治食少便溏、食积不消、脘腹胀痛、失眠多梦等症。

【食法】 炒食、烤食、烧食、做汤等。

【食用宜忌】 适宜患有胃及十二指肠溃疡、浅表性胃炎、神经衰弱、食道癌、胃癌、心血管疾病等病症的人群食用。

香菇

【成分】 含蛋白质、粗纤维、谷氨酸、丙氨酸、腺嘌呤、甘露醇、海藻糖、葡萄糖等。

【别名】 香菌、香蕈、平庄菇、椎茸等。

【性味归经】 性平，味甘。入胃经、肝经。

【功效】 补气、抗癌、解毒、降血脂。

【食法】 炒食、烤食、做馅料、做汤、煮粥等。

【食用宜忌】 适宜酸性食物中毒、贫血、佝偻病、糖尿病、肺结核、传染性肝炎、神经炎、肝硬化、脂肪肝、癌症、小儿麻疹透发不快等病症的人群食用。

金针菇

【成分】 含蛋白质、钾、胡萝卜素、多种维生素和氨基酸等。

【别名】 毛柄小火菇、朴菇、金菇、智力菇等。

【性味归经】 性凉，味甘。入脾经、大肠经。

【功效】 补肝、益肠胃、益智消乏、抗菌消炎、抗肿瘤抗癌。

【食法】 凉拌、炒食、烤食、做汤等。

【食用宜忌】 适宜气血不足、营养不良、胃肠道溃疡、心脑血管疾病、高血压、肥胖症、肝病、癌症等病症的人群食用。

草菇

【成分】 含蛋白质、粗纤维、维生素C以及多种氨基酸等。

【别名】 兰花菇、秆菇、麻菇、草菌、脚菇等。

【性味归经】 性寒，味甘。入胃经、脾经。

【功效】 清热解暑、补益气血、降压降血脂。

【食法】 煮食、炒食、做汤等。

【食用宜忌】 适宜体弱气虚、易患感冒、暑热烦渴、头晕乏力、高血压、高脂血症、疮疡患处久不愈合等病症的人群食用。

平菇

【成分】 含蛋白质、糖类、烟酸、钙、维生素 B_1、维生素 B_2、维生素 C、多种氨基酸等。

【别名】 侧耳、蚝菇等。

【性味归经】 性平，味甘。入脾经、胃经。

【功效】 补脾除湿、缓和痉挛、祛风散寒、舒筋活络。用于脾胃虚弱、饮食减少、痹证肢节酸痛、手足麻木等症。

【食法】 炒食、烤食、做汤等。

【食用宜忌】 适宜患有腰腿疼痛、手足麻木、筋络不通、肝炎、软骨病、心血管疾病、尿道结石、癌症等病症以及更年期的人群食用。

马勃

【成分】含马勃素、尿素、麦角甾醇磷酸铂、亮氨酸、酪氨酸等。

【别名】灰菇、牛屎菇、灰包菌、鸡肾菌、地烟等。

【性味归经】性平，味辛。入肺经。

【功效】清肺利咽、解毒止血。抗细菌和真菌，治喉痹咽痛、咳嗽失音及各种出血病症。

【食法】煎食等。

【食用宜忌】适宜患有咽喉肿痛、失音、久咳、口腔出血、积热吐血、妊娠吐血、鼻血等病症的人群食用。

竹荪

【成分】含蛋白质、粗纤维、灰分、胡萝卜素、维生素 B_1、谷氨酸、钾、钙、磷等。

【别名】竹参、竹菰、竹蕈等。

【性味归经】性凉，味甘、微苦。入肺经、胃经。

【功效】宁神健体、补气养阴、润肺止咳、清热利湿。

【食法】炒食、做汤等。

【食用宜忌】适宜肺虚热咳、咽喉炎、痢疾、高血压、高脂血症、肥胖症人群食用。

江蓠

【成分】含蛋白质、钙、铁藻红朊、胆甾醇等。

【别名】海菜、江离、线菜，龙须菜等。

【性味归经】性寒，味甘。入肺经。

【功效】清肺通便、软坚散结、止血降压、清热利水、养颜瘦身、利湿助消化、调整身体功能、增强免疫力。

【食法】凉拌、煮食、泡茶等。

【食用宜忌】适宜患有感冒、便秘、肺炎、淋巴结核、肥胖症、心脏病、高血压、血管硬化、癌症等病症的人群食用。

荇菜

【成分】含维生素 B_1、维生素 C、芸香苷、槲皮素－3－巢菜糖苷等。

【别名】莕菜、莲叶莕菜、驴蹄菜、水荷叶等。

【性味归经】性寒，味甘。入肾经、胃经、膀胱经。

【功效】清热解毒、消肿利尿。用于痈肿疮毒、热淋、毒蛇咬伤等症。

【食法】凉拌、炒食、做汤等。

【食用宜忌】适宜暑热烦渴、丹毒、急性尿路感染、小便不利等病症的人群食用。

桑黄

【成分】含落叶松蕈酸、脂肪酸、天门冬氨酸、木糖氧化酶、酯酶、蔗糖酶、纤维素酶等。

【别名】桑臣、桑耳、针层孔菌、桑黄菇等。

【性味归经】性寒，味甘、苦、辛。入肾经、肝经。

【功效】利五脏、软坚排毒、止血活血、和胃止泻。

【食法】煎服、磨粉等。

【食用宜忌】适宜月经不调、崩漏、闭经、功能性子宫出血的女性食用；适宜便血、脱肛、痔疮出血、胃炎、胃癌等病症的人群食用。

苦菜

【成分】含苦苣菜苷、金丝桃苷、槲皮素、维生素 C 等。

【别名】堇菜、苦苣、苦荬、苦麻菜等。

【性味归经】性寒，味苦。入心经、脾经、胃经。

【功效】清热解毒、去热除烦、安心益气、消痈排脓、祛瘀止痛、明目通乳。可治腹泻、黄疸、血淋、疗肿、蛇咬等症。

【食法】凉拌、炒食、做汤、做馅料等。

【食用宜忌】适宜患有热毒疮疔痈肿、阑尾炎、肠炎、痢疾、产后腹痛、尿路感染等病症的人群食用。

榆钱

【成分】含蛋白质、粗纤维、钙、磷、胡萝卜素、维生素 B_1、维生素 C 等。

【别名】榆实、榆子、榆仁、榆荚仁等。

【性味归经】性平，味甘、微辛。入肺经、脾经、心经。

【功效】清热解毒、杀虫消肿、健脾安神、清心降火、止咳化痰。

【食法】凉拌、炒食、煮粥、做汤、做馅料。

【食用宜忌】适宜白带过多的女性以及小儿疳热赢瘦、烫伤烧伤、疮癣、神经衰弱、失眠、食欲不振、小便不利、水肿等病症的人群食用。

茵陈蒿

【成分】含蒿属香豆精、茵陈素、脂肪油、多种脂肪酸等。

【别名】茵陈、绒蒿、细叶青蒿、臭蒿、婆婆蒿等。

【性味归经】性凉，味苦、辛。入肝经、脾经、膀胱经。

【功效】清热利湿、利胆退黄、行滞止痛、宽膈化痰、止咳发汗、利湿消肿。

【食法】炒食、做汤。

【食用宜忌】适宜患有湿热黄疸、传染性肝炎、高血压、肾炎、小便不利、急性胆囊炎、疮疹瘙痒等病症的人群食用。

葵菜

【成分】含纤维素、黏液质等。

【别名】滑菜、冬葵叶、冬苋菜等。

【性味归经】性寒，味甘。入膀胱经、大肠经。

【功效】清热利湿、利尿止痢、宽肠通便、止带调经、驱虫解毒。

【食法】炒食、做汤、腌制等。

【食用宜忌】适宜肺热咳嗽、黄疸、痢疾、小便不利、丹毒、疮疡、尿道炎、便秘、白带过多等病症的人群食用。

薇菜

【成分】含蛋白质、维生素 C、钾、钙、铁、锰、锌、尖叶土杉甾酮、促脱皮甾酮、鞣质等。

【别名】野豌豆、大巢菜、苕子、山木樨、薇等。

【性味归经】性寒，味甘、辛。入心经、肝经、肾经。

【功效】清热利湿、和血祛瘀、润肺理气、补虚舒络。

【食法】凉拌、炒食、做汤、做馅料。

【食用宜忌】适宜患有风热感冒、衄血、吐血、赤痢、黄疸、水肿、心悸、月经不调、子宫功能性出血等病症的人群食用。

刺儿菜

【成分】含蛋白质、钙、磷、铁、胡萝卜素、维生素 C、生物碱、胆碱、皂苷等。

【别名】小蓟、荠荠草、刺蓟、刺萝卜等。

【性味归经】性凉，味甘。入肝经、脾经。

【功效】清热凉血、祛瘀止血。

【食法】凉拌、炝炒、做馅料、做汤等。

【食用宜忌】适宜患有吐血、衄血、尿血、创伤出血、麻风性鼻出血、疮疡、传染性肝炎、产后子宫收缩不全及血崩等病症的人群食用。

灰条菜

【成分】含蛋白质、粗纤维、钙、棕榈酸、油酸、胡萝卜素、维生素 B_1、维生素 B_2、维生素 C 等。

【别名】胭脂菜、灰苋菜、灰藜、灰菜等。

【性味归经】性平，味甘。入肺经、大肠经。

【功效】清热利湿、泻火通便、解毒杀虫。

【食法】煎食、炒食、做馅料。

【食用宜忌】适宜患有龋齿、痢疾、腹泻、湿疮、痒疹、毒虫咬伤等病症的人群食用。

宝塔菜

【成分】含水苏碱、胆碱、水苏糖等。

【别名】草石蚕、甘露儿、螺蛳菜、地牯牛草等。

【性味归经】性平，味甘、微辛。入肺经、脾经。

【功效】清肺解表、利湿解毒、补虚健脾。

【食法】煮食、蒸食、腌制等。

【食用宜忌】适宜患有风热感冒、虚劳咳嗽、小儿疳积、肺痨等病症的人群食用。

山梨

【成分】含柠檬酸、果糖、苹果酸，以及维生素C等。

【别名】秋子梨、花盖梨等。

【性味归经】性凉，味甘、酸。入肺经、胃经。

【功效】清热化痰、生津润肺。

【食法】鲜食、榨汁、煮水、熬膏、制果脯、果酒。

【食用宜忌】适宜发热、咳嗽、食道痉挛、急性肠炎、食欲不振的人群食用。

蕨麻

【成分】含灰分、蔗糖、鞣质、粗纤维、委陵菜苷、甾醇、胆碱、多种脂肪酸等。

【别名】延寿果、鹿跑草、人参果等。

【性味归经】性平，味甘。入脾经、胃经。

【功效】健脾益胃、生津止渴、益气补血。

【食法】炒食、煮食等。

【食用宜忌】适宜营养不良、脾虚腹泻、病后贫血、风湿痹痛、消化道溃疡出血等病症的人群食用。

黄皮果

【成分】含黄皮新肉桂酰胺、维生素C、有机酸、果胶等。

【别名】黄皮子、黄檀子、金弹子等。

【性味归经】性温，味甘、酸。入脾经、胃经。

【功效】消食化痰、解郁理气。治食积不化、胸膈满痛、痰饮咳喘。

【食法】鲜食、制果酱、果脯等。

【食用宜忌】适宜消化不良、食积胀满、咳嗽痰喘、疝气、急慢性支气管炎、肠痉挛、肠癌疼痛、胃神经痛的人群食用。

铁苋菜

【成分】含生物碱、黄酮苷、酚类等。

【别名】血见愁、海蚌念珠、叶里藏珠等。

【性味归经】性凉，味苦涩。入心经、肺经。

【功效】清肝解毒、凉血散瘀、明目利咽、收敛止血。

【食法】炒食、凉拌、做汤、蒸食等。

【食用宜忌】适宜患有目赤目痛、咽喉红肿不利、痢疾、小儿疳积、肠炎、肝炎、吐血、崩漏、尿血、便血、子宫出血、痈疖疮疡、外伤出血、湿疹、毒蛇咬伤等病症的人群食用。

山樱桃

【成分】含蛋白质、果酸、胡萝卜素、钙、铁、锌、维生素C等。

【别名】麦樱、毛樱桃、山豆子等。

【性味归经】性平，味甘。入肾经。

【功效】益气固精、调中益脾。治泻痢、遗精。

【食法】鲜食、榨汁等。

【食用宜忌】适宜痢疾、腹泻、心气不足、心悸、遗精等病症的人群食用。

野樱桃

【成分】含蛋白质、果胶、糖类等。

【别名】缠条子等。

【性味归经】果实性微凉，味甘；种子性温，味酸。入肺经、肾经。

【功效】果实可清血热、清肺利咽、益肾，治咽喉肿痛、声哑；种子可治麻疹初起、疹出不透。

【食法】鲜食、榨汁等。

【食用宜忌】适宜患有咽喉肿痛、声音嘶哑、咳嗽、麻疹等病症的人群食用。

郁李仁

【成分】含苦杏仁苷、脂肪油、粗蛋白质、纤维素、淀粉、油酸、皂苷、维生素 B_1 等。

【别名】郁子、郁里仁、李仁肉等。

【性味归经】性平，味辛、苦、甘。入脾经、大肠经、小肠经。

【功效】润燥滑肠、行水下气、破血消肿。

【食法】煎服、制果脯等。

【食用宜忌】适宜患有肠燥便秘、小便不利、大腹水肿、四肢水肿、脚气病等病症的人群食用。

酸角

【成分】含糖类、柠檬酸、甲酸、维生素 P、脯氨酸、苯丙氨酸、亮氨酸等。

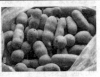

【别名】酸饺、罗望子、曼姆、通血香等。

【性味归经】性凉，味甘、酸。入胃经、脾经。

【功效】清热解暑、消食化积。

【食法】生食、榨汁、做调味品、果酱等。

【食用宜忌】适宜患有暑热导致的食欲不振、妊娠呕吐、小儿疳积、中暑、便秘等病症的人群食用。

刺玫果

【成分】含蛋白质、糖类、脂肪油、黄酮类、有机酸、挥发油及多种氨基酸等。

【别名】刺莓果、刺木果、山刺玫等。

【性味归经】性平，味甘、酸。入肝经、脾经、膀胱经。

【功效】健脾消食、养血调经、敛肺止咳。

【食法】鲜食、榨汁等。

【食用宜忌】适宜消化不良、食欲不振、肺结咳嗽、胃肠胀痛、腹泻、月经不调、痛经、动脉粥样硬化的人群食用。

水产类

白鱼

【成分】含水分、蛋白质、脂肪、灰分、钙、磷、铁、维生素 B_2、烟酸等。

【别名】翘嘴红鲌、翘白等。

【性味归经】性平，味甘。入肺经、胃经、肝经。

【功效】开胃健脾、补肝明目、消食行水、发痘排脓。

【食法】清蒸、煮食等。

【食用宜忌】适宜营养不良、肾炎水肿、病后体虚、消化不良、小儿出水痘期的人群食用。

鲑鱼

【成分】含蛋白、维生素 A、维生素 E、维生素 B_1、烟酸、钙、镁、锌、钾、硒等。

【别名】赤眼鱼、大马哈鱼、三文鱼等。

【性味归经】性温，味甘。入胃经。

【功效】暖胃和中、健脾补虚。

【食法】煮食、鲜食、腌制等。

【食用宜忌】适宜胃气虚弱、食欲不振、消瘦、水肿、糖尿病、心脑血管疾病的人群食用。

带鱼

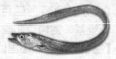

【成分】含蛋白质、脂肪、钙、磷、铁、碘、维生素A等。

【别名】鞭鱼、裙带鱼、海刀鱼、鳞刀鱼等。

【性味归经】性温，味甘。入胃经、肝经。

【功效】补脾益气、益血补虚、滋阴养肝、暖胃泽肤。

【食法】烧食、炸食、腌制等。

【食用宜忌】适宜营养不良、食欲不振、气短乏力、毛发枯黄、产后乳汁不足、病毒性肝炎、胃寒的人群食用。

【选购】一般来说，优质带鱼的眼球饱满，角膜透明，肌肉厚实，富有弹性；体表富有光泽，全身鳞全且不易脱落；翅全，无破肚和断头。

鲍鱼

【成分】含蛋白质、钙、铁、碘、维生素A等。

【别名】鳆鱼、石决明肉、明目鱼等。

【性味归经】性平，味甘、咸。入肝经、肾经。

【功效】滋阴清热、润燥利肠、益精明目、固肾调经。治劳热骨蒸、咳嗽、崩漏、带下、淋病、青盲内障等症。

【食法】煮食、烧食、做汤等。

【食用宜忌】适宜夜尿频繁、气虚哮喘、血压不稳、月经不调、更年期综合征、便秘、糖尿病、高脂血症、冠心病等病症。

【选购】一般来说，优质的新鲜鲍鱼呈米黄色或浅棕色，质地新鲜有光泽；外形呈椭圆形，鲍身完整，个头均匀，干度足，表面有薄薄的盐粉；肉质鼓壮饱满。优质的鲍鱼干质地干燥，呈卵圆形的元宝锭状，边上有花带一环，中间凸出，体形完整，无杂质，味淡。

黄花鱼

【成分】含蛋白质、脂肪、糖类、钙、钾、硒、维生素 B_2 等。

【别名】石首鱼、黄鱼等。

【性味归经】性平，味甘。入胃经、肾经。

【功效】健脾开胃、安神止痢、益气填精、明目安神。

【食法】烧食、炸食、烤食、做汤、腌制等。

【食用宜忌】适宜产后体虚、食欲不振、消化不良、贫血、失眠、头晕、脾虚水肿、腹泻、高血压、高脂血症等病症的人群食用。

【选购】有商贩用化学染料把黄姑鱼染色后冒充黄鱼贩卖，消费者可用白卫生纸擦拭鱼身，染色鱼会在纸上留下明显的黄色印迹；而冷冻成块的染色黄姑鱼，冰面有时也会呈现黄色；还可以将鱼浸泡在水中约5分钟鉴别，染色的鱼水可能变成啤酒的颜色。

金枪鱼

【成分】含蛋白质、铁、维生素 B_1、多种不饱和脂肪酸等。

【别名】鲔鱼、青干等。

【性味归经】性平，味甘、咸。入肝经、肾经。

【功效】保肝护肝、健脑补血、美容养颜。

【食法】鲜食、烤食、炸食、做寿司、做罐头、做汤等。

【食用宜忌】适宜高血压、高脂血症、动脉硬化、缺铁性贫血、肥胖症等病症的人群食用；适宜骨骼快速发育的青少年和缺钙的老年人食用。

【选购】一般来说，冰冻的新鲜金枪鱼呈暗红色或褐色，且颜色天然不均匀，背部较深腹部较浅；冻结成块状的表面无干耗和脂肪氧化，无成片血点，无液化的脂肪斑点，无肌肉瘀血；口感清爽不腻，肉质有弹性，吃到口中会有余香。

鲫鱼

【成分】含蛋白质、钙、磷、铁、维生素 A、维生素 B_1、维生素 B_2、维生素 B_{12} 等。

【别名】鲋鱼、鲫皮子等。

【性味归经】性平，味甘。入脾经、胃经、大肠经

【功效】健脾开胃、除湿益气、利水通乳、活血通络。

【食法】烧食、清蒸、做汤、煮粥等。

【食用宜忌】适宜肝硬化腹水、营养不良性水肿、产后乳汁不足、脾胃虚弱、食欲不振、呕吐腹泻、小便不利、小儿麻疹初期、麻疹透发不快、痔疮出血等病症的人群食用。

鲮鱼

【成分】含蛋白质、维生素 A、钙、镁、硒等。

【别名】土鲮、雪鲮、鲮公、花鲮等。

【性味归经】性平，味甘。入胃经、膀胱经。

【功效】补中开胃、强健筋骨、活血行气、逐水利湿。

【食法】煮食、蒸食、做汤等。

【食用宜忌】适宜体质虚弱、气血不足、膀胱热结、小便不利、肝硬化腹水、营养不良性水肿等病症的人群食用。

鲤鱼

【成分】含蛋白质、脂肪、灰分、钙、铁、谷氨酸、甘氨酸、组氨酸等。

【别名】赤鲤鱼、鲤拐子等。

【性味归经】性平，味甘。入脾、肾经。

【功效】利水消肿、解毒通乳、补脾健胃、止嗽下气。治水肿胀满、脚气、黄疸、咳嗽气逆、乳汁不通。

【食法】烧食、清蒸、炸食、炖食、烤食、做汤。

【食用宜忌】适宜气血不足、小便不利、口眼歪斜、胸闷腹胀、黄疸肝炎、肝硬化腹水、心脏性水肿、脚气水肿、孕期胎动不安、妊娠性水肿、产后乳汁缺少之人食用。

鲈鱼

【成分】含钙、铁、粗蛋白、灰分、维生素 A、维生素 B_1、维生素 B_2、烟酸等。

【别名】花鲈、鲈板、花寨等。

【性味归经】性平，味甘。入肝经、脾经、肾经。

【功效】益脾胃、补肝肾、壮筋骨、安胎。

【食法】煮食、烧食、腌制、做汤等。

【食用宜忌】适宜脾虚腹泻、消化不良、百日咳、水肿、胎动不安、疮疡久治不愈等病症的人群食用。

鲢鱼

【成分】含蛋白质、卵磷脂、维生素 A、维生素 B_1、维生素 B_2、维生素 D、多种氨基酸等。

【别名】白鲢、水鲢、跳鲢、鲢子等。

【性味归经】性温，味甘。入脾经、肺经。

【功效】健脾补气、温中暖胃、通乳化湿、泽肤乌发、美容养颜。

【食法】烧食、炖食、清蒸等。

【食用宜忌】适宜脾胃虚弱、食欲减退、瘦弱乏力、腹泻、产后乳汁不足、胃寒等病症的人群食用。

鳗鲡

【成分】含蛋白质、肌肽、丁酸、葡糖胺、维生素 A、维生素 B_1、维生素 B_2 等。

【别名】白鳝、蛇鱼、风鳗、鳗鱼等。

【性味归经】性平，味甘。入肝经、肾经。

【功效】补虚健脾、养心安神、祛风杀虫、解毒养颜。

【食法】蒸食、煮食、烧食、做汤、煮粥。

【食用宜忌】适宜患有肺结核、淋巴结核、腰肾间风湿疼痛、小儿疳劳、带下病、骨痛、脚气、风疹、妇女崩漏、痔疮、疮疡、神经衰弱等病症的人群食用。

沙丁鱼

【成分】含蛋白质、磷脂、核酸、牛磺酸、硒等。

【别名】沙鲻、鳁鱼、鰯鱼等。

【性味归经】性平，味甘、咸。入肾经、肝经。

【功效】补益五脏、健脑强体。

【食法】清蒸、红烧、炸食、蒸食、腌制等。

【食用宜忌】适宜心脏病、高血压、动脉粥样硬化、骨质疏松、营养不良等病症的人群食用。

章鱼

【成分】含蛋白质、钙、牛磺酸等。

【别名】八爪鱼、真蛸、小八梢鱼等。

【性味归经】性寒，味甘、咸。入肝经、脾经、肾经。

【功效】益气养血、收敛生肌。主治气血虚弱、痈疽肿毒、久疮溃烂。

【食法】烤食、炒食、做汤、腌制等。

【食用宜忌】适合气血虚弱、头昏体倦、营养不良的人群，及产后乳汁不足的女性。

【选购】优质的章鱼干体形完整，肉体坚实、肥大，爪粗壮，色泽为柿红或棕红且鲜艳，表面浮有白霜，有香味，身干，淡口。

鲥鱼

【成分】含蛋白质、脂肪、灰分、磷、铁、维生素 B_2、烟酸等。

【别名】瘟鱼、三黎鱼、鲥刺等。

【性味归经】性平，味甘。入脾经、肺经。

【功效】补益虚劳、补脾益气、温中开胃、清热解毒。

【食法】清蒸、炖食、烤食、烧食。

【食用宜忌】适宜体质虚弱、营养不良、烧烫伤，以及患有血管硬化、高血压、冠心病等病症的人群食用。

蛏肉

【成分】含蛋白质、碳水化合物、灰分、钙、铁、碘等。

【别名】蛏肠等。

【性味归经】性寒，味甘、咸。入肾经、肝经。

【功效】补阴、清热除烦、解渴醒酒。

【食法】炒食、做汤等。

【食用宜忌】适合烦热口渴、湿热水肿、痢疾、产后体弱、醉酒、干燥综合征的人群。

【选购】一般来说，以个头大而完整，肉质肥厚，色泽淡黄，质地干燥，略带咸味，无破碎，没有泥沙杂质者为佳。

乌鱼

【成分】含蛋白质、脂肪、灰分、钙、烟酸、维生素 B_1、维生素 B_2、组氨酸等。

【别名】七星鱼、黑鱼、乌鳢等。

【性味归经】性寒，味甘。入脾经、肺经、胃经、大肠经。

【功效】补脾利水、强阳养阴、行水渗湿、解毒去热。

【食法】煮食、做汤等。

【食用宜忌】适宜患有各种原因导致的水肿、脚气病、低蛋白血症、贫血、痔疮、小便不利、疥癣、风湿痹痛等病症的人群食用。

龙虾

【成分】含碘、维生素 B_1、维生素 B_2、维生素 C、精氨酸、甜菜碱、肌动球蛋白、胆甾醇、胡萝卜素等。

【别名】大红虾等。

【性味归经】性温，味甘、咸。入肾经、肝经、脾经。

【功效】补肾壮阳、化痰止咳、通乳抗毒、养血固精、化瘀解毒。能促进手术后的伤口生肌愈合。

【食法】煮食、炒食、烤食等。

【食用宜忌】同"对虾"的食用宜忌。

蚌肉

【成分】含蛋白质、核酸、锌、钙等。

【别名】河歪、河蛤蜊等。

【性味归经】性寒，味甘、咸。入肝经、肾经。

【功效】清热解毒、养肝凉血、熄风解酒、明目滋阴。主治烦热、消渴、血崩、带下、痔瘘、目赤、湿疹。

【食法】烤食、炒食、炖食、做汤。

【食用宜忌】适宜患有肝肾阴虚、腰膝酸软、耳鸣眩晕、糖尿病、红斑狼疮、更年期综合征、癌症、高血压、高脂血症、冠心病、胆囊炎、小儿湿疹、急慢性肝炎等病症的人群食用。

【选购】新鲜的蚌的壳紧闭，不易掰开，闻之无异样腥味，打开蚌壳，内部颜色光亮，肉呈白色；如果蚌壳关闭不紧，用手可轻易打开，闻之有腥臭味且肉色灰暗，不宜购买。

对虾

【成分】含蛋白质、灰分、钙、磷、维生素A、维生素B_1、维生素B_2、烟酸、原肌球蛋白、副肌球蛋白、酪氨酸酶等。

【别名】明虾、斑节虾等。

【性味归经】性温，味甘、咸。入肾经、肝经、脾经。

【功效】益气滋阳、通络止痛、开胃化痰。

【食法】煮食、炒食、烤食，做虾酱、虾皮等。

【食用宜忌】适宜肾虚阳痿、遗精早泄、产后气血不足、乳汁不下、缺钙所致的筋骨疼痛、手足抽搐、腰酸脚弱无力、心脑血管病、小儿麻疹、小儿水痘发疹期的人群食用。

【选购】天然新鲜的海虾的虾壳硬挺且有光泽，虾头、壳身紧密附着虾体，坚硬无剥落；虾体肉质富有弹性，虾须短，色泽、气味均正常。劣质虾的外壳缺乏光泽，甲壳黑变较多，体色变红，甲壳与虾体分离。

鳖肉

【成分】含蛋白质、脂肪、灰分、钙、维生素B_1、维生素B_2、烟酸、维生素A等。

【别名】团鱼、甲鱼、王八等。

【性味归经】性平，味甘。入肝经、肾经。

【功效】滋阴凉血。治骨蒸劳热、久疟、久痢、崩漏带下、瘰疬。

【食法】炖食、烧食、做汤等。

【食用宜忌】适宜阴虚内热、潮热盗汗、口干消渴、腰膝酸软、心烦失眠、痔疮便血、遗精、崩漏、疲乏无力、脱肛等病症的人群食用。

【选购】一般来说，以爬行有力、鳖裙（即鳖甲四周的柔软部分）厚、形体完整、无损伤的雄性鳖滋补效果最好。鳖的雌雄可通过其尾部长短判断：雄性尾长，常伸出甲；雌性尾短，不露于甲外。

田螺

【成分】含蛋白质、钙、烟酸、维生素A等。

【别名】螺蛳、黄螺、福寿螺等。

【性味归经】性寒，味甘、咸。入膀胱经、大肠经、胃经。

【功效】清热明目、利尿通淋、除湿解毒、醒酒止渴。主治热结小便不通、消渴、疔疮肿毒。

【食法】炒食、煮食等。

【食用宜忌】适宜患有黄疸、脚气病、水肿、目赤肿痛、痔疮、传染性黄疸型肝炎、早期肝硬化、肾脏性腹水、宫颈癌放疗后坏死、冠心病等病症的人群食用。

【选购】新鲜田螺个大、体圆、壳薄、掩片完整收缩，螺壳呈淡青色，壳无破损，无肉、汁溢出，单个净重较大。此外，要选择活的新鲜田螺。挑选时可以用手指在田螺的掩片上轻压一下，有弹性的是活螺，反之则是死螺。

干贝

【成分】含蛋白质、碳水化合物、钙、磷、铁、谷氨酸、次黄苷酸等。

【别名】江瑶柱、扇贝柱等。

【性味归经】性平，味甘、咸。入肾经、脾经。

【功效】滋阴补肾，和胃调中，补益健身。

【食法】炒食、做汤等。

【食用宜忌】适宜脾胃虚弱、头晕目眩、咽干口渴、虚痨咳血，以及患有高血压、高脂血症、动脉粥样硬化、癌症等病症的人群食用。

海参

【成分】含粗蛋白质、粗脂肪、灰分、钙、碘、精氨酸、甾醇、三萜醇、多糖等。

【别名】刺参、沙噀、海鼠等。

【性味归经】性温，味咸。入心经、肾经。

【功效】补肾益精、壮阳疗痿、养血润燥、通肠调经、除劳怯症。治精血亏损、虚弱劳怯、阳痿、梦遗、小便频数、肠燥便艰。

【食法】煮食、烧食、煮粥、做汤等。

【食用宜忌】适宜体虚畏寒、食欲不振、失眠多梦、心慌气短、尿频肾虚、便秘、耳鸣、记忆力减退、用脑过度，以及患有糖尿病、贫血、高血压等病症的人群食用。

蛤蜊

【成分】含蛋白质、灰分、钙、铁、维生素A、碘、维生素C等。

【别名】吹潮、沙蛤、沙蜊等。

【性味归经】性寒，味咸。入胃经。

【功效】清热润燥、利水化痰、软坚散结、滋阴明目。治消渴、水肿、痰积、癣块、瘿瘤、痔疮等症。

【食法】炒食、做汤等。

【食用宜忌】适宜体质虚弱、营养不良、手足心热、阴虚盗汗，以及患有淋巴结核、甲状腺肿大、癌症、糖尿病、高脂血症、支气管炎、红斑狼疮、黄疸等病症的人群食用。

海蜇

【成分】含蛋白质、维生素 B_1、维生素 B_2、烟酸、钙、磷、铁、碘、胆碱等。

【别名】石镜、水母等。

【性味归经】性平，味咸。入肝经、胃经。

【功效】清热化痰、通便降压、消积润肠。主治阴虚肺燥、瘰疬痰核、食积痞胀等症。现代用于高血压病，头昏头胀等。

【食法】煎汤，蒸、煮食，或凉拌。

【食用宜忌】适宜热痰咳喘、痰多黄稠、头昏脑涨、烦热口渴、便秘、醉酒，以及患有中老年急慢性支气管炎、高血压、单纯性甲状腺肿等病症的人群食用。

龟肉

【成分】含蛋白质、糖类、维生素 B_1、维生素 B_2、烟酸等。

【别名】元龟、水龟等。

【性味归经】性平，味甘、咸。入肝经、肾经。

【功效】补阴、降火、补血。治劳瘵骨蒸、久嗽咯血、久疟、血痢、肠风痔血、筋骨疼痛。

【食法】炖食、煮粥、做汤、泡酒等。

【食用宜忌】适宜气血不足、阴虚失眠、心烦、心悸、小儿遗尿、女性产后体虚、脱肛、子宫下垂、吐血、咳血等病症的人群食用。

紫菜

【成分】含蛋白质、胡萝卜素、B族维生素、胆碱、谷氨酸，天门冬氨酸、叶黄素、藻青蛋白等。

【别名】索菜、紫英、子菜等。

【性味归经】性寒，味甘、咸。入肺经。

【功效】软坚散结、祛痰利尿、清烦涤热、和血养心。治瘿瘤、脚气、水肿、淋病。

【食法】做汤、包寿司等。

【食用宜忌】适宜患有甲状腺肿大、淋巴结节、水肿、慢性支气管炎、脚气病、高血压、肺病初期、动脉硬化、各类恶性肿瘤等病症的人群食用。

海带

【成分】 含粗纤维、氮、戊聚糖、大叶藻素、半乳聚糖、木糖、鞣质、碘、多种维生素和氨基酸等。

【别名】 裙带菜、江白菜、昆布、海草等。

【性味归经】 性寒，味咸。入肺经、脾经、肾经。

【功效】 软坚化痰、清热利水。治瘰疬结核、疝瘕、水肿、脚气。

【食法】 凉拌、炒食、煮食、做汤、腌制等。

【食用宜忌】 适宜营养不良、头发稀松，以及患有缺碘性甲状腺肿大、高血压、高脂血症、淋巴结核、冠心病、动脉硬化症、肥胖症、夜盲症、佝偻病、骨质疏松症等病症的人群食用。

【选购】 一般来说，以质厚实、形状宽长、身干燥、色浓黑褐或深绿、边缘无碎裂或黄化者为佳。

蛇胆

【成分】 含铜、铁、钙、镁、维生素C、维生素E等。

【性味归经】 性寒、凉，味苦、微甘。入肝经、脾经、肺经。

【功效】 清热解毒、祛风除湿、安心明目、行气化痰、消炎止痛。

【食法】 制药丸、泡酒等。

【食用宜忌】 适宜咳嗽多痰、胃热疼痛、目赤肿痛、肺热咳嗽，以及患有神经衰弱、小儿惊风、角膜炎、急性风湿性关节炎、腮腺炎、淋巴结肿大、疥疮、神经性皮炎、痔疮等病症的人群食用。

【选购】 一般来说，一年中以冬季的蛇胆质量最好，夏季最差；蛇类中以眼镜蛇蟒蛇的胆汁质量最好，乌梢蛇和五步蛇的蛇胆次之，盲蛇胆和泥蛇胆最差；蛇胆颜色以碧绿色为佳，水样胆或粉色胆无药用价值。

泥鳅

【成分】 含灰分、钙、磷、铁、脂肪酸、蛋白酶、核苷、维生素A、维生素B_1、维生素B_2、烟酸等。

【别名】 鰼、鳅鱼、和鳅等。

【性味归经】 性平，味甘、酸。入脾经、肺经。

【功效】 补脾祛湿、养肾生精、暖中益气、清利小便、解毒收痔、抗菌消炎。

【食法】 炖食、烧食、磨粉、煮粥、做汤等。

【食用宜忌】 适宜身体虚弱、营养不良、脾胃虚寒、病后盗汗、湿热黄疸、水肿、阳痿、传染性肝炎、痔疮、糖尿病、皮肤疥癣瘙痒、心脑血管疾病、癌症等病症的人群食用。

【选购】 一般来说，优质泥鳅应眼睛凸起，口鳃紧闭，鳃片呈鲜红色或红色；身体澄清有透明黏液，且呈现出光泽；行动灵活。

蟹

【成分】 含蛋白、钙、磷、维生素A、胆甾醇、谷氨酸、组氨酸、精氨酸等。

【别名】 螃蟹、毛蟹、稻蟹等。

【性味归经】 性寒，味咸。入肝经、胃经。

【功效】 清热解毒、解结散血、养筋益气、明目醒酒。通经络、利肢节、续绝伤、滋肝阴、充胃液。

【食法】 炒食、煮食、做汤、煮粥、做馅料等。

【食用宜忌】 适宜跌打骨折筋断损伤、瘀血、烫伤、黄疸、疥癣、腰腿酸痛、风湿性关节炎、产后腹痛血不下、小儿囟门不合等病症的人群食用。

【选购】 一般来说，新鲜的螃蟹应蟹壳呈黑绿色且带有亮光，蟹足老健且绒毛丛生，肚脐要向外凸出，个体大，动作要敏捷活跃，将螃蟹翻至腹部朝天，能迅速用腿弹转翻回的为佳。

田鸡

【成分】含钙、磷、烟酸、维生素 A、维生素 B_1、维生素 B_2、维生素 B_{12}、三磷腺苷、肌酸、氨基酸、糖原等。

【别名】田鸡、青鸡、蛤鱼等。

【性味归经】性凉，味甘。入膀胱经、大肠经、胃经。

【功效】清热解毒、滋阴降火、利水消肿、补虚。主治虚劳烦热、疳疾、噎膈反胃等症。

【食法】煮食等。

【食用宜忌】适宜胃气虚弱、疳瘦肚大、阴虚牙痛、腰痛、痢疾、小儿热疮、急性传染性肝炎、骨结核、脐肠腹痛等病症的人群食用。

墨鱼

【成分】含蛋白质、锌、硒、烟酸、镁、磷、钾、碘、钠、铜等。

【别名】乌贼鱼、墨斗鱼、乌鲗等。

【性味归经】性平，味咸。入肝经、肾经。

【功效】补心通脉、去热保精、养血滋阴、通经催乳、补脾益肾、调经止带。

【食法】烧食、爆炒、熘食、烤食、凉拌、做汤、做馅料。

【食用宜忌】适宜贫血、月经不调、崩漏、闭经、阴痒肿痛的女性食用；适宜患有水肿、痔疮、脚气、腹痛绕脐、男子睾丸肿痛、腹泻、咯血、尿血、便血、小儿疳疮、胸部刺痛等病症的人群食用。

【选购】一般来说，新鲜者以色泽鲜亮洁白、无异味、无黏液、肉质富有弹性者为佳干者以鱼身干燥，有海腥味而非腥臭味者为佳。

淡菜

【成分】含蛋白质、脂肪、灰分、钙、铁、硒、碘、维生素 B、烟酸等。

【别名】壳菜、红蛤、水菜、珠菜等。

【性味归经】性温，味甘、咸。入肝经、肾经。

【功效】补肝肾、益精血、消瘿瘤。治虚劳赢瘦、腰痛、吐血、崩漏、带下、瘿瘤、疝瘕等症。

【食法】炒食、煮食、做汤等。

【食用宜忌】适宜体质虚弱、气血不足、营养不良、高血压、动脉硬化、耳鸣眩晕、肾虚腰痛、阳痿、盗汗、小便淋漓不尽、女性白带过多、甲状腺肿等病症的人群食用。

【选购】一般来说，以身干体肥，粒大均匀，红黄色且略有光泽，无破损、无杂质者为佳。

鱼鳔

【成分】含蛋白质、脂肪、钙、磷等。

【别名】鱼白、鱼胶、白鳔、鱼脬等。

【性味归经】性平，味甘。入肾经。

【功效】补肾益血、养阴益精、滋养筋脉、美容养颜、止血散瘀。

【食法】做汤等。

【食用宜忌】适宜患有肾虚导致的滑精遗精、腰膝酸软、产后风痉、产后血晕、破伤风、吐血、血崩、创伤出血、痔疮、食道癌、胃癌等病症的人群食用。

【选购】一般来说，优质的干燥鱼鳔多压制成长圆形的薄片，淡黄色，角质状，略有光泽；质地坚韧，不易撕裂，裂断处呈纤维性；入水易膨胀，煮沸则几乎全溶，浓厚的溶液冷却后凝成冻胶，黏性很强。气微腥，味淡。

草鱼

【成分】含蛋白质、脂肪、灰分、钙、硒、不饱和脂肪酸、维生素 B_2 等。

【别名】草鲩、白鲩、混子等。

【性味归经】性温，味甘。入脾经、胃经。

【功效】暖胃和中、平肝祛风、治痹截疟。

【食法】蒸食、煮食。

【食用宜忌】适宜脾胃虚弱、风虚头痛、肝阳上亢、高血压、头痛、痢疾、心脑血管疾病的人群食用。但不宜大量食用，有可能诱发各种疮疥。

鳜鱼

【成分】含蛋白质、脂肪、钙、钾、硒、B族维生素等。

【别名】鳜豚、鳌花鱼、锦鳞鱼等。

【性味归经】性平，味甘。入脾经、胃经。

【功效】益胃固脾、养血补虚、杀劳虫、消恶血、运饮食。主治虚劳羸瘦、肠风泻血。

【食法】烧食、清蒸、炸食、炖食、熘食、做汤。

【食用宜忌】适宜脾胃气虚、食欲不振、体弱无力、营养不良、肺结核的人群食用。

鲳鱼

【成分】含蛋白质、脂肪、钙、磷、铁、二甲胺、异丁胺等。

【别名】银鲳、镜鱼、叉片鱼等。

【性味归经】性平，味甘。入脾经、胃经、肾经。

【功效】益气养血、滑利关节、舒筋利骨、补胃益精。

【食法】清蒸、烧食、炸食、烤食等。

【食用宜忌】适宜倦怠乏力、食欲不振、消化不良、脾虚泄泻、贫血等病症的人群食用。

银鱼

【成分】含蛋白质、脂肪、碳水化合物、钙、维生素 B_1、维生素 B_2 等。

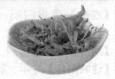

【别名】银条鱼、面条鱼、大银鱼等。

【性味归经】性平，味甘。入脾经、胃经。

【功效】补虚健胃、益气利水、润肺止咳。

【食法】煮食、炖食等。

【食用宜忌】适宜消化不良、胃酸偏少、面黄肌瘦、小儿疳积等病症的人群食用。

河豚

【成分】含粗蛋白质、粗脂肪、灰分、河豚毒素、河豚酸、维生素 B_1、维生素 B_2 等。

【别名】吹肚鱼、胡夷鱼等。

【性味归经】性温，味甘。入肾经、肝经、脾经。

【功效】主补虚、去湿气、治疥癣虫疮、理腰脚、去痔疾、杀虫。

【食法】河豚有毒，应经严格加工后熟食。

【食用宜忌】适宜体质虚弱、肾虚腰痛、痔疮、脾虚的人群食用。

鳝鱼

【成分】含蛋白质、脂肪、钙、维生素 A、B族维生素等。

【别名】黄鳝、罗鳝、长鱼等。

【性味归经】性温，味甘。入肝经、脾经、肾经。

【功效】补气养血、温阳健脾、滋补肝肾、祛风通络、消炎祛湿。

【食法】煮食、做汤等。

【食用宜忌】适宜患有消化不良、血气不调、体虚出汗、耳聋、疮疡、口眼歪斜、风湿痹痛、虚劳咳嗽、湿热身痒、痔疮出血、女性产后恶露不尽等病症的人群食用。

鲶鱼

【成分】含蛋白质、脂肪、糖类、钙等。

【别名】鲇鱼、塘虱鱼、生仔鱼等。

【性味归经】性平，味甘。入胃经。

【功效】补血滋肾、调中开胃、补中益阳、催乳利尿。

【食法】烧食、煮食、做汤。

【食用宜忌】适宜营养不良老年人、产后体虚、乳汁不足的女性食用；适宜体弱虚损消化不良、小便不利、水肿的人群食用。

【选购】一般来说，新鲜的野生鲶鱼体表光滑无鳞，通体呈灰褐色，分布有黑色斑块，个别全身黑色，腹部白色。

青鱼

【成分】含蛋白质、脂肪、糖类、钙、硒、维生素B等。

【别名】鲭鱼、乌鲭、青鲩等。

【性味归经】性平，味甘。入肝经、脾经。

【功效】益气化湿、滋阴平肝、和中养胃、养肝明目。主治脚气湿痹、烦闷、疟疾、血淋等症。

【食法】烧食、煮食、做汤等。

【食用宜忌】适宜患有水肿、肝炎、肾炎、脚气、高脂血症，高胆固醇、动脉硬化等病症的人群食用。

海藻

【成分】含藻胶酸、粗蛋白、甘露醇、碘、钾、马尾藻多糖等。

【别名】乌菜、海蒿子、羊栖菜等。

【性味归经】性寒，味苦、咸。入肺经、脾经、肾经。

【功效】软坚散结，消痰利水，降压泄热。治瘰疬、瘿瘤等症。

【食法】凉拌、做汤等。

【食用宜忌】适宜患有便秘、水肿、脚气病、睾丸肿痛、颈淋巴结、甲状腺功能亢进、高血压、高脂血症、癌症等病症的人群食用。

海粉

【成分】含蛋白质、脂肪、钙、维生素A等。

【别名】红海粉、海粉丝等。

【性味归经】性寒，味甘、咸。入肺经、肝经。

【功效】清热养阴、软坚散结、润肺滋肾、化痰祛湿。治肺燥喘咳、瘿瘤、瘰疬。

【食法】做汤等。

【食用宜忌】适宜患有急性支气管炎、咳嗽气喘、痰多淋巴结核、甲状腺肿大、鼻出血、眼部发炎等病症的人群食用。

蚶

【成分】含蛋白质、脂肪、烟酸、精氨酸、赖氨酸等。

【别名】血蚶、毛蛤等。

【性味归经】性温，味甘。入胃经、脾经。

【功效】补气养血，温中健胃，滋阴明目。

【食法】煮食、做汤等。

【食用宜忌】适宜消化不良、胃寒疼痛、气虚水肿、虚热遗精、小便不通、贫血、高血压、冠心病等病症的人群食用。

鳙鱼

【成分】含蛋白质、脂肪、钙等。

【别名】包头鱼、胖头鱼、花鲢等。

【性味归经】性平，味甘。入胃经。

【功效】暖胃补虚、化痰平喘、去头眩、益脑髓、消除赘疣。

【食法】煮食、烧食、做汤等。

【食用宜忌】适宜脾胃虚寒、痰多、咳嗽耳鸣、头晕目眩等病症的人群食用。

调味品及其他类

白砂糖

【成分】含糖分、蛋白质、钙、镁、钾等。

【别名】白糖、砂糖、糖霜等。

【性味归经】性平，味甘。入脾经、肺经、肝经。

【功效】润肺生津、治嗽消痰、疏肝滋阴、解酒和中、解盐卤毒。

【食法】冲水饮、做调味料。

【食用宜忌】适宜肺燥咳嗽、口干燥渴、中虚脘痛、口臭、醉酒的人群食用。

葱棕

【成分】含槲皮醇、绣线菊苷、黏液质、纤维素等。

【别名】大葱、冬葱、香葱等。

【性味归经】性温，味辛。入肺经、胃经。

【功效】祛风发汗、解毒消肿、散寒通阳、下气杀虫。治水肿、胀满、肿毒。

【食法】生食、炒食、做调味料。

【食用宜忌】适宜患有感冒头痛、发热无汗，头痛鼻塞、食欲不振、蛔虫性急腹痛、乳腺炎、小儿消化不良等病症的人群食用。

食盐

【成分】含氯化钠、氯化镁、硫酸镁、硫酸钙等。

【别名】盐、盐巴等。

【性味归经】性寒，味咸。入胃经、肾经、大肠经、小肠经。

【功效】解毒涌吐、清火凉血、凉血润燥、定痛止痒。外用可明目去翳、坚固牙齿，治疗风热牙痛、脚气脚臭、霍乱腹痛、毒虫螫伤等症。

【食法】做调味料。

酒糟

【成分】含乙醇、粗蛋白、赖氨酸、蛋氨酸等。

【别名】甜糟、红糟、酒醅糟等。

【性味归经】性温，味甘、辛。入肝经、胃经。

【功效】温中消食、散瘀止痛。

【食法】煎水服。

【食用宜忌】适宜患有冻疮、风寒湿性关节炎、肢体麻木酸痛、伤折瘀滞疼痛的人群食用。

冰糖

【成分】含糖分等。

【性味归经】性平，味甘。入脾经、肺经。

【功效】补中益气、和胃润肺、养阴生津、止咳化痰。

【食法】做汤、做调味料等。

【食用宜忌】适宜患有肺燥咳嗽、干咳无痰、咳痰带血、风寒咳喘、小儿疟疾、口疮、风火牙痛等病症的人群食用。

芥末

【成分】含黑芥子苷、芥子酶、芥子酸、芥子碱、脂肪油、蛋白质等。

【别名】芥辣粉等。

【性味归经】性热，味辛。入肺经。

【功效】温中散寒、开胃消食、利气豁痰、解毒消肿、明目利膈。治胃寒吐食、心腹疼痛、痛痹、阴疽、流痰、跌打损伤等症。

【食法】做调味料。

【食用宜忌】适宜食欲不振、肺寒咳嗽、疮痈肿痛、牙龈肿烂、便秘、高血压等病症。

茶叶

【成分】含咖啡因、茶碱、鞣质、挥发油、茶皂醇 E、茶叶皂苷、维生素 C、胡萝卜素、黄酮类槲皮素、山柰酚等。

【别名】苦茶、荼、茗、芽茶等。

【性味归经】性凉，味甘、苦。入心经、肺经、胃经。

【功效】清热除烦、消食化痰、利尿解毒、安神明目、止渴生津、消暑醒酒、祛风解表。

【食法】沸水煮饮，做调味料等。

【食用宜忌】适宜患有食积痰滞、急慢性肠炎、急性传染性肝炎、小儿中毒性消化不良、高血压、高脂血症、冠心病、糖尿病、痢疾、癌症、肥胖症等病症的人群食用。

大蒜

【成分】含蛋白质、磷、硒、镁、锌、赖氨酸、亮氨酸、蒜氨酸等。

【别名】胡蒜、独头蒜等。

【性味归经】性温，味辛。入脾经、胃经、肺经。

【功效】暖脾健胃、行气消积、解毒杀虫。治饮食积滞、脘腹冷痛、水肿胀满、泄泻、疟疾、百日咳、痈疽肿毒、白秃癣疮、蛇虫咬伤等症。

【食法】生食、煮粥、腌制、做调味料。

【食用宜忌】适宜饮食不洁或食物中毒、肠胃不和、胃酸减少、胃酸缺乏，以及患有高血压、动脉硬化、铅中毒者、痢疾、急性胃肠炎、流感、百日咳、钩虫病、蛲虫病等病症的人群食用。

【选购】一般来说，大蒜以蒜头大小均匀，蒜皮完整而不开裂，蒜瓣饱满整齐，无发芽、不带须根，无臭味，干燥，轻轻掂量手感重而紧实者为佳。

醋

【成分】含浸膏质、维生素 B_1、维生素 B_2、维生素 C、灰分、酪醇、乙醛、乙酸、草酸、山梨糖等。

【别名】苦酒、淳酢、米醋等。

【性味归经】性温，味酸、苦。入肝经、胃经。

【功效】散瘀止血、开胃养肝、下气消食、强筋暖骨、解毒杀虫。治产后血晕、黄疸、黄汗、吐血、衄血、大便下血、阴部瘙痒、痈疽疮肿等症。解鱼蟹鳞介诸毒。

【食法】冲水饮、做调味料等。

【食用宜忌】适宜患有流行性感冒、流行性脑脊髓膜炎、麻疹、急慢性传染性肝炎、胆道蛔虫病、蛲虫病、肾结石、糖尿病、高血压、石灰烧伤、醉酒等病症的人群食用。

辣椒

【成分】含辣椒碱、隐黄素、辣椒红素、胡萝卜素、维生素 C、柠檬酸、酒石酸、龙葵碱、龙葵胺等。

【别名】番椒、秦椒、辣茄、海椒等。

【性味归经】性热，味辛。入心、脾经。

【功效】温中散寒、开胃消食、活血消肿、开郁去痰、祛风行血、杀虫解毒。治寒滞腹痛、呕吐、冻疮、疥癣等症。

【食法】炒食、腌制、做调味品。

【食用宜忌】适宜患有寒性胃痛、腹痛、食欲不振、风寒感冒、疟疾、痢疾、胆结石、动脉硬化等病症的人群食用。

【选购】一般来说，应选择大小均匀、果皮坚实、肉厚质细、脆嫩新鲜、无裂口、虫咬、斑点，不软、不冻、不烂的产品；此外，挑选时要注意果形与颜色应符合该品种特点。

生姜

【成分】含挥发油、姜辣素、天门冬素、谷氨酸、丝氨酸、甘氨酸等。

【别名】子姜、鲜姜、老姜等。

【性味归经】性温，味辛。入肺经、脾经、胃经。

【功效】温胃散寒、发汗解表、解毒止呕、温肺止咳。解半夏、天南星毒；解鱼蟹、鸟兽肉毒；解药毒。

【食法】做调味品、做姜汤、姜饼、姜糖等。

【食用宜忌】适宜患有风寒感冒、发热、胃寒呕吐、寒性痛经、慢性胃炎、腰腿酸痛、晕车晕船、脱发、风湿性关节炎等病症的人群食用。

【选购】购买时应注意硫黄熏制过的姜不要购买。一般来说，可通过闻姜的表面有无异味或硫黄味、尝姜味是否浓郁或味道改变来鉴别。天然的生姜颜色较暗，较干；硫黄生姜呈浅黄色，较为水嫩，姜皮易被剥落。

蜂蜜

【成分】含果糖、葡萄糖、蔗糖、麦芽糖、糊精，树胶、含氮化合物、有机酸、挥发油、酵母、酶类、无机盐等。

【别名】石蜜、蜜糖、沙蜜、蜂糖等。

【性味归经】性平，味甘。入肺经、脾经、大肠经。

【功效】滋阴润燥、润肠通便、美白养颜、止痛解毒。不同品种的蜂蜜还各自有自身的独特功效，如桂花蜜消肿止血、润喉通肠；桂圆蜜补脑益智、增强记忆等。

【食法】用水冲饮、泡茶饮、做调味品等。

【食用宜忌】适宜患有肺燥咳嗽、肠燥便秘、口疮、便秘、高血压、动脉硬化、支气管哮喘、胃及十二指肠溃疡等病症的人群食用。

味精

【成分】含谷氨酸、钠等。

【别名】味素等。

【性味归经】性平，味酸。入胃经。

【功效】滋补、开胃、助消化。

【食法】做调味料。

【食用宜忌】适宜患有食欲不振、神经衰弱、大脑发育不全、精神分裂症、肝性脑病恢复期、严重肝功能不全、胃溃疡、胃液缺乏等病症的人群食用。

【选购】一般来说，以颗粒形状均匀，颗粒间呈散粒状态，颜色洁白有光泽，稀释至1：100的比例口尝仍感到有鲜味者为佳。

蜂乳

【成分】含蛋白质、果糖、葡糖、蔗糖、核糖、维生素 B_1、磷脂等。

【别名】王浆、乳浆、蜂王浆等。

【性味归经】性平，味甘、酸。入脾经、肝经。

【功效】滋补强壮、益肝健脾。治病后虚弱、小儿营养不良、老年体衰、传染性肝炎、高血压病、风湿关节炎、十二指肠溃疡等。

【食法】用水冲饮、做调味品等。

【食用宜忌】适宜体质虚弱多病的老年人、皱斑纹多的女性、精力不足易疲劳的人群食用；适宜患有急性传染性肝炎、血管硬化、心律不齐、糖尿病、贫血、更年期综合征等病症的人群食用。

【选购】新鲜蜂王浆有光泽，无颗粒状结晶或极少，组织细嫩，光滑如奶油；颜色为乳白色和淡黄色，个别的呈微红色；闻之有花甜香味。

荜茇

【成分】含胡椒碱、棕榈酸、四氢胡椒酸、哌啶、挥发油等。

【别名】鼠尾等。

【性味归经】性热，味辛。入脾经、胃经。

【功效】温中下气、醒脾镇痛、健胃消食。

【食法】做调味品。

【食用宜忌】适宜患有胃寒引起的腹痛、呕吐、腹泻、冠心病、心绞痛、神经性头痛，以及牙痛、产后泻痢等病症的人群食用。

【选购】一般来说，以身干燥、肥大、质坚、色为黑褐，味辛辣者为佳。

绞股蓝

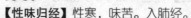

【成分】含绞股蓝皂苷、黄酮、糖类等。

【别名】七叶胆、小苦药等。

【性味归经】性寒，味苦。入肺经。

【功效】消炎解毒、止咳祛痰、益气安神、清脂降压。

【食法】泡茶饮。

【食用宜忌】适宜食欲不振、体虚乏力、虚劳失精，以及患有胃溃疡、高血压、高脂血症、心脑血管病、白细胞减少症、病毒性肝炎、癌症等病症的人群食用。

桂花

【成分】含芳香物质、碳氢化合物、月桂酸、肉豆蔻酸等。

【别名】九里香、木樨花等。

【性味归经】性温，味甘。入肺经、胃经。

【功效】散瘀破结、生津化痰、暖胃止痛。

【食法】泡茶饮、酿酒、做甜点、做调味品等。

【食用宜忌】适宜患有咳喘痰多、口臭、咽喉干痛、龋齿牙痛、肠风血痢、女性经闭腹痛等病症的人群食用。

桃花

【成分】含山柰酚、槲皮苷、橙皮素、三叶豆苷、柚皮素等。

【别名】毛桃花等。

【性味归经】性平，味苦。入心经、肝经。

【功效】泻下通便、利水消肿、活血化瘀、润肤养颜。治水肿、痰饮、积滞、二便不利、经闭。

【食法】煮粥、泡茶饮、酿酒等。

【食用宜忌】适宜患有水肿、便秘、腹水、脚气病、闭经、秃疮、脂溢性皮炎、化脓性皮炎等病症的人群食用。

荷叶

【成分】含莲碱、荷叶碱、槲皮素、异槲皮苷、莲苷、葡萄糖酸、鞣质等。

【别名】莲叶等。

【性味归经】性平，味苦涩。入心经、肝经、脾经。

【功效】清暑利湿、止渴生津、凉血止血。治暑湿泄泻、眩晕、水气水肿、雷头风等症。

【食法】煮粥、泡茶饮、蒸饭等。

【食用宜忌】适宜中暑、水肿、吐血、衄血、崩漏、便血、产后血晕、高血压、脱肛等病症的人群食用。

仙人掌

【成分】含三萜、苹果酸、琥珀酸、灰分等。

【别名】仙巴掌、霸王树、火掌等。

【性味归经】性寒，味苦。入心经、肺经、胃经。

【功效】清热解毒、散瘀消肿、行气活血、润肠凉血、健胃止痛。治蛇咬伤、烧烫伤。

【食法】泡茶饮等。

【食用宜忌】适宜患有痢疾、哮喘、肾炎、糖尿病、心悸、失眠、动脉硬化、高血压、心脏病、肥胖症、牛皮癣、胃及十二指肠溃疡、流行性腮腺炎、乳腺炎、痈疖肿毒等病症的人群食用。

酱

【成分】含蛋白质、多肽、酪氨酸、胱氨酸、丙氨酸、尸胺、腺嘌呤、胆碱、甜菜碱、酪醇、糖类、脂肪、乙酸、磷酸盐、钙、镁等。

【别名】面酱、大酱、豆酱等。

【性味归经】性寒，味咸。入胃经、脾经、肾经。

【功效】解毒除热。治疬疡、蜂蛋虫伤、烫火伤。

【食法】做调味料。

【食用宜忌】适宜患有妊娠尿血的女性，以及鱼肉菜蔬中毒、蛇虫蜂蛋等毒伤的人群食用。

糯米酒

【成分】含乙醇、粗蛋白质、糖分、维生素E、乳酸、乙酸、柠檬酸等。

【别名】江米酒、甜酒、酒酿、醪糟等。

【性味归经】性温，味甘、辛。入肝经、肺经、肾经。

【功效】温中益气、生津活血、通乳行经、润肤养颜。

【食法】热饮、做汤等。

【食用宜忌】适宜体质虚弱、面色萎黄、头晕眼眩、少气乏力、月经不通、乳汁不畅、麻疹未透、肾虚腰疼、阳痿早泄、中虚胃痛的人群食用。

植物油

【成分】含油酸、亚油酸、棕榈酸、硬脂酸、落植物油酸、月桂酸等。

【别名】果油等。

【性味归经】性平，味甘。入脾经、肺经、大肠经。

【功效】健脾润肺、润肠下虫。

【食法】炒菜时用。

【食用宜忌】适宜患有急慢性菌痢、蛔虫性肠梗阻、急性黄疸型传染性肝炎、传染性急性结膜炎、心脑血管病的人群食用或使用。

【选购】优质的植物油一般呈淡黄色，油体澄清、透明、无杂质、无异味。

砂姜

【成分】含挥发油、山柰酚、山柰素、维生素P等。

【别名】山柰、三柰、山辣等。

【性味归经】性温，味辛。入胃经。

【功效】行气温中、消食止痛。治心腹冷痛、停食不化、跌打损伤、牙痛。

【食法】做调味料。

【食用宜忌】适宜消化不良、胸膈胀满、胃寒疼痛的人群食用。

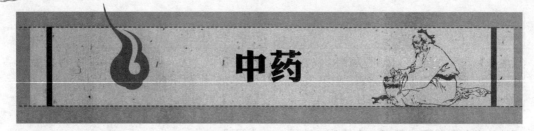

中药

中药里的养生密码

中药的四性

中药的四性是指药物的性质，即药物的寒、热、温、凉四种不同的属性，前人亦称之为四气。中药四性中的温与热、寒与凉具有共性，在共性中又有程度上的差异，即温次于热，热即大温；凉次于寒，凉即微寒。而温热与寒凉是两类不同的属性，这是从药物对机体的作用中概括出的；因为"疗寒以热药，疗热以寒药"，即治疗热证的是寒凉性药物，治疗寒证的是温热性药物，此外，还有一类"平性"药物，即药性较平和，无明显偏热，偏寒倾向，也没有越出寒、热、温、凉四性范围。

温热性的药物可兴奋人体功能活动功能，具有温里散寒、助阳益火、行气解郁、活血通络、芳香开窍的作用。此类药材如桂枝、附子、紫河车、砂仁、乌头、肉苁蓉、肉豆蔻、远志、五加皮、薤白、辛夷、香薷、干姜、当归、紫苏、川芎、陈皮、菖蒲等。

寒凉性药物可减弱人体的功能活动，或降低人体病理性的功能亢进，具有疏散风热、清热泻火、凉血解毒、平肝潜阳作用。此类药材如桑叶、知母、生地黄、益母草、茵陈、泽泻、赤芍、黄芩、黄连、菊花、金银花、石膏、丹皮、石决明、钩藤等。

中药的五味

中药的五味是指辛、甘、苦、酸、咸五种不同的滋味，此外，还有淡和涩两味，一般淡附于甘，酸与涩功效相似，不另分出淡涩两味，仍以五味为主。中药的五味主要是用以反映药物作用在补、泄、散、敛等方面的特征性，辛、甘、淡属阳，苦、酸、涩、咸属阴。不同的药味，具有不同的治疗作用。

辛味：此类药材口尝有麻辣或清凉感，有的具香气。具有发散解表、行气活血、滋补润养、温肾壮阳的作用，适宜外感表证、气滞血瘀、风寒湿痹、肾阳虚亏等病症的人群服用。此类药材有荆芥、紫苏、麻黄、薄荷、陈皮、木香、当归、郁金、韭菜子、蛇床子、菟丝子等。

甘（淡）味：此类药材口尝味甜。具有调和脾胃、补益气血、缓急止痛的作用，适用于机体虚弱，某些拘急挛痛、功能不足之症，并能调和药性。此类药材有甘草、党参、熟地、饴糖、黄精、枸杞等。淡味药材具有渗湿利水的作用，适用于水肿、泄泻、淋浊、癃闭、小便不利的人群。此类药材有茯苓、猪苓、泽泻等。

酸（涩）味：此类药材具有收敛、固涩、止泻的作用，适用于自汗、盗汗、久泻脱肛、尿频失禁、遗精带下、崩漏下血等症的人群。此类药材有龙骨、牡蛎、山茱萸、赤石指、禹余粮、罂粟壳、桑螵蛸、覆盆子、芡实、莲子、金樱子等。

苦味：此类药材具有清热解毒、燥湿、泻火降气、通泄下降、通便的作用，适用于热症、湿热症、痈肿疮疡、喘咳、呕恶等，此类药材有山栀、大黄、黄连、苦参、杏仁、厚朴等。

咸味：此类药材具有软坚散结、泻下通便、平肝潜阳的作用，适用于大便秘结、瘰疬痰核、瘿瘤、肝阳头痛眩晕，此类药材有海藻、昆布、芒硝、肉苁蓉、羚羊角、石决明等。

中药材的保存方法

对中药材来说，正确的保存方法十分重要。因为如果正确妥善地保存中药材可保证其药效和使用期限，反之则会导致中药材的性能发生变质。中药材的保存方法要根据各种中药材的形态、性味、功能等特性而定，其中以保证干燥、防止霉变、防治虫蛀最为重要。

植物类药材容易虫蛀霉变、泛油、变色，应尽力防潮，采取防潮隔湿措施，控制潮解。

根茎类药材干燥后需放置于通风、阴凉、寒冷低温、干燥的场所，不宜堆积过高，最好用容器盛装。夏季应注意翻晒，预防虫蛀。有些在潮湿天气来临前可用硫黄熏蒸一次后晾晒，再装入容器内保持干燥。

皮类、叶类药材经干燥加工后应打捆或用筐篓盛装，放置在通风冷凉处。对于比较贵重的药材，如桂皮等，应装入内衬铝皮的木箱，在箱内放进硅胶干燥剂，密闭保存。

种子、果实类药材不宜贮藏在高温场所或用火烘烤，应放在陶瓷缸、坛、玻璃缸、瓶内或金属桶内密封，保存于阴凉、干燥、避光处。因为此类药材（如郁李仁、薏米、柏子仁、杏仁、芡实、巴豆、木鳖子和莲子肉等）在空气湿度大、温度高的环境中，容易霉变出油，从而引起变质、酸败和变味。

花类药材以保持其色鲜味正为贮藏原则，一般来说宜用木箱密封，使之与外界空气隔绝，夏季放进冷藏仓库效果良好。

含糖且不易干燥的药材如白及、知母、枸杞、玉竹、黄精、何首乌、地黄、天冬、党参和玄参等，易吸潮而糖化发黏，且不易干燥，容易霉烂。应将这些药材充分干燥，然后装入数层无毒的塑料袋内包好裹紧，或用酒精直接喷洒在药材上和容器内，然后密封容器口。放在干燥通风而又密封的陶瓷缸、坛、罐内，再放些生石灰或明矾、干燥且新鲜的锯木屑或谷壳等物覆盖防潮。

动物类药材应密封保存。主要是动物的皮、骨、甲、蛇虫躯体，易生虫和泛油，并有腥臭味。如海龙、海马、蛤蚧、鹿茸等可用花椒、大蒜等埋藏，利用其挥发物质的作用防虫蛀。

胶类药材如阿胶、龟板胶、鹿角胶等可用谷、麦糠等填埋物埋藏。即先用双层净纸将药材包好置于容器内，同时将下填上埋，密封，使之与空气隔绝，防潮、防蛀，并置于阴凉干燥处。

贵重类药材如人参、西洋参、麝香、虎骨、熊胆、西红花、冬虫夏草等，经济价值高，应严格管理，注意防虫、防霉，在阴凉、通风、干燥的环境下密封贮藏。

毒性药材应设专人负责保管，严格执行管理制度，以防意外。

补气类

白术

【成分】含挥发油、苍术醇、苍术酮、维生素A等。

【别名】山蓟、山芥、天蓟、冬白术等。

【性味归经】性温,味苦、甘。入脾经、胃经。

【功用主治】健脾益气、燥湿利水、固表止汗、安胎。用于治疗脾胃气弱、倦怠少气、腹胀泄泻、水肿、黄疸、湿痹、小便不利、头晕、自汗、胎动不安等症。

【用法用量】内服:煎汤,7.5～15克;熬膏或入丸、散。燥湿利水宜生用,补气健脾宜炒用,健脾止泻宜炒焦用。

【服用禁忌】阴虚燥渴、胃胀腹胀、气滞胀闷者忌服。

甘草

【成分】含甘草酸、甘草苷等。

【别名】蜜甘、灵通、甜草等。

【性味归经】性平,味甘。入脾经、胃经、肺经。

【功用主治】补中益气、润肺止咳、缓急止痛、泻火解毒、调和诸药。对脾胃虚弱、心悸气短、腹痛便溏、四肢挛急疼痛、咳嗽气喘、咽喉肿痛、痈疮肿痛,以及药物、食物中毒等症有治疗作用。

【用法用量】内服:煎汤,2.5～15克;或入丸、散。外用:可研末掺或煎水洗。

【服用禁忌】湿盛胀满、水肿、痢疾患者忌服;不宜与甘遂、大戟、芫花、海藻、鲤鱼同食。

党参

【成分】含皂苷、微量生物碱、蔗糖、葡萄糖、菊糖、淀粉、黏液及树脂等。

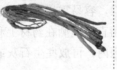

【别名】黄参、狮头参等。

【性味归经】性平,味甘。入脾经、肺经。

【功用主治】补中益气、健脾益肺。可用于脾胃虚弱、气血两亏、体倦无力、食少便溏、虚喘咳嗽、内热消渴等症,对慢性腹泻、溃疡性结肠炎、胃窦炎、慢性萎缩性胃炎等病有治疗作用。

【用法用量】内服:煎汤,15～25克,大剂50～100克;熬膏或入粥、饭、菜肴。

【服用禁忌】实证、热证患者,以及气滞、怒火盛者忌服。

黄精

【成分】含黏液质、烟酸、淀粉、糖分、天门冬氨酸、高丝氨酸等。

【别名】鸡头参、野生姜、山姜、黄鸡菜、土灵芝等。

【性味归经】性平,味甘。入脾、肺、肾经。

【功用主治】补中益气、补脾润肺、养阴生津、强壮筋骨。可用于肺燥咳嗽、食少口干、腰膝酸软、阳痿遗精、耳鸣目暗、风癞癣疾等症。对高血压、高脂血症、蛲虫病、肺结核等病症有治疗作用。

【用法用量】内服:煎汤,15～25克(鲜者50～100克);研末服或入丸、散。外用:灸。

【服用禁忌】中寒泄泻、痰湿痞满气滞者忌服。

黄芪

【成分】含毛蕊异黄酮、黄芪皂苷等。

【别名】黄耆、独椹、蜀脂、百本等。

【性味归经】性温，味甘。入脾经、肺经。

【功用主治】补肺健脾、固表止汗、托毒排脓、生肌利尿。可用于气虚乏力、气虚自汗、疮口久不愈合等症。对贫血、子宫脱垂、脱肛、慢性肾炎蛋白尿、急性肾小球肾炎、银屑病、糖尿病等病症有治疗作用。

【用法用量】内服：煎汤，10～25克；熬膏或入丸、散。

【服用禁忌】阴虚湿热型肾病、热毒炽盛者忌服。

山药

【成分】含葡萄糖、粗蛋白、淀粉酶、胆汁碱、维生素B、维生素C、维生素E等。

【别名】薯蓣、山芋、白苕、白药子等。

【性味归经】性平，味甘。入肺经、脾经、肾经。

【功用主治】补脾养胃、生津益肺、固肾益精。可用于食欲不振、脾虚泄泻、虚劳咳嗽、虚热消渴、白带过多、肾虚遗精等症。对糖尿病、慢性肾炎患者、长期腹泻、先兆流产、淋巴结核等病症有治疗作用。

【用法用量】内服：煎汤、煮食、蒸食等。

【服用禁忌】大便燥结、实邪者忌服。

莲子

【成分】含淀粉、棉籽糖、蛋白质、莲碱、荷叶碱、氧化黄心树宁碱等。

【别名】藕实、泽芝、莲蓬子等。

【性味归经】性平，味甘、涩。入心经、脾经、肾经。

【功用主治】养心安神、健脾止泻、解热除烦、益肾涩精。可用于失眠多梦、脾虚久泻、大便溏泄、小便白浊、梦遗泄精等症。

【用法用量】内服：煎汤，10～20克；或入丸、散。

【服用禁忌】中满痞胀及大便燥结者忌服；不宜与牛奶同服，会加重便秘。

太子参

【成分】含果糖、淀粉、皂苷等。

【别名】童参等。

【性味归经】性温，味甘、苦。入心经、脾经、肺经。

【功用主治】益气健脾、生津润肺、清补扶正。可用于精神疲乏、肺虚咳嗽、脾虚腹泻、小儿虚汗、脾虚食少、自汗口渴等症。对胃弱消化不良、神经衰弱、心悸等病症有治疗作用。

【用法用量】内服：煎汤，10～20克；或泡酒；或入丸、散。

【服用禁忌】表实邪盛者忌服。

人参

【成分】含人参皂苷、柠檬酸、山柰酚、烟酸、多种维生素、多种甾醇及其苷类等。

【别名】黄参、血参、人衔、土精、地精等。

【性味归经】性温，味微苦。入脾、肺经。

【功用主治】大补元气、固脱生津、安神益智。可用于劳伤虚损、反胃吐食、大便滑泄、虚咳喘促、自汗暴脱、惊悸、健忘、眩晕头痛，以及各种气血津液不足等症。

【用法用量】内服：煎汤，3～10克；或研末，1～2克；或熬膏；或泡酒；或入丸、散。

【服用禁忌】实证、热证忌服。

西洋参

【成分】含人参皂苷、精氨酸、挥发油、树脂等。

【别名】洋参、花旗参等。

【性味归经】性凉，味甘、味苦。入心经、肺经、肾经。

【功用主治】清肺降火、补阴退热、生津止渴、固精安神、消暑解酒。可用于阴虚火旺、痰中带血、肺虚久嗽、体倦乏力等症。

【用法用量】内服：煎汤，4～10克；煮粥、泡茶饮等。

【服用禁忌】中阳衰微，胃有寒湿者忌服。

补血类

阿胶

【成分】含胶原、蛋白质、精氨酸、胱氨酸、灰分、钙等。

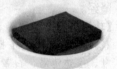

【别名】驴皮胶、傅致胶等。

【性味归经】性平，味甘。入肺经、肝经、肾经。

【功用主治】滋阴补血、润燥安胎、益气止痢、通利小便。可用于血虚萎黄、眩晕、心悸、心烦不眠、肺燥咳嗽、吐血、衄血、尿血、痢疾、痈疽肿毒、女性月经不调、带下病等症。

【用法用量】内服：黄酒或开水烊化，7.5～15克；煎汤或入丸、散。

【服用禁忌】脾胃虚弱者忌服。

大枣

【成分】含大枣皂苷、光千金藤碱、维生素C、果糖、蔗糖等。

【别名】干枣、红枣等。

【性味归经】性温，味甘。入脾经、胃经。

【功用主治】补虚益气、健脾和胃、养血安神、生津、解药毒。可用于气血不足、心悸怔忡、胃虚食少、脾虚便溏等症。对神经衰弱、血小板减少、肝硬化、过敏性紫癜、支气管哮喘、荨麻疹、过敏性湿疹、癌症有治疗作用。

【用法用量】内服：煎汤，15～30克；或捣烂为丸。外用：煎水洗或烧存性研末调敷。

【服用禁忌】湿热内盛、湿痰积滞、便秘、消化不良、咳嗽、高血糖、高血脂、齿病、虫病者忌服。

白芍

【成分】含芍药苷、牡丹酚、苯甲酸、挥发油、脂肪油、树脂、鞣质、蛋白质、三萜类等。

【别名】金芍药等。

【性味归经】性凉，味酸、苦。入肝经、脾经。

【功用主治】养血柔肝、缓中止痛、敛阴收汗。治自汗盗汗、阴虚发热、胸腹胁肋疼痛、脚气肿痛、泻痢腹痛、女性痛经、月经不调、崩漏带下等症。对胆囊炎、胆结石有治疗作用。

【用法用量】内服：煎汤，10～20克；或入丸、散。

【服用禁忌】虚寒腹痛泄泻者忌服；不宜与藜芦同用。

当归

【成分】含挥发油、蔗糖、维生素 B_{12}、维生素 A、棕榈酸、肉豆蔻酸等。

【别名】干归、山蕲等。

【性味归经】性温，味甘、辛。入心经、肝经、脾经。

【功用主治】补血活血、调经止痛、润燥滑肠。可用于血虚头痛、眩晕、跌扑损伤、女性月经不调、经闭腹痛、崩漏等症。对便秘、肌肉、关节疼痛，以及神经痛、慢性气管炎、慢性盆腔炎、高血压、带状疱疹、鼻炎有治疗作用。

【用法用量】内服：煎汤，7.5～15克；浸酒、熬膏或入丸、散。

【服用禁忌】湿阻中满及大便溏泄者忌服。

熟地黄

【别名】熟地等。

【性味归经】性温，味甘。入肝经、肾经。

【功用主治】养肝益肾、滋阴补血、益精填髓。可用于手足心热、血虚萎黄、腰膝酸软、耳鸣耳聋、头目昏花、须发早白等症。对阳痿、便秘、月经不调、崩漏有治疗作用。

【用法用量】内服：煎汤，20～50克；入丸、散，熬膏或浸酒。

【服用禁忌】脾胃虚弱、气滞痰多、腹满便溏者忌服。

桂圆肉

【成分】含葡萄糖、酒石酸、蔗糖、维生素B_1、维生素B_2、维生素P、维生素C等。

【别名】桂圆肉、蜜脾、桂圆干等。

【性味归经】性温，味甘。入心经、脾经。

【功用主治】益智宁心、养血安神、开胃益脾、润肺止咳。可用于失眠、病后体虚、血虚萎黄、气血不足、神经衰弱、贫血、心悸怔忡、健忘失眠、产后水肿等症。

【用法用量】内服：煎汤，10～25克；熬膏、浸酒或入丸剂。

【服用禁忌】内有痰火及湿滞停饮者忌服。

枸杞

【成分】含胡萝卜素、维生素B_2、维生素C、亚油酸等。

【别名】甜菜子、地骨子、血杞子等。

【性味归经】性平，味甘。入肝经、肾经。

【功用主治】滋肾润肺、补肝明目。可用于肝肾阴亏、腰膝酸软、目昏多泪、虚劳咳嗽等症。对阳痿、脂肪肝、高血压有治疗作用。

【用法用量】内服：煎汤，10～20克；熬膏、浸酒或入丸、散。

【服用禁忌】外邪实热、脾虚有湿，以及泄泻者忌服。

桑葚

【成分】含糖类、鞣酸、苹果酸、亚油酸、胡萝卜素、维生素B_1、维生素B_2、维生素C等。

【别名】乌椹、桑枣、桑葚子、桑果等。

【性味归经】性寒，味甘、酸。入肝、肾经。

【功用主治】补肝益肾、熄风滋液、生津润燥、乌发美容。可用于目暗耳鸣、关节不利、瘰疬、须发早白、津伤口渴等症。对便秘、乙型肝炎病毒、癌症有治疗作用。

【用法用量】内服：煎汤，15～25克；熬膏、生啖或浸酒。外用：浸水洗。

【服用禁忌】脾胃虚寒作泄者忌服。

何首乌

【别名】首乌、地精、陈知白等。

【性味归经】性温，味苦、甘、涩。入肝经、肾经。

【功用主治】补肝益肾、养血益精、解毒祛风、强壮筋骨。可用于发须早白、肢体麻木、血虚头晕、筋骨酸痛、痈肿瘰疬等症。对神经衰弱、疟疾、百日咳、慢性肝炎、高脂血症有治疗作用。

【用法用量】内服：煎汤，15～25克；熬膏、浸酒或入丸、散。外用：煎水洗、研末撒或调涂。

【服用禁忌】大便溏泄及有湿痰者忌服。

地龙

【别名】寒蚓、土龙、地龙、虫蟮等。

【性味归经】性寒，味咸。入肝经、脾经、肺经。

【功用主治】清热平肝、清肺定喘、利尿通淋、通行经络。可用于惊风抽搐、头痛目赤、咽喉肿痛、瘰疬等症。对小便不通、小儿惊风、高血压、中风、半身不遂、鼻息肉、产后头痛、流行性腮腺炎、丹毒有治疗作用。

【用法用量】内服：煎汤，7.5～15克；或入丸、散。外用：捣烂、化水或研末调敷。

【服用禁忌】不宜与葱、盐同用。

补阳类

山茱萸

【别名】山萸肉、药枣、枣皮等。

【性味归经】性温，味酸。入肝、肾经。

【功用主治】补益肝肾、收敛固涩、敛汗固脱、生津止渴。可用于腰膝酸痛、虚汗不止、遗精滑精、遗尿、内热消渴等症。对阳痿、尿频、月经不调、崩漏有治疗作用。

【用法用量】内服：煎汤，7.5～15克；或入丸、散。

【服用禁忌】命门火炽、强阳不痿，素有湿热、小便淋涩者忌服。

冬虫夏草

【别名】夏草冬虫、虫草等。

【性味归经】性温，味甘。入肺经、肾经。

【功用主治】补肾益精、补肺平喘、止咳化痰、镇痛镇静。可用于咳嗽气短、虚喘咯血、体虚多汗、肾气不足、阳痿遗精等症。对老年慢性支气管炎、肺源性心脏病、肺气肿、肺结核、癌症、糖尿病、肿瘤等病症有治疗作用。

【用法用量】内服：煎汤，7.5～15克；或入丸、散。

【服用禁忌】有表邪者忌服。

巴戟天

【成分】含还原糖、黄酮、氨基酸等。

【别名】巴戟、鸡肠风、兔子肠等。

【性味归经】性温，味甘、辛。入肝、肾经。

【功用主治】祛风除湿、补肾助阳、强筋壮骨。可用于小便不禁、肾虚阳痿、遗精早泄、小腹冷痛、宫冷不孕、风寒湿痹、腰膝酸软等症。

【用法用量】内服：熟汤，7.5～15克；入丸、散、浸酒或熬膏。

【服用禁忌】阴虚火旺者忌服。

蛤蚧

【成分】含肌肽、胆碱、肉碱、鸟嘌呤等。

【别名】仙蟾、大壁虎、蚧蛇等。

【性味归经】性平，味咸。入肺经、肾经。

【功用主治】补肺益肾、定喘止嗽、助阳益精。可用于肺肾两虚气喘咳嗽、咯血、阳痿遗精等症。对肺结核、泌尿系统结石、肺气肿等病症有治疗作用。

【用法用量】内服：煎汤，5～10克；浸酒；研末或入丸、散。

【服用禁忌】外感风寒喘嗽忌服。

补骨脂

【别名】胡韭子、胡故子、吉固子等。

【性味归经】性温，味辛。入肾经。

【功用主治】补肾助阳、纳气止泻。可用于肾虚作喘、小便频数、虚寒喘嗽、男子腰疼、膝冷囊湿等症。对子宫出血、阳痿遗精、斑秃、银屑病、白癜风有治疗作用。

【用法用量】内服：煎汤，6～15克；或入丸、散。外用：研末擦或酒浸搽。

【服用禁忌】阴虚火旺者忌服。

狗脊

【成分】含淀粉、镁、钙、钾、鞣质等。

【别名】百枝、扶筋等。

【性味归经】性温，味苦、甘。入肝经、肾经。

【功用主治】固精强骨、补肝益肾、除风祛湿、健腰脚、利关节。可用于风湿痹痛、腰背酸疼、下肢无力、遗精、白带过多等症。

【用法用量】内服：煎汤，7.5～15克；熬膏或入丸剂。外用：煎水洗。

【服用禁忌】阴虚有热，小便不利者忌服。

干姜

【别名】白姜、均姜等。

【性味归经】性热，味辛。入脾经、胃经、肺经。

【功用主治】温中逐寒、回阳通脉、温肺化饮。可用于心腹冷痛、泄泻、吐血、肢冷脉微、风寒湿痹等症。对外伤化脓性感染有治疗作用。

【用法用量】内服：煎汤，2.5～7.5克。外用：研末调敷。

【服用禁忌】阴虚内热、血热妄行者忌服；孕妇慎服。

海马

【成分】含蛋白质、脂肪酸、甾体、胆碱酯酶等。

【别名】龙落子、马头鱼等。

【性味归经】性温，味甘。入肝经、肾经。

【功用主治】补肾壮阳、调气活血、散结消肿。可用于神经衰弱、肾虚阳痿、早泄、遗尿、虚喘、瘰疬瘿瘤等症。外用治阴疽疮肿、外伤出血。

【用法用量】内服：煎汤，5～15克；或入散剂，1.5～5克。外用：研末撒。

【服用禁忌】孕妇及阴虚火旺者忌服。

肉桂

【别名】紫桂、大桂、桂皮、玉桂等。

【性味归经】性热，味辛、甘。入肾、脾，膀胱经。

【功用主治】发汗解肌、补火助阳、暖脾温胃、散寒止痛、活血通经。可用于心腹冷痛、腰膝冷痛、虚寒吐泻等症。对闭经、痛经、阳痿、支气管哮喘、牛皮癣有治疗作用。

【用法用量】内服：煎汤，2.5～7.5克；或入丸、散。外用：研末调敷或浸酒涂擦。

【服用禁忌】阴虚火旺者忌服，孕妇忌服；不宜与赤石脂同用。

葫芦巴

【成分】含龙胆宁碱、薯蓣皂苷元、槲皮素等。

【别名】季豆、小木夏、香豆子等。

【性味归经】性温，味苦。入肾经、肝经。

【功用主治】温肾助阳、散寒祛湿。可用于腹胁胀满、气攻头痛、寒湿脚气、肾虚腰酸、阳痿、寒疝等症。

【用法用量】内服：煎汤，5～15克；或入丸、散。

【服用禁忌】阴虚火旺者忌服。

海龙

【成分】含胱氨酸、蛋白质、脂肪酸、胆甾醇等。

【别名】水雁、海蛇等。

【性味归经】性温，味咸、甘。入肝经、肾经。

【功用主治】补肾壮阳、散结消肿。可用于阳痿、遗精、不育、瘰疬瘿瘤、跌打损伤等症。

【用法用量】内服：煎汤，5～15克。外用：适量，研末掺敷。

【服用禁忌】孕妇及阴虚火旺者忌服。

韭菜子

【成分】含硫化物、苷类、维生素C等。

【别名】韭菜籽等。

【性味归经】性温，味辛、甘。入肾经、肝经。

【功用主治】温补肝肾、助阳固精、暖腰膝。可用于肾虚阳痿、膀胱虚冷、腰膝酸软、遗精、遗尿、尿频、白带过多等症。

【用法用量】内服：煎汤3～9克；或入丸、散。

【服用禁忌】阴虚火旺者忌服。

杜仲

【成分】含杜仲胶、糖苷、生物碱、树脂、酮糖、维生素C等。

【别名】思仲、丝连皮等。

【性味归经】性温，味甘、微辛。入肝经、肾经。

【功用主治】补肝益肾、强筋壮骨、安胎。可用于腰脊酸疼、小便余沥、足膝痿弱、胎漏欲坠、胎动不安等症。对高血压、小儿麻痹后遗症有治疗作用。

【用法用量】内服：煎汤，15～25克；浸酒或入丸、散。

【服用禁忌】阴虚火旺者忌服。

仙茅

【成分】含鞣质、树脂、淀粉等。

【别名】地棕根、黄茅参、独茅根等。

【性味归经】性温，味辛。入肾经、肝经。

【功用主治】温肾助阳、强壮筋骨。可用于心腹冷痛、腰脚冷痹、阳痿精寒、腰膝风冷，小便失禁、阳虚冷泻、崩漏、痈疽瘰疬等症。

【用法用量】内服：煎汤，7.5～15克，或入丸、散。外用：捣敷。

【服用禁忌】阴虚火旺者忌服。

鹿茸

【成分】含灰分、胶质、多种氨基酸等。

【别名】斑龙珠等。

【性味归经】性温，味甘、咸。入肝经、肾经。

【功用主治】生精补髓、补血益气、强筋壮骨、化瘀生肌、消肿解毒。可用于虚劳羸瘦、耳聋耳鸣、眩晕、腰膝酸痛、阳痿滑精、宫寒不孕、崩漏、小儿发育不良、囟门不合、溃疡久不愈合、跌打损伤等症。

【用法用量】内服：研末，1.5～4克；浸酒或入丸、散。

【服用禁忌】阴虚阳亢者忌服。

续断

【成分】含钛、维生素E、挥发油、续断碱等。

【别名】龙豆、接骨草、川断等。

【性味归经】性温，味苦、辛。入肝经、肾经。

【功用主治】补肝肾、利关节、强筋骨、调血脉、止血镇痛。可用于腰背酸痛、肢节痿痹、跌扑创伤、损筋折骨、胎动漏红、血崩、遗精、带下、痈疽疮肿等症。

【用法用量】内服：煎汤，10～20克；或入丸、散。外用：捣敷。

【服用禁忌】初痢及怒气郁者忌服。

肉苁蓉

【成分】含生物碱、肉苁蓉苷、甜菜碱等。

【别名】地精、金笋、大芸等。

【性味归经】性温，味甘、酸、咸。入肾、大肠经。

【功用主治】补肾益精、润燥滑肠。可用于男性肾虚阳痿、遗精早泄、腰膝冷痛，女性月经不调、不孕、血崩等症。对便秘、高血压、动脉粥样硬化等疾病有治疗作用。

【用法用量】内服：煎汤，10～15克；或入丸剂。

【服用禁忌】胃弱便溏、相火旺者忌服。

雪莲花

【成分】含云香苷、雪莲内脂、生物碱、挥发油、多糖等。

【别名】雪莲、霄荷花、大木花等。

【性味归经】性温，味甘、苦。入肝经、脾经、肾经。

【功用主治】除寒壮阳、滋阴补肾、强壮筋骨、调经止血。可用于女性小腹冷痛、闭经、男性阳痿、胃寒胃痛、肺寒咳嗽、外伤出血等症。

【用法用量】内服：煎汤，15～25克（大苞雪莲花1～2.5克）；或浸酒。外用：捣敷。

【服用禁忌】孕妇忌服。

沙苑子

【成分】含脂肪油、维生素 A、鞣质、沙苑子苷、多种氨基酸、脂肪酸等。

【别名】沙苑蒺藜、潼蒺藜、夏黄草等。

【性味归经】性温，味甘。入肝经、肾经。

【功用主治】补肝益肾、滋阴明目、固精缩尿。可用于腰膝酸痛、眩晕目昏、遗精早泄、尿频、尿血、白浊带下、小便余沥等症。

【用法用量】内服：煎汤，10～15 克；或入丸、散。

【服用禁忌】肾与膀胱偏热者忌服。

菟丝子

【成分】含香豆素、槲皮素、树脂苷、糖类、维生素 A 等。

【别名】菟丝实、黄藤子、萝丝子、豆须子等。

【性味归经】性平，味辛、甘。入肝经、肾经、脾经。

【功用主治】补肾益精、养肝明目、益精补髓、固胎止泄。可用于头目昏暗、食少泄泻、阳痿、遗精、消渴、胎动不安等症。

【用法用量】内服：煎汤，15～25 克；或入丸、散。外用：炒研调敷。

【服用禁忌】强阳不痿、大便燥结者忌服。

蛇床子

【成分】含蛇床明素、乙酸酯等。

【别名】蛇米、蛇床实、额头花子等。

【性味归经】性温，味辛、苦。入肾经、脾经。

【功用主治】温肾壮阳、祛风除湿、杀虫。可用于女子带下阴痒、子宫寒冷不孕、风湿痹痛、疥癣湿疮等症。对阳痿、阴囊湿疹、滴虫性阴道炎、小儿恶疮等有治疗作用。

【用法用量】内服：煎汤，5～15 克；或入丸剂。外用：煎水熏洗；或做栓剂。

【服用禁忌】下焦有湿热，或肾阴不足，相火易动以及精关不固者忌服。

淫羊藿

【成分】含淫羊藿苷、挥发油、蜡醇、植物甾醇、鞣质、棕榈酸等。

【别名】仙灵脾、羊藿叶、铁菱角等。

【性味归经】性温，味甘、辛。入肝经、肾经。

【功用主治】补肾壮阳、祛风除湿。可用于阳痿遗精、筋骨痿软、风湿痹痛、半身不遂等症。对小儿麻痹症、神经衰弱、慢性气管炎、高血压、更年期综合征等有治疗作用。

【用法用量】内服：煎汤，5～15 克；浸酒、熬膏或入丸、散。外用：煎水洗。

【服用禁忌】阴虚而相火易动者忌服。

锁阳

【成分】含花色苷、三萜皂苷、鞣质等。

【别名】不老药、锁严子、羊锁不拉等。

【性味归经】性温，味甘。入肝经、肾经。

【功用主治】补肾固精、强阴益髓、润燥养筋。可用于消化不良、肾虚遗精、气弱阴虚、神经衰弱、阳痿、早泄等症。对泌尿系感染、尿血、胃溃疡、二度子宫下垂、胃酸过多、心脏病等疾病有治疗作用。

【用法用量】内服：煎汤，7.5～15 克；入丸、散或熬膏。

【服用禁忌】泄泻及阳易举而精不固者忌服。

紫河车

【成分】含溶菌酶、激肽酶、红细胞生成素、磷脂、多种多糖和甾体激素等。

【别名】胞衣、混元丹、胎衣等。

【性味归经】性温，味甘、咸。入肺经、肝经、肾经。

【功用主治】补气养血、补肾益精。可用于虚损羸瘦、咳喘、咯血、盗汗、遗精、阳痿、妇女血气不足、不孕或乳少等症。对轻度糖尿病、肺结核、贫血、慢性气管炎、皮肤溃疡、母乳缺乏症有治疗作用。

【用法用量】内服：研末，4～7.5 克；或入丸剂。

补阴类

旱莲草

【成分】含挥发油、鞣质、皂苷、维生素A、鳢肠素等。

【别名】莲子草、墨旱莲、鸟心草等。

【性味归经】性凉，味甘、酸。入肾经、肝经。

【功用主治】滋补肝肾、凉血止血。可用于牙齿松动、须发早白、眩晕耳鸣、阴虚血热、吐血、衄血、尿血、崩漏、外伤出血、阴部湿痒等症。对白喉、肺结核咯血、痢疾等疾病有治疗作用。

【用法用量】内服：煎汤，15～50克；熬膏、捣汁或入丸、散。外用：捣敷、研末撒或捣绒塞鼻。

【服用禁忌】脾肾虚寒者忌服。

南沙参

【成分】含三萜皂苷、淀粉等。

【别名】知母、白沙参、泡参、桔参、泡沙参等。

【性味归经】性凉，味甘、微苦。入肺经、肝经。

【功用主治】养阴清肺、祛痰止咳、降压益气。可用于肺热燥咳、干咳痰黏、烦热口干等症。对肺结核、高血压等疾病有治疗作用。

【用法用量】内服：煎汤，15～25克（鲜者50～150克）；或入丸、散。

【服用禁忌】风寒作嗽者忌服；不宜与藜芦同用。

麦冬

【成分】含氨基酸、维生素A、葡萄糖、甾体皂苷等。

【别名】麦门冬等。

【性味归经】性寒，味甘、微苦。入肺经、胃经、心经。

【功用主治】益胃生津、清心除烦、润肺止咳。可用于肺燥干咳、虚痨咳嗽、心烦失眠、咽干口燥、肠燥便秘、吐血、咯血、肺痿、肺痈、便秘等症。

【用法用量】内服：煎汤，6～15克；或入丸、散、膏。外用：研末调敷；或鲜品捣汁搽。

【服用禁忌】脾胃虚寒泄泻、胃有痰饮湿浊及暴感风寒咳嗽者忌服。

燕窝

【成分】含氮物质、无氮提出物、磷、硫、蛋白质等。

【别名】燕菜、燕根等。

【性味归经】性平，味甘。入肺经、胃经、肾经。

【功用主治】滋阴润燥、补虚养胃、补脾益气。可用于咳嗽痰喘、肺痨咯血、久痢久疟、噎膈反胃等症。对老年慢性支气管炎、支气管扩张、肺气肿、肺结核等疾病有治疗作用。

【用法用量】内服：绢包煎汤，隔汤炖，7.5～15克；或入膏剂。

【服用禁忌】肺胃虚寒、湿痰停滞，及有表邪者忌服。

百合

【成分】含百合皂苷等。

【别名】白百合、蒜脑薯等。

【性味归经】性平,味甘、微苦。入心经、肺经。

【功用主治】养阴润肺、镇咳祛痰、清心安神。可用于热病后余热不清、阴虚久咳、痰中带血、失眠多梦、虚烦惊悸、神志恍惚、脚气水肿等症。

【用法用量】内服:煎汤,15～50克;蒸食或煮粥食。外用:捣敷。

【服用禁忌】风寒咳嗽、中寒便滑者忌服。

北沙参

【成分】含补骨脂素、香豆素、生物碱、淀粉等。

【别名】海沙参、辽沙参、野香菜根等。

【性味归经】性凉,味甘、苦、淡。入肺经、脾经。

【功用主治】养阴清肺、祛痰止咳、益胃生津。可用于肺热燥咳、劳嗽痰血、热病津伤口渴等症。对慢性支气管炎、肺结核等疾病有治疗作用。

【用法用量】内服:煎汤,15～25克;亦可熬膏或入丸剂。

【服用禁忌】风寒咳嗽及肺胃虚寒者忌服。

鳖甲

【成分】含骨胶原、碘、动物胶、角蛋白、维生素D等。

【别名】鳖壳、团鱼甲、鳖盖子等。

【性味归经】性平,味咸。入肝经、脾经。

【功用主治】养阴清热、软坚散结、平肝熄风。可用于牙痛、闭经、痔疮、痢疾、小儿惊痫、小儿痢疾等症。

【用法用量】内服:煎汤,15～40克,熬膏或入丸、散。外用:研末撒或调敷。

【服用禁忌】脾胃阳衰、食减便溏或孕妇忌服。

龟甲

【成分】含蛋白质、骨胶原、碳酸钙、磷、锶、锌、多种氨基酸等。

【别名】龟板、坎版、拖泥板等。

【性味归经】性平,味咸、甘。入肝经、肾经。

【功用主治】滋阴潜阳、益肾健骨、养血补心。可用于肾阴不足、骨蒸劳热、头晕目眩、筋骨痿软、吐血、衄血、久咳、遗精、崩漏、带下、腰痛、小儿囟门不合等症。

【用法用量】内服:煎汤,15～40克;熬膏或入丸、散。外用:烧灰研末敷。

【服用禁忌】孕妇或胃有寒湿者忌服。

蛤蟆油

【成分】含核糖核酸、胶原蛋白、多种维生素、激素及氨基酸等。

【别名】田鸡油、蛤蚂油、哈士蟆油等。

【性味归经】性平,味甘、咸。入肺经、肾经。

【功用主治】补肾益精、润肺养阴。可用于病后、产后虚弱、脾肾虚寒、虚劳咳嗽、神经衰弱、肺痨咳嗽吐血、盗汗等症。

【用法用量】内服:蒸汤,5～15克;或做丸。

【服用禁忌】外感初起及纳少便溏者忌服。

黑芝麻

【成分】含脂肪油、芝麻素、芝麻林酚素、胡麻苷、车前糖等。

【别名】胡麻子、脂麻等。

【性味归经】性平,味甘。入肝经、肾经、大肠经。

【功用主治】补益肝肾、养血益精、润肠通便。可用于头晕眼花、耳鸣耳聋、须发早白、肠燥便秘、腰脚痿软、痈疮湿疹、小儿瘰疬、痔疮等症。

【用法用量】内服:煎汤,9～15克;或入丸、散。外用:适量,煎水洗浴或捣敷。

【服用禁忌】便溏腹泻者忌服。

女贞子

【成分】含女贞子苷、洋橄榄苦苷、齐墩果酸、桦木醇等。

【别名】女贞实、冬青子、鼠梓子等。

【性味归经】性平，味苦、甘。入肝经、肾经。

【功用主治】养阴益肾、补气疏肝、明目乌发。可用于眩晕耳鸣、腰膝酸软、须发早白、目暗不明等症。对冠心病、高脂血症、高血压、慢性肝炎等疾病有治疗作用。

【用法用量】内服：煎汤，7.5～15克；熬膏或入丸剂。外用：熬膏点眼。

【服用禁忌】脾胃虚寒泄泻及阳虚者忌服。

玄参

【成分】含胡萝卜素、糖类、生物碱、甾醇、挥发油、氨基酸、脂肪酸等。

【别名】玄台、野脂麻、元参等。

【性味归经】性凉，味苦、咸。入肺经、肾经。

【功用主治】滋阴降火、除烦解毒。可用于口干烦渴、咽喉肿痛、自汗盗汗、吐血、衄血、痈肿瘰疬、白喉、疮毒等症。

【用法用量】内服：煎汤，15～25克；或入丸、散。外用：捣敷或研末调敷。

【服用禁忌】脾胃有湿及脾虚便溏者忌服。

石斛

【成分】含石斛碱等。

【别名】杜兰、黄草、吊兰花等。

【性味归经】性寒，味甘、淡。入胃经、肺经、肾经。

【功用主治】润肺益肾、生津益胃、清热养阴、益气除热。可用于热病伤津、口干烦渴、胃痛干呕、虚热不退、阴伤目暗等症。

【用法用量】内服：煎汤（须久煎），10～20克（鲜者25～50克）；熬膏或入丸、散。

【服用禁忌】温热病早期阴未伤者、湿温病未化燥者、脾胃虚寒者忌服。

玉竹

【成分】含玉竹黏多糖、玉竹果聚糖等。

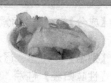

【别名】玉术、山包米、芦莉花、尾参、连竹、西竹等。

【性味归经】性平，味甘。入肺经、胃经。

【功用主治】养阴润燥、除烦止渴。可用于腰脚疼痛、咳嗽烦渴、虚劳发热、消谷易饥、小便频数等症。

【用法用量】内服：煎汤，10～15克；熬膏或入丸、散。

【服用禁忌】胃有痰湿气滞者忌服。

天门冬

【成分】含甾体皂苷、葡萄糖、鼠李糖等。

【别名】天冬、天棘、丝冬等。

【性味归经】性寒，味甘、苦。入肺经、肾经。

【功用主治】养阴生津、清肺润燥、镇咳祛痰、降火清心。可用于燥热咳嗽、阴虚劳嗽、肠燥便秘、津伤口渴、心烦失眠、咽喉肿痛等症。对扁桃体炎、白喉、疝气、乳房肿瘤等疾病有治疗作用。

【用法用量】内服：煎汤，10～20克；熬膏或入丸、散。

【服用禁忌】虚寒泄泻及外感风寒致嗽者忌服。

知母

【成分】含皂苷、还原糖、鞣酸、脂肪油、烟酸、杜果苷等。

【别名】地参、连母、野蓼、水须、穿地龙等。

【性味归经】性寒，味苦。入肺、胃、肾经。

【功用主治】清热泻火、滋阴润肺、润燥滑肠。可用于阴虚火旺，肺肾亏所致的骨节蒸潮热、肺热咳嗽、盗汗、烦热消渴、肺热咳嗽、大便燥结、小便不利等症。

【用法用量】内服：煎汤，10～25克；或入丸、散。

【服用禁忌】脾胃虚寒、大便溏泄者忌服。

清热类

白花蛇舌草

【别名】蛇舌草、羊须草、细叶柳子等。

【性味归经】性凉，味甘、淡。入胃经、大肠经、小肠经。

【功用主治】清热祛湿、散瘀解毒、利尿消肿、活血止痛。可用于肺热喘咳、小便不利、疮疖痈肿、毒蛇咬伤等症。对小儿肺炎、痢疾、尿道炎、盆腔炎、黄疸、急性阑尾炎、食道癌等疾病有治疗作用。

【用法用量】内服：煎汤，50～100克；或捣汁。外用：捣敷。

败酱草

【别名】败酱等。

【性味归经】性凉，味辛、苦。入胃、大肠、肝经。

【功用主治】清热解毒、疏肝利胆、消痈排脓、活血行瘀。对阑尾炎、胆囊炎、痢疾、肠炎、肝炎、眼结膜炎、产后瘀血腹痛、痈肿疗疮等疾病有治疗作用。

【用法用量】内服：煎汤25～50克，鲜全草100～200克；外用：捣敷。

白蔹

【别名】白根、昆仑、鹅抱蛋、白水罐等。

【性味归经】性凉，味甘、苦、辛。入心经、肝经、脾经。

【功用主治】清热解毒、散结止痛、生肌敛疮。可用于痈肿、疔疮、瘰疬、小儿惊痫、血痢、烫伤、跌打损伤、外伤出血等症。对白癜风等疾病有治疗作用。

【用法用量】内服：煎汤，5～15克。外用：研末撒或调涂。

【服用禁忌】脾胃虚寒及无实火者忌服。

白薇

【别名】芒草、白微、薇草等。

【性味归经】性寒，味苦、咸。入肺经、胃经、肾经。

【功用主治】清热凉血、利尿通淋、解毒疗疮。可用于阴虚内热、肺热咳嗽、产后虚烦、咽喉肿痛、疮痈肿毒、毒蛇咬伤等症。对肾炎、肺结核、尿路感染、风湿关节痛等疾病有治疗作用。

【用法用量】内服：煎汤，7.5～15克；或入丸、散。

白头翁

【别名】野丈人、白头公等。

【性味归经】性寒，味苦。入大肠经、肝经、胃经。

【功用主治】清热解毒、凉血止痢、逐血止痛。可用于阴痒带下、温疟寒热、鼻出血、咽肿、秃疮、瘰疬、疔痈、细菌性痢疾等症。

【用法用量】内服：煎汤，15～25克（鲜者25～50克）；或入丸、散。外用：捣敷。

【服用禁忌】虚寒泻痢忌服。

板蓝根

【别名】靛青根、蓝靛根等。

【性味归经】性寒，味苦。入肝经、胃经。

【功用主治】清热解毒、凉血利咽。对流行性乙型脑炎、流行性腮腺炎、骨髓炎、传染性肝炎、单纯性疱疹性口炎、丹毒、扁平疣等疾病有治疗作用。

【用法用量】内服：煎汤，25～50克。

【服用禁忌】体虚而无实火热毒者忌服。

半枝莲

【成分】含生物碱、黄酮苷、酚类、甾体等。

【别名】紫连草、四方草、耳挖草、赶山鞭等。

【性味归经】性寒，味辛、苦。入肺经、肝经、肾经。

【功用主治】清热解毒、止血祛风、散瘀定痛、行气利水。可用于咽喉肿痛、水肿、黄疸、肺溃疡、疔疮、瘰疬、吐血、衄血、跌打刀伤、蛇咬伤等症。

【用法用量】内服：煎汤，25～50克（鲜品50～100克）；或捣汁。外用：捣敷。

【服用禁忌】血虚者及孕妇忌服。

北豆根

【成分】含山豆根碱、木兰花碱等。

【别名】黄条香、汉防己、防己藤、蝙蝠藤等。

【性味归经】性寒，味苦。入肺经、胃经、大肠经。

【功用主治】清热解毒、祛风止痛。可用于咽喉肿痛、肺热咳嗽、痄腮、风湿痹痛、蛇虫咬伤等症。对黄疸、痔疮、肺癌、咽喉癌、白血病、肝炎等疾病有治疗作用。

【用法用量】内服：煎服，3～9克。外用：研末调敷或煎水泡洗。

【服用禁忌】脾胃虚寒者忌服。

薄荷

【成分】含薄荷醇、乙酸薄荷酯、树脂、迷迭香酸等。

【别名】蕃荷菜、夜息花等。

【性味归经】性凉，味辛。入肺经、肝经。

【功用主治】疏肝解郁、疏风散热、破血止痢、透疹解毒、通利关节。可用于头痛、目赤、牙痛、咽喉肿痛、食滞气胀、风疹、胸胁胀闷等症。对风热感冒等有治疗作用。

【用法用量】内服：煎汤，4～10克；或入丸、散。外用：捣汁或煎汁涂。

【服用禁忌】阴虚血燥、肝阳偏亢、表虚汗多者忌服。

柴胡

【成分】含柴胡皂苷、甾醇、挥发油、棕榈酸、多糖等。

【别名】地熏、茹草、柴草等。

【性味归经】性寒，味苦。入肝经、胆经。

【功用主治】解表退热、疏肝解郁、升阳。可用于肝郁气滞、胸胁胀痛、脱肛、子宫脱垂、胃下垂、月经不调等症。对流行性感冒、肺炎等疾病有治疗作用。

【用法用量】内服：煎汤，4～7.5克；或入丸、散。内服：煎汤，3～10克；或入丸、散。外用：适量，煎水洗；或研末调敷。

【服用禁忌】真阴亏损、肝阳上升者忌服。

穿心莲

【成分】含穿心莲内酯、甾醇皂苷等。

【别名】榄核莲、春莲夏柳、苦草等。

【性味归经】性寒，味苦。入心经、肺经、大肠经、膀胱经。

【功用主治】清热解毒、凉血消肿、泻火燥湿。可用于鼻出血、口咽肿痛、水火烫伤、毒蛇咬伤等症。对高血压、支气管炎、急性黄疸型肝炎、肺炎、小儿乙型脑炎、麻风病等疾病有治疗作用。

【用法用量】内服：煎汤，15～25克；或研末。外用：煎汁涂或研末调敷。

【服用禁忌】阳虚证及脾胃弱者忌服。

垂盆草

【成分】含葡萄糖等。

【别名】狗牙半支、石指甲、半支莲、养鸡草、狗牙齿、瓜子草等。

【性味归经】性凉，味甘、淡。肝、胆、小肠经。

【功用主治】清利湿热、解毒消肿。可用于湿热黄疸、小便不利、痈肿疮疡等症。对口腔溃疡、淋病、湿疹等疾病有治疗作用。

【用法用量】内服：煎汤，15～30克（鲜品50～100克）；或捣汁。外用：捣敷，或研末调搽；或取汁外涂；或煎水湿敷。

【服用禁忌】脾胃虚寒者忌服。

大青叶

【成分】含菘蓝苷等。

【别名】大青等。

【性味归经】性寒，味苦。入心经、胃经。

【功用主治】清热解毒、凉血止血。对上呼吸道感染、流行性感冒、麻疹、钩端螺旋体病、细菌性痢疾、急性胃肠炎、急性阑尾炎等疾病有治疗作用。

【用法用量】内服：煎汤，15～25克（鲜者50～100克）；或捣汁。外用：捣敷或煎水洗。

【服用禁忌】脾胃虚寒者忌服。

地骨皮

【成分】含桂皮酸、甜菜碱、苦可胺等。

【别名】杞根、地骨、山杞子根、红榴根皮等。

【性味归经】性寒，味甘。入肺经、肝经、肾经。

【功用主治】清热凉血、清肺降火。可用于虚劳潮热盗汗、眩晕、肺热咳嗽、咯血、衄血、尿血、小儿疳积发热、痈肿、恶疮等。

【用法用量】内服：煎汤，15～30克；或入丸、散。外用：煎水含漱、淋洗，研末撒或调敷。

【服用禁忌】脾胃虚寒者忌服。

大血藤

【成分】含大黄素、胡萝卜苷、硬脂酸、红藤多糖等。

【别名】血藤、红藤、血通、大活血等。

【性味归经】性平，味苦。入大肠、肝经。

【功用主治】解毒消痈、祛风除湿、活血通经、杀虫止痛。可用于疳积、风湿痹痛、跌打扑痛、四肢麻木拘挛等症。对女性痛经、闭经、痢疾、急性阑尾炎、胆道蛔虫病、钩虫病等疾病有治疗作用。

【用法用量】内服：煎汤，9～15克；或酒煮、浸酒。外用：捣敷。

【服用禁忌】孕妇忌服。

胡黄连

【成分】含小檗碱、香荚兰酸、胡黄连甾醇等。

【别名】割孤露泽、胡连等。

【性味归经】性寒，味苦。入肝经、胃经、大肠经。

【功用主治】清热燥湿、凉血解毒、保肝利胆。可用于骨蒸潮热、小儿疳热、湿热泻痢、吐血、衄血、惊痫、盗汗、黄疸、目赤肿痛、痈肿疮疡、痔疮肿毒等症。

【用法用量】内服：煎汤，2.5～7.5克；或入丸、散。外用：适量，研末调敷；或浸汁点眼。

【服用禁忌】脾胃虚弱者忌服。

淡竹叶

【别名】竹叶门冬青、山鸡米、竹叶麦冬、淡竹米等。

【性味归经】性寒，味甘、淡。入心经、胃经、小肠经。

【功用主治】静心除烦、消痰止渴、清热利尿。可用于热病烦渴、咳嗽气喘、鼻出血、小便赤涩淋痛、口舌生疮、牙龈肿痛、痔疮、小儿痘毒。外症恶毒等症。

【用法用量】内服：煎汤，15～25克。

【服用禁忌】无实火、湿热者及体虚有寒者忌服。

虎耳草

【成分】含岩白菜素、槲皮苷、挥发油等。

【别名】石荷叶、耳聋草、铜钱草等。

【性味归经】性寒，味苦、辛。入肺经、脾经、大肠经。

【功用主治】清热祛风、凉血解毒。可用于肺热咳嗽气逆、耳郭溃烂、吐血、湿疹、丹毒、痔疾、疮痈、冻疮、毒虫刺伤、外伤出血等症。对百日咳、化脓性中耳炎、荨麻疹等疾病有治疗作用。

【用法用量】内服：煎汤，15～25克。外用：捣汁滴或煎水熏洗。

黄柏

【成分】含小檗碱、药根碱等。

【别名】檗木、檗皮、黄檗等。

【性味归经】性寒，味苦。入肾经、膀胱经。

【功用主治】清热燥湿、泻火解毒。可用于湿热泻痢、黄疸、热淋、盗汗、消渴、目赤肿痛、口舌生疮、疮疡肿毒、湿疹瘙痒等症。对流行性脑脊髓膜炎、细菌性痢疾、肺炎、肺结核、肝硬化、慢性肝炎、急性结膜炎、中耳炎、慢性上颌窦炎等有治疗作用。

【用法用量】内服：煎汤，7.5～15克；或入丸、散。外用：研末调敷或煎水浸洗。

【服用禁忌】脾虚泄泻、胃弱食少者忌服。

黄连

【成分】含小檗碱、黄连碱等。

【别名】王连、灾连等。

【性味归经】性寒，味苦。入心经、胃经、肝经、大肠经。

【功用主治】清热燥湿、疏肝和胃、解毒杀虫。可用于热盛心烦、消渴、疳积、赤眼昏痛、湿热痞满、呕吐吞酸、湿疹、口疮、汤火烫伤、巴豆中毒等症。对细菌性痢疾、肺结核、大叶肺炎等疾病有治疗作用。

【用法用量】内服：煎汤，3～9克；或入丸、散；外用：适量，煎水洗；或研末调敷。

【服用禁忌】脾肺虚热者忌服。

黄芩

【成分】含黄芩苷元、汉黄芩素等。

【别名】元芩、空肠、土金茶根等。

【性味归经】性寒，味苦。入肺经、胆经、脾经、大肠经、小肠经。

【功用主治】清热解毒、镇静解痉、降压利尿、止血安胎。可用于湿热泻痢、肺热咳嗽、目赤肿痛、胎动不安、黄疸、热淋、吐血、衄血、崩漏、痈肿疔疮等症。对小儿急性呼吸道感染、慢性气管炎、急性菌痢、传染性肝炎、肾炎、高血压等有治疗作用。

【用法用量】内服：煎汤，5～15克；或入丸、散。外用：煎水洗或研末调敷。

金银花

【成分】含绿原酸、木樨草素、鞣质等。

【别名】忍冬花、银花、金藤花、二宝花等。

【性味归经】性寒，味甘。入肺经、心经、胃经。

【功用主治】清热解毒、凉散风热、养血止渴。可用于风热感冒、热毒血痢、丹毒、痈肿疔疮、痔漏、中暑、小儿痱毒等症。对肺结核并发呼吸道感染等疾病有治疗作用。

【用法用量】内服：煎汤，15～25克；或入丸、散。外用：研末调敷。

【服用禁忌】脾胃虚寒及气虚疮疡脓清者忌服。

菊花

【成分】含挥发油、腺嘌呤、胆碱、菊甙等。

【别名】药菊、茶菊、金蕊等。

【性味归经】性微寒，味甘、苦。入肺经、肝经。

【功用主治】平肝明目、疏风清热、益血润容、解毒消肿。可用于风热感冒、眼目昏花、发热头痛、眩晕、目赤肿痛、胸膈壅闷、疔疮肿毒等症。

【用法用量】内服：煎汤，7.5～15克；或入丸、散；或泡茶。外用：适量，煎水洗；或捣敷。

【服用禁忌】阳虚或头痛而恶寒者忌服。

决明子

【成分】含黄酚、大黄素、维生素A等。

【别名】马蹄子、羊角豆、草决明等。

【性味归经】性微寒，味甘、苦、咸。入肝经、大肠经。

【功用主治】清肝明目、利水通便、清泄肝胆郁火。可用于目赤涩痛、头痛眩晕、目暗不明、脚气、水肿、蛇毒等症。对高脂血症、小儿疳积、夜盲症、高血压、肝炎、肝硬化腹水、习惯性便秘等疾病有治疗作用。

【用法用量】内服：煎汤，7.5～15克；或研末。外用：研末调敷。

【服用禁忌】脾胃虚寒者及孕妇忌服。

苦参

【成分】含生物碱、黄酮类等。

【别名】苦骨、川参、凤凰爪、地槐等。

【性味归经】性寒，味苦。入肝经、肾经、大肠经、膀胱经。

【功用主治】清热凉血、燥湿利尿、解毒杀虫、平喘祛痰、止渴醒酒。可用于黄疸、便血、梦遗滑精、痔漏、脱肛、皮肤瘙痒、疥癞恶疮、瘰疬、烫伤等症。

【用法用量】内服：煎汤，7.5～15克；或入丸、散。外用：适量，煎水熏洗；或研末敷；或浸酒搽。

【服用禁忌】脾胃虚寒者忌服；不宜与藜芦同用。

蔓荆子

【成分】含挥发油、生物碱、维生素A、紫花牡荆素等。

【别名】蔓荆实、荆子、万荆子、蔓青子等。

【性味归经】性微寒，味辛、苦。入膀胱经、肝经、胃经。

【功用主治】疏散风热、清利头目、散热祛风、镇静止痛。可用于风热感冒、头昏头痛、目赤肿痛、齿龈肿痛、肠炎腹泻等症。

【用法用量】内服：煎汤，10～15克；或浸酒；或入丸、散。外用：捣敷。

【服用禁忌】血虚有火之头痛目眩及胃虚者忌服。

连翘

【成分】含连翘酚、甾醇化合物、黄酮醇苷类等。

【别名】旱莲子、黄奇丹、落翘等。

【性味归经】性凉，味苦。入心经、肝经、胆经、小肠经。

【功用主治】清热解毒、消肿散结、通经活络。可用于高热烦渴、神昏发斑、热淋尿闭、痈疽、瘰疬、乳痈、丹毒等症。

【用法用量】内服：煎汤，15～25克；或入丸、散。外用：煎水洗。

【服用禁忌】脾胃虚弱、气虚发热、痈疽已溃，以及脓稀色淡者忌服。

牡丹皮

【成分】含牡丹酚、芍药苷、植物甾醇等。

【别名】牡丹根皮、丹皮、丹根等。

【性味归经】性微寒，味苦、辛。入心经、肝经、肾经。

【功用主治】清热凉血、活血散瘀。可用于气血瘀滞、温毒发斑、惊痫、吐血、衄血、尿血、闭经、痛经、跌扑损伤、疮痈肿毒、肠痈等症。

【用法用量】内服：煎汤，7.5～15克；或入丸、散。

【服用禁忌】血虚有寒、孕妇及月经过多者忌服。

芦根

【成分】含维生素B_1、维生素B_2、维生素C、天冬酰胺、脂肪酸、甾醇等。

【别名】芦茅根、芦通、苇子根、甜梗子等。

【性味归经】性寒，味甘。入肺经、胃经。

【功用主治】清热除烦、生津止渴、除呕下食。可用于热病烦渴、肺热咳嗽、耳鸣、疮毒、遗精、噎膈、肺痿、热淋涩痛、肺痈吐脓等症。

【用法用量】内服：煎汤，25～50克（鲜者100～200克）；或鲜品捣汁。外用：适量，煎汤洗。

【服用禁忌】脾胃虚寒者忌服。

木槿皮

【成分】含辛二酸、棕榈酸、鞣质等。

【别名】槿皮、川槿皮等。

【性味归经】性微寒，味甘。入大肠经、肝经、脾经。

【功用主治】清热利湿、润燥活血、杀虫止痒、解毒安神、通利关节。可用于心烦不眠、肠风泻血、肺痈、衄血、黄疸、消渴、痢疾、脱肛、疥癣、痔疮、阴囊湿疹等症。

【用法用量】内服：煎汤，5～15克。外用：研粉醋调或制成50%酊剂外搽患处；或水煎，熏洗患处。

【服用禁忌】脾胃虚弱者忌服。

牛黄

【成分】含胆红素、胆汁酸、卵磷脂、维生素D、牛磺酸等。

【别名】犀黄等。

【性味归经】性凉，味苦、甘。入心经、肝经。

【功用主治】清心化痰、开窍解毒、凉肝熄风、利胆镇惊。可用于热病神昏、牙疳、咽喉肿痛、口舌生疮、中风痰迷、惊痫抽搐、癫痫发狂、麻疹余毒、丹毒等症。

【用法用量】内服：研末，每次1.5~3克；或入丸剂。外用：研末撒或调敷。

【服用禁忌】脾虚便溏及孕妇忌服。

蒲公英

【成分】含蒲公英甾醇、菊糖、胆碱、果胶等。

【别名】蒲公草、地丁、婆婆丁、古古丁等。

【性味归经】性寒，味苦、甘。入肝经、胃经。

【功用主治】清热解毒、消肿散结、利尿通淋、清肺化痰、养阴凉血、通乳益精。可用于目赤肿痛、咽喉肿痛、疔疮肿毒、便秘、蛇虫咬伤、尿路感染等症。

【用法用量】内服：煎汤，15~50克（大剂100克）；捣汁或入散剂。外用：捣敷。

【服用禁忌】阳虚外寒、脾胃虚弱者忌服。

青蒿

【成分】含苦味质、挥发油和青蒿碱、维生素A等。

【别名】蒿、草蒿、野兰蒿、黑蒿等。

【性味归经】性寒，味苦、辛。入肝经、胆经。

【功用主治】清热解暑、益气补中、除蒸截疟、宣化湿热。可用于中暑、阴虚发热等症。

【用法用量】内服：煎汤，7.5~15克；或水浸绞汁饮；或入丸、散。外用：研末调敷，或鲜品捣敷；或煎水洗。

【服用禁忌】产后血虚、内寒作泻，及饮食停滞泄泻者忌服。

桑叶

【成分】含芸香苷、槲皮素、异槲皮苷、蛇麻脂醇、挥发油等。

【别名】铁扇子、蚕叶等。

【性味归经】性寒，味甘、苦。入肺经、肝经。

【功用主治】疏散风热、清肺润燥、凉血明目。可用于风热感冒、咳嗽胸痛、肺燥干咳无痰、目赤肿痛、头晕头痛、盗汗、吐血、牙龈肿痛、头面水肿、风痹、下肢象皮肿等症。

【用法用量】内服：煎汤，7.5~15克；或入丸、散。外用：煎水洗或捣敷。

山豆根

【成分】含苦参碱等。

【别名】山大豆根、黄结、苦豆根等。

【性味归经】性寒，味苦。入肺经、胃经。

【功用主治】清热解毒、清火利咽、消肿止痛。可用于火毒蕴结、咽喉肿痛、齿龈肿痛、喘满热咳、黄疸、下痢、痔疮、秃疮、疥癣、蛇虫咬伤等症。对急性咽喉炎、扁桃体炎、宫颈糜烂、钩端螺旋体病等疾病有治疗作用。

【用法用量】内服：煎汤，15~25克；或磨汁。外用：含漱或捣敷。

【服用禁忌】脾胃虚寒泄泻者忌服。

射干

【成分】含射干定、鸢尾苷、鸢尾黄酮等。

【别名】开喉箭、黄知母、冷水花、扁竹兰、金绞剪、紫良姜等。

【性味归经】性寒，味苦。入肝经、肺经。

【功用主治】清热解毒、消痰利咽、镇肝明目、开胃下食、散血消肿。可用于热毒痰火郁结、咽喉肿痛、咳嗽气喘、痄腮红肿、牙根肿烂、闭经、瘰疬结核、痈肿疮毒等症。

【用法用量】内服：煎汤，4~7.5克；入散剂；或鲜用捣汁。外用：研末吹喉或调敷。

【服用禁忌】无实火及脾虚便溏者及孕妇忌服。

鲜地黄

【别名】生地黄、鲜生地等。

【性味归经】性寒，味甘、苦。入心、肝、肾经。

【功用主治】清热凉血、生津止渴、消瘀通经。可用于虚劳骨蒸、温病伤阴、烦渴舌绛、吐血、衄血、咯血、便秘、血崩、堕坠腕折等症。对化脓性中耳炎有治疗作用。

【用法用量】内服：煎汤，20～50克；捣汁或熬膏。外用：捣敷。

【服用禁忌】脾胃湿邪及阳虚者忌服；不宜与葱白、韭白、薤白同用。

土茯苓

【别名】仙遗粮、山归来、毛尾薯、土苓等。

【性味归经】性平，味甘、淡。入肝经、胃经。

【功用主治】清热祛湿、调中止泄、泄浊解毒、通利关节。可用于湿热淋浊、瘰疬、疥癣、脚气、小儿疳积汞中毒所致的筋骨挛痛等症。对急性细菌性痢疾、风湿性关节炎、膀胱炎、肾炎、颈淋巴结核、梅毒等疾病有治疗作用。

【用法用量】内服：煎汤，25～50克。外用：研末调敷。

【服用禁忌】肝肾阴亏者忌服。

天花粉

【成分】含天花粉蛋白以及多种氨基酸等。

【别名】栝楼根、蒌根、白药、天瓜粉等。

【性味归经】性凉，味甘、苦、酸。入肺经、胃经。

【功用主治】清热生津、润燥化痰、宁心降火、消肿排脓。可用于热病烦渴、肺热燥咳、咳嗽带血、湿疹、黄疸、疮疡肿毒等症。

【用法用量】内服：煎汤，15～20克；或入丸、散。外用：研末撒或调敷。

【服用禁忌】脾胃虚寒、大便滑泄者忌服；不宜与乌头类药材同用。

夏枯草

【别名】夕句、六月干、夏枯头、灯笼草等。

【性味归经】性寒，味辛、苦。入肝经、胆经。

【功用主治】清火明目、散结消肿、去痰消脓。可用于目赤肿痛、头痛眩晕、口眼歪斜、血崩、瘰疬、瘿瘤、乳痈肿痛等症。对甲状腺肿大、淋巴结结核、乳腺增生、高血压、肺结核等疾病有治疗作用。

【用法用量】内服：煎汤，6～15克，大剂量可用至30克；熬膏或入丸、散。外用：煎水洗或捣敷。

【服用禁忌】脾胃虚弱者忌服。

天葵子

【成分】含生物碱、内酯、香豆素等。

【别名】地丁子、野乌头子、散血珠、天葵根等。

【性味归经】性寒，味甘、苦。入肝经、胃经、膀胱经。

【功用主治】清热解毒、消肿散结、利水通淋、止血散瘀、生肌止痛。可用于目赤肿痛、咽痛、热淋、癫痫、产后乳汁不通、乳痈、小便淋漓不尽、尿结石、小儿上呼吸道感染、瘰疬、痈肿疔疮、毒蛇咬伤等症。

【用法用量】内服：煎汤，5～15克；或研末；或浸酒。外用：捣敷或捣汁点眼。

野菊花

【成分】含野菊花内酯、野菊花醇等。

【别名】野菊、野黄菊、苦薏等。

【性味归经】性微寒，味苦、辛。入肝经、肺经、心经。

【功用主治】清热解毒、疏风平肝、降压消肿。可用于咽喉肿痛、目赤肿痛、口疮、丹毒、湿疹、天疱疮、疔疮痈肿等症。对风热感冒、上呼吸道感染等疾病有治疗作用。

【用法用量】内服：煎汤，10～20克（鲜者50～100克）。外用：捣敷；煎水漱口或淋洗。

【服用禁忌】脾胃虚寒者及孕妇忌服。

银柴胡

【成分】含菠菜甾醇、豆甾醇等。

【别名】山菜根、山马踏菜根、牛肚根等。

【性味归经】性微寒，味甘、苦。入肝经、胃经。

【功用主治】清虚热、除疳热、凉血。可用于阴虚发热、虚劳骨蒸、小儿疳热、肺结核潮热、湿痹拘挛等症。

【用法用量】内服：煎汤，5～15克；或入丸、散。

【服用禁忌】外感风寒及血虚无热者忌服。

重楼

【别名】草河车、白河车、陀螺三七等。

【性味归经】性寒，味苦、辛。入心经、肝经。

【功用主治】清热解毒、平喘止咳、补血行气、壮精益肾、消肿止痛、熄风定惊。可用于痈肿、疔疮、瘰疬、咽肿喉痹、小儿惊风抽搐、肝热抽搐、跌打伤痛、蛇虫咬伤等症。

【用法用量】内服：煎汤，5～15克；磨汁、捣汁或入散剂。外用：捣敷或研末调涂。

【服用禁忌】体虚无实火热毒者、阴证外疡者及孕妇均忌服。

栀子

【别名】木丹、山栀子、黄鸡子、黄黄子等。

【性味归经】性寒，味苦。入心经、肺经、肝经、胃经。

【功用主治】泻火除烦、止血凉血、清热利湿、凉血解毒。可用于热病心烦、目赤肿痛、黄疸尿赤、血淋涩痛、吐血、衄血、血痢、尿血、火毒疮疡、扭挫伤痛等症。对肾炎水肿、乳腺炎、急性黄疸型肝炎等疾病有治疗作用。

【用法用量】内服：煎汤，10～20克；或入丸、散。外用：研末调敷。

【服用禁忌】脾虚便溏者忌服。

紫草

【别名】紫丹、紫草根、红石根等。

【性味归经】性寒，味甘、苦、咸。入心经、肝经。

【功用主治】凉血活血、补心疏肝、清热散瘀、解毒透疹。可用于热结便秘、斑疹、麻疹、吐血、衄血、尿血、黄疸、痈疽、烫伤等症。对急慢性肝炎、肺结核合并血小板减少性紫癜、恶性葡萄胎并发子宫绒毛膜上皮癌、婴儿皮炎、外阴湿疹等疾病有治疗作用。

【用法用量】内服：煎汤，5～15克；或入散剂。外用：熬膏或制油涂。

【服用禁忌】胃肠虚弱、大便滑泄者忌服。

紫苏子

【成分】含蛋白质、亚麻酸、维生素 B_1 等。

【别名】苏子、铁苏子、任子等。

【性味归经】性温，味辛。入肺经、大肠经。

【功用主治】润肺平喘、清痰降气、利膈宽肠。可用于痰壅气逆、咳嗽气喘、肠燥便秘、鱼蟹毒、蛇犬咬伤等症。

【用法用量】内服：煎汤，7.5～15克；捣汁饮或入丸、散。

【服用禁忌】气虚久嗽、阴虚喘逆、脾虚便滑者忌服。

紫苏叶

【成分】含紫苏醛、左旋柠檬烯、枯酸等。

【别名】苏叶等。

【性味归经】性温，味辛。入肺经、脾经。

【功用主治】解表散寒、宣肺化痰、行气和胃、解鱼蟹毒。可用于风寒感冒、恶寒发热、咳嗽痰多、腹痛吐泻、胸腹胀满、妊娠呕吐、胎动不安、脚气、金疮出血等症。对慢性气管炎、寻常疣等疾病有治疗作用。

【用法用量】内服：煎汤，10～15克。外用：捣敷、研末掺或煎水洗。

【服用禁忌】温病及气弱表虚者忌服。

止咳化痰类

白附子

【别名】禹白附、麻芋子等。

【性味归经】性温，味辛。入胃经、肝经。

【功用主治】祛风化痰、定惊通络、解毒散结、止痛。可用于偏正头痛、中风痰壅、口眼歪斜、喉痹咽痛、破伤风、毒蛇咬伤等症。

【用法用量】内服：煎汤，3～6克；或浸酒。外用：捣烂敷；或熬膏；或研末以酒调敷患处。

【服用禁忌】血虚生风、内热生惊及孕妇忌服。

白前

【别名】鹅管白前、竹叶白前、石蓝等。

【性味归经】性微温，味辛、苦。入肺经。

【功用主治】泻肺降气、消痰止咳、行气消积。可用于咳嗽痰多、肺实喘满、胃脘疼痛等症。

【用法用量】内服：煎汤，7.5～15克；或入丸、散。

白果

【别名】灵眼、佛指柑等。

【性味归经】性平。味甘、苦、涩。入肺经、肾经。

【功用主治】温肺益气、化痰定喘、益肾滋阴、止咳除烦、消毒杀虫。可用于哮喘、肺结核、遗尿、遗精、尿频、带下病、淋病、无名肿毒、癣疮等症。

【用法用量】内服：煎汤，7.5～15克；捣汁或入丸、散。外用：捣敷；或切片涂。

【服用禁忌】有实邪者忌服。

川贝母

【别名】贝父、苦花、勤母等。

【性味归经】性微寒，味苦、甘。入肺经、心经。

【功用主治】清热润肺、化痰止咳、散结消肿。可用于阴虚劳嗽、干咳少痰、咳痰带血、心胸郁结、肺痿、肺痈、瘿瘤、瘰疬、喉痹、目眩、吐血、咯血等症。

【用法用量】内服：煎汤，1～3克；或入丸、散。外用：研末撒或调敷。

【服用禁忌】脾胃虚寒及有湿痰者忌服。

白芥子

【别名】辣菜、胡芥等。

【性味归经】性温，味辛。入肺经、胃经。

【功用主治】利气豁痰、温中散寒、散结消肿、通络止痛。可用于喘嗽反胃、胸胁胀满疼痛、中风不语、肢体痹痛麻木、膝部肿痛、湿痰流注、阴疽肿毒、脚气、跌打肿痛等症。

【用法用量】内服：煎汤，5～15克；或入丸、散。外用：研末调敷。

【服用禁忌】肺虚咳嗽、阴虚火旺者忌服。

蛤壳

【成分】含碳酸钙、甲壳质等。

【性味归经】性寒，味苦、咸。入肺经、肾经、胃经。

【功用主治】清热化痰、利水消肿、敛疮收湿、软坚散结、制酸止痛。可用于痰火咳嗽、胸胁疼痛、痰热咳嗽、痰中带血、瘰疬瘿瘤、淋浊带下、胃痛泛酸、湿疹、烫伤等症。

【用法用量】内服：煎汤，10～15克；或入丸、散。外用：适量，研末撒或调敷。

百部

【别名】百条根、山百根、牛虱鬼等。

【性味归经】性微温，味甘、苦。入肺经。

【功用主治】润肺下气、止咳定喘、杀虫灭虱。可用于风寒咳嗽、阴虚劳嗽、皮肤疥癣、头虱、体虱等症。对百日咳、肺结核、急慢性支气管炎、蛲虫病、滴虫性阴道炎、湿疹、荨麻疹、脚癣、阿米巴痢疾等疾病有治疗作用。

【用法用量】内服：煎汤，5～15克；浸酒或入丸、散。外用：煎水洗，或研末调敷；或浸酒涂擦。

【服用禁忌】脾胃有热者忌服。

黄药子

【别名】黄独、木药子、黄狗头等。

【性味归经】性凉，味苦、辛。入肺经、肝经。

【功用主治】清热解毒、凉血止血、散结消瘿。可用于肺热咳喘、吐血、衄血、喉痹、咽喉肿痛、腰酸痛、疮疖、蛇犬咬毒等症。对甲状腺肿、淋巴结核、百日咳等疾病有治疗作用。

【用法用量】内服：煎汤，7.5～15克；或浸酒。外用：鲜品捣敷；或研末调敷；或磨汁涂。

【服用禁忌】痈疽已溃者忌服。

半夏

【别名】地文、守田等。

【性味归经】性温，味辛。入脾经、胃经、肺经。

【功用主治】开胃健脾、镇咳化痰、降逆止呕、消痞散结、消肿止痛。可用于头眩头痛、肠鸣、呕吐反胃、胸脘痞闷、梅核气、眉棱骨痛、夜卧不安、疮疡肿毒、毒蛇咬伤等症。

【用法用量】内服：煎汤，3～9克；或入丸、散。外用：研末，用水或用酒、醋调敷。

【服用禁忌】阴虚燥咳、津伤口渴、血证及燥痰者忌服。不宜与乌头类药材同用。

马兜铃

【别名】水马香果、葫芦罐、臭铃铛、蛇参果等。

【性味归经】性微寒，味苦。入肺经、大肠经。

【功用主治】清肺降气、止咳平喘、祛痰止血、清肠消痔。可用于肺热喘咳、痰中带血、咯血、失音、小便不利、肠热痔血、痔疮肿痛、水肿等症。对慢性支气管炎、百日咳、小儿麻疹内陷、高血压等有治疗作用。

【用法用量】内服：煎汤，3～9克；或入丸、散。

【服用禁忌】虚寒咳喘及脾弱便泄者忌服。

冰片

【别名】合成龙脑、艾粉、结片等。

【性味归经】性微寒，味辛、苦。入心经、脾经、肺经。

【功用主治】开窍醒神、清热散郁、去翳明目、消肿止痛。可用于热病神昏、痉厥、中风痰厥、目赤、口疮、惊痫痰迷、气闭耳聋等症。对慢性气管炎、蛲虫病、小儿烧伤、溃疡性口腔炎、慢性鼻腔炎、痔疮、化脓性中耳炎等疾病有治疗作用。

【用法用量】内服：入丸、散，0.25～0.5克。外用：研末撒或调敷。

【服用禁忌】气血虚者及孕妇忌服。

木蝴蝶

【别名】千层纸、白干层、鸭船层纸、海船皮等。

【性味归经】性凉，味苦、甘。入肺经、肝经、胃经。

【功用主治】润肺利咽、疏肝和胃、镇咳止痛、清热利湿、敛疮生肌。可用于咽痛喉痹、咳嗽、肝胃气痛、疮疡久溃不敛等症。对肺结核咳嗽、扁桃体炎、急性咽喉炎、支气管炎、百日咳、传染性肝炎、膀胱炎等疾病有治疗作用。

【用法用量】内服：煎汤，6～9克；研末，1.5～3克。外用：适量，敷贴；或研末撒患处。

海浮石

【成分】含铝、钾、钠等。

【别名】水泡石、浮海石、浮水石、羊肚石等。

【性味归经】性寒，味咸。入肺经、肾经。

【功用主治】清肺化痰、软坚散结、下气通淋。可用于肺热咳嗽、痰稠色黄、咯血、瘿瘤、瘰疬、淋病、疝气、疮肿等症。

【用法用量】内服：煎汤，15～25克；或入丸、散。外用：研末撒或水飞点眼。

【服用禁忌】虚寒咳嗽忌服。

款冬花

【成分】含芸香苷、金丝桃苷、鞣质等。

【别名】冬花、看灯花、艾冬花、九九花等。

【性味归经】性温，味辛、微苦。入肺经。

【功用主治】润肺下气、止咳化痰、利咽平喘。可用于喘咳痰多、劳嗽咯血、肺痿吐血、急热乏劳、肺痿、肺痈、吐脓等症。对哮喘、慢性气管炎等疾病有治疗作用。

【用法用量】内服：煎汤，2.5～15克；熬膏或入丸、散。外用：研末调敷。

【服用禁忌】阴虚劳嗽、肺气焦满者忌服。内服不宜过量，以免中毒。

芥子

【成分】含黑芥子苷、芥子酶、芥子酸等。

【别名】芥菜子、青菜子等。

【性味归经】性热，味辛。入肺经。

【功用主治】温中散寒、利气豁痰、散结通络、消肿止痛。可用于胃寒吐食、寒痰喘咳、胸胁胀痛、关节痹痛、阴疽肿毒、女性闭经、跌打损伤等症。

【用法用量】内服：煎汤，5～15克；或入丸、散。外用：研末调敷。

【服用禁忌】肺虚咳嗽及阴虚火旺者忌服。

昆布

【别名】纶布、海昆布等。

【性味归经】性寒，味咸。入肝经、胃经、肾经。

【功用主治】软坚散结、消痰利水、祛湿退肿。可用于瘿瘤、瘰疬、睾丸肿痛、痰饮水肿、噎膈、女性赤白带下、男性精泄梦遗、湿性脚气、甲状腺肿、慢性气管炎等症。

【用法用量】内服：煎汤，5～15克；或入丸、散。

【服用禁忌】脾胃虚寒蕴湿者忌服。

桔梗

【别名】白药、梗草、荠苨、苦梗等。

【性味归经】性平，味苦、辛。入肺经、胃经。

【功用主治】开宣肺气、镇咳利咽、祛痰排脓、养血催乳。可用于咳嗽痰多、胸满胁痛、咽痛音哑、肺痈吐脓、痢疾腹痛等症。

【用法用量】内服：煎汤，5～10克；或入丸、散。外用：烧灰研末敷。

【服用禁忌】阴虚久嗽、气逆及咯血者忌服。

满山红

【成分】含鞣质、强心苷、黄酮类、挥发油等。

【别名】映山红、迎山红、山崩子、靠山红等。

【性味归经】性温，味辛、苦。入肺经、脾经。

【功用主治】止咳祛痰、降压利尿、镇痛。对慢性支气管炎、支气管哮喘等疾病有治疗作用。

【用法用量】内服：煎汤（鲜者），25～50克；或浸酒。

胖大海

【别名】安南子、通大海、大海子等。

【性味归经】性凉，味甘、淡。入肺经、大肠经。

【功用主治】清热润肺、利咽解毒、治火闭痘、润肠通便。可用于肺热声哑、干咳无痰、咽喉干痛、头痛目赤、吐血、衄血、牙痛、痔疮、大便出血等症。对急性扁桃体炎等疾病有治疗作用。

【用法用量】内服：煎汤，7.5～15 克；或泡茶。

桑白皮

【成分】含伞形花内酯、鞣质、黏液素等。

【别名】桑根白皮、桑根皮、白桑皮等。

【性味归经】性寒，味甘。入肺经、脾经。

【功用主治】泻肺平喘、利水消肿、降压利尿、镇痛、抗惊厥。可用于肺热喘咳、水肿、吐血、脚气、小便不利、黄疸、风湿麻痹等症。

【用法用量】内服：煎汤，10～25 克；或入散剂。外用：捣汁涂或煎水洗。

【服用禁忌】肺虚无火、小便多及风寒咳嗽忌服。

枇杷叶

【别名】巴叶、蜜枇杷叶、炙枇杷叶、芦橘叶等。

【性味归经】性微寒，味苦。入肺经、胃经。

【功用主治】清肺和胃、化痰止咳、降逆止呕、祛暑止渴。可用于肺热痰咳、烦热口渴、咯血、衄血、胃热呕哕、脚气、脓疮、溃疡、痔疮等症。

【用法用量】内服：煎汤，7.5～15 克（鲜者25～50 克）；或熬膏；或入丸、散。

【服用禁忌】胃寒呕吐及肺感风寒咳嗽者忌服。

天南星

【别名】南星、蛇芋、药狗丹、斑杖等。

【性味归经】性温，味苦、辛。入肺经、肝经、脾经。

【功用主治】燥湿化痰、祛风止痉、散结消肿。可用于顽痰咳嗽、风痰眩晕、中风痰壅、口眼歪斜、半身不遂、癫痫、破伤风、瘰疬、痈肿、跌打麻痹、蛇虫咬伤等症。对子宫颈癌、腮腺炎、肿瘤等疾病有治疗作用。

【用法用量】内服：煎汤，4～7.5 克；或入丸、散。外用：研末以醋或酒调敷患处。

【服用禁忌】阴虚燥痰及孕妇忌服。

前胡

【别名】鸡脚前胡、官前胡、山独活等。

【性味归经】性微寒，味苦、辛。入肺经、脾经。

【功用主治】疏风散热、降气化痰、明目益精。可用于风热头痛、痰热咳喘、呕逆、肺热痰郁、痰黄稠黏、胸膈满闷、小儿疳气等症。

【用法用量】内服：煎汤，7.5～15 克；或入丸、散。

【服用禁忌】不宜与皂荚、藜芦同用。

葶苈子

【别名】大适、丁历等。

【性味归经】性寒，味辛、苦。入肺经、膀胱经。

【功用主治】泻肺降气、祛痰平喘、利水消肿、破坚逐邪。可用于痰涎壅肺、喘咳痰多、胸胁胀满、胸腹积水、小便不利、瘰疬结核、热痱等症。对慢性肺源性心脏病并发心力衰竭等疾病有治疗作用。

【用法用量】内服：煎汤，7.5～15 克；或入丸、散。外用：煎水洗或研末调敷。

【服用禁忌】肺虚喘咳、脾虚肿满者忌服。

瓦楞子

【别名】瓦垄子、花蚬壳、血蛤皮等。

【性味归经】性平，味咸、甘。入肺经、胃经、脾经、肝经。

【功用主治】消痰化瘀、软坚散结、制酸止痛、消积。可用于顽痰积结、瘿瘤、瘰疬、溃疡、胃痛泛酸、外伤出血、冻疮、烫火伤等症。对小儿佝偻病、肺结核、淋巴结核、胃及十二指肠溃疡等疾病有治疗作用。

【用法用量】内服：煎汤（宜久煎），15～25克；或入丸、散。外用：煅后研末调敷。

杏仁

【别名】杏核仁、木落子、杏梅仁等。

【性味归经】性温，味甘、苦。入肺经、脾经、大肠经。

【功用主治】祛痰止咳、平喘润肠、下气开痹、治疳虫，解锡、胡粉毒。可用于伤燥咳嗽、喘满、胸痹、喉痹、食滞脘痛、耳聋、惊痫、血崩、疮肿胀、湿热淋证、疥疮、肠燥便秘等症。对慢性气管炎、外阴瘙痒等疾病有治疗作用。

【用法用量】内服：煎汤，7.5～15克，或入丸、散。外用：捣敷。

【服用禁忌】阴虚咳嗽及大便溏泄者忌服。

旋覆花

【成分】含蒲公英甾醇、槲皮素等。

【别名】六月菊、金沸花、伏花、全福花等。

【性味归经】性微温，味苦，辛、咸。入肺经、脾经、胃经、大肠经。

【功用主治】平喘镇咳、下气消痰、祛风明目、降逆止呕、散结行水。可用于风寒咳嗽、胸膈痞满、呕吐噫气、噎膈、心下痞硬、水肿、小便不利等症。

【用法用量】内服：煎汤（纱布包煎或滤去毛），3～10克。

【服用禁忌】阴虚劳嗽、津伤燥咳者忌服。

洋金花

【别名】山茄花、曼陀罗、虎茄花、风麻花等。

【性味归经】性温，味辛。入肺经、肝经。

【功用主治】平喘止咳、通关利窍、祛风解痉、麻醉止痛。可用于哮喘、咳嗽、脘腹冷痛、风湿痹痛、小儿惊痫、脚气、脱肛、疮疡疼痛等症；并做外科手术麻醉剂。对慢性气管炎、精神分裂症等疾病有治疗作用。

【用法用量】内服：煎汤（或泡水），0.5～0.75克；宜入丸、散；煎酒或做卷烟吸。外用：煎水洗或研末调敷。

【服用禁忌】体弱、痰热咳喘、青光眼、高血压及心动过速患者忌服。

猪牙皂

【别名】牙皂、眉皂、猪牙皂角等。

【性味归经】性温，味辛、咸。入肺经、大肠经。

【功用主治】祛痰开窍、散结消肿、祛湿杀虫。可用于中风口噤、昏迷不醒、癫痫痰盛、顽痰喘咳、大便燥结、痈肿、癣疾、头疮、久痢脱肛等症。对急性血吸虫病、急性肠梗阻等疾病有治疗作用。

【用法用量】内服：煎汤，2.5～5克；或入丸、散。外用：煎水洗；或研末吹鼻取嚏；或熬膏涂、烧烟熏患处。

【服用禁忌】阴虚痰盛、咯血者及孕妇忌服。

竹茹

【别名】竹皮、麻巴、竹二青等。

【性味归经】性微寒，味甘、淡。入肺经、胆经、胃经。

【功用主治】清热化痰、除烦止呕、润肺开郁、安胎凉血。可用于痰热咳嗽、烦热呕吐、惊悸失眠、中风痰迷、胎动不安、吐血、衄血、尿血、崩漏、小儿热痫、小儿风热癫痫、妊娠烦躁、痈痿肿毒等症。

【用法用量】内服：煎汤，7.5～15克。或入丸、散。外用：熬膏贴。

【服用禁忌】寒痰咳喘、胃寒呕逆及脾虚泄泻者忌服。

皂荚

【别名】鸡栖子、皂角、悬刀、长皂角等。

【性味归经】性温，味辛。入肺经、大肠经。

【功用主治】祛风止咳、开窍通闭、祛湿解毒、杀虫散结。可用于头风头痛、咳嗽痰喘、神昏不语、肠风便血、中风口眼歪斜、痈肿便毒、疮癣疥癞等症。

【用法用量】内服：1～3克，多入丸、散。外用：研末搐鼻；或煎水洗；或研末掺或调敷；或熬膏涂；或烧烟熏。

【服用禁忌】孕妇忌服。

紫菀

【别名】青菀、紫蒨、夜牵牛、紫菀茸等。

【性味归经】性温，味辛，苦。入肺经。

【功用主治】润肺下气、化痰止咳。可用于风寒或肺虚劳咳嗽、胸胁逆气、血痰、咳吐脓血、肺痿、肺痈、小便不利、小儿惊痫等症。

【用法用量】内服：煎汤，2.5～15克；或入丸、散。

【服用禁忌】实热者忌服。不宜与天雄、瞿麦、雷丸、远志、茵陈蒿同用。

消食理气类

陈皮

【别名】橘皮、红皮、柑皮、广陈皮等。

【性味归经】性温，味苦、辛。入肺经、脾经。

【功用主治】理气健脾、燥湿化痰、调中。可用于胸脘胀满、食少吐泻、消化不良、纳呆便溏、咳嗽痰多等症。

【用法用量】内服：煎汤，6～10克，或入丸、散。

【服用禁忌】气虚体燥、阴虚燥咳、吐血及内有实热者忌服。

降香

【别名】降真香、紫降香、花梨母等。

【性味归经】性温，味辛。入肝经、脾经、肺经、心经。

【功用主治】活血散瘀、止血定痛、降气辟秽、消肿生肌。可用于脘腹疼痛、肝郁胁痛、胸痹刺痛、寒疝疼痛、跌扑损伤、痈疽肿痛、外伤出血等症。

【用法用量】内服：煎汤，3～6克；或研末吞服；或入丸、散。外用：研细末敷患处。

【服用禁忌】阴虚火盛、脉实便秘者禁用。

甘松

【别名】甘香松、香松等。

【性味归经】性温，味辛、甘。入脾经、胃经。

【功用主治】理气止痛、醒脾健胃、开郁镇静、祛风解痉。可用于脘腹胀满、心律不齐、食欲不振、头痛、呕吐、牙痛、脚肿、蛔虫病等症。

【用法用量】内服：煎汤，4～7.5克，或入丸、散。外用：泡水含漱或煎水洗。

【服用禁忌】气虚血热者忌服。

莱菔子

【别名】萝卜子、芦菔子等。

【性味归经】性平，味辛、甘。入肺经、脾经、胃经。

【功用主治】消食除胀、下气定喘、化痰除风、散邪发汗。可用于咳嗽痰喘、胸闷腹胀、食积气滞、下痢后重、黄疸、小便不利、大便秘结、疮疹等症。

【用法用量】内服：煎汤，7.5～15克；或入丸、散；宜炒用。外用：研末调敷。

【服用禁忌】气虚者忌服。

高良姜

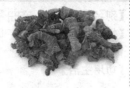

【别名】风姜、小良姜、海良姜等。

【性味归经】性热，味辛。入脾经、胃经。

【功用主治】温胃消食、祛风散寒、理气止痛。可用于脘腹冷痛、胃寒呕吐、噫气、霍乱腹痛、寒疝湿痹等症。

【用法用量】内服：煎汤，2.5～7.5克；或入丸、散。

【服用禁忌】阴虚有热者忌服。

大腹皮

【别名】槟榔皮、大腹毛、茯毛、槟榔衣、大腹绒等。

【性味归经】性微温，味辛。入脾经、胃经、大肠经、小肠经。

【功用主治】健脾开胃、利湿追风、下气宽中、行水消肿。可用于湿阻气滞、胸腹胀闷、小便不利、水肿、痰膈、醋心、脚气、疟疾、胎气恶阻胀闷等症。

【用法用量】内服：煎汤，10～15克；或入丸剂。外用：煎水洗或研末调敷。

【服用禁忌】气虚体弱者忌服。

沉香

【别名】蜜香、沉水香等。

【性味归经】性微温，味辛、苦。入脾经、胃经、肾经。

【功用主治】温中止呕、行气止痛、暖肾纳气、益精壮阳。可用于胸腹胀闷疼痛、气逆喘息、呕吐呃逆、脘腹胀痛、腰膝虚冷、大肠虚秘、小便气淋、男子精冷、恶核毒肿等症。

【用法用量】内服：煎汤，2.5～5克；磨汁或入丸、散。

【服用禁忌】阴亏火旺、气虚下陷者忌服。

茴香

【别名】土茴香、谷香、香子、小香等。

【性味归经】性温，味辛。入肾经、膀胱经、胃经。

【功用主治】温肾散寒、和胃理气、调中止痛。可用于寒疝、呕吐、小腹冷痛、肾虚腰痛、胃痛、遗尿、膀胱痛、脚气、霍乱、蛇咬伤等症。对慢性气管炎、嵌闭性小肠疝、鞘膜积液、阴囊象皮肿等疾病有治疗作用。

【用法用量】内服：煎汤，5～15克；或入丸、散。外用：研末调敷或炒热温熨。

【服用禁忌】阴虚火旺者忌服。

川楝子

【别名】练实、金铃子、仁枣、苦楝子等。

【性味归经】性寒，味苦。入肝经、小肠经、膀胱经。

【功用主治】疏肝泄热、行气止痛、祛湿驱虫。可用于胸胁脘腹胀痛、疝气疼痛、虫积腹痛、遗精等症。对急性乳腺炎、头癣等疾病有治疗作用。

【用法用量】内服：煎汤，7.5～15克；或入丸、散。外用：研末调敷。行气止痛炒用，杀虫生用。

【服用禁忌】脾胃虚寒者忌服。

鸡矢藤

【别名】鸡屎藤、牛皮冻、臭藤等。

【性味归经】性平，味甘、微苦。

【功用主治】祛风利湿、消食化积、止痛解毒、活血消肿。可用于消化不良、小儿疳积、风湿筋骨痛、肝胆、胃肠绞痛、痢疾、农药中毒、湿疹、疮疡肿毒等症。对黄疸型肝炎、肠炎、肺结核咯血、支气管炎、放射反应引起的白细胞减少症、皮炎等疾病有治疗作用。

【用法用量】内服：煎汤，25～50克。外用：适量，捣烂敷患处。

鸡内金

【别名】鸡黄皮、鸡食皮、鸡嗉子、鸡合子、鸡中金等。

【性味归经】性平，味甘。入脾经、胃经、小肠经、膀胱经。

【功用主治】健胃消食、涩精止遗、消症化石、祛热止烦。可用于消化不良、呕吐反胃、牙疳、口疮、泄泻下痢、遗精、尿血、遗尿、尿频、闭经等症。对小儿疳积、消化性溃疡、泌尿系结石、胆结石等有治疗作用。

【用法用量】内服：煎汤，5～15克；或入丸、散。外用：焙干研末调敷或生贴。

【服用禁忌】脾虚无积者忌服。

神曲

【别名】六神曲、六曲等。

【性味归经】性温，味甘、辛。入脾经、胃经。

【功用主治】健脾和胃、消食化积。可用于食欲不振、消化不良、脘腹胀满、呕吐泻痢、产后瘀血腹痛、小儿腹大坚积、胎动不安、黄疸、癥瘕疸瘤等症。

【用法用量】内服：煎汤，10～20克；或研末入丸、散。

【服用禁忌】脾阴不足、胃火旺盛者及孕妇忌服。

路路通

【别名】枫实、狼眼、枫树球、九空子等。

【性味归经】性平，味苦。入肝经、肾经。

【功用主治】祛风除湿、行气活血、疏肝活络、利水通经、收敛消毒。可用于风湿痹痛、肢体麻木、手足拘挛、脘腹疼痛、闭经、乳汁不通、水肿胀满、湿疹、痈疽、疥癣等症。

【用法用量】内服：煎汤，5～10克；或煅存性研末服。外用：研末敷；或烧烟闻嗅。

【服用禁忌】阴虚内热、虚寒血崩者及孕妇忌服。

檀香

【成分】含挥发油、檀油酸等。

【别名】白檀香、真檀、裕香等。

【性味归经】性温，味辛。入脾经、胃经、心经、肺经。

【功用主治】行气温中、理气和胃、散寒止痛。可用于胸腹胀痛、噎膈吐食；寒疝腹痛、噎膈呕吐、肾气腹痛、冠心病、心绞痛等症。

【用法用量】内服：煎汤，5～10克；或入丸、散。外用：磨汁涂。

【服用禁忌】阴虚火盛、有动血致嗽者忌服。

山楂

【别名】赤枣子、山里红果、茅楂、映山红果等。

【性味归经】性微温，味酸、甘。入脾经、胃经、肝经。

【功用主治】健胃消食、行气散瘀、降压止痛。可用于肉食积滞、胃脘胀满、泻痢腹痛、瘀血经闭、心腹刺痛、疝气疼痛等症。对急性细菌性痢疾、高脂血症、小儿疳积、肠炎、高血压病、绦虫病、冻疮、产后腹痛、产后恶露不尽等疾病有治疗作用。

【用法用量】内服：煎汤，10～20克；或入丸、散。外用：煎水洗或捣敷。

【服用禁忌】脾胃虚弱者忌服。

九香虫

【别名】屁巴虫、蜣螂虫、打屁虫等。

【性味归经】性温，味咸。入肝经、脾经、肾经。

【功用主治】理气止痛、温中助阳。可用于胃寒胀痛、胸腹胀满、肝胃气痛、肾虚阳痿、腰膝酸痛等症。

【用法用量】内服：煎汤，5～10克；或入丸、散。

【服用禁忌】阴虚内热者及阴虚阳亢者忌服。

柿蒂

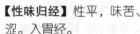

【成分】含丁香酸、三叶豆苷、葡萄糖等。

【别名】柿萼、柿丁、柿子把、柿蒂等。

【性味归经】性平，味苦、涩。入胃经。

【功用主治】降逆下气。用于呃逆。可用于呃逆、噫气、反胃等症。柿蒂有抗心律失常作用，有镇静作用，有一定的抗生育作用。

【用法用量】内服：煎汤，10～20 克；或入散剂。外用：适量，研末敷。

香橼

【成分】含橙皮苷、柠檬酸、鞣质、维生素 C 等。

【别名】枸橼、香圆等。

【性味归经】性温，味辛、苦、酸。入肝经、脾经、肺经。

【功用主治】平肝舒郁、理气利膈、宽中化痰。可用于胸腹满闷、胁肋胀痛、肝胃气滞、咳嗽痰多、哮喘、呕吐等症。

【用法用量】内服：煎汤，5～10 克；或入丸、散。

【服用禁忌】阴虚血燥及孕妇气虚者忌服。

乌药

【成分】含香樟内酯、乌药醇等。

【别名】台乌、香桂樟、铜钱柴、白叶柴等。

【性味归经】性温，味辛。入肺经、脾经、肾经、膀胱经。

【功用主治】顺气开郁、温肾散寒、止痛消胀。可用于胸腹胀痛、宿食不消、反胃呕吐、寒疝、脚气、疝气、膀胱虚冷、遗尿、尿频、痛经等症。

【用法用量】内服：煎汤，7.5～15 克；或入丸、散。外用：适量，研末调敷。

【服用禁忌】气虚、内热者及孕妇忌服。

木香

【别名】蜜香、云木香、广木香等。

【性味归经】性温，味辛、苦。入脾经、胃经、大肠经、三焦经、胆经。

【功用主治】温中和胃、健脾消食、行气止痛、调中导滞。可用于消化不良、食欲不振、胸腹胀痛、呕吐、泄泻、寒疝、痢疾后重、膀胱冷痛等症。

【用法用量】内服：煎汤，2.5～7.5 克；磨汁或入丸、散。外用：研末调敷或蜜汁涂。

【服用禁忌】阴虚津液不足者忌服。

香附

【成分】含葡萄糖、挥发油等。

【别名】莎草、香附子、雷公头等。

【性味归经】性平，味辛、微苦、微甘。入肝经、脾经、三焦经。

【功用主治】行气解郁、调经止痛、安胎。可用于肝郁气滞、胸胁胀痛、寒疝腹痛、吐血、尿血、乳房胀痛、月经不调、闭经、痛经、崩漏、胎动不安等症。

【用法用量】内服：煎汤，7.5～15 克；或入丸、散。外用：研末撒、调敷或做饼热熨。

【服用禁忌】气虚无滞、阴虚血热者忌服。

枳壳

【别名】枳实等。

【性味归经】性凉，味苦、辛。入肺经、脾经、大肠经。

【功用主治】健脾开胃、化痰散痞、理气宽中、行滞消胀、通利关节。可用于胸胁气滞、食积不化、咳嗽、水肿、便秘、风疹、风痒麻痹等症。对胃下垂、脱肛、子宫脱垂、肠胃无力性消化不良等疾病有治疗作用。

【用法用量】内服：煎汤，5～15 克（大剂25～100 克）；入丸、散。外用：煎水洗或炒热熨。

【服用禁忌】脾胃虚弱及孕妇忌服。

薤白

【别名】野葱、薤白头、野蒜、小蒜等。

【性味归经】性温，味辛、苦。入肺经、胃经、大肠经。

【功用主治】理气宽胸、通阳散结、下气散血、行气导滞。可用于胸痹疼痛、咳喘痰多、泻痢后重、疮疖痈肿等症。

【用法用量】内服：煎汤，7.5～15克（鲜者50～100克）；或入丸、散。外用：捣敷或捣汁涂。

【服用禁忌】气虚者忌服。

青皮

【别名】青橘皮、青柑皮、青皮子等。

【性味归经】性温，味苦、辛。入肝经、胆经、胃经。

【功用主治】疏肝破气、消积化滞、散结消痰。可用于食积气滞、胃脘胀痛、肝郁气滞、胸胁胀痛、乳房胀痛、乳核、疝气疼痛等症。

【用法用量】内服：煎汤，5～15克；或入丸、散。

【服用禁忌】气虚者忌服。

活血化瘀类

赤芍

【别名】木芍药、赤芍药、红芍药、草芍药等。

【性味归经】性微寒，味苦。入肝经。

【功用主治】清热凉血、活血祛瘀、消肿止痛。可用于温毒发斑、吐血、衄血、目赤肿痛、肝郁胁痛、闭经、痛经等症。

【用法用量】内服：煎汤，5～15克；或入丸、散。

【服用禁忌】血虚无瘀症及痈疽已溃者忌服。不宜与藜芦同用。

乳香

【别名】天泽香、多伽罗香、浴香、熏陆香等。

【性味归经】性温，味辛、苦。入心经、肝经、脾经。

【功用主治】调气活血、通经止痛、消肿生肌。可用于气血凝滞、心腹疼痛、风湿痹痛、耳聋、中风失语、跌打损伤、痈疮肿毒、痛经、肠痈等症。

【用法用量】内服：煎汤，5～15克；或入丸、散。外用：研末调敷。

没药

【别名】末药、明没药等。

【性味归经】性平，味苦。入肝经、脾经、心经、肾经

【功用主治】散瘀止痛、消肿生肌、固齿生发。可用于心腹血瘀、痔漏、目障、跌打瘀血肿痛、痈疽肿痛、疮口久不收敛等症。

【用法用量】内服：煎汤，5～15克；或入丸、散。外用：研末调敷；或配入膏剂敷贴患处。

【服用禁忌】孕妇忌服。

五灵脂

【别名】老鼠屎。

【性味归经】性温，味苦、甘。入肝经、脾经。

【功用主治】行血、止痛。治心腹血气诸痛、妇女闭经、产后瘀血作痛。还可以用于蛇、蝎、蜈蚣咬伤。

【用法用量】炒用止血。与香附配伍，用于治疗肝气犯胃之胃脘疼痛等。

【服用禁忌】血虚腹痛、经闭者；产妇失血过多、眩晕、心虚有火作痛者禁用。

斑蝥

【别名】花斑蝥、房屁虫、花罗虫、章瓦等。

【性味归经】性温，味辛。入肝经、胃经、肾经。

【功用主治】破血消癥、攻毒蚀疮、逐瘀散结。可用于癥瘕肿块、顽癣、闭经、癌肿、瘰疬、痈疽不溃、恶疮死、狂犬咬伤、沙虱毒等症。

【用法用量】内服：炒炙研末，0.03～0.06克；或入丸、散。外用：研末或浸酒醋，或制油膏涂敷患处，不宜大面积用。

【服用禁忌】本品有大毒，内服慎用；孕妇忌服。

丹参

【别名】红参、大红袍、血参根、朵朵花根、蜂糖罐等。

【性味归经】性微寒，味苦。入心经、肝经。

【功用主治】活血祛瘀、调经止痛、清心除烦、安神宁心、排脓止痛。可用于胸腹刺痛、心烦不眠、健忘怔忡、月经不调、闭经、痛经、疝气疼痛、痈疮肿毒等症。对迁延性及慢性肝炎、乳腺炎等疾病有治疗作用。

【用法用量】内服：煎汤，7.5～15克；或入丸、散。外用：熬膏涂，或煎水熏洗。

【服用禁忌】无瘀血者忌服。不宜与藜芦同用。

川牛膝

【别名】甜牛膝、白牛膝、拐牛膝、龙牛膝等。

【性味归经】性平，味甘、微苦。入肝经、肾经。

【功用主治】祛风利湿、通经活血、通利关节，利尿通淋。可用于难产、产后瘀血腹痛、痛经、闭经、风湿腰膝疼痛、血淋、尿血、跌扑损伤等症。

【用法用量】内服：煎汤，7.5～15克；浸酒或入丸、散。

【服用禁忌】孕妇忌服。

莪术

【别名】山姜黄、蓬术、青姜等。

【性味归经】性温，味辛、苦。入肝经、脾经。

【功用主治】行气破血、消积止痛。可用于血气心痛、饮食积滞、脘腹胀痛、闭经、痛经、癥瘕痞块、跌打损伤等症。对早期宫颈癌等疾病有治疗作用。

【用法用量】内服：煎汤，3～10克；或入丸、散。外用：适量，煎汤洗；或研末调敷。行气止痛多生用，破血祛瘀宜醋炒。

【服用禁忌】月经过多、气血两虚、脾胃虚弱无积滞者及孕妇忌服。

儿茶

【别名】儿茶膏、孩儿茶、黑儿茶等。

【性味归经】性微寒，味苦、涩。入肺经。

【功用主治】清热化痰、生肌敛疮、止血。可用于肺热咳嗽、咯血、腹泻、小儿消化不良、疮疡久不收口、湿疹、口疮、跌扑伤痛、外伤出血等症。对扁桃体炎、肺结核咯血等疾病有治疗作用。

【用法用量】内服：1～3克，包煎，多入丸散服。

红花

【别名】红蓝花、刺红花、草红花等。

【性味归经】性温，味辛。入心经、肝经。

【功用主治】活血通经、利水消肿、散瘀止痛。可用于中风、经闭、痛经、难产、死胎、产后恶露不行、瘀血作痛、疮疡肿痛、跌扑损伤等症。

【用法用量】内服：煎汤，3～10克。

【服用禁忌】孕妇忌服。

枫香脂

【别名】白胶香、枫脂、白胶、芸香、胶香等。

【性味归经】性平，味辛、微苦。入肺经、脾经。

【功用主治】祛风活血、解毒止痛、止血生肌。可用于痹痛、吐血、衄血、外伤出血、痈疽肿痛、疮疹、瘰疬、跌扑损伤、皮肤皲裂等症。

【用法用量】内服：煎汤，3～6克；宜入丸散；外用：研末撒或调敷或制膏摊贴，亦可制成熏烟药。

【服用禁忌】孕妇忌服。

虎杖

【别名】川筋龙、斑杖根、黄地榆等。

【性味归经】性微寒，味微苦、酸。入肝经、胆经、肺经。

【功用主治】清热解毒、祛风利湿、散瘀定痛、止咳化痰。可用于咳嗽痰多、实火牙痛、风湿筋骨疼痛、湿热黄疸、湿疮烂腿、淋浊带下、烫伤、恶疮癣疾、毒蛇咬伤等症。

【用法用量】内服：煎汤，10～15克；或浸酒；或入丸、散。外用：适量，研末调敷；或煎浓汁湿敷；或熬膏涂擦。

【服用禁忌】孕妇忌服。

骨碎补

【别名】毛贯仲、碎补、毛生姜、岩连姜等。

【性味归经】性温，味苦。入肾经、肝经。

【功用主治】补肾强骨、活血通经、止血止痛。可用于肾虚腰痛、耳鸣耳聋、牙齿松动、足膝痿弱、遗精、脱肛、筋骨折伤、恶疮等症。对斑秃、白癜风、阑尾炎、链霉素毒性及过敏反应、鸡眼等疾病有治疗作用。

【用法用量】内服：煎汤，15～25克；浸酒或入丸、散。外用：捣烂敷或晒干研末敷；也可浸酒搽。

【服用禁忌】阴虚及无瘀血者忌服。不宜与风燥药同用。

怀牛膝

【别名】百倍、胶骨、红牛膝、杜牛膝等。

【性味归经】性平，味苦、酸。入肝经、肾经。

【功用主治】补肝强肾、强筋壮骨、活血通经、散瘀消肿、利尿通淋。可用于肝阳眩晕、腰膝酸痛、下肢痿软、阴痿失溺、痛经、闭经、产后血瘀腹痛、痈肿恶疮等症。

【用法用量】内服：煎汤，15～25克；浸酒、熬膏或入丸、散。外用：捣敷；捣汁滴鼻；或研末撒入牙缝。

【服用禁忌】脾虚泄泻、梦遗失精、月经过多者及孕妇忌服。

鸡血藤

【别名】大血藤、血风藤、三叶鸡血藤、九层风等。

【性味归经】性温，味苦、甘。入肝经、肾经。

【功用主治】养血调经、活血镇痛、舒筋通络。可用于腰膝酸痛、麻木瘫痪、风湿痹痛、月经不调、痛经、闭经等症。对放射线引起的白血病等疾病有治疗作用。

【用法用量】内服：煎汤，15～25克（大剂50克）；或浸酒。

【服用禁忌】阴虚火亢者忌服。

凌霄花

【别名】五爪龙、倒挂金钟、藤萝花等。

【性味归经】花：性寒，味甘、酸；根：性凉，味苦。入肝经、心包经。

【功用主治】花：清热凉血、化瘀散结、祛风止痒；根：活血散瘀、解毒消肿。可用于血热风痒、风湿痹痛、月经不调、产后乳肿、风疹发红、皮肤瘙痒、痤疮、跌打损伤等症。对产后崩血、骨折、脱白、急性胃肠炎等疾病有治疗作用。

【用法用量】内服：煎汤，5～10克；或为散。外用：研末调涂。

【服用禁忌】气血虚弱及孕妇忌服。

及己

【别名】四叶细辛、四皮风、四角金等。

【性味归经】性平，味苦。入肝经。

【功用主治】活血散瘀、祛风止痛、舒筋活络、解毒杀虫。可用于风湿腰腿痛、疔疮肿毒、疥癣、皮肤瘙痒、闭经、跌打损伤、毒蛇咬伤等症。

【用法用量】内服：煎汤，1.5～3克；或泡酒；或入丸、散。外用：捣敷或煎水熏洗。

【服用禁忌】本品有毒，内服应谨慎且不宜长期服用；对开放性骨折不可外敷，以防中毒。

刘寄奴

【别名】乌藤菜、六月雪、斑枣子、细白花草、九牛草等。

【性味归经】性温，味苦。入心经、脾经。

【功用主治】消食化积、破瘀通经、敛疮消肿、通络强筋、散结止痛。可用于胸腹胀痛、痛经、产后恶露不尽、金疮出血、便血、尿血、顽癣、烫伤烧伤、痈毒燉肿等症。对急性传染性肝炎、恶性肿瘤等疾病有治疗作用。

【用法用量】内服：煎汤，7.5～15克；或入散剂。外用：捣敷或研末撒。

【服用禁忌】气血虚弱、脾虚作泄者忌服。

姜黄

【别名】黄姜、毛姜黄、宝鼎香、黄丝郁金等。

【性味归经】性温，味辛、苦。入脾经、肝经。

【功用主治】破血行气、利胆降压、通经止痛。可用于胸胁刺痛、冷气食积疼痛、风寒湿痹、黄疸、血瘀闭经、风湿肩臂疼痛、跌扑肿痛、脓肿创伤等症。

【用法用量】内服：煎汤，5～15克；或入丸、散。外用：研末调敷。

【服用禁忌】血虚而无气滞血瘀者及孕妇忌服。

马钱子

【别名】番木鳖、马前、牛银等。

【性味归经】性寒，味苦。入肝经、脾经。

【功用主治】通络止痛、散结消肿。可用于咽喉痹痛、风湿顽痹、半身不遂、痈疽肿痛、跌打损伤、骨折、痈疖疔疮等症。对面神经麻痹、重症肌无力症、淋巴结结核、子宫颈糜烂等疾病有治疗作用。

【用法用量】内服：炮制后入丸、散，每次0.2～0.6克。大剂量0.9克。外用：研末撒，浸水，醋磨、煎油涂敷或热膏摊贴。

【服用禁忌】不宜生用、多服久服；孕妇及体虚者忌服。

毛冬青

【别名】乌尾丁、细叶冬青、茶叶冬青等。

【性味归经】性平，味苦。入肺；肝；大肠经。

【功用主治】清热解毒、活血通脉、消肿止痛。可用于肺热喘咳、咽痛、牙龈肿痛、胸痹心痛、中风偏瘫、丹毒等症。对冠状动脉粥样硬化性心脏病、心绞痛、动脉粥样硬化、血栓闭塞性脉管炎、痢疾、烧伤、中心性视网膜炎、扁桃体炎、冻疮等疾病有治疗作用。

【用法用量】内服：煎汤，50～150克。外用：煎水洗或干叶研粉调油搽患处。

【服用禁忌】本品略有小毒，不宜大量久服。

水蛭

【别名】马鳖、水麻贴、沙塔干、肉钻子等。

【性味归经】性平，味咸、苦。入肝经、膀胱经。

【功用主治】破血逐瘀、通经消症。可用于目痛云翳、症块、跌打损伤、痈肿毒肿等症。对急性结膜炎等疾病有治疗作用。

【用法用量】内服：入丸、散，2.5～20克。外用：置病处吮吸；或浸取液滴。

【服用禁忌】体弱血虚、无瘀血停聚者及孕妇忌服。不宜于石灰、盐通用。

三棱

【别名】京三棱、红蒲根、光三棱等。

【性味归经】性平，辛、苦。入肝经、脾经。

【功用主治】破血行气、消积止痛。可用于心腹疼痛、胁下胀疼、食积胀痛、瘀滞经闭、痛经、闭经、产后腹痛、跌打损伤、疮肿坚硬等症。

【用法用量】内服：煎汤，7.5～15克；或入丸、散。

【服用禁忌】气虚体弱、血枯经闭及孕妇忌服。

苏木

【别名】苏方木、棕木、赤木、红柴、红苏木等。

【性味归经】性平，甘、咸。入心经、肝经、脾经。

【功用主治】行血祛瘀、消肿止痛。可用于痛经、产后瘀阻心腹痛、产后血晕、痈肿、跌打损伤、破伤风、痢疾、霍乱呕逆、中风口噤不语等症。

【用法用量】内服：煎汤，5～15克；研末或熬膏。外用：研末撒。

【服用禁忌】月经过多、血虚无瘀者及孕妇忌服。

三七

【别名】田七、滇七、参三七、汉三七等。

【性味归经】性温，甘、微苦。入肝经、胃经。

【功用主治】活血祛瘀、消肿定痛、止血。可用于咯血、眼出血、吐血、衄血、便血、崩漏、功能性子宫出血、外伤出血、疮痈肿痛、心绞痛等症。

【用法用量】内服：煎汤，7.5～15克；研末，2.5～5克。外用：磨汁涂、研末撒或调敷。

【服用禁忌】孕妇忌服。

桃仁

【别名】桃核仁等。

【性味归经】性平，味苦、甘。入心经、肝经、大肠经。

【功用主治】活血祛瘀、润肠通便、杀虫止痛。可用于血滞风痹、肝疟寒热、闭经、痛经、肠燥便秘、跌扑损伤、心痛、皮肤血热燥痒等症。对高血压、慢性盲肠炎、女性子宫血肿等疾病有治疗作用。

【用法用量】内服：煎汤，7.5～15克；或入丸、散。外用：捣敷。

【服用禁忌】血燥虚者及孕妇忌服。

土鳖虫

【别名】地鳖虫、土元、地乌龟、蟅虫等。

【性味归经】性寒，味咸。入肝经。

【功用主治】破瘀血、续筋骨、通经止痛。可用于筋骨折伤、瘀血闭经、跌打损伤、产后瘀血腹痛等症。

【用法用量】内服：煎汤，5～15克。

【服用禁忌】年老体弱者、月经期女性及孕妇忌服。

血竭

【别名】海蜡、麒麟血、木血竭等。

【性味归经】性平，味甘、咸。入心经、肝经。

【功用主治】祛瘀定痛、生肌敛疮、止血。可用于跌打损伤、痛经、产后瘀阻腹痛、内伤瘀痛、外伤出血不止、瘰疬、恶疮疥癣久不合等症。

【用法用量】内服：研末，0.5～1.5克；或入丸剂。外用：研末撒或入膏药内敷贴。

【服用禁忌】血病无淤积者忌服。

王不留行

【别名】留行子、剪金花、金盏银台、麦蓝子等。

【性味归经】性平，味苦。入肝经、胃经。

【功用主治】活血通经、下乳消肿、止血逐痛、消痈敛疮。可用于心烦鼻出血、风疹、小便不利、痛经、闭经、乳痈、产后乳汁不下、难产、血淋、金疮出血、疮痈肿毒等症。

【用法用量】内服：煎汤，7.5～15克；或入丸、散。外用：研末调敷。

【服用禁忌】孕妇忌服。

延胡索

【别名】玄胡素、元胡等。

【性味归经】性温，味辛、苦。入肝经、脾经、胃经。

【功用主治】活血散瘀、理气止痛。可用于胸胁、脘腹疼痛、心痛欲死、闭经、痛经、月经不调、产后血晕、恶露不尽等症。还可用于局部麻醉。

【用法用量】内服：煎汤，7.5～15克；或入丸、散。

【服用禁忌】血热气虚及孕妇忌服。

西红花

【别名】藏红花、番红花等。

【性味归经】性平，味甘。入心经、肝经。

【功用主治】活血化瘀、凉血解毒、解郁安神。可用于忧思郁结、胸膈痞闷、吐血、惊悸、麻疹、闭经、月经不调、产后恶露不净、产后瘀血腹痛、跌扑肿痛等症。

【用法用量】内服：煎汤，5～10克；或浸酒。

【服用禁忌】孕妇忌服。

益母草

【别名】益母蒿、红花艾、月母草、四棱草等。

【性味归经】性微寒，味辛、苦。入肝经、心包经。

【功用主治】清热解毒、活血调经、利尿消肿。可用于月经不调、痛经、闭经、胎漏难产、产后恶露不尽、乳痈恶肿痛、水肿尿少、小便不通、痔疮、打扑内损瘀血等症。对急性肾小球性肾炎等疾病有治疗作用。

【用法用量】内服：煎汤，15～30克；熬膏或入丸、散。外用：煎水洗或鲜草捣敷。

【服用禁忌】阴虚血少者及孕妇忌服。

郁金

【别名】 马荗、黄郁、玉金、白丝郁金等。

【性味归经】 性寒，味辛、苦。入心经、肝经、胆经。

【功用主治】 行气化瘀、清心解郁、止血凉血、疏肝利胆。可用于胸腹胁肋诸痛、痛经、闭经、倒经、热病神昏、惊痫、吐血、衄血、尿血、血淋、砂淋、黄疸等症。

【用法用量】 内服：煎汤，7.5～15克；磨汁或入丸、散。

【服用禁忌】 阴虚失血、无气滞血瘀者孕妇忌服。

月季花

【别名】 四季花、月月红、月光花等。

【性味归经】 性温，味甘。入肝经、肾经。

【功用主治】 活血调经、清热止咳、解毒消肿。可用于月经不调、痛经、肺虚咳嗽咯血、痢疾、痈疖肿毒、淋巴结结核（未溃破）、瘀血肿痛、瘰疬、痈肿、烫伤等症。

【用法用量】 内服：煎汤或开水泡服，5～10克。外用：鲜品捣敷患处，或干品研末调搽患处。

【服用禁忌】 脾胃虚寒者及孕妇忌服。

皂角刺

【别名】 皂丁、皂角针、皂针等。

【性味归经】 性温，味辛。入肝经、肺经、胃经。

【功用主治】 消肿排脓、去风化痰、解毒杀虫。可用于痈疽肿毒、瘰疬、疮疹顽癣、产后缺乳、胎衣不下、痈疽初起或脓成不溃等症。对急性扁桃体炎、小儿惊风抽搐等疾病有治疗作用。

【用法用量】 内服：煎汤，5～15克；或入丸、散。外用：醋煎涂，研末撒或调敷。

【服用禁忌】 痈疽已溃者及孕妇忌服。

泽兰

【别名】 地瓜儿苗、接古草、甘露秧、草泽兰等。

【性味归经】 性微温，味苦、辛。入肝经、脾经。

【功用主治】 活血化瘀、行水消肿、解毒消痈。可用于月经不调、闭经、痛经、产后瘀血腹痛、水肿、跌打损伤、痈肿、蛇毒等症。

【用法用量】 内服：煎汤，7.5～15克；或入丸、散。外用：鲜品捣敷；或煎水熏洗。

【服用禁忌】 无瘀血者忌服。

紫荆皮

【别名】 肉红、紫荆木皮、白林皮等。

【性味归经】 性平，味苦。入肝经、脾经。

【功用主治】 活血通经、消肿止痛、解毒。可用于风寒湿痹、咽喉肿痛、腰痛、牙痛、女人月经不调、痛经、经闭腹痛、癣疥、痔疮肿痛、蛇虫咬伤等症。对风湿性关节炎等疾病有治疗作用。

【用法用量】 内服：煎汤，10～20克；浸酒或入丸、散。外用：煎汤洗，或研粉调敷患处。

【服用禁忌】 孕妇忌服。

川芎

【别名】 山鞠穷、雀脑芎、贯芎、西芎等。

【性味归经】 性温，味辛。入肝经、胆经、心包经。

【功用主治】 行气开郁、祛风燥湿、活血止痛。可用于胸胁刺痛、月经不调、闭经、痛经、跌扑肿痛、风湿痹痛等症。

【用法用量】 内服：煎汤，3～10克；或入丸、散。外用：研末撒；或煎汤漱口。

【服用禁忌】 阴虚火旺、上盛下虚及气弱者忌服。

利水消肿（通淋）类

车前子

【别名】车前实、猪耳朵穗子、凤眼前仁等。

【性味归经】性微寒，味甘、淡。入肝经、肾经、肺经、小肠经。

【功用主治】清热利尿、渗湿通淋、明目、镇咳祛痰。可用于目赤障翳、痰热咳喘、小便不利、淋浊带下、水肿胀满、暑湿泻痢等症。

【用法用量】内服：煎汤，5～15克，包煎；或入丸、散。外用：适量，水煎洗或研末调敷。

【服用禁忌】内伤劳倦、肾虚精滑及内无湿热者忌服。

防己

【别名】粉防己、粉寸己、石蟾蜍等。

【性味归经】性寒，味苦。入膀胱经、肺经、肾经。

【功用主治】利水消肿、健脾化痰、祛风止痛。可用于水肿、肺气嗽喘、小便不利、膀胱水肿、湿疹疮毒、风湿痹痛、手足挛痛等症。对脚气病、高血压等疾病有治疗作用。

【用法用量】内服：煎汤，7.5～15克；或入丸、散。

【服用禁忌】阴虚而无湿热者忌服。

红小豆

【别名】朱小豆、米红豆等。

【性味归经】性平，味甘、酸。入心经、小肠经。

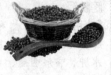

【功用主治】清热解毒、利水消肿、宽肠理气、消痈排脓。可用于水肿胀满、黄疸、风湿热痹、痈肿疮毒、脚气、淋病、便血、癣疹等症。

【用法用量】内服：煎汤，15～50克；或入散剂。外用：生研调敷；或煎汤洗。

茯苓

【别名】茯苓皮、不死面、松木薯、松苓等。

【性味归经】性平，味甘、淡。入心经、肺经、脾经、肾经。

【功用主治】健脾和胃、宁心安神、开心益智、利水渗湿。可用于脾虚食少、口焦舌干、便溏泄泻、心神不安等症。

【用法用量】内服：煎汤，10～15克；或入丸散。

【服用禁忌】阴虚而无湿热、虚寒滑精、气虚下陷者忌服。不宜与白敛、牡蒙、地榆、雄黄、秦艽、龟甲同用。

灯芯草

【别名】虎酒草、曲屁草等。

【性味归经】性微寒，味甘、淡。入心经、肺经、小肠经。

【功用主治】清心降火、利尿通淋。可用于心烦失眠、尿少涩痛、口舌生疮、水肿、湿热黄疸、小儿夜啼、喉痹、淋病等症。

【用法用量】内服：煎汤，0.5～4克（鲜草单用，25～50克）；或入丸、散。外用：适量，煅存性研末撒或吹喉；或用鲜品捣烂敷。

【服用禁忌】下焦虚寒、小便失禁者忌服。

海金沙

【别名】金沙藤、蛤蟆藤、吐丝草等。

【性味归经】性寒，味甘、淡。入小肠经、脾经、膀胱经。

【功用主治】清热解毒、补脾健胃、利尿除湿、通淋止痛。可用于感冒发热、风火牙痛、热淋、血淋、沙淋、水湿肿满、痢疾、湿热黄疸、吐血、衄血、尿血、外伤出血等症。

【用法用量】内服：煎汤，7.5～40克；或研末服。

【服用禁忌】肾阴亏虚者忌服。

滑石

【别名】番石、脆石、留石、画石等。

【性味归经】性寒，味甘、淡。入膀胱经、肺经、胃经。

【功用主治】利尿通淋、利窍除热、消暑化痰、通经活血、祛湿敛疮。可用于暑热烦渴、小便不利、热痢、淋病、黄疸、水肿、尿淋涩痛、湿疹、湿疮、痱子、衄血、脚气、皮肤湿烂等症。

【用法用量】内服：煎汤（布包），15～20克；或入丸、散。外用：研末掺或调敷。

【服用禁忌】脾虚气弱、精滑、热病律伤者及孕妇忌服。

罗布麻

【别名】吉吉麻、泽漆麻、缸花草、野茶等。

【性味归经】性凉，味甘、苦。

【功用主治】清热平肝、利水消肿、强心降压。可用于眩晕、头痛、心悸、失眠、水肿等症。对神经衰弱、心脏病、高血压、肝炎腹胀、肾炎水肿、心力衰竭、感冒等疾病有治疗作用。

【用法用量】内服：煎汤，10～15克；或泡茶饮。

【服用禁忌】脾虚慢惊者忌服。

金钱草

【别名】仙人对坐草、白侧耳根、铜钱花等。

【性味归经】性微寒，味甘、咸。入肝经、胆经、肾经、膀胱经。

【功用主治】清利湿热、散瘀消肿、利水通淋、镇咳解毒。可用于吐血、风湿麻木、黄疸尿赤、痈肿疔疮、产后惊风、毒蛇咬伤等症。对腮腺炎、烧伤、肺结核、肾炎水肿、肝胆结石、尿路结石、高血压等有治疗作用。

【用法用量】内服：煎汤，15～25克（鲜者50～100克）；或浸酒、捣汁。外用：捣敷。

【服用禁忌】阴疽诸毒、脾虚泄泻者忌捣汁生服。

木通

【别名】通草、万年、万年藤等。

【性味归经】性凉，味苦。入心经、小肠经、膀胱经。

【功用主治】清热利尿、安心除烦、活血通脉。可用于健忘、胸中烦热、鼻息肉、脚气水肿、喉痹咽痛、口舌生疮、风湿痹痛、小便赤涩、淋浊、水肿、闭经、痛经、乳汁不通等症。

【用法用量】内服：煎汤，5～10克；或入丸、散。

【服用禁忌】内无湿热、津亏、气弱、精滑、溲频及孕妇忌服。

瞿麦

【别名】巨句麦、山瞿麦、南天竺草、竹节草等。

【性味归经】性寒，味苦。入心经、肾经、小肠经、膀胱经。

【功用主治】利尿通淋、清利湿热、破血通经。可用于目赤肿痛、小便不通、尿热涩痛、热淋、血淋、石淋、水肿、闭经、痈肿疮毒、湿疮瘙痒等症。

【用法用量】内服：煎汤，7.5～15克；或入丸、散。外用：煎汤洗；或研末撒。

【服用禁忌】脾、肾气虚及孕妇忌服。

牵牛子

【别名】牵牛、黑丑、白丑、二丑等。

【性味归经】性寒，味苦。入肺经、肾经、小肠经、大肠经。

【功用主治】利水通便、祛痰逐饮、消积杀虫。可用于消化不良、小便不利、大便秘结、食滞虫积、腰痛、阴囊肿胀、痈疽肿毒、痔漏便毒、脚气、腹水、虫积腹痛等症。

【用法用量】内服：煎汤，7.5～15克；或入丸、散，0.25～0.75克。

【服用禁忌】胃弱气虚者及孕妇忌服。不宜与巴豆、巴豆霜同用。

石韦

【别名】石䓣、石兰、石剑、潭剑、石背柳等。

【性味归经】性微寒,味甘、苦。入肺经、膀胱经。

【功用主治】利水通淋、清肺化痰、凉血止血。可用于肺热咳嗽、小便不通、淋漓涩痛、吐血、衄血、尿血、崩漏、金疮、痈疽等症。对尿路结石、肾炎、痢疾、支气管哮喘、慢性气管炎等疾病有治疗作用。

【用法用量】内服:煎汤,7.5~15克;或入散剂。外用:适量,研末涂敷。

【服用禁忌】阴虚及无湿热者忌服。

薏米

【别名】薏苡、苡米、沟子米等。

【性味归经】性凉,味甘、淡。入脾经、胃经、肺经。

【功用主治】健脾益胃、补肺清热、利湿排脓、舒筋除痹。可用于水肿、脚气、小便不利、湿痹拘挛、脾虚泄泻、肺痈、肠痈、淋浊等症。对肺水肿、湿性肋膜炎、慢性溃疡、扁平疣等疾病有治疗作用。

【用法用量】内服:煎汤,15~50克;或入丸、散;或浸酒;或煮粥。

【服用禁忌】脾虚无湿、大便燥结及孕妇忌服。

通草

【别名】五加风、白通草、大通草、泡通等。

【性味归经】性凉,味甘、淡。入肺经、胃经。

【功用主治】清热利尿、通气下乳。可用于目昏耳聋、鼻塞失音、黄疸、淋病涩痛、水肿、小便不利、产后乳汁不通、闭经等症。

【用法用量】内服:煎汤,2.5~7.5克;或入丸、散。外用:研末绵裹塞鼻。

【服用禁忌】气阴两虚、内无湿热者及孕妇忌服。

玉米须

【别名】苞谷须、玉蜀黍蕊、棒子毛等。

【性味归经】性平,味甘、淡。入膀胱经、肝经、肾经、胆经。

【功用主治】利尿消肿、平肝利胆、宽肠下气。可用于脚气、吐血、衄血、水肿、小便不利、黄疸、乳汁不通等症。对慢性肾炎、急、慢性肝炎、高血压、糖尿病、慢性鼻窦炎、尿路结石、胆囊炎、胆道结石、习惯性流产、慢性肾炎、肾病综合征、急性溶血性贫血并发血红蛋白尿等疾病有治疗作用。

【用法用量】内服:煎汤,50~100克;或烧存性研末。外用:烧烟吸入。

香加皮

【别名】北五加皮、杠柳皮、香五加皮等。

【性味归经】性温,味辛、苦。入肝经、肾经、心经。

【功用主治】祛风除湿、强筋壮骨、利水消肿。可用于心力衰竭、心悸气短、风寒湿痹、腰膝酸软、下肢水肿等症。对风湿性关节炎、小儿筋骨软弱等疾病有治疗作用。

【用法用量】内服:煎汤,7.5~15克;浸酒或入丸、散。外用:煎水外洗。

【服用禁忌】血热、肝阳上亢者忌服。

泽泻

【别名】水泽、车苦菜、天秃等。

【性味归经】性寒,味甘。入肾经、膀胱经。

【功用主治】清泻肾火、利水渗湿、泄热通淋。可用于呕吐、痰饮眩晕、水肿胀满、遗精、脚气、淋病、尿血、小便不利、热淋涩痛等症。对高脂血症、疝气等疾病有治疗作用。

【用法用量】内服:煎汤,10~20克;或入丸、散。

【服用禁忌】肾虚、精滑、无湿热者忌服。

芳香化湿类

白豆蔻

【别名】多骨、壳蔻、圆豆蔻、白蔻等。

【性味归经】性温，味辛。入肺经、脾经。

【功用主治】化湿行气、温中止呕、开胃消食。可用于脾胃不和、食欲不振、脘腹胀满、胃寒呕吐、舌苔厚腻、胸闷、疟疾、酒精中毒等症。

【用法用量】内服：煎汤（不宜久煎），2.5～10克；或入丸、散。

【服用禁忌】阴虚血燥而无寒湿者忌服。

草果

【别名】草果仁、草果子等。

【性味归经】性温，味辛。入脾经、胃经。

【功用主治】燥湿温中、开郁化食、除痰截疟。可用于寒湿内阻、脘腹胀痛、疟疾寒热、反胃、呕吐等症。

【用法用量】内服：煎汤，4～7.5克；或入丸、散。

【服用禁忌】气虚或血亏、无寒湿实邪者忌服。

苍术

【别名】山精、赤术、马蓟、青术、仙术等。

【性味归经】性温，味辛、苦。入脾经、胃经、肝经。

【功用主治】燥湿健脾、祛风散寒、明目、解郁、辟秽。可用于倦怠嗜睡、食欲不振、呕吐、泄泻、痢疾、脘腹胀满、水肿、风湿痹痛、风寒感冒、夜盲等症。

【用法用量】内服：煎汤，7.5～15克；熬膏或入丸、散。

【服用禁忌】阴虚内热、气虚多汗者忌服。

厚朴

【别名】川朴、赤朴、烈朴等。

【性味归经】性温，味苦、辛。入脾经、胃经、肺经、大肠经。

【功用主治】燥湿消痰、行气消积、降逆平喘。可用于湿滞伤中、食积气滞、腹胀便秘、痰饮喘咳、反胃、寒湿泻痢等症。

【用法用量】内服：煎汤，5～15克；或入丸、散。

【服用禁忌】孕妇忌服。不宜与泽泻、寒水石、消石同用。

草豆蔻

【别名】漏蔻、草果、偶子、飞雷子、弯子等。

【性味归经】性温，味辛。入脾经、胃经。

【功用主治】温中祛寒、燥湿健脾、温胃止呕。可用于脘腹胀满冷痛、噎膈反胃、痰饮积聚、不思饮食、口臭、呕吐、脚气等症。

【用法用量】内服：煎汤，4～7.5克；或入丸、散。

【服用禁忌】阴虚血少，津液不足者忌服。

藿香

【别名】土藿香、八蒿、鸡苏、水麻叶等。

【性味归经】性微温，味辛。入肺经、脾经、胃经。

【功用主治】祛暑解表、利湿除风、清热止渴、辟秽散邪。可用于感冒暑湿、寒热头痛、胸脘痞闷、呕吐泄泻、疟疾、痢疾、手足癣、口臭等症。

【用法用量】内服：煎汤，7.5～15克；或入丸、散。外用：煎水含漱；或烧存性研末调敷。

【服用禁忌】阴虚火旺、胃热作呕者忌服。

佩兰

【别名】泽兰、燕尾香、千金草、醒头草

【性味归经】性平，味辛。入脾经、胃经、肺经。

【功用主治】解暑化湿、辟秽和中、醒脾开胃。可用于暑热头痛、无汗发热、胸闷腹满、口中甜腻、口臭、鼻塞、恶心呕吐、月经不调等症。

【用法用量】内服：煎汤，7.5～15克（鲜者15～25克）。

【服用禁忌】阴虚、气虚者忌服。

砂仁

【别名】缩砂仁、缩砂蜜、缩砂蔤等。

【性味归经】性温，味辛。入脾经、胃经、肾经。

【功用主治】化湿开胃、补肺醒脾、开郁止泻、理气安胎。可用于脾胃虚寒、脘腹胀满、不思饮食、呕吐泄泻、妊娠恶阻、胎动不安等症。

【用法用量】内服：煎汤（不宜久煎），2.5～10克；或入丸、散。

【服用禁忌】阴虚有热者忌服。

止血类

艾叶

【别名】艾蓬、香艾、野莲头等。

【性味归经】性温，味辛、苦。入肝经、脾经、肾经。

【功用主治】散寒止痛、温经止血、祛湿止痒。可用于心腹冷痛、月经不调、宫冷不孕、便血、吐血、衄血、崩漏等。

【用法用量】内服：煎汤，5～15克；入丸、散或捣汁。外用：制成艾条熏灸；或捣敷；或煎水熏洗；或炒热温熨。

【服用禁忌】阴虚血热者忌服。

槐花

【别名】槐蕊等。

【性味归经】性微寒，味苦。入肝经、大肠经。

【功用主治】凉血止血、清肝明目。可用于风热目赤、肠风便血、痔血、尿血、血淋、崩漏、痈疽疮毒、中风、阴疮湿痒、痈疽疮毒等症。

【用法用量】内服：煎汤，10～25克；或入丸、散。外用：煎水熏洗；或研末撒。

【服用禁忌】脾胃虚寒者忌服。

白及

【性味归经】性微寒，味苦、甘、涩。入肺经、肝经、胃经。

【功用主治】收敛止血、消肿生肌。可用于咯血、吐血、衄血、便血、外伤出血、痈疮肿毒、烫灼伤、手足皲裂等症。

【用法用量】内服：煎汤，3～10克；研末，每次1.5～3克。外用：适量，研末撒或调涂。

【服用禁忌】外感咯血，肺痈初起及肺胃有实热者忌服。不宜与乌头类药材同用。

鸡冠花

【别名】鸡公花、鸡髻花、鸡冠头、鸡角枪等。

【性味归经】性凉，味甘、涩。入肝经、大肠经。

【功用主治】收敛止血、止带止痢。可用于吐血、咯血、便血、血淋、痔血、崩漏、赤白带下、久痢不止等症。

【用法用量】内服：煎汤，7.5～15克；或入丸、散。外用：煎水熏洗。

白茅根

【别名】丝茅草、白茅草、地节根、寒草根、茅草根等。

【性味归经】性寒，味甘。入肺经、胃经、小肠经。

【功用主治】凉血止血、清热生津、利尿通淋。可用于热病烦渴、胃热呕逆、肺热喘咳、小便淋漓涩痛、水肿、黄疸、吐血、衄血、脚气等症。

【用法用量】内服：煎汤，15～25克（鲜者50～100克）；捣汁或研末。外用：适量，鲜品捣汁涂。

【服用禁忌】脾胃虚寒、溲多不渴者忌服。

侧柏叶

【别名】柏叶、扁柏叶、丛柏叶等。

【性味归经】性寒，味苦、涩。入肺经、肝经、脾经、大肠经。

【功用主治】凉血止血、止咳祛痰、生发乌发、祛风湿、散肿毒。可用于咳嗽痰多、风湿痹痛、丹毒、烫伤、吐血、衄血、咯血、便血、崩漏下血、血热脱发、须发早白等症。对急、慢性细菌性痢疾、慢性气管炎、肺结核、百日咳、溃疡病并发出血、秃发等疾病有治疗作用。

【用法用量】内服：煎汤，10～20克；或入丸、散。外用：煎水洗、捣敷或研末调敷。

地锦草

【别名】红莲草、红丝草、小红筋草等。

【性味归经】性平，味辛。入肝经、大肠经。入肺经、肝经、胃经、大肠经、膀胱经。

【功用主治】清热解毒、健胃止泻、凉血止血、利湿通乳。可用于咯血、尿血、便血、崩漏、肠炎、痢疾、湿热黄疸、乳汁不通、小儿疳积、尿路感染、跌打肿痛等症。

【用法用量】内服：煎汤，10～15克，鲜者可用15～30克；或入散剂。外用：适量，鲜品捣敷或研末撒。

【服用禁忌】菌痢、肠炎及其他肠道传染病、慢性支气管炎患者忌服。

地榆

【别名】黄瓜香、玉札、山枣子、水槟榔等。

【性味归经】性微寒，味苦、酸、涩。入肝经、大肠经。

【功用主治】清热解毒、消肿敛疮、凉血止血。可用于吐血、咯血、衄血、尿血、便血、赤白带下、疮痈肿痛、湿疹、阴痒、水火烫伤、蛇虫咬伤等症。对小儿肠伤寒、烧伤、皮肤病及慢性骨髓炎等疾病有治疗作用。

【用法用量】内服：煎汤，10～15克；或入丸、散；亦可绞汁内服。外用：煎水或捣汁外涂；或研末掺或捣烂外敷。

【服用禁忌】虚寒者忌服。

蒲黄

【别名】香蒲、水蜡烛、蒲草等。

【性味归经】性平，味甘、微辛。入肝经、心经、心包经。

【功用主治】凉血止血、活血消瘀、利尿通淋。可用于脘腹刺痛、口疮、闭经、痛经、吐血、衄血、咯血、崩漏、外伤出血、跌扑肿痛、产后瘀痛、血淋涩痛、阴下湿痒、疮疖肿毒等症。

【用法用量】内服：煎汤，7.5～40克；或入丸、散。外用：研末撒或调敷。散瘀止痛多生用；止血多炒用；血瘀出血则生熟各半。

【服用禁忌】孕妇忌服。

仙鹤草

【别名】过路黄、地仙草、五蹄风、牛头草等。

【性味归经】性平，味苦、涩。入心经、肝经。

【功用主治】收敛止血、健胃止痢、杀虫解毒。可用于吐血、尿血、便血、疟疾、赤白痢疾、崩漏带下、劳伤脱力、痈肿疮毒、创伤出血等症。对肺病咯血、胃溃疡出血、肝脓肿、滴虫性阴道炎、嗜盐菌感染性食物中毒等疾病有治疗作用。

【用法用量】内服：煎汤，15～25克（鲜者25～50克），捣汁或入散剂。外用：捣敷；或熬膏涂敷。

茜草

【别名】血见愁、过山龙、地苏木、活血丹、红茜根等。

【性味归经】性寒，味苦。入肝经、心经。

【功用主治】凉血止血、祛瘀通经。可用于吐血、衄血、崩漏、外伤出血、经闭瘀阻、关节痹痛、跌扑肿痛、风湿痹痛、黄疸、疮痈、痔肿等症。

【用法用量】内服：煎汤，10～15克；或入丸、散；或浸酒。行血通经宜生用；止血宜炒炭用。

【服用禁忌】脾胃虚寒及无瘀滞者忌服。

小蓟

【别名】刺儿菜、曲曲菜、小刺盖等。

【性味归经】性凉，味甘、苦。入心经、肝经、脾经。

【功用主治】凉血止血，清热祛瘀，降压消肿。可用于衄血、吐血、尿血、便血、崩漏下血、外伤出血、血淋胀痛、痈肿疮毒、蜘蛛蛇蝎毒等症。

【用法用量】内服：煎汤，5～10克；鲜品可用30～60克，或捣汁。外用：适量，捣敷。

【服用禁忌】脾胃虚寒而无瘀滞者忌服。

解表类

白芷

【别名】苻蓠、泽芬、香白芷等。

【性味归经】性温，味辛。入胃经、大肠经、肺经。

【功用主治】散风除湿、通窍止痛、消肿排脓、润泽生肌。可用于感冒头痛、风痛头眩、眉棱骨痛、牙痛、鼻塞、小便出血、痈疽疮疡、皮肤燥痒、疥癣、毒蛇咬伤等症。

【用法用量】内服：煎汤，4～10克；或入丸、散。外用：研末撒或调敷。

【服用禁忌】阴虚血热者忌服。

荆芥

【别名】假苏、姜苏、稳齿菜等。

【性味归经】性温，味辛。入肺经、肝经。

【功用主治】祛风解表、透疹止血。可用于感冒发热、头痛、咽喉肿痛、咳嗽、麻疹、中风口噤、吐血、衄血、便血、崩漏、产后血晕、痈肿、疮疥、瘰疬等症。

【用法用量】内服：煎汤，3～10克；或入丸、散。外用：适量，煎水熏洗；或捣敷；或研末调散。

【服用禁忌】表虚自汗、阴虚头痛者忌服。

淡豆豉

【成分】含蛋白质、维生素 B_1、维生素 B_2 等。

【别名】香豉、淡豉、杜豆豉等。

【性味归经】性凉，味苦、辛。入肺经、胃经。

【功用主治】解肌发表，宣郁除烦。可用于感冒、寒热头痛、烦躁胸闷、虚烦不眠、两脚疼冷、血痢腹痛、误食鸟兽肝中毒等症。

【用法用量】内服：煎汤，5～15克；或入丸剂。外用：适量，捣敷，或炒焦研末调敷。

牛蒡子

【别名】黑风子、毛锥子、粘苍子、牛子等。

【性味归经】性寒，味辛、苦。入肺经、胃经。

【功用主治】疏散风热、宣肺透疹、利咽散结、消肿解毒。可用于风热感冒、咳嗽痰多、咽喉肿痛、麻疹、风疹、痄腮、丹毒、痈肿疮毒等症。

【用法用量】内服：煎汤，7.5～15克；或入散剂。外用：煎水含漱。

【服用禁忌】气虚便溏、痈疽已溃者忌服。

葱白

【别名】葱茎白、葱白头等。

【性味归经】性温，味辛。入肺经、胃经。

【功用主治】发汗解表、通阳祛湿、安胎止血、解毒杀虫。可用于感冒头痛、鼻塞、乳痈、身痛麻痹、虫积腹痛、小便不利、痢疾、痈疖肿毒、霍乱转筋、脚气等症。对蛔虫性急腹痛、蛲虫病、乳腺炎、小儿消化不良等疾病有治疗作用。

【用法用量】内服：煎汤，9～15克；或酒煎；或煮粥食，每次可用鲜品15～30克。外用：或捣敷；或炒熨；或蜂蜜或醋调敷。

【服用禁忌】表虚多汗者忌服。

桂枝

【别名】柳桂等。

【性味归经】性温，味辛、甘。入心经、肺经、膀胱经。

【功用主治】健脾燥胃、消肿利湿、发汗解肌、温通经脉、散寒解表、助阳化气。可用于伤风头痛、风寒感冒、心悸、水肿、脘腹冷痛、血寒闭经、风痹骨节挛痛、手足发冷作麻、筋抽疼痛、小便不利等症。

【用法用量】内服：煎汤，2.5～10克；或入丸、散。

【服用禁忌】阴虚火旺、血热妄行者及孕妇忌服。

防风

【别名】回云、回草、百枝、屏风等。

【性味归经】性温，味辛、甘。入膀胱经、肝经、脾经。

【功用主治】祛风解表、安神定志、胜湿止痛、解痉止痒。可用于外感风寒、头痛、风湿痹痛、骨节酸痛、腹痛泄泻、破伤风、风疹瘙痒、疮疡初起等症。还能解乌头、芫花、野菌诸热药毒。

【用法用量】内服：煎汤，7.5～15克；或入丸、散。外用：研末调敷；或煎水熏洗。

【服用禁忌】血虚痉急或头痛不因风邪者忌服。不宜与干姜、藜芦、白蔹、芫花、草薢同用。

麻黄

【别名】龙沙、卑盐、狗骨等。

【性味归经】性温，味辛、微苦。入肺经、膀胱经。

【功用主治】发汗散寒、止咳平喘、利水消肿。可用于风寒感冒、头痛鼻塞、风湿痹痛、胸闷喘咳、目赤肿痛、水肿、骨节疼痛、小便不利、风疹瘙痒等症。

【用法用量】内服：煎汤（宜先煎，去水面浮沫），2.5～10克；或入丸、散。外用：适量，研末（口畜）鼻或研末敷。

【服用禁忌】体虚弱而自汗、盗汗、气喘者忌服。不宜与辛夷、石韦同用。

葛根

【别名】葛麻茹、黄葛根、葛条根等。

【性味归经】性平，味甘、辛。入脾经、胃经。

【功用主治】解肌退热、发表透疹、生津止渴、排脓破血、升阳止泻。可用于外感发热头痛、项背强痛、烦热口渴、麻疹不透、热痢、耳聋、呕吐等症。对高血压病颈项强痛、冠心病、心绞痛、眼底病、早期突发性耳聋等疾病有治疗作用。

【用法用量】内服：煎汤，10～15克；或捣汁。外用：适量，捣敷。

【服用禁忌】易于动呕、胃寒者忌服。

羌活

【别名】羌青、退风使者、黑药等。

【性味归经】性温，味辛、苦。入膀胱经、肾经。

【功用主治】祛风胜湿、散寒止痛。可用于外感风寒、发热身痛、头痛无汗、中风噤声、头晕目赤、风水肿、风寒湿痹、骨节酸疼、阳痿遗精、遗尿尿频、腰膝冷痛、痈疽疮毒等症。

【用法用量】内服：煎汤，10～25克；或入丸、散。

【服用禁忌】血虚痹痛者忌服。

香薷

【别名】香茹、香草、蜜蜂草等。

【性味归经】性微温，味辛。入肺经、胃经。

【功用主治】发汗解暑、行水消肿、解表除邪、和中利湿。可用于暑湿感冒、恶寒发热、咳嗽、头痛无汗、呕吐腹泻、小便不利、胸痞腹痛、水肿、鼻出血、脚气等症。

【用法用量】内服：煎汤，5～15克；或研末；或入丸、散，或煎汤含漱。外用：适量，捣敷。

【服用禁忌】表虚者忌服。

辛夷

【别名】木笔花、木兰、姜朴花等。

【性味归经】性温，味辛。入肺经、胃经。

【功用主治】祛风散寒、温中解肌、明目通窍、利气破壅。可用于风寒头痛、鼻塞、鼻疮、鼻渊、鼻流浊涕、齿痛、瘙痒等症。还能促进子宫收缩，有催生作用。

【用法用量】内服：煎汤，5～15克；或入丸、散。外用：研末塞鼻或水浸蒸馏滴鼻。

【服用禁忌】阴虚火旺者忌服。不宜与五石脂、菖蒲、蒲黄、黄连、石膏同用。

祛风湿类

独活

【别名】独摇草、独滑、长生草等。

【性味归经】性微温，味辛、苦。入肾经、膀胱经。

【功用主治】祛风除湿、镇静催眠、通痹止痛。可用于风寒湿痹、腰膝酸痛、手脚挛痛、头痛、齿痛、痈疽败血、失音不语、口眼歪斜、目赤肤痒等症。

【用法用量】内服：煎汤，3～10克；或浸酒；或入丸、散。外用：煎汤洗。

【服用禁忌】阴虚血燥者忌服。

木瓜

【别名】木瓜实、秋木瓜、铁脚梨等。

【性味归经】性温，味甘、酸。入肝经、脾经。

【功用主治】敛肺平肝、和胃化湿、舒筋活络、活血通经、止渴消肿。可用于风湿痹痛、肢体酸重、筋脉拘挛、腹胀善噫、心下烦痞、吐泻转筋、脚气、水肿、痢疾等症。

【用法用量】内服：煎汤，7.5～15克；或入丸、散。外用：煎水熏洗。

【服用禁忌】精血虚、真阴不足者忌服。

海风藤

【别名】爬岩香、风藤等。

【性味归经】性微温，味辛、苦。入心经、肾经。

【功用主治】祛风化湿、宣痹止痛、通络舒筋、宽中理气。可用于风寒湿痹、关节疼痛、筋脉拘挛、腿膝痿痹、跌打损伤、哮喘、脘腹冷痛、水肿等症。

【用法用量】内服：煎汤，6～15克；或浸酒。

陆英

【别名】蒴藋、接骨草等。

【性味归经】性平，味甘、微苦。入肝经。

【功用主治】祛风利湿、舒筋活血、疏肝健脾、活血化瘀、利尿消肿。可用于风温痹痛、跌扑损伤、扭伤肿痛、骨折疼痛等症。

【用法用量】内服：煎汤，9～15克，鲜品60～120克。外用：适量，捣敷；或煎水洗；或研末调敷。

【服用禁忌】孕妇忌服。

苍耳子

【别名】棉螳螂、胡苍子、苍耳蒺藜等。

【性味归经】性温，味甘、辛、苦。入肺经、肝经。

【功用主治】散风除湿、通窍止痒、消肿开痹、止痛杀虫。可用于风寒头痛、风湿痹痛、风疹瘙痒、疥癣、目暗、齿痛、鼻渊、子宫出血、深部脓肿等症。对腰腿痛、变态反应性鼻炎、慢性鼻炎、疟疾、腮腺炎、下肢溃疡、麻风病、皮肤湿疹等有治疗作用。

【用法用量】煎汤，7.5～15克；或入丸、散。外用：适量，捣敷，或煎水洗。

【服用禁忌】血虚头痛、痹痛者忌服。

威灵仙

【别名】黑木通、七寸风、铁灵仙等。

【性味归经】性温，味辛、咸、微苦。入膀胱经、肝经。

【功用主治】祛风除湿、通络止痛。消痰涎、散癖积、利尿。可用于风湿痹痛、肢体麻木、腰膝冷痛、脚气肿痛、筋脉拘挛、屈伸不利、小便不利、痛风、跌打内伤等症。

【用法用量】内服：煎汤，10～15克；或入丸、散；或浸酒。外用：适量，捣敷；或煎水熏洗；或作发泡剂。

【服用禁忌】气血亏虚、无风寒湿邪者及孕妇忌服。

海桐皮

【别名】鼓桐皮、丁皮、刺桐皮、接骨药等。

【性味归经】性平，味苦、辛。入肝经、脾经、肾经。

【功用主治】祛风除湿、舒筋通络、杀虫止痒、消肿散瘀、生肌止痛。可用于风湿痹痛、腰腿筋骨疼痛、顽癣、目赤、牙痛、霍乱、赤白久痢、血痢、产后瘀血作痛、乳痛、跌打损伤、骨折等症。

【用法用量】内服：煎汤，10～20克；或浸酒。外用：适量，煎水熏洗，或浸酒搽；或研末调敷。

【服用禁忌】血虚者忌服。

乌头

【别名】草乌、竹节乌头、金鸦、断肠草等。

【性味归经】性热，味辛。入肝经、脾经、肺经。

【功用主治】祛风除湿、温经散寒、消肿祛痰、麻醉镇痛。可用于风寒湿痹、关节疼痛、头风头痛、中风瘫痪、心腹冷痛、破伤风、冷痢、喉痹、寒疝、瘀血肿痛、痈疽、疔疮、瘰疬等症。对风湿性关节炎等疾病有治疗作用。

【用法用量】内服：煎汤，3～6克；或入丸、散。外用：适量，研末调敷；或醋、酒磨涂。

【服用禁忌】阴虚火旺、各种热证患者及孕妇忌服。

桑寄生

【别名】茑、寓木、寄生草、冰粉树等。

【性味归经】性平，味甘、苦。入肝经、肾经。

【功用主治】补肝益肾、强筋壮骨、祛风除湿、通经活络、益血安胎。可用于风湿痹痛、腰膝酸软、筋骨痿弱、头晕目眩、崩漏经多、胎动不安、胎漏血崩、产后乳汁不下、痢疾、瘰疬、小儿抽搐、吐血等症。对动脉硬化性高血压、冠心病、心绞痛等疾病有治疗作用。

【用法用量】内服：煎汤，15～30克；或入丸、散；或浸酒；或捣汁服。外用：适量，捣烂外敷。

五加皮

【别名】南五加皮、刺五加、刺五甲等。

【性味归经】性温，味辛、苦。入肝经、肾经。

【功用主治】化痰除湿、养肾益精、强筋壮骨、祛风去瘀、活血消肿。可用于风湿痹痛、筋骨痿软、体虚乏力、小儿行迟、水肿、脚气、小便不利、疮疽肿毒、阴囊湿疹、跌打损伤、骨折等症。

【用法用量】内服：煎汤，6～9克，鲜品加倍；浸酒或入丸、散。外用：适量，煎水熏洗或为末敷。

【服用禁忌】阴虚火旺者忌服。

安神类

柏子仁

【别名】柏实、柏子、柏仁、侧柏子等。

【性味归经】性平，味甘。入心经、肝经、脾经、肾经、大肠经。

【功用主治】养心安神、润肠通便、益血止汗、润肺健胃、利尿消炎。可用于虚烦失眠、心悸怔忡、阴虚盗汗、肠燥便秘等症。

【用法用量】内服：煎汤，5～15克；便溏者制霜用；或入丸、散。外用：适量，研末调敷；或鲜品捣敷。

【服用禁忌】便溏及痰多者忌服。

酸枣仁

【别名】山枣仁、酸枣核等。

【性味归经】性平，味甘、酸。入肝经、胆经、脾经、心经。

【功用主治】宁心安神、和胃运脾、平肝理气、润肺养阴、温中利湿、敛气止汗、明目生津。可用于虚烦不眠、惊悸多梦、体虚多汗、津伤烦渴、四肢酸疼、脐上下痛等症。

【用法用量】内服：煎汤，6～15克；研末，每次3～5克；或入丸、散。

【服用禁忌】实邪郁火及患滑泄症者忌服。

合欢皮

【别名】合昏皮、夜合皮、合欢木皮等。

【性味归经】性平，味甘。入心经、肝经、肺经。

【功用主治】解郁安神、宁心和血、活血消痈。可用于心神不安、忧郁失眠、心气躁急、肺痈疮肿、瘰疬、跌扑伤痛、筋骨折伤等症。

【用法用量】内服：煎汤，7.5～15克；或入散剂。外用：研末调敷。

夜交藤

【别名】棋藤、首乌藤等。

【性味归经】性平，味甘、微苦。入心经、肝经。

【功用主治】养心安神、祛风通络。可用于失眠、多梦、多汗、风湿痹痛、血虚身痛、痔疮、贫血、痈疽、瘰疬、风疮疥癣等症。

【用法用量】内服：煎汤，10～20克。外用：适量，煎水洗；或捣烂敷。

【服用禁忌】躁狂属实火者忌服。

龙骨

【别名】五花龙骨等。

【性味归经】性平，味甘、涩。入心经、肝经、肾经、大肠经。

【功用主治】镇惊安神、敛汗固精、止血涩肠、生肌敛疮。可用于神经衰弱、惊痫癫狂、怔忡健忘、心悸、失眠、多梦、自汗、盗汗、遗精、遗尿、便血、崩漏带下等。

【用法用量】内服：煎汤，15～25克；或入丸散。外用：研末撒或调敷。

【服用禁忌】有湿热、实邪者忌服。

远志

【别名】细草、线茶等。

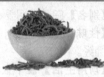

【性味归经】行气散郁、宁心益智、祛痰开窍、解毒消肿。可用于失眠多梦、健忘惊悸、神志恍惚、梦遗、咳嗽多痰、疮疡肿毒、乳房肿痛、痈疽发背等症。

【用法用量】内服：煎汤，30～10克；浸酒或入丸、散。外用：适量，研末酒调敷。

【服用禁忌】心肾有火、阴虚阳亢者忌服。

温里祛寒类

丁香

【别名】雄丁香、公丁香等。

【性味归经】性温,味辛。入脾经、胃经、肺经、肾经。

【功用主治】温中降逆、补肾助阳。可用于脾胃虚寒、呃逆呕吐、食少吐泻、心腹冷痛、肾虚阳痿、腰膝酸冷、阴疽、癣疾、慢性消化不良、胃肠充气、子宫疝痛等症。

【用法用量】内服,煎汤,1.5~5克;或入丸、散。外用:研末调敷。

【服用禁忌】热病及阴虚内热者忌服。

胡椒

【别名】白胡椒、黑胡椒等。

【性味归经】性热,味辛。入胃经、大肠经。

【功用主治】温中散寒、开胃下气、消痰止泻、止痛解毒。可用于治寒痰食积、脘腹冷痛、食欲不振、癫痫痰多、冷痢、牙齿浮热作痛、胃寒疼痛、鱼肉蟹毒等症。

【用法用量】内服:煎汤,1~3克;或入丸、散。外用:适量,研末调敷,或置膏药内外贴。

【服用禁忌】阴虚有火者忌服。

附子

【别名】附片、盐附子等。

【性味归经】性热,味辛、甘。入心经、脾经、肾经。

【功用主治】回阳救逆、补火助阳、散寒除湿。可用于亡阳欲脱、肢冷脉微、阳痿、宫冷、心腹冷痛、虚寒吐泻、久痢、阴寒水肿、脚气水肿风寒湿痹、阴疽疮疡等症。

【用法用量】内服:煎汤,5~15克;或入丸、散。外用:研末调敷。

【服用禁忌】阴虚阳盛者、孕妇忌服。

肉桂

【别名】牡桂、大桂、辣桂、玉桂等。

【性味归经】性热,味辛、甘。入肾经、脾经、心经、肝经。

【功用主治】补火助阳、暖脾益胃、散寒止痛、活血通经、解蛇蝮毒。可用于阳痿、腰膝冷痛、胁痛、目赤咽痛等症。

【用法用量】内服:煎汤,2.5~7.5克;或入丸、散。外用:研末调敷或浸酒涂擦。

【服用禁忌】阴虚火旺者、有出血倾向者及孕妇忌服。不宜与赤石脂同用。

干姜

【别名】白姜、均姜、干生姜等。

【性味归经】性热,味辛。入脾经、胃经、肺经。

【功用主治】温中散寒、回阳通脉、燥湿消痰、温肺化饮。可用于心腹冷痛、呕吐泄泻、肢冷脉微、痰饮喘咳、阳虚吐血等症。

【用法用量】内服:煎汤,3~10克;或入丸散。外用:适量,煎汤洗,或研末调敷。

【服用禁忌】阴虚内热、血热妄行者及孕妇忌服。

小茴香

【别名】茴香子、谷茴香、谷香、香子等。

【性味归经】性温,味辛。入肝经、肾经、脾经、胃经。

【功用主治】散寒止痛、理气和胃、温肾暖肝、行气止痛。可用于脘腹冷痛、肾虚腰痛、胁痛、寒疝腹痛、睾丸偏坠、痛经、食少吐泻等症。

【用法用量】内服:煎汤,3~6克;或入丸、散。外用:适量,研末调敷;或炒热温熨。

【服用禁忌】阴虚火旺者忌服。

平肝熄风类

钩藤

【别名】金钩藤、挂钩藤、钩丁、倒挂金钩、钩耳等。

【性味归经】性凉，味甘。入肝经、心包经、心经。

【功用主治】清热平肝、熄风定惊、舒筋除眩、下气宽中。可用于头痛眩晕、感冒、小儿惊风、夜啼、头胀痛、惊痫抽搐等症。对妊娠子痫、高血压等疾病有治疗作用。

【用法用量】内服：煎汤（不宜久煎），7.5～15克；或入散剂。

全蝎

【别名】杜伯、虿尾虫、全虫、茯背虫等。

【性味归经】性平，味辛、咸。入肝经。

【功用主治】熄风镇痉、逐湿除风、攻毒散结、通络止痛。可用于小儿惊风、抽搐痉挛、中风口眼歪斜、破伤风、风湿顽痹、偏正头痛、牙痛、耳聋、疮疡等症。

【用法用量】内服：煎汤，全蝎4～7.5克，蝎尾1.5～2.5克；或入丸、散。外用：研末调敷。

【服用禁忌】血虚生风者及孕妇忌服。

羚羊角

【别名】高鼻羚羊等。

【性味归经】性寒，味咸。入肝经、心经。

【功用主治】平肝熄风、清热镇惊、清肝明目、定风安魂、散血下气、凉血解毒、止渴除烦。可用于高热惊痫、神昏痉厥、盗汗、癫痫发狂、头痛眩晕、目赤翳障等症。

【用法用量】内服：磨汁，1.5～2.5克；煎汤，2.5～5克；或入丸、散。外用：适量，煎汤或磨汁涂敷。

【服用禁忌】脾虚慢惊患者忌服。

天麻

【别名】赤箭脂、定风草、合离草、独摇、自动草、水洋芋等。

【性味归经】性平，味甘。入肝经、脾经、肾经、胆经、膀胱经。

【功用主治】平肝熄风、定惊止痉、祛风通络。可用于头痛眩晕、肢体麻木、半身不遂、小儿惊风、癫痫、抽搐、破伤风等症。

【用法用量】内服：煎汤，7.5～15克；或入丸、散。

【服用禁忌】气血虚甚者忌服。

牡蛎

【别名】左壳、蚝壳、海蛎子皮等。

【性味归经】性微寒，味咸。入肝经、胆经、肾经。

【功用主治】平肝潜阳、重镇安神、软坚散结、收敛固涩。可用于惊悸失眠、眩晕耳鸣、自汗盗汗、崩漏、遗精等症。

【用法用量】内服：煎汤，15～50克；或入丸、散。外用：研末干撒、调敷或做扑粉。

【服用禁忌】忌服。不宜与麻黄、茱萸、辛夷同用。

蜈蚣

【别名】百足虫、千足虫、金头蜈蚣、百脚等。

【性味归经】性温，味辛。入肝经。

【功用主治】熄风止痉、攻毒散结、拔脓消肿、通络止痛。可用于小儿惊风、偏正头痛、半身不遂、破伤风、毒蛇咬伤等症。

【用法用量】内服：煎汤，2～5克；研末，0.5～1克；或入丸、散。外用：适量，研末撒、油浸或研末调敷。

【服用禁忌】血虚生风者及孕妇忌服。

收敛固涩类

芡实

【别名】刺莲藕、鸡头果、苏黄、黄实等。

【性味归经】性平，味甘、涩。入脾经、肾经。

【功用主治】益肾固精、补脾止泻、开胃助气、祛湿止带。可用于梦遗滑精、遗尿尿频、脾虚久泻、白浊、带下、小便不禁、大便泄泻、湿痹腰脊膝痛、暑热酒毒等症。

【用法用量】内服：煎汤，15～25克；或入丸、散；亦可适量煮粥食。

【服用禁忌】大小便不利、食滞不化者忌服。

山茱萸

【别名】山萸肉、鸡足、药枣、枣皮等。

【性味归经】性微温，味酸、涩。入肝经、肾经。

【功用主治】补益肝肾、涩精止汗、明目通窍、收敛固脱。可用于肝虚寒热、头晕目眩、耳鸣耳聋、鼻塞、目黄、自汗等症。

【用法用量】内服：煎汤，7.5～15克；或入丸、散。

【服用禁忌】凡命门火炽、强阳不痿、素有湿热、小便淋涩者忌服。

肉豆蔻

【别名】肉果、顶头肉、玉果、扎地等。

【性味归经】性温，味辛。入脾经、胃经、大肠经、肺经。

【功用主治】温中涩肠、开胃消食、暖脾止泻。可用于脾胃虚寒、脘腹胀痛、宿食不消、食少呕吐、久泻不止、霍乱、酒毒等症。

【用法用量】内服：煎汤，2.5～10克；或入丸、散。

乌梅

【别名】梅实、熏梅、酸梅、春梅等。

【性味归经】性温，味酸、涩。入肝经、脾经、肺经、大肠经。

【功用主治】收敛止咳、生津止渴、安蛔驱虫、涩肠止泻、止血解毒。可用于肺虚久咳、虚热烦渴、反胃噎膈、久痢滑肠、蛔厥呕吐腹痛、痢疾、便血、尿血、血崩等症。

【用法用量】内服：煎汤，4～7.5克；或入丸、散。外用：煅研干撒或调敷。

【服用禁忌】有实邪者及胃酸过多者忌服。

桑螵蛸

【别名】团螵蛸、长螵蛸、刀螂子等。

【性味归经】性平，味甘、咸。入肝经、肾经、膀胱经。

【功用主治】固精缩尿、补肾助阳。可用于耳痛、喉痹、瘕疝、骨鲠、遗精滑精、阳痿早泄、遗尿尿频、小便白浊等症。

【用法用量】内服：煎汤，7.5～15克；或入丸、散。外用：适量，研末撒或油调敷。

【服用禁忌】阴虚火旺或膀胱有热者忌服。不宜与旋复花同用。

罂粟壳

【别名】米壳、粟壳、罂子粟壳、烟斗斗等。

【性味归经】性平，味酸、涩。入肺经、大肠经、肾经。

【功用主治】敛肺涩肠、止咳平喘、固肾定痛。可用于久咳劳嗽、喘息、肺结核、泄泻、痢疾、脱肛、便血遗精、白带、肠出血、贫血拘挛之腹痛、腰痛、筋疼痛等症。

【用法用量】止咳嗽蜜炙用；止泻痢醋炙用。

【服用禁忌】初起痢疾或咳嗽者及儿童忌服。本品易成瘾，不宜经常性及大量用。

泻下类

番泻叶

【别名】泻叶旃那叶、泻叶、泡竹叶等。

【性味归经】性寒，味甘、苦。入大肠经。

【功用主治】泻热行滞、通便、利水。可用于热结便秘、食物积滞、胸腹胀满、水肿等症。对产褥期便秘等疾病有治疗作用。

【用法用量】内服：煎汤，5～10克，宜后下；或研末，2.5～5克；或开水泡服。

【服用禁忌】体虚、中寒泄泻者及孕妇忌服。

芦荟

【别名】卢会、象胆、奴会、劳伟等。

【性味归经】性寒，味苦。入肝经、胃经、心经、大肠经。

【功用主治】清肝去热、泻下杀虫、通便解毒。可用于热结便秘、肝火头痛、目赤惊风、龋齿、耳鸣、虫积腹痛、小儿惊痫、疳积、痔瘘、湿癣、疔痈肿毒、巴豆毒、烧烫伤等症。对萎缩性鼻炎等疾病有治疗作用。

【用法用量】内服：煎汤，15～25克；多入丸散剂服；外用：适量，研粉敷患处。

【服用禁忌】脾胃虚寒作泻、不思饮食者及孕妇忌服。

火麻仁

【别名】大麻仁、线麻子、火麻子等。

【性味归经】性平，味甘。入脾经、胃经、大肠经。

【功用主治】润燥滑肠、补中益气、通淋活血、祛瘀杀虫。可用于血虚津亏、肠燥便秘、风痹、热淋、小便不利、痢疾、月经不调、疮癣、丹毒等症。

【用法用量】15～30克；或入丸、散。外用：捣敷或榨油涂。

【服用禁忌】不宜与牡蛎、白薇、茯苓同用。

芫花

【别名】闹鱼花、芫条花、野丁香花、九龙花、浮胀草、地棉花、银腰带等。

【性味归经】性温，味苦、辛。入肺经、脾经、肾经、膀胱经。

【功用主治】泄水逐饮、解毒杀虫。可用于水肿胀满、祛痰止咳、胸腹积水、痰饮积聚、气逆喘咳、小便不利、疥癣秃疮、冻疮、痈疖疮癣、食物中毒等症。对传染性肝炎、精神病等疾病有治疗作用。

【用法用量】内服：煎汤，2.5～5克；或入丸、散。外用：研末调敷或煎水含漱。

【服用禁忌】体质虚弱者及孕妇忌服。不宜与甘草同用。

驱虫类

槟榔

【别名】榔玉、青仔、橄榄子、洗瘴丹等。

【性味归经】性温，味苦、辛。入胃经、脾经、大肠经。

【功用主治】杀虫消积、宣滞破坚、下气行水、截疟。可用于虫积腹痛、积滞泻痢、脘腹胀痛、泻痢后重、水肿、脚气、疟疾、心痛等症。对绦虫病、姜片虫病、鞭虫病、蛲虫病、钩虫病、蛔虫病、青光眼等疾病有治疗作用。

【用法用量】内服：煎汤，6～15克，单用杀虫，可用60～120克；或入丸、散。

【服用禁忌】气虚下陷者忌服。

常山

【别名】黄常山、鸡骨风、风骨木、白常山、七叶、翻胃木等。

【性味归经】性寒，味苦、辛。入肺经、肝经、心经。

【功用主治】除痰截疟。可用于疟疾、瘰疬、胸中痰饮积聚、伤寒寒热、项下瘤瘿等症。对蓝氏贾第鞭毛虫病等疾病有治疗作用。

【用法用量】内服：煎汤，5～10克；或入丸、散。

【服用禁忌】久病体弱者及孕妇忌服。

第三章

四季养生药膳

养生讲究"发于阴阳，和于术数"，意思是要根据自然界的阴阳消长变化，采取适宜的养生方法。例如我们常说的春捂秋冻、春夏养阳、秋冬养阴等。

人体的阴阳可以从很多方面划分，比如生理阴阳、病理阴阳等。举例说来，人的上半身、体表、背部、六腑等，都是属阳；而下半身、体内、腹部、五脏，皆是属阴。

人体的阴阳变化，与四季的气候变化是互相应和的。养生上所说的"天人合一"，便是这个道理。只有身体的阴阳顺应了节气的变化，人体才有可能百病不生。否则，若是违逆天时，就一定会伤害到身体。

春季养生药膳

春季天气逐渐转暖，万物复苏，人体的阴阳变化也和气候一致，从冬季的收敛逐渐转为生发，活动也变为频繁。

"由静转动，阳气渐升"是人体在春季的重要生理变化。这种变化若能正常进行，那么人体就康健无病，若是不能正常变化，则会导致生病。

在五行学说中，肝属木，与春相应，主升发，在春季萌发、生长。因此，患有高血压、冠心病的人更应注意在春季养阳。且春季是细菌、病毒繁殖滋生的旺季，肝脏具有解毒、排毒的功能，负担最重，而且由于人们肝气升发，也会引起旧病复发，如春季肝火上升，会使虚弱的肺阴更虚，故肺结核病会乘虚而入。中医认为，春在人体主肝，而肝气自然旺于春季。如果春季养生不当，便易伤肝气。为适应季节气候的变化，保持人体健康，在饮食调理上应当注意养肝为先。

饮食上需要注意养阳和清淡。遵照《黄帝内经》里提出的"春夏补阳"的原则，宜多吃温补阳气的食物，以使人体阳气充实，增强人体抵抗力，抵御风邪为主的邪气对人体的侵袭。李时珍在《本草纲目》里亦主张"以葱、蒜、韭、蓼、蒿、芥等辛嫩之菜，杂和而食"。另一方面，由于肾阳为人体阳气之根，故在饮食上养阳，还应包括温养肾阳之意。到了春季，冬季的膏粱厚味必须转变为清温平淡，饮食宜温热，忌生冷。

猪肚乌参汤

药材 制何首乌30克，三七3克。

食材 刺参150克，猪肚120克，绿竹笋75克，香菇2朵，绍酒15毫升，姜汁3毫升，糖2克，酱油1毫升，盐3克，麻油1毫升，胡椒粉1克，植物油20毫升。

做法 ❶香菇洗净，泡软，去蒂，切半；制何首乌、三七稍冲洗后，置锅中大火煮沸，改小火煎30分钟，滤取药汤备用；刺参去内脏洗净，入沸水中煮2分钟，取出洗净，切滚刀块；竹笋洗净，沸水中煮熟，取出晾凉，切滚刀块；猪肚洗净，入沸水中煮至熟烂，取出切成长块。❷锅入植物油烧热，下香菇炒香，放入刺参、猪肚、竹笋、调味料及药汤，烧至水沸勾芡即可。

功效 益肾养肝、活血补血、降血脂、抗衰老。适用于血管硬化、高血脂、神经衰弱等病。

食法 吃菜饮汤。

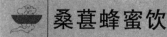 桑葚蜂蜜饮

药材 桑葚500克。

食材 蜂蜜200毫升。

做法 ❶桑葚洗净，加水适量，煎煮30分钟，取汁，再加水煎煮，取汁水。❷将两次汁水合并，以小火煎熬，待汁液较黏稠时，倒入蜂蜜煮沸，起锅，待冷装瓶即可。

功效 滋补肝肾、聪耳明目。适用于失眠、健忘、眼花、耳鸣、烦渴、便秘、须发早白

等症状。

食法 每日 2 次，每次 15 毫升，以热水冲服。

红枣鸡肾汤

药材 桑葚、枸杞、红枣各 15 克，女贞子 10 克，柏子仁 7 克，菟丝子、覆盆子各 5 克。

食材 鸡腰子 10 副，老姜片 3 克，葱段 5 克，米酒 10 毫升，盐 3 克。

做法 ❶ 鸡腰子洗净，入沸水氽烫捞起，洗净沥干；红枣洗净，润透去核；药材稍冲洗后，加水适量，大火煮沸转小火熬煮至收汁，去渣，留药汤备用。❷ 红枣、鸡腰子、调味料、药汤一起放入炖盅，加盖上笼蒸 20 分钟至熟透即可。

功效 养心安神、补肾益精。适用于中老年人身体虚弱、四肢冰冷、腰膝酸疼、阳痿、早泄、子宫虚寒等症。

食法 食肉饮汤。

银耳莲子羹

药材 莲子肉 15 克，干银耳 10 克。

食材 冰糖 10 克。

做法 ❶ 莲子肉、干银耳洗净，润透，放入锅中。❷ 加水适量，大火煮沸后转小火炖至烂熟，加入冰糖调味即可。

功效 补脾胃、滋肺阴。

食法 每日晨起后食用，食后最好稍微活动。

养颜鸡翅

药材 党参、枸杞各 5 克，桑枝、炒白术、黑杜仲、葛根各 3 克。

食材 鸡翅 8 只，玉米笋、绿芦笋各 80 克，宽粉条 80 克，胡萝卜 50 克，老姜 5 片，葱 4 段，酱油 2 毫升，米酒 10 毫升，白砂糖 3 克，植物油 20 毫升。

做法 ❶ 药材稍冲洗后，置锅中，加水适量，大火煮沸，小火煮至收汁，去渣，留药汤。玉米笋、绿竹笋洗净，切段，入沸水焯烫后捞出沥水；胡萝卜洗净切片，入沸水焯烫后捞出沥水；宽粉条入沸水焯烫，捞起用冷水漂凉，沥干；鸡翅洗净，切块备用。❷ 锅置火上，入油烧热，下葱、姜爆香，加白砂糖、米酒、酱油、鸡翅、玉米笋、绿竹笋、胡萝卜片、宽粉条，兑入药汤，大火煮沸后转小火加盖焖煮 15 分钟至鸡翅熟烂即可。

功效 滋养补气、养颜美容、舒筋壮骨、清利头目。适于女士春季恢复气色。

食法 佐餐食用。

补气乌鸡汤

药材 枸杞 3 克，制何首乌、当归、熟地各 8 克，黄芪 20 克，山药 15 克。

食材 乌骨鸡 1200 克，老姜 5 片，米酒 50 毫升，黑豆 100 克，盐 3 克。

做法 ❶ 将以上 6 种药材洗净，润透装好，做成药材包；黑豆淘洗干净；乌骨鸡洗净，剁成肉块，入沸水氽煮 5 分钟，捞出来洗净备用。❷ 炖锅置火上，入水适量，放入鸡块、药材包，以及老姜、米酒、黑豆、盐，大火煮沸后转小火炖煮 30 分钟至鸡肉熟烂，拣出药材包即可。

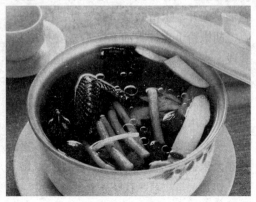

功效 健脾补肾、养血补气，适用于气血虚弱、手足冰冷、男子精虫数目稀少、妇女不孕等症。

食法 食肉饮汤。

红枣肉臊饭

药材 黄芪30克，红枣10克。

食材 猪五花肉300克，香菇5朵，虾米10克，酱油2毫升，米酒10毫升，白砂糖2克，盐3克，植物油20毫升，白米饭100克。

做法 ❶黄芪、红枣洗净，润透，红枣去核，两者均放锅中，加水适量，大火煮沸后转小火煮至收汁，去渣留汁备用；香菇洗净泡软，去蒂切丁；虾米稍泡软，沥干水分，切碎；猪五花肉洗净，切成肉丁。❷锅置火上，入油烧热，放入香菇、虾米爆香，倒入肉丁炒至出油，加调味料、药汁和适量水煮沸，转小火加盖继续煮50分钟，即成肉臊，淋在米饭上即可。

功效 健脾益气、养血，适用于气血两虚患者食用。

食法 做主食用。

升阳鲤鱼汤

药材 川芎、茯苓各10克，天麻25克。

食材 鲤鱼1条，大米30克，料酒10毫升，酱油5毫升，味精2克，盐3克，白砂糖3克，胡椒粉1克，香油2毫升，姜片2克，葱段5克，水淀粉10毫升，清汤适量。

做法 ❶鲤鱼宰杀，去内脏及鳞片，处理干净；大米淘洗干净；川芎、茯苓用第二次淘米水泡1小时，捞出切片；天麻放入泡过川芎、茯苓的淘米水中浸泡4～6小时，捞出放在大米上，一起入电饭煲，蒸熟。取出天麻，切片，与川芎、茯苓一起放入鱼头、鱼

腹内。❷鱼、姜片、葱段置于盘内，加清水适量，上笼蒸30分钟左右取出。❸炒锅置火上，烧热，加入清汤、胡椒粉、白砂糖、盐、味精、酱油、料酒，大火烧开，加水淀粉勾芡，淋香油调味，浇在鱼上即可。

功效 补气升阳、行气活血，适用于春季调理肠胃。

食法 佐餐食用。

葱白炖豆腐

药材 葱白段50克。

食材 豆腐500克，豆豉40克。

做法 ❶豆腐洗净，切小块，放入锅内，加适量清水煮5分钟。❷加入淡豆豉、葱段，小火煮熟即可。

功效 祛痰利尿、解表发汗。适用于早春风寒感冒频发时节，可用于防备咳嗽、鼻塞等症。

食法 每日一次，佐餐食用。

养肝鸡蛋羹

药材 川楝子10克。

食材 菠菜70克，鸡蛋2枚，虾皮15克，盐2克，胡椒粉1克，葱末3克，香油2毫升。

做法 ❶川楝子洗净，放入砂锅，加水适量，大火煮沸后转小火煎煮30分钟，去渣留汁；鸡蛋入碗里搅匀；菠菜洗净，焯水，入冷水中浸凉，捞出沥干，剁成菜泥；虾皮洗净，沥水。❷将鸡蛋液、温水适量、川楝子药汁倒入碗里，放入菠菜泥、胡椒粉、盐、虾皮、葱末搅拌均匀，上笼蒸15分钟，淋上香油即可。

功效 滋阴润燥、补虚益气、清除湿热、平抑肝火。适用于改善湿热侵袭、气滞不通所致的腹部胀满，也可作为乙肝患者在春季养

肝护肝的调养品。

食法 可单食，也可佐餐食用。

芹菜香干

药材 黄檗15克。

食材 芹菜200克，香干80克，葱末2克，姜末2克，水淀粉10毫升，盐3克，味精2克，植物油10毫升，高汤适量。

做法 ❶黄檗洗净，放入砂锅，加水适量，大火煮沸后转小火煎煮30分钟，去渣留汁；芹菜洗净，切小段，焯水；香干切小段，入沸水中略烫捞出。❷锅置火上，入油烧热，下姜末、葱末爆香，兑入黄檗药汁、香干、芹菜煸炒，加盐、味精、高汤煮10分钟，加水淀粉勾芡，炒熟即可。

功效 生津润燥、平息肝火。适用于改善肝火旺盛引起的失眠烦躁、心烦易怒、口干口苦、眼睛干涩、头痛头昏等症。

食法 每日一次，佐餐食用。

豇豆鲜虾

药材 嫩豇豆150克。

食材 河虾250克，葱、生姜各5克，花椒、小茴香各2克，盐3克，料酒10毫升，白砂糖5克，味精1克，高汤适量，植物油15毫升。

做法 ❶嫩豇豆洗净，掐成4厘米长段，洗净，入沸水锅中，加盐1克，焯熟，捞出盛盘；另起锅，入油烧至六成热，下河虾炸15秒钟，捞出备用。❷锅留底油烧热，入葱、生姜、花椒、小茴香炒香，倒入料酒、高汤，小火煮10分钟，捞出葱、姜、花椒和小茴香，倒入河虾，加入盐、味精、白砂糖，烧至汤汁收干后盛在豇豆上即可。

功效 补肾补钙、延缓衰老。适用于骨质疏松、性欲减退、性功能障碍等症。

食法 每日一次，佐餐食用。

益气鹅脯肉

药材 黄精20克。

食材 鹅脯肉400克，葱2克，姜2克，桂皮3克，八角1克，香叶2克，花椒2克，小茴香1克，草果3克，罗汉果5克，盐3克，味精2克，白砂糖3克，料酒10毫升。

做法 ❶黄精洗净，润透，切成薄片，与生姜、葱、八角、桂皮、小茴香、香叶、草果、罗汉果、花椒一起包成药包；鹅脯肉洗净。❷砂锅置火上，入水适量，放入药包，大火煮沸后转小火煎煮20分钟，放入鹅脯肉，大火烧开，转小火煮20分钟，加盐、味精、白砂糖、料酒，沸煮5分钟，取出鹅脯肉晾凉，切片装盘即可。

功效 益气养阴、增强免疫力。适用于疲劳综合征、白细胞减少症等症。

食法 佐餐食用。

茭白虾皮

药材 茭白250克。

食材 虾皮15克，白砂糖2克，盐3克，味精2克，香油10毫升。

做法 ❶茭白洗净，刨去老根后切滚刀块，入沸水锅中，加盐，焯煮2分钟后取出晾凉；虾皮用温水浸泡5分钟，取出沥干水分。❷茭白、虾皮同入盘中，加盐、味精、白砂糖和香油，拌匀即可。

功效 清热除烦、醒脾开胃、催乳降压。适用于食欲不振、妇女产后缺乳、高血压病等症，非常适合春季养生调理。

食法 佐餐食用。

香干马兰碎

药材 马兰头300克。

食材 香干30克，盐3克，味精、白砂糖各2克，熟白芝麻仁3克，香油10毫升。

做法 ❶马兰头洗净，入沸水中加盐，氽烫至马兰头变色，捞出，放入凉沸水中片刻，再次捞出，挤干水分，切成碎粒，；香干洗净切碎。❷马兰头与香干一起拌匀，盛盘，加入盐、味精、白砂糖、熟白芝麻仁稍拌，淋上香油即可。

功效 清热凉血、益气消肿。适用于咽喉肿痛、病毒性肝炎等症。

食法 每日一次。

 ## 麦冬鹌鹑

药材 麦冬10克。

食材 鹌鹑5只，青菜心8棵，盐3克，味精2克，料酒10毫升，生抽、老抽各5毫升，白砂糖2克，姜片3克，葱段5克，八角、桂皮、香叶、小茴香各2克，植物油15毫升，香油10毫升。

做法 ❶麦冬洗净，入砂锅中加水煎成浓缩药汁；鹌鹑处理干净，入沸水中加料酒氽煮1分钟后捞出洗净；青菜心洗净，入沸水中加盐、植物油，焯熟后取出备用。❷锅置火上，入油烧至三成热，放入葱、姜、八角、香叶、桂皮、小茴香炒香，加水适量，兑入麦冬汁、生抽、老抽，加盐、味精、白砂糖，放入鹌鹑，中火煮熟，加入香油，大火烧5分钟收汁。❸青菜心盛盘垫底，将鹌鹑盛在青菜心上，晾凉后上桌即可。

功效 补益五脏，养阴生津。适用于消化不良、单纯性肥胖、慢性腰腿疼痛等症。

食法 饮汤食肉。

 ## 强筋牛腱肉

药材 陈皮20克。

食材 牛腱肉500克，盐3克，白砂糖、味精各2克，生抽、老抽各5毫升，姜片、葱段、小茴香、八角、草果、豆蔻、香叶各2克，香油10毫升。

做法 ❶锅中加水煮沸，放入牛腱肉煮10分钟，撇去浮沫，捞出备用。❷砂锅置火上，入水适量，放入葱段、姜片、小茴香、八角、陈皮、草果、香叶、豆蔻、生抽、老抽，大火煮沸后放入牛腱肉，加入盐、味精、白砂糖、香油，转小火煨炖90分钟。❸取出牛腱肉晾凉后切片装盘即可。

功效 益气养血、增力强筋。适用于亏损消瘦、疲劳综合征、免疫力低下等症，也用于健康人春季滋补养生。

食法 佐餐食用。

 ## 降压海带丝

药材 枸杞3克。

食材 新鲜海带350克，盐3克，味精、白砂糖各2克，香油5毫升。

做法 ❶新鲜海带洗净，刮去表面的黏膜，去除泥沙，放入沸水锅中，加入盐煮20分钟，捞出切丝；枸杞放入温水中浸泡1小时后取出备用。❷海带丝、枸杞放入盘中，加味精、白砂糖、香油调味，拌匀即可。

功效 降脂降压、补钙消肿。适用于高血压病、血脂异常、骨质疏松症、水肿等症。

食法 佐餐食用。

 ## 三丝金针菇

药材 金针菇150克。

食材 胡萝卜丝20克，青椒丝、红椒丝各10克，盐3克，味精、白砂糖各2克，香油10毫升。

做法 金针菇洗净，去根，切段，与胡萝卜丝、青椒丝、红椒丝一起入沸水锅中加盐焯烫至熟，捞出沥干水分，加味精、白砂糖、香油，拌匀即可。

功效 增高益智、增强免疫力。适用于少年儿童身高与智力发育不良、自身免疫功能低下等症。

食法 佐餐或者单独食用。

 ## 壮阳基围虾

药材 基围虾 10 只。

食材 鸡蛋 3 枚，鸽子蛋 2 枚，熟植物油 10 毫升，盐 3 克，味精 2 克。

做法 ❶鸡蛋磕入碗中，搅匀备用；鸽子蛋煮熟，去壳，基围虾去头和壳，保留虾尾，洗净。❷鸽子蛋、基围虾一同放入碗中，加清水适量，倒入鸡蛋液、植物油、盐、味精，搅匀后上锅蒸熟即可。

功效 补肾壮阳、益气增智。适用于老年性痴呆、疲劳综合征、性功能障碍等症。

食法 做早餐食用。

 ## 白参牛柳

药材 白参 3 克。

食材 牛里脊肉 350 克，青尖椒 100 克，红椒 30 克，姜末、葱末、盐各 3 克，味精、白砂糖各 2 克，老抽 5 毫升，料酒、蚝油、水淀粉各 10 毫升，植物油 15 毫升。

做法 ❶白参洗净，润透切片，入锅，加水大火煮沸后转小火煎煮 50 分钟，取浓缩汁备用；青尖椒、红椒洗净切段；牛里脊肉洗净，切成条状，加盐、味精、料酒，腌制15 分钟。❷锅置火上，入油烧至四成热，下入牛里脊肉过油，约 10 秒钟，捞出沥油。❸锅留底油，放姜、葱炒香，下入青红椒，大火翻炒数秒，烹入料酒、老抽，加味精、白砂糖、蚝油，加牛里脊肉翻炒至熟，兑入白参汁炒匀，加水淀粉勾芡即可。

功效 益气养血、补益元气。适用于贫血、

神疲乏力、容易感冒等症。

食法 佐餐食用。

 ## 健脑狮子头

药材 北沙参 25 克。

食材 猪五花肉 1000 克，鸡蛋 1 枚，螃蟹 2 只，小青菜心 4 棵，盐 3 克，味精、姜末、葱末各 2 克，料酒、白酒各 10 毫升，白胡椒粉 3 克，水淀粉 15 毫升。

做法 ❶北沙参洗净，放入锅中，加水大火煮沸后转小火煎煮 40 分钟，取浓缩汁；螃蟹洗净，入蒸笼蒸熟，取出蟹黄及蟹肉；青菜心洗净；猪五花肉剁成颗粒，加入姜末、葱末等调料及鸡蛋，搅拌均匀，放入蟹黄、蟹肉、沙参汁和水淀粉搅匀，做成肉馅。❷锅置火上，入水适量，大火煮沸，将肉馅做成橘子大小的狮子头，逐个入水，小火煨 2 小时，放入青菜心稍煮即可。

功效 养阴生津、补血健脑。适用于贫血、健忘、口舌干燥等症，也用于滋补养生、春季回阳。

食法 可做主食，也可佐餐食用。

 ## 什锦芹菜

药材 芹菜 200 克。

食材 胡萝卜丝、葱丝、黄豆芽各 50 克，脆皮豆腐丝 30 克，盐 3 克，味精 2 克，植物油、香油各 10 毫升。

做法 ❶芹菜洗净，择去老茎及叶片，切段；胡萝卜丝、黄豆芽、脆皮豆腐丝洗净沥干。❷锅置火上，入水煮沸，入盐、芹菜、胡萝卜丝、黄豆芽、脆皮豆腐丝，煮 15 秒钟捞出。❸炒锅置火上，入油烧热，下芹菜、胡萝卜丝、葱丝、黄豆芽、豆腐丝煸炒至熟，加盐、味精，香油调味即可。

功效 益气健脾、平肝降压。还适用于疲劳

综合征、高血压病、血脂异常等症。

食法 佐餐食用。

 清炒虾仁

药材 麦冬 25 克。

食材 虾仁 250 克，鸡蛋清 40 克，盐、味精、白砂糖各 3 克，料酒 10 毫升，葱、姜各 2 克，水淀粉、植物油各 15 毫升。

做法 ❶ 麦冬洗净，放入锅中，加水大火煮沸后转小火煎煮 40 分钟，取浓缩汁；虾仁洗净，加料酒、葱、姜、盐、味精、鸡蛋清和淀粉腌渍 15 分钟。❷ 炒锅置火上，入油烧至五成热时下虾仁过油 15 秒钟，捞出沥油，麦冬浓缩汁倒入锅，加盐、味精、白砂糖翻炒片刻，倒入虾仁翻炒至熟，加水淀粉勾芡即可。

功效 滋阴补阳、增强性功能。适用于体亏无力、性欲减退、性功能障碍等症。

食法 佐餐食用。

 粉丝扇贝

药材 扇贝 10 只。

食材 蒜茸 80 克，白砂糖、盐各 3 克，味精 1 克，料酒 15 毫升，葱末、姜末各 5 克，粉丝、蒸鱼豉油各 20 克，香油 15 毫升。

做法 ❶ 粉丝剪成小段；扇贝洗净盛盘备用。❷ 将粉丝放在扇贝底部，撒上盐、味精、白砂糖、蒜茸，上笼蒸 3 分钟后取出，淋上蒸鱼豉油、香油，撒上葱末即可。

功效 滋补肝肾、凉血明目。适用于水肿、目赤、甲状腺瘤、淋巴结肿大等症。

食法 做主食用。

 豆豉鳜鱼

药材 川贝母 5 克。

食材 鳜鱼 1 条（约 800 克），红椒丝、京葱丝各 15 克，蒸鱼豉油 20 克，盐、味精各 3 克，料酒 15 毫升，植物油 15 毫升。

做法 ❶ 川贝母研成细粉；鳜鱼宰杀，除去鳞、鳃、内脏，洗净备用。❷ 用适量川贝母粉、盐、味精、料酒、植物油涂抹鱼身，放入盘中，上笼，大火蒸 8 分钟至熟后取出，浇上蒸鱼豉油，撒上红椒丝、京葱丝即可。

功效 益脾养胃、补气养血。适用于羸瘦虚弱、神疲乏力、久病体弱等症。

食法 佐餐食用。

 参片乳鸽汤

药材 白参 1 根。

食材 乳鸽 1 只，白胡椒粉 2 克，葱段、姜片各 5 克，盐 3 克，料酒 15 毫升，水发冬笋、火腿各 20 克，枸杞 5 克，鲜汤适量。

做法 ❶ 乳鸽宰杀，入沸水锅中汆烫，捞出洗净；枸杞、白参洗净；冬笋、火腿切片。❷ 锅置火上，入水适量，放入乳鸽、火腿片、生姜片、冬笋片、枸杞、白参煮沸，加鲜汤少许、盐、白胡椒粉、料酒、葱段，中小火炖 1 小时至鸽肉酥烂即可。

功效 益气养血、益智增力。适用于心慌懒言、气短乏力、病后、术后、产后体亏等症。

食法 饮汤食肉。

 爽口嫩笋

药材 嫩芦笋 400 克。

食材 红椒 20 克，盐 3 克，味精 1 克，白砂糖 5 克，香油 5 毫升，植物油 10 毫升，水淀粉 10 毫升，高汤适量。

做法 ❶ 芦笋切掉老茎，洗净，剖成片状；红椒切片。❷ 锅置火上，入油烧热，倒入芦笋片、红椒片，翻炒 2 分钟，加入盐、味精、白砂糖及高汤，翻炒至熟，加水淀粉勾芡，盛盘，淋上香油即可。

功效 润肺镇咳、降脂减肥。适用于单纯性肥胖症、脂肪肝、血脂偏高、肺热咳嗽等症。

食法 佐餐食用。

 莲子菜心鳖汤

药材 老鳖1只，莲子10粒。

食材 小青菜心1棵，盐3克，白胡椒粉、味精各2克，葱、姜各5克，料酒20毫升。

做法 ❶老鳖宰杀，洗净；莲子用水泡发。❷砂锅置火上，入水适量，放入莲子、老鳖同，大火烧沸，撇去浮沫，倒入葱、姜、料酒，改小火炖40分钟至老鳖熟烂，加入小青菜心，调入盐、白胡椒粉、味精，炖煮2分钟即可。

功效 滋阴健脾、补益肝肾、强壮精神。适用于病后或产后体亏、儿童生长发育迟缓等症。

食法 饮汤食肉。

 笋菇烧卖

药材 白参粉3克。

食材 猪五花肉、竹笋各150克，香菇100克，面粉500克，糯米饭500克，盐3克，味精、白砂糖、姜末各2克，老抽、生抽、香油、水淀粉各10毫升。

做法 ❶猪肉、竹笋洗净，切丁；香菇水发后切丁；面粉倒盆内，加入沸水，用筷子搅拌，调成烫面团。❷猪肉丁、笋丁、香菇丁、白参粉、糯米饭一同放入另一只盆内，加盐、味精、白砂糖、生抽、老抽、姜末和适量清水，搅拌均匀成馅。❸面团揉匀搓条，切成小剂子，按扁，擀皮，包上馅，做成烧卖坯子，码在蒸笼里，大火沸水足汽蒸8～10分钟至熟即可。

功效 益气养血、降脂通便。适用于身体虚弱、血脂偏高、贫血、大便干结等症，也用于健康人春季滋补养生、消脂解腻。

食法 做主食用。

 菜肉春卷

药材 荠菜500克。

食材 熟猪肉200克，香干30克，春卷皮300克，水面粉30克，盐3克，白砂糖、味精各2克，香油、植物油各15毫升。

做法 ❶荠菜择洗干净，放入沸水锅中焯烫5秒钟捞出，挤干水分，切成细末；猪肉、香干洗净，切成碎末，与荠菜末一起拌匀，加盐、白砂糖、味精、香油搅匀，做成肉馅。❷用春卷皮包上肉馅，做成长条形，以水面粉糊封口，即成春卷生坯。❸锅置火上，入油烧至五成热，下入生春卷坯，炸2分钟至表皮变为金黄色捞出即可。

功效 降压明目、和脾利水。适用于高血压病、血脂异常、乳糜尿、水肿、目赤疼痛等症。

食法 佐餐或做主食食用。

 花茶香虾

药材 茉莉花茶5克。

食材 基围虾150克，盐3克，味精、白砂糖各2克，姜片、葱段各5克，料酒15毫升。

做法 ❶基围虾处理干净，入沸水锅中，加盐、料酒，汆烫20秒钟，取出备用。❷砂锅置火上，入水烧沸，放入茉莉花茶、盐、味精、白砂糖、葱段、姜片搅匀，待水凉后放入基围虾，用保鲜膜密封，置冰箱保鲜，12个小时后取出盛盘即可。

功效 补肾温阳、清热明目。适用于四肢不温、体虚畏寒、性欲减退等症。

食法 佐餐食用。

麻香三黄鸡

药材 三黄鸡1只。

食材 生菜叶20克，盐3克，味精、白砂糖、熟白芝麻、花椒粉、辣椒粉各2克，花生酱20克，鸡汤适量。

做法 ❶生菜叶洗净，垫在盘底；三黄鸡处理干净，洗净，入沸水锅中小火煮熟，捞出过冷水切块。❷鸡块放入生菜盘中，盐、味精、白砂糖、辣椒粉、花椒粉、花生酱、鸡汤拌匀后浇在鸡块上，撒上熟白芝麻即可。

功效 益气养血、健脑强身。适用于身体瘦弱、精神疲惫、贫血、健忘等症。

食法 佐餐或做主食用。

双丝腰花

药材 杜仲20克。

食材 猪腰300克，白胡椒粉、白砂糖各3克，白酒、白醋各10毫升，京葱丝、红椒丝各5克，香油、蒸鱼豉油各10毫升。

做法 ❶猪腰洗净，剖成两片，刮去臊腺，切成丝；碗里加水适量，倒入白酒、白醋，加猪腰丝浸泡20分钟，再用清水冲洗腰丝，倒入沸水锅中汆烫至熟捞出，沥干装盘；杜仲冷水浸泡30分钟，入锅加水大火煮沸后

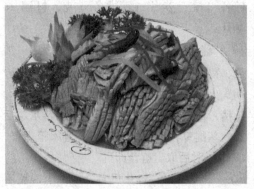

转小火煎煮30分钟，取浓缩汁备用。❷盘中加入杜仲浓缩汁、白砂糖、香油、白胡椒粉、蒸鱼豉油拌匀，撒上京葱丝、红椒丝、猪腰丝拌匀即可。

功效 强腰膝、补肝肾、壮筋骨。适用于肾亏腰痛、腰膝酸软、阳痿、滑精、尿频等症。

食法 佐餐食用。

凉拌鹅脯

药材 太子参20克。

食材 鹅脯肉200克，盐3克，味精、白砂糖、葱、姜、花椒、八角、桂皮、香叶、草果、小茴香、白胡椒粉各2克。

做法 ❶鹅脯肉洗净，放入沸水锅内煮3分钟，撇去浮沫、血污；生姜切片，葱切段；太子参洗净，润透。❷砂锅置火上，入水适量，太子参、葱段、生姜片、八角、桂皮、花椒、香叶、草果、小茴香，大火煮沸，放入鹅脯肉，转小火炖煮20分钟左右，取出鹅脯肉晾凉切片装盘即可。

功效 健脾补气、滋阴补肾。适用于中气不足、消瘦乏力、月经不调、阳痿早泄等症。

食法 佐餐食用。

香葱拌苦瓜

药材 苦瓜300克。

食材 生姜50克，小香葱400克，盐3克，味精、白砂糖各2克，植物油10毫升。

做法 ❶苦瓜洗净，除去瓤、子，切成长条状备用；生姜洗净，切片；香葱洗净，切段。❷锅置火上，入油烧至六成热时，放入香葱、生姜片，烧3分钟即为葱油，加水烧沸，下盐、苦瓜条，煮15秒后捞出装盘，加入味精、葱油、白砂糖拌匀即可。

功效 清热开胃、降糖降脂。适用于血脂偏

高、糖尿病、高血压病、口苦目赤等症。

食法 佐餐或单独食用。

党参咸水鸭

药材 党参片 20 克。

食材 肉鸭 1 只，盐 15 克，葱段、生姜、八角、花椒各 5 克，卤水适量。

做法 ❶肉鸭宰杀，去毛和内脏，洗净，切去翅膀和脚爪，放入冷水中浸泡 1 小时，挂起晾干。❷盐入锅中加热，冷却后涂抹鸭身，放盘中腌制 4 小时，兑入卤水续腌 2 小时。❸鸭肚内填入姜片、八角、葱、党参，用沸水浇淋鸭子，鸭肛门插入竹管。❹锅置火上，入水适量，烧沸，放入鸭子，大火煮沸后转小火焖煮 50 分钟，取出鸭子冷却后切块装盘即可。

功效 滋阴养胃、补血清肺。适用于血虚头晕、肾炎水肿、肺热咳嗽、低热等症。

食法 佐餐食用。

养血牛肉片

药材 当归 10 克。

食材 牛后腿肉 400 克，生姜、葱段、八角、桂皮、香叶、草果、小茴香、盐、味精、白砂糖各 3 克，老抽、生抽各 10 毫升。

做法 ❶牛肉洗净，放入沸水中煮 10 分钟，撇去浮沫及血污，洗净备用；当归冷水浸泡 30 分钟，入锅加水煎煮 30 分钟，取浓缩汁。❸砂锅置火上，入水适量，放入生姜、葱、八角、桂皮、香叶、草果、小茴香、生抽、老抽，大火煮沸，倒入当归浓缩汁、牛肉，转小火煨煮 2 小时至牛肉熟烂取出，凉后切薄片装盘即可。

功效 补气养血、强肾健脑。适用于病后、术后身体虚弱以及头昏、贫血、疲劳综合征等。

食法 佐餐食用。

茶香烤鳕鱼

药材 净银鳕鱼 150 克。

食材 乌龙茶 5 克，酱油 5 毫升，味精、白砂糖各 2 克，生抽 10 毫升。

做法 ❶用沸水冲泡乌龙茶做成浓茶，冷却备用；银鳕鱼洗净切片，放入罐子内，倒入乌龙茶，加生抽、酱油、味精、白砂糖，浸泡 30 分钟，取出，盛盘。❷将烤箱温度调至面火 220℃，底火 150℃，放入银鳕鱼烤制 5 分钟，取出翻身后再烤 5 分钟，装盘即可。

功效 滋阴润肺、补气养胃、降脂减肥。适用于血脂异常、营养不良、肥胖症等症。

食法 做主食用。

枸杞甲鱼煲

药材 枸杞 5 克。

食材 甲鱼 1 只，香菇、冬笋片、火腿各 10 克，盐 3 克，料酒 10 毫升，葱段、姜片各 5 克，鸡汁、高汤各适量。

做法 ❶枸杞洗净；火腿切片；甲鱼宰杀，洗净，入沸水汆烫片刻，去甲鱼表面皮膜备用。❷砂锅置火上，入水适量，放入香菇、冬笋、火腿片和盐、料酒、葱、姜，用保鲜膜密封后上笼蒸 1 小时即可。

功效 滋阴明目、补肾强骨。适用于头晕、视力下降、骨质疏松症等症。

食法 饮汤食肉。

灵芝鲜虾煲

药材 灵芝 20 克。

食材 大虾 10 只，丝瓜 150 克，盐 3 克，味精、白砂糖各 2 克，高汤 1 升，植物油 15 毫升。

做法 ❶丝瓜洗净去皮，切成斜刀块；大明虾剪去须，洗净，倒入沸水锅中汆煮1分钟，捞出备用；灵芝用温水浸泡1小时后切片，倒入水锅煎煮30分钟，取浓缩汁备用。❷锅置火上，入油烧至六成热，入大明虾炸3分钟。❸另起锅置火上，入高汤烧沸，放入灵芝汁、大虾、盐、味精、白砂糖，烧5分钟后放入丝瓜，续煮1分钟，出锅装盘即可。

功效 补肾壮阳、宁心安神。适用于气短心慌、失眠多梦、性欲减退等症。

食法 食虾饮汤。

蚝油肚丝

药材 茶树菇150克，毛肚100克。

食材 香干20克，红椒丝10克，白胡椒粉、味精、姜末、葱末、白砂糖各2克，水淀粉、老抽、蚝油各10毫升，高汤800毫升，植物油15毫升。

做法 ❶茶树菇洗净，切段；香干洗净，切成丝；毛肚洗净，切丝，投入沸水锅中小火煨煮1小时至毛肚熟烂。❷炒锅置火上，入油烧至三成热，下入姜末、葱末炒香，倒入茶树菇、毛肚、香干、红椒丝，翻炒1分钟后入蚝油、味精、老抽、白胡椒粉、白砂糖、高汤翻炒至熟，加水淀粉勾芡出锅装盘即可。

功效 健脾养胃、益气强身。适用于免疫功能不足、慢性腹泻、慢性胃炎等症。

食法 吃肚饮汤。

鸡汁娃娃菜

药材 枸杞3克。

食材 娃娃菜3颗，翅汤60毫升，盐3克，白砂糖2克，浓缩鸡汁800毫升。

做法 ❶娃娃菜洗净，切成条状，入沸水焯

烫煮，捞出沥干；枸杞温水浸泡20分钟备用。❷锅置火上，倒入翅汤，大火烧开后倒入枸杞、娃娃菜，烧煮2分钟，加入盐、白砂糖、浓缩鸡汁拌匀即可。

功效 滋阴明目、益气强身。适用于口干舌燥、头晕眼花、疲软乏力等症。

食法 佐餐食用。

荔枝鸡片

药材 荔枝60克。

食材 鸡脯肉300克，鸡蛋清60克，香油、料酒、熟植物油10毫升，胡萝卜片、火腿片、黄瓜片、笋片、鲜香菇各20克，葱末、生姜末、盐各3克，味精、白砂糖各2克，鸡汤100毫升，水淀粉15毫升。

做法 ❶荔枝去壳取肉洗净，切成片；鸡脯肉洗净，切片，加蛋清、水淀粉、盐、白砂糖，搅拌均匀；鸡汤、盐、味精、白砂糖调成调味汁。❷锅置火上，入油烧热，下鸡片过油至白色，捞出沥干，锅留底油烧热，下葱、姜炒香，放入鸡片、荔枝肉及其他食材，加调味汁翻炒至熟，淋入香油，起锅即可。

功效 补心养肝、有益气血、美容润肤。适用于疲软无力、身体虚弱、面黄无华等症。

食法 佐餐食用。

牛奶燕窝

药材 水发燕窝100克。

食材 牛奶180克，椰奶80克，盐2克，白砂糖2克，水淀粉10毫升。

做法 ❶水发燕窝上笼蒸8分钟。❷牛奶、椰奶入锅内煮沸，加盐、白砂糖，水淀粉勾芡，倒入大碗里，再倒入蒸熟的燕窝调匀即可。

功效 滋阴润燥、补气养血。适用于病后体

虚、精神疲惫、口干舌燥等症。

食法 单独食用。

荠菜肉包

药材 荠菜 400 克。

食材 面粉 400 克，水发木耳 20 克，猪肉 150 克，香油、酱油、料酒各 10 毫升，盐、味精各 3 克，姜、食碱各 5 克。

做法 ❶面粉加水和成面团，加入食碱和水，揉捏均匀，成为光润面团，盖上拧干的湿洁布饧发 15 分钟；荠菜择洗干净，沥干切碎；猪肉洗净，绞成肉末；水发木耳切碎；猪肉末、木耳、荠菜末一起加料酒、酱油、香油等调料拌匀成馅。❷面团摘成剂子，逐个擀成面皮，包馅，码入笼屉内，沸水大火蒸 20 分钟至熟即可。

功效 养血明目、补脾利水。适用于目赤疼痛、便血、乳糜尿、月经过多等症。

食法 做主食用。

三馅合子

药材 豆沙馅、枣泥馅、山楂馅各 80 克。

食材 芝麻粉 20 克。面粉 400 克，食碱 5 克，植物油 40 克。

做法 ❶面粉和水做成面团，放入食碱水揉捏均匀，做成为光润面团，摘剂子，逐个擀成面皮，包入豆沙馅、枣泥馅、山楂馅、芝麻粉，做成合子状。❷平底锅置火上，入油烧热，逐个放入合子，煎至两面金黄即可。

功效 补脾养血、滋阴补肾。适用于贫血、心慌失眠、疲劳综合征等症。

食法 做主食用。

山药白鱼蛋羹

药材 山药粉 30 克。

食材 鸡蛋 1 枚，白饭鱼 40 克，红萝卜 20 克。

做法 ❶红萝卜洗净，去皮，煮熟后沥干，切末；白饭鱼洗净取肉，切末；鸡蛋入碗打成蛋液。❷鸡蛋碗中加入山药粉、鱼肉末，冲入凉开水拌匀，上笼，中火蒸 8 分钟至熟，取出撒上萝卜末即可。

功效 补益脾胃、强身健体。适用于骨质增生、骨质疏松等症。

食法 佐餐食用。

韭黄腰花

药材 猪腰 1 个，韭黄 80 克。

食材 姜片、葱段各 5 克，植物油 15 毫升，味精、盐各 3 克，水淀粉、料酒各 10 毫升，干淀粉 10 克。

做法 ❶韭黄择洗干净，切段备用；猪腰刮去臊腺，洗净，切成小片装碗，放入盐、干淀粉、料酒拌匀，腌制片刻。❷锅置火上，入油烧至六成热，放入猪腰、姜片、葱段炒香，下入韭黄，炒至变软时，倒盐、味精翻炒均匀，加水淀粉勾芡，炒匀即可。

功效 补肾升阳。适用于肾虚疲软、勃起障碍等症。

食法 佐餐食用，每周 1 次即可。

杜仲虾仁

药材 杜仲 8 克。

食材 韭黄 120 克，鲜虾仁 250 克，姜片、葱段 5 克，料酒 10 毫升，盐、味精各 3 克，植物油、水淀粉各 15 毫升。

做法 ❶杜仲加盐炒香后磨成粉；虾仁洗净，加入水淀粉、盐拌匀；韭黄择洗干净，切段。❷锅置火上，入油烧热，下姜片、葱段炒香，放入虾仁、韭黄、杜仲粉、料酒炒熟，加盐、味精调味即可。

功效 补肾壮阳。适用于腰腿无力、阳痿、早泄、遗精、遗尿、男性不育等症。

食法 每日一次，佐餐食用。

清炒豆芽

药材 葱白20克，黄豆芽200克。

食材 盐3克，鸡精2克，植物油15毫升。

做法 ①葱白洗净，切丝；黄豆芽洗净备用。②锅置火上，入油烧至七成热，下入黄豆芽、葱丝，大火翻炒3分钟至熟，放盐、鸡精，再翻炒30秒即可。

功效 散寒升阳、发汗解表、祛毒散结。

食法 佐餐适量食用。

萝卜肉丝

药材 白萝卜120克。

食材 水发木耳25克，猪瘦肉80克，水发香菇25克，植物油、料酒各15毫升，姜片、葱段各5克，盐、味精各3克。

做法 ①木耳洗净，切片；香菇洗净，切两半；白萝卜洗净，去皮切丝；猪瘦肉洗净，切丝。②锅置火上，入油烧至六成热，加姜片、葱段炒香，下猪肉、料酒炒至变色，放入木耳、萝卜丝、香菇炒匀，加盐、味精调味即可。

功效 开胃，抗癌，强身。适用于皮肤癌、鼻咽癌、食欲不振等症。

食法 佐餐食用。

萝卜山药馅饼

药材 山药25克。

食材 白萝卜、面粉各200克，猪瘦肉80克，姜、葱末各10克，盐3克，植物油20毫升。

做法 ①山药研粉；猪瘦肉洗净，剁碎；白

萝卜洗净，切丝；猪肉加入山药粉、萝卜丝、姜末、葱末、盐，调成馅料。②锅置火上，入油烧热，下白萝煸炒至五成熟，盛出备用。③面粉加水和葱末，和成面团，做成剂子，擀皮，包入馅料，制成夹心小饼，烙熟即可。

功效 健胃消食、理气化痰。适用于食欲不振、消化不良、腹胀、咳喘多痰等症。

食法 做主食用，每日一次。

枸杞鱼鳔饮

药材 鱼鳔胶15克，枸杞20克。

食材 猪腰200克，香油5毫升、盐3克。

做法 ①猪腰洗净，刮去臊腺，切成小块；鱼鳔胶、枸杞分别洗净备用。②锅置火上，入水适量，放入鱼鳔胶、枸杞、猪腰，大火煮沸，加盐、香油，转小火煮30分钟，去渣取液即可。

食法 佐餐适量饮用。

功效 护脾养胃、滋补肝肾。适用于遗精、盗汗、耳聋、视力模糊、肾虚腰痛、水肿、久泄不止等症。

健脾白菜汤

药材 白菜200克。

食材 栗子肉30克，枸杞10克，植物油15毫升，葱末5克，盐3克，味精、白砂糖各2克，高汤适量。

做法 ①栗子肉、枸杞分别洗净，沥干；白菜洗净，切块备用。②砂锅置火上，倒入高汤，大火烧沸，放入栗子肉、枸杞煮2分钟，下入白菜，煮熟后加入植物油、盐、味精、白砂糖调味，撒上葱末即可。

功效 美颜明目、补益脾胃。适用于胃口不佳、食少纳差等症。

食法 吃菜饮汤，佐餐食用。

首乌炒猪肝

药材 制首乌 15 克。

食材 猪肝 200 克，鸡蛋 1 枚，水淀粉、料酒各 20 毫升，盐、味精各 3 克，姜片、葱段各 5 克，植物油 15 毫升。

做法 ❶猪肝洗净，切薄片，放入碗中，加蛋清、料酒、盐、水淀粉拌匀，腌制片刻，备用；制首乌放入砂锅，加水，小火煎煮 40 分钟，去渣取药汁。❷炒锅置火上，入油烧热，下入姜片、葱段爆香，放入猪肝，大火快炒 5 分钟，倒入首乌药汁、盐、味精、料酒，炒熟即可。

功效 补肝脾、益精血、延缓衰老。适用于血虚体弱、肝气不足、遗精、脱发、须发早白等症。

食法 佐餐适量食用。

猪肝红薯片

药材 红薯 200 克。

食材 猪肝 80 克，西红柿 2 个，面粉 40 克，酱油、水淀粉各 10 毫升，盐 3 克，白砂糖 2 克。

做法 ❶红薯煮熟，过凉水去皮，压成泥；西红柿切块；猪肝切成小块，加入酱油、盐、白砂糖拌匀，腌 10 分钟后取出洗净，切末，倒入红薯泥、面粉，搅拌成糊，捏成块状。❷锅置火上，入油烧热，放入红薯块，煎至两面金黄即可盛出装盘。❸锅留底油烧热，放入西红柿略炒，加水淀粉勾芡，浇在红薯面块上即可。

功效 养肝健脾、补血益气。

食法 佐餐食用。

麻仁南瓜饭

药材 火麻仁 10 克。

食材 薏米 15 克，南瓜 800 克，大米 50 克。

做法 ❶南瓜洗净，去皮、瓤，切小块；薏米、大米分别淘洗干净；火麻仁洗净备用。❷电饭锅内放大米、火麻仁、薏米、南瓜拌匀，加水，煲成米饭即可。

功效 通淋活血、润燥滑肠、补肺健脾、清热利湿、促进小肠吸收。

食法 每日一次，可做主食用。

鲜韭菜粥

药材 鲜韭菜 40 克。

食材 大米 80 克，盐 3 克。

做法 ❶鲜韭菜择洗干净，切碎；大米淘洗干净备用。❷大米入电饭锅，加水煮沸，放入韭菜，盐，煮成粥即可。

功效 健脾暖胃、补肾壮阳、固精止遗。适用于脾肾虚所致的腹中冷痛、便秘、泄泻、阳痿、早泄、遗精、遗尿、妇女白带过多、腰膝酸冷等症。

食法 早晚食用。

麻仁蜂蜜粥

药材 火麻仁 8 克。

食材 大米 80 克，葱 5 克，蜂蜜 10 毫升。

做法 ❶火麻仁研成细末；大米淘洗干净；葱洗净，切丝。❷砂锅置火上，入水适量，放火麻仁粉、大米，大火煮沸后转小火熬煮 40 分钟，加入葱丝、蜂蜜，拌匀即可。

功效 润燥滑肠、通淋活血、补中益气、健脾和胃、滋阴补肾。适用于体虚肠燥、大便秘结等症。

食法 每日 2 次，早晚服用。

核桃山药饮

药材 菟丝子 8 克，肉苁蓉 15 克。

食材 核桃仁 25 克，山药 40 克，冰糖末 5 克。

做法 ❶ 菟丝子、肉苁蓉、山药、核桃仁分别洗净，装入纱布袋内备用。❷ 砂锅置火上，入水适量，放入药袋，大火烧沸后转小火煎煮 40 分钟，加冰糖末搅匀，凉后去渣取液即可。

功效 温补肾阳。适用于阳痿早泄、肾阳不足、肾精亏损、耳鸣眼花、腰膝无力等症。

食法 每日 2 次，早晚服用。

 菟丝子鲫鱼煲

药材 砂仁 3 克，菟丝子 20 克。

食材 鲫鱼 400 克，葱段、姜片各 5 克，盐 3 克，料酒 20 毫升。

做法 ❶ 鲫鱼宰杀，处理干净；砂仁、菟丝子洗净，装入纱布袋中。❷ 砂锅置火上，入水适量，放入鲫鱼、药袋、姜片、葱段、盐、料酒，大火烧沸后转小火煨煮 30 分钟即可。

功效 补肾健脾、消肿利水。适用于阳痿、早泄、遗精、肾虚、水肿等症。

食法 吃鱼喝汤，佐餐或单食均可。

 淫羊藿炒鸡肾

药材 淫羊藿 15 克。

食材 鸡肾 120 克，韭菜 40 克，料酒 10 毫升，盐 3 克，味精 2 克，姜片、葱段各 5 克，植物油 15 毫升。

做法 ❶ 淫羊藿洗净，放入砂锅，加水适量，大火烧沸转小火煎煮 30 分钟，去渣取汁；韭菜洗净，切段；鸡肾洗净。❷ 锅置火上，入油烧至六成热，下姜片、葱段爆香，加鸡肾、韭菜、淫羊藿汁液、料酒、盐、味精，翻炒至熟即可。

功效 强筋健骨、补肾壮阳、祛风除湿、止咳平喘。适用于阳痿、早泄、遗精等、腰肢酸软等症。

食法 每日一次，佐餐食用。

 香葱鸡汤

药材 带须大葱 50 克。

食材 鸡汤适量，盐 5 克。

做法 ❶ 大葱洗净，留葱白，切段。❷ 砂锅置火上，放葱段、鸡汤，大火烧沸，改用小火煨煮 30 分钟，加盐，搅拌均匀即可。

功效 解表发汗、防风散寒。适用于风寒感冒、发热恶寒、全身酸痛等症。

食法 每周 2 次，每次 250 毫升。

 香菜甜汤

药材 香菜 5 克。

食材 大米 40 克，饴糖 10 克。

做法 ❶ 香菜洗净，切碎；大米淘洗干净，备用。❷ 电饭锅内加水，放大米，煮成稀粥，滤取米汤，盛碗，放入香菜末、饴糖、拌匀，加盖，上笼隔水蒸至饴糖溶化即可。

功效 祛寒解毒、暖胃防风。适用于风寒头痛、消化不良等症。

食法 每日一次，或早或晚服食。

 香韭馄饨

药材 香菜 80 克，韭菜 20 克。

食材 猪瘦肉 40 克，鸡蛋 1 枚，馄饨皮 250 克，姜末、葱末各 5 克，酱油 5 毫升，盐 3 克，干淀粉 20 克。

做法 ❶ 香菜、韭菜洗净，切末；猪瘦肉洗净，剁成馅；鸡蛋磕入碗打成蛋液。❷ 将蛋液、猪肉、香菜和韭菜末，连同以上的调料一起搅拌，做成肉馅。❸ 取馄饨皮，入馅包成馄饨，下锅煮熟即可。

功效 散寒解表、利水消肿。

食法 可做主食用，每日一次。

红枣冰糖饮

药材 红枣10枚。

食材 水发木耳40克，冰糖10克。

做法 ❶红枣洗净，润透；木耳洗净，撕成片备用。❷大碗中放红枣、木耳、清水、冰糖，置蒸锅中，蒸1小时即可。

功效 润肺养血、滋脾益胃。适宜脾胃虚弱及肺虚气喘者食用。

食法 佐餐食用。

红枣大米粥

药材 红枣8枚。

食材 大米80克，冰糖末10克。

做法 ❶红枣洗净，润透去核；大米淘洗干净。❷砂锅置火上，入水适量，放入大米、红枣，大火煮沸后转小火熬煮成粥，加入冰糖末，搅匀即可。

功效 健脾益气、养胃补血。适用于脾胃虚弱、贫血、血小板减少、胃虚食少等症。

食法 每日一次，当日吃完。

白芷香菇汤

药材 白芷15克。

食材 鲜香菇250克，葱段、姜片各5克，盐3克，植物油10毫升，鸡精2克。

做法 ❶白芷洗净，润透；鲜香菇洗净，切半。❷炒锅置火上，入油烧至七成热，下入葱段、姜片爆香，加香菇、白芷翻炒2分钟，注入清水、盐、鸡精，大火烧沸后改用小火煨煮30分钟即可。

功效 清热解表、祛风清热、消肿镇痛。适用于风寒感冒、寒湿腹痛等症。

食法 佐餐食用。

清炒红花芹菜

药材 红花5克。

食材 芹菜250克，姜片、葱段各5克，盐3克、植物油10毫升。

做法 ❶芹菜择洗干净，切段；红花洗净备用。❷炒锅置火上，入油烧至六成热，下入姜片、葱段爆香，放入芹菜炒至断生，加入红花，炒3分钟至熟即可。

功效 消肿止痛、活血通络、降脂降压、清热除烦。适合坐骨神经痛和高血压等症。

食法 佐餐食用，每日一次。

蒜蓉苋菜

药材 苋菜400克，蒜末5克。

食材 盐3克，植物油10毫升，味精2克，醋5毫升。

做法 ❶苋菜择去老梗、黄叶，洗净，切段。❷炒锅置火上，入油烧热，下蒜末、苋菜段炒3分钟，加盐炒熟，放醋、味精，炒匀即可。

功效 祛火除烦、清热解毒、补血止血、健胃消食。

食法 佐餐适量食用。

腐竹炒菠菜

药材 菠菜200克。

食材 水发腐竹80克，水发海米30克，盐3克，味精2克，葱丝、姜丝各5克，花椒油3毫升。

做法 ❶菠菜、腐竹分别洗净，切段，入沸水焯熟，沥干水分；海米洗净备用。❷菠菜、腐竹、海米放到盘里，加入葱丝、姜丝、味精、盐、花椒油，拌匀即可。

功效 清热解毒、降压降脂。适用于防治动脉硬化。

食法 佐餐食用，每周3次。

木耳蕨菜

药材 蕨菜400克，水发木耳20克。

食材 花椒粒2克，植物油15毫升，葱段、姜片各5克，盐3克，味精2克。

做法 ❶木耳洗净，撕片；蕨菜洗净，入沸水焯烫，沥干。❷锅置火上，入油烧热，下入蕨菜，炒2分钟盛出，锅留底油，入花椒粒爆香，下蕨菜、木耳、姜片、葱段翻炒片刻，加盐、味精、清水，炒熟即可。

功效 清热化痰、滑肠降气、开胃健脾。

食法 佐餐食用。

党参黑米粥

药材 党参、白茯苓各10克。

食材 黑米100克，红枣6枚，生姜5克，冰糖10克。

做法 ❶党参、白茯苓分别洗净，润透切片；红枣洗净，润透去核；黑米淘洗干净；生姜洗净，切片。❷砂锅置火上，入水适量，放入黑米、红枣、党参、白茯苓、姜片、冰糖，大火煮沸后转小火熬煮1小时即可。

功效 补气养血、调和脾胃。适用于脾胃虚弱、气血亏损、心悸怔忡、食少腹泻、骨质疏松等症。

食法 每周食用一次。

干贝猪血粥

药材 水发干贝20克。

食材 山药10克，猪血、水发腐竹各80克，大米200克，胡椒粉2克，葱末5克，酱油5毫升。

做法 ❶山药洗净，切片；猪血切小块，放入水中浸泡15分钟；水发干贝、腐竹分别洗净；大米淘洗干净。❷电饭锅内入大米、山药、腐竹和干贝，加水适量，煮1小时后放入猪血略煮，加入胡椒粉、葱末、酱油调味即可。

功效 强身健体、补血益气、补益脾胃。适宜白血病和贫血症患者食用。

食法 可做主食用。

山药芝麻粥

药材 山药、黑芝麻各40克。

食材 白砂糖10克。

做法 ❶山药洗净，去皮，烘干磨成粉；黑芝麻拣去杂质，洗净，上锅小火炒香后磨成细粉，与山药粉混合均匀备用。❷锅置火上，入水适量，大火烧沸，加山药粉、黑芝麻粉、白砂糖，不断搅拌，煮5分钟即可。

功效 补血补钙、润肺益胃、安神润肠的功效。可用于降低血脂、清除胆固醇、增强血管弹性、防治动脉硬化。

食法 每日一次。

补肾核桃茶

药材 核桃仁、枸杞各20克。

食材 白砂糖10克。

做法 ❶枸杞、核桃仁分别洗净备用。❷锅置火上，入水适量，放入枸杞、核桃仁，大火煮沸后转小火煮30分钟，加入白砂糖搅匀即可。

功效 明眼目、补肝肾。适用于肾阴阳两虚。

食法 代茶饮用。

核桃豌豆糊

药材 核桃粉40克，豌豆80克。

食材 鸡蛋1枚，大米40克，盐3克。

做法 ❶豌豆洗净，拍扁切成豌豆蓉；大米淘洗干净，浸泡24小时备用；鸡蛋煮熟，取出蛋黄，压成蛋黄泥。❷电饭锅放大米、清水，煲至黏稠，放入核桃粉、蛋黄泥、豌豆蓉、盐，煲5分钟即可。

功效 益智补脑、润肠通便、补血益气。

食法 佐餐食用，每日一次。

芝麻红薯泥

药材 红薯400克，芝麻15克。

食材 白砂糖10克，植物油10毫升，冰糖末10克。

做法 ❶红薯洗净，入锅中蒸20分钟后取出，去皮，凉后捣成红薯泥；芝麻去杂质，洗净，入炒锅，小火炒香后碾碎，加入冰糖末，拌匀，成冰糖芝麻。❷锅置火上，放植物油烧至七成热，入红薯泥，炒成红薯沙后盛出装盘，撒上冰糖芝麻即可。

功效 养气补血、健脾益气。

食法 可随时食用。

银耳杜仲饮

药材 炙杜仲8克。

食材 水发银耳15克，冰糖末30克，植物油10毫升。

做法 ❶银耳洗净，撕片；锅内加冰糖和水，小火熬煮并搅拌，至微黄后去渣取液；杜仲洗净，加水煎煮，滤取药液后加水再煎，共煎取3次药液合并。❷砂锅置火上，入水适量，兑入药液，加银耳大火煮沸后转小火炖煮4小时，加冰糖液略煮，调入植物油搅匀即可。

功效 清脑、补肝肾、壮腰膝、消骨刺。适用于肝肾阴虚引起的头昏头痛、骨质增生等症。

食法 每日2次，早晚空腹食用。

香菇菜花

药材 水发香菇120克，菜花80克。

食材 水淀粉20毫升，鸡油15毫升，盐3克，味精2克，葱段、姜片各5克，植物油10毫升，高汤300毫升。

做法 ❶香菇洗净，切半；菜花洗净，掰成小朵，入沸水焯熟，捞出沥水。❷炒锅置火上，入油烧热，下葱段、姜片爆香，加盐、高汤、味精，大火烧沸后捞出葱姜，加菜花、香菇，改小火烧至入味，加水淀粉勾芡，放入鸡油，炒匀至熟即可。

功效 清理肠胃、强壮筋骨、防治动脉硬化。

食法 佐餐食用。

玫瑰藕粉

药材 玫瑰花8朵，枸杞15克。

食材 藕粉80克，白砂糖10克。

做法 ❶枸杞、玫瑰花洗净；藕粉放入碗里，加水调成藕粉糊，备用。❷锅置火上，入水适量，放入枸杞、玫瑰花瓣，中火烧沸，倒藕粉糊，边倒边搅拌，加白砂糖调味，煮熟即可。

功效 疏肝明目、养心除烦、润肺和胃。

食法 每日1次。

茶花鸡蛋

药材 花茶8克。

食材 鸡蛋1枚，红糖5克。

做法 花茶入锅，加水适量，小火煎煮10分钟，去渣留汁，磕入鸡蛋，加入红糖，大火煮沸后转小火煮熟即可。

功效 醒脑提神。适用于身体疲倦、精神不振等症。

食法 2天1次，持续2周。

补血菠菜羹

药材 菠菜200克，鸭血120克，葱白3克。

食材 香油5毫升，盐3克，味精2克，植物油10毫升。

做法 ❶ 菠菜择洗干净，切段；鸭血洗净，切小块；葱白洗净，切葱末。❷ 砂锅置火上，入水适量，放入菠菜，小火煮至将熟，放入鸭血、植物油、葱末、盐、味精、香油，稍煮片刻即可。

功效 清热解毒、养血护肝、润肠通便。适用于瘀血疼痛、肠燥便秘等症。

食法 佐餐食用。

明目猪肝汤

药材 山茱萸、枸杞各15克。

食材 猪肝200克，猪腰2个，料酒10毫升，盐3克，葱段、姜片各5克，胡椒粉、味精各2克，鸡油10毫升，高汤800毫升。

做法 ❶ 山茱萸、枸杞分别洗净；猪腰洗净，刮去臊腺，切片；猪肝洗净，切薄片。❷ 砂锅置火上，入水适量，放入山茱萸、枸杞、猪肝片、猪腰片，加入料酒、盐、味精、葱段、姜片、胡椒粉、高汤、鸡油，大火煮沸后转小火煮30分钟即可。

功效 补肾补肝、明目美容。适用于肝肾亏损、盗汗自汗、视物不清、小便频数、腰膝

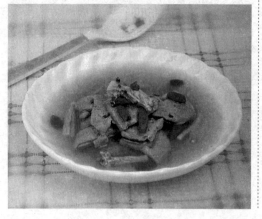

酸软等症。

食法 佐餐食用。

蒜蓉菠菜

药材 红枣5枚，菠菜250克，大蒜10克。

食材 姜汁、香油、酱油各10毫升，葱末5克，盐、味精各3克。

做法 ❶ 红枣洗净，润透去核，切半；菠菜洗净，入沸水焯烫，捞出沥干；大蒜剥皮，切末。❷ 盘中放入菠菜，加红枣、蒜末、葱末、姜汁、酱油、香油、盐、味精，拌匀即可。

功效 养血疏肝、滋阴润肺、降压明目。

食法 佐餐食用。

菊花苦瓜饮

药材 白菊花8克。

食材 苦瓜200克。

做法 ❶ 苦瓜洗净，去瓤，切成薄片；白菊花洗净备用。❷ 砂锅置火上，入水适量，放入苦瓜片和菊花，煮沸2分钟即可。

功效 清热解毒、疏肝降压，适用于肝阳上亢引起的高血压和血压升高所致的头晕心慌。

食法 佐餐食用。

百合荠菜粥

药材 百合25克。

食材 大米100克，荠菜40克，白砂糖10克。

做法 ❶ 荠菜洗净，切成细末；百合洗净，撕片；大米淘洗干净，清水浸泡40分钟。❷ 砂锅置火上，入水适量，下入大米、百合，大火煮沸后转小火熬煮30分钟，下入荠菜末，调入白砂糖拌匀，再次煮沸

即可。

功效 凝血降压、利水消肿，可预防心血管疾病。

食法 佐餐食用，每日1~2次。

 芹菜番茄汤

药材 番茄、芹菜各200克。

做法 ❶番茄洗净，去皮，榨汁；芹菜择洗干净，榨汁。❷番茄汁和芹菜汁倒入砂锅，小火煮沸即可。

功效 清热利湿、平肝降压、软化血管。适用于防治缺铁性贫血。

食法 佐餐食用，每日一次。

 清炒菊花芹菜

药材 菊花8克，枸杞20克。

食材 芹菜400克，姜片、葱段各5克，盐3克，味精2克，植物油10毫升。

做法 ❶菊花、枸杞分别洗净，沥干备用；芹菜择洗干净，切段。❷锅置火上，入油烧至六成热，下姜片、葱段爆香，放入芹菜、盐、味精、菊花、枸杞，炒熟即可。

功效 平肝降压、清热明目、美容养颜。适宜高血压患者食用。

食法 佐餐食用，每日一次。

 祛火茶

药材 茯苓、山药各10克。

食材 莲藕100克，百合、红枣各8克，白砂糖5克。

做法 ❶山药去皮，洗净，切片；茯苓、莲藕分别洗净，切片；红枣洗净，润透去核；百合洗净。❷以上5种材料入锅，加水，大火煮沸后改用小火煨煮40分钟，去渣取汁，加白砂糖搅匀即可。

功效 补益脾肺、清热去火。适用于咳嗽痰中带血、食欲不振、便秘等症。

食法 每日2次，早晚服用。

 安神牛奶

药材 麦冬15克。

食材 牛奶500毫升，白砂糖15克。

做法 ❶麦冬洗净，去心备用。❷锅中倒入牛奶，小火煮沸，放入麦冬、清水适量，煮5分钟，去渣取汁，加白砂糖搅匀即可。

功效 清热祛火、生津止渴、补虚损、益脾胃。适用于身体虚弱、反胃噎膈、消渴、便秘等症。

食法 每日一次，每次100毫升。

 清肠祛火饮

药材 女贞子10克，桑葚、决明子、泽泻各8克。

食材 黑芝麻8克。

做法 女贞子、桑葚、决明子、泽泻洗净，放入砂锅中，加入黑芝麻，置火上，入水适量，中火烧沸转小火煎煮1小时，去渣取液即可。

功效 清热去火、滋补肝肾、润肠通便。适用于更年期头晕眼花、便秘、动脉硬化等症。

食法 每日1次，早晨空腹温服。

山药苦瓜片

药材 丹参8克，山药干15克。

食材 苦瓜200克，鸡精2克，白砂糖5克，盐3克，香油10毫升。

做法 ❶丹参、山药分别洗净，润透切片；苦瓜洗净，去瓤，切片。❷锅置火上，入水适量，放入苦瓜、山药、丹参，大火煮沸后转小火煎煮30分钟，加鸡精、白砂糖、盐、香油，搅匀即可。

功效 清热解毒、养肝明目。适用于肢体麻痹、口齿不清等症。

食法 佐餐食用。

天麻炒猪肝

药材 天麻8克，何首乌12克。

食材 猪肝120克，菜花40克，鸡蛋1枚，胡椒粉、味精各2克，植物油、料酒各15毫升，干淀粉、葱段、姜丝各10克，盐3克，鸡汤20毫升。

做法 ❶天麻、何首乌洗净，烘干，磨成细粉；猪肝洗净，切片，加干淀粉、鸡蛋、姜、葱、鸡汤拌匀；菜花洗净，撕小朵。❷锅置火上，入油烧热，放入葱、姜爆香，下入猪肝、何首乌粉、天麻粉、盐、料酒略炒，放入菜花、鸡汤炒熟，撒味精、胡椒粉、盐，炒匀即可。

功效 祛心火、滋补肝、宁心安神。适用于肝肾不足所致的头晕眼花等症。

食法 每日一次，佐餐食用。

姜韭牛奶饮

药材 老姜12克，韭菜200克。

食材 牛奶300毫升，红糖15克。

做法 ❶韭菜洗净，切段；老姜洗净，切片。❷韭菜、老姜放入榨汁机，榨汁放入锅内，兑入牛奶，大火烧沸后加入红糖，调匀即可。

功效 暖脾胃、止疼痛、安神止渴。

食法 每日一次，趁热饮用。

黄豆牛肉椰汤

药材 黄豆120克，椰子1个。

食材 牛腱子肉200克，红枣6枚，盐、姜片各3克。

做法 ❶椰子去壳取肉，切块；黄豆淘洗干净；红枣洗净，润透去核；牛腱子肉洗净，切块，氽水备用。❷砂锅置火上，入水适量，放入椰子肉、黄豆、牛腱子肉、红枣、姜片，大火煮沸后转小火煲煮2小时，加盐调味即可。

功效 强筋壮骨、益气止渴、滋养脾胃、提高免疫力。

食法 佐餐食用。

茯神红枣粥

药材 茯神15克。

食材 红枣5枚，小米100克，冰糖末10克。

做法 ❶茯神去木，切碎；红枣洗净，润透去核，切碎；小米淘洗干净备用。❷砂锅置火上，入水适量，放入茯神、红枣、小米，大火煮沸后转小火熬煮30分钟，加入冰糖末搅匀即可。

功效 补益脾胃、养心安神。

食法 每日一次，做早点服用。

党参黄鱼

药材 枸杞3克，黄芪8克，党参5克。

食材 黄鱼400克，水发香菇、竹笋各12克，白砂糖5克，料酒10毫升，植物油10毫升，盐3克，酱油5毫升，葱、蒜、姜各3克，水淀粉15毫升。

做法 ❶香菇洗净，切半；党参、黄芪洗净，润透切片；竹笋去皮，切片；黄鱼划十字花刀，入油锅中炸至两面金黄，捞出。❷锅置火上，入油烧热，放入白砂糖炒化，下黄鱼挂浆，放入党参、黄芪、枸杞、姜、葱、蒜、盐、酱油稍炒，加水煮沸，捞出黄鱼、党参、黄芪、枸杞。❸锅留汤，放入黄鱼、竹笋、香菇、水淀粉调匀即可。

功效 益气补肾、强健筋骨。适宜久病体虚者食用。

食法 佐餐食用。

韭菜炒蛋

药材 鸡蛋 2 枚，韭菜 120 克。

食材 料酒 10 毫升，醋 5 毫升，姜丝 2 克，盐 3 克，味精 2 克，植物油 15 毫升。

做法 ❶鸡蛋磕入碗中打成蛋液；韭菜择洗干净，切段。❷锅置火上，入油烧热，倒入蛋液，迅速翻炒至凝固，捣散后再放韭菜，略炒，加入料酒、姜丝、醋、盐、味精，煸炒至韭菜熟即可。

功效 补气壮阳、温中下气、暖胃理血。适用于春季滋补养生。

食法 佐餐食用。

凉拌菠菜

药材 姜 80 克，菠菜 250 克。

食材 盐 3 克，酱油 5 毫升，香油 3 毫升，味精 2 克，醋 5 毫升，花椒油 2 毫升。

做法 ❶姜洗净，捣碎取汁；菠菜择净，去须、根，保留红头，洗净，切成长段，入沸水焯烫 2 分钟，沥干放凉。❷菠菜入盘，放姜汁、盐、酱油、醋、味精、香油、花椒油，拌匀即可。

功效 润肠通便，解酒毒。尤适用于春季调理肠胃之用。

食法 佐餐食用。

银耳鲇鱼汤

药材 陈皮 5 克。

食材 水发银耳 15 克，鲇鱼 200 克，盐 5 克，胡椒粉 3 克，味精 2 克，料酒 20 毫升，葱段、姜片各 5 克。

做法 ❶鲇鱼宰杀处理干净，剁块，加盐、料酒拌匀，腌制 30 分钟；银耳撕小片；陈皮用清水浸泡片刻，洗净，切块。❷砂锅置火上，入水适量，放入银耳、陈皮，大火烧沸转中小火焖煮 50 分钟，加入姜片、葱段、料酒、胡椒粉，放入鲇鱼煮熟，拣出陈皮，加入盐、味精调味即可。

功效 消肿散结、活血化瘀、补气益血。适用于产后腹痛、跌打损伤等症。

食法 饮汤食肉，佐餐食用。

清蒸石斑鱼

药材 枸杞 15 克，石斑鱼 400 克。

食材 料酒 20 毫升，盐 5 克，葱末、姜末各 5 克，味精 2 克，胡椒粉 3 克，酱油 10 毫升。

做法 ❶枸杞洗净；石斑鱼宰杀，处理干净，去骨，切薄片，加盐、味精、胡椒粉、酱油、料酒、姜末、葱末，抓匀，腌制 40 分钟。❷腌好的石斑鱼片盛盘，加入枸杞，上笼，大火蒸 15 分钟即可。

功效 补肝肾、明眼目。适用于视物不清、倦怠食少、肝肾虚损等症。

食法 佐餐食用，每日一次。

壮阳鳗鱼

药材 山药干 25 克，青鳗鱼 400 克。

食材 料酒 15 毫升，葱末、姜末 5 克，胡椒粉、盐各 3 克，味精 2 克，酱油 5 毫升。

做法 ❶山药用水浸泡 2 小时，去皮，切薄片；鳗鱼宰杀，处理干净，剁成段，放入大碗，加盐、味精、料酒、酱油、胡椒粉、葱末、姜末，抓匀，腌制 30 分钟。❷鳗鱼盛盘，加入山药，上笼，大火蒸 20 分钟即可。

功效 健脾补肺、固肾益精、补血行气。适用于脾虚泄泻、久痢不止、消渴、遗精、带下等症。

食法 佐餐食用。

清蒸红花鲫鱼

药材 红花 8 克。

食材 鲫鱼 250 克，料酒、酱油各 10 毫升，姜片 5 克，醋 10 毫升，葱段 5 克，盐 5 克，鸡精 2 克，鸡油 10 毫升。

做法 ❶红花洗净；鲫鱼宰杀，处理干净，放入大碗，抹上盐、鸡精、白醋、酱油腌制 30 分钟。❷腌好的鲫鱼盛盘，加入红花，上笼，大火蒸 10 分钟即可。

功效 活血化瘀、通经活络。适用于妇女经闭、痛经及月经不调、腹痛肿块以及跌打损伤等症。

食法 佐餐食用。

止血鲜藕汁

药材 生侧柏叶 40 克。

食材 鲜莲藕 200 克。

做法 ❶侧柏叶洗净，放榨汁机榨取汁液；莲藕去皮，切片。❷锅置火上，入水适量，放入莲藕，大火煮沸后转小火熬煮 30 分钟，去渣留汁，倒入侧柏叶汁搅匀，装入罐内即可。

功效 凉血止血。适用于咳血、吐血、衄血等症。

食法 每日 1 次，每次 20 毫升。

川芎当归仔鸡汤

药材 川芎、当归、红花各 5 克。

食材 白条仔鸡 500 克，料酒 20 毫升，葱段、姜片各 10 克，盐 5 克，高汤适量。

做法 ❶川芎、当归洗净，润透切片；红花洗净备用。❷砂锅置火上，入水适量，放入仔鸡，加料酒、盐、葱段、姜片、高汤、

当归、川芎、红花，大火烧沸后转小火炖煮 1 小时即可。

功效 活血行气、强筋壮骨、祛风止痛、润燥滑肠。

食法 佐餐食用。

当归母鸡汤

药材 当归 15 克。

食材 白条母鸡 1 只，姜片、葱段各 5 克，盐 4 克，味精 2 克，料酒 10 毫升。

做法 ❶当归洗净，润透切段；母鸡洗净，入沸水氽烫后沥干水分，鸡腹内放入当归、姜片、葱段。❷砂锅置火上，入水适量，放入母鸡，加盐、味精、料酒，大火煮沸后转小火炖煨煮至鸡肉熟烂即可。

功效 活血补气、调经止痛、润肠通便。适用于月经不调、闭经腹痛、血虚、崩漏、眩晕、肠燥、便秘赤痢等症。

食法 饮汤食肉，佐餐食用。

清蒸红花墨鱼

药材 五灵脂、桃仁各 8 克，红花 5 克。

食材 墨鱼 180 克，姜末、葱末各 5 克，盐 3 克，料酒 15 毫升，味精 2 克。

做法 ❶五灵脂、桃仁、红花分别洗净；墨鱼宰杀，处理干净，切块。❷墨鱼放入大盘，加料酒、姜末、葱末、五灵脂、桃仁、红花、清水，上笼，大火蒸 40 分钟，加盐、味精调味即可。

功效 活血化瘀、消肿止痛。可用于缓解痛经、头痛眩晕症。

食法 每日一次，佐餐食用。

牡丹乌鸡汤

药材 牡丹皮 10 克。

食材 乌鸡 1000 克，姜片、葱段各 10 克，

盐5克，味精2克，鸡油20毫升。

做法 ❶牡丹皮洗净，切段，装入纱布袋内备用；乌鸡洗净。❷锅置火上，入水适量，放入牡丹皮袋、乌鸡、料酒、姜片、葱段，大火烧沸，改小火炖煮40分钟，加入盐、味精、鸡油调味即可。

功效 养阴退热、补气养血。适用于惊痫、呕吐、便血、闭经等症。

食法 佐餐食用，饮汤食肉，每日一次。

凉拌黄瓜粉皮

药材 绿豆粉皮200克，黄瓜180克。

食材 盐3克，味精2克，酱油5毫升，蒜末5克，香油3毫升。

做法 ❶绿豆粉皮洗净，切成长条；黄瓜洗净，切片，放碗中，加盐腌渍，滤掉水备用。❷将绿豆粉皮与黄瓜放入大碗中，加入酱油、蒜末、味精、香油拌匀，盛盘即可。

功效 清热解毒、消暑利水、除烦解渴、降低血脂、润肠通便。

食法 佐餐食用。

绿掌牛肉汤

药材 仙人掌200克。

食材 牛肉800克，红枣8枚，花椒粒2克，大料、豆蔻、桂皮各1克，葱段、姜块各5克，盐5克，味精2克，香菜段3克，香油5毫升，料酒15毫升。

做法 ❶牛肉切小块汆烫；仙人掌去刺切块；花椒粒、大料、豆蔻、桂皮放入纱布袋内，做成调料包。❷砂锅置火上，入水适量，放入牛肉炖1小时，加盐、料酒、调料

包、红枣、葱姜、仙人掌，转小火炖煮2小时，拣去葱、姜和调料包，加味精、香油、香菜搅匀即可。

功效 补气益血、补钙降压、降血糖、降血脂。

食法 吃肉喝汤，佐餐食用。

草莓牛奶

药材 牛奶120毫升，草莓40克。

食材 白砂糖10克。

做法 ❶草莓去蒂，洗净，沥干水分，放入大碗中，加入白砂糖，拌匀后碾成泥。❷锅置火上，倒入牛奶，大火烧沸后关火，冷却后加入草莓泥，拌匀即可。

功效 补血补钙、养心安神、益智健身。适用于骨质疏松症。

食法 可做饮品，经常食用。

双豆黑鱼汤

药材 红豆、绿豆各40克。

食材 黑鱼400克，料酒15毫升，姜片、葱段各5克，盐5克，大蒜3克。

做法 ❶红豆、绿豆去杂质，淘洗干净，加清水浸泡2小时；黑鱼宰杀，处理干净，放进大碗，抹上料酒、盐，腌制15分钟，备用。❷锅置火上，入水适量，放入黑鱼，加入红豆、绿豆、姜片、葱段、盐、大蒜，大火煮沸后改用小火炖1小时即可。

功效 养心益肾、疏肝利水。适宜肝病腹水患者食用。

食法 每日一次，每次吃黑鱼40克，红豆和绿豆随意，喝汤。

夏季养生药膳

夏季天气炎热，万物都处于旺盛的生长阶段，人体的新陈代谢也处于最旺盛的时期。由于夏季"阳气"最重，天气炎热，所以人体也就偏爱凉爽，饮食上也喜欢吃清淡的食物。夏季应尽量少吃油腻厚味，否则会助长内火，热盛伤津，导致疾病发作。

在饮食养生方面，需要以清火养阴为主，但也要防止贪凉导致脾胃受伤。具体来说，首先是清热消暑。夏日气温高，暑热邪盛，人体心火较旺，因此常用些具有清热解毒、清心火作用的药物，如菊花、薄荷、金银花、连翘、荷叶等来祛暑。其次是健脾除湿。湿邪是夏天的一大邪气，加上夏日脾胃功能低下，人们经常感觉胃口不好，容易腹泻，出现舌苔白腻等症状，所以应常服健脾利湿之物。一般多选择健脾芳香化湿及淡渗利湿之品，如藿香、莲子、佩兰等。

消暑绿豆粥

药材 绿豆40克。

食材 粳米80克。

做法 ❶绿豆去杂质，洗净，温水浸泡2小时；粳米淘洗干净。❷砂锅置火上，入水适量，下入粳米、绿豆，大火煮沸后转小火煮至豆烂米开汤稠即可。

功效 解暑止渴、清热解毒，可消肿、降脂。适用于夏季中暑、暑热烦渴、疮毒疖肿、食物中毒等，还可预防动脉硬化。

禁忌 脾胃虚寒、腹泻者不宜食用。

食法 佐餐服用，夏季可频频饮用。

山楂酸梅汤

药材 乌梅40克，山楂15克，陈皮5克，肉桂20克，丁香5克。

食材 白砂糖30克。

做法 ❶陈皮、肉桂、丁香、乌梅、山楂择好洗净，乌梅、山楂逐个拍破，一起装入纱布袋中，扎口备用。❷锅置火上，入水适量，投入纱布包，大火煮沸后转小火熬煮30分钟，除去药包，关火，静置沉淀20分钟，滤出汤汁，加入白砂糖搅拌均匀即可。

功效 消暑散热、梳理心肺。适用于暑热伤津之口渴、心烦，暑夹寒湿之口渴、食少、吐泻等症。

食法 做饮料频频饮用。

竹叶绿豆汤

药材 石膏10克，鲜竹叶25片。

食材 绿豆25克，粳米、鲜芦根各80克，白砂糖10克。

做法 ❶鲜竹叶、鲜芦根洗净后，放入石膏煎汁，去渣，留汁备用；绿豆、粳米淘洗干净。❷砂锅置火上，倒入汤汁，下入绿豆、粳米共煮为稀粥，加白砂糖调味即可。

功效 清热解暑、益气生津。适用于暑热入阳明，发热、心烦、头痛、面红气粗、口渴多汗、苔黄、脉洪数等症。

禁忌 脾胃虚弱、内伤发热者不宜用。

食法 每日2次，早晚温热服。

 西瓜绿豆粥

药材 青蒿5克。

食材 西瓜皮50克，鲜荷叶8克，绿豆25克，赤茯苓10克。

做法 ❶青蒿、西瓜皮、赤茯苓洗净，放入锅中加水煎煮，去渣留汁；绿豆淘洗干净。❷砂锅置火上，入水适量，兑入药汁，下入绿豆，加荷叶熬煮至豆烂熟即可。

功效 清暑泄热、止渴生津。适用于口渴心烦、身热午后较重、苔黄腻、脉弦数等症。

禁忌 胃虚寒、大便溏泄者不宜多食。

食法 随意服用。

 银花露绿豆粥

药材 银花露、鲜荷叶、鲜竹叶各10克。

食材 绿豆20克，粳米80克，冰糖10克。

做法 ❶鲜荷叶、鲜竹叶用洗净，放入锅内煎取汁、去渣；绿豆、粳米淘洗干净。❷砂锅置火上，入水适量，兑入药汁，下入绿豆、粳米熬煮成稀粥，兑入银花露稍煮片刻，加冰糖调味即可。

功效 清暑化湿、解表发汗。

食法 每日2次，温热服食。

 扁豆绿豆粥

药材 白扁豆40克，绿豆40克。

食材 粳米80克，白砂糖10克。

做法 白扁豆、绿豆、粳米淘洗干净，下入砂锅，加水适量，大火煮沸后转小火熬煮成粥，加白砂糖调味即可。

功效 清暑和中、生津除烦。适用于小儿暑湿、脾胃失和、吐泻烦渴等症。

食法 每日一次，佐餐温热食用。

 荷叶蒸乳鸽

药材 鲜荷叶1张。

食材 乳鸽3只，白砂糖10克，麻油10毫升，水发冬菇50克，胡椒粉5克，熟瘦火腿12克，蚝油6毫升，姜片3克，水淀粉10毫升，盐3克，熟植物油25克。

做法 ❶乳鸽处理干净后，切片，放入炖盅里，加姜、蚝油、盐、麻油、白砂糖、胡椒粉、水淀粉、植物油拌匀。❷荷叶用沸水浸泡，洗净，擦干，平铺在碟子上，放上乳鸽、冬菇片、火腿片裹住，用水草扎紧裹成长方形，入笼中火蒸20分钟取出，去水草即可。

功效 补气养精、清暑补脾。适宜夏季滋补，尤其是身体虚弱者。

食法 佐餐服食，每日一次。

椰盅鸡肉汤

药材 椰子1个，莲子20克，银杏仁20克。

食材 鸡脯肉80克，鲜牛奶100毫升，盐3克，姜片3克，料酒15毫升，鸡汤250毫升，藕粉5克。

做法 ❶鸡脯肉去筋膜，洗净，剁成蓉，加藕粉、盐拌匀，做成小丸子；莲子、银杏仁洗净，下油锅炒至半熟，捞出沥油；鸡汤加盐、姜片、料酒稍煮备用。❷椰子顶部剖开，去瓤，放入鸡球、莲子、银杏仁、鸡汤、牛奶，盖上顶盖，放锅中，隔水炖至鸡球熟透即可。

功效 清心明目、健脾开胃。

食法 佐餐食用。

荷叶米粉鸡片

药材 鲜荷叶1张。

食材 光嫩鸡1000克，炒米粉100克，猪肥膘 120 克，酱油 15 克，盐 3 克，白砂糖 15 克，味精 2 克，绍酒 20 克，汤适量。

做法 ❶ 鸡冲洗干净，剔骨、剁爪、去翅，鸡肉切成大片，加酱油、盐、白砂糖、味精、绍酒、汤拌匀，放入炒米粉揉捏均匀；猪肥膘肉洗净，切成片备用。❷ 荷叶洗净擦干，平铺在盘子上，放上鸡片、肥膘配对，上笼大火蒸 50 分钟，取出放在圆盘内，打开荷叶装盘即可。

功效 清热解暑、升脾运阳。适用于体虚脾弱、食欲不振、泄泻等症。

食法 佐餐食用。

鲜百合汤

药材 鲜野百合 120 克。

食材 白砂糖 10 克。

做法 鲜野百合洗净，入锅，加水适量，大火煮沸后转小火煮烂，下入白砂糖调味即可。

功效 补中益气、养肺宁咳、安心益智。适用于夏季养心安神。

食法 夏日午后饮用。

黄芪鲤鱼

药材 黄芪 10 克，党参 5 克。

食材 鲤鱼 500 克，香菇 20 克，熟笋丝 50 克，老姜、葱、大蒜各 5 克，高汤适量，酱油 10 毫升，白砂糖 10 克，米酒 20 毫升，盐 5 克，植物油 30 毫升。

做法 ❶ 黄芪、党参洗净，入砂锅中加水适量，大火煮沸后转小火煮至汤汁浓稠，去渣留药汤备用；鲤鱼宰杀，洗净，鱼身上划斜刀口，抹一层薄芡粉；香菇洗净泡软，去蒂切丝；大蒜去皮切片；葱洗净切丝，泡水 3 分钟，捞起沥干。❷ 锅置火上，入油烧至七成热，下鱼大火炸至两面酥脆，捞起沥

油，下入姜、蒜爆香，放入香菇、笋丝炒香，放入鱼、药汤及调味料，大火煮沸后转小火煮至鱼两面稍软，盛起鱼，余汁勾芡后淋于鱼上，撒上葱丝即可。

功效 健脾益气、利水消肿。适用于消化不良、脚气、咳嗽、呼吸不畅等症。

食法 佐餐食用。

西瓜炖鸭

药材 西瓜 1 个。

食材 鸭子 1200 克，生姜 12 克，葱 10 克，料酒 15 毫升，盐 5 克，白砂糖 10 克，胡椒粉 3 克，味精 2 克。

做法 ❶ 鸭子宰杀后去净毛、内脏，剁去脚爪，洗净，入沸水锅中汆透，剔去大骨，剁块；生姜洗净，切片；葱洗净，切成段。❷ 西瓜 1/3 处切碗口，挖去瓜瓤，放入鸭块、姜片、葱段、料酒、白砂糖、盐、胡椒粉、味精，加水淹没鸭块，瓜蒂盖在西瓜开口处，用竹签固定。❸ 将西瓜放入瓷盆中，上笼用大火蒸 2 小时至鸭肉酥烂，取出即可食用。

功效 滋阴补津、清热解毒、消暑利水。适宜暑热烦渴、热盛伤津、小便不利者食用。

食法 饮汤食肉，佐餐食用。

瓜皮鳝丝

药材 西瓜皮 150 克。

食材 鳝鱼 800 克，芹菜 400 克，泡辣椒 40 克，鸡蛋 2 枚，大蒜、葱、生姜各 15 克，盐 5 克，酱油 25 克，味精 4 克，白砂糖 5 克，食醋 3 毫升，麻油 5 毫升，绍酒 10 毫升，胡椒粉 3 克，淀粉 25 克，植物油、高汤适量。

做法 ❶ 西瓜皮洗净后榨汁；鳝鱼宰杀，洗净后剖开腹，剔去骨，抠去内脏，斜切成

丝；芹菜择洗干净，切段；泡辣椒切成斜口条；姜、葱、蒜均切成丝；鸡蛋去黄留清备用。❷鳝丝用淀粉、盐、蛋清和一半瓜皮汁调匀浆好，另一半瓜皮汁用绍酒、酱油、白砂糖、味精、淀粉、高汤一起兑成汤汁。❸锅置火上，入油烧至六成热，下鳝丝滑散，捞出沥干油，原锅留底油，下芹菜、泡辣椒、姜、葱、蒜一起翻炒，放入鳝丝，烹入味汁，加醋、麻油，炒匀至熟即可。

功效 平肝清热、祛风利湿、清热解暑。适用于体弱消瘦乏力、腰腿疲软、风湿肢体疼痛、屈伸不利，及暑热烦渴、尿赤等症。

食法 佐餐食用，每周 3 次。

鸭心片汤

药材 水发玉兰片 20 克。

食材 鸭心 8 个，水发香菇 10 克，水发木耳 40 克，黄瓜 20 克，酱油 10 克，盐 3 克，姜汁 2 克，料酒 5 毫升，味精 2 克，高汤适量。

做法 ❶鸭心去蒂，热水洗净，一切两瓣，再把每瓣从内面用斜刀往内切，切成薄片；玉兰片切长方形片，装碗；冬菇切十字花；黄瓜切长条；木耳切小片备用。❷砂锅置火上，倒入高汤，鸭心片加入料酒、酱油抓匀，下入砂锅内，煮至八成熟捞出，倒在大汤碗内的玉兰片上，撇净浮沫，锅中放入冬菇、木耳、黄瓜片、姜汁、盐、味精，煮至汤开后，起锅盛到大汤碗内即可。

功效 去火清心、提神解腻、降压醒脑。尤适宜于老人夏日避暑食用。

食法 饮汤食肉，佐餐食用。

健胃虾球

药材 广陈皮、黄芪各 3 克，茯苓 2 克。

食材 山楂、山药、红枣各 2 克，大虾 400 克，绿芦笋尾 10 支，鸡蛋 1 枚，面粉 100 克，白砂糖 20 克，米酒 15 毫升，姜汁 5 毫升，盐 5 克，胡椒粉 3 克。

做法 ❶鸡蛋磕入碗中，打成蛋液备用；药材冲洗，入砂锅中加水，大火煮沸后，转小火煮至汤汁剩约 30 毫升时，去渣，药汤待凉备用。❷大虾去壳及肠泥，虾肉拍扁并切末，入调味料及药汤搅拌至黏稠状，做成虾泥。❸锅入油烧至六成热，将虾泥挤成丸子状，入锅炸至浮起，捞出沥油；每个虾丸插 1 支芦笋尾，沾上蛋液，再沾上面粉，重新入锅炸至表面金黄即可。

功效 帮助消化、增进食欲、增强胃肠功能，对于消化性溃疡所造成的贫血有较好功效。

食法 佐餐食用。

薏米藿香绿豆粥

药材 绿豆、薏米各 20 克，藿香 5 克。

食材 粳米 80 克。

做法 ❶薏米、绿豆、粳米淘洗干净；藿香入砂锅煎取汁液，备用。❷砂锅置火上，入水适量，下入薏米、绿豆、粳米，大火煮沸后转小火熬煮成粥，兑入药汁，稍煮即可。

功效 清暑化湿、解渴除烦。适用于因暑湿导致的发热烦渴、汗出溺短、身重如裹、胃脘痞满、脉洪数等症。

禁忌 寒湿困脾者不宜食用。

食法 温热服食，每日 2 次，早晚服用。

鲜芦根冰糖饮

药材 鲜芦根 80 克。

食材 冰糖 40 克。

做法 鲜芦根洗净，放入炖盅，加水适量，放入冰糖，隔水炖至熟透，去渣待凉即可。

功效 清热祛火、生津止渴、润肺和胃。适

用于胃热口臭、胃热烦渴、呕吐等症。

食法 代茶频饮。

白扁豆粥

药材 白扁豆花 10 克。

食材 粳米 50 克。

做法 粳米淘洗干净，加水熬煮至粥将熟时，放入扁豆花，改为小火，煮 5 分钟即可。

功效 清热解表、健脾和胃。适用于夏季暑湿感冒所致的发热、心烦、胸闷、吐泻及赤白带下等症。

食法 温热服食，每日 2 次，早晚服用。

白菜鸭头

药材 生姜 10 克。

食材 鲜鸭头 1 只，白菜 150 克，盐 3 克，味精 2 克，料酒 15 毫升，植物油适量。

做法 ❶新鲜鸭头去残毛、嘴壳，口腔洗净，氽烫，沥干，斩成块备用；白菜洗净，切段，沥干。❷砂锅置火上，入水适量，放入鸭头、生姜、料酒、盐、植物油，大火煮至八成熟，下入白菜转小火炖煮 30 分钟，调入味精即可。

功效 清热润燥、消肿解毒、利尿通便。适用于夏季胸闷烦热、口干舌燥症。

食法 佐餐食用，饮汤食肉。

香薷扁豆汤

药材 香薷 10 克。

食材 白扁豆 20 克。

做法 白扁豆、香薷洗净，放入砂锅，加水适量，煎 3 分钟取汤即可。

功效 清暑利湿、和中益气。适用于夏伤暑湿、身热无汗、呕吐泄泻、脘腹胀痛等症。

食法 每日 3 次，温热服用。

虾仁松

药材 天门冬、麦门冬各 3 克。

食材 猪肉馅 250 克，茭白笋 60 克，熟笋 50 克，虾仁 40 克，去皮净荸荠 25 克，香菇 10 克，生菜 200 克，鸡蛋 1 枚，芹菜末 30 克，盐 3 克，胡椒粉 2 克。

做法 ❶天门冬、麦门冬洗净泡软切碎；生菜一片片剥开泡水；鸡蛋去壳打成蛋液；虾仁去肠泥洗净，切小丁；香菇洗净泡软去蒂，与荸荠、茭白笋、熟笋均切小丁。❷锅置火上，入油烧热，入蛋液炒熟，切碎盛出，放入香菇炒香，再下肉馅炒至变色，入虾仁炒熟捞起备用。❸原锅入油烧热，加茭白笋、熟笋、荸荠及药材炒拌均匀，放入鸡蛋、绞肉、虾仁加以上各调料搅拌，勾芡，再入芹菜末炒匀即可。

功效 滋阴润燥、生津化痰、止咳。

食法 单独食用，食时用生菜包起。

干贝鲍鱼

药材 茯苓 8 克，干贝 15 克。

食材 山药 25 克，薏米 15 克，芥菜心 400 克，鲍鱼 60 克，老姜 3 克，米酒、麻油各 10 毫升，盐 3 克，味精 2 克。

做法 ❶茯苓稍冲洗后，放入砂锅，加水 300 毫升，大火煮沸，转小火煮至汤汁剩约 100 毫升时，去渣，留药汤备用；芥菜心洗净，切段，焯水后捞起漂凉；干贝洗净，放碗中加水 80 毫升，入锅蒸 25 分钟后，取出待凉，撕成细丝，蒸汁留用；鲍鱼洗净，切薄片。❷锅置火上，入油烧热，下入姜片爆香，再放入芥菜心、干贝、姜汁、药汤，大火煮沸，转小火煮 3 分钟，加入鲍鱼并调味，勾芡即可。

功效 益气养胃、健脾消食。适用于脚气、水肿等症。

食法 单独食用。

柠檬乳鸽汤

药材 鲜柠檬1个。

食材 乳鸽2只，料酒10毫升，味精2克，白砂糖5克，酱油15毫升，高汤、植物油适量。

做法 ❶ 乳鸽沸水烫毛，去毛、内脏，洗净，用料酒、酱油将鸽身和腹腔抹匀，腌15分钟后下沸油锅中炸约3分钟，捞起；柠檬去皮、核，切成薄片备用。❷ 砂锅加入高汤大火烧开，放入乳鸽、柠檬片、白砂糖、味精、酱油、料酒煮沸，撇尽浮沫，转小火炖至鸽肉熟烂，盛碗即可。

功效 生津止渴、消暑解表。

食法 佐餐食用，吃肉喝汤。

解暑七鲜汤

药材 鲜藿香、鲜佩兰、鲜生地、鲜首乌、鲜建兰叶各5克。

食材 鲜梨汁15克，鲜荷叶5克。

做法 ❶ 以上材料除梨汁外，均洗净后切片、节。❷ 生地、首乌放入砂锅，加水，大火烧沸15分钟后，下其他药一同转小火煎煮5分钟，滤出原汁，加梨汁搅匀即可。

功效 化湿祛暑、升阳清暑、益胃生津、安神除烦。适用于夏季伤暑之身热、心烦、口渴、尿赤、吐泻、食欲减少等症。

食法 代茶频饮，饮用时可酌量加白砂糖调味。

银花菊花饮

药材 银花40克，菊花40克，山楂40克。

食材 精制蜂蜜400克。

做法 ❶ 银花、菊花择洗干净，放入砂锅；

山楂择洗净后，一同放在锅里，加水适量，小火烧沸30分钟，起锅，去渣留汁备用。❷ 蜂蜜倒入锅内，小火加热保持微沸，炼至颜色微黄，粘手成丝即可。❸ 将蜂蜜缓缓倒入熬成的汁内，搅拌均匀，待全部溶化后，用纱布二层过滤去渣，冷却即可。

功效 解暑热、清头目、消饮食、通血脉。适用于伤暑身热、烦渴、眩晕、火毒目赤、咽痛、疮疖等症。也可作高血压、高脂血症、痢疾、冠心病、化脓性感染患者之饮料。

食法 代茶饮用，随时皆可。

蹄筋鸡腿

药材 牛膝、石斛各8克。

食材 土鸡腿450克，湿蹄筋120克，洋菇40克，中式火腿30克，高汤适量，葱、老姜各5克，米酒20毫升。

做法 ❶ 药材冲洗后，加水200毫升大火煮沸，转小火煮至汤汁剩约100毫升时，去渣，药汤备用。❷ 鸡腿洗净，剁块，汆煮2分钟后，捞起洗净沥干；蹄筋洗净切两段，洋菇洗净切半，汆烫后，随即捞起洗净沥干；中式火腿洗净，切薄片。❸ 将以上材料和药汤倒入炖盅，加盖入锅蒸3小时至熟烂时，拣去葱、姜即可。

功效 补肝肾、祛风湿、强筋骨。适用于风湿性关节炎所致的手脚乏力、筋骨疼痛。

食法 饮汤食肉，佐餐食用。

双竹陈皮粥

药材 鲜竹叶30克，淡竹茹、山楂肉各8克，广陈皮3克。

食材 粳米100克，白砂糖10克。

做法 ❶ 鲜竹叶、山楂肉、广陈皮洗净，放入砂锅，加淡竹茹共煎，去渣取汁备用。

②砂锅置火上，入水适量，下入粳米，大火煮沸后转小火熬煮成稀粥，入药汁共煮2分钟，加白砂糖调味即可。

功效 清泄少阳。适用于口渴心烦、脘痞、身热午后较重、苔黄腻等症。

禁忌 脾胃虚寒者不宜多食。

食法 温热服食，每日2次。

生姜韭菜饮

药材 冰片2克。

食材 鲜韭菜400克，鲜生姜40克。

做法 鲜韭菜、鲜生姜择洗干净后，捣碎挤汁，加入冰片至溶解即可。

功效 开窍醒脑、回阳救逆。适用于中暑昏迷、四肢冰冷、冷汗、恶心等症。

食法 每日2次，早晚饮用。

苦瓜炖瘦肉

药材 鲜苦瓜200克。

食材 猪瘦肉150克，盐3克。

做法 ❶鲜苦瓜洗净，去核切块；猪瘦肉洗净，切片。❷砂锅置火上，入水适量，放入苦瓜和瘦肉，炖煮成汤，加盐调味即可。

功效 清暑除热、明目解毒。适用于感暑烦渴、暑疖、痱子过多、眼结膜炎等症。

食法 佐餐食用，食肉饮汤。

海鲜瓜片百合

药材 西洋参10克。

食材 新鲜百合20克，红枣10克，青木瓜200克，虾仁100克，蟹肉、鲑鱼肉片各50克，葱末、姜末、蒜末各5克，白砂糖10克，米酒20毫升，盐3克。

做法 ❶新鲜百合一片片剥下洗净；党参、红枣稍冲洗后，放入砂锅，加200毫升水，大火煮沸，转小火煮至汤汁剩约100毫升，

去渣留汁备用。❷虾仁、蟹、鱼片洗净沥干，加米酒、盐腌15分钟；木瓜洗净，去皮、子，切块备用。❸炒锅置火上烧热，入油烧至五成热，加虾仁、蟹、鱼片过油至色变，捞起沥干，锅留底油烧热，下入葱、姜、蒜爆香，放入虾仁、蟹、鱼片、百合、木瓜及药汤煮沸，加盐、糖调味，勾芡即可。

功效 增进食欲、加强免疫力，适用于体质虚弱、容易感冒等症。

食法 佐餐食用。

金银花饮

药材 金银花4克。

食材 白砂糖10克。

做法 金银花洗净，放入砂锅，加水适量，大火煮沸后转小火煎煮30分钟，加入白砂糖搅匀即可。

功效 清热解毒、疏散风热。适用于夏季解暑，防治温病发热、咽喉肿痛等症。

食法 单独饮用。

凉拌莴笋

药材 鱼腥草80克。

食材 莴笋200克，盐3克，酱油、醋各10毫升，味精2克，香油3毫升。

做法 ❶鱼腥草去老根，洗净，放入碗内，加盐拌匀，腌制片刻，沥干水分；莴笋去皮，洗净，切成细丝，放入碗内，加盐拌

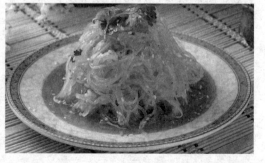

匀，腌制片刻，沥干水分，备用。❷将鱼腥草和莴笋丝盛盘，加入酱油、醋、味精、香油，拌匀即可。

功效 清热解毒、利湿排脓。适宜夏季体内有湿热者服用。

食法 佐餐或佐酒食用。

生地鸡汤

药材 生地80克。

食材 红枣8枚，白条母鸡1200克，盐5克，米汤适量。

做法 ❶白条母鸡、红枣分别洗净；生地洗净，润透切粒。❷砂锅置火上，入水适量，放入母鸡、煮熟后捞出。❸将生地放入鸡腹内，鸡放进瓦罐，加入红枣、米汤、盐，封口，上笼用大火蒸3小时至鸡肉熟烂即可。

功效 养阴益肾。适用于夏季阴气不足所致的心脾虚弱、气血不足、肾阴亏损、虚热、盗汗等症。

食法 佐餐食用，也可单独食用。

薏米烧排骨

药材 薏米40克，花椒粒3克。

食材 排骨400克，冰糖末10克，料酒10毫升，卤汁5毫升，味精3克，盐5克。

做法 ❶排骨洗净，剁块；薏米淘洗干净，放入锅内，炒香后研成粗粉，放入锅内，加水适量，大火煮沸后转小火熬煮30分钟，滤取汤液备用。❷砂锅置火上，倒入汤液，加排骨、汤液、花椒粒，煮至七成熟，捞出排骨，放冷，向锅内倒入卤汁，小火烧沸，放入排骨，煮至熟透后捞出。❸原锅洗净，倒入适量卤汁、冰糖末、味精、盐，小火收汁，倒入料酒后搅匀，放排骨裹匀即可。

功效 健脾益气、消食和胃、行气止痛。适

用于夏季脾虚湿重、骨节疼痛、食少便溏等症。

食法 佐餐食用，每日1次。

红枣菊花粥

药材 菊花10克。

食材 大米80克，红枣3枚。

做法 ❶菊花、红枣洗净；大米淘洗干净备用。❷砂锅置火上，入水适量，放入大米、菊花、红枣，大火烧沸，转小火熬煮至粥熟即可。

功效 散风热、清肝火、降血压。适用于夏季因暑热所致的头痛、目赤、眩晕、心胸烦热、肿毒等症。

食法 做早餐食用，每日一次。

玄参牛肝汤

药材 玄参10克。

食材 牛肝400克，植物油10毫升，葱段、姜片各5克，酱油5毫升，白砂糖10克，料酒、水淀粉各10毫升。

做法 ❶牛肝洗净，入砂锅，加入玄参、适量清水，大火烧沸，转小火煮1小时，捞出牛肝，待凉，切成小片，原汤备用。❷锅置火上，入油烧热，放葱段、姜片爆香，加入酱油、白砂糖、料酒、原汤烧沸，用水淀粉勾芡，倒入牛肝，拌匀即可。

功效 补肝养血、滋肾水、明目、解毒，增强人体免疫力。适用于夏季补肝养生。

食法 每日一次，佐餐食用。

姜汁鲜虾

药材 生姜片40克。

食材 大虾250克，盐3克，味精2克，白砂糖3克，葱段10克，花椒2克，八角1粒，植物油10毫升。

做法 ①大虾洗净，放入加盐的沸水锅中煮5分钟，捞出备用。②锅置火上，入油烧热，加姜片、葱段、花椒、八角煸炒后，入清水适量，中火煮5分钟后捞出香料，放入大虾，小火煮10分钟，加盐、味精调味，小火焖煮20分钟，取出装盘，晾凉后上桌即可。

功效 补肾补钙、开胃助阳。适用于骨质疏松症、性欲减退、食欲不振等症。

食法 佐餐食用。

糖醋鳝丝

药材 净小黄鳝丝250克。

食材 生抽、老抽各10毫升，盐3克，白砂糖5克，香醋10毫升，植物油15毫升，生粉10克。

做法 ①小黄鳝丝洗净，用生粉逐条裹匀。②锅置火上，入油烧至五成热，下黄鳝丝煎炸约2分钟捞出，待锅内油温升至六成热时再倒入黄鳝丝炸至酥脆，捞出备用。③香醋、生抽、老抽、盐、白砂糖拌匀，调成糖醋口味，倒入锅内，放入黄鳝丝，大火迅速翻至汁水均匀包裹在鳝丝上即可出锅装盘，晾凉后上桌即可。

功效 益气增力、强壮筋骨。适用于体虚羸瘦、容易感冒、筋骨痿软酸痛等症。

食法 佐餐食用。

红油三黄鸡

药材 山楂、枸杞各10克。

食材 三黄鸡800克，熟芝麻、熟花生粒各15克，葱末、姜末各5克，红椒粒3克，红油5毫升，生抽10毫升，盐3克，味精2克，白砂糖5克，鸡精2克，香醋5毫升。

做法 ①三黄鸡洗净，入沸水汆烫15分钟，放入砂锅，加入沸水，小火炖煮15分钟后

捞出盛盘；山楂、枸杞洗净，入锅中煎煮40分钟，取浓缩汁。②药汁内加入调料，浇在鸡块上，撒上熟芝麻、熟花生粒、红椒粒、葱末、姜末即可。

功效 益气养血、强壮精神。适用于病后、术后、产后体亏乏力，以及精神疲惫、贫血等症。

食法 佐餐或单独食用。

橙汁冬瓜

药材 冬瓜400克。

食材 橙汁400克，盐3克，白砂糖5克，白醋5毫升。

做法 ①冬瓜去皮、瓤、子，洗净，切粗条，放入沸水中焯烫至熟，捞出后立即放入冰沸水中，盛盘备用。②橙汁倒入大碗，放入盐、白砂糖、白醋，拌匀，浇在冬瓜条上，保鲜膜密封，放入冰箱约24小时，待橙汁浸透冬瓜条即可。

功效 健脾利水、滋阴消肿。适用于水肿、肥胖症、暑热症、轻度醉酒等症。

食法 单独食用。

蒜泥五花肉

药材 熟芝麻、熟花生粒各10克，蒜泥40克。

食材 猪五花肉400克，黄瓜180克，葱段、姜片各5克，红油5毫升，生抽、老抽各10毫升，盐3克，料酒10毫升，花椒粉3克，味精、鸡精各2克，白砂糖5克，高汤适量。

做法 ①砂锅加水烧开，转小火，放入五花肉、姜片、葱段、料酒，小火煮1小时，断生后捞出；黄瓜洗净切长薄片；五花肉洗净，切成长薄片，与黄瓜片配对盛盘。②将蒜泥、葱末、芝麻、花生粒、生抽、盐、味

精、老抽、鸡精、白砂糖、红油、高汤一起拌匀，分装入小碗内，作为调味料，随肉片上桌即可。

功效 补血益气、强壮精神。适用于贫血、疲劳综合征、水肿等症。

食法 佐餐食用。

 凉拌葱油海蜇

药材 海蜇皮350克。

食材 胡萝卜丝、黄瓜丝各15克，熟芝麻仁3克，香葱段15克，姜片10克，植物油15毫升，盐3克，味精、鸡精各2克，白砂糖5克。

做法 ❶锅置火上，入油烧至五成热时，转小火，放入葱段、姜片煸炒1分钟后，去渣留油备用；海蜇皮洗净，去沙，清水浸泡2天，取出切丝。❷海蜇丝、胡萝卜丝、黄瓜丝、熟芝麻仁、盐、味精、鸡精、葱油一同盛盘，拌匀即可。

功效 清热化痰、软坚散结。适用于痰咳哮喘、高血压病等症。

食法 佐餐或佐酒食用。

 糯米蜂蜜莲藕

药材 莲藕400克。

食材 糯米150克，蜂蜜15克，冰糖20克，食用碱3克，牙签8根，盐3克。

做法 ❶莲藕洗净，去皮，在藕的头部切断；糯米淘洗干净，浸泡透，灌入藕孔中，用筷子压实填满，把切断的另一端合拢，用牙签封口。❷锅置火上，入水适量，放入食用碱，煮至水沸后放入整藕段，煮5分钟捞出。❸净锅置火上，入水适量，放入藕，加入盐、蜂蜜、冰糖，大火烧开，转小火焖烧2小时至藕熟烂，切片装盘，浇上烧藕的蜜汁即可。

功效 健脾养胃、生津止渴、益气醒酒。适用于慢性胃炎、久咳久泻、轻度咯血等症。

食法 佐餐或单独食用。

 乌梅拌苦瓜

药材 苦瓜250克，乌梅15克。

食材 白砂糖10克、冰块20克。

做法 ❶苦瓜去头、尾、子，洗净切成条状，焯水2分钟，用冰水浸凉。❷乌梅入沸水中浸泡40分钟后投入冰块、白砂糖和苦瓜条，一起浸泡2小时后取出装盘即可。

功效 滋阴生津、降脂降压。适用于夏季暑热症、疰夏、高血压痛、血脂异常等症。

食法 单独食用。

 发菜银鱼汤

药材 净发菜2克，香菜末2克。

食材 净银鱼40克，鸡蛋清40克，盐3克，鸡精、味精各2克，白砂糖、白胡椒粉各3克，高汤500毫升，水淀粉10毫升。

做法 ❶银鱼入沸水汆烫5秒钟，取出备用。❷砂锅置火上，倒入高汤，加鸡蛋清搅匀，煮沸后放入盐、味精、鸡精、白胡椒粉，放入银鱼、发菜，用水淀粉勾芡，撒上香菜末，搅匀即可。

功效 滋阴润肺、补气健胃。适用于小儿营养不良、孕妇、老人体虚无力等病，也用于健康人滋补养生。

食法 饮汤食肉。

 铁板荷叶蛏子

药材 荷叶1张，洋葱20克，葱末3克。

食材 大蛏子300克，香醋5毫升，盐3克，味精、鸡精各2克，生抽、老抽、蚝油各10毫升。

做法 ❶荷叶洗净，切碎，煎煮25分钟，取浓缩汁，放入碗内加入盐、味精、鸡精、生抽、老抽、蚝油拌匀制成调味汁；净锅入沸水，加香醋，倒入蛏子，烫开口，取出；洋葱切成丝备用。❷铁板用小火烧热，洋葱丝垫底层，放上蛏子，浇上调味汁，撒上葱末即可。

功效 清暑开胃、滋阴明目。适用于疰夏、暑热症、术后汗多、甲状腺肿大等症，也用于健康人夏季调养。

食法 单独食用。

糖醋鲤鱼

药材 黄河鲤鱼 800 克。

食材 鸡蛋液 80 克，香醋 80 毫升，白砂糖 60 克，植物油 20 毫升，盐 4 克，姜末 2 克，老抽 20 毫升，生粉 15 克，水淀粉 10 毫升。

做法 ❶鲤鱼宰杀，去鳞、鳃、内脏，洗净，用盐和鸡蛋液涂抹在鱼身和鱼腹，均匀沾上生粉。❷锅置火上，入油烧至五成热，改中火下鲤鱼浸炸 5 分钟，捞出，待油温至七成热时再将鱼炸 2 分钟，取出装盘。❸锅留底油，入姜片爆香，兑入水适量，下入香醋、白砂糖、盐、老抽调匀，制成糖醋汁，加水淀粉勾芡，浇在鱼身上即可。

功效 健脾开胃、利水消肿。适用于水肿胀满、产后缺乳、食欲不振等症。

食法 佐餐食用，每次食鱼肉 60 克。

参片乌鸡汤

药材 西洋参 3 克。

食材 净乌骨鸡 1 只，椰子 1 只，红枣 5 枚，盐 4 克，浓缩鸡汁 20 毫升。

做法 ❶乌骨鸡洗净，去头、爪，切块；椰子在顶部锯开，控干椰汁，洗净备用。❷砂锅置火上，入水适量，煮沸后入鸡块煮 5 分钟，捞出装入椰子壳内，加水，放入

西洋参片、红枣，上锅蒸 1 小时后加盐、浓缩鸡汁，再蒸 5 分钟即可。

功效 滋阴补血、益气养胃。适用于缺铁性贫血、精神疲惫、四肢无力等症。

食法 饮汤食肉。

麦冬玉竹虾

药材 玉竹 25 克，麦冬 15 克。

食材 净基围虾 400 克，盐 3 克，味精 2 克，生姜片、葱段各 5 克，花椒、八角、香叶各 1 克，料酒 10 毫升。

做法 ❶锅置火上，加水煮沸，放入葱、姜、花椒、八角、香叶煮 10 分钟，捞出香料，放入基围虾煮 2 分钟，停火焖 5 分钟，取出装盘。❷砂锅置火上，入水适量，放麦冬、玉竹煎煮 40 分钟，取浓缩汁 25 毫升，浇在虾上即可。

功效 滋阴生津、补肾助阳。适用于骨质疏松症、性欲减退等症。

食法 佐餐或单独食用。

荷香鸡脯

药材 枸杞 2 克，鲜荷叶 1 张。

食材 仔鸡 700 克，香菇 4 克，红枣 3 枚，盐 3 克，味精 2 克，料酒、浓缩鸡汁各 20 毫升，香菜叶 2 克，蚝油 10 毫升，生姜片、葱段各 5 克。

做法 ❶仔鸡宰杀，去毛、内脏，洗净，切块，加盐、味精、料酒、浓缩鸡汁、蚝油、生姜片、葱段腌制 15 分钟；香菇用温水浸泡透，切半。❷荷叶洗净，剪成圆形，上蒸笼垫底，鸡块均匀放在荷叶上，加香菇、红枣、枸杞，蒸 15 分钟，取出撒香菜叶即可。

功效 补气养血、清暑开胃。适用于贫血、免疫力低下、疲劳乏力等症。

食法 佐餐食用。

石榴虾仁

药材 熟银杏 80 克，石榴籽 15 克。

食材 虾仁 300 克，鸡蛋清 40 克，葱段 5 克，盐 3 克，味精 2 克，植物油、水淀粉各 10 毫升，高汤适量。

做法 ❶虾仁洗净，沥干，放入水淀粉、鸡蛋清、盐、味精，搅拌上匀。❷锅入油烧至三成热，入虾仁，捞出，沥干，锅留底油，下葱爆香，加高汤、盐、味精、虾仁、银杏，煸炒 30 秒，水淀粉勾芡后入石榴籽再翻炒几下即可。

功效 补肺益肾、补钙通乳。适用于咳喘、勃起功能障碍、骨质疏松症等症。

食法 佐餐食用。

蒜蓉空心菜

药材 大蒜 40 克。

食材 空心菜 400 克，盐 3 克，味精 2 克，白砂糖 5 克，香油 5 毫升，植物油 10 毫升。

做法 ❶空心菜择洗干净，切段；大蒜头洗净，拍扁，切成蒜蓉备用。❷锅置火上，入油烧至四成热时，下蒜蓉炒香，放入空心菜翻炒，加盐、白砂糖、味精，再翻炒 1 分钟，淋上香油即可。

功效 清热凉血、开胃利尿。适用于高血压病、上呼吸道感染、痔疮、便秘等症。

食法 佐餐食用。

绿豆桂花糕

药材 糖桂花 8 克。

食材 绿豆粉 250 克，淀粉 80 克，澄粉 80 克，椰奶 150 克，鲜奶 120 克，白砂糖 40 克。

做法 ❶绿豆粉、淀粉、澄粉加水混合均匀，倒入椰奶、鲜奶、白砂糖，边煮边搅拌，等粉糊沸腾时，快速搅拌呈浓稠状，倒入糕点模具内，放入冰箱冷却凝固。❷将糕点从模具内取出，撒上糖桂花装盘即可。

功效 清热解暑、明目降压。适用于暑热症、口渴烦热、高血压病、视物模糊等症，也用于夏季调补养生。

食法 做糕点食用。

海参蒸饺

药材 水发海参 120 克。

食材 面粉 400 克，猪肉 200 克，虾仁、鸡蛋各 80 克，薄荷 20 克，酱油 20 毫升，料酒 15 毫升，盐 6 克，味精 3 克，姜末 10 克，香油 10 毫升。

做法 ❶锅内加水，放入薄荷煮 15 分钟，去渣留汁；面粉加沸水搅拌，调成烫面团，冷却后揉匀搓条，下小剂子。❷猪肉绞碎，加调料拌匀，分几次倒入薄荷汁，不停搅打至黏稠状，再入海参、虾仁、鸡蛋，一起再加味精、香油调制成馅。❸面剂子擀皮，包入馅料捏成月牙形，码入笼屉内，沸水大火蒸 10 分钟即可。

功效 清暑开胃、补气养血。适用于食欲不振、暑热症、疰夏、头晕、乏力等症。

食法 做主食用。

清汤香菇

药材 干香菇 80 克。

食材 生姜片、葱段各 5 克，蚝油、生抽、老抽各 10 毫升，盐 3 克，味精 1 克，白砂糖 2 克，香油各适量。

做法 ❶香菇用温沸水浸泡 30 分钟，洗净，去柄，入沸水焯烫 5 分钟。❷砂锅置火上，入水适量，放入生姜片、葱段、盐、白砂糖、生抽、老抽、蚝油及香菇，大火煮沸后转小火炖煮 50 分钟，汤汁将收干时捞出装盘，淋上香油即可。

功效 益气补虚、健脾养胃。适用于老年体虚、久病体虚、气短乏力、食欲不振、高血压病等症。

食法 佐餐食用。

凉拌金银丝

药材 鸡脯肉 70 克，黄瓜 80 克。

食材 盐 3 克，味精 2 克，浓缩鸡汁 10 毫升，香油 3 毫升，花椒 1 克，生姜片、葱段各 5 克，料酒 5 毫升，香菜叶 1 克。

做法 ❶砂锅置火上，入水适量，煮沸后放入鸡脯肉、盐、味精、花椒、生姜片、葱段、浓缩鸡汁、料酒，小火烧 20 分钟，捞出切成丝备用。❷黄瓜洗净切丝，加入盐、味精、香油拌匀后垫于盘底，放上鸡丝，淋上香油，撒上香菜叶即可。

功效 清热健脾、补气养血。适用于气血两亏、气短乏力、贫血等症。

食法 佐餐食用。

香糟冰带鱼

药材 带鱼 400 克，瓶装香糟 400 克。

食材 酒酿水 80 毫升，生姜片、葱段各 5 克，料酒 10 毫升，盐 3 克，味精 1 克，八角、桂皮、香叶、小茴香各 1 克，植物油 10 毫升。

做法 ❶带鱼去头、尾，洗净，切块；锅入油，烧至七成热，下带鱼段，两面翻炸约 3 分钟炸至金黄色捞出，沥干。❷带鱼放入大砂锅，放香糟、酒酿水、料酒、盐、味精、八角、桂皮、香叶、小茴香、葱段，拌匀，密封放入冰箱内冷藏，约 12 小时后取出即可。

功效 补血养肝、健脑益智、润泽皮肤、延

缓衰老。适用于病后体虚、消化不良、早衰、肝病、皮肤干燥等症。

食法 佐餐或单独食用。

橙汁莲藕

药材 橙汁 400 克，藕段 400 克。

食材 盐 3 克，白砂糖 5 克，白醋 5 毫升。

做法 ❶莲藕洗净，去皮、藕节，切片；入沸水焯烫 15 秒钟，捞出后立即放入冰沸水中备用。❷将橙汁、盐、白砂糖、白醋倒入大碗，拌匀，浇在装盘的藕片上，密封后放入冰箱 24 小时，待橙汁浸透藕片即可。

功效 活血清热、生津健胃。适用于轻度出血、久咳久泻等症。

食法 佐餐或佐酒食用。

清凉鸭舌

药材 鸭舌 150 克。

食材 香醋 5 毫升，白砂糖 5 克，盐 3 克，味精 1 克，香油、生抽、老抽、蚝油各 10 毫升，生姜片、葱段、香菜各 3 克，五香粉 8 克。

做法 ❶锅内加水，倒入香醋，放入鸭舌煮 1 分钟。❷砂锅置火上，入水适量，加入生姜片、葱段、香菜、五香粉、盐、味精、白砂糖、生抽、老抽、蚝油，煮沸 10 分钟后放入鸭舌，转小火煮 15 分钟，取出鸭舌，

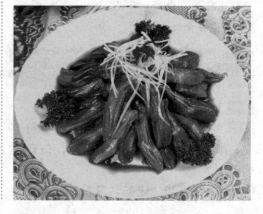

凉后盛盘即可。

功效 清热泻火、滋阴生津。适用于口干舌燥、心烦急躁、食欲不振等症。

食法 佐餐或佐酒食用。

 ## 海蜇拌海带

药材 鲜海带丝40克，净海蜇丝120克。

食材 红椒丝3克，盐3克，味精1克，白砂糖3克，生姜片5克，葱段20克，熟白芝麻2克，植物油10毫升。

做法 ❶海带丝与海蜇丝分别洗净，浸泡40分钟，沥干，分别加入盐、味精、白砂糖、葱油、芝麻拌匀。❷锅置火上，入油烧至五成热，加葱段，小火煎40分钟，做成葱油。❸海带丝先盛盘，再放上海蜇丝，摆上红椒丝，浇上葱油拌匀即可。

功效 滋阴生津、降脂降压。适用于高血压病、血脂异常、大便干结等症。

食法 佐餐食用。

 ## 墨鱼猪蹄冻

药材 净墨鱼肉200克，净山药80克。

食材 净猪蹄200克，鸡蛋清40克，鱼胶粉25克，盐4克，白砂糖5克，生抽、老抽、料酒各10毫升，生姜、葱、八角、桂皮、香叶各1克。

做法 ❶猪蹄入沸水余烫5分钟，捞出备用；山药洗净，去皮，上笼蒸30分钟，捣成泥；墨鱼用搅拌机打成肉泥，加山药泥、盐、味精、蛋清、料酒、鱼胶粉10克，搅拌，放托盘内，上笼蒸20分钟至熟，取出备用。❷锅入油，入香葱、姜炒香，加入八角、桂皮、香叶和水适量，下蹄髈煮2小时至熟，拣出香料及葱、姜，加入鱼胶粉，捞出蹄髈，用刀剁碎。❸墨鱼肉泥、蹄髈混合，用保鲜膜密封，放冰箱冷却后切块

即可。

功效 滋阴养血、强筋健骨、润肤美容。适用于头晕耳鸣、皮肤干燥、面容憔悴、下肢酸软等症。

食法 佐餐或单独食用。

 ## 佛跳墙

药材 西洋参1克，干贝1个，净裙边2片。

食材 净鲍鱼1只，水发海参1只，桂圆肉2粒，青菜心1棵，鲜鱼唇5克，花胶1片，火腿片2片，净乌骨鸡半只（约400克），冬菇、冬笋各8克，盐4克，浓缩鸡汁15毫升，白砂糖5克，上等黄酒20毫升，高汤适量，姜片、葱段各5克。

做法 ❶鲍鱼、海参、乌骨鸡、裙边、花胶、鱼唇、火腿均洗净，入沸水焯烫；菜心焯熟备用。❷砂锅置火上，入水适量，入干贝、上等黄酒、桂圆肉、西洋参、冬菇、冬笋、姜片、葱段，保鲜膜密封，上笼中火蒸6小时，加入青菜心，放入盐、浓缩鸡汁、白砂糖、高汤，上笼蒸5分钟至熟即可。

功效 养阴柔肝、补肾益精。适用于高血压病、血管硬化、冠心病、肝炎、阳痿等症。

食法 吃菜喝汤。

 ## 参片燕窝羹

药材 北沙参片15克，净燕窝25克。

食材 盐3克，浓缩鸡汁20毫升，冰糖粉5克，熟火腿丝10克，香菇丝5克，高汤适量，水淀粉10毫升。

做法 ❶北沙参片加水浸泡30分钟，入锅中加水适量，大火煮沸后转小火煎煮40分钟，去渣留汁；燕窝、香菇丝焯水1分钟，沥干盛碗备用。❷砂锅加高汤烧沸，转小火，加入盐、浓缩鸡汁、北沙参汁、冰糖粉，用水淀粉勾薄芡，倒入燕窝碗内，撒上

熟火腿丝即可。

功效 滋阴补肺、增强免疫力。适用于口干舌燥、干咳久咳、阴虚低热等症。

食法 单独食用。

清炒鸵鸟肉

药材 芦笋250克，净鸵鸟肉100克。

食材 胡萝卜片15克，盐3克，味精2克，白砂糖5克，葱末、姜末各3克，蚝油10毫升，料酒、植物油、水淀粉各15毫升。

做法 ❶芦笋洗净，去老茎，切段备用；鸵鸟肉洗净，切成薄片，入碗中，加盐、味精、白砂糖、料酒、水淀粉搅拌。❷锅置火上，入油烧至四成热，下鸵鸟肉滑油，捞出沥油；芦笋焯水10秒钟，捞出备用。❸锅留底油烧热，下姜末、葱末炒香，放入胡萝卜片、芦笋段、鸵鸟肉、蚝油、盐、味精、白砂糖，煸炒2分钟至熟，加水淀粉勾芡即可。

功效 清热凉血、双补气血。适用于贫血、血脂异常、体虚乏力、自汗等症。

食法 佐餐食用。

灵芝炖乳鸽

药材 水发灵芝70克。

食材 净乳鸽3只，姜片、葱段各5克，八角、桂皮、香叶、小茴香、草果、香茅草各1克，料酒、生抽、老抽各10毫升，冰糖5克。

做法 ❶乳鸽氽烫1分钟，捞出备用。❷砂锅置火上，入水适量，放灵芝和各种调料，大火煮30分钟，撇去浮沫，转小火放乳鸽，炖煮20分钟至熟，捞出，一剖两半，去头尾，与灵芝一同盛盘即可。

功效 养心安神、益气补血。适用于失眠多梦、心律不齐、冠心病、体虚乏力等症。

食法 单独食用。

清蒸鲥鱼

药材 香菇片3克，冬笋片3克。

食材 净鲥鱼700克，火腿片2片，桂花酒酿15毫升，花雕酒10毫升，香菜2克，盐3克，味精2克，熟植物油10毫升。

做法 ❶鲥鱼宰杀，处理干净，连同花雕酒、酒酿、盐、味精放入盆中浸渍1小时，取出装盘。❷猪肉涂抹鱼身，盘里放火腿片、香菇片、冬笋片，放入笼屉中，中火蒸10分钟至熟，取出撒上香菜即可。

功效 健脾利水、益气增力。适用于脾虚水肿、神疲乏力、慢性肝病、大便干结等症。

食法 佐餐食用。

山楂蹄髈

药材 生山楂片50克。

食材 蹄髈800克，姜片、葱段各5克，料酒15毫升，八角、桂皮、小茴香、香叶各1克，生抽、老抽各10毫升，冰糖5克，盐3克，味精2克。

做法 ❶锅内加水煮沸，放入蹄髈，汆煮5分钟，捞出。❷砂锅置火上，入水适量，放入猪蹄髈，加入山楂、姜、葱、八角、桂皮、小茴香、生抽、老抽、冰糖、料酒煮1小时，放盐、味精调味，煮至熟烂后，改刀装盘即可。

功效 润泽皮肤、帮助消化。适用于皮肤毛发干枯、皱纹多、容易疲劳等症。

食法 佐餐或单独食用。

银杏虾仁

药材 净银杏8枚。

食材 净虾350克，莴笋15克，鸡蛋1枚，清汤20毫升，植物油10毫升，盐3克，味精2克，白砂糖5克，水淀粉10毫升。

做法 ❶虾仁洗净沥干，加入盐、味精、鸡蛋清、水淀粉，拌匀；莴笋切成小丁。❷锅置火上，入油烧至五成热，下入虾仁及银杏，炸至变色，捞出沥油。❸锅留底油，加入莴笋及清汤、盐、味精、白砂糖及银杏、虾仁，炒2分钟至熟，用水淀粉勾芡即可。

功效 补益肺肾、补钙定喘。适用于气短气喘、骨质疏松症、阳痿、尿频等症。

食法 佐餐食用。

清蒸甲鱼

药材 鲜荷叶1张。

食材 甲鱼500克，盐5克，味精2克，料酒10毫升，白砂糖5克，生抽、老抽、蚝油各10毫升，白胡椒粉3克，水淀粉5毫升。

做法 ❶甲鱼宰杀，入沸水汆烫1分钟，捞出去壳，切块，用料酒、生抽、老抽、蚝油、盐、味精、白砂糖、水淀粉拌匀，腌制20分钟。❷荷叶洗净，放入笼屉内，将甲鱼块整齐码放在荷叶上，中火蒸50分钟，取出装盘即可。

功效 补益肝肾、缓解疲劳。适用于产后、术后或病后体虚无力，以及儿童少年生长发育迟缓等症。

食法 单独食用。

鲍鱼炖冬瓜

药材 熟松子仁1克。

食材 冬瓜800克，鱼子酱2克，盐5克，浓缩鸡汁20毫升，海皇鲍鱼汁15毫升，白砂糖10克，香菜叶2克，水淀粉10毫升，高汤适量。

做法 ❶冬瓜去皮、瓤、子，洗净后切块，入沸水焯水1分钟，取出放入凉沸水中浸凉备用。❷高汤倒入砂锅，加盐、味精、白砂糖、海皇鲍鱼汁、浓缩鸡汁，拌匀，水淀粉勾芡，淋在冬瓜块上，用保鲜膜密封，上笼，中火蒸5分钟，取出，放上香菜叶、鱼子酱、松子仁点缀在冬瓜即可。

功效 健脾利水、润肠减肥。适用于单纯肥胖症，以及阴虚低热、暑热症、便秘等症。

食法 佐餐食用。

珍菌龟汤

药材 珍菌120克，乌龟400克。

食材 青菜心2棵，枸杞8克，姜片、葱段各5克，盐5克，味精2克，白胡椒粉2克，料酒10毫升，高汤500毫升。

做法 ❶乌龟宰杀，去内脏，入沸水汆烫1分钟，捞出备用；珍菌洗净，焯水备用。❷乌龟、珍菌、枸杞、姜片、葱段一同放入砂锅，加入高汤，小火煮1小时至龟肉熟烂后加盐、味精、白胡椒粉、料酒及青菜心，稍煮2分钟即可。

功效 滋阴清热、降脂降压。适用于阴虚低热、手足心热、高血压痛、血脂异常等症。

食法 食肉饮汤。

秋季养生药膳

秋季，天气由热转凉，水汽减轻，气候逐渐干燥。此时，人体的新陈代谢也趋于平缓，饮食养生方面，也要根据秋季的特点进行。

虽然天气转凉，但是暑热还会残留，这时候就必须当心秋燥。所以，饮食上要以清平滋润为主，不吃煎炸上火的食物。另一方面，秋凉也逐渐加重，必须要注意防止身体着凉。立秋之后应尽量少吃寒凉食物或生食大量瓜果，尤其是脾胃虚寒者更应谨慎。夏秋之交，调理脾胃应侧重于清热、健脾，少食多餐，多吃熟、温软开胃、易消化的食物，少吃辛辣刺激、油腻类的食物。秋季调理一定要注意清泄胃中之火，以使体内的湿热之邪从小便排出，待胃火退后再进补。

秋季应肺，所以饮食上要着重肺的进补，这样能防止呼吸道疾病。肺喜润恶燥，进补的食物要以平和或凉性为主，温补的食物要少用。

五汁核桃秋梨膏

药材 银杏、秋梨各 100 克。

食材 鲜藕、甘蔗、山药、蜂蜜各 100 克，霜柿饼、生核桃仁各 100 克。

做法 ❶ 银杏去膜、心；秋梨、鲜藕、甘蔗、山药去皮后切碎，捣烂取汁；柿饼、核桃仁捣成泥，蜂蜜加适量清水稀释后，倒入药汁和泥膏，搅拌均匀。❷ 泥膏入锅，微微加热，融合后，离火稍凉，趁温将四种汁液加入，用力搅匀，装入瓷罐即可。

功效 补虚散热、止咳止血。适用于肺结核长期低热、咳喘、咯血、声音嘶哑、口渴咽干等症。

禁忌 咳嗽咯痰量多者忌服。

食法 每日 3 次，每次 10 毫升，经常服用。

润肺百合粥

药材 干百合 40 克。

食材 白砂糖 30 克，粳米 80 克。

做法 ❶ 百合干洗净，润透；粳米淘洗干净，备用。❷ 砂锅置火上，入水适量，大火烧沸后加入百合、粳米，转小火熬煮成粥，加入白砂糖调味即可。

功效 养阴清热、润肺调中、镇静止咳、抗癌。适用于肺结核、肺燥咳嗽之痰中带血、热病后期余热未清、肺气肿、慢性支气管炎、支气管扩张等症。

食法 每日 1 锅，多次食用。

银耳百合粥

药材 银耳干、百合各 8 克。

食材 粳米 30 克，冰糖末 5 克。

做法 ❶ 银耳泡发，洗净，去蒂撕成小朵；百合洗净，润透；粳米淘洗干净备用。❷ 砂锅置火上，入水适量，放入银耳、百合、粳米，大火煮沸后转小火熬煮成粥，加冰糖末调味即可。

功效 益气、养阴、润肺。适用于咳嗽气喘、肺热不散等症。

食法 每日 1 次，晨起温服。

白萝卜羊肉汤

药材 白萝卜 800 克。

食材 羊肉 400 克，盐 5 克，味精 2 克。

做法 ❶白萝卜洗净，削皮，切滚刀块；羊肉去筋膜，切小方块，入沸水汆烫 2 分钟，除去血水，沥干水分备用。❷锅置火上，入水适量，放入羊肉，大火烧沸后改小火炖煮 40 分钟，放入萝卜同煮至羊肉熟烂即可。

功效 解热毒、祛痰湿、除胀满、益中气、补虚弱、凉血止血。适用于肺虚咳嗽、咯血等症。

食法 佐餐食用。

萝卜蜂蜜饮

药材 白萝卜 500 克。

食材 蜂蜜 80 克。

做法 白萝卜洗净，掏空中心，倒入蜂蜜，置大碗内，加水上锅蒸 30 分钟即可。

功效 润肺、止咳、化痰。适用于急慢性支气管炎、肺结核、久咳不愈等症。

食法 每日 2 次，随意服用。

菊花肉片

药材 九月鲜菊花瓣 80 克。

食材 猪瘦肉 500 克，鸡蛋 3 枚，鸡汤 120 毫升，盐 3 克，白砂糖 5 克，绍酒 15 毫升，味精、胡椒粉各 1 克，麻油 5 毫升，姜、葱各 15 克，水淀粉 40 毫升，植物油适量。

做法 ❶猪肉去皮、筋，洗净，切成薄片，加蛋清、盐、绍酒、味精、胡椒粉、淀粉调匀浆好；菊花瓣洗净；姜、葱洗净，切片；白砂糖、鸡汤、水淀粉、麻油兑成汁。❷锅置火上，入油烧至五成热，放入肉片，滑散

后倒入漏勺沥干，锅留底油，烧至五成热时，入姜、葱稍煸，倒入肉汁，烹入绍酒炝锅，倒入汤汁，翻炒几下，加菊花瓣，翻炒均匀至熟即可。

功效 祛风明目、养血养心。适用于虚风之头痛头昏、眼花干涩、高血压、冠心病等症。

食法 佐餐食用。

滋补蜂蜜水

药材 银杏仁 30 克，芡实 25 克。

食材 红枣 35 克，桂圆肉 8 枚，莲藕 30 克，冰糖 15 克，蜂蜜 30 毫升。

做法 ❶银杏、芡实、红枣、桂圆均洗净；莲藕洗净，去皮，切小块备用。❷锅置火上，入水适量，放银杏、芡实、莲藕，大火煮沸后转小火炖煮 1 小时，再入红枣、桂圆续煮 30 分钟，加冰糖煮溶，熄火，调入蜂蜜即可。

功效 滋阴补阳、益气强身。

食法 代茶饮用。

百合蜂蜜膏

药材 干百合 80 克。

食材 蜂蜜 120 克。

做法 干百合洗净，放入大碗内，加入蜂蜜，上笼蒸 1 小时，趁热调匀，待冷后，装入瓶内即可。

功效 润肺止咳、清心安神。适用于慢性支气管炎以及秋天肺燥或热邪伤及肺阴虚所致咳嗽等。

食法 每日 2 次，每次 10 毫升，早晚服用。

杏仁牛奶

药材 杏仁 150 克。

食材 白砂糖 30 克，牛奶 200 毫升。

做法 杏仁去皮，研成细粉，放入砂锅中，置火上，入水适量，加入白砂糖、牛奶，烧沸即可。

功效 润止咳肺。

食法 代茶饮用。

银耳雪梨

药材 水发银耳15克。

食材 雪梨1个，冰糖10克。

做法 雪梨洗净，去核，切片，放入砂锅，置火上，入水适量，放入银耳同煮至汤稠，加入冰糖溶化即可。

功效 养阴清热、润肺止咳。适用于小儿阴虚肺燥、干咳痰稠、肺虚久咳等症。

食法 每日2次，吃梨喝汤。

蜜银杏

药材 银杏800克。

食材 白砂糖400克。

做法 ❶银杏去壳，淘洗干净，焯水后捞出，撕去外膜，抠去心，漂洗后入锅。❷入水适量，中火煮沸后转小火煮40分钟，捞出沥干。❸盛盘晾凉，撒入白砂糖和匀，装入洁净的小坛内，封口，腌渍24小时即可。

功效 补脾定喘、收敛止渴。适用于脾虚湿盛之腹泻、带下、痰多咳喘，以及小便频数、失禁、遗尿、慢性气管炎、肺气肿、遗尿症等。

食法 做零食用，每次10克。

山药炖乳鸽

药材 玉竹20克。

食材 山药25克，净乳鸽250克，老姜片、葱段、盐各3克。

做法 ❶玉竹、山药稍冲洗后，置砂锅中，

加水800毫升，大火煮沸，改小火煮至汤汁剩约400毫升，去渣留药汤备用；乳鸽去内脏，洗净，入沸水氽烫2分钟，漂凉沥干。❷乳鸽入炖盅，加老姜片、葱段、盐及药汤，上锅蒸2小时至熟烂，拣去葱、姜即可。

功效 益气养阴、止渴除烦。适用于糖尿病、口渴、手足乏力、消瘦等症。

食法 佐餐或单独食用。

生津火腿汤

药材 天门冬、麦门冬各8克。

食材 冬瓜400克，中式火腿40克，高汤400毫升，老姜3克，米酒15毫升，盐3克。

做法 ❶天门冬、麦门冬稍冲洗后，入锅中加水300毫升，大火煮沸，改小火煮至汤汁剩约100毫升，去渣，药汤备用；火腿洗净切厚片，上盘蒸3分钟；冬瓜洗净，去皮、子，切厚片。❷砂锅置火上，加冬瓜、高汤及药汤，大火煮沸后转小火炖煮15分钟，放火腿煮沸即可。

功效 生津润燥、养阴止渴。

食法 吃菜喝汤。

竹笋片

药材 黄芪、党参、茯苓各10克。

食材 猴头菇180克，熟笋片150克，竹笋15克，蛋清80克，高汤100毫升，葱段、老姜片各3克，麻油3毫升，盐3克，味精2克。

做法 ❶黄芪、党参、茯苓稍冲洗后，置锅中，加水200毫升，大火煮沸后转小火煮至汤汁剩约80毫升，去渣，药汤备用；竹笋洗净泡软，入沸水氽烫，漂凉，切小段；猴头菇洗净，切片。❷锅置火上，入油烧热，

放入葱段、姜片爆香，加入猴头菇、笋片、竹笋、高汤、麻油、盐及药汤煮沸，勾芡后淋上蛋清，煮至稍凝固盛起即可。

功效 健脾补肾、益气安神、防病抗衰老。

食法 佐餐食用。

冰糖银耳羹

药材 干银耳20克。

食材 冰糖200克，鸡蛋1枚。

做法 ❶干银耳放入盆内，用水浸泡20分钟，待发透后摘去蒂头，择尽杂质、泥沙、撕碎，倒入砂锅，加水适量，大火上煮沸后转小火继续炖熬2小时至银耳熟烂汁稠。❷另起锅置火上，放入冰糖，加水适量，大火溶化成汁，鸡蛋磕碗留清，加入清水少许搅匀后，冲入银耳汤，待泡沫浮面后用勺打净，糖汁用纱布过滤后冲入银耳锅中即可。

功效 养阴润肺、益胃生津。适用于肺阴不足的燥咳、干咳虚劳久咳及热病后津伤口渴、肠燥便秘、虚烦不眠等症。

食法 单独食用。

冰糖燕窝

药材 燕窝2克。

食材 冰糖25克。

做法 ❶燕窝用温水泡软，去杂，捞出洗净，沥干撕条备用。❷锅置火上，入水适量，放入冰糖，小火烧开溶化，撇去浮沫，纱布滤除杂质，倒入锅内，下入燕窝，小火加热至沸后，盛碗中即可。

功效 补虚损、润肺燥、滋肾阴。

食法 单独食用。

银耳炖鸽蛋

药材 干银耳40克。

食材 鸽子蛋15枚，冰糖200克，植物油适量。

做法 ❶银耳水发后去杂质，漂洗干净，撕碎，入锅熬成银耳羹备用。❷取15个酒盅，抹植物油，分别打入鸽蛋，每盅1枚，上笼小火蒸3分钟，取出鸽蛋，放在清水中漂起备用。❸银耳羹烧开，放入冰糖，待溶化后去浮沫，下鸽蛋同煮，至沸腾起锅即可。

功效 滋阴润燥、润肠通便。适用于阴虚肺燥的干咳、久咳，肠燥便秘，病后阴虚体弱等症。

食法 单独食用。

黄豆山药

药材 鲜黄豆250克，山药25克。

食材 酱油5毫升，盐3克，姜片2克，味精2克，葱段3克，植物油15毫升。

做法 ❶山药去皮，洗净，冷水浸泡一夜，捞起沥干，切片；鲜黄豆洗净，沥干。❷锅置火上，入油烧热，下葱段、姜片爆香，加入黄豆、山药、盐、味精、酱油，炒熟即可。

功效 清热解毒、健脾和胃。适用于胃中积热、腹水肿毒、脾胃虚损、小便不利等症。

食法 佐餐食用，每日1次。

生姜莲藕茶

药材 姜片5克。

食材 鲜莲藕200克，白砂糖10克。

做法 ❶莲藕洗净，去皮，切片。❷锅置火上，入水适量，放入莲藕片、姜片、白砂糖，大火煮沸，加凉水少许，烧沸，再加凉水，反复3次，去渣留汁，放冷即可。

功效 清热凉血。适用于秋季肺燥引起的咳嗽，气喘等症。

食法 代茶频饮。

卤兔肉

药材 黑芝麻25克。

食材 白条兔1000克，葱段、姜片各5克，花椒粒3克，香油5毫升，味精2克，卤汁适量。

做法 ❶黑芝麻洗净，沥干，入锅内炒香，盛出备用。❷白条兔洗净，锅置火上，入水适量，放兔肉，煮沸后撇去浮沫，放入葱段、姜片、花椒粒，兔肉熟后捞出。❸砂锅置火上，加卤汁，放入兔肉，小火炖煮1小时，捞出放冷，切块，装盘。❹碗内放味精、香油调匀，边搅边放入黑芝麻，浇在兔肉上即可。

功效 补血润燥，补中益气。适用于肝肾不足、须发早白、消渴赢瘦、便秘、腰膝疼痛等症。

食法 佐餐食用。

山药芝麻肉丸

药材 山药粉、黑芝麻各40克。

食材 猪肥肉350克，鸡蛋3枚，植物油50毫升，白砂糖10克，干淀粉50克。

做法 ❶鸡蛋取蛋黄，入碗中打散，蛋清与干淀粉、山药粉一起搅匀，再加蛋黄调成糊；肥肉洗净，切丁，入沸水汆烫2分钟，捞出待凉，放入蛋糊调匀。❷锅置火上，入油烧热，放入肥肉丁，炸至蛋糊凝固时捞出放冷，锅留底油烧至九成热，再下蛋糊复炸至酥脆时捞出。❸净锅置火上，入水适量，放入白砂糖，小火炒至金黄色，加入炸好的肥肉丁，熄火，不断翻动，撒入黑芝麻，继续炒至黑芝麻都贴在肥肉丁上，盛盘稍凉即可。

功效 补肾益精、润养血脉。适用于脾肾虚

弱、肤发枯燥、肺虚燥咳等症。

食法 佐餐食用。

薄荷萝卜汤

药材 薄荷叶15克，白萝卜250克。

食材 葱丝、姜片各5克，盐3克，鸡精2克，植物油10毫升。

做法 ❶白萝卜洗净，切块；薄荷叶洗净备用。❷锅置火上，入油烧至七成热，放入葱丝、姜片爆香，加水适量，放入薄荷叶、白萝卜块、盐、鸡精，大火烧沸后转小火炖煮30分钟即可。

功效 散风清热、清利头目。适用于秋季感冒及头痛发热、鼻塞、咽喉肿痛、目赤、风疹等症。

食法 佐餐食用，吃菜喝汤。

百合川贝秋梨膏

药材 麦冬30克，川贝10克。

食材 百合50克，梨1000克，蜂蜜适量。

做法 ❶梨洗净，去皮、核，切块；百合、麦冬、川贝洗净备用。❷砂锅置火上，入水适量，放入麦冬、川贝、百合，小火煎煮40分钟，滤出汁液，加水再煎，如此3次，合并3次煎液，继续煎熬至浓稠，加入蜂蜜，煎成膏状，放冷即可。

功效 润肺止咳、利咽生津。适用于阴虚肺燥、干咳心烦、音哑等症。

食法 每日2次，每次15克，温水送服。

川贝蹄髈

药材 川贝母粉8克。

食材 净蹄髈肉400克，料酒10毫升，白酒10毫升，姜片、葱段各5克，花椒、八角、香叶各2克，盐3克，味精2克。

做法 ❶生猪蹄髈肉洗净，用盐、味精、料

酒、白酒、姜片、葱段、花椒、八角、香叶，一起拌匀，腌制12小时。❷砂锅置火上，入水适量，烧沸后放入腌制的蹄髈，煮沸5分钟，捞出放入笼屉内大火蒸2小时至熟烂。❸取出蹄髈，将皮、瘦肉、肥肉分开，瘦肉、肥肉混合切碎，加川贝母粉，皮入盘做底，肉放皮上，肉上方覆盖一层蹄髈皮，再压一层肉，放入冰柜内冷冻2小时，取出改刀切片即可。

功效 益气补血、润肺化痰。适用于肺燥咳嗽、体虚无力等症。

食法 佐餐食用。

三椒带鱼

药材 姜片、葱段各3克。

食材 净带鱼250克，豆豉8克，青椒粒、红椒粒、黄椒粒各6克，味精2克，白砂糖3克，料酒、老抽各10毫升，白胡椒粉2克，植物油15毫升。

做法 ❶带鱼，洗净后切成菱形，入七成热油锅，炸至三面金黄，捞出沥干。❷锅留底油，下姜片、葱段、青椒粒、红椒粒、黄椒粒、豆豉煸香，加料酒、清水、带鱼、老抽，大火烧10分钟，放味精、白砂糖、白胡椒粉，再烧10分钟即可。

功效 补血养血、健脑润肤、促进食欲。适用于食欲不振、病后体虚、肝炎、缺乳等症。

食法 佐餐食用。

玉竹核桃仁

药材 玉竹25克。

食材 净核桃仁200克，黄瓜1根，樱桃3颗，白砂糖60克，白芝麻2克，盐2克。

做法 ❶玉竹冷水浸泡15分钟，锅加水烧开，玉竹片，煮30分钟，取浓缩汁40毫

升。❷锅置火上，入水适量，放核桃仁、盐，煮沸5分钟，捞出沥干。❸净锅置火上，入油烧至四成热转小火，加入核桃仁，炸至浅金黄色时捞出，沥干，加入玉竹浓缩汁，放白砂糖熬至黏稠状，加白芝麻及核桃仁，翻炒片刻即可。

功效 养阴润肺、补肾润肺。适用于肺肾两虚咳喘，以及肾虚腰痛、便秘、秋燥咳嗽等症。

食法 佐餐食用。

黄芪牛肉片

药材 黄芪15克，陈皮5克。

食材 牛肉700克，料酒20毫升，葱段、生姜片各5克，生抽、老抽各10毫升，白砂糖5克，盐4克，味精2克，白胡椒粉3克，花椒2克，豆瓣酱10克，植物油20毫升。

做法 ❶黄芪洗净，润透切片，陈皮洗净；牛肉洗净，切成大块，入沸水氽烫备用。❷炒锅置火上，入油烧至六成热，放入姜片、葱段、花椒、豆瓣酱煸香，加清水和牛肉块、黄芪、陈皮、生抽、老抽、盐、白胡椒粉、料酒，大火煮沸后转小火炖煮2小时至牛肉熟透起锅，拣去葱、姜、陈皮、黄芪，加味精调味，收汁起锅，稍凉后改刀切片，装盘即可。

功效 补气养血、抗疲劳、益脾胃。适用于倦怠乏力、虚损消瘦、脾虚便溏、容易感冒等症。

食法 佐餐食用。

石斛草鱼

药材 石斛25克。

食材 草鱼1条，料酒15毫升，酱油5毫升，香醋10毫升，盐3克，鸡精2克，白

砂糖 5 克，五香粉、花椒、香叶、八角各 1 克，生姜片、葱段各 5 克，植物油 10 毫升，香油 5 毫升。

做法 ❶ 草鱼宰杀，洗净，去头、尾，切成鱼块，入清水中浸泡至鱼肉发白，盛盆，加盐、料酒、姜、葱腌 6 小时；石斛洗净，浸泡 30 分钟，入锅加水煎煮 40 分钟，去渣取浓缩汁 50 毫升备用。❷ 锅置火上，入油烧至七成热时将鱼块逐个放入，炸至金黄色捞出沥干，锅留底油，加葱、姜煸香，放入清水、石斛浓缩汁、酱油、料酒、鸡精、白砂糖、盐、香醋和炸好的鱼块，大火烧沸后，转小火煮 50 分钟，捞出鱼块，沥干汤汁，盛盘。❸ 原汤汁中加五香粉，大火收汁，加香油调匀后浇在鱼块上，凉后上桌即可。

功效 滋阴养胃、益气健脾。适用于口干舌燥、胃脘不适、食欲不振等症。

食法 佐餐或单独食用。

 ## 凉拌莴苣

药材 白芝麻 20 克。

食材 莴苣 250 克，盐 3 克，味精 1 克，香油 3 毫升。

做法 ❶ 芝麻去杂，入锅炒熟；莴苣洗净，去皮，切丝，入沸水焯烫后放冷水中冲凉，加盐腌 5 分钟。❷ 将腌好的莴苣丝挤去水分，加入味精、香油、芝麻，拌匀盛盘即可。

功效 滋补肝肾、润肠安神。适用于肝肾阴虚型失眠症、习惯性便秘等症。

食法 佐餐或佐酒食用。

 ## 阿胶糯米红枣

药材 阿胶 20 克。

食材 红枣 150 克，糯米粉 30 克，白砂糖 10 克。

做法 ❶ 红枣入温水中浸泡 8 小时，取出，剖开去核，备用。❷ 糯米粉加水、白砂糖调和揉成粉团，将糯米团揉进红枣里，盛盘上笼蒸熟。❸ 阿胶敲碎后放入沸水中，加热炖化，小火煎煮至汁浓，浇在红枣上即可。

功效 补血益气、养颜美容。适用于面色萎黄、倦怠无力、气短懒言、贫血等症。

食法 单独食用，每日 15 克。

 ## 莲子银耳羹

药材 新鲜莲子 150 克，水发银耳 30 克。

食材 白砂糖 40 克，桂花糖汁 10 毫升，食碱 3 克。

做法 ❶ 新鲜莲子洗净，去莲心；水发银耳洗净。❷ 鲜莲子与银耳同入锅中，加食碱少许，小火煨炖至莲子、银耳熟烂，汤汁黏稠，加入白砂糖，煮至白砂糖溶化，浇上桂花糖汁即可。

功效 补脾养心、滋阴养胃。适用于脾虚腹泻、失眠、白带过多、阴虚燥咳等症。

食法 单独饮用。

紫苏年糕炒蟹

药材 紫苏 15 克。

食材 毛蟹 4 只，年糕 120 克，盐 3 克，味精 2 克，生抽、老抽各 5 毫升，料酒、蚝油各 10 毫升，白砂糖 3 克，姜片、葱段各 5 克，清汤 20 毫升。

做法 ❶ 砂锅置火上，入水适量，放入紫苏煎 20 分钟，取浓缩汁 15 毫升；毛蟹洗净后，剖成两半，入六成热的油锅，煎炸 1 分钟，捞出。❷ 锅留底油，下姜片、葱段、紫苏浓缩汁、清汤、料酒、蚝油、生抽、老抽、盐、味精、白砂糖、毛蟹、年糕片，不停翻炒 3 分钟至熟即可。

功效 益阴补髓、强壮筋骨、益肝肾、增强免疫力。适用于骨质疏松症、风湿性关节炎、腰酸膝软、眩晕健忘等症。

食法 佐餐或佐酒食用。

 滋补烤虾

药材 黄精15克。

食材 大虾8只，盐2克，味精1克，白胡椒粉2克，料酒10毫升，八角、桂皮、香叶各1克，竹签若干。

做法 ❶黄精冷水浸泡30分钟，入锅蒸30分钟，取浓缩汁40毫升。❷砂锅置火上，入水适量，入盐、味精、白胡椒粉、料酒、八角、桂皮、香叶和黄精浓缩汁，调匀，大虾放入浸泡50分钟，用竹签串上。❸烤箱预热到180℃，放入大虾烤5分钟，翻身后再烤2分钟即可。

功效 益气温阳、补钙强体。适用于气虚乏力、阳虚畏寒、性欲减退等症。

食法 佐餐食用。

 海陆空煲

药材 枸杞1克，北沙参片8克。

食材 菜蛇1条，乌龟1只，乳鸽1只，熟火腿2片，青菜心3棵，盐4克，味精2克，料酒15毫升。

做法 ❶菜蛇、乌龟、乳鸽分别宰杀后，清理干净备用；枸杞、北沙参片均洗净。❷砂锅置火上，入水适量，烧沸后，顺次放入菜蛇、乌龟、乳鸽煮5分钟，取出清洗。❸菜蛇切成手指头一样的长段，与乌龟、乳鸽一起放入砂锅，加枸杞、北沙参片，大火煮沸后转小火炖2小时至肉熟烂时，加入火腿片、青菜心、盐、味精、料酒，稍炖即可。

功效 益气养血、滋阴壮阳。适用于腰膝酸软、气血不足、头昏目眩、骨质疏松症等症。

食法 饮汤食肉。

 百合板栗墨鱼

药材 百合50克。

食材 净墨鱼肉25克，熟板栗6枚，青椒片、红椒片各8克，白胡椒粉、盐各3克，味精2克，白砂糖3克，清汤、水淀粉各10毫升。

做法 ❶百合洗净，剥瓣；墨鱼肉洗净，切片备用。❷锅置火上，入油烧至四成热，放入墨鱼片、青椒片、红椒片划散，捞出沥干。❸锅留底油，下入板栗、百合、墨鱼、青红椒，加入清汤、盐、味精、白砂糖、白胡椒粉翻炒1分钟，加水淀粉勾芡即可。

功效 养阴补肺。适用于秋燥咳嗽、四肢无力、筋骨酸软等症。

食法 佐餐食用。

 砂仁鸡蛋烧鳜鱼

药材 砂仁粉2克。

食材 净鳜鱼1尾，鸡蛋2枚，葱椒盐、盐各3克，生抽、老抽各5毫升，味精2克，料酒10毫升，干淀粉5克，葱末、姜丝各5克，植物油15毫升。

做法 ❶鳜鱼宰杀，去鳞、鳃及内脏，鱼身划刀花，深度至脊骨，盛盘，用砂仁粉、葱椒盐、味精、料酒涂抹鱼身和鱼腹，腌渍入味；鸡蛋磕破，蛋黄入碗，蛋清留用；蛋黄涂抹鱼身，沾干淀粉备用。❷锅置火上，入油烧至八成热，放鱼入锅，炸至金黄色，离火1分钟，再上火，炸1分钟，加入清水、盐、料酒、姜丝、生抽、老抽、味精，煮2分钟至熟起锅装盘，撒上葱末即可。

功效 益气血、养脾胃。适用于虚劳羸瘦、四肢无力、久病体虚等症。

食法 佐餐食用。

高汤芥蓝

药材 芥蓝350克。

食材 大蒜25克，盐4克，味精2克，浓缩鸡汁20毫升，植物油10毫升，高汤适量。

做法 ❶芥蓝洗净，入沸水中焯烫30秒；炒锅入油，烧至五成热，下大蒜瓣，小火炸至金黄色，捞出沥干。❷砂锅置火上，倒入高汤，加盐、味精、浓缩鸡汁、大蒜瓣、芥蓝，煮30秒，装盘即可。

功效 温中消食、清凉解毒。适用于维生素缺乏引起的血脂异常、大便秘结、脂肪肝等症。

食法 佐餐食用。

天麻年糕螃蟹

药材 天麻15克。

食材 螃蟹3只，年糕片120克，盐3克，味精1克，生抽、老抽、蚝油各10毫升，白砂糖5克，料酒15毫升，姜片、葱段各5克，清汤适量。

做法 ❶天麻洗净，润透切片，入砂锅煎煮30分钟，取浓缩汁40毫升；螃蟹洗净后剖成两半，下六成热的油锅中炸50秒，捞出备用。❷锅留底油，下姜片、葱段、天麻浓缩汁、清汤、料酒、生抽、老抽、蚝油、盐、味精、白砂糖和年糕片，不停翻炒3分钟至熟起锅装盘即可。

功效 定眩晕、补钙质、益肝肾。适用于眩晕综合征、骨质疏松症、风湿痹痛等症。

食法 佐餐食用。

白参老鸭汤

药材 白参30克。

食材 老鸭1只（约1200克），青菜心3棵，竹笋20克，枸杞5克，火腿片3克，盐5克，味精2克，料酒20毫升，生姜片、葱段各5克。

做法 ❶白参洗净；青菜心洗净，入沸水焯烫，沥干备用；净老鸭去内脏，氽烫，去血沫，捞出洗净。❷砂锅置火上，入水适量，放料酒、生姜片、葱段、竹笋、枸杞及白参，大火煮沸后转小火炖煮2小时至老鸭酥透，放入焯熟的青菜心、火腿片，加盐、味精调味即可。

功效 补气滋阴。适用于气短乏力、精神疲惫、病后体虚等症。

食法 饮汤食肉。

蟹粉小笼

药材 菊花粉8克。

食材 嫩酵面400克，蟹粉40克，猪肉300克，肉皮冻200克，食碱3克，香油5毫升，酱油10毫升，盐4克，味精1克，白砂糖5克，料酒20毫升，白胡椒粉3克，姜末5克，香醋10毫升。

做法 ❶嫩酵面扒开，加食碱水，揉透，做成光润面团，盖湿洁布，饧10分钟。❷猪肉洗净绞碎，加料酒、盐、酱油、白砂糖、味精、白胡椒粉、香油、姜末及菊花粉拌匀，放入蟹粉和切碎的肉皮冻，搅匀成馅。❸酵面搓条，下小剂子，擀皮包馅，捏成包子生坯，上笼，大火沸水足汽蒸10分钟至熟出笼即可。

功效 滋阴通脉、生精益髓。适用于肝肾不足所致的眩晕、免疫力低下、骨质疏松等症。

食法 做主食用。

芝麻柏子饼

药材 柏子仁15克。

食材 嫩酵面 300 克,面粉 120 克,白芝麻 15 克,食碱水 5 毫升,盐 5 克,植物油适量。

做法 ❶白芝麻、柏子仁拣去杂质,洗净,沥干。❷酵面扒开,放入食碱水,揉透,再扒开,加植物油适量、盐,搅拌均匀,做成水油面;干面粉放盆内,加植物油、盐,拌和均匀,做成油酥面。❸将水油面擀成大薄片,包入搓成粗条的油酥面,擀成 1 厘米厚大片,卷起成条,用刀切成重 50 克大剂子,按扁,四边折叠一下,擀成直径 5 厘米左右的圆饼,均匀地粘上白芝麻和柏子仁。❹烤箱预热,放入坯子烤熟即可。

功效 养心安补、滋阴润肠。适用于失眠多梦、心慌气短、大便干结等症。

食法 做点心食用。

清凉鸡块

药材 陈皮 25 克。

食材 净肥壮嫩母鸡 1 只,葱段、生姜片各 5 克,料酒 20 毫升,盐 5 克,香油 10 毫升。

做法 ❶净母鸡洗净,去鸡脚爪,放入沸水锅中氽烫至鸡皮收缩时取出备用。❷砂锅置火上,入水适量,放入陈皮、葱段、生姜片、盐和料酒、母鸡,大火煮沸,撇去浮沫,转小火炖煮 45 分钟,加盖焖至翅膀能折断,脊皮拉得动,腿肉松软时捞出。❸取出鸡,放入冷沸水中,浸泡 3 小时,至鸡冷透,捞出沥干,擦上香油,改刀剁块即可。

功效 补气养血、健胃补胃。适用于病后、术后、产后体虚乏力等症。

食法 佐餐食用。

凉冻蹄筋

药材 川牛膝 12 克。

食材 水发牛蹄筋 700 克,葱末、生姜末各 3 克,蚝油 10 毫升,味精 2 克,盐 3 克,料酒、鸡油各 10 毫升,白胡椒粉 2 克,鲜汤适量。

做法 ❶牛蹄筋洗净,润透,切片备用;川牛膝洗净,润透切片,入砂锅煎煮 30 分钟,去渣取浓缩汁。❷砂锅置火上,入水适量,放入牛蹄筋、川牛膝浓缩汁、鲜汤、葱末、生姜末、蚝油、料酒、盐、鸡油,大火煮沸后改小火煨炖 2 小时,加入味精、白胡椒粉调味,再炖 2 分钟熄火,待放置凉后,倒入大碗中,置冰箱冷冻即可。

功效 益肾精、强腰腿、润皮肤。适用于体质虚弱、腰膝酸软、下肢无力等症。

食法 佐餐食用。

凉拌木耳

药材 水发黑木耳 180 克。

食材 青椒、红椒各 50 克,盐 3 克,味精 1 克,白砂糖 2 克,白胡椒粉 1 克,香油 3 毫升。

做法 ❶黑木耳去杂,洗净,焯水后捞出盛盘;青椒、红椒沸水浸泡后切丝。❷将盐、味精、香油、白砂糖、白胡椒粉及少量凉白开一起搅拌,调匀后倒在黑木耳上,撒上红椒丝、青椒丝即可。

功效 滋阴润燥、养胃润肠、美容排毒。适用于高血压病、血脂异常、便秘等症。

食法 佐餐食用。

清汤苦瓜银杏

药材 银杏仁 80 克,新鲜苦瓜 200 克。

食材 盐 3 克,酱油 5 毫升,白砂糖 3 克,香醋 10 毫升,鸡精 2 克,香油 5 毫升,高汤 30 毫升。

做法 ❶砂锅置火上,入水适量,放入银杏

仁，中火烧煮约 10 分钟，捞出银杏仁，洗净备用；苦瓜洗净，剖开，去瓤、子，再切成薄片，与银杏一起盛盘。❷盐、酱油、香醋、白砂糖、鸡精入碗，加高汤化开，浇在苦瓜、银杏上拌匀，淋上香油即可。

功效 降脂降压、补气定喘、清热解毒。适用于糖尿病、高血压病、血脂异常等症。

食法 佐餐或单独食用。

黄瓜拌海蜇

药材 海蜇头 180 克，黄瓜 15 克。

食材 香芹叶、生姜末各 3 克，红椒粒 4 克，白砂糖 3 克，香醋 10 毫升，香油 5 毫升。

做法 ❶海蜇头放入水中浸泡 2 天，洗净切条，入沸水焯水后捞出沥干；黄瓜洗净，切片，码盘。❷红椒粒、生姜末、白砂糖、香醋入碗，调成糖醋口味，加入海蜇头、香油拌匀，放入碗中，撒上香菜叶即可。

功效 清热解毒、化痰润肠。适用于咳喘、便秘、高血压病等症。

食法 佐餐食用。

酱鸭块

药材 仔光鸭 1300 克。

食材 酱油 80 克，白砂糖 80 克，丁香 3 克，桂皮、甘草、八角各 2 克，生姜片、葱段各 10 克，香油 10 毫升，老卤 500 毫升。

做法 ❶鸭子去翅、爪，在右翅胁下开小口，取出内脏，洗净，冷水浸泡去血水，入老卤中浸泡 1 小时，沥干。❷砂锅置火上，入水适量，大火烧沸，把沸水浇在鸭身上，使鸭皮收紧，沥干。❸炒锅放入香油、白砂糖，不停炒动至冒青烟时，倒入沸水 500 毫升，搅拌均匀成糖色。舀糖汁给鸭子上色，吹干后再浇一次，挂起吹干。❹净砂锅加老卤、清水烧沸，放姜片、葱段、八

角、丁香、桂皮、甘草、酱油、白砂糖转小火。❺鸭子压入卤水中 20 分钟，揭去盖，倒出鸭肚中温汤，再将鸭子没入卤水中，使鸭肚充满热卤，加盖焖煮 20 分钟，转大火烧至锅边起小泡，取出酱鸭沥干卤汁，冷却后抹上香油，剁块装盘即可。

功效 滋阴清肺、养胃补血。适用于肺热咳嗽、眩晕头痛、小便不利等症。

食法 佐餐食用。

凉拌百合

药材 鲜百合 180 克。

食材 黄瓜 20 克，胡萝卜 15 克，盐 3 克，味精 1 克，白砂糖 2 克，香油 3 毫升。

做法 黄瓜、胡萝卜洗净，切成薄片，码盘；百合剥瓣，洗净，入沸水焯烫 1 分钟，捞出放入碗中，加盐、味精、白砂糖、香油，拌匀后放入盘中即可。

功效 润肺止咳、清心安神。适用于肺热或肺燥干咳、咽痛、低热及气阴两虚的心慌、失眠、多梦等症。

食法 佐餐食用。

蜜汁山药条

药材 鲜山药 800 克。

食材 冰片糖 3 克，冰糖 5 克，食用碱 2 克，盐 3 克。

做法 ❶鲜山药去皮，洗净，入沸水焯煮 3 分钟，捞出后改刀切条。❷净锅中加沸水，放入食用碱，加山药再蒸 2 分钟，取出后清水冲洗一下。❸另起锅置火上，入水适量，烧开后加冰片糖、冰糖，大火煮沸，加山药，改小火烧 15 分钟后大火收汁，装盘，晾凉后上桌即可。

功效 补脾胃、益肺肾。适用于脾胃虚弱的食少乏力、便溏久泄、营养不良、肾虚遗

精、尿频及糖尿病等症。

食法 佐餐或单独食用。

花椒参麦裙边

药材 海龟裙边 50 克，净花胶 50 克，太子参 10 克，麦冬 15 克。

食材 花菇 25 克，西蓝花 8 克，盐 3 克，浓缩鸡汁 20 毫升，蚝油 10 毫升，白砂糖 5 克，老抽、水淀粉各 10 毫升，高汤适量。

做法 ❶太子参、麦冬洗净，浸泡 30 分钟，入锅加水煎煮 40 分钟，去渣，取浓缩汁 50 毫升；裙边、花胶改切成长条状；花菇用温水浸泡 40 分钟，洗净，去老根；西蓝花洗净，焯水。❷砂锅置火上，加高汤，放入花菇、裙边、花胶、太子参、麦冬浓缩汁，以及蚝油、老抽、浓缩鸡汁、盐、白砂糖，大火煮沸后转小火炖煮 30 分钟，放入西蓝花略煮，加水淀粉勾薄芡即可。

功效 益气养阴、增力益智。适用于精神疲惫、口干舌燥、健忘、老年性痴呆症等症。

食法 佐餐食用。

滋补大闸蟹

药材 紫苏 25 克。

食材 大闸蟹 150 克，生姜片 20 克，葱段 8 克，生姜末 3 克，香醋 10 毫升，白砂糖 3 克，鸡精 2 克。

做法 ❶大闸蟹洗净后用绳子捆好盛盘，加

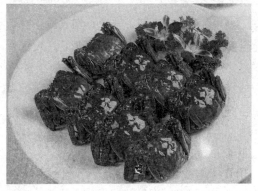

紫苏、生姜片、葱段，上笼大火沸水蒸 20 分钟，取出。❷生姜末、香醋、白砂糖、鸡精放入小碟中调匀，做成调味品，随大闸蟹上桌即可。

功效 生精益髓、补益肝肾、强壮筋骨、滋阴活血、清热通络。适用于眩晕健忘、腰酸膝软、风湿性关节炎、免疫功能不足、骨质疏松症等症，也用于秋季滋补养生。

食法 佐餐食用。

虫草乌鸡汤

药材 冬虫夏草 3 克。

食材 净乌骨鸡 800 克，枸杞 5 克，红枣 8 枚，生姜片、葱段各 10 克，盐 5 克，味精 2 克，浓缩鸡汁适量。

做法 ❶冬虫夏草、枸杞、红枣分别温水浸泡 30 分钟后取出；乌骨鸡洗净，去内脏，入沸水锅中煮 5 分钟捞出。❷砂锅置火上，入水适量，放入乌骨鸡、冬虫夏草、枸杞、红枣、姜片、葱段，大火煮沸后转小火煨 2 小时，加入盐、味精、浓缩鸡汁，再煮 5 分钟即可。

功效 补气养血、平衡阴阳。适用于头晕眼花、早衰健忘、贫血、阳痿、遗精、虚喘久咳等症。

食法 饮汤食肉。

五味素菜

药材 鲜莲子 40 克。

食材 莲藕 80 克，荷兰豆 8 克，菱角 60 克，胡萝卜 10 克，鲜荷叶 1 张，盐 3 克，味精 2 克，白砂糖 2 克，水淀粉、植物油各 15 毫升。

做法 ❶莲藕洗净，去皮，切成薄片；胡萝卜洗净，切片；荷兰豆洗净，切段；菱角去壳取肉，洗净备用；鲜荷叶洗净，焯水 1 分钟，取出垫入盘底。❷锅置火上，入水适量，烧沸，将莲藕、菱角、莲子、荷兰豆、胡萝卜下锅，煮沸30秒，取出。❸净锅置火上，入油烧至四成热，放入藕、莲子、菱角、荷兰豆、胡萝卜，煸炒1分钟后加入盐、味精、白砂糖炒匀至熟，加水淀粉勾薄芡即可。

功效 清热生津、健脾养胃、宁心安神。适用于肺热咳嗽、早衰、失眠、多梦、血脂异常等症。

食法 佐餐食用。

 ## 麦冬大虾

药材 麦冬25克。

食材 大虾300克，盐3克，味精2克，植物油10毫升。

做法 ❶麦冬洗净，浸泡20分钟，入锅加水煎40分钟，去渣取汁30毫升；大虾减掉须、爪，洗净，汆烫5秒钟，捞出备用。❷锅置火上，入油烧至六成热，放入大虾，炸制1分钟捞出，锅留底油，倒入麦冬汁，放大虾、盐、味精，翻炒1分钟至熟即可。

功效 补肾壮阳、滋阴生津。适用于性欲减退、阳痿、早泄、骨质疏松症，以及产后缺乳等症。

食法 佐餐食用。

 ## 豆豉烧鳗鱼

药材 豆豉40克。

食材 鳗鱼700克，青椒粒、红椒粒各10克，蚝油15毫升，盐3克，味精2克，白砂糖5克，料酒10毫升，葱末5克。

做法 ❶鳗鱼宰杀，汆烫2分钟去表面黏液，切花刀；碗里放入豆豉，加入料酒、蚝油、盐、味精、白砂糖、青椒粒、红椒粒拌匀备用。❷鳗鱼盛盘，倒入调料拌匀，上笼沸水大火蒸15分钟至熟即可。

功效 补虚生精、祛除风湿。适用于虚劳乏力、风湿痹痛、营养不良、骨质疏松症、男性不育症等症。

食法 单独食用。

 ## 银杏芦笋澳带

药材 银杏肉40克。

食材 澳带200克，芦笋120克，胡萝卜15克，盐3克，味精1克，白砂糖5克，水淀粉20毫升，鸡蛋1枚，植物油10毫升。

做法 ❶芦笋、胡萝卜洗净后切成小丁；银杏肉滑油备用；锅加水烧开，加入胡萝卜丁、芦笋丁、银杏肉煮30秒钟捞出；澳带洗清干净，加盐、味精、鸡蛋清、水淀粉，搅拌，备用。❷锅置火上，入油烧至三成热，下澳带划散，锅留底油，放入芦笋、胡萝卜、银杏、澳带，再放入盐、味精、白砂糖，翻炒1分钟至熟，加水淀粉勾芡盛盘即可。

功效 滋补肺肾、强身健体。适用于气短乏力，以及病后或术后体虚、形体消瘦等症。

食法 佐餐食用，每周2次。

芦笋银杏炒百合

药材 净银杏肉5克。

食材 芦笋200克，净百合80克，盐3克，味精2克，白砂糖5克，植物油10毫升，水淀粉20毫升。

做法 ❶芦笋去老茎，洗净，切长段，净百合剥瓣，洗净备用。❷锅置火上，入水适量，烧沸后加下银杏、芦笋，加盐，煮30秒，捞出沥干。❸净锅置火上。入油烧至四成热，下百合、芦笋、银杏，再加盐、味精、白砂糖，煸炒至熟，加水淀粉勾芡盛盘即可。

功效 养阴润肺、降脂降压。适用于肺热及阴虚咳嗽，以及高血压病、血脂异常、慢性支气管炎等症。

食法 佐餐食用。

霸王别姬

药材 当归2克，白参1根。

食材 净乌骨鸡800克，净甲鱼500克，红枣3枚，枸杞4克，生姜片、葱段各10克，盐5克，味精2克，白胡椒粉2克。

做法 ❶净乌骨鸡、甲鱼宰杀后，处理干净，一起入沸水锅中，煮沸2分钟，撇去浮沫，捞出。❷砂锅置火上，入水适量，放入乌骨鸡、甲鱼、生姜片、葱段、红枣、枸杞、人参、当归，大火煮沸后转小火炖3小时至鸡肉、甲鱼肉熟烂后，放入白胡椒粉、盐、味精调味，再煮2分钟即可。

功效 补气养血、补益肝肾。适用于贫血、产后病后体虚、精神疲惫、儿童生长发育迟缓等症。

食法 饮汤食肉。

六鲜饺子

药材 熟蟹肉、水发海参、韭菜末各40克。

食材 冷水面400克，猪五花肉200克，虾肉80克，鸭脯肉120克，鸡蛋3枚，熟植物油20克，香油10克，酱油10毫升，盐6克，葱末、姜末各10克，味精2克，鲜汤适量。

做法 ❶冷水面放案板上，上盖拧干的湿洁布饧80分钟。❷猪肉洗净绞碎，放入盆内，加60毫升鲜汤、酱油，搅拌至黏稠，再加适量盐、味精、葱末、姜末、熟植物油、香油，以及切碎的熟蟹肉、韭菜末，拌匀成蟹肉馅；鸭脯肉洗净，切碎，放入碗中，加30毫升鲜汤和酱油，搅拌至黏稠，加入盐、味精、葱、姜末、熟植物油、香油和洗净切碎的虾肉、海参，拌匀成鸭肉馅。❸鸡蛋磕破，分开蛋黄、蛋清，装两个碗内，分别打散，倒入两份面团，揉成蛋黄面团和蛋清面团，制成坯皮，分别包入蟹肉馅和鸭肉馅，做成鸳鸯水饺生坯，上笼沸水大火蒸10分钟至熟即可。

功效 益气养血、滋阴补阳。适用于身体虚弱、精力疲惫、健忘头晕等症。

食法 做主食用。

青梅玫瑰糕

药材 鲜黄玫瑰花120克。

食材 糯米粉450克，白砂糖120克，青梅80克，椰丝20克。

做法 ❶青梅去核，加水适量，用搅拌机打成汁，放入糯米粉300克、白砂糖80克，揉匀成绿粉团；新鲜黄玫瑰花、糯米粉、白砂糖揉成黄粉团。❷绿粉团、黄粉团做成中黄外绿的糕，周围撒上椰丝，上笼屉蒸20分钟至熟即可。

功效 疏肝解郁、理气开胃。适用于胸闷、乳胀、食欲不振等症。

食法 做点心食用。

冬季养生药膳

冬季天气寒冷，人体与自然相应，新陈代谢方面降至最低，处于收敛潜藏的阶段。此时，吸收能力增强，所以最适合调补。

冬季调补的原则是厚味温补。意思就是饮食上不仅要味道浓郁，还必须要富含营养。中医所讲"厚味填精"，是说滋补浓郁可以补充人体所需的营养精华。而温补，就是说饮食上要温热，以驱寒暖阳。

肾主藏精，所以冬季调养，需要着重补肾。肾是人体生命的原动力，是人体的"先天之本"。冬季，人体阳气内敛，人体的生理活动也有所收敛。此时，肾既要为维持冬季热量支出准备足够的能量，又要为来年贮存一定的能量。饮食上就要时刻关注肾的调养，注意热量的补充，要多吃些动物性食品和豆类，补充维生素和无机盐。狗肉、羊肉、鹅肉、鸭肉、大豆、核桃、栗子、木耳、芝麻、红薯、萝卜等均是冬季适宜食物。

大补人参鹿肉汤

药材 党参、黄芪、白术、肉苁蓉、益智仁、茯苓、熟地、怀牛膝、芡实、枣各5克，肉桂1克，枸杞、菟丝子、白芍、山药各8克，远志、淫羊藿、杜仲、仙茅、补骨脂、泽泻各3克，当归6克。

食材 鹿肉4000克，生姜50克，葱白120克，胡椒3克，盐50克。

做法 ❶药材均洗净，用净纱布包扎，做成药包；鹿肉用清水洗净，剔去骨头，刮掉筋膜，入沸水余烫后捞出切方块，骨头锤碎；姜、葱洗净，拍破；胡椒研粉，和盐调匀，装碗内备用。❷砂锅置火上，入水适量，放入鹿肉、骨头和纱布包，加葱、姜，大火煮沸，撇净浮沫，转小火煨炖3小时至待鹿肉熟烂，分装入碗内，加胡椒、盐调味即可。

功效 补肾助阳。适用于肾阳不足之腰膝疲软、怕冷、阳痿、遗精等症，也可用于心脾两虚、气血不足所致的神疲体倦、面色萎黄、心悸、失眠、崩漏、白带等。

食法 单独食用。

玉兰鹿肉

药材 水发玉兰片20克。

食材 鹿肉400克，香菜2克，酱油5毫升，绍酒10毫升，盐3克，白砂糖5克，味精1克，花椒水5毫升，葱、生姜各3克，植物油15毫升，鸡汤20毫升，水豆粉、香油各5毫升。

做法 ❶鹿肉洗净，切小块；玉兰片切成片；香菜洗净，切段。❷锅内入油，烧热后下鹿肉，炸至火红色时捞出。❸锅留底油，下葱、生姜炒香，下酱油、花椒水、盐、料酒、白砂糖、味精、鸡汤、鹿肉，大火煮沸后转小火炖1小时至肉熟烂时，加水淀粉勾芡，淋香油，撒上香菜段即可。

功效 补脏腑、调血脉、治虚劳、壮阳益精、暖腰脊。适用于肾阳不足所致的腰膝酸软、阳痿早泄、畏寒肢冷等症。

食法 佐餐或佐酒食用。

老鳖脊髓汤

药材 老鳖400克。

食材 猪脊髓150克，生姜片3克，葱段5克，胡椒粉、味精各2克。

做法 ❶老鳖揭去鳖甲，去内脏和头、爪；猪脊髓洗净备用。❷锅置火上，入水适量，放入生姜、葱、胡椒粉、鳖肉，大火煮沸转小火煮至鳖肉熟透，放入猪脊髓，煮熟，加味精调味即可。

功效 滋阴补肾、填精补髓。适用于肾阴虚所致的腰膝酸痛、头晕目眩、多梦、遗精等症。

食法 吃肉喝汤，佐餐食用。

滋补鸡块

药材 薏米、芡实、百合各10克，干贝8克。

食材 母鸡1500克，香菇、姜末各8克，料酒10毫升，糯米50克，莲子（去心）20克，麻油各20毫升，熟火腿15克，盐3克，胡椒粉2克，糖醋生菜100克，椒盐调料3克，熟植物油适量。

做法 ❶母鸡宰杀，去毛、内脏，整鸡出骨，洗净，用料酒、盐、姜末涂抹鸡身和鸡腹，腌渍约30分钟；糯米、薏米、百合、莲子（去心）、芡实分别泡涨、洗净，盛入碗内，上笼蒸熟；火腿、香菇均切成小粒。❷以上几种辅料盛盆，加植物油适量、盐1克、胡椒粉1克拌匀，装入鸡腹，竹签封住脖子和肛门，上笼蒸2小时后取出。沥干水，晾凉，用细竹签在鸡胸部、鸡腿部戳几个气眼。❸锅置火上，入油大火烧至六成热，放入鸡炸至呈淡黄色，捞出，抽出竹

签，鸡胸上划斜刀花，盛盘。❹净锅置火上，加麻油烧热，淋在鸡脯刀口处，与糖醋生菜、椒盐调料一同上桌即可。

功效 养心补肾、润肺健脾。适用于脾虚湿困所致的遗精、阳痿、遗尿等症。

食法 佐餐或单独食用。

二黄牛髓

药材 黄精50克，地黄30克，天门冬15克。

食材 牛骨油50克，蜂蜜30克。

做法 ❶黄精、地黄、天门冬洗净，润透切片，放入砂锅内，加水小火煎煮30分钟，去渣后，加蜂蜜熬煮，制成药膏。❷砂锅置火上，放入药膏、牛骨油，合拌煮沸，冷却成膏即可。

功效 补精髓、壮筋骨、和气血。适用于精血亏损、肾气不足引起的周身酸痛、失眠、健忘等症。

食法 早晨空腹食用，每次3克。每次食用以温黄酒佐之，也可放入粥内。

鹿肉滋补汤

药材 鹿肉800克。

食材 葱段10克，生姜8克，酱油5毫升，料酒15毫升，白砂糖10克，盐3克，胡椒粉2克，红辣椒3个，植物油20毫升，清汤适量。

做法 ❶鹿肉洗净，氽烫，切块，入热油锅，炸成火红色，捞出备用。❷砂锅置火上，加清汤，放入葱、姜、红辣椒煮沸，加入鹿肉、酱油、盐转小火煨炖90分钟直至肉烂，加入白砂糖焖5分钟，撒上胡椒粉即可。

功效 温补脾胃、补肾壮阳。适用于阳痿患者。

食法 食肉饮汤。

人参枸杞红枣粥

药材 人参3克，枸杞10克。

食材 红枣5枚，粳米80克，红糖10克。

做法 ❶人参、枸杞、红枣洗净，放入锅煎取汁液；粳米淘洗干净。❷砂锅置火上，入水适量，兑入药液，下入粳米熬煮成粥，加入红糖，搅拌溶化即可。

功效 补肾助阳。适用于脾肾阳虚所致的咳嗽、面色无华、形寒肢冷、大便溏泻、小便清长等症。

食法 每日一次，或早或晚服用。

虫草雄鸭

药材 冬虫夏草6克。

食材 雄鸭1800克，葱、姜各10克，盐6克。

做法 ❶葱、姜洗净，葱切段，姜切片；雄鸭宰杀，去毛及内脏，洗净。❷砂锅置火上，入水适量，放入雄鸭、冬虫夏草和盐、姜片、葱段，大火煮沸后转小火煨煮3小时至熟烂即可。

功效 补虚助阳。适用于久病体虚、贫血、肢冷、阳痿、遗精、自汗、盗汗等症。

食法 饮汤食肉，佐餐食用。

枸杞羊肉汤

药材 枸杞15克。

食材 羊腿肉800克，料酒10毫升，生姜10克，葱段、大蒜各5克，味精1克，盐3克，植物油5毫升，清汤1升。

做法 ❶羊肉刮去筋膜，洗净切块；生姜洗净，切片；枸杞洗净。❷锅置火上，入油烧热，倒进羊肉、料酒、生姜、大蒜等煸炒

透后，放进砂锅，加清汤和枸杞，大火烧沸转小火煨炖1小时至肉熟烂后，加入盐、味精调味即可。

功效 温阳壮腰、补肾强筋。适用于肾阳不足所致腰膝酸软、筋骨无力等症。

食法 佐餐或单独食用。

附片香肉

药材 熟附片5克。

食材 羊肉120克，煨姜片80克，大蒜3克，植物油5毫升，盐3克。

做法 ❶羊肉洗净，切块备用。❷锅置火上，入油烧热，放入大蒜煸炒后，加入羊肉块略炒，待皮色转黄时，加水适量，大火煮沸，放入熟附片及煨姜片，转小火炖至羊肉熟烂，加盐调味即可。

功效 温中祛寒、补肾壮阳。可用于冻疮。

食法 佐餐食用。

黄精瘦肉汤

药材 黄精40克。

食材 猪瘦肉180克，葱段、姜片各5克，料酒15毫升，盐3克，味精1克。

做法 ❶黄精洗净，润透切片；猪瘦肉洗净，切小块备用。❷砂锅置火上，入水适量，放入黄精和猪瘦肉，加葱段、生姜片、盐、料酒，隔水炖1小时至熟即可。

功效 养脾阴、益心肺。适用于心脾阴血不足所致的食少、失眠等症，也用于阴虚体质者的平时调养。

食法 吃肉喝汤。

麦冬阿胶粥

药材 阿胶20克，麦门冬10克。

食材 糯米80克，红糖10克。

做法 ❶阿胶捣碎，备用；麦门冬洗净，润

透切碎，加冷沸水捣碎取汁。❷砂锅置火上，入水适量，放入糯米熬煮成粥，加入阿胶、麦门冬汁，边煮边搅匀煮至粥稠胶化即可。

功效 滋阴补虚、养血润燥、美容养颜。

食法 每日一次，早晚温热服食，连服3天。

 ## 塘虱鱼煲

药材 鲜山稔子50克。

食材 塘虱鱼2条，植物油2毫升，盐3克。

做法 ❶山稔子洗净，塘虱鱼处理干净。❷砂锅置火上，入水适量，放入山稔子、塘虱鱼，煮至汤水剩1/3时，加油、盐调味即可。

功效 补肾固精。适用于肾虚、精关不固之遗精、滑精等症。

食法 饮汤食鱼。

 ## 白芍羊肉汤

药材 乌药、高良姜各8克，白芍、香附各15克。

食材 羊肉80克，生姜5克，葱10克，黄酒20毫升，花椒2克，白砂糖5克，盐4克。

做法 ❶乌药、高良姜、白芍、香附、花椒研末，装入纱布袋中；羊肉洗净，切小块。❷砂锅置火上，入水适量，放入纱布包、羊肉，大火煮沸后转小火慢炖至羊肉烂熟，加入生姜、葱、黄酒、白砂糖，煮沸，取出纱布袋，加盐调味即可。

功效 温脾散寒、益气补虚。

食法 食肉饮汤。

 ## 八宝炒盘

药材 橘红5克，蜜樱桃15克，莲子12克。

食材 细大米粉40克，蜜枣8克，面粉40克，核桃仁8克，蜜瓜片8克，白砂糖100克，扁豆10克，熟猪油100克。

做法 ❶蜜枣、蜜瓜片、橘红及核桃仁均切成绿豆大颗粒；莲子发好，去皮、心；扁豆去皮，入蒸笼蒸烂。❷锅入猪油80克，烧至六成热，加入米粉、面粉炒香，加沸水150毫升搅匀，下入白砂糖、果料粒、猪油20克、莲子、扁豆，炒至呈沙粒状，盛盘，摆上樱桃即可。

功效 补脾健身。适用于营养不良、不思饮食等症。

食法 做点心食用。

 ## 枸杞甜粥

药材 枸杞15克。

食材 粳米80克，白砂糖10克。

做法 ❶枸杞洗净，粳米淘洗干净。❷砂锅置火上，入水适量，放入枸杞和粳米，大火烧沸后改小火熬煮至粥熟，加入白砂糖，停火闷5分钟即可。

功效 滋补肝肾、益精明目。适用于糖尿病以及肝肾阴虚所致的视力减退、头晕目眩、腰膝酸软、阳痿、遗精等症。

食法 早晚温热饮用。

 ## 鹿茸虾仁

药材 鹿茸5克。

食材 竹笋20克，虾仁180克，酱油5毫升，料酒10毫升，花椒粒2克，白砂糖10克，味精2克，盐3克，植物油15毫升，水淀粉10毫升，鸡汤适量。

做法 ❶鹿茸烘干，磨成细粉；虾仁洗净，沥干备用；竹笋去皮，洗净，切段。❷锅置火上，入油烧热，下入虾仁略炸，放入竹笋煸炒片刻，加入酱油、盐、鹿茸粉、料酒、花椒粒、白砂糖、味精、鸡汤，小火煨煮3分钟，加水淀粉勾芡盛盘即可。

功效 补气血、壮元阳、益精髓、强筋骨。适合肾阳虚之阳痿、遗精、早泄、腰膝酸软、虚寒带下、精亏眩晕、耳鸣眼花等症。

食法 佐餐食用，每日一次。

罗汉果茶

药材 罗汉果200克。

做法 ❶罗汉果洗净，捣碎备用。❷砂锅置火上，入水适量，放罗汉果，小火煎煮，每25分钟取煎液一次，加水再煎。共取3次，去渣后合并即可。

功效 补中益气、润肺利喉。适用于急慢性咽炎、喉炎等症。

食法 每日一次，饭前饮用。

菟丝子油饼

药材 菟丝子50克。

食材 面粉300克，植物油30毫升，盐5克。

做法 ❶菟丝子洗净，沥干后放入砂锅，加水煎煮1小时，去渣留汁。❷面粉加药液、盐和清水搅拌，和成面团，擀皮，涂上植物油，做成饼坯。❸平底锅置火上，入油烧热后放入饼坯，煎至两面金黄即可。

功效 补肾益精、养肝明目。适用于头昏、耳鸣、阳痿、遗精、腰膝酸软等症。

食法 每日2次，早晚食用。

花雕醉虾

药材 大虾250克。

食材 花雕酒20毫升，香菜3克，生姜末2克，酱油5毫升，白砂糖10克，味精2克，白胡椒粉1克，香油5毫升。

做法 ❶大虾剪去虾须，洗净，入沸水汆烫

3分钟，捞入热沸水中，加花雕酒浸泡5分钟，盛盘；香菜去根，洗净，用冷沸水浸泡备用。❷锅置火上，入水适量，倒入酱油、白砂糖、味精，烧沸，倒入碗中冷却，加香油调匀，浇在虾上，撒上生姜末、白胡椒粉、香菜即可。

功效 补肾壮阳、排毒养颜、通筋活络。适用于勃起功能障碍、产后缺乳、关节酸痛等症，也用于健康人冬季养生。

食法 佐餐食用。

砂仁青鱼

药材 砂仁粉3克。

食材 净青鱼1300克，料酒15毫升，香醋、酱油各10毫升，盐5克，鸡精2克，白砂糖10克，五香粉、花椒、香叶、八角各1克，姜片、葱段各10克，植物油20毫升，香油5毫升。

做法 ❶青鱼宰杀洗净，去头、尾和脊骨，片成鱼块，放入清水中浸泡至鱼肉发白，倒入盆中，加盐、料酒、葱、姜，腌6小时。❷锅中入油，烧至七成热时将鱼块逐个放入，炸至金黄色捞出，沥干。❸锅留底油，烧热后放姜片、葱段煸香，加入清水、酱油、料酒、鸡精、白砂糖、盐、香醋和炸好的鱼块，大火煮沸后转小火炖50分钟，待汤汁剩1/3时，捞出鱼块，沥干盛盘。❹原汤汁中加入五香粉、砂仁粉，用大火收汁，入香油，把汤汁浇在鱼块上，凉后上桌即可。

功效 补气养胃、补血养肝。适用于视物模糊、脚软乏力、腹胀、水肿等症。

食法 佐餐或单独食用。

野山椒凤爪

药材 凤爪180克。

食材 罐头野山椒 80 克，白醋 20 毫升，味精 2 克，白砂糖 10 克，干辣椒 5 克。

做法 ❶砂锅置火上，入水适量，煮沸后放入凤爪和白醋，煮 5 分钟后捞出，捞入冰水中浸泡 10 分钟。❷大碗里放入野山椒及野山椒水、干辣椒、味精、白砂糖，拌匀后放入凤爪，浸泡 2 天，捞出后切段，盛盘即可。

功效 温补阳气、强壮筋骨。适用于风湿性关节炎、四肢酸痛、胃寒肢冷、低体温症等症。

食法 佐餐或佐酒食用。

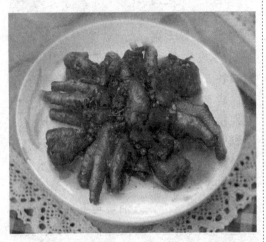

凉拌莴苣腰果

药材 莴苣 400 克。

食材 熟腰果 20 克，生抽、老抽各 10 毫升，蚝油 5 毫升，盐 3 克，味精 2 克，白砂糖 5 克，生姜片、葱段各 3 克，香油 3 毫升。

做法 ❶莴苣去皮、去根，洗净，切片。❷大碗里放入生抽、老抽、蚝油、盐、白砂糖、味精、香油、姜片、葱段，倒入莴苣，浸泡 2 天，捞出装盘，撒上熟腰果即可。

功效 滋补肝肾、强壮筋骨。适用于头晕腰酸、四肢乏力、小便不利、产后缺乳等症。

食法 佐餐食用。

卤香牛肉

药材 草果、砂仁各 1 克。

食材 牛后腿肉 400 克，芝麻酱 20 克，料酒 15 毫升，盐 4 克，味精 1 克，生抽、老抽各 10 毫升，白砂糖 5 克，干辣椒、八角、花椒各 1 克，生姜片、葱段各 10 克，香油 5 毫升。

做法 ❶牛肉洗净，切成两大块。❷砂锅置火上，入水适量，放入芝麻酱、料酒、盐、味精、生抽、老抽、白砂糖、干辣椒、草果、砂仁、八角、花椒、生姜片、葱段，中火卤制 2 小时，捞出牛肉，晾凉后，切片盛盘即可。

功效 抗疲劳、强筋骨、补脾胃、益气血。适用于虚损消瘦、神疲乏力、疲劳综合征、腰腿疼痛等症。

食法 佐餐或佐酒食用。

三色海蜇

药材 海蜇皮 60 克。

食材 黄豆芽、芹菜段、红椒丝各 40 克，香油 5 毫升，盐 5 克，味精 1 克。

做法 ❶海蜇皮洗净，切丝，温水浸泡 30 分钟，放入凉沸水浸泡备用。❷锅中倒入沸水，放盐，倒入黄豆芽、芹菜段分别焯水，晾凉。❸海蜇、黄豆芽、芹菜段、红椒丝放入碗内，加入盐、味精调味，拌匀，淋上香油即可。

功效 扩张血管、降低血压、抗动脉硬化。适用于动脉粥样硬化症、高血压病、咳喘、便秘等症。

食法 佐餐或佐酒食用。

乌梅冻萝卜

药材 乌梅 120 克。

食材 白萝卜250克，生抽10毫升，盐3克，白砂糖5克。

做法 ❶白萝卜洗净，切成长条状备用。❷碗中放入乌梅，加生抽、盐、白砂糖及少许纯净水，加入白萝卜条，用保鲜膜密封，放入冰箱冷藏2天，取出装盘即可。

功效 滋阴生津、顺气消食、化痰醒酒。适用于口干舌燥、食积腹胀、咳嗽多痰、轻度醉酒、习惯性便秘等症。

食法 佐餐食用。

卤素鸡

药材 八角、桂皮、香叶、小茴香、五香粉各1克。

食材 素鸡350克，生抽、老抽各10毫升，盐3克，味精1克，白砂糖4克，生姜片、葱段各5克，料酒20毫升，植物油15毫升，香油5毫升。

做法 ❶素鸡切成厚片，锅入油烧至六成热油锅，下素鸡炸至两面金黄色时捞出，放入冰水中浸泡。❷锅留底油，烧至四成热时，放入生姜片、葱段、八角、小茴香、桂皮、香叶，煸炒1分钟后放入料酒、生抽、老抽、五香粉、盐、味精、白砂糖、香油及素鸡，大火煮沸转小火卤制50分钟盛盘即可。

功效 益气健脾、促进食欲。适用于精神疲惫、食欲不振、四肢无力等症。

食法 佐餐食用。

翡翠白玉汤

药材 虾仁30克，荠菜30克。

食材 豆腐200克，鸡肉30克，猪肥膘肉10克，鸡蛋清40克，植物油15毫升，葱末、姜末各5克，料酒10毫升，盐5克，味精2克，高汤适量，水淀粉10毫升。

做法 ❶豆腐洗净，切成小丁；猪肥膘肉、鸡肉分别剁成茸；虾仁洗净，切碎；荠菜择洗干净，切碎。❷锅置火上，入油烧至五成热，放入猪肥膘肉茸、鸡肉茸炒散，加入高汤、豆腐、姜末、料酒、盐、味精烧沸，放入虾仁，用水淀粉勾薄芡，打入蛋清，撒上葱末即可。

功效 补肾温阳、益气和胃。适用于形寒怕冷、四肢不温、性欲减退、阳痿、早泄等症。

食法 吃菜饮汤，佐餐食用。

灵芝海参

药材 灵芝片15克。

食材 水发海参1个，芦笋1根，生姜丝、葱段各3克，熟植物油10毫升，酱油5毫升，盐3克，味精2克，鸡油10毫升，白胡椒粉1克，料酒、水淀粉各10毫升。

做法 ❶砂锅置火上，入水适量，放入灵芝片煎煮30分钟，去渣取汁40毫升；水发海参清洗干净，温水小火焖软，放入清水中浸泡。❷锅置火上，入油烧至五成热，下生姜丝、葱段煸香，放入海参、芦笋、灵芝汁、料酒、白胡椒粉、盐、味精，小火烧入味，加水淀粉勾芡，大火收浓汁，淋上鸡油，盛盘即可。

功效 养心安神、补肾益精、养血润燥。适用于高血压病、血管硬化、勃起功能障碍、心慌失眠、肠燥便秘等症。

食法 单独食用。

苁蓉炖羊肉

药材 肉苁蓉20克，枸杞3克。

食材 带皮羊肉400克，红枣4枚，生姜片、葱段各5克，盐3克，味精2克，白砂糖5克，料酒10毫升。

做法 ❶肉苁蓉、枸杞、红枣用温水浸泡20

分钟。❷羊肉切块，汆烫5分钟，捞出后放入砂锅，加生姜片、葱段、料酒及肉苁蓉、枸杞、红枣、清水，大火煮沸转小火煮2小时，加盐、味精，再炖5分钟即可。

功效 补肾温阳、温胃御寒、生肌增力。适用于虚劳羸瘦、腰腿疼痛、阳痿、形寒怕冷、四肢不温、大便干结等症。

食法 吃肉喝汤，佐餐食用。

 莴苣炒鱼片

药材 莴苣150克。

食材 鱼片80克，红椒片8克，盐3克，味精1克，白砂糖5克，水淀粉、植物油各10毫升。

做法 ❶鱼片清洗，加入味精、料酒、水淀粉抓匀；莴苣去皮、根，洗净，切成片，加少量盐腌渍10分钟。❷锅中加沸水，放入莴苣和鱼片焯水10秒钟。❸净锅置火上，入油烧至三成热，放入莴苣片、花枝、盐、味精、白砂糖、红椒片，煸炒1分钟，加水淀粉勾薄芡即可。

功效 滋阴养血，补肝益肾。适用于头晕耳鸣、遗精早泄等症。

食法 佐餐食用。

 油爆红茶大虾

药材 红茶汁40毫升，大虾400克。

食材 葱末、生姜末各3克，盐3克，料酒10毫升，白砂糖5克，白醋5毫升，植物油20毫升，香油3毫升。

做法 ❶大虾剪去腿脚和胡须，洗净；碗里加葱末、生姜末、料酒、盐、白砂糖、白醋，倒入红茶汁，调匀成汁。❷锅置火上，入油烧至七成热，大虾分两次下锅，用大火炸透，沥干。❸锅中放入大虾，加入调味汁，上火煮沸，捞出大虾盛盘，淋上香油。

再浇上汤汁即可。

功效 温阳补肾、暖胃散寒。适用于勃起功能障碍、畏寒肢冷等症。

食法 佐餐或单独食用。

 白参乌鸡鹿茸汤

药材 鹿茸片2克，白参半根，肉桂1克。

食材 乌骨鸡700克，海马5克，红枣5枚，枸杞1克，青菜心2棵，生姜片5克，料酒15毫升，盐3克，味精1克。

做法 ❶乌骨鸡宰杀，去毛、内脏，洗净备用；海马、肉桂洗净，包入纱布包，放进鸡腹内。❷砂锅置火上，入水适量，放入白参、鹿茸片、枸杞、生姜片、料酒，大火煮沸转小火煨炖至乌骨鸡熟烂，拣去生姜片，加入青菜心烧沸，加盐、味精调味即可。

功效 温肾壮阳、补气养血。适用于男子阳痿、早泄精冷，女子宫寒不孕，畏寒肢冷、神疲乏力等症。

食法 饮汤食肉。

 强筋双牛汤

药材 银杏15克。

食材 净牛鞭花120克，净牛尾150克，葱丝、红椒圈各10克，盐5克，味精1克，白砂糖3克，料酒、生抽、老抽、蚝油各10毫升，八角、桂皮、香叶、茴香、草果、红油各1克，姜片、葱段各10克，香菜2克。

做法 ❶牛鞭花、牛尾洗净，分别汆烫5分钟。❷锅置火上，放入红油烧热，下姜片、葱段、香菜及全部香料煸香，加料酒、蚝油、生抽、老抽及适量清水，中火煮30分钟，捞出所有香料，放入牛鞭花、牛尾、银杏，小火炖2小时至牛肉熟烂后盛盘，撒上红椒圈、葱丝即可。

功效 温补肾阳、益精强筋。适用于勃起功能障碍、性欲减退、畏寒肢冷、四肢无力等症。

食法 佐餐或单独食用。

小炒西芹

药材 山药40克，银杏仁15克。

食材 西芹180克，酱乳黄瓜40克，红椒8克，盐5克，味精1克，白砂糖5克，香油3毫升，水淀粉10毫升，植物油15毫升。

做法 ❶西芹洗净，切段；红椒洗净，切片；酱乳黄瓜切滚刀块；山药洗净，焯水后去皮，切成滚刀块。❷锅中加水煮沸，放入5克盐，下西芹、红椒焯水15秒，捞出备用。❸锅置火上，入油烧至四成热，放西芹、山药、银杏仁、红椒片，再加入盐、味精、白砂糖翻炒1分钟后，放入乳黄瓜略炒，加水淀粉勾薄芡，淋上香油即可。

功效 清肝降压、降脂抗癌。适用于高血压病、高脂血症、脂肪肝等症。

食法 佐餐食用。

水陆空冬瓜盅

药材 鱼肚80克，冬瓜1个。

食材 青菜心3棵，熟猪肉丸120克，熟鱼丸80克，熟虾丸40克，剥壳熟鹌鹑蛋5个，浓缩鸡汁30毫升，水淀粉20毫升，盐5克，味精1克，浓骨头汤适量。

做法 ❶冬瓜洗净，从头部切开，挖去内瓤，雕刻成冬瓜盅，上笼蒸5分钟备用。❷砂锅置火上，入浓骨头汤烧沸，下肉丸、鱼丸、虾丸、鱼肚、鹌鹑蛋，中火烧15分钟，放入青菜心，加盐、味精、浓缩鸡汁，用水淀粉勾薄芡，倒入冬瓜盅中即可。

功效 补气养血、滋阴壮阳。适用于身体虚弱、神疲乏力、脑力或体力疲劳等症。

食法 佐餐食用。

鹿肉小笼

药材 鹿肉500克，肉桂粉8克。

食材 面粉400克，肉皮冻120克，香油10毫升，酱油10毫升，味精2克，白砂糖10克，料酒15毫升，姜末3克。

做法 ❶面粉倒入盆中，加冷水拌和均匀，揉捏成面团，加上湿布饧1个多小时。❷鹿肉洗净，切成碎末，放入盆中，加肉桂粉、料酒、盐、味精、白砂糖、酱油、姜末，搅匀后分次加少量的水，边加边搅，至黏稠时再加肉皮清冻和香油拌匀成肉馅。❸面团分别揉匀，搓条，下剂子，逐个按扁，擀皮，包馅，捏拢成提褶包子生坯，码入有草垫的小笼屉内，大火沸水足汽蒸12分钟至熟即可。

功效 补中益气、温肾散寒。适用于虚劳羸瘦、畏寒肢冷、性欲减退、阳痿等症。

食法 做主食用。

砂仁冬笋羊肉包

药材 砂仁细粉3克。

食材 大酵面450克，羊肉250克，净冬笋80克，食碱水20毫升，香油5毫升，酱油10毫升，盐5克，味精2克，料酒20毫升，姜末、葱末各5克，高汤适量。

做法 ❶大酵面放在案板上，扒开，放入食碱水，揉透，做成光润面团，分块揉匀、搓条，下剂子，逐个按扁，擀皮备用。❷冬笋洗净切末，羊肉洗净切成末，放入盆内，加砂仁粉、酱油、香油、盐、味精、料酒、姜末、葱末及少许高汤，搅匀成馅。❸面皮包入肉馅，码入笼屉内，大火沸水足汽蒸18分钟至熟即可。

功效 温补散寒、开胃通便。适用于畏寒肢冷、食欲不振、大便不畅等症。

食法 做主食用。

凉拌多春白鱼

药材 净多春白鱼8条。

食材 生姜片、葱段各3克，五香粉、八角、桂皮、香叶、花椒、小茴香各1克，料酒、生抽、老抽各10毫升，盐3克，味精1克，白砂糖5克，植物油30毫升。

做法 ❶多春白鱼洗净，沥干备用。❷锅置火上，入油烧至六成热，下鱼炸至两面金黄，捞出沥干。❸将以上调味品、香料放入大碗内，加适量沸水，搅拌均匀后，放入炸过的多春白鱼，浸泡24小时，入味后盛盘即可。

功效 益气健脾、利水消肿。适用于头晕乏力、轻度浮肿、食欲不振、产后少乳等症。

食法 佐餐食用。

金针菇拌万年青

药材 万年青120克。

食材 金针菇80克，红椒丝2克，盐3克，味精1克，白砂糖3克，香油5毫升。

做法 ❶万年青用温水浸泡30分钟，捞出沥干。❷金针菇洗净，去根，切段，与万年青一同焯水30秒钟，捞出装盘，加盐、味精、白砂糖、香油拌匀，撒上红椒丝即可。

功效 清热泻火、降压降脂、增力益智。适用于血脂异常、高血压病、免疫力低下、健忘、老年性痴呆等症。

食法 佐餐食用。

鹿胶牛筋

药材 鹿角胶8克。

食材 水发牛蹄筋700克，葱段、生姜片各

10克，白胡椒粉3克，盐3克，味精1克，料酒、鸡油、鲜汤、植物油各20毫升。

做法 ❶牛蹄筋洗净，切段；锅中加沸水，放入葱、姜、料酒，下牛蹄筋汆烫；鹿角胶敲碎。❷砂锅置火上，倒入鲜汤，放入牛蹄筋、葱段、生姜片、料酒、白胡椒粉、盐，用小火慢炖2小时，放入鹿角胶、鸡油，继续煮至收汁，冷却后，切片盛盘即可。

功效 补肾强筋、温阳散寒。适用于肝肾不足引起的腰膝冷痛、下肢乏力等症。

食法 佐餐食用。

凉切羊肉

药材 肉桂2克，制附片5克，陈皮5克。

食材 带皮羊肋条肉1200克，炒八角2克，生姜块20克，葱段10克，胡椒2克，川花椒2克，白酱油10毫升，盐5克，味精2克。

做法 ❶羊肉洗净去血水，放入砂锅内，加水淹没，放入肉桂、制附片、陈皮、炒八角、姜块、葱段、胡椒、川花椒，小火煨炖80分钟。❷取出羊肉块，切片后再放入原锅原汁内煨炖至羊肉熟烂，取出药材及调料，加白酱油、盐、味精煮沸，取出羊肉，冷却盛盘即可。

功效 温阳散寒、益气养胃。适用于肾虚多尿、遗尿，以及早泄、阳痿、腰酸足冷、大便稀溏等症。

食法 佐餐或佐酒食用。

砂仁拌肚丝

药材 砂仁3克。

食材 猪肚1具，黄瓜丝、绿豆芽各40克，盐3克，红椒丝、生姜末各5克，鲜酱油5毫升，蒜茸3克，香油5毫升。

做法 ❶猪肚搓洗干净；砂仁打碎后装入纱布包，塞入猪肚内，用线缝合；绿豆芽洗净，焯熟；黄瓜丝用盐拌匀；盐、生姜末、蒜茸、香油一起放入碗里，搅拌成调味汁。❷砂锅置火上，入水适量，放入猪肚，大火煮沸转小火慢炖90分钟，煮至猪肚熟烂后关火，捞出猪肚，放凉后取出布袋，猪肚改刀切成丝。❸肚丝、绿豆芽、红椒丝、黄瓜丝放入盘中，淋上调味汁拌匀即可。

功效 健脾开胃。适用于脾胃虚弱引起的便溏不成形，以及食欲不振等症。

食法 佐餐食用。

水果色拉

药材 熟青豆8克，苹果丁15克，香蕉丁15克。

食材 熟玉米粒25克，熟胡萝卜粒25克，色拉酱60克，火龙果1只。

做法 ❶火龙果洗净，一剖为二，挖出果肉切成小丁备用。❷把玉米粒、胡萝卜粒、青豆、苹果丁、香蕉丁、火龙果肉丁都放入碗内，加色拉酱拌匀即可。

功效 滋阴养肝、降脂降压、生津止渴。适用于高血压病、贫血、血脂异常、视物不清、大便干结等症。

食法 佐餐或单独食用。

凉拌嫩笋

药材 手剥嫩笋250克。

食材 盐3克，味精1克，白砂糖3克，八角、小茴香、桂皮各1克。

做法 ❶锅置火上，入水适量，放入盐，烧开后放入嫩笋，小火煮5分钟后捞出。❷大碗里加清水，放入全部调料及香料，入锅中煮20分钟，去除全部香料，放入手剥笋，改小火煮15分钟，冷却后取出盛盘

即可。

功效 清热消痰、降脂减肥、通利大便。适用于肥胖症、血脂异常、脂肪肝、习惯性便秘等症。

食法 佐餐食用。

白参炖鹿肉

药材 白参片3克，枸杞3克。

食材 鹿肉300克，青菜心4棵，水发黑木耳8克，骨头汤500毫升，盐3克，味精1克，白胡椒粉2克。

做法 ❶鹿肉切块，余烫5分钟，捞出备用。❷砂锅置火上，入水适量，放入黑木耳、枸杞、白参片、骨头汤，大火煮沸后转小火炖90分钟至鹿肉熟烂时，加入青菜心、盐、味精、再炖5分钟即可。

功效 补气健脾、温肾壮阳。适用于疲劳综合征、阳痿、早泄、性欲减退、畏寒肢冷等症。

食法 饮汤食肉。

龙凤呈祥

药材 海马8克，枸杞3克。

食材 仔公鸡700克，料酒10毫升，葱段、生姜块各10克，盐3克，味精1克，水淀粉10毫升，香菜2克，鲜汤适量。

做法 ❶仔公鸡宰杀，去毛及内脏，洗净，沸水余烫后捞出洗净；海马、枸杞用温水洗净，泡10分钟备用。❷大碗内加入鲜汤，加入海马、枸杞、仔鸡，加葱、姜、盐、料酒，盖上盖，上笼用大火蒸1小时，拣去葱、姜，加味精调味。❸滤出汤汁，用水淀粉勾薄芡收汁后，浇在鸡肉上，撒上香菜即可。

功效 温补肾阳、益气养血。适用于阳痿早泄、性欲减退、少年儿童生长发育迟缓、男

子精少、女子宫寒不孕等症。

食法 饮汤食肉。

海参烧蹄筋

药材 水发海参 80 克，水发蹄筋 180 克。

食材 西蓝花 80 克，蚝油、生抽、老抽各 10 毫升，盐 3 克，味精 1 克，白砂糖 10 克，浓缩鸡汁 20 毫升，高汤 500 毫升，生姜片、葱段各 10 克，水淀粉、植物油各 20 毫升。

做法 ❶沸水中加盐，放入西蓝花焯水 10 秒钟，取出围盘；海参、蹄筋汆烫 2 分钟，捞出备用。❷锅置火上，入油烧热，下姜片、葱段煸香，放入高汤、全部调味品，以及海参、蹄筋，小火烧 15 分钟，用水淀粉勾芡盛盘即可。

功效 补肾益精、养血润燥、强壮筋骨。适用于阳痿、早泄、遗精、肠燥便秘、四肢无力等症。

食法 佐餐食用。

葱油鳜鱼

药材 鳜鱼 700 克。

食材 葱丝、红椒丝各 10 克，生姜丝 5 克，蒸鱼豉油各 15 毫升。

做法 ❶锅置火上，入油烧至六成热时下葱丝，关火，捞出葱丝即为葱油。❷鳜鱼宰杀，去鳃、鳞、内脏，洗净，把葱油均匀地涂抹在鱼身上，放入盘子，上笼屉，大火蒸 10 分钟，取出蒸鱼，倒上蒸鱼豉油，撒上葱丝、红椒丝、生姜丝即可。

功效 补养气血、益脾养胃。适用于虚劳羸瘦、神疲乏力、久病体虚等症。

食法 佐餐或单独食用。

醉香西蓝花

药材 西蓝花 250 克。

食材 白酒 15 毫升，胡萝卜片 8 克，盐 3 克，味精 1 克，白砂糖 10 克，植物油、水淀粉各 15 毫升。

做法 ❶锅里加沸水，放入盐和白酒，加西蓝花焯水 10 秒钟，捞出备用。❷锅置火上，入油烧至三成热，放入西蓝花、胡萝卜片、盐、味精、白砂糖、白酒，翻炒 1 分钟，加水淀粉勾薄芡盛盘即可。

功效 益脾养胃、凉血明目。适用于慢性胃肠病、视力减退、大便秘结等症。

食法 佐餐食用。

爆炒牛鞭

药材 枸杞 3 克。

食材 鲜牛鞭 1 只，料酒、水淀粉各 15 毫升，盐 3 克，味精 1 克，生姜片、葱段各 10 克，植物油、高汤各 20 毫升。

做法 ❶枸杞洗净后泡入高汤中；牛鞭用清水洗干净，刮去筋膜，切成小段，每段再分成 2 片，平置于案板上，切成梳子花，沸水汆烫后备用。❷锅置火上，入油烧至六成热时下牛鞭花，翻炒 5 分钟后加入高汤、料酒、盐、姜片、葱段，煸炒约 15 分钟，加入枸杞、味精，水淀粉勾芡，翻炒两下即可。

功效 温肾壮阳、强壮筋骨。适用于勃起功能障碍、畏寒肢冷、四肢无力等症。

食法 佐餐食用。

人参炖羊肉

药材 白参半根，陈皮 8 克。

食材 带皮羊肋条肉 1300 克，炒八角 2 克，红枣 5 枚，枸杞 3 克，生姜片、葱白各 10 克，白胡椒粉 3 克，川花椒 1 克，料酒 20 毫升，盐 5 克，味精 2 克，香叶、小茴香各 1 克。

做法 ❶羊肉洗净，沸水氽烫1分钟，去血水备用。❷砂锅置火上，入水适量，放入羊肉，加入白参、陈皮、八角、红枣、枸杞、生姜片、葱白、花椒、香叶、小茴香、料酒，加盖，小火煨炖至羊肉熟烂。❸取出羊肉切小块，再放入原锅原汁内煨炖，加入盐、白胡椒粉、味精调味即可。

功效 补气养胃、温肾壮阳。适用于肾虚夜间多尿、遗尿，以及畏寒肢冷、阳痿、腰膝无力等症。

食法 佐餐食用。

 ## 珍菌煨菜心

药材 珍菌120克。

食材 广东菜心120克，小西红柿3个，盐3克，味精1克，白砂糖5克，香油、植物油、水淀粉各10毫升。

做法 ❶广东菜心去根、老叶，洗净，切段；珍菌洗净，切段；小西红柿洗净后切两半。❷锅内加沸水，放入盐，将珍菌、广东菜心焯水30秒后捞出。❸锅置火上，入油烧三成热，投入珍菌、广东菜心、小西红柿，加盐、味精、白砂糖，煸炒1分钟，勾薄芡，淋上香油盛盘即可。

功效 清热泻火、降脂降压。适用于血脂异常、高血压病、肥胖症、习惯性便秘等症。

食法 佐餐食用。

 ## 芥蓝咸蛋黄

药材 芥蓝300克。

食材 熟咸鸭蛋黄20克，盐2克，味精1克，白砂糖3克，水淀粉、植物油各15毫升。

做法 ❶芥蓝去老根、叶，切成斜刀块；熟咸鸭蛋黄研末备用。❷锅置火上，入油烧热，下一半芥蓝清炒，加盐、味精、白砂糖调味，翻炒，勾芡后装入盘的半边；剩余的芥蓝焯水10秒钟，取出。❸锅留底油，加咸鸭蛋黄末，小火熬制，加入味精、白砂糖，倒入芥蓝，翻炒使咸鸭蛋黄裹在芥蓝上，取出装在盘的另一边即可。

功效 滋阴清热、通利大便。适用于血脂异常、单纯性肥胖症、口干舌燥、大便干结等症。

食法 佐餐食用。

 ## 鲜肉虾饺

药材 水发海参80克，水发黑木耳40克。

食材 虾肉180克，猪肉250克，冷水面450克，香油10毫升，酱油5毫升，料酒15毫升，盐4克，味精2克，葱末、姜末各5克。

做法 ❶冷水面盖上湿纱布，饧1个小时；海参、虾肉分别洗净，切末；木耳洗净，切末。❷猪肉洗净，绞成肉末，放入盆内，加水使劲搅打至黏稠，再加海参、虾肉、木耳、料酒、酱油、盐、味精、葱末、姜末和香油，拌匀成馅。❸冷水面揉匀，下剂子，擀皮包入馅料，捏成饺子坯。❹锅置火上，入水适量，烧沸后下饺子，煮至浮起后，再加盖焖3分钟至熟即可。

功效 温肾补精、双补气血。适用于肾虚腰痛、畏寒怕冷、阳痿、体虚乏力等症。

食法 做主食用。

五脏调养药膳

五行学说是古人认识和解释客观世界的一种理论，应用于中医和养生中，也可以用来解释和指导五脏的养生。

五行之中，木可曲直，条达顺畅，具有生发之性，而肝脏喜条达，恶抑郁，主疏泄，所以木对应肝；火性温热，性炎上，心有温暖周身之能，因此火应心；土性敦厚，生长万物，脾主消化水谷，运送精微，营养五脏六腑和四肢百骸，是气血之源，所以脾应土；金性清肃、收敛，肺有清肃之性，因此肺应金；水润泽肢体，下行、闭藏，肾有藏精之能，主润泽，所以肾主水。

心调养药膳

心属上焦，主血脉，开窍于舌，在体合脉，其华在面，与小肠相表里。心藏神，为五脏六腑之大主，又主血而外合周身之脉。心脏调和阴阳，气血充足，则心神健旺，气血环流周身，洒陈于五脏六腑，灌溉于四肢九窍，使人体各脏腑组织生生不息，以维持人体正常的生命活动。

心在脏腑中是一个最重要的器官，有"君主之官"的称呼。意思即是，我们身体的一切，都由心脏做主。它主宰着我们身体的脏器和组织，监管着身体的一切活动。举例来说，把我们的身体比喻成一台汽车，那么心脏就是发动机，血管是输送动力的管道，血液是其中的燃料和能量。没有了燃料，那么汽车就无法行驶。而没有了血液，那么我们就不能生存。心脏就是把血液输送往全身的泵，而如果泵出现了问题，血液就无法正常地流动。如果泵运转过快，那么血液流速增加，血管承受的压力就增大，若是超出了范围，则会出现破裂。如果泵的运转太慢，则身体其他器官就得不到充足的营养和滋润，其功能就无法发挥。

所以，药膳养生，调养心脏是个很重要的环节。

人参汤圆

药材 人参15克。

食材 鸡油150克，玫瑰蜜、樱桃蜜各70克，白砂糖700克，面粉70克，糯米粉2500克，黑芝麻150克。

做法 ❶人参温水润软，切片，微火烘脆，碾成细粉；鸡油熬熟滤渣晾冷；面粉入热锅炒黄；黑芝麻炒香捣碎备用。❷玫瑰蜜、樱桃蜜用擀面杖压成泥状，加入白砂糖、人参粉和匀，鸡油调和，加炒面粉揉至滋润，以特制的框架按压成形，切成大拇指头大小的小方块200个。❸糯米粉和匀，加水淋湿，揉成滋润的粉团，盖上纱布静置30分钟，粉团搓成长条，下剂子，包馅，捏成汤圆。❹锅置火上，入水烧沸，下入汤圆，小或煮至汤圆浮上来，熟透后捞出即可。

功效 养心除烦、补益脾胃。适用于心脾气虚所致的气短神疲、倦怠乏力、心悸自汗者服食。

食法 做点心食用。

桂圆红枣粥

药材 桂圆肉10克，红枣3枚。

食材 粳米50克，白砂糖5克。

做法 ❶粳米和桂圆肉、红枣分别淘洗干净，备用。❷砂锅置火上，入水适量，下入粳米和桂圆、红枣，大火煮沸，小火煎熬30分钟，待粥熟，加入白砂糖调匀即可。

功效 养心安神、健脾补血。适用于心血不足引起的心悸、失眠、健忘、贫血，脾虚所致的泄泻、浮肿、体质虚羸，以及神经衰弱、自汗、盗汗等。

禁忌 必须热服，用量不宜过大。风寒感冒、恶寒发热或舌苔厚腻者忌用。

食法 每日 2 次，早晚温热服食。

五味子冰糖饮

药材 五味子 3 克。

食材 冰糖 15 克。

做法 五味子洗净，焯水后立刻捞出，放入茶杯，加冰糖，沸水冲泡即可。

功效 养心安神、补肾固精。适用于心肾气虚所致的早泄、遗精、遗尿、失眠、健忘、心悸等症。

食法 每日 2 次，代茶饮用。

桂圆蒸童子鸡

药材 桂圆肉 15 克。

食材 童子鸡 800 克，葱、姜各 5 克，料酒15 毫升，盐 3 克。

做法 ❶童子鸡宰杀，去内脏，洗净，氽烫后捞出。❷砂锅置火上，入水适量，放入童子鸡，加桂圆、料酒、葱、姜、盐和清水；上笼，大火蒸 1 小时左右，拣出葱、姜即可。

功效 补气血、安心神。适用于贫血、失眠、心悸等症，也可用于健康人滋补养生。

食法 佐餐食用。

酸枣仁粳米粥

药材 酸枣仁末 10 克。

食材 粳米 80 克。

做法 ❶酸枣仁炒熟，放入铝锅，加水煎熬，取药液备用；粳米洗净。❷砂锅置火上，入水适量，下入粳米，倒入药液煎煮，待粥熟时即可。

功效 养心、安神、敛汗。适用于神经衰弱、心悸、失眠、多梦、黑眼圈等症。

食法 每日 2 次，早晚温服。

柏子仁猪心汤

药材 柏子仁 10 克。

食材 猪心 1 具。

做法 ❶猪心剖开，洗净血水。❷砂锅置火上，入水适量，放入猪心，柏子仁放在猪心内，隔水炖至猪心熟烂即可。

功效 养心安神、补血润肠。适用于心血虚、心阴虚引起的心悸怔忡、记忆力减退、失眠多梦以及老人血虚便秘等症。

食法 食猪心喝汤。

白醋蒸蛋

药材 陈白醋 1 克。

食材 鸡蛋 1 枚。

做法 鸡蛋磕入碗中，加白醋调匀，入蒸笼，大火蒸熟即可。

功效 养心安神、补气调心。适用于心气虚、心血不足所致的心悸、失眠、健忘等症。

食法 每日一次，趁热服食，可加少量蜂蜜调味。

竹参猪心

药材 玉竹参 50 克。

食材 猪心 500 克，生姜 10 克，葱 10 克，盐 6 克，花椒 1 克，白砂糖 3 克，味精 1克，香油 2 克，卤汁适量。

做法 ❶猪心剖开，洗净血水；姜、葱洗净，拍破备用；玉竹去杂，切成米节，温水润后放入砂锅，加清水煎煮 2 次，取滤液约500 毫升备用。❷砂锅置火上，入水适量，下花椒、姜、葱和猪心，中火烧沸，加玉竹参药液，下猪心煮至六成熟时捞出，揩净浮沫，装入盘内。❸砂锅加卤汁烧沸，放入猪心，小火炖煮，熟后捞出盛盘。锅内加卤汁，放入盐、白砂糖、味精，中火加热收成浓汁，涂抹在猪心内外，冷凝后，涂抹香油即可。

功效 养阴益胃、补血安神。适用于心阴心血不足之心悸、心烦、失眠、多梦、健忘、肺阴不足之久咳、干咳，胃阴不足之烦渴、不思饮食等症，也可用于冠心病、肺心病、糖尿病、肺结核患者之膳食。

食法 佐餐食用。

 ## 葱白红枣汤

药材 大葱5根。

食材 红枣15枚。

做法 ❶红枣洗净，温水泡发；大葱洗净，留葱白和葱须备用。❷锅置火上，入水适量，放入红枣，大火烧沸20分钟，放入葱白，小火煎熬10分钟即可。

功效 安心神、益气血。适用于心气虚所致的神经衰弱、失眠多梦、记忆力减退等症。

食法 吃枣喝汤，每日2次，早晚饮用。

 ## 玉竹炒猪心

药材 玉竹15克。

食材 猪心400克，罐头荸荠40克，韭黄8克，鸡汤30毫升，盐3克，酱油10毫升，料酒10毫升，白砂糖5克，胡椒粉3克，醋5毫升，葱、姜各5克，水淀粉10毫升，香油15毫升，植物油40毫升。

做法 ❶玉竹洗净切片，入砂锅，加水煎煮，取滤液3次，合并滤液一起煎煮，取浓缩汁20毫升；猪心洗净，切薄片，加盐1克、水淀粉抓匀；韭黄洗净，切成寸段；荸荠切片，葱、姜、蒜分别切细末备用。小碗里放入料酒、酱油、白砂糖、味精、盐各1克，再加入胡椒粉、鸡汤、水淀粉、玉竹浓缩汁调匀，勾兑成芡备用。❷锅入油，烧热后下猪心片滑透，沥干。❸锅留底油，

烧热后下蒜末，放葱末、姜末炸出香味，加荸荠片煸透，倒入猪心，加兑好的汁芡，撒入韭黄段，翻炒均匀，淋上醋和香油，盛盘即可。

功效 宁心安神、养阴生津。适用于心阴、心血不足所致的心悸、心烦、失眠、多梦，还有肺阴不足所致的干咳、久咳，胃阴不足所致的烦渴、不思饮食等症。

食法 每日2次，佐餐食用。

参砂蛋羹

药材 潞党参、淮山药各15克，朱砂3克。

食材 鸡蛋1枚。

做法 ❶潞党参、山药研成细末，放入朱砂拌匀备用。❷鸡蛋磕入碗内，倒入3克药粉，上锅，大火蒸熟即可。

功效 补气养血、安神益气。适用于气血虚、心脾不足之心悸、失眠、食少纳差等症。

禁忌 血脂高、肝有器质性病变者不宜服用。

食法 每日一次，早晨热服。

凉切玫瑰心

药材 枣仁15克。

食材 猪心1个，玫瑰花8克。

做法 ❶猪心去脂膜，洗净备用；枣仁入锅略炒，与玫瑰花一起研磨成粉。❷粉末灌入猪心，放碗里，上笼隔水蒸至猪心熟透即可。

功效 养心血、宁神志。适用于心血不足所致的心悸怔忡、失眠、健忘等症。

食法 切片，去药末，单独食用。

 ## 桂枣蜜膏

药材 桂圆肉200克。

食材 大枣肉200克，蜂蜜200克，鲜姜汁10毫升。

做法 ❶桂圆肉、大枣肉洗净。❷桂圆和大枣放入砂锅，加水，煎煮至熟烂，倒入姜汁、蜂蜜，小火煮沸，调匀，待冷却后装瓶即可。

功效 开胃健脾、益智养心。适宜于思虑劳伤太过、心脾亏虚、腹胀、纳呆、健忘、失眠等症。

食法 每日2次，每次取5毫升，沸水化开，饭前食用。

桂圆枣仁芡实饮

药材 桂圆肉8克，炒枣仁8克，芡实10克。

食材 白砂糖10克。

做法 ❶炒枣仁捣碎，装进纱布包备用；桂圆肉和枣仁、芡实分别洗净备用。❷砂锅加水适量，放入芡实，小火煮沸30分钟后，加入桂圆肉和炒枣仁，再煮30分钟，取出枣仁，加白砂糖调匀，滤出汁液即可。

功效 养血安神、益肾固精。适用于因心阴血虚、虚火内扰不能下济肾阴而导致的心悸、怔忡、失眠、健忘、神倦、遗精等症。

食法 代茶频饮，吃桂圆肉及芡实。

酸枣仁蛋汤

药材 酸枣仁8克，太子参8克。

食材 鸡蛋3枚，火腿3克，香菇2克，盐3克，黄酒10毫升，葱、姜汁各2克，味精1克，麻油3毫升。

做法 ❶鸡蛋煮熟，去壳及蛋黄，鸡蛋白切成丝；酸枣仁和太子参入砂锅煎煮取汁；水发香菇与火腿均洗净切丝。❷砂锅内加水，大火煮沸后倒入火腿及香菇丝煮12分钟，再倒入蛋白丝、药液及调料煮熟，勾芡，淋麻油即可。

功效 宁心安神、益气健脾、强身健体。适

用于体虚乏力、食欲缺乏、失眠、多梦等症。

食法 每日2次，早晚空腹食用。

莲子雪梨饮

药材 莲子20克。

食材 雪梨1个，冰糖末10克。

做法 ❶莲子洗净，去心；雪梨洗净，去皮、核，切片备用。❷锅加水，放入莲子、雪梨，大火烧沸，改小火煮40分钟，加入冰糖末调味即可。

功效 养心安神、润肺止咳。适用于心肺虚弱所致的失眠、咳嗽，还有小便不畅、骨折、骨质疏松等症。

食法 代茶饮用。

莲子白糖饮

药材 莲子80克。

食材 白砂糖10克。

做法 ❶莲子洗净，去皮、心，捣碎备用。❷砂锅置火上，入水适量，放入莲子、白砂糖，大火烧沸，改小火熬煮40分钟，关火，凉后去渣留汁即可。

功效 养心益肾、补脾止泻。适用于夜寐多梦、遗精、淋浊、久痢、虚泻、崩漏带下等症。

食法 每日1次。

石斛玉竹粥

药材 石斛、玉竹各15克。

食材 粳米80克。

做法 ❶石斛、玉竹洗净，切段；粳米淘净备用。❷砂锅内加水，放入石斛、玉竹、大米，大火烧沸，改用小火煮50分钟即可。

功效 养心安神、滋阴润燥、生津止渴。适

用于心肝失调及冠心病患者食用。

食法 每日 1 次，作早餐食用。

红花鱼头汤

药材 红花 3 克。

食材 大鱼头 1 个，豆腐、白菜各 150 克，料酒 20 毫升，盐 3 克，姜片 5 克，葱段、6 克，鲜汤 1000 毫升。

做法 ❶鱼头处理干净；红花洗净；豆腐切块；白菜洗净，切段。❷所有材料倒入砂锅，加水后大火煮沸，小火炖 1 小时即可。

功效 养心安神、润肺止咳。适用于咳嗽、小便不畅、失眠、骨折、骨质疏松等症。

食法 每日 1 次，佐餐食用。

酸枣煮牛奶

药材 酸枣仁 8 克。

食材 牛奶 200 毫升，白砂糖 10 克。

做法 ❶酸枣仁洗净备用。❷炒锅内放酸枣仁，小火炒香，取出研末。❸牛奶入锅，大火烧沸，加入酸枣仁粉、白砂糖，搅拌均匀即可。

功效 养心益肝、补脑安神、镇静除烦。适用于失眠、心悸怔忡、烦渴虚汗等症。

食法 代茶饮用。

山楂红花炖牛肉

药材 红花 3 克。

食材 山楂 10 克，红枣 8 枚，牛肉、胡萝卜各 180 克，料酒 15 毫升，葱段、姜末各 10 克，盐 3 克，高汤适量。

做法 ❶牛肉洗净，切块后沸水汆烫，捞出备用；胡萝卜洗净，去皮切块；山楂和红枣分别洗净。❷砂锅内加水，入牛肉、料酒、盐、葱段、姜末，中火煮 30 分钟，加入高

汤烧沸，下胡萝卜、山楂、红花、红枣，改小火炖煮 1 小时即可。

功效 养心润肺、补气血、化瘀阻。适用于面色萎黄、疲软无力等症。

食法 饮汤食肉，每日 1 次。

海马炖排骨

药材 海马 2 只。

食材 排骨 200 克，胡萝卜 40 克、味精 1 克、鸡精 1 克、盐 1 克。

做法 ❶排骨洗净，汆烫备用；胡萝卜洗净，切小块。❷砂锅置火上，入水适量，放入以上的所有材料，小火煨煮 2 小时，加入调味料即可。

功效 活血化瘀、补肾壮阳、增强抵抗力，适用于肾阳虚弱、夜尿频繁等症状。

禁忌 阴虚内热、脾胃虚弱者不宜服用。

食法 饮汤食肉，佐餐食用。

田七蛋汤

药材 田七 5 克。

食材 鸡蛋 2 枚，盐 2 克。

做法 ❶田七去除杂质，洗净。❷砂锅置火上，入水适量，放入田七煮 5 分钟，捞出沥干备用。❸锅内加水，烧开后，磕入鸡蛋，煮至蛋花熟，放入田七，煮至沸腾后，放盐调味即可。

功效 止痛安神。适用于头晕、头痛、共济失调、语言障碍等症。

食法 佐餐食用。

当归丹参排骨汤

药材 当归、芍药、熟地、丹参各 10 克，川芎 5 克，田七 5 克。

食材 排骨 450 克，米酒适量。

做法 ❶排骨洗净，汆烫后放入冷沸水冲洗

干净，沥干备用；田七磨成粉，其余药材洗净备用。❷砂锅内加水，放入当归、芍药、熟地、丹参、川芎煮沸，放入排骨、米酒，水沸后改小火煮30分钟，加入田七拌匀即可。

功效 补血活血、调养气色。适用于脸色萎黄、嘴唇及指甲苍白、头晕眼花、心慌心悸、舌质淡等症，也用于妇女月经不顺、血虚经闭等症，还能用于血虚、肠燥、便秘等病。

食法 饮汤食肉。

川芎黄芪鱼头汤

药材 川芎3克、枸杞8克、黄芪2克。

食材 大鱼头1个，丝瓜150克，姜、葱各5克。

做法 ❶鱼头去鳞、鳃，洗净，一切两半备用；丝瓜去皮，切块；川芎、枸杞和黄芪洗净备用。❷砂锅内加高汤、川芎、黄芪、姜片、枸杞煮10分钟，改小火，放入鱼头和丝瓜，煮15分钟，加葱、姜调味即可。

功效 行气活血、祛风止痛。适用于头晕、头痛等症。

禁忌 脾湿胃寒的人不宜多食。

食法 饮汤食肉，佐餐食用。

山药炖鲑鱼

药材 山药15克。

食材 鲑鱼60克、胡萝卜8克、海带8克、芹菜末10克。

做法 ❶鲑鱼洗净、切块，汆烫后备用；山药、胡萝卜削皮，洗净，切丁；海带洗净，切片。❷砂锅置火上，入水适量，下山药丁、胡萝卜丁、海带片，大火煮沸，中火熬到水只剩1/3，放入鲑鱼块煮熟，撒上芹菜末即可。

功效 助消化、降血糖。适用于糖尿病脾虚泄泻、小便频数等症，也用于健康人养生。

食法 佐餐食用。

清热蛇舌茶

药材 白花蛇舌草40克，半枝莲40克。

做法 ❶半枝莲、白花蛇舌草冲净备用。❷砂锅置火上，入水适量，放入半枝莲和白花蛇舌草，大火煮开，小火慢煮30分钟，去渣留汁即可。

功效 清热、解毒、散瘀、止血、止痛。

食法 代茶饮用。

补气参枣汤

药材 党参15克、枸杞10克。

食材 红枣10枚，白砂糖10克。

做法 ❶红枣、枸杞放入清水中浸泡5分钟，捞出备用；党参洗净切段备用。❷砂锅置火上，入水适量，放入以上材料，大火煮沸，小火煮20分钟，捞出党参，加白砂糖调味即可。

食法 单独饮用，每日20毫升。

功效 补中益气、和脾补血、滋肾固精。适用于阳痿、早泄、滑精、体虚滑脱等症。

鸡内金山药黄鳝汤

药材 鸡内金8克。

食材 山药120克，黄鳝90克，生姜3片，盐3克。

做法 ❶黄鳝宰杀，剖开洗净，去除内脏，沸水汆烫，放入冷水中，刮掉黏液，切段；生姜洗净，切片备用；鸡内金、山药洗净。❷砂锅置火上，入水适量，放入以上全部材料，煮沸后改用小火煮2小时，加盐调味即可。

功效 补益心肺、调节血糖、帮助消化。

食法 饮汤食肉。

百合炒黄瓜

药材 百合40克。

食材 小黄瓜2根，鸡汤块1盒，盐3克，白砂糖2克，水淀粉5毫升。

做法 ❶百合洗净后焯水备用；小黄瓜洗净切条，也焯水备用。❷鸡汤块倒入热水中溶解，放入百合、盐、白砂糖等调味料，水淀粉勾芡。❸小黄瓜盛盘，淋上百合勾芡酱料即可。

功效 清热、解毒、解酒、利尿、安神。

食法 佐餐或佐酒食用。

川芎鸡腿肉

药材 川芎、当归各3克。

食材 红枣4枚，鸡腿80克，西芹片8克，姜片、白话梅各3克，胡萝卜片8克，米酒、绍酒各15毫升。

做法 ❶砂锅置火上，入水适量，放入以上全部材料，煮沸后去渣取汁备用。❷鸡腿剔骨、洗净后用棉线扎紧，入锅煮沸，小火焖10分钟，取出鸡腿，放入药汁、米酒、绍酒拌匀，冰箱冷藏1天。❸取出鸡腿，撒上胡萝卜片即可。

功效 降压醒脑、清肠利便、解毒消肿、镇静心神。适用于体虚引起的失眠多梦等症。

食法 佐餐食用，每日30克。

山楂大黄绿豆汤

药材 生大黄3克，山楂20克，车前子10克，黄芪10克。

食材 绿豆120克、红糖10克。

做法 ❶以上所有药材分别洗净，沥干备用；绿豆泡发备用。❷砂锅置火上，入水适量，放入山楂、车前子、生大黄、黄芪，大火煮开，小火煎熬30分钟，去渣滤汁备用。❸锅内放入绿豆，加入药汁，煮熟后放红糖调味即可。

功效 止血、保肝、降压、降脂。适用于热肿、热渴、热痢、痈疽、痘毒、斑疹等症。

禁忌 大黄须注意用量，否则引起腹泻。

食法 单独食用。

当归生地羊肉汤

药材 当归、生地各10克。

食材 肥羊肉400克，生姜10克，盐5克，白砂糖10克，绍酒20毫升，酱油5毫升。

做法 ❶羊肉洗净，切块备用；当归和生地分别洗净备用。❷砂锅置火上，入水适量，放入当归、生地、生姜、酱油、盐、糖、绍兴酒、酱油等调味料，加入羊肉，大火煮开，改小火炖90分钟即可。

功效 养血通脉、利尿强心。

食法 饮汤食肉，佐餐食用。

玉米鲑鱼粥

药材 枸杞10克。

食材 粳米60克，三宝米40克，鲑鱼120克，鸡胸肉50克，玉米180克，芹菜末10克，香菜2克。

做法 ❶枸杞洗净，沥干备用；粳米洗净，和三宝米一起冷水浸泡1小时，沥干备用；鲑鱼肉切丁；鸡胸肉剁细后，加少许盐腌渍；玉米洗净，玉米心留用。❷砂锅置火上，入水适量，放入玉米心煮沸后，转为小火煮1小时，放入玉米粒及其他剩余材料，煮10分钟即可。

功效 提神醒脑、消除疲劳、帮助发育、延缓衰老、平肝清热、祛风利湿、润肺止咳。

适用于脑力工作者食用。

禁忌 过敏体质、尿酸过高及痛风患者不宜多吃。

食法 做早餐食用。

人参莲子茶

药材 莲子30克，人参片5克。

食材 红枣8枚，冰糖5克。

做法 ❶红枣洗净、去核，冷水泡发30分钟；莲子洗净，泡发备用。❷炖盅里加入莲子、红枣、人参片，加水至盖满材料，放入蒸笼，大火煮10分钟，转中火蒸煮1小时，加入冰糖续蒸20分钟，取出即可。

功效 健脾养胃、益肾养心、生津止渴。适用于脾虚消瘦、神乏疲力、多汗、失眠多梦、健忘、大便泄泻等症。

食法 代茶饮用。

海陆空壮阳汤

药材 冬虫夏草1克，海马2只。

食材 新鲜大鲍鱼1个、鸡肉400克，猪瘦肉150克，金华火腿20克，生姜3克，花雕酒5毫升，盐3克，鸡精2克、味精1克，浓缩鸡汁5毫升。

做法 ❶海马洗净，放入瓦罐里，煮去异味；鸡肉洗净剁成块；猪瘦肉切成大粒；金华火腿切粒。❷炖盅加水，放入以上各种材料，入蒸笼，隔水炖4小时，加调味料调味即可。

功效 健脾补肾、益气壮阳。适用于病久体虚、肢冷自汗、阳痿遗精、腰膝酸痛、心悸气短、失眠多梦、盗汗等症。

食法 吃菜饮汤。

茯苓杏仁糕

药材 茯苓3克。

食材 红枣5枚、杏仁8克，米酒30毫升，白砂糖20克，大米300克，热水200毫升。

做法 ❶大米洗净后，晒干磨成米粉，加白砂糖、米酒、50毫升水混合，在300℃下发酵8小时。❷红枣去核切成丝；茯苓用水煮熟；杏仁切成碎粒，撒在面团上。❸面团入蒸锅，加盖蒸30分钟即可。

功效 补益气血、清火排毒、利尿消肿、安神助眠。

食法 做点心食用。

甘草白术鱼汤

药材 防风3克、甘草3克、白术8克、红枣3枚、黄芪10克。

食材 虱目鱼1片，芹菜3克，盐3克，味精1克，淀粉20克。

做法 ❶虱目鱼宰杀洗净，切成薄片，加少许淀粉，轻轻搅拌均匀，腌渍30分钟，备用；以上所有药材洗净、沥干备用。❷砂锅置火上，入水适量，放入药材和虱目鱼肚，大火煮沸，转小火煮1小时，加入盐和味精调味，撒上芹菜即可。

功效 延缓衰老、增强免疫力。适用于气虚、血虚、阳痿不举、早泄、梦遗等男性常见症。

食法 佐餐食用。

参桂猪心汤

药材 党参8克。

食材 桂圆25克，红枣10枚，猪心1个，姜片10克，盐4克，鸡精2克，香油5毫升。

做法 ❶猪心剖开，洗净，去肥油，切小片，入沸水中余烫，去血水，捞出沥干；红枣洗净去核；党参洗净，切段备用。❷砂锅置火上，入水适量，放入猪心和以上的材料，大火煮开，小火煨煮2小时，加入盐和鸡精调味即可。

功效 补血安神、健脑益智、补养心脾。

禁忌 孕妇不能食用。

食法 饮汤食肉。

红白松仁粥

药材 松仁10克、柏子仁10克。

食材 红枣5枚，糯米120克，鸡蛋2枚，冰糖20克。

做法 ❶松仁、红枣去核，分别用清水洗净；柏子仁用棉布袋包起备用；糯米洗净冷水浸泡2小时。❷糯米放入砂锅，加水和其他材料熬煮成粥状，取出药材包后，加入冰糖拌至溶化。❸鸡蛋磕破，打入蛋白，搅拌均匀即可。

功效 安心宁神、养心养血、润肠通便。

食法 每日2次，早晚温热服食。

胡桃炖豆腐

药材 胡桃80克。

食材 豆腐300克，高汤适量，酱油5毫升，麻油3毫升，植物油15毫升，香菜2克。

做法 ❶嫩豆腐切丁，温盐水浸泡20分钟；胡桃洗净备用。❷锅入油，烧热后放入胡桃，小火慢炒，炒熟后压碎备用；豆腐放入砂锅，加高汤炖煮20分钟，加酱油后，再煮5分钟，加入胡桃，勾芡后即可起锅，淋上麻油，撒上香菜即可。

功效 益智健脑、缓解疲劳。

食法 佐餐食用。

莲子百合炖排骨

药材 莲子、百合各3克。

食材 枸杞2克，排骨400克，米酒10毫升，盐3克，味精1克。

做法 ❶排骨洗净，沸水中氽烫，去除血水，捞出备用；莲子洗净，去心；百合洗净，剥成块备用。❷砂锅置火上，入水适量，放入以上所有材料，煮熟烂后，加入盐和味精调味即可。

功效 安定心神、舒缓神经、改善睡眠、增强体力。

食法 饮汤食肉。

茯苓栀子面

药材 茯苓8克，栀子3克，牛蒡50克。

食材 家常面80克，猪里脊薄片50克，胡萝卜、白萝卜、小白菜各80克，香菇、芹菜各60克，盐3克，鸡精2克。

做法 ❶以上所有药材分别洗净，切片或切块备用；小白菜和猪里脊洗净后腌渍。❷将各种材料放入砂锅，加水后大火煮沸，改小火煮30分钟，作为高汤备用。❸高汤入锅，下小白菜和猪里脊肉，煮沸后下入家常面，再煮沸后调味即可。

功效 健脾和胃、宁心安神，增强脑力、益气利尿、消积、促进消化。

食法 做主食。

肝调养药膳

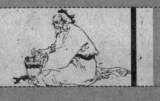

　　肝的作用是调节和疏泄。假如把人体比作马路的话，那么肝就是路口的交警。它指挥着车辆，保证马路畅通无阻。

　　肝主气，生活中如果闷闷不乐，时间久了，肝气郁结，肝脏就会有病变。另外，肝主藏血。也就是说，血液的调节依靠肝脏。肝脏的疏泄能促进血液、津液的运行，使之畅达无瘀滞。如果肝气郁结，那么气血运行的通道就堵了，血液的运行就不通畅，放在女性身上，就会有行经不畅、闭经等症。

　　补肝的药膳，要选用一些清火祛热的食物，或者是动物肝脏。

韭菜羊肝

药材 韭菜 120 克。

食材 羊肝 150 克，生姜 5 克，葱 3 克，盐 3 克，味精 1 克。

做法 ❶羊肝洗净，刮去筋膜，切薄片；韭菜洗净，切段；生姜切成片，葱切成节。❷锅入油，烧热后放入羊肝翻炒，待羊肝变色，下韭菜、葱、姜和盐，再翻炒片刻，加味精即可。

功效 补肝明目、温肾固精。适用于阳痿、遗精、病后视矇、夜盲、盗汗、食欲不振等症。

食法 佐餐食用。

佛手柑茶

药材 佛手柑 10 克。

食材 白砂糖 10 克。

做法 佛手柑洗净，加白砂糖一起泡茶即可。

功效 醒脾开胃，疏肝理气。适用于肝胃气滞、脘胁胀痛等症。

禁忌 阴虚、五心烦热者不宜饮用。

食法 代茶饮用。

疏肝佛手酒

药材 佛手 30 克。

食材 白酒 1500 毫升。

做法 佛手洗净，清水润透回软后切小块，表皮稍干后，放入坛内，倒入白酒，封口，隔 5 天搅拌一次，10 天后开坛，滤去药渣饮用。

功效 疏肝理脾、消食化痰。适用于肝气郁绪、脾胃气滞之情志抑郁、食欲不振、胸胁胀痛、恶心呕吐以及咳嗽、痰多等症。

食法 单独饮用。

月季花酥饼

药材 鲜月季花瓣 80 克。

食材 面粉 350 克，鸡蛋 3 枚，牛奶 180 克，白砂糖 60 克，盐 5 克，色拉油 40 克，发酵粉 15 克。

做法 ❶月季花瓣洗净沥干；鸡蛋黄磕入大碗里，加入糖、牛奶，搅匀后加面粉、色拉油、盐及发酵粉，轻搅成面浆。❷蛋白用筷子搅打至起泡后兑入面浆；花瓣加糖腌渍30分钟，和入面酱。❸锅入油，烧至五成热时，舀面浆于油中炸酥。

功效 疏肝解郁、活血调经。适用于月经不调、胸腹胀痛、烦闷呕恶等症。

食法 做点心食用。

茉莉玫瑰茶

药材 鲜玫瑰花瓣8克。

食材 茉莉花4克，云南抗癌保健茶8克。

做法 ❶花瓣洗净，沥干备用。❷大茶杯里放入花瓣和茶，沸水冲泡10分钟即可。

功效 理气解郁、疏肝健脾、散瘀止痛。

食法 代茶饮用。

猪肝胡萝卜汤

药材 胡萝卜200克。

食材 猪肝100克，盐3克，生姜5克。

做法 ❶胡萝卜和猪肝分别洗净，切片。❷砂锅置火上，入水适量，放入生姜、盐，煮沸后下猪肝和胡萝卜，煮熟即可。

功效 补血、养肝、明目。适用于肝血不足引起的两眼昏花，维生素A缺乏所致的夜盲症等。

食法 吃菜饮汤。

玄参猪肝汤

药材 玄参10克。

食材 猪肝400克，植物油15毫升，淀粉20克，白砂糖10克，酱油5毫升，料酒10毫升，葱、姜各5克，盐5克，味精1克。

做法 ❶玄参片洗净，装入纱布包；猪肝洗净备用。❷砂锅置火上，入水适量，放入纱布包和猪肝，煮1小时后，取出猪肝切片。❸锅入油烧热，下姜、葱煸炒，再放

入猪肝片，加酱油、糖、料酒少许，加入猪肝原汤，用水淀粉勾芡，加盐、味精调味即可。

功效 滋阴补血、养肝明目。适用于阴虚火旺所致的目涩昏花、红赤不甚、畏光轻微等症。

食法 佐餐食用。

菟丝子鸡肝汤

药材 菟丝子10克。

食材 雄鸡肝2副。

做法 ❶鸡肝洗净，切半；菟丝子略洗，装入纱布包内，扎紧袋口。❷砂锅置火上，入水适量，放入鸡肝和纱布包，大火煮沸，改小火煮40分钟，捞出纱布包即可。

功效 补肝养血、益肾固精。适用于肝血亏虚、肾精不固所致的阳痿、早泄、滑精、遗尿等症。

食法 每日1剂。

补血羊肝汤

药材 熟地10克，川芎3克，当归6克，白芍8克，枸杞10克，旱莲草6克，炒酸枣仁6克。

食材 羊肝200克，胡椒粉1克，味精2克，水发木耳20克，料酒2克，黄花菜10克，水淀粉20克，鸡汤400毫升，盐6克，酱油3克，熟植物油适量。

做法 ❶中药去净灰渣，入砂锅，加清水煎成药汁，澄清后去沉淀；羊肝洗净，切成薄片，盛入碗内，加盐2克、酱油、料酒、水淀粉调匀。❷炒锅置大火上，加药汁、鸡汤、木耳、黄花，木耳、黄花菜煮开后捞入汤碗内。❸肝片抖散下锅，汤开时，撇去泡沫，肝片煮熟时，加入盐、胡椒粉、熟植物油、味精，盛入碗内即可。

功效 养肝补血、明目安神。用于肝血不足所致的夜盲症、两目昏花、青盲，心血不足所致之心悸、失眠、健忘，以及妇女月经失调等。

食法 佐餐食用。

菊花火锅

药材 鲜菊花瓣、鸭肠各40克。

食材 草鱼肉200克，金针菇80克，莴笋尖120克，水发粉条60克，豆腐150克，生姜15克，葱10克，盐8克，料酒20毫升，胡椒粉2克，味精2克，麻油10毫升，鸡蛋3枚，骨头汤3000毫升。

做法 ❶豆腐沸水汆烫，捞出切块；金针菇、莴笋尖、粉条洗净理好，沥干备用；鸭肠用醋、盐揉匀，洗净沥水，切段；其他各材料处理好备用；草鱼肉去刺，捶打成肉泥；菊花瓣洗净，切末；生姜、葱各用10克，洗净切末；鸡蛋去黄留清。❷鱼肉和菊花一起搅拌，鸡蛋清中加入清水，再加入味精1克、盐3克、料酒15毫升、香油3克以及葱末、姜末，拌匀。❸火锅上火，倒入骨头汤烧开，下生姜、盐、料酒、胡椒粉、烧开，撇去浮沫。鱼肉泥用小勺做成丸子，再放入蛋清裹匀，下进火锅，倒入香油，烧开即可。

功效 滋阴去火、平肝祛风。适用于阴虚火旺所致的咽喉红肿、口干舌燥、头晕头痛等症。

食法 吃菜饮汤。

南瓜花猪肝汤

药材 南瓜花10克。

食材 猪肝180克，盐3克，味精1克。

做法 ❶南瓜花洗净；猪肝切片，汆烫，沥干备用。❷砂锅置火上，入水适量，放入南瓜花和猪肝，大火烧开，小火炖40分钟，加盐和味精调味即可。

功效 养肝明目。适用于夜盲症。

食法 吃肝饮汤。

猪肝蒸蛋

药材 枸杞25克。

食材 猪肝180克，鸡蛋2枚，熟火腿15克，胡椒粉1克，盐2克，味精1克，葱2克，姜汁3毫升，绍酒10毫升，清汤适量。

做法 ❶猪肝洗净，剔去白筋，用刀背砸成细泥；熟火腿切成末；枸杞用温水浸泡；鸡蛋打成蛋液。❷肝泥中加姜汁、葱丝、绍酒、味精、盐、胡椒粉拌匀，静置5分钟，倒入清汤，加蛋液调匀，撒上枸杞，放入蒸笼，大火蒸熟后取出，撒上火腿末即可。

功效 补肝养血。

食法 做早餐食用。

决明菊花粥

药材 石决明20克，决明子8克，白菊花10克。

食材 粳米80克，冰糖5克。

做法 ❶决明子入锅炒出香味，与白菊花、石决明一起放入砂锅煎煮，取汁去渣；粳米淘洗干净。❷砂锅置火上，入水适量，下入粳米和药汁煮粥，熟后加冰糖调味即可。

功效 养肝潜阳、清肝明目。适用于目赤肿痛、畏光多泪、头胀头痛，或肝肾亏虚、肝阳上亢所致的头晕目眩、视物模糊、目睛干涩等症。

食法 每日2次，早晚服用，5天一个疗程。

枸杞炖羊脑

药材 枸杞20克。

食材 羊脑1具，料酒15毫升，盐5克，味精 2 克，葱、姜各 10 克。

做法 ❶葱、姜切片备用；羊脑洗净，注意不要碰破。❷羊脑放入炖锅，加水、盐、葱、姜、料酒，隔水炖熟，最后加盐和味精调味即可。

功效 补肝养肾、益脑强身。适用于肝血虚所致的头痛头晕、眼涩眼花、癫痫等，也用于健康人补脑养生。

食法 佐餐食用，每日 2 次。

枸杞炸大虾

药材 枸杞 25 克，青蒜 40 克。

食材 净大虾肉 400 克，鸡汤 40 毫升，盐 3 克，料酒 15 毫升，水淀粉 10 毫升，葱丝、姜丝各 3 克，蒜段 4 克，酱油 5 毫升，味精 2 克，香油 5 毫升，米醋 10 毫升。

做法 ❶大虾剪掉胡须、腿，挑除砂线，切段，放入碗里，加适量盐、料酒腌 5 分钟，加水淀粉挂浆；枸杞洗净。❷一半枸杞加水煎煮，取浓缩汁 15 毫升；另一半枸杞放小碗内，上笼蒸熟，备用。将青蒜段、葱丝、姜丝、蒜片，加入枸杞浓缩汁、鸡汤和适量盐、酱油、料酒、味精勾兑成汁。❸锅置火上，入油烧至六成热时，将虾逐段放入油内，炸至外皮呈金黄色时，倒在漏勺内滤去油。锅留底油烧热，倒入炸好的虾段，烹入味汁和熟枸杞，颠翻数次，淋上香油和米醋即可。

功效 补肾兴阳、养肝开胃。适用于肝肾虚损所致的阳痿、腰痛、眩晕、心悸、疲倦及体虚乏力等症。

食法 佐餐食用。

油爆河虾

药材 枸杞 15 克。

食材 河虾 400 克，白砂糖 3 克，葱末、姜

末各 5 克，料酒 10 毫升，盐 3 克，味精 1 克，清汤适量，香油 5 毫升。

做法 ❶枸杞洗净，一半加水煎煮，提取枸杞浓缩汁 20 毫升，另一半置小碗内，上笼蒸熟；河虾剪去虾须，洗净，沥干。❷锅入油，烧至八成热时，分两次投入河虾，炸至虾壳发脆，漏勺捞出沥干。❸锅留底油，放入葱末、姜末、白砂糖、料酒、盐、味精、枸杞浓缩汁和清汤，煮沸。稍微黏稠后，投入虾和熟枸杞，翻几个身，加入香油即可。

功效 温补肝肾、助阳益气。适用于肝肾虚寒所致的早泄、遗精、小便频数或失禁等症。

食法 佐餐食用。

萝卜炒鹌鹑

药材 萝卜 800 克。

食材 鹌鹑 8 只，植物油 80 克，盐 10 克，料酒 15 毫升，味精 2 克，醋 5 毫升，葱 10 克，姜 20 克。

做法 ❶鹌鹑溺死，去毛和内脏，氽烫去血水，切成小方块；萝卜洗净，切块备用。❷锅入油，大火烧热后，入鹌鹑翻炒至变色，再入萝卜混炒，然后加葱末、姜末、料酒、醋，加水少许，煮 5 分钟至肉熟即可。

功效 滋补五脏。适用于食欲不振、虚劳羸瘦、气短倦怠等症。

食法 佐餐食用。

续断杜仲猪尾汤

药材 续断 20 克，杜仲 25 克。

食材 猪尾 2 条，盐 5 克。

做法 ❶续断、杜仲洗净，装入纱布包，扎紧袋口；猪尾去毛洗净。❷砂锅置火上，

入水适量，放入纱布包，大火煮沸，小火煎熬 40 分钟，至猪尾熟烂，加盐调味即可。

功效 补益肝肾、壮骨填髓。适用于肝肾亏虚所致的腰背酸痛、阳痿遗精、陈旧性腰部损伤、腰腿痛等症。

食法 吃猪尾、喝汤。

雪莲鹿筋汤

药材 雪莲花 2 克。

食材 蘑菇片 40 克，干鹿筋 180 克，鸡脚 180 克，火腿 20 克，生姜、葱白各 5 克，料酒 20 毫升，骨头汤适量，味精 2 克，盐 5 克。

做法 ❶鹿筋先冷水洗净，再用沸水浸泡，凉后换热水，反复多次，2 天后，待鹿筋发胀，修好净筋，切成手指长短；鸡脚用沸水烫透，除去黄衣、爪尖，拆去大骨，洗净后放入盆内；雪莲花淘洗干净，装入纱布袋内，扎紧袋口。❷鹿筋和鸡脚放入锅里，加入生姜、葱白、料酒和适量清水，小火煨透；除去生姜、葱白，盛入盆内，加入火腿片、蘑菇片、骨头汤、料酒、生姜、葱白，上笼蒸 2 小时左右，待鹿筋熟软时，捞去药袋，加入味精、盐，搅匀后再蒸 30 分钟即可。

功效 祛寒温阳、强筋健骨。适用于肝肾虚寒所致的关节疼痛、腰膝酸弱、手足乏力、阳痿不举等症。

食法 吃菜饮汤。

巴戟天炖大肠

药材 巴戟天 40 克。

食材 猪大肠 200 克，葱、生姜各 5 克，味精 2 克，盐 3 克。

做法 ❶猪大肠翻洗干净，再翻还原；巴戟天洗净，装入猪大肠内。❷砂锅置火上，

入水适量，放入猪大肠，加葱、生姜，大火煮沸，小火炖煮，以猪大肠熟烂为度。最后加味精和盐调味即可。

功效 温肾助阳、补肝强筋。适用于肝肾亏虚所致的阳痿、滑精、尿多、腰痛膝软等症。

食法 佐餐或单独食用。

冬笋鹿尾

药材 干鹿尾 50 克。

食材 冬笋 20 克，水发白蘑 150 克，葱、姜各 3 克，料酒 10 毫升，盐 3 克，味精 1 克，水豆粉 10 毫升，香油 5 毫升。

做法 ❶干鹿尾沸水泡发，洗净污秽，入沸水锅里煮 10 分钟捞出，褪尽毛桩，清水洗净后放冷水里浸泡 30 分钟；冬笋切片，焯水沥干；葱、姜块用刀拍破；白蘑菇焯水，沥干。❷鹿尾放入砂锅，加水大火煮沸，小火炖熟，捞出鹿尾，顺骨缝剁成段。❸锅入油，烧至五成热时，下葱、姜块，再加料酒、盐、味精、鹿尾、冬笋、白蘑，小火煨 2 分钟后，再大火加热，水豆粉勾芡，淋上香油即可。

功效 温补肝肾、强筋健骨。适用于肝肾亏虚所致的阳痿、早泄、腰痛等症。

食法 佐餐食用。

肉苁蓉红薯羹

药材 肉苁蓉 150 克。

食材 红薯 40 克，羊肉 80 克，姜、葱各 5 克，盐 3 克。

做法 ❶肉苁蓉刮去鳞，加白酒洗，去黑汁，切薄片；甘薯、羊肉洗净后各切成薄片。❷砂锅置火上，入水适量，放入肉苁蓉、甘薯、羊肉再加姜片，大火煮沸，小火煨煮 40 分钟，加盐和葱调味即可。

功效 温补肝肾。适用于肾阳虚衰、肝血不足所致的阳痿、腰痛、头晕目暗、耳鸣等症。

食法 每日一次，早起温热服食。

菟丝子粥

药材 菟丝子50克。

食材 粳米120克，白砂糖10克。

做法 ❶菟丝子研碎，放入砂锅内，加水煎煮，取药汁200毫升；粳米淘洗干净。❷粳米放入砂锅，加入药汁、清水和白砂糖，煮成粥即可。

功效 补肾益精、养肝明目。适用于肝肾不足所致的阳痿、早泄、遗精、腰膝筋骨酸痛、腿脚软弱无力、小便频数、尿有余沥、头晕目花、视物不清、耳鸣耳聋等症。

食法 每日2次，早晚温热服食。

保健草鱼火锅

药材 核桃仁120克，首乌10克，天麻片5克。

食材 草鱼1300克，水发冬笋80克，豌豆苗120克，金针菇40克，黄豆芽80克，生姜10克，葱15克，盐5克，胡椒粉2克，味精2克，料酒10毫升，植物油、汤适量。

做法 ❶草鱼宰杀，去鳞、鳃、内脏，洗净切块；水发冬笋洗净切条；豌豆苗、金针菇、黄豆芽择洗干净，装盘；核桃仁用沸水泡胀，剥皮，洗净；首乌、天麻洗净，装入纱布包。❷纱布包放砂锅内煎汁，过滤备用。❸锅入植物油，烧热后加生姜、葱炒香，倒入汤汁及药液、鱼块、核桃仁，用大火烧开，加入调料，撇去浮沫，倒火锅中，小火煮开即可。

功效 补肾平肝、祛风补气。适用于肝肾虚损引起的腰痛、头晕、足膝酸软等症，也用

于健康人强身健体、益智补脑。

食法 吃菜饮汤。

淡菜粥

药材 淡菜40克。

食材 粳米80克，盐2克。

做法 ❶淡菜用温水浸泡半天，粳米淘洗干净。❷淡菜入锅，烧开后去壳；粳米放入砂锅，加淡菜和清水、油、盐，大火煮沸，小火熬成稀粥。

功效 滋补肝肾、益精养血。适用于肝肾阴虚、精血亏损所致的阳事不举或举而不坚、头晕耳鸣、腰膝酸软、小便余沥等症。

食法 每日2次，早晚温热服食。

山茱萸粥

药材 山茱萸10克。

食材 糯米40克，红糖10克。

做法 ❶山茱萸洗净，糯米淘净，一起放入砂锅，加清水和红糖。❷小火煨煮，至米开粥稠、表面有粥油为度。

功效 补益肝肾、收敛固涩。适用于肝肾亏虚所致的阳痿、遗精、腰膝酸痛、头晕目眩、耳鸣、耳聋、小便频数、虚汗不止等症。

食法 每日一次，早起空腹温热服食。

淮山药炖羊肉

药材 淮山药50克，枸杞50克。

食材 羊肉800克，鸡清汤适量，姜、葱各10克，料酒15毫升，味精2克，胡椒粉3克。

做法 ❶羊肉漂洗干净，切成小块；山药洗净，切开，枸杞洗净备用。❷锅入植物油，烧热后放入羊肉和姜、葱煸炒，倒入砂锅，

下料酒、山药、枸杞、鸡清汤和盐，小火炖煮2小时左右，以狗肉熟烂为度，拣出姜、葱，加味精、胡椒粉调味即可。

功效 滋补肝肾、益精养血。适用于肝肾精血亏虚所致的阳痿、早泄、身体衰弱、腰酸腿软、头目昏花、视力下降等症。

食法 佐餐或单独食用。

淡菜炒韭菜

药材 淡菜15克。

食材 韭菜50克，盐2克，味精1克。

做法 ❶淡菜用沸水泡发，洗净；韭菜择洗干净，切段备用。❷锅入油，烧热后加入淡菜，煎开后放入韭菜，迅速翻炒，待韭菜变软，加入盐和味精调味即可。

功效 滋补肝肾、益精养血。适用于肝肾不足、精血亏虚所致的盗汗、腰痛、眩晕、阳痿、小便滴沥等症。

食法 佐餐食用。

养颜美发汤

药材 淮山药、菟丝子、核桃仁各2克，丹皮、泽泻、天麻各1克，枣皮1克，当归、红花、侧柏叶各1克，制首乌3克。

食材 黑芝麻、黑豆各3克，羊肉、羊骨各400克，羊头1个，葱、生姜各5克，白胡椒3克，味精2克，盐3克。

做法 ❶以上药材分别洗净后，装入纱布包；羊骨、羊头打破；羊肉洗净，氽烫备用。❷羊肉与羊骨和羊头一起放入砂锅，加入纱布包，放入葱、生姜和白胡椒，加水适量。❸大火烧开，撇去浮沫，捞出羊肉切片再放入锅中，改小火炖2小时，捞出纱布包，放盐味精调味即可。

功效 滋肝补肾、补血养气、乌须发。适用于肝肾不足、血虚风燥所致的脱发、头发早

白等症。

食法 吃肉喝汤，每日2次。

强身牛尾汤

药材 枸杞40克。

食材 带皮牛尾700克。

做法 ❶牛尾刮洗干净，剁成段，沸水余烫后，立即取出洗净；枸杞洗净。❷枸杞平均分成两份，一份加水煎煮，提取浓缩汁30毫升，另一份备用。❸瓦罐内加水，放入牛尾、枸杞，加清汤、料酒、味精、酱油、葱、盐，先大火煮沸，倒入枸杞浓缩汁，再小火炖煮，至牛尾酥烂，拣去葱、姜即可。

功效 补肝益肾、强筋健骨。适用于肝肾亏虚所致的阳痿、早泄、腰膝酸痛等症。

食法 佐餐食用。

芝麻山药首乌粉

药材 制何首乌200克。

食材 黑芝麻200克，山药200克。

做法 ❶淮山药洗净，切片，烘干，研为细粉。❷黑芝麻洗净，晒干，炒熟，研为细粉。❸制何首乌片烘干，研为细粉，与芝麻粉、山药粉混合拌匀，装瓶备用即可。

功效 健脾补肾、养血益精。适用于脾肾亏虚所致的面色萎黄或苍白、头晕、乏力、畏寒肢冷、腰膝酸痛、舌淡苔白、脉沉细等症。

食法 每日2次，每次20克。食用前，放入锅内，温沸水调成稀糊，置火上煮沸。

枸杞黄精鸽汤

药材 黄精15克。

食材 枸杞10克，白鸽1只，盐3克，料酒

10 毫升，味精 1 克。

做法 ❶ 鸽子溺死，去毛及内脏，热水洗净；枸杞、黄精洗净备用。❷ 枸杞、黄精用纱布包好，塞入鸽腹中，放进砂锅，加水后大火煮开，撇去浮沫，改小火煨 1 小时，加料酒、盐、味精，再煮 5 分钟即可。

功效 补肝肾、益气填精。适用于有肝肾不足症状者。

食法 吃肉喝汤，佐餐食用。

核桃仁鸡丁

药材 枸杞 40 克。

食材 核桃仁 100 克，嫩鸡肉 300 克，鸡蛋 2枚，盐 10 克，味精 1 克，白砂糖 10 克，胡椒粉 2 克，香油 10 毫升，干淀粉 10 克，绍酒 10 毫升，葱、姜、蒜各 10 克，鸡汤、植物油各适量。

做法 ❶ 枸杞洗净；核桃仁用沸水泡后去皮，备用；鸡肉切成手指头样的肉丁，放入碗里，加盐、味精、白砂糖、胡椒粉、鸡汤、香油、水淀粉兑汁，腌渍备用。❷ 去皮后的核桃仁温油炸透，加入枸杞立即捞出沥油。❸ 锅烧热，下植物油，烧至五成热时，下鸡丁快速滑透，倒入漏勺内沥油。锅留底油，下姜、葱、蒜片稍煸，再投入鸡丁，接着倒入兑汁，迅速翻炒，随即投入核桃仁和枸杞炒匀即可。

功效 益精明目、补肺益肾、延缓衰老、补养气血。适用于肾阳不足之阳痿、尿频，肺肾两虚之咳嗽、气喘，精血亏少之眩晕、便秘，以及身体虚弱之神疲、乏力、面色无华等症。

食法 佐餐食用。

枸杞花生炒肉丁

药材 枸杞 80 克。

食材 瘦猪肉 400 克，花生米 40 克，盐 10克，白砂糖 5 克，味精 2 克，绍酒 3 毫升，麻油 10 克，干淀粉 8 克，酱油 5 毫升，植物油适量。

做法 ❶ 猪瘦肉洗净，去筋膜，切成肉丁；花生米用油炸酥；枸杞洗净备用。❷ 锅入植物油，烧热后下肉丁滑散，入绍酒、白砂糖、酱油、盐、味精搅匀，投入枸杞、花生米颠簸几下，淋香油拌匀，起锅即可。

功效 阴血双补、明目健身。适用于体虚乏力、疲劳，血虚眩晕、心悸，肾虚阳痿、腰痛虚弱、贫血、性功能低下、神经衰弱及糖尿病等症。

食法 佐餐食用。

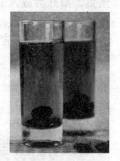 桑葚酒

药材 桑葚 300 克。

食材 大米 200 克，酒曲 5 克。

做法 ❶ 桑葚洗净，捣成汁。❷ 大米煮熟沥干，拌入桑葚汁液，上锅蒸煮后，加入酒曲，搅拌均匀后，装进坛子内。❸ 瓦坛放在周围盛有棉花或稻草的箱子里发酵，根据季节气温不同，直到发酵到味甜即可。

功效 补肝肾、明耳目、抗衰老。适用于肝肾不足之耳鸣耳聋、视物昏花等衰老症。

食法 每次 20 毫升，以沸水冲服或者加水煮沸。

杜仲枸杞腰花

药材 杜仲 15 克，枸杞 15 克。

食材 鲜猪腰 80 克，冬笋 20 克，水发黑木耳 20 克，葱末 2 克，姜末 2 克，蒜瓣 3 克，八角 1 瓣，绍酒 10 毫升，清汤 20 毫升，水淀粉 15 毫升，酱油 10 毫升，醋 8 毫升，盐 3 克，白砂糖 5 克，味精 1 克，香油 3 毫升，

植物油适量。

做法 ❶猪腰洗净，切开，刮去臊腺，切成麦穗花刀，大约手指长短，加酱油腌入味，用水淀粉抓匀；冬笋切成手指长短的薄片，黑木耳焯水备用。❷杜仲和枸杞放入砂锅，加清水煮30分钟，去渣留汁。❸锅入植物油，烧至九成热时，下腰花炸至卷缩，捞出沥干。锅留底油，再下腰花和以上各材料，大火翻炒后，下入药汁，小火炖至汤汁快干时，下水淀粉勾芡，加调料调味即可。

功效 补肝益肾、滋阴养血。

食法 佐餐食用，每日1次。

清蒸小母鸡

药材 枸杞10克。

食材 小母鸡500克，盐3克，料酒10毫升，胡椒粉2克，味精1克，葱、姜各10克。

做法 ❶小母鸡宰杀后去毛及内脏，洗净。放入锅内，倒水烧沸后，余透捞出。枸杞洗净。❷枸杞装入鸡腹内，腹部朝上放入盆内，放入葱、姜，加入清汤、盐、料酒、胡椒粉各适量，将盆盖好，用湿绵纸封住盆口，上笼用沸水大火蒸熟。将盆口绵纸揭去，拣去姜、葱即可。

功效 滋补肝肾、益气壮阳。适于阳痿、遗精、肾虚腰痛等症。

食法 佐餐食用，饮汤食肉。

黑豆豆皮汤

药材 黑豆40克。

食材 豆腐皮40克，植物油3毫升，盐3克。

做法 黑豆与豆腐皮洗净，加清水适量煮汤，加油、盐调味即可。

功效 滋养补虚、益肝养阴、固表止汗。

食法 佐餐食用，吃菜饮汤。

红参枸杞酒

药材 枸杞60克，熟地30克，红参、首乌各10克，茯苓15克。

食材 白酒1500毫升。

做法 ❶以上药材益气研磨，做成粉末后装入纱布包。❷酒坛里倒入白酒，放入纱布包，密封，隔一日摇晃一次，浸泡2周即可。

功效 补肝肾、益精血、补五脏、益寿延年。适用于身体虚弱、阳痿、耳鸣、目花等症。

食法 适量饮用。

核桃芝麻粥

药材 黑芝麻15克。

食材 核桃仁8克，大米150克，冰糖末10克。

做法 ❶核桃仁洗净；黑芝麻淘洗干净，大米淘净。❷炒锅内放入黑芝麻，小火炒香，盛出备用。❸砂锅置火上，入水适量，下入大米，大火烧沸，小火熬煮至八成熟，放入黑芝麻、核桃仁、冰糖，搅匀，继续煮至黏稠即可。

功效 补肝肾、益五脏、祛瘀血。

食法 每日1次，早晨温热服食。

补骨脂炖白鸽

药材 补骨脂粉8克。

食材 芹菜段150克，白条白鸽1只，葱段、姜片各5克，盐3克，植物油10毫升，高汤适量。

做法 ❶白鸽焯水，切块备用。❷锅入油，烧至六成热，放姜片、葱段爆香，放鸽肉炒至变色，入盐、芹菜、补骨脂粉炒匀，倒入高汤，大火烧沸，改用小火煲40分钟即可。

功效 清肝利水。

食法 两日一次，每次吃肉30克，芹菜随意。

西芹猪肝

药材 枸杞10克，西芹段150克。

食材 猪肝片80克，鸡蛋1枚，干淀粉15克，葱末、姜丝各3克，酱油3毫升，料酒10毫升，植物油15毫升，盐3克。

做法 ❶猪肝洗净，沥干后放入碗里，加入盐、酱油、干淀粉、料酒，磕入鸡蛋，加适量水调匀，腌制10分钟。❷锅入油烧至六成热，放入葱末、姜丝爆香，下入猪肝炒至变色，加入枸杞、西芹，炒熟即可。

功效 养肝明目。适用于肝阴不足导致的眼睛干涩、昏花、夜盲、慢性肝病等症。

食法 每日一次，佐餐食用。

三豆鸭汤

药材 绿豆15克，红豆、蚕豆各30克。

食材 白条白鸭1300克，姜片、葱段各10克，盐5克，蒜片3克，料酒15毫升。

做法 ❶以上三种豆分别淘洗干净，冷水浸泡2小时。❷三种豆和鸭子放入锅里，加入姜片、葱段、蒜片、料酒、盐，倒水，大火烧沸，撇去浮沫，小火炖煮1小时即可。

功效 清肝利水。

食法 佐餐食用，饮汤食肉。

芝麻酱炒茄子

药材 新鲜茄子350克。

食材 黑芝麻酱20克，蒜末3克，味精1克，植物油15毫升，酱油5毫升，姜末2克，醋5毫升，白砂糖10克，盐3克。

做法 ❶茄子洗净，切小块。❷锅入油，

烧热后放入姜末，倒入茄子煸透，加水、酱油、白砂糖、盐、醋、蒜末略烧，加黑芝麻酱、味精烧透入味即可。

功效 益肝肾、润五脏、利水消肿。适合肝病患者食用。

食法 佐餐食用，每日一次。

女贞红豆饭

药材 女贞子10克。

食材 红豆40克，大米180克。

做法 ❶女贞子洗净，温水润透；红豆淘净，浸泡40分钟；大米淘净。❷女贞子、红豆、大米放入电饭煲，加清水，焖熟即可。

功效 补肝肾、强腰膝、利水除湿、和血排脓、消肿解毒。适合肝病患者食用。

食法 每日一次，做主食用。

荸荠猪肝

药材 荸荠80克。

食材 猪肝180克，料酒10毫升，姜片、葱段各5克，盐3克，干淀粉10克，白砂糖3克，植物油15毫升。

做法 ❶猪肝洗净，切片；荸荠洗净，去皮，切片；荸荠洗净，切片。❷猪肝片放碗里，加干淀粉、清水、料酒、盐拌匀，腌渍5分钟。❸锅入油，烧至六成热，加入姜片、葱段爆香，下猪肝、荸荠翻炒至断生，加白砂糖、盐，炒匀即可。

功效 滋补肝肾、清利湿热、利水消肿。适合肝病患者食用。

食法 佐餐食用。

知母旗鱼汤

药材 天花粉10克，知母8克。

食材 旗鱼肉片 120 克，香菇 120 克，绿花椰菜 60 克，棉布袋 1 个。

做法 ❶天花粉和知母洗净，装入棉布袋；香菇和绿花椰菜洗净，剥成小朵备用。❷砂锅内加水，放入棉布袋和旗鱼肉，加入香菇和绿花椰菜，煮沸，取出棉布袋，加嫩姜丝和盐调味即可。

功效 舒筋止痛、养胃抗癌。适用于腰腿疼痛、手足麻木、筋络不舒服等症。

食法 佐餐食用。

虫草瘦肉粥

药材 冬虫夏草 10 克。

食材 瘦肉 40 克，大米 80 克，盐 3 克。

做法 ❶冬虫夏草清水洗净，装入纱布包；瘦肉用清水洗净，汆烫后切小丁；大米淘洗干净。❷大米放入砂锅，加水后放纱布包一起煮至水沸，放入瘦肉丁，米烂出油后，捞出纱布包即可。

功效 增强体质、强壮筋骨。适用于病后体弱、头晕、食欲减退、盗汗、贫血等症，还可用于治疗阳痿、腰酸、遗精等症。

食法 适量食用。

灵芝猪尾

药材 灵芝 3 克，陈皮 2 克。

食材 猪尾 1 条，鸡肉 150 克，猪瘦肉 40 克，鸡汤适量，生姜、葱各 5 克，料酒 10 毫升，白砂糖 3 克，盐 5 克。

做法 ❶猪尾洗净剁成段；猪瘦肉切成块；鸡肉切块；灵芝洗净切成细丝。❷砂锅置火上，入水适量，烧沸后放入猪尾段、猪肉、鸡肉汆烫去除血水。❸鸡汤倒入砂锅，烧沸后加猪尾、瘦肉、鸡块、灵芝，炖熟加调味料即可。

功效 补气养心、安神、安眠美容，适宜中

年妇女长期食用。

食法 饮汤食肉。

桑寄生杜仲鸡汤

药材 炒杜仲 20 克，桑寄生 15 克。

食材 鸡腿 1 只，盐 3 克。

做法 ❶鸡腿剁成块，洗净，沸水汆烫后备用。❷炒杜仲、桑寄生一起放入砂锅，加水没过所有材料，大火煮沸转小火续煮 30 分钟，将熟时，加盐调味即可。

功效 补益肝肾、强壮筋骨。适用于肾虚乏力、腰腿酸痛、耳鸣心悸、头痛眩晕等症。

食法 吃肉喝汤。

山药茯苓瘦肉汤

药材 山药 25 克，土茯苓 15 克。

食材 猪瘦肉 400 克，盐 3 克。

做法 ❶猪瘦肉汆烫，去除血水，切成小块备用；山药、土茯苓分别洗净，沥干备用。❷砂锅内加水，放入全部材料，大火煮开，小火炖 3 小时，加盐调味即可。

功效 清热解毒、除湿通络。适用于治疗湿热疮毒、筋骨拘挛疼痛等症。

食法 饮汤食肉。

木瓜银耳羹

药材 银耳 80 克。

食材 杏仁 4 克，木瓜 1 个，白砂糖 3 克。

做法 ❶木瓜洗净，去皮切块；银耳洗净，泡发；杏仁洗净，泡发。❷炖盅加水，放入木瓜、银耳、杏仁，大火煮沸，转入小火炖制 2 小时。加入味精和白砂糖调味即可。

功效 强精补肾、润肺止咳、生津降火、润肠、养肾补气、和血强心、健脑提神。

食法 单独食用。

牛奶花生

药材 白木耳8克，红枣2枚，枸杞15克。

食材 花生80克，牛奶1300毫升，冰糖5克。

做法 ❶白木耳、枸杞、花生分别洗净，沥干备用。❷砂锅倒入牛奶，加白木耳、枸杞、红枣、花生和冰糖同煮，待花生煮烂即可。

功效 养心补气，增强记忆力。适用于营养不良、脾胃失调、咳嗽痰喘、乳汁缺少等症。

食法 佐餐或佐酒食用。

蓬莱米鸡肉饭

药材 天麻2克。

食材 蓬莱米80克，鸡肉20克，竹笋、胡萝卜各40克。

做法 ❶鸡肉、竹笋、胡萝卜均洗净，切成粒。❷砂锅置火上，入水适量，放入蓬莱米、天麻、鸡肉、竹笋、胡萝卜，小火煨煮，做成稠饭即可。

功效 健脑强身、镇静安眠。适用于顽固性失眠、头晕、眼花、多梦等症。

食法 单独食用。

桂圆红枣荞麦粥

药材 桂圆40克，红枣20克。

食材 荞麦80克，白砂糖20克。

做法 ❶桂圆去壳备用；红枣洗净，加水泡发；荞麦洗净，泡发。❷砂锅置火上，入水适量，烧开后放入荞麦、桂圆、红枣，大火煮开，小火煲50分钟，加白砂糖调味即可。

功效 养血补肝。适用于心脾虚损、气血不足所致的失眠、健忘、惊悸、眩晕等症。

食法 每日一次，晨起后热服。

二参桂圆膏

药材 党参200克，沙参100克。

食材 桂圆肉100克，蜂蜜20毫升。

做法 ❶党参、沙参、桂圆肉用水浸泡。❷砂锅置火上，入水适量，倒入党参、沙参和桂圆肉煎煮，20分钟后取煎液，然后加水再煮，重复3次，最后将煎液合并，以小火煮至浓缩。❸待煎液黏稠如膏时，加蜂蜜，煮沸停火，冷却后装瓶即可。

功效 滋补强体、补心安神、养血壮阳、益脾开胃。适用于神经衰弱、更年期女性失眠健忘、心烦出汗、肠胃中冷、滑泻久痢、气喘烦渴、发热自汗等症状。

食法 单独食用。

茯神莲子猪心汤

药材 莲子180克，茯神20克。

食材 猪心1个，大葱10克，盐3克。

做法 ❶猪心沸水汆烫，放入清水中洗净；莲子洗净，去心；茯神洗净。❷一起放入锅里，加水，大火煮开，小火煮30分钟。❸猪心切片，加入汤汁里，小火煨煮，水沸后放入大葱和盐即可。

功效 宁心安神、稳定情绪。

食法 饮汤食肉。

消食莲藕饮

药材 百合、红枣、茯苓、淮山药各150克。

食材 莲藕片80克，冰糖30克。

做法 ❶以上所有的材料加清水洗净，红枣泡发备用。❷砂锅置火上，入水适量，放入所有药材，大火煮开，再转小火煎煮50分钟，滤取药汁。加水，重新煎煮，倒入药汁和莲藕片，中火煮 30 分钟，藕片变软停火。❸ 加入冰糖，再煮 15 分钟，调匀即可。

功效 益脾安神、益胃健脾、养血补益、开胃健中、促进消化。适用于胃纳不佳、食欲不振等症。

食法 代茶频饮。

 金针肉片

药材 金针菇 80 克。

食材 黑木耳 1 朵，猪肉片 180 克，青江菜 1 根、盐 3 克。

做法 ❶黑木耳洗净，冷水泡发至软，切丝；青江菜洗净切段；金针菇去硬梗打结，清水泡软，捞出沥干。❷砂锅加水煮沸，放入金针、黑木耳、肉片，肉片变色时，加入青江菜，入盐调味，再次煮沸即可。

功效 补气养心、增强体力、抗癌防癌、防治动脉粥样硬化和冠心病。

禁忌 痔疮患者不能与野鸡一起食用，否则易诱发痔疮出血。

食法 佐餐食用。

 金银鸡丝

药材 新鲜百合 1 粒，鲜金针花 150 克。

食材 鸡胸肉 180 克，盐 3 克，黑胡椒末 1 克。

做法 ❶鸡胸肉洗净，汆烫后切丝备用；百合剥瓣，处理干净，去除心和老边；金针花洗净，去蒂，焯水后捞出备用。❷锅入油，烧热后下入鸡丝、金针、百合、调味料，少

加水翻炒，炒至百合呈半透明状即可。

功效 放松神经、增强抵抗力。适用于大脑疲劳、紧张、偏头痛等症。

食法 佐餐食用。

 山药鸡汤

药材 山药 200 克。

食材 胡萝卜 1 根，鸡腿 1 只，盐 3 克。

做法 ❶山药削皮，洗净，切滚刀块；胡萝卜削皮，洗净，切滚刀块；鸡腿剁块，汆烫后捞出洗净。❷砂锅置火上，入水适量，放入鸡肉、胡萝卜，大火煮开后转小火慢炖 20 分钟。❸放入山药转大火煮沸，再小火续煮 15 分钟，加盐调味即可。

功效 健脾、益肠胃、补肺益肾、补虚祛邪。适用于治疗脾虚腹泻、久痢、虚劳咳嗽、遗精带下、尿频等症。

禁忌 不可多吃，防止引发旧病。

食法 吃菜饮汤。

黄芪牛肉汤

药材 黄芪 10 克。

食材 牛肉 500 克，黄豆芽 150 克，胡萝卜 1 根、盐 5 克。

做法 ❶牛肉洗净切块，汆烫捞出洗净；胡萝卜削皮、洗净、切块；黄豆芽掐去根须，冲洗干净。❷砂锅置火上，入水适量，放入黄芪和以上食材，大火煮开，改小火炖 1 小时，加盐调味即可。

功效 祛湿开胃、护肝明目、除痰健肺。

食法 饮汤食肉。

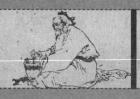

脾调养药膳

　　人在出生之后，所能摄取的后天精微都要依靠脾。先天的精华，是继承了父母的，藏在肾脏之中。后天的精华，要靠脾胃消化水谷获得。

　　为了维持生命活动，我们的身体就需要进食。而摄入的食物，必须要通过脾胃来消化吸收，吸取精华，排出糟粕。这个过程都需要脾胃的推动。如果脾胃虚弱，那么食物中的精微就不能被及时地吸收和运输，人的气血就有缺失，新陈代谢也就失常，从而出现精神不振、头晕目眩的症状。脾属土，补脾药膳，应选取一些温厚清淡食材。

山药泥

药材 山药 180 克，豆沙 120 克。

食材 京糕 80 克，水淀粉 40 毫升，白砂糖 120 克，植物油适量。

做法 ❶山药洗净后磨成细末，加入白砂糖 40 克，加水搅成细泥，放碗里备用；京糕加工成细泥，放入碗里，加白砂糖 20 克，拌匀；豆沙放碗里，三个碗上笼蒸熟透后，取出备用。❷锅内下植物油，烧热后倒入山药泥，炒至浓稠时，盛在盘子的中间。依次将京糕泥和豆沙炒熟，分别盛在山药泥的两边。❸锅置大火上，加清水和白砂糖，沸腾后取沫，加水淀粉勾芡，浇在三种泥上面即可。

功效 健脾和胃。适用于脾胃盘弱所致的便溏、腹泻等慢性肠胃病。

食法 做点心食用。

莲子薏米排骨

药材 莲子 20 克。

食材 薏米 40 克，排骨 2000 克，冰糖 400 克，姜、蒜各 10 克，花椒 3 克，盐 5 克，黄酒 20 毫升，麻油 10 毫升。

做法 ❶莲子去皮、心，洗净后与薏米一同炒香，捣碎，水煎取汁；排骨洗净；生姜拍破。❷排骨放药液中，加生姜、蒜、花椒，煮至外边变色时，去泡沫，捞出晾凉。❸汤汁倒入另一个砂锅，加入冰糖、盐，小火上煮浓汁，倒入排骨，调入黄酒，翻炒后淋上麻油。

功效 补气健脾。适用于脾虚气弱等症。

食法 佐餐食用。

白术内金饼

药材 白术 15 克，鸡内金 8 克。

食材 干姜 3 克，红枣 120 克，面粉 300 克，植物油 20 毫升，盐 3 克。

做法 ❶白术、干姜装入纱布包，扎紧口，放入砂锅里，加水，下红枣，大火煮沸，小火炖 1 小时，拣出纱布包和红枣，将红枣去核，做成枣泥备用；鸡内金研成细末。❷鸡内金放入面粉混匀，倒入枣泥，加盐和水，和成面团，剂子，做成薄饼。❸锅内入油，烧热后下病炸至酥脆即可。

功效 健脾益气、开胃消食。适用于脾胃虚寒之食少、腹泻、食滞不化等症，也可作病后体弱或慢性肠炎、消化不良、贫血患者之膳食。

食法 做主食用。

 槟榔猪肚粥

药材 槟榔8克。

食材 猪肚400克，白米40克，盐3克，粳米200克，生姜5克。

做法 ❶猪肚翻洗干净，汆烫后切成小块备用；粳米洗净。❷白术、槟榔装入纱布包，扎口，粳米倒入砂锅，加水，放入纱布包，大火烧沸，小火煎煮1小时，拣出纱布包，下入粳米，煮至粥熟加盐调味即可。

功效 补中益气、健脾养胃。

食法 每日2次，早晚温热服食。

 山药粥

药材 鲜山药100克。

食材 白面粉80，葱、姜各3克，红糖10克。

做法 ❶鲜山药洗净，去皮，捣烂。❷加面粉一起加水调成糊，沸水搅匀，上锅煮成面粥，下葱、姜、红糖，稍煮即可。

功效 健脾益气、养心消烦。适用于脾胃虚弱、心气不足、食欲不振、消化不良、心慌心跳、自汗盗汗、腹泻久痢、遗精、带下等症。

食法 晨起空腹食用。

 荜茇鲫鱼羹

药材 荜茇、缩砂仁、陈皮各8克。

食材 大鲫鱼800克，大蒜15克，胡椒8克，葱10克，盐6克，酱油5毫升，泡辣椒10克，植物油15毫升。

做法 ❶鲫鱼宰杀后去鳞、鳃和内脏，洗净；鱼腹内装入陈皮、缩砂仁、荜茇、大

蒜、胡椒、泡辣椒、葱、盐、酱油备用。❷锅内入植物油烧热，下鲫鱼煎熟，再加水，炖煮成羹即可。

功效 醒脾暖胃。适用于脾胃虚寒之慢性腹泻、慢性痢疾等症。

食法 空腹食用。

 饴糖粥

药材 饴糖25克。

食材 大米40克。

做法 大米淘净，放入砂锅煮粥，粥熟后加饴糖调味即可。

功效 健脾和中、止痛安神。适用于脾虚食少、胃虚作痛等症，也可作为产妇、小儿的补品。

食法 空腹食用。

 茯苓饼

药材 茯苓细粉50克。

食材 米粉50克，白砂糖20克。

做法 以上材料加水，调成糊，小火烙饼即可。

功效 健脾补中、宁心安神。适用于气虚体弱所致的心悸、气短、神衰、失眠以及浮肿、大便溏软等症。

食法 佐餐或单独食用。

 什锦素菜面

药材 水发香菇20克，黄花菜10克。

食材 上白面条400克，豆芽200克，芹菜50克，植物油60克，酱油10毫升，味精1克，嫩姜2克。

做法 ❶香菇、嫩姜洗净切丝；芹菜择洗干净，焯水切碎；豆芽洗净，去根；黄花菜切小段。❷面条下锅煮透，捞出沥干，摊开后淋上10克熟植物油，拌匀抖松。❸锅入

油，中火烧至冒烟，盛出一半备用。下入姜丝稍煸，加香菇、黄花菜，翻炒，加酱油、味精，加水煮沸后，将面条、豆芽倒入锅中翻拌，加盖稍焖至熟透，拌入留下的熟油。捞出腼腆，撒上芹菜即可。

功效 健脾益气、补虚益精。适用于脾虚气弱型的肿瘤、冠心病、高血压等病。

食法 做主食用，经常服食。

凉拌莲子猪肚

药材 水发莲子30枚。

食材 猪肚1个，香油5毫升，盐3克，葱、生姜各5克，蒜3克。

做法 ❶莲子洗净，去心；葱、姜、蒜分别切好备用；猪肚洗净。❷莲子装入猪肚，缝合开口，放入砂锅内加水炖熟。捞出后晾凉，切丝，同莲子一起放入盘中。❸撒上香油、盐、葱、生姜、蒜等调料，拌匀即可。

功效 健脾益胃、补虚益气。适用于食少消瘦、泄泻水肿等症。

食法 佐餐或单独食用。

白茯苓粉粥

药材 白茯苓粉10克。

食材 粳米80克，味精1克，盐3克，胡椒粉1克。

做法 ❶粳米淘洗干净备用。❷铝锅加水，下入粳米和茯苓粉，大火烧开后转小火，煮至粥熟，加盐、味精、胡椒粉调味即可。

功效 健脾利湿。适用于老年性浮肿、肥胖症、小便不利、腹泻等症。

食法 可做饭食，经常食用。

山药薏米粥

药材 山药30克，薏米40克，荸荠粉8克。

食材 红枣4枚，糯米200克，白砂糖20克。

做法 ❶山药洗净，去皮，切成山药末；薏米、糯米、红枣淘洗干净。❷铝锅加水，放入薏米，大火煮至薏米开花时，放糯米、红枣，煮至米烂，边搅边撒入山药末，隔20分钟，再将撒入荸荠粉，搅匀即可。

功效 补中益气、健脾除湿。适用于脾胃虚弱所致的食少便溏、乏力等症。

食法 随意食用，适量加糖。

黄精猪肘

药材 黄精5克，党参5克。

食材 红枣4枚，猪肘500克，生姜10克。

做法 ❶猪肘子刮洗干净，褪尽猪毛，沸水氽烫后捞出洗净；姜、葱洗净拍破备用；黄精切薄片，党参切节，装入纱布包，扎口；红枣洗净备用。❷砂锅置火上，入水适量，放入以上的材料，大火烧沸，撇去浮沫，小火炖至收汁，拣去药包，盛入碗内即可。

功效 补脾润肺。适用于病后体虚、脾胃虚弱、食欲不振，肺虚咳嗽等症。

食法 饮汤食肉。

黄芪蒸鹌鹑

药材 黄芪8克。

食材 活鹌鹑2只，姜2克，葱白3克，胡椒粉、盐各2克，清汤适量。

做法 ❶鹌鹑宰杀，煺毛洗净，从背部剖开，去内脏，斩去爪，冲洗干净，沸水氽烫1分钟捞出备用；黄芪用湿纱布擦净，切薄片，放入鹌鹑腹内；葱、姜各洗净切好备用。❷鹌鹑放入大碗中，加清汤、葱、姜、胡椒粉，用湿绵纸封口，上笼蒸约40分钟，取出，滤出汤汁，加盐调味。鹌鹑放入另外碗中，再浇汤汁。

功效 益气补脾、利水消肿。适用于脾虚所致的营养不良、倦怠少气、自汗、泄泻等症。

食法 佐餐或单独食用。

 薏米鹌鹑

药材 黄芪8克。

食材 鹌鹑8只，薏米15克，生姜、酱油各8克，胡椒粉2克，植物油、肉汤各适量。

做法 ❶黄芪洗净，切片；薏米洗净；鹌鹑宰杀后去毛桩、内脏及脚爪，洗净，沸水氽烫后切两半；姜洗净，切片；葱洗净，切段。❷锅入植物油，烧至六成热，下姜片、葱煸出香味，加入肉汤、鹌鹑、黄芪、薏米及调料，大火烧开，撇去浮沫，小火煨至肉烂，大火收汁，盛盘即可。

功效 益气健脾、行水祛湿。适用于脾胃气虚所致的筋骨软弱、小便不利及水肿、暑湿腹泻等症。

食法 佐餐食用。

 白术牛肉

药材 白术10克。

食材 熟白煮牛肉200克，绍酒8毫升，植物油100毫升，清汤80毫升，米醋、酱油各5毫升，味精2克，香油5毫升，水淀粉5毫升，葱、姜、蒜各3克，香菜、大料各2克，盐3克。

做法 ❶熟白煮牛肉用酱油抹匀；锅入植物油，烧至六成热时，下牛肉炸至金黄色时捞出，沥干后切成长片，放入碗里备用；香菜洗净后切小段；葱切段，姜切片；蒜一半切末，一半切成蒜片。❷锅入油，烧热后下入大料、葱段、姜片、蒜片煸出香味，加料酒、白汤、酱油、盐、白术同煮，倒入肉碗里，上笼蒸至烂熟取出。❸取出牛肉，放

在盘内，原汤滤出，倒入锅里，上火，加清汤、绍酒、盐、味精、蒜末烧开，用水淀粉勾薄芡，加米醋、香油调味，浇在牛肉上，撒上香菜即可。

功效 健脾益气。

食法 佐餐食用。

 香炸山药条

药材 山药400克。

食材 白砂糖100克，植物油适量，醋、水淀粉各10毫升。

做法 ❶山药洗净，上笼蒸烂后取出，去皮，切小段，再用刀拍扁。❷锅入油，烧至七成热时，入山药，炸至金黄色时捞出。❸锅留底油，放入炸好的山药、白砂糖，加水，小火烧5分钟后即转大火，加醋、味精，用水淀粉勾芡，淋上熟油即可。

功效 健脾养胃、补肺益肾。适用于脾虚食少、泄泻、肺虚咳嗽、气喘、肾虚遗精、尿频等症。

食法 做点心食用。

 桂花肚丝

药材 桂花20朵。

食材 熟猪肚400克，胡萝卜40克，料酒10毫升，醋5毫升，盐3克，味精1克，水淀粉10毫升，鸡汤20毫升，植物油300克，葱末、姜末、蒜末各5克。

做法 ❶桂花用清水洗净；猪肚洗净，切成丝；胡萝卜洗净切丝。❷锅入植物油，烧至八成热时，入猪肚和胡萝卜，迅速翻炒5分钟捞出。❸锅留底油，加入葱末、姜末、蒜末、肚丝、胡萝卜丝，倒料酒、醋，加入鸡汤、盐、味精，烧开后加水淀粉勾芡，倒入桂花搅匀即可。

功效 补益脾胃。

食法 佐餐食用。

果参蒸鸭

药材 银杏、莲子各 20 克，人参 2 克。

食材 鸭子 1500 克，大枣 10 枚，绍酒、酱油各 10 毫升。

做法 ❶鸭子宰杀，去毛、内脏及脚，沸水汆烫。绍酒与酱油混合调匀，涂在鸭子的表皮和腹内；大枣去核，银杏去壳抠心，莲子泡发后去皮和心，人参切片烘脆，研成粉末。❷将以上的药材混合填入鸭腹，鸭子放在盆子里，上笼用大火蒸 3 小时。

功效 健脾益胃、补气养血。适用于脾虚食少、乏力、腹泻、血虚、眩晕、心悸、面色无华等症。

食法 单独使用。

榛子蜂蜜粥

药材 榛子 10 克。

食材 粳米 60 克，蜂蜜 10 克。

做法 ❶榛子水沉去皮，加水研磨。❷取浆汁与粳米一起放入锅内，煮成粥即可。

功效 益气力、健脾胃。适用于脾胃气弱、腹泻等症。

食法 加蜂蜜调味，长期食用。

扁豆粥

药材 炒白扁豆 50 克。

食材 粳米 80 克，红糖 10 克。

做法 ❶白扁豆用温水浸泡 24 小时，粳米淘洗干净。❷锅内下入粳米，加水和白扁豆，煮成粥即可。

功效 健脾养胃、清暑止泻。适用于脾胃虚弱所致的慢性腹泻、暑湿泻痢、夏季烦渴等症。

食法 夏秋季早晚食用，加红糖调味。

橘皮炖鲫鱼

药材 生姜 20 克，橘皮 5 克。

食材 胡椒 2 克，鲜鲫鱼 200 克，盐 3 克。

做法 ❶鲜鲫鱼宰杀去鳞，剖腹去内脏，洗净；生姜洗净，切片，与橘皮、胡椒一起装入纱布包。❷纱布包扎好塞进鱼腹，放入锅里，小火煨煮 2 小时，取出纱布包，加盐调味即可。

功效 温胃散寒。适用于胃寒疼痛、虚弱无力、食欲不振、消化不良、蛔虫性腹痛等症。

食法 佐餐或单独食用。

甜辣鲜蘑藕丁

药材 鲜蘑菇 80 克。

食材 嫩藕 200 克，甜面酱 40 克，干辣椒 1 个，生姜 2 克，盐 2 克，味精 1 克，白砂糖 5 克，植物油 15 毫升。

做法 ❶藕洗净，去皮，切丁，浸冷水中；蘑菇洗净切丁；辣椒切末；生姜切丁。❷锅加植物油，烧至五成热，放入干辣椒，倒入甜面酱，再加藕丁、蘑菇丁及少许水，加姜片、盐、白砂糖、味精，煮沸，焖 2 分钟即可。

功效 健脾开胃、补益强身。适用于脾胃虚弱所致的食欲不振、体倦乏力以及热病心烦口渴等症。

食法 佐餐或单独食用。

茯苓红枣粥

药材 茯苓粉 20 克。

食材 粳米 80 克，红枣 10 枚。

做法 ❶红枣洗净后，用小火煮烂；粳米洗

净。❷粳米入锅，加水煮粥，倒入红枣和汤汁，再加茯苓粉煮沸即可。

功效 安神养心、健脾补中、利水渗湿。适用于慢性肝炎、脾胃虚弱、腹泻、烦躁失眠等症。

食法 每日2次，早晚温热服食，可加红糖。

 ## 茯苓猪肉水饺

药材 茯苓粉40克。

食材 面粉800克，猪肉400克，盐4克，味精1克，料酒15毫升，香油5毫升，食用碱2克。

做法 ❶面粉加水，和成面团，加入食用碱，盖上湿纱布，饧2小时；猪肉洗净，剁成馅，加茯苓粉、盐，味精、料酒、香油调好。❷面团下剂子，擀皮包馅，捏成饺子，下沸水中煮熟即可。

功效 补中益气。适用于脾胃虚弱者。

食法 做主食用。

 ## 羊肉小米粥

药材 小米100克。

食材 羊肉100克，盐2克，生姜1克。

做法 ❶羊肉洗净，切片；小米淘洗干净；生姜切碎。❷羊肉和小米都放入锅里，加水煮熟，最后放入盐和生姜调味即可。

功效 温补脾胃。适用于脾胃阳虚所致的呕吐、反胃、食欲不振、形体消瘦等症。

食法 做早餐食用。

 ## 牛肚荷叶汤

药材 鲜荷叶2张，茴香、肉桂、生姜、胡椒各1克。

食材 牛肚800克，黄酒10毫升，盐20克。

做法 ❶牛肚洗净，用盐、醋半碗反复擦洗，再用冷水反复洗净。❷鲜荷叶垫在砂锅底，放入牛肚，加水，大火烧沸后用中火煮40分钟，捞出牛肚，切小块后再倒入砂锅，加黄酒、茴香及肉桂少许，小火煨2小时，再加盐、姜、胡椒粉少许，继续煨3小时，至肚烂即可。

功效 补中益气、健脾消食。适用于胃下垂、脘腹闷胀、食欲不振等症。

食法 牛肚佐餐食用，每日饮汤2次，每次30毫升。

 ## 薏米山药粥

药材 去心莲肉10克，大枣6枚。

食材 山药20克，薏米20克，小米50克，白砂糖5克。

做法 ❶山药、薏米、莲肉、大枣和小米都洗净备用。❷所有材料都放入锅内，加水煮熟后，放入白砂糖调味即可。

功效 健脾益气。适用于脾虚、腹胀便溏、食少纳呆、肢体无力等症。

食法 空腹食用，每日2次。

 ## 黄羊肉粥

药材 淮山药20克，白扁豆10克。

食材 黄羊肉80克，大米80克。

做法 ❶黄羊肉洗净，切细丝；大米淘洗；淮山药和白扁豆洗净备用。❷以上材料放入砂锅，加水后煮熟即可。

功效 健脾益胃。适用于脾气虚弱所致的消化不良、泄泻下痢、纳少乏力等症。

食法 每日2次，早晚温热服食。

 ## 柴胡甘草饮

药材 柴胡、白芍、香附子、枳壳、生麦芽各30克，甘草、川芎各10克。

食材 白砂糖 250 克。

做法 ❶以上药材加水，煮汁去渣。❷取汁适量，加白砂糖制成糖浆即可。

功效 疏肝解郁、理气宽中、健胃消食。用于慢性肝炎、肝郁气滞之胁痛低热者。

食法 每次服 30 克，每日 2 次。服完再配，保持药液新鲜。

佛手柑冰糖粥

药材 佛手柑 10 克。

食材 粳米 80 克，冰糖 10 克。

做法 ❶佛手柑洗净后煎汤，去渣留汁备用。❷粳米洗净，入锅，加药汁和冰糖，煮成粥即可。

功效 健脾养胃、理气止痛。适用于年老胃弱、胸闷气滞、消化不良、食欲不振、反胃嗳气等症。

食法 早晚温热服食。

栗子粥

药材 栗子 100 克。

食材 粳米 80 克。

做法 ❶栗子煮熟后去壳和皮，粳米淘净。❷砂锅加适量水，倒入粳米和栗子一起煮成粥即可。

功效 健脾养胃、补肾强筋。适用于脾虚气弱所致的四肢无力、头晕颤抖、食饮不下、泄泻不利等症。

食法 晨起空腹食用。

雪莲鸡汤

药材 雪莲花 2 克。

食材 活鸡 1200 克，薏米 80 克，党参 3 克，生姜、葱白各 5 克，盐 3 克。

做法 ❶党参、雪莲花洗净，装入纱布包，扎紧；薏米淘洗干净，装入另一只纱布包；生姜、葱白，均洗净拍破；活鸡宰杀，去毛桩和内脏，汆烫后清水洗净。❷鸡放入砂锅，加水和两只纱布包，投入生姜和葱白，大火烧沸，小火炖 3 小时。捞出鸡肉，切块，放入大碗里。❸薏米撒在碗内，倒入汤汁，加盐调味即可。

功效 助阳益气，散寒祛湿。适用于脾气虚弱所致的体弱乏力、肾虚所致之阳痿、腰膝酸软以及风湿性关节炎等症。

食法 佐餐或做点心食用。

山药面条

药材 山药粉 800 克，豆粉 100 克。

食材 面粉 1500 克，生姜 3 克，鸡蛋 5 枚，盐 3 克，味精 1 克，胡椒粉 2 克，植物油 10 毫升，葱 5 克。

做法 ❶面粉、山药粉、豆粉放入盆中，加鸡蛋和水、盐一起搅拌，揉成面团，擀薄，切成面条。❷锅内加水，放入植物油、葱、生姜，烧开，下面条煮熟，放入味精、盐、胡椒粉调味即可。

功效 补气养虚。

食法 做主食用。

果仁山药泥

药材 山药 1300 克，西瓜子仁 10 克。

食材 葡萄干、莲子、冬瓜条、蜜枣、青梅、年糕各 20 克，菠萝罐头 1 罐，海带丝、胡萝卜丝各 3 克，白砂糖 80 克，猪油 50 克，水淀粉 10 毫升。

做法 ❶蜜枣去核；冬瓜条、青梅均切丁；莲子去皮、心，沸水浸透。碗内抹上一层猪油，放入西瓜子仁、葡萄干、海带丝、胡萝卜丝、莲子、蜜枣、冬瓜条、青梅，码成图案；山药洗净。❷山药蒸熟，去皮，压成泥,加白砂糖拌匀,一半放入码好图案的碗内,把剩下的果料放于其上,再加另一半山药泥。碗上笼蒸 50 分钟取出,翻扣在盘内。

❸锅加水,入蜂蜜、白砂糖,用小火稍煮化,待水变稠时,水淀粉勾芡,将汁浇在山药泥上,再把菠萝及切成三角块的年糕围在边上即可。

功效 补肺益肾、健脾和胃。适用于贫血及消化不良等症,也用于健康人增进食欲、强健腰膝、消除疲劳、益寿延年。

食法 佐餐或做点心食用。

 党参茯苓粥

药材 党参 15 克,茯苓 15 克。

食材 生姜 3 克,粳米 50 克。

做法 ❶党参、生姜洗净,切薄片;茯苓捣碎,浸泡 30 分钟;粳米淘洗干净。❷党参、茯苓、生姜一起放入砂锅煎煮 30 分钟,取汁后再煎,合并两次药汁。倒入粳米煮粥即可。

功效 益气补虚、健脾养胃。适用于气虚体弱和脾胃不足所致的体虚乏力、面色发白、饮食减少、食欲不振、反胃呕吐、大便稀薄等症。

食法 每日 2 次,早晚温热服食。

 壮阳面

药材 羊肚 250 克,韭黄 100 克。

食材 面粉 1500 克,羊肉 500 克,鸡蛋 2 枚,蘑菇 100 克,白菜心 200 克,生姜 5 克,盐 3 克,胡椒粉 2 克,料酒、醋各 10 毫升。

做法 ❶羊肉、羊肚洗净,切小块;蘑菇洗净,切半;白菜心洗净,切段;韭菜洗净,切碎备用。❷面粉用水发透,放入韭黄、盐,揉成面团,擀薄,切成面条。❸铝锅

内加水,放入羊肉和羊肚,加入生姜、蘑菇,大火烧开,下入面条,再次烧开,加盐、料酒、醋、胡椒粉即可。

功效 补中益气。适用于脾胃气虚和营养不良所致的气短、懒言、肢体困倦、身体消瘦等症。

食法 做主食用,吃面喝汤。

 银耳瘦肉汤

药材 银耳 30 克。

食材 瘦肉 80 克,大枣 8 颗,盐 2 克。

做法 ❶银耳泡发;瘦肉洗净,切片;大枣洗净备用。❷一起倒入砂锅,炖熟后加盐调味即可。

功效 益气生津。适于脾胃气阴不足所致的厌食症。

食法 吃菜饮汤,佐餐食用。

 香菇小米粥

药材 小米 40 克。

食材 香菇 40 克。

做法 ❶小米粥去杂洗净,香菇洗净备用。❷锅内加水,倒入小米煮粥,再放入洗净的香菇,一起煮熟即可。

功效 养胃益气。适用于气虚食少、不思饮食等症。

食法 每日 3 次,持续服用。

 淮山药莲子粥

药材 莲子 15 克,淮山药 20 克。

食材 红枣 8 枚,糯米 40 克,白砂糖 3 克。

做法 ❶莲子洗净,去心;淮山药洗净,去皮;红枣洗净;糯米淘净。❷糯米放入砂锅,加水和以上食材,快煮熟时加入白砂糖调味即可。

功效 健脾止泻，益气养心。适用于脾气虚弱所致的体倦无力、食少便溏、面色萎黄、夜寐多梦、心神不宁、遗精淋浊、崩漏带下等症，也用于健康人滋补养生。

食法 每日2次，早晚温热服食。

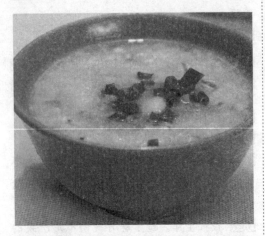

 人参猪肾粥

药材 人参末2克，薤白末8克，防风末8克。

食材 猪肾1对，粳米80克，葱白3克。

做法 ❶猪肾洗净，刮去膜腺，以上药材装在猪肾里；粳米淘净。❷粳米入砂锅煮熟，放入猪肾，小火煮2小时，下葱白再煮2分钟即可。

功效 益胃健脾。适用于老人气弱、头晕、耳聋等症。

食法 空腹食用，喝粥吃肾。

 猪脾猪肚粥

药材 猪脾、猪肚各1具。

食材 粳米80克。

做法 ❶猪脾、猪肚洗净，切细丝；粳米洗净。❷一起下锅，加水慢炖2小时。

功效 健脾益气。适用于脾胃气虚所致的消化不良、水谷不化、反胃打嗝等症。

食法 空腹食用，每日一次。

 鲫鱼火锅

药材 枸杞10克，冬笋、水发冬菇各40克。

食材 活鲫鱼800克，丝瓜150克，葱、小白菜各60克，生姜20克，味精3克，植物油、清汤各适量，料酒20毫升，盐8克，葱末10克，麻油各15毫升。

做法 ❶活鲫鱼宰杀，去内脏、鳞和鳃，洗净，沥干。用竹筷插入鱼嘴，放盘里备用；枸杞冲洗，温水泡发备用；丝瓜去皮，剖开切段；冬笋洗净，切片；葱洗净，拍破，切段；姜洗净，切片；冬菇洗净，去蒂，用手撕成条；小白菜择洗干净。❷锅入植物油，烧至七成热，下姜片微炸，接着下葱末、料酒炒香，加入清汤煮开，大火熬30分钟，加入枸杞和水，继续煮5分钟，加盐、麻油。汤料放入火锅，上火煮开，下入以上各种食材，把鲫鱼沿锅边插入。直接食用即可。

功效 滋阴补血、益肝明目、补虚劳、强筋骨。适用于脾胃虚弱所致的不思饮食、气血不足、精神倦怠等症。

食法 吃菜喝汤，可配姜汁、醋、麻油味碟供蘸食。

 人参母鸡鹿尾汤

药材 人参2克，陈皮2克。

食材 鹿尾1条，母鸡1300克，火腿40克，猪瘦肉40克，水发蘑菇40克，骨头汤适量，植物油20毫升，盐5克。

做法 ❶鹿尾用沸水浸泡5分钟，洗净，再放入沸水锅烫10分钟，捞出去毛；母鸡宰杀，去除毛桩、爪和内脏，洗净，砍成两半，沸水氽烫，剔去大骨；人参洗净，蒸软，切片；瘦肉和火腿切块，瘦肉入沸水略氽，捞起洗净，与火腿、蘑菇、鸡肉放入盘子内。❷锅入油，烧至八成热时，下生姜、葱，煸香后入料酒，加清水，煮沸后下入鹿尾，煮10分钟。再起油锅，煸生姜、葱，加料酒、陈皮、鹿尾、骨头汤烧沸10分钟后，捞去生姜、葱，小火煨10分钟，捞出鹿尾。❸鹿尾切两半，与陈皮和参片一并放入盘子内，放在鸡肉两侧。骨头汤中加入白砂糖，煮沸后倒入盘子内，用绵纸粘贴密封，上笼蒸90分钟，启封，加盐即可。

功效 补脾益气，暖腰健肾。适用于肾虚腰痛、阳痿、遗精、头昏耳鸣、倦怠乏力等症。

食法 单独食用，饮汤食肉。

党参甜粥

药材 党参8克。

食材 粳米80克，红糖10克。

做法 ❶党参温水浸泡2小时，切片；粳米洗净。❷砂锅置火上，入水适量，下入粳米和党参片，煮成粥即可。

功效 补中益气。适用于倦怠乏力、病后气血虚弱等症。

禁忌 不能与藜芦、五灵脂等药同食。

食法 每日2次，早晚温热服食，酌加红糖。

静心茶

药材 藿香、杏仁、木瓜、苍术各30克，川朴、党参各25克，半夏、赤苓、扁豆各50克，砂仁、甘草各10克。

食材 茶叶100克，红枣30枚，生姜10克。

做法 ❶以上药材都去杂质，杏仁去皮尖，苍术土炒，加茶叶一同研成粗末。❷取粗末8克，与姜2克、枣4枚一起煎煮即可。

功效 安定心神、止渴生津。适用于脾胃久虚所致的恶心呕吐、渴欲饮水、咳嗽痰多、腹胀便溏等症。

食法 每日2次，代茶饮用。

河鲜汤

药材 泥鳅200克。

食材 河虾40克，生姜3克，盐5克。

做法 ❶泥鳅去除内脏，洗净；河虾去须、足、尾，洗净。❷泥鳅和虾都放入锅内，倒入清水，高出鱼身，加生姜和盐。大火煮沸，小火炖80分钟，以煮熟为度。

功效 补益元气、益气助阳。适用于脾肾阳虚气弱、阳痿、早泄、腰膝酸软等症。

食法 吃肉喝汤，做点心食用。

人参小母鸡

药材 人参2克。

食材 嫩母鸡1200克，葱、姜各5克，料酒10毫升，奶汤15毫升，盐5克，味精2克，植物油10毫升。

做法 ❶人参洗净，切薄片；母鸡宰杀，煺去毛桩，去除内脏，剁去脚爪，沸水汆烫后捞出，洗净，沥干。❷锅入植物油，放入葱、姜，煸出香味，加料酒、奶汤、盐和味精，煮沸几次后，拣出葱、姜。❸汤汁倒入砂锅，再放入人参和母鸡，小火煨煮，至鸡肉熟烂后，撇掉油即可。

功效 温中益气、补精添髓。适用于劳伤虚损、气血不足、阳痿、失眠、健忘、惊悸、食少、泄泻、消渴、小便频数等症。

食法 佐餐或单独食用。

豆浆粥

药材 新鲜豆浆适量。

食材 粳米100克，冰糖10克。

做法 ❶粳米淘净。❷豆浆倒入锅内，下入粳米，煮熟后加冰糖搅拌即可。

功效 健脾养胃、润肺补虚。适用于年老体虚、营养不良、血管硬化、高血压、冠心病等症。

食法 每日2次，早晚温热食用。

黄芪瘦肉鲫鱼火锅

药材 黄芪10克。

食材 鲫鱼400克，猪瘦肉180克，豆腐、粉丝各120克，莴笋叶80克，生姜10克，葱8克，料酒20毫升，白砂糖、盐各3克，炒枳壳、味精、胡椒粉各1克，醋5毫升，植物油、鲜汤各适量。

做法 ❶鲫鱼宰杀后去鳃、鳞、内脏，切成鱼片；猪瘦肉去筋膜，洗净沥干切片；豆腐切块；粉条温水浸泡后切段；莴笋叶洗净择好。全部食材装盘，围于火锅四周。❷黄芪、炒枳壳装入纱布包，放进砂锅里，加水煎煮，分两次取药液备用。❸锅入植物油，烧至六成热，下姜片，煸出香味，放盐、胡椒粉、醋、料酒、白砂糖，加入高汤烧开，撇去浮沫，再下药液，烧开之后，汤汁倒入火锅中，下菜食用即可。

功效 补气健胃、美容润颜。适用于脾虚所致的食欲不振、消化不良、便溏泄泻，以及气虚所致的气短乏力、胃下垂、脱肛等症。

食法 佐餐或单独食用，吃菜饮汤。

豆蔻猪肘

药材 红豆蔻10克。

食材 大枣50克，猪肘800克，冰糖100克。

做法 ❶红豆蔻去杂质，拍破，装入纱布包里，扎口；大枣洗净去核备用；猪肘褪毛，洗净后沸水氽烫，捞出放入清水，去浮沫。❷砂锅置火上，入水适量，放入猪肘，大火烧沸，撇去浮沫。冰糖一半放炒锅内烧成深黄色汤汁，再加入剩下的冰糖、红豆蔻、大枣，烧1小时，改小火慢煨2小时，待肘

煨至熟烂，拣出红豆蔻不用，起锅装盆即可。

功效 营养补阴、增甜润燥、益气健脾、开胃增食、行气化湿。适用于阴虚气弱所致的消瘦、乏力、口干，胃气虚弱所致的食少、呕吐恶心等症。

食法 佐餐或单独食用。

党参鱼片

药材 党参15克。

食材 生鱼1条，胡萝卜40克，料酒、酱油各10毫升，姜、葱各8克，大蒜5克，味精2克，白砂糖各5克，植物油40毫升，鲜汤250毫升，香菜20克。

做法 ❶党参温水润透，切小段；胡萝卜洗净，切小块；姜切片；葱切段；香菜洗净，切段；生鱼宰杀后，去鳞、鳃、内脏，洗净后沥干。❷锅热油，放入鱼，炸一下，捞起，沥干。❸锅留底油，大火烧至六成热时，下入姜、葱爆香，再下生鱼、料酒、党参、胡萝卜、盐、味精、白砂糖、酱油、鲜汤烧熟，盛盘，撒上香菜即可。

功效 补中益气、生津利水、补血养气。适用于脾胃虚弱、气血两亏所致的身体无力、食少、口渴、水肿等症。

食法 佐餐食用。

脂酒泡红枣

药材 红枣200克。

食材 羊脂20克，糯米酒200毫升。

做法 ❶红枣洗净，放锅中，加水煮软后，倒掉水，加入羊脂、糯米酒，煮沸后晾凉。❷红枣和汁液都倒入瓶子里，密封一周后即可。

功效 补虚健脾。适用于久病体虚、脾虚气弱、消渴等症。

食法 每日2次，每次食枣3枚。

鹌鹑蛋牛奶

药材 鹌鹑蛋4枚。

食材 牛奶适量，白砂糖5克。

做法 ❶牛奶入锅里煮沸。❷打入鹌鹑蛋，再煮沸后加入白砂糖调味即可。

食法 每日2次，早晚食用。

功效 补益五脏、益气强身。适用于心脏病、肋膜炎、哮喘、神经衰弱、营养不良等症。

葡萄干紫米饭

药材 葡萄干40克。

食材 紫米800克，冰糖40克。

做法 紫米淘净，放砂锅内，加入冰糖、葡萄干，上笼蒸烂即可。

功效 健脾养胃、补中止泻。适用于脾胃虚弱所致的脘闷不适、腹泻等症。

食法 佐菜食用。

营养抄手

药材 建曲3克，甘草1克，泽泻1克，白豆蔻1克，黄连1克，陈皮4克，茯苓4克，桔梗1克，山药8克，党参8克，莲子8克，薏米8克，芡实8克，麦芽8克，山楂6克，藿香2克。

食材 扁豆8克，光鸡2只，墨鱼80克，面粉5000克，猪瘦肉5000克，猪皮500克、杂骨200克，生姜末20克，胡椒粉10克，盐20克。

做法 ❶以上药材都装入纱布包，扎紧口，漂洗备用；杂骨、猪皮、墨鱼、鸡肉分别洗净，猪瘦洗净，余烫后剁成肉末，加水、盐、胡椒粉一半，搅匀成肉馅。❷杂骨、猪皮、墨鱼、鸡肉连同药袋一起放入砂锅，加水炖至鸡肉熟烂，捞出药袋、鸡肉、墨鱼。鸡肉、墨鱼晾冷后剔去骨头、筋膜，切末，加味精、胡椒粉、盐和匀，调成佐料；面粉用水和匀，揉成面团，下剂子，擀皮，做成抄手皮。❸抄手皮包入肉馅，水沸后下锅煮至浮起，再焖2分钟即可。碗里放入味精、胡椒、盐，掺入前面熬好的药汁原汤，盛入抄手，用鸡肉、墨鱼佐料蘸食即可。

功效 补脾、健胃、助消化。适用于脾胃虚弱所致的消化不良、食滞、泄泻等症。

食法 做主食用。

芡实羊肉馄饨

药材 陈皮沫2克。

食材 羊肉200克，苹果2个，豌豆80克，生姜末3克，生姜汁5毫升，木瓜汁6毫升，芡实粉50克，豆粉150克，葱3克，盐3克。

做法 ❶苹果、豌豆去皮捣碎，放入锅内，加羊肉煮汤备用；捞出羊肉切做馅，加陈皮、生姜末少许，调和；芡实粉、豆粉和匀，做成馄饨皮。❷包入馄饨，翻入羊肉汤内煮熟，放入熟豌豆、生姜汁、木瓜汁、葱、盐少许，调匀即可。

功效 补中益气。适宜于体质虚弱、面黄无力等症。

食法 可做主食，吃馄饨喝汤。

山药鹌鹑汤

药材 党参15克。

食材 山药15克，鹌鹑1只，盐3克。

做法 ❶鹌鹑宰杀后去毛及肠杂，洗净切小块备用；党参洗净，切片。❷砂锅置火上，入水适量，放入山药、党参、盐，小火炖40分钟至肉烂即可。

功效 健脾益胃、强壮身体。适用于体质虚弱、脾胃不足的食欲不振、消化不良、倦怠无力等症。

食法 每日2次，吃肉喝汤。

 ## 牛肉浓汤

药材 牛肉400克。

食材 盐3克。

做法 牛肉切成小块，氽烫去血水，放入砂锅，加水小火煨煮至牛肉熟烂，加盐调味即可。

功效 补益脾胃、滋养润燥。适用于脾胃虚弱所致的营养不良、小便短少、脾胃阴虚、口渴多饮、水肿等症。

食法 饮汤食肉。

 ## 燕窝牛奶

药材 燕窝5克。

食材 牛奶450毫升。

做法 燕窝洗净，隔水炖熟，倒入牛奶后煮沸即可。

食法 单独食用。

功效 益脾和胃、滋阴润燥。适用于胃气虚弱、胃阴不足所致的呕吐反胃、噎膈、津液枯槁、饮食难下、大便燥结等症。

 ## 核桃仁麻豆泥

药材 黑芝麻8克，核桃仁3克。

食材 扁豆100克，白砂糖100克，植物油100克。

做法 ❶黑芝麻去杂，炒香，研细备用；扁豆洗净。❷扁豆入锅，加沸水煮，捞出放入冷水挤去外皮，放碗内，加清水淹没，上笼蒸2小时，取出沥水，捣成泥。❸锅入植物油，烧热后倒入扁豆泥翻炒至水分将尽，加白砂糖炒匀，再放入植物油、芝麻、白砂糖、核桃仁，溶化混合炒匀即可。

功效 健脾胃、补肝肾、润五脏。适用于脾虚久泻、大便燥结，肾虚之须发早白等症。

食法 做点心食用。

 ## 牛奶粥

药材 牛奶400毫升。

食材 粳米80克。

做法 粳米洗净，倒入砂锅加水煮粥，将熟时加入牛奶，搅拌均匀，稍煮即可。

功效 补虚损、益肺胃、生津润肠。适用于阴虚劳损、反胃噎膈、消渴、便秘等症。

食法 晨起空腹食用。

 ## 枳壳砂仁牛肚汤

药材 炒枳壳8克，砂仁1克。

食材 牛肚200克。

做法 牛肚洗净，加入炒枳壳、砂仁，一起入锅后煮2小时即可。

功效 补气健脾、消食除满。适用于脾胃虚弱所致的食后腹胀、胃下垂等症。

食法 单独食用，吃肚饮汤。

 ## 牛脾粥

药材 牛脾1具。

食材 粳米120克。

做法 ❶牛脾洗净备用。❷每次用100克，切细，与粳米一起煮粥即可。

功效 健脾消积。适用于脾虚食滞、痔疮下血等症。

食法 晨起空腹食用。

 ## 牛肚薏米汤

药材 牛肚1个。

食材 薏米100克。

做法 牛肚入沸水中氽烫，刮去黑膜，洗净后放入砂锅，加水煮 1 小时，下入薏米，煮至薏米熟烂，捞出牛肚，切片即可。

功效 补中益气、除湿醒脾。适用于脾虚食少、不思饮食、体倦无力、泄泻等症。

食法 吃肚饮汤。

 豆蔻馄饨

药材 白豆蔻 10 克。

食材 瘦猪肉 2500 克，面粉 2500 克，生姜 70 克，猪棒子骨 2500 克，活鸡 1 只，猪皮 200 克，胡椒粉 50 克，胡椒 10 克，盐 80 克。

做法 ❶ 白豆蔻去杂，研成细末。5 克白豆蔻末加 10 克胡椒粉再加盐 5 克拌成椒盐；棒子骨洗净、敲破，放入锅中，加入适量清水；猪皮洗净，刮去毛；活鸡宰杀后，去毛和内脏，洗净。一同放入锅里，放入 20 克生姜和 10 克胡椒粉，大火烧沸后撇去浮沫，小火炖 90 分钟。❷ 猪瘦肉洗净，绞成肉馅；生姜洗净，切成碎末，加入肉馅，再加 40 克胡椒粉、豆蔻末，清水和盐，搅拌成馅。❸ 面粉加水和成面团，饧好后擀皮，包入肉馅，下沸水锅里，煮至浮起，焖 2 分钟，捞出盛碗。加入原汤，放盐和胡椒调味即可。

功效 补虚、行气、健胃。适用于脾胃虚弱，食欲不振或食后消化不良、腹胀腹泻等症。

食法 可做主食。

 附片羊肉

药材 熟附片 15 克。

食材 羊肉 500 克，生姜 60 克，葱白 10 克，盐 5 克，味精 2 克，胡椒粉 3 克。

做法 ❶ 羊肉洗净，切小块；生姜洗净；熟附片装入纱布包内，扎紧袋口。❷ 砂锅内加水，放入纱布包熬煎 2 小时左右，投入羊

肉和生姜、葱白，加水适量，继续炖煮 2 小时，加盐、味精、胡椒粉调味即可。

功效 温肾益精、散寒助阳。适用于脾肾阳虚所致的阳痿、早泄、夜尿频多、畏寒肢冷、肚腹胀大，小便减少，大便稀薄等症。

食法 佐餐或单独食用。

 山药核桃羊肉汤

药材 淮山药 40 克，菟丝子 8 克，肉苁蓉 15 克。

食材 羊瘦肉 400 克，洋脊骨 1 副，核桃仁 2 个，粳米 80 克，葱白 5 克，生姜 10 克，花椒、八角各 2 克，料酒 10 毫升，盐 5 克，胡椒粉 2 克。

做法 ❶ 羊脊骨剁成数节，洗净；羊瘦肉洗净后，沸水汆透，再冷水洗净，切条；淮山药、菟丝子、肉苁蓉、核桃肉洗净，装入纱布包，扎紧袋口；葱白拍破，生姜切片，粳米淘洗干净。❷ 羊肉、脊骨、纱布包、粳米和葱、姜放入砂锅，加水，大火煮沸，撇去浮沫，投入花椒、八角及料酒，小火炖煮，以羊肉熟烂为度。酌加胡椒粉和盐即可。

功效 温补脾肾、益精补髓。适用于脾肾阳虚、精髓亏损所致的阳痿，早泄、耳鸣眼花、腰膝无力等症。

食法 佐餐或单独食用，饮汤食肉。

虾米羊肉汤

药材 羊肉 200 克。

食材 生姜、大葱各 3 克，虾米 20 克，盐 3 克，胡椒粉 2 克。

做法 ❶ 羊肉刮洗干净，汆透，下锅煮沸，切成薄片；虾米淘洗干净，沥干。❷ 将羊肉和虾米一同放入砂锅，加水、生姜、大葱、盐和胡椒粉，大火煮沸，再小火炖 40

分钟即可。

功效 温补脾肾、补虚强身。适用于脾肾阳虚所致的阳痿早泄、面色灰白、头晕目眩、精神疲惫、腰膝酸软等症。

食法 当点心食用，吃肉喝汤。

枸杞羊腿肉

药材 枸杞15克。

食材 羊腿肉800克，清汤适量，料酒15毫升，盐6克，味精2克，生姜、葱各8克。

做法 ❶羊肉清洗干净，沸水氽透，冷水洗净，切块；生姜和葱切好备用。❷锅入油，放入羊肉和姜片，加料酒炝锅。❸将羊肉和姜片倒入砂锅，加枸杞、清汤和适量盐、葱段，大火煮沸，撇去浮沫，小火炖煮，以羊肉熟烂为度。拣去葱、姜，加味精即可。

功效 补肾温中、益精明目。适用于脾肾亏虚所致的性欲减退、阳痿、早泄，也可用于健康人滋补壮阳。

食法 佐餐或单独食用，饮汤食肉。

焖羊肉

药材 陈皮2克。

食材 带骨羊肉1200克，蒜苗60克，生姜50克，鸡清汤1400毫升，蒜泥5克，豆瓣酱10克，芝麻酱5克，料酒20毫升，植物油20毫升，盐6克，酱油10毫升，红糖、味精各3克。

做法 ❶羊肉切块，洗净；蒜苗切段；生姜切片。❷锅烧热，放入羊肉炒干后盛出；锅入植物油，烧热后下蒜泥、豆瓣酱和芝麻酱爆炒，再下姜片、蒜苗和羊肉，边炒边加植物油，炒5分钟。❸锅内加料酒、鸡清汤、陈皮和适量盐、酱油、红糖，烧沸后倒入砂锅，加盖焖90分钟，加味精即可。

功效 温肾助阳、补脾健胃。适用于脾肾阳

虚气弱所致的阳痿、早泄、遗精、遗尿等症。

食法 佐餐食用。

参归羊肉

药材 当归、党参、黄芪各10克。

食材 羊肉400克，葱、生姜各5克，盐4克，料酒10毫升，味精2克。

做法 ❶羊肉洗净，沸水氽透，冷水洗去血沫，切块；当归、党参、黄芪，洗净，装入纱布包内，扎紧袋口。❷砂锅加入葱、生姜、盐、料酒和清水，放入羊肉和纱布包，大火煮沸，小火煨炖，以羊肉熟烂为度。捞去药袋，加味精即可。

功效 温补脾肾、暖胃养血。适用于脾肾阳虚、胃气虚寒所致的阳痿、腰膝酸软、反胃呕吐、怕冷畏寒、身体瘦弱等症。

食法 做点心食用，吃肉喝汤。

羊肉粥

药材 生姜5克。

食材 羊肉80克，粳米120克，盐3克，味精1克。

做法 ❶羊肉漂洗干净，切碎；粳米淘净。❷锅内加水，下入粳米，大火煮沸，小火煮15分钟，加入羊肉和生姜，搅拌后继续煮20分钟，加盐和味精调味即可。

功效 温补脾肾、益气助阳。适用于脾肾阳虚所致的阳痿不举、遗精、遗尿、小便清长、腰膝酸软、畏寒肢冷等症。

食法 早晚温热食用。

益智仁糯米粥

药材 益智仁末3克。

食材 糯米40克，盐3克。

做法 ❶糯米淘洗干净，放入砂锅，加水，

大火煮沸，小火熬成稀粥。❷加入益智仁末和盐，煮2分钟即可。

功效 补肾固精、温脾止泻。适用于脾肾阳虚气弱所致的阳痿、早泄、遗精、尿频、夜尿频多、遗尿、泄泻、腹中冷痛等症。

食法 每日2次，早晚温热食用。

虾米鲤鱼羹

药材 虾米8克。

食材 鲤鱼700克。

做法 ❶鲤鱼宰杀后，洗净，去骨，切片；虾米洗净，沥干。❷锅入水，放入鲤鱼，大火煮沸，小火慢炖，鱼肉熟烂后，加入葱、生姜、虾米及盐，煮1分钟即可。

功效 温补脾肾。适用于脾肾阳虚所致的阳痿、遗精等症。

食法 佐餐食用。

栗子烧牛肉

药材 栗子20克。

食材 牛肉400克，胡萝卜200克，盐3克，植物油15毫升，干淀粉20克，味精2克，小苏打5克，酱油10毫升，料酒15毫升，葱段、姜片各10克。

做法 ❶牛肉洗净，切块；胡萝卜洗净，去皮，切滚刀块；栗子去壳、衣。大碗内加盐、料酒、干淀粉、小苏打，放入牛肉搅拌均匀，腌渍片刻。❷炒锅放入植物油烧热，加牛肉、葱段、姜片，炒至牛肉变白色时盛出。锅留底油烧热，放入胡萝卜、栗子，稍炒后盛出。❸锅洗净，放入植物油烧热，加牛肉、胡萝卜、栗子、水、酱油，大火烧沸，改用小火煮50分钟，加盐和味精调味即可。

功效 补脾胃、益气血、强筋骨。适用于脾胃虚弱所致的厌食、消瘦等症。

食法 佐餐食用。

山药粥

药材 山药15克。

食材 大米80克，白砂糖8克。

做法 ❶山药洗净，切片；大米淘净备用。❷砂锅放入山药、大米和水，大火烧沸后小火煮40分钟，加白砂糖搅拌均匀即可。

功效 健脾养胃、固肾益精。适用于脾胃虚弱、暑热吐泻、小便不畅、烦渴等症。

食法 每日1次，正餐食用。

牛膝小米粥

药材 牛膝10克。

食材 小米80克，枸杞10克，白砂糖10克。

做法 ❶小米淘净；枸杞洗净；牛膝洗净，温水润透，切段。❷砂锅内放入小米、枸杞、牛膝，加水，大火烧沸，小火煮40分钟，放入白砂糖，搅匀即可。

功效 调中养胃、降血压。适用于脾胃不适、高血压等症。

食法 晨起温热服食，每日1次。

鱿鱼虾仁豆腐羹

药材 虾仁40克，草菇15克。

食材 鱿鱼、豆腐各80克，盐3克，味精2克，酱油5毫升，植物油10毫升，水淀粉5毫升，高汤适量。

做法 ❶鱿鱼、草菇切丁；豆腐焯水，切碎；虾仁洗净。❷碗里加入酱油和5毫升植物油，拌匀后下入虾仁。❸锅入油，烧热后下高汤、鱿鱼、草菇和虾仁，加水烧沸，入豆腐丁，煮至熟透，下盐、味精，水淀粉勾芡，出锅即可。

功效 健脾养胃、补钙补血。适用于食欲不振、肢体乏力、失眠健忘等症。

食法 佐餐食用。

红薯粥

药材 红薯120克。

食材 大米40克。

做法 ❶红薯洗净，去皮，切小块；大米淘洗干净。❷砂锅内放入红薯和大米，加水，大火烧沸，小火熬煮30分钟即可。

功效 益气健脾、润肠通便。适用于高血脂、便秘、夜盲症、大便出血、动脉硬化、过度肥胖等症。

食法 每日2次，早晚温热食用。

肉末豆腐

药材 猪瘦肉末80克。

食材 豆腐泥300克，豆瓣酱5克，酱油3毫升，味精2克，料酒10毫升，植物油15毫升，香油2毫升，盐2克，葱末3克，水淀粉5毫升，胡椒粉、红辣椒末各2克。

做法 ❶锅入植物油和香油烧热，下葱末、豆瓣酱、红辣椒末爆香。❷倒入肉末煸炒，放豆腐炒匀，加酱油、味精、料酒、盐、水，炒至汁浓，水淀粉勾芡，加胡椒粉炒匀即可。

功效 健脾利湿。适用于打嗝、水肿等症。

食法 佐餐食用。

莲藕炖排骨

药材 红枣、黑枣各8枚。

食材 莲藕500克，排骨200克，盐4克。

做法 ❶莲藕冲洗一下，削皮，再切成块；红枣、黑枣洗净，去核，备用；排骨洗净，氽烫去血水。❷砂锅内放入以上材料，加水，大火煮沸，小火炖50分钟，加盐调味

即可。

功效 健胃消食、清热凉血、散瘀止泻。适用于咳嗽、烦躁口渴、脾虚腹泻、食欲不振等症。

食法 饮汤食肉。

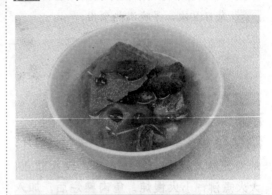

消食猪肚汤

药材 沙参20克，莲子100克，新鲜山药100克，茯苓50克，芡实50克、薏米50克。

食材 猪肚半个，盐5克。

做法 ❶芡实、薏米淘洗干净，清水浸泡1小时沥干；山药削皮、洗净，切块；莲子、沙参冲净；猪肚洗净氽烫，切大块。❷以上材料除莲子和山药外都放入砂锅，大火煮沸，小火炖40分钟。❸放入莲子和山药，再续炖30分钟，加盐调味即可。

功效 补虚损、健脾胃。适用于脾胃不佳、消化能力低下等症。

食法 佐餐食用。

银杏莲子炖乌鸡

药材 新鲜莲子120克，罐头装银杏20克。

食材 乌骨鸡腿1只，盐3克。

做法 ❶鸡腿洗净、剁块，沸水氽烫后捞起，用清水冲净。❷鸡腿入砂锅，加水后大火煮开，小火炖20分钟。❸莲子洗净，放入砂锅煮20分钟，再加入银杏煮开后，

加盐调味即可。

功效 促进消化、清心宁神、消除疲劳。适用于带下量多、白浊、尿频或遗尿、肾气虚等症。

食法 饮汤食肉。

金橘话梅茶

药材 山楂8克，决明子12克，红枣20枚。

食材 金橘4枚，话梅2粒，红茶包1包，冰糖20克。

做法 ❶决明子、山楂、话梅、红枣、金橘皆洗净备用。❷决明子、红枣放入砂锅，加水大火煮开，加入山楂、话梅、冰糖煮20分钟，捞出所有药材，放入红茶包浸泡3分钟拿出。❸金橘切半，挤汁带皮丢入，浸泡5分钟，捞起丢掉，汤汁装入茶壶即可。

功效 消食健胃、行气散瘀、通筋活络。适用于胃肠消化不良等症。

食法 饭后饮用。

双冬阳桃甜茶

药材 麦门冬10克，天门冬8克。

食材 阳桃1枚，紫苏梅3枚，紫苏梅汁10毫升，冰糖10克，棉布袋1个。

做法 ❶全部药材放入棉布袋；阳桃用少量盐搓皮，切头去尾，切片备用。❷以上材料全部放入砂锅，加水小火煮沸，加入冰糖搅拌溶化，取出药材包，加入紫苏梅汁拌匀，晾凉即可。

功效 生津润肺、助消化。

食法 饭后饮用。

养脾田鸡汤

药材 人参、黄芪、茯苓、柴胡各8克，生姜、地骨皮、麦门冬、车前子、甘草各3克。

食材 田鸡2只，鲜莲子100克，棉布袋1个。

做法 ❶莲子淘洗干净，去心；所有药材放入棉布包中扎紧；田鸡宰杀，用清水冲洗干净，剁成块。❷将莲子和棉布包都放入砂锅，加水，大火煮开，小火煎煮40分钟，田鸡放入汤中一起煮沸，捞出棉布包，加盐调味即可。

功效 补益脾胃、增进食欲。

食法 单独饮用。

草莓虾仁

药材 芍药8克，当归3克，鲜山药40克，土司2片。

食材 草莓2个，虾仁250克，莲藕粉5克，米酒6毫升，盐2克。

做法 ❶芍药、当归洗净，加水煮沸后，取汁备用；土司切小丁；草莓去蒂洗净，切片。❷虾仁洗净，放入碗里，用米酒腌20分钟，沥干后与山药一起切碎，加盐调味，拍成泥。❸草莓用虾泥、吐司丁包裹，下入油锅里炸成金黄色，用莲藕粉勾芡即可。

功效 清暑解热、生津止渴、利咽止咳、利尿止泻。适用于咳嗽、咽喉肿痛、声音嘶哑、烦热口干等症。

食法 佐餐食用。

养心紫米粥

药材 莲子20克，桂圆30克。

食材 红枣4枚，紫米80克，白砂糖10克。

做法 ❶莲子洗净，去心；紫米洗净后热水泡1小时；红枣洗净，泡发备用。❷砂锅置火上，入水适量，倒入紫米，中火煮沸后改小火，放入莲子、红枣、桂圆，煮50分钟，加白砂糖调味即可。

功效 养心补肾、安和五脏、补血益气。

食法 晨起温热服食，每日一次。

当归鳝鱼汤

药材 当归5克，土茯苓8克，赤芍8克。

食材 鳝鱼100克，蘑菇80克，盐5克，米酒10毫升。

做法 ❶鳝鱼宰杀，洗净，切段，放入碗里加盐腌渍10分钟，再清水洗净；以上药材和蘑菇都洗净备用。❷以上材料都放入锅里，大火煮沸后，小火煮30分钟，放入盐和米酒，调匀即可。

功效 解毒利湿、补虚损、驱风湿、强筋骨。适用于脾虚血亏、腹冷肠鸣、下痢脓血、身体羸瘦、脱肛、内痔出血、子宫脱垂等症。

食法 饮汤食肉。

丁香鸡腿

药材 丁香、陈皮各8克，党参、白术各10克。

食材 鸡腿2只，生姜3克，盐3克。

做法 ❶以上药材、鸡腿分别洗净；陈皮清水泡发，鸡腿沸水汆烫备用。❷药材放入砂锅，再放上鸡腿，加水盖过，放入姜片，保鲜膜密封，上锅隔水炖2小时，启封后放盐调味即可。

功效 健脾养胃、促进消化。适用于肠胃虚寒所致的腹部冷痛、呕吐或拉肚子等症。也可用于孕妇的早孕反应。

食法 佐餐食用，吃肉喝汤。

车前草炖肚肉

药材 鲜车前草120克，薏米20克，杏仁8克，红枣2枚。

食材 猪肚250克，猪瘦肉200克，盐3克，植物油10毫升，淀粉20克。

做法 ❶猪肚洗净，用植物油、淀粉反复搓揉，再洗净，汆烫2分钟，取出切块；鲜车前草、薏米、红枣分别洗净，杏仁去皮。❷以上材料都放入瓦罐内，加水，大火煮沸，小火炖2小时，加盐调味即可。

功效 利尿、化痰、止咳、清热明目。适用于尿血、小便不通、黄疸、水肿、热痢、泄泻、目赤肿痛、喉痛等症。

食法 吃肚饮汤。

人参韭菜粥

药材 人参2克。

食材 蜂蜜40克，生姜3克，韭菜4克，蓬莱米80克。

做法 ❶人参用清水泡12小时，生姜切片，韭菜切末，蓬莱米洗净。❷人参连同泡过的水，放入砂锅内，将蓬莱米放入，中火煨煮，粥煮熟时放入蜂蜜、生姜、韭菜末调匀，再煮2分钟即可。

功效 调中补气、清肠通便、润泽肌肤。适用于气虚所致的面色苍白，以及由气血两虚而导致的大便秘结等症。

食法 单独食用。

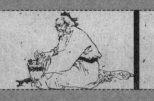

肺调养药膳

肺主气，也就是管呼吸。也因为如此，肺就是全身的清浊交换枢纽。我们身体的新陈代谢，都需要空气的参与。而肺的呼吸，给身体带来新鲜空气，再把废旧气体排出。经常抽烟的人，之所以脸色不好，是因为新陈代谢不好，肺的交换功能不佳。

肺主宣发和肃降。宣发，是指肺气具有向外和向上的功能。通过呼吸排出汗液，将脾脏产生的津液和精微传送到头和面部，再借助排汗温润皮肤。肃降是指肺气具有的向内和向下功能。吸入新鲜空气，送到身体内部，将津液再输往身体的其他脏腑，脏腑产生的浊液送往膀胱。

肺属金，所以补肺的食物要收敛清润。

黄芪茅根膏

药材 生黄芪 10 克，生石膏 10 克，鲜茅根 10 克，甘草细末 5 克，山药细末 10 克。

食材 蜂蜜 25 克。

做法 ❶石膏捣细，放入茅根、黄芪，煎沸 10 多下，去渣，滤去药汁 400 毫升。❷放入甘草、山药末同煮，不停用筷子搅拌，煮沸即停火，加蜂蜜再煮，微沸即可。

功效 补益肺脏、清热润燥。适用于肺气阴两虚所致稍感风寒喘咳不已等症。

食法 分 3 次一日用完。

杏仁羊肺汤

药材 杏仁 6 克。

食材 羊肺 1 具，柿霜、绿豆粉、酥油各 20 克，蜂蜜 40 克。

做法 ❶银杏去皮研末，加柿霜、绿豆粉、酥油，倒入碗内，加蜂蜜调匀，再加清水，搅拌成浓汁备用；羊肺洗净，去血水，灌入药汁。❷羊肺放入瓦罐内，加水 600 毫升，

隔水炖熟后，捞出，加汤汁即可。

功效 补虚益肺、利尿清热、止咳平喘。适用于久病体弱、阴虚内热、虚火灼肺、宣降失常的肺痿咳嗽、吐痰黏稠多白沫、精神疲乏、形体消瘦、心悸气喘、口唇干燥等症。

食法 吃肺喝汤。

北杏雪梨饮

药材 北杏 8 个。

食材 雪梨 1 个，白砂糖 40 克。

做法 ❶北杏、雪梨洗净。❷将北杏、雪梨都放入炖盅，加水和白砂糖，大火隔水炖 1 小时即可。

功效 化痰止咳、清热生津、润肺平喘。适用于咳嗽、慢性支气管炎及肠燥便秘等症。

食法 每日 2 次，吃梨饮汤。

北杏姜汁炖猪肺

药材 北杏 8 克。

食材 猪肺 200 克，姜汁 5 毫升，盐 3 克。

做法 猪肺切块，洗净，入锅煮沸，放入北

杏，加水炖煮，煮熟后加姜汁，用盐调味即可。

功效 止咳化痰、补肺平喘。适用于慢性支气管炎、肠燥便秘等症。

食法 每日 2 次，吃肺喝汤。

银杏烧鸭

药材 银杏 150 克。

食材 水盆鸭 800 克，胡椒粉 3 克，料酒 10 毫升，鸡油 20 毫升，生姜、葱各 10 克，盐 5 克，味精 2 克，花椒 3 克，水淀粉 10 毫升，植物油、清汤各适量。

做法 ❶银杏去壳，沸水煮熟，捞出，去皮膜，切头，去心，再焯水，放入植物油锅中炸一下，捞出备用；水盆鸭洗净，剁去头和爪，用盐、胡椒粉、料酒涂抹鸭身和鸭腹。❷鸭子放入盆里，加生姜、葱、花椒，上笼蒸 1 小时取出，拣去生姜、葱、花椒，剔去骨头，放在碗里，铺在碗内，齐碗口修圆，修下的鸭肉切成银杏大小的颗粒，与银杏拌匀，放于鸭脯上。再倒入汤汁，加水，上笼蒸 30 分钟，至鸭肉熟烂，盛盘。❸清汤入锅，加入余下的料酒、盐、味精、胡椒粉，用水淀粉少许勾芡，加鸡油，浇在鸭上即可。

功效 滋阴养胃、利水消肿、定喘止咳。

食法 佐餐食用。

贝母炖甲鱼

药材 川贝母 3 克。

食材 甲鱼 1 只，鸡清汤适量，料酒 10 毫升，盐 3 克，花椒 2 克，生姜、葱各 5 克。

做法 ❶甲鱼宰杀后洗净，切块；川贝母洗净。❷甲鱼放入砂锅，加入鸡汤、川贝母、盐、料酒、花椒、姜、葱，上蒸笼蒸 1 小时即可。

功效 滋阴补肺。适用于阴虚咳嗽、气喘、低热、盗汗等症。

食法 佐餐食用，吃肉喝汤。

山药粟米粥

药材 杏仁 10 克。

食材 山药 80 克，粟米 80 克，酥油 10 毫升。

做法 ❶山药煮熟；粟米炒熟，研成面；杏仁炒熟后去皮，切细末。❷杏仁末用山药和粟米混合，加酥油即可。

功效 补中益气、温中润肺。适用于脾虚体弱、肺虚久咳等症。

食法 空腹食用。

川贝雪梨

药材 川贝 10 克。

食材 雪梨 6 个，糯米 80 克，蜜饯冬瓜条 80 克，冰糖 150 克，白矾 5 克。

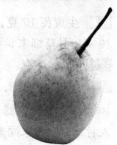

做法 ❶川贝打碎；白矾溶化成水备用；糯米洗净，蒸成米饭；冬瓜条切成颗粒；雪梨洗净后削皮，在蒂把下一点儿切口，用小勺挖出梨核，浸在白矾水内，沸水略烫，放入凉水，捞出沥干。❷糯米饭、冬瓜条与一半冰糖装入梨内；贝母分成 6 等份逐个装入梨子内，盖上梨把，放入盘内，上笼沸水蒸约 40 分钟。❸锅内加水适量，烧开后下入冰糖煮至溶化，浇在梨上面即可。

功效 清热化痰、润肺止咳。适用于虚劳咳嗽之久咳、干咳、痰中带血，肺热咳嗽之咳喘、胸闷、稠痰等症。也可用于作肺结核、百日咳、急慢性气管炎患者之膳食。

食法 单独食用。

汽水杏仁豆腐

药材 苦杏仁 120 克。

食材 白砂糖 50 克，奶油 50 克，桂花、波罗蜜各 10 克，橘子 1 各，琼脂 8 克，汽水适量。

做法 ❶ 苦杏仁洗净，放入水中，带水磨成杏仁浆。❷ 锅中加冰水，加入琼脂，烧至琼脂溶于水中，加入白砂糖，拌匀，再加杏仁浆拌透后，放入奶油拌匀，小火煮至微沸，出锅倒入盆中，冷却后，放入冰箱中冻成块，即为杏仁豆腐。❸ 取出杏仁豆腐，用刀划块，撒上桂花，放上波罗蜜、橘子，浇上汽水即可。

功效 利肺祛痰、止咳平喘。

食法 做点心食用。

萝卜牛肺

药材 苦杏仁 10 克。

食材 萝卜 400 克，牛肺 200 克。

做法 ❶ 萝卜洗净，切块；杏仁去皮尖；牛肺切块，用沸水汆烫，洗净。❷ 牛肺下锅，用姜汁、料酒大火炒透。❸ 将牛肺、萝卜、杏仁放入瓦罐内，煮熟即可。

功效 补肺、清肺、降气、除痰。适用于肺虚体弱、慢性支气管炎等症。

食法 吃肺饮汤，每周 2 次。

玉参老鸭

药材 玉竹、沙参各 20 克。

食材 老鸭 1500 克，葱、生姜各 10 克，味精 2 克，盐 5 克。

做法 ❶ 沙参和玉竹洗净，切片；葱和生姜洗净，拍破。❷ 老鸭宰杀，去毛和内脏，放入砂锅内，加水和玉竹、沙参，大火煮沸，小火炖 1 小时，加盐和味精调味即可。

功效 补肺、滋阴。适用于肺阴虚所致的咳喘、糖尿病和胃阴虚的慢性胃炎以及津亏肠燥引起的大便秘结等症。

食法 吃肉喝汤，佐餐食用。

参芪鸭肉

药材 党参 10 克，黄芪 10 克，陈皮 6 克。

食材 鸭子 1 只，猪夹心肉 80 克，味精 2 克，盐 5 克，绍酒 10 毫升，酱油 5 毫升，生姜 5 克，葱白 10 克，植物油 60 毫升，上汤适量。

做法 ❶ 党参、黄芪洗润后切片；陈皮切成丝；鸭子宰杀后去毛和内脏，斩去脚，冲洗干净，沥干；姜、葱洗净，分别切成姜片、葱段备用。❷ 鸭皮用酱油抹匀，下八成热油锅中炸至金黄色捞出，温水洗去油腻，放入砂锅。❸ 猪夹心肉切成块，沸水汆烫捞出，洗净，放入砂锅，入绍酒、姜片、葱段、党参、黄芪、陈皮、盐、味精、酱油、上汤，中火烧沸，小火焖至鸭烂熟取出，滤出原汤备用。鸭子拆去大骨，切成块，放进大碗里，再倒入原汤即可。

功效 益气健脾、生血补虚。适用于脾胃虚弱所致的食少、乏力，气衰血虚之眩晕、面色无华及气虚水肿、发热等症，也可作贫血、营养不良及慢性肾炎患者之膳食。

食法 佐餐食用。

参冬甲鱼

药材 人参 8 克，麦门冬 30 克。

食材 活甲鱼 1300 克，姜片、葱段各 10 克，盐 3 克，料酒 10 毫升，味精 2 克，胡椒粉 1 克。

做法 ❶ 将甲鱼宰杀，沸水汆烫 15 分钟，取出裙边留用，剖开甲壳，去除内脏和头爪，清洗干净，切成小块；人参、麦门冬洗净。❷人参和麦门冬放入大碗里，加姜片、葱段、盐和料酒，放上甲鱼块，盖上甲鱼壳，加入鸡清汤，上笼蒸1小时。加味精、胡椒粉调味即可。

功效 补肾固精、健脾润肺。适用于肺肾亏虚所致的阳痿、早泄、咳嗽、气促和年老体弱、病后体虚等症。

食法 佐餐或单独食用。

虫草白及粉粥

药材 冬虫夏草粉3克，白及粉5克。

食材 粳米40克，冰糖5克。

做法 粳米淘净，放入砂锅，加水和冰糖，大火煮沸，小火熬煮至粥熟，倒入虫草粉和白及粉，煮3分钟，再焖5分钟即可。

功效 益肺滋阴、补肾助阳。适用于肺阴不足、肾阳虚衰所致的阳痿、遗精、腰酸腿痛、劳嗽虚喘、咯血干咳、自汗盗汗和病后体弱久虚等症。

食法 每日2次，温热服食。

蜂蜜酥油粥

药材 蜂蜜10克。

食材 酥油20克，粳米50克。

做法 粳米淘净后，入锅煮粥，待粥将熟时，加入酥油和蜂蜜，搅拌均匀即可。

功效 滋养五脏、补益气血、润泽肌肤。适用于肺脾亏虚所致的体质衰弱、虚劳发热、肺虚久咳、肠胃干涸、痰中带血、便秘难解、毛发枯萎、肌肤粗糙等症。

禁忌 素体肥胖、痰湿内盛、大便溏薄者不宜服食。

食法 每日2次，早晚温热服用。

虫草炖金钱龟

药材 冬虫夏草8克，沙参10克。

食材 金钱龟180克，火腿瘦肉40克，瘦猪肉180克，鸡清汤适量，植物油10毫升，姜片、葱段各10克，料酒15毫升，盐3克，味精2克，胡椒粉3克。

做法 ❶金钱龟宰杀，去壳、头、爪及内脏，洗净，切肉块，沸水汆烫后温水洗净；瘦猪肉汆透，捞出温水洗净；沙参用温水闷透，切成薄片。❷锅入植物油，烧热后下姜片和葱段煸炒，放入龟肉，翻炒片刻。加料酒、沸水，煮沸5分钟后，撇去浮沫，捞出。❸将沙参放入砂锅，加入龟肉、虫草、火腿、猪肉，倒入鸡汤和调料，加盖，隔水炖3小时，以龟肉熟烂为度。加盐、味精和胡椒粉调味即可。

功效 滋肾润肺、养阴补血。适用于肺肾阴虚所致的阳痿、早泄、午后潮热、干咳咯血、心烦失眠、形体消瘦等症。

食法 单独食用。

虫草山药乳鸽

药材 冬虫夏草5克，山药25克。

食材 乳鸽1只，姜5克，盐3克。

做法 ❶乳鸽宰杀后去毛和内脏，砍去头和脚爪，洗净；虫草和山药分别洗净。❷将乳鸽和虫草、山药一起放入炖锅内，加水、姜、料酒、盐，大火煮沸后，小火焖至乳鸽熟烂即可。

功效 补肺益肾。适用于慢性支气管炎等症。

食法 吃肉喝汤。

清蒸山药烤鸭

药材 山药250克。

食材 烤鸭1400克，白菜400克，料酒20毫升，盐5克，味精2克，葱段15克，姜片10克，清汤适量。

做法 ❶烤鸭剁成块，放在碗中；白菜洗净，山药刮皮，一起切块后，焯水，放在鸭肉块上。❷葱段、姜片、料酒、盐、味精和清汤倒入盛满鸭肉的碗里，上笼大火蒸透。❸锅内放入清汤、盐、味精、料酒，调好味，大火煮沸后浇在鸭肉碗里。

功效　健脾补肺、固肾益精。适用于肺肾阴虚、气虚不固所致的早泄、遗精、尿频、虚劳咳嗽、骨蒸劳热、消渴、食欲不振、大便稀薄等症。

食法　佐餐或单独食用。

 ## 虫草生地紫河车

药材　冬虫夏草 8 克，生地 15 克，紫河车半个。

食材　盐 3 克，味精 1 克。

做法　❶紫河车洗净，切块；虫草去杂，洗净；生地洗净。❷锅里加入虫草、紫河车、生地，加水，大火隔水炖 3 小时，加盐和味精调味即可。

功效　补肾益精、益气养血。适用于阳痿、早泄、遗精等症。

食法　温热服食，2 日一次，连服 7 次。

 ## 虫草紫河车

药材　虫草 8 克，紫河车半个。

做法　❶紫河车洗净；虫草择洗干净。❷紫河车和虫草一起放入大碗中，加水适量，隔水炖熟即可。

功效　补肺益肾、大补气血。适用于肺肾两虚所致的久咳虚喘、诸虚百损、身体羸弱等症。

食法　每周 2 次。

 ## 虫草鸡肉馒头片

药材　冬虫夏草 8 克。

食材　鸡肉 120 克，馒头 3 个，芝麻 30 克。

做法　❶鸡肉洗净，剁成泥，调成馅；馒头切成厚片；虫草去杂，洗净沥干。❷鸡肉馅抹在馒头片上，撒上芝麻，虫草贴在馒头片上，下油锅炸熟即可。

功效　补肾益精、润肺止咳。适用于肾精亏虚、肺燥咳嗽、体乏无力等症，也可用于健康人强身健体。

食法　做点心食用。

 ## 气锅虫草鸡

药材　冬虫夏草 1 克。

食材　鸡肉 60 克，胡椒粉 0.5 克，味精 1 克，生姜 2 片，葱白 2 克，盐 0.5 克。

做法　❶鸡肉洗净，切手指头样的小块。沸水锅内先下入姜、葱、胡椒粉，搅拌后，放入鸡肉块，汆烫至肉质变色后捞出，沥干放入气锅里；虫草择净，洗净。❷虫草散开摆在鸡肉的上面，然后再加姜、葱、少量水，加盖，大火时上笼蒸制约 80 分钟取出。❸滤出原汤，加盐和胡椒粉调味，倒入气锅内即可。

功效　补肾益肺、润燥养气。

食法　单独食用。

 ## 虫草泡酒

药材　冬虫夏草 15 克。

食材　酒精度 40% 的白酒 800 毫升。

做法　冬虫夏草择净，研碎，加白酒浸泡半个月后即可。

功效　滋肺益肾、止咳化痰。

食法　每日 5 毫升，热水烫温服。

 ## 虫草瘦肉小米粥

药材　冬虫夏草 8 克。

食材 瘦猪肉 40 克，小米 80 克。

做法 ❶虫草择净，纱布包好；猪肉切成细片；小米淘净。❷一起放入砂锅，加水同煮，待粥熟，取出纱布包即可。

功效 补虚损、益精气、润肺补肾。适用于肺肾阴虚所致的虚喘、痨嗽、咯血、自汗、盗汗、阳痿、遗精、腰膝酸痛、病后久虚不复等症。

食法 晨起空腹食用。

 南沙参猪肺汤

药材 南沙参 15 克。

食材 猪肺 1 具，料酒 10 毫升，姜片 5 克，葱段 8 克，盐 3 克，味精 1 克，胡椒粉 2 克。

做法 ❶南沙参温水润透，切片；猪肺洗净，切块。❷砂锅置火上，入水适量，放入南沙参、猪肺、料酒、姜片、葱段、适量水，大火烧沸，小火炖煮 2 小时，撇去浮沫，加盐、味精、胡椒粉调味即可。

功效 养阴补肺。适用于肺热燥咳、虚劳久咳、阴伤咽干、喉痛等症。

食法 每日 1 次，每次吃猪肺 80 克。

 川贝燕窝羹

药材 川贝、杏仁各 8 克，水发燕窝 15 克。

食材 冰糖末 10 克。

做法 ❶川贝、杏仁研成末；燕窝除去燕毛，洗净。❷炖锅加水，放入燕窝、川贝、杏仁、冰糖末，中火烧沸，改用小火炖 50 分钟即可。

功效 清热化痰、润肺止咳、调理肺气、补肺养阴。适用于肺阴虚引起的哮喘、气促、久咳、痰中带血、咳血、多汗等症。

食法 做点心食用。

 桔梗蒸雪梨

药材 桔梗 5 克。

食材 糯米 25 克，雪梨 1 个，蜜饯冬瓜 50 克，冰糖 5 克。

做法 ❶桔梗洗净，研粉；糯米淘净；梨去皮，从头部切下为盖，用小勺挖出梨核；蜜饯冬瓜切小条。❷糯米上锅蒸熟，塞进梨腹中，再加入桔梗、冬瓜条、冰糖，盖上梨盖。❸梨放碗里，加水没过，上笼大火蒸 1 小时即可。

功效 去痰利咽、润肺止咳。适用于肺热咳嗽、痰多不畅等症。

食法 每日 2 次，每次 20 克。

 银杏银耳羹

药材 银杏 15 克。

食材 水发银耳 20 克，冰糖末 10 克。

做法 ❶银杏去壳、心，洗净；银耳洗净，撕成瓣状，去蒂。❷银杏和银耳放入锅里，加水，中火烧沸，小火炖 1 小时，加冰糖末即可。

功效 滋阴润肺、定喘止咳。适用于阴虚咳嗽、白带混浊、遗精、小便频数等症。

食法 每日一次。

 蕨菜鸡肉卷

药材 蕨菜 80 克，口蘑 25 克。

食材 鸡脯肉、虾仁各 20 克，面粉 100 克，面包渣 10 克，鸡蛋 1 枚，葱末、姜末各 5 克，盐 3 克，味精 1 克，花椒油 2 毫升，香油 5 毫升，植物油 20 毫升。

做法 ❶蕨菜洗净，切碎；鸡脯肉、虾仁分别洗净，切碎；口蘑洗净，切丁；鸡蛋磕入碗中打成蛋液，加入 50 克面粉，搅匀成蛋糊。❷蕨菜、鸡脯肉、虾仁、口蘑，加入盐、味精、葱末、姜末、花椒油、香油放入碗里，拌匀成馅；锅入植物油烧热，一半蛋糊下锅摊成皮。**③** 蛋皮卷入馅，蘸面粉、蛋糊、面包渣，制成蛋卷；再下入五成热的油锅里，炸成表皮金黄色，捞出沥油即可。

功效 健脾益胃、润肺化痰。适用于咳嗽有痰、虚劳赢瘦、胃呆食少、体倦、肠风热毒等症。

食法 做主食用。

 杏仁蜂蜜粥

药材 杏仁5克。

食材 大米60克，蜂蜜适量。

做法 **①** 杏仁去皮、尖，焯水备用；大米淘净。**②** 砂锅放入杏仁、大米，加水，大火烧沸，小火炖煮30分钟，加蜂蜜调味即可。

功效 润肺、止咳。适用于咳嗽、咽喉疼痛、口干烦渴等症。

食法 每日1次，每次50克。

 百合豆腐

药材 百合20克。

食材 豆腐150克，葱末3克，盐3克，味精1克。

做法 **①** 百合洗净，润透；豆腐洗净，切块。**②** 锅加水，放入百合、豆腐、盐、味精，煮熟加入葱末即可。

功效 润肺止咳、清心安神。适用于肺痨久咳、咳嗽痰血等症。

食法 每日1次，佐餐食用。

 青梅鸭梨

药材 青梅15克，樱桃脯8克。

食材 鸭梨400克，白砂糖10克，植物油10毫升，蜂蜜20毫升。

做法 **①** 鸭梨洗净，切小块；青梅切丁；樱桃脯切末。**②** 锅入植物油，烧热后加白砂糖，小火熬成黄色，再加水和蜂蜜煮沸，放入鸭梨，煮熟捞出。**③** 鸭梨盛盘，撒上青梅、樱桃脯，倒上糖汁即可。

功效 泻热化痰、润肺止咳、养阴润燥、保护牙龈。适用于咽喉疼痛、咳嗽、口干烦渴等症。

食法 单独食用。

 党参天冬萝卜汤

药材 党参、天冬各15克。

食材 白萝卜400克。

做法 **①** 党参温水润透，切片；天冬温水润透，切片；白萝卜洗净，切块。**②** 锅入党参、天冬、白萝卜，加水，大火烧沸，小火炖煮30分钟即可。

功效 滋肾养肺、止喘咳。适用于喘促气短、口咽发干、潮热盗汗、痰黏难咯等症。

食法 每日1次，每次吃白萝卜100克。

雪梨炖猪肺

药材 川贝10克。

食材 雪梨2个，猪肺30克，冰糖5克。

做法 **①** 川贝洗净；雪梨去皮、核，洗净，切块；猪肺洗净，切块。**②** 将川贝、猪肺、雪梨、冰糖都放入砂锅，加水，大火烧沸，小火炖2小时即可。

功效 化痰、润肺、镇咳。适用于肺结核咳嗽、咯血、老年人无痰热咳等症。

食法 佐餐食用。

银杏瘦肉粥

药材 银杏8克，山药15克。

食材 红枣3枚，瘦肉25克，葱8克，姜5

克，香菜 3 克，盐 1 克，味精 1 克，大米 80 克。

做法 ❶山药去皮，切片；红枣泡发，去核，切碎；瘦肉洗净，剁碎；银杏、大米淘洗净；姜切丝，葱切花，香菜切末备用。❷砂锅加水烧开，下入大米，煮粥，加入银杏、山药煮 5 分钟后再加入红枣、瘦肉、姜丝煮烂，加盐和味精调味即可。

功效 健脾益胃、安神定心。适用于肺部虚寒、身体虚弱、气血不足、少食体倦等症。

食法 晨起空腹食用。

玉竹银杏猪肚

药材 银杏 40 克，玉竹 8 克。

食材 猪肚 1 具，姜 8 克，葱 5 克，盐 3 克，鸡精 2 克。

做法 ❶锅里加水，放入姜片煮沸后，加入猪肚煮 10 分钟，捞出洗净晾干；猪肚切片；玉竹泡发，切片；银杏洗净；葱切段备用。❷锅中加水，放入姜片、葱段，煮沸后放入猪肚、玉竹、银杏等，大火炖开，小火炖 2 小时，加盐、鸡精调味即可。

功效 疏通血脉、健胃益脾。

食法 佐餐食用。

消火洋参粥

药材 西洋参 3 克，麦门冬 8 克，石斛 15 克，枸杞 3 克。

食材 大米 60 克，冰糖 40 克，棉布袋 1 个。

做法 ❶西洋参洗净，研成粉末；麦门冬、石斛分别洗净，放入棉布袋中包起；枸杞洗净后用水泡软，备用。❷砂锅置火上，入水适量，下入大米、枸杞、药材包，大火煮沸，消火慢煮至粥熟即可。

功效 滋阴补气、宁神益智、清热生津、降火消暑。

食法 空腹食用，每日 2 次。

山楂麦芽饮

药材 山楂 8 克，麦芽 12 克。

食材 冰糖 6 克，乌梅 2 粒。

做法 ❶山楂洗净，切片；乌梅用水洗净，沥干；麦芽去杂，洗净。❷锅内加水，烧开后放入山楂和乌梅，改为小火，煮 30 分钟，加入麦芽，续煮 20 分钟，加冰糖调味即可。

功效 润肠生津、敛肺止咳。适用于肺虚亏所致的自汗不止，久咳少痰或无痰，或久泻久痢等症。

食法 代茶饮用。

天花煲鳝鱼

药材 天花粉 20 克。

食材 黄鳝 1 条，香油 3 毫升，盐 5 克，棉布袋 1 个。

做法 ❶黄鳝宰杀，去内脏，洗净，切小段，沥干备用；天花粉装入棉布包，扎紧备用。❷砂锅置火上，入水适量，放入黄鳝和棉布包，大火煮开，小火炖 50 分钟，加入香油和盐调味即可。

功效 清热泻火、生津止渴、温阳健脾、滋补肝肾、祛风通络。

食法 饮汤食肉，佐餐食用。

陈皮冰糖饮

药材 新鲜陈皮 1 枚。

食材 冰糖 8 克。

做法 ❶陈皮洗净，刮掉内面白瓤，切小片。❷陈皮

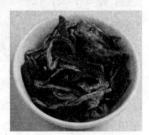

放入砂锅，加水，大火煮开，转小火煮5分钟，倒入冰糖，继续煮5分钟，直到汤汁变稠亮时，熄火出锅即可。

功效 理气降逆、调中开胃、燥湿化痰。适用于胸膈满闷、脘腹胀痛、不思饮食、肺气阻滞、咳嗽痰多等症。

食法 代茶饮用。

沙参炖泥鳅

药材 沙参15克，北芪6克。

食材 红枣2枚，泥鳅200克，猪瘦肉80克，植物油20毫升，盐3克。

做法 ❶泥鳅宰杀后，剖腹，洗净，沸水氽烫，去黏液；沙参洗净，润透；北芪洗净；红枣泡发。❷锅入油烧热，下入泥鳅煎至金黄色，捞出。❸瓦罐加水，放入以上材料，大火煮开后，小火炖2小时，最后加盐调味即可。

功效 养阴清热、润肺化痰、益胃生津。适用于阴虚久咳、痨嗽痰血、燥咳痰少、虚热喉痹、津伤口渴等症。

食法 吃肉喝汤，佐餐食用。

松仁鱼肉

药材 松仁15克。

食材 草鱼500克，番茄酱15克，白醋5毫升，白砂糖5克，淀粉20克，盐5克，料酒20毫升，鸡蛋1枚，植物油20毫升，水淀粉10毫升。

做法 ❶草鱼宰杀，去腮、鳞，洗净，加盐和料酒腌入味。❷鸡蛋磕入碗中，打成蛋液，鱼身裹上蛋液，再沾上淀粉，入油锅中炸至金黄色，待冷却后，挑刺，鱼肉备用。❸锅中加水，放入番茄酱、白砂糖、白醋，大火煮开，做成调味料，勾芡后浇在鱼肉上，撒上松仁即可。

功效 滋润止咳、滑肠通便、养血补液。适用于口干、干咳无痰、肺燥咳嗽等症。

食法 佐餐食用。

沙参百合甜汤

药材 沙参10克，新鲜百合1球。

食材 红枣4枚，冰糖10克。

做法 ❶百合剥瓣，去老边，洗净；沙参洗净，温水润透，红枣洗净，泡发。❷沙参、红枣放入砂锅，加水煮20分钟，放入百合继续煮5分钟，加冰糖调味即可。

功效 润肺止咳、滋阴清热。适用于气虚久咳、肺燥干咳、见咳嗽声低、痰少不利、体弱少食、口干口渴等症。

食法 每日一次，每次20毫升。

红椒炒莲子

药材 莲子300克。

食材 红椒15克，植物油15毫升，香油10毫升，盐3克，味精1克，姜8克。

做法 ❶莲子去心，洗净，倒入沸水中焯水，沥干备用；姜切片；红椒切段。❷锅入油，烧热后下姜片、红椒段爆香，再投入莲子、盐、味精，炒熟后淋上香油即可。

功效 抗老防衰、活化细胞。

食法 佐餐食用。

桑菊薄荷茶

药材 桑叶3克，菊花5克，薄荷20克。

食材 蜂蜜15毫升，棉布袋1个。

做法 ❶桑叶、菊花分别洗净，沥干，连同薄荷一起装入棉布袋，备用。❷砂锅置火上，入水适量，烧开后，放入棉布袋，焖10分钟后，加蜂蜜搅匀即可。

功效 疏散风热、清利头目、利咽、透疹、疏肝解郁。

食法 代茶频饮。

西芹银杏百合面

药材 百合 250 克，银杏 40 克。

食材 西芹 400 克，姜、葱各 3 克，盐 2 克，味精 1 克，鸡蛋面 180 克，鸡精粉 2 克，淀粉 15 克，植物油 30 毫升。

做法 ❶西芹、百合切好洗净，鸡蛋面用沸水煮熟，沾上淀粉，下油锅炸熟，盛盘备用；银杏洗净。❷过水后再放入砂锅，加油和调味料炒熟，水淀粉勾芡，淋入少许油。❸西芹、百合装入盘中，将银杏叶围在上面即可。

功效 敛肺气、治哮喘、清咽、缩小便。适用于高血压、血管硬化、神经衰弱等症。

食法 做点心食用。

水晶虾仁

药材 银杏 8 克，鲜干贝 15 枚。

食材 豆腐 100 克，虾仁 250 克，香菇 2 朵，小黄瓜 1 根，酸笋半根，料酒 10 毫升，盐 3 克，淀粉 10 克，葱段 5 克，高汤 200 毫升。

做法 ❶虾仁去壳，去砂线，与鲜干贝一起用姜片、酒、盐和淀粉拌匀，热水烫至八分熟备用；香菇、黄瓜、酸笋都洗净后切片备用。❷锅入油，烧热后下姜片和葱段爆香，再下入以上的材料翻炒，最后加高汤，煮沸后勾芡即可。

功效 化瘀解毒、益气滋阳、通络止痛、延

缓衰老，适用于老年痴呆症和脑供血不足等症。

食法 佐餐食用。

玄参萝卜汤

药材 玄参 10 克，白萝卜 200 克。

食材 蜂蜜 60 克，绍酒 15 毫升。

做法 ❶萝卜和玄参洗净切片，放入绍酒浸泡备用。❷萝卜放入大碗，铺 2 层，放 1 层玄参，淋上蜂蜜和绍酒，如此做法铺 4 次。❸碗里加冷水，上笼隔水大火蒸 2 小时即可。

功效 清肺定喘、补气养心。

食法 做点心食用。

洋参乌龙面

药材 西洋参、淮山、杏仁、枸杞各 6 克，昆布 15 克，虾 1 只，生蚵 2 只。

食材 胡萝卜 40 克，青江菜 1 棵，鲜香菇 1 朵，贡丸 1 颗，鱼板 1 片，乌龙面 40 克，生姜 1 克，盐 2 克，棉布袋 1 个。

做法 ❶所有药材洗净，装入棉布包，放进砂锅内，加水煮沸后熄火，放入昆布，滤出汤汁备用；各种石材洗净，胡萝卜切块。❷汤汁倒入锅里，加入胡萝卜，煮开 5 分钟，倒入其他的材料，再下乌冬面，最后加盐调味即可。

功效 补中益气、润肺止咳、散寒祛风。适用于慢性支气管炎、咳嗽、咽干喉痛等症。

食法 做主食用。

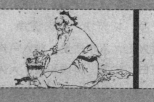

肾调养药膳

肾主水，中医上有"水脏"之称，调节人体体液的分布和排泄。从三个方面来说，首先是肾主升清降浊。食物经过脾胃消化之后，精微送至肺，借助肺的作用，散到全身。此时，浊者归于肾，在肾气的作用下，再分清浊，然后形成尿液。其次就是管开阖。水从肾而过，肾气的开合，控制着尿液下注到膀胱。最后就是调节其他器官的水液代谢。肾脏一旦出现了病变，那么人体的水液平衡就被打破，会出现一系列的症状。

肾藏精，主管着人体的生长发育和生殖。在人的一生之中，肾精都起着非常重要的作用。不同的年龄阶段，肾精都会有不同的变化。肾精也决定了骨骼和脑髓，所以肾也是人体的智慧器官。

补肾的药膳，一般都是以动物的肾脏和生殖器为主。

金樱子蜂蜜膏

药材 金樱子 80 克。

食材 蜂蜜 150 克。

做法 ❶金樱子洗净，放入锅中，加水煮熬，2 小时后滤汤汁，加水再煮，重复 4 次。❷合并 4 次汤汁，继续煮至浓稠，加入蜂蜜搅拌，冷却后去浮沫即可。

功效 补肾益精。适用于肾气亏虚引起的梦遗滑精、遗淋白浊、小便不禁、女子带下，并伴有眩晕、失眠、盗汗等症。

食法 每日一次，每次 5 克，加水温热服食。

补肾丸

药材 菟丝子 120 克，茯苓 80 克，石莲肉 50 克。

食材 黄酒适量。

做法 菟丝子、茯苓和石莲肉一起研细末，倒入大碗，加黄酒打糊成丸，装瓶备用。

功效 益肾固脾。适用于凡因肾气不充、脾气不固而引起的遗尿，伴有腰酸痛楚，逢寒凉则尿频急且余沥不尽、尿道疼痛等症。

食法 每次服 9 克，早晚各一次。

核桃炖猪腰

药材 杜仲 10 克。

食材 猪肾 1 副，核桃仁 25 克。

做法 ❶猪肾切开，刮去筋膜和臊腺，洗净；杜仲洗净，核桃仁洗净。❷三者一起放入锅内，加水炖熟，捞出猪肾即可。

功效 补肾助阳、强腰益气。适用于肾气不足而致的畏寒股凉、腰痛乏力、小便频数、视物不清、阳痿遗精等症。

食法 蘸盐食用。

海陆肉汤

药材 羊肉 200 克。

食材 乌龟 200 克，料酒 15 毫升，盐 3 克，胡椒粉 2 克，味精 1 克，葱白、生姜各 5 克。

做法 ❶ 乌龟宰杀，去壳、头、爪及内脏，洗净，切肉块；羊肉洗净，切块。❷ 砂锅置火上，入水适量，放入龟肉和羊肉，再加葱白、生姜、料酒和盐，大火煮沸，小火炖2小时，不停加水，防止烧干，加入胡椒粉和味精调味即可。

功效 补肾益气、温阳止遗。适用于肾虚不固所致的阳痿、早泄、夜尿频多、遗尿等症。

食法 单独食用，吃肉喝汤。

炙杜仲腰花

药材 炙杜仲10克。

食材 猪肾200克，料酒10毫升，豆粉15克，盐3克，白砂糖5克，花椒2克，葱、姜各3克，蒜4克，味精1克，植物油15毫升。

做法 ❶ 猪肾剖开，刮去筋膜和臊腺，洗净，切成腰花；杜仲洗净，入锅，加水，煎成浓缩汁40毫升，再加入料酒、豆粉、盐调匀，放入腰花内，再白砂糖，搅拌均匀。❷ 锅入植物油，大火烧热后放入腰花、花椒、葱、姜和蒜，不断翻炒，待腰花炒熟后，加味精调味即可。

功效 补肾固精。适用于肾气虚弱所致的阳痿、遗精、腰部酸痛、步履不稳、头晕目眩、耳鸣耳聋和高血压病等症。

食法 佐餐食用。

核桃鸭块

药材 核桃仁180克，荸荠120克。

食材 老鸭1只，鸡肉泥80克，油菜末5克，葱、姜各3克，盐5克，鸡蛋1枚，料酒15毫升，湿玉米粉10克，味精2克，植物油100毫升。

做法 ❶ 老鸭宰杀，去毛和内脏，洗净，沸水氽烫，放入盆内，加葱、姜、盐、料酒少许，上笼蒸熟透取出，晾凉后去鸭架子，切成2块。❷ 碗里放入鸡肉泥、鸡蛋清、湿玉米粉、味精、料酒、盐，调成糊，再将核桃仁、荸荠剁碎，加入糊内，淋在鸭子内膛肉上。❸ 锅放油，烧热后下入鸭肉炸酥，捞出沥干，切块后摆在盘内，撒上油菜末即可。

功效 补肾固精、温肺定喘、润肠通便。适用于肾虚所致的腰痛、阳痿遗精，大便燥结、咳嗽等症。

食法 佐餐食用。

大葱焗虾

药材 葱段20克。

食材 河虾400克，料酒20毫升，白砂糖5克，盐3克，清汤100毫升，椒油5毫升。

做法 ❶ 虾去须、腿和虾枪，除去沙袋，挑除沙线，切段。❷ 锅入油，烧热后下入虾和葱段，待虾变红，加入料酒、糖、盐和清汤。小火慢炖，至汤汁将尽时，加少量椒油即可。

功效 补肾兴阳、益气开胃。适用于肾虚下寒所致的阳痿不起、早泄、遗精，脾胃虚弱所致的饮食不思、体虚乏力、面黄肌瘦等症。

食法 佐餐食用。

滋补羊肾粥

药材 羊肾80克。

食材 粳米180克，盐2克，味精1克，生姜1克。

做法 ❶ 粳米淘洗干净，备用；羊肾剖开，去筋膜和臊腺，清洗备用。❷ 锅加水，放入羊肾煮沸，再加粳米，大火煮沸，小火慢煮30分钟，加入盐、味精和姜片调味即可。

功效 补肾益气、养精填髓。适用于肾虚所致的劳损、阳痿、腰脊酸痛、足膝痿弱、耳聋、尿频、遗尿等症。

食法 每日2次，早、晚餐温热食用。

 ## 虫草甲鱼

药材 冬虫夏草8克。

食材 活甲鱼800克，红枣15枚，鸡清汤适量，料酒15毫升，盐4克，葱段10克，姜片5克，蒜瓣5克。

做法 ❶甲鱼宰杀，去壳、内脏、头、爪，剔除黄油，取下裙边留用；虫草洗净，红枣用沸水浸泡。❷甲鱼切大块，放入锅中煮沸后捞出，洗净，甲鱼块放入汤碗中，盖上虫草和红枣，加入料酒、盐、葱段、姜片、蒜瓣和鸡清汤，上笼蒸2小时后取出，拣去葱、姜即可。

功效 补肾滋阴、益气固精。适用于肾阴亏虚所致的阳痿、早泄、遗精、腰膝酸软、四肢乏力和痔疮等症。

食法 佐餐食用，吃肉喝汤。

 ## 羊肉虾米羹

药材 大蒜30克。

食材 羊肉150克，虾米20克，葱3克。

做法 ❶羊肉洗净，切薄片；虾米去杂，洗净。❷虾米入锅，加入大蒜和葱，煮熟后下入羊肉片，再煮熟后即可。

功效 补肾利尿。适用于肾阳虚所致的阳痿、腰膝冷痛、畏寒、夜尿多等症。

食法 佐餐食用。

 ## 羊肾豆奶

药材 羊肾1只。

食材 豆奶1包。

做法 ❶羊肾剖开，刮去白色筋膜和臊腺，洗净。❷羊肾入锅，加水煮30分钟后，熄火，放入豆奶搅拌均匀即可。

功效 温肾益气、补精添髓。适用于下焦虚冷、阳痿不举、脚膝无力等症。

食法 晨起空腹食用。

 ## 山茱萸炖猪腰

药材 山茱萸5克。

食材 核桃肉8克，猪肾1只，盐2克。

做法 ❶猪肾剖开，刮去筋膜和臊腺，洗净；山茱萸、核桃肉洗净，然后装入猪肾中，用棉线捆住。❷砂锅置火上，入水适量，放入猪肾，大火煮沸，小火炖1小时，加盐调味即可。

功效 补肾涩精。适用于肾虚不固之遗精、早泄、腰痛腿软等症。

食法 佐餐食用，吃肉喝汤。

 ## 虫草煮虾仁

药材 冬虫夏草5克。

食材 虾仁15克，生姜2克，盐3克。

做法 虫草和虾仁洗净，放入砂锅，加水和生姜、盐，大火煮沸，小火慢煮30分钟即可。

功效 补肾兴阳、填精益髓。适用于肾阳虚衰所致的阳痿、性欲减退等症。

食法 佐餐食用，喝汤吃虾仁和虫草。

 ## 芡实饮

药材 芡实20克。

做法 芡实淘洗干净，放入砂锅，加水，大火煮沸，小火煮30分钟，至芡实熟烂即可。

功效 益肾固精、止遗缩尿。适用于肾虚不固所致的早泄、梦遗、滑精、小便频数等症。

食法 佐餐食用。

灵芝鹿尾

药材 陈皮5克，灵芝3克。

食材 鹿尾1条，鸡1只，火腿40克，瘦猪肉30克，水发蘑菇30克，鸡汤适量，生姜、葱各5克，料酒10毫升，白砂糖3克，盐5克，植物油10毫升。

做法 ❶灵芝洗净，切片，蒸熟；鹿尾用沸水汆烫，洗净，再入沸水锅煮10分钟，捞出，去毛，顺骨缝切段；鸡宰杀，去除毛桩、爪和内脏，剖成两半，沸水汆透，剔出大骨；瘦猪肉沸水略汆，洗净切块，火腿也切块。❷锅入油，烧至八成热时，放入生姜、葱和料酒，加水、鹿尾段和陈皮，煮20分钟，捞出鹿尾。❸鸡肉、瘦猪肉、火腿、蘑菇、灵芝一并放入盆内。鹿尾段放在鸡肉的两旁。锅里倒入鸡汤，加白砂糖、盐，煮沸后倒入盆内，加盖上笼蒸熟。

功效 补脾益气、养心安神。适用于心脾两虚所致的阳痿不举、倦怠乏力、心悸、失眠等症。

食法 佐餐食用。

附片牛鞭

药材 制附片、淮山药、党参、枸杞各8克。

食材 黄牛鞭500克，荔枝、桂圆、红枣各5枚，葱、姜各5克，盐3克，醋5毫升，料酒10毫升，冰糖10克，鸡汤20毫升，胡椒粉3克，植物油少许。

做法 ❶荔枝、桂圆去壳取肉；红枣蒸熟去皮；葱、姜拍破；牛鞭温水洗净后上锅煮2小时捞出，顺尿道剖开，刮去白膜和杂质，切条，用盐和醋抓搓，清洗干净，再放入冷水中煮至水沸。❷取出牛鞭，洗净，放入大碗，加料酒、葱、姜、鸡汤、盐和冰糖，上笼蒸至八成熟时取出，拣去葱、姜，加入制附片、淮山药、党参、枸杞、荔枝、桂圆和红枣，配以植物油，上笼蒸至酥烂，取出

加胡椒粉即可。

功效 温肾补阳、益气养血。适用于肾阳虚衰所致的阳痿、心悸、畏寒、手足不温、腰膝酸软、小便清长等症。

食法 佐餐食用。

紫河车汤

药材 紫河车1具。

食材 盐2克，味精1克，葱3克，姜5克。

做法 ❶紫河车挑去血络，反复清洗干净，切块。❷倒入锅内，加入以上调料，隔水炖熟即可。

功效 补肾填精、益气养血。适用于肾精气虚所致的阳痿、遗精等症。

食法 饮汤食肉。

韭菜小虾

药材 韭菜800克。

食材 小河虾200克，盐3克，味精1克。

做法 ❶韭菜择洗干净，切段；小虾洗净。❷锅入油，大火烧热后，倒入小虾和盐，炒至小虾变红色时，加入韭菜，再炒至韭菜变软，加入味精即可。

功效 补肾兴阳、益精固摄。适用于肾阳虚衰所致的性欲减退、阳痿、早泄、滑精、遗尿等症。

食法 佐餐或佐酒食用。

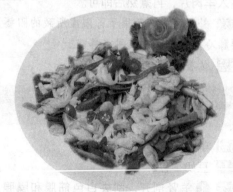

三物壮阳汤

药材 枸杞、菟丝子 8 克，肉苁蓉 5 克。

食材 牛鞭 80 克，羊肾 8 克，羊肉 80 克，肥母鸡肉 40 克，花椒 2 克，老生姜、葱白各 5 克，绍酒 15 毫升，味精 2 克，盐 5 克，植物油 10 毫升。

做法 ❶牛鞭入热水泡胀，剖开，刮洗干净，冷水浸泡 30 分钟，切段；羊肾油砂爆炒，温水浸泡 40 分钟，刷洗干净；羊肉洗净，沸水汆烫，凉水漂洗；菟丝子、肉苁蓉、枸杞洗净，装入纱布袋内，扎紧袋口。❷砂锅内加水，放入牛鞭、羊肾和羊肉置于锅内，煮沸，撇去浮沫，加母鸡肉和花椒、老生姜、葱白、绍酒，大火煮沸，小火炖煮，隔 30 分钟翻动一次。至六成熟时，滤去花椒、生姜、葱白，放入药袋，继续煮沸，以牛鞭、羊肾酥烂为度。❸捞去母鸡肉和药袋，加味精、盐和植物油调味。

功效 暖肾助阳、益精补髓。适用于虚损劳伤、肾阳虚衰所致的阳痿不举、早泄、身体衰弱等症。

食法 佐餐或单独食用。

牛鞭鹿鞭汤

药材 灵芝、枸杞各 8 克，肉苁蓉 5 克。

食材 牛鞭 80 克，鹿鞭 8 克，母鸡肉 400 克，花椒 3 克，生姜 5 克，料酒 15 毫升，味精 2 克，盐 5 克，植物油 10 毫升。

做法 ❶鹿鞭油砂炒酥，温水浸泡 40 分钟，刷洗干净；牛鞭热水发胀，去净表皮，剖开、洗净，冷水浸漂 40 分钟；肉苁蓉、枸杞洗净，装入纱布袋内，扎紧袋口。❷砂锅内加水，放入牛鞭、鹿鞭，煮沸后撇去浮沫，投入母鸡肉和花椒、生姜、料酒。再次烧沸，小火煨炖，至六成熟时，滤去花椒和生姜，放入药袋，继续煨炖，以牛鞭、鹿鞭

酥烂为度。❸拣去药袋，捞出牛鞭切成条，鹿鞭切成节，鸡肉切成块，灵芝切成片，放入碗中，加味精、盐和植物调味。

功效 暖肾助阳、抗老延年。适用于虚损劳伤，肾气虚衰所致的阳痿不举，失眠健忘等症。

食法 佐餐食用。

羊肾鹿鞭汤

药材 枸杞、菟丝子各 6 克，巴戟天 3 克。

食材 鹿鞭 60 克，羊肾 10 克，猪肘肉 50 克，肥母鸡肉 50 克，生姜、葱白各 5 克，绍酒 20 毫升，花椒 1 克，盐 3 克，胡椒粉 2 克，味精 1 克。

做法 ❶鹿鞭用温水浸泡，剖开，刮去粗皮杂质，洗净，切段；羊肾用温水浸泡 30 分钟，刷洗干净；母鸡肉切成条块，猪肘肉刮洗干净；枸杞、菟丝子、巴戟天洗净，装入纱布袋内，扎紧袋口。❷砂锅置火上，入水适量，放入鹿鞭、生姜、葱白、绍酒，大火煮 20 分钟，捞出鹿鞭，重新加水煮，共 3 次；砂锅再加水，放入鹿鞭、羊肾、猪肘肉和母鸡肉，大火煮沸，撇去浮沫，加入绍酒、葱白、花椒，小火炖 90 分钟。❸捞出猪肘肉和生姜、葱白、花椒，放入药袋和盐、胡椒粉、味精，再大火炖煮，以肉熟为度。捞去药袋即可。

功效 温肾助阳、益精养血。适用于肾阳虚衰所致的阳痿、早泄、腰痛等症。

食法 佐餐或单独食用。

鸡肉虾球

药材 虾肉 120 克。

食材 鸡脯肉 80 克，去皮白面包丁 60 克，料酒 10 毫升，盐 3 克，胡椒粉 3 克，味精 2 克，葱末、姜末各 5 克，鸡蛋 2 枚。

做法 ❶ 虾肉、鸡脯肉去皮、筋后，剁成泥，一起搅拌，加料酒、盐、胡椒粉、味精、葱末、姜末和鸡蛋清搅拌。❷ 锅入油，烧热后下入葱末，炸至出香，倒入肉泥里，反复摔打，做成丸子，沾上面包丁。❸ 锅热油，烧至五成，下丸子炸 6 分钟，发胀后，改大火，至表皮焦黄，捞出即可。

功效 补肾兴阳、益精养血。适用于肾阳虚弱所致的性欲减退、阳痿、早泄、小便频数、腰膝酸软、体倦乏力等症。

食法 佐餐食用。

蘑菇烩鹿鞭

药材 新鲜鹿鞭 1 根，罐头蘑菇 60 克，干贝 20 克。

食材 大海米 20 克，水发香菇 20 克，嫩母鸡 300 克，带皮猪肉 300 克，鸡清汤适量，葱、姜各 10 克，料酒 20 毫升，胡椒粉 3 克，盐 5 克，水淀粉 10 毫升，味精 2 克，鸡油 15 毫升。

做法 ❶ 蘑菇洗净，切小瓣备用；鹿鞭顺尿道剖开，刮去尿道层，沸水氽烫，刮去白皮，沸水煮 1 小时。❷ 捞出鹿鞭，冷水洗净，放入锅内，加 1000 毫升鸡清汤和干贝、海米、香菇、母鸡、猪肉，再加葱、姜，一同炖烂。捞出鹿鞭，切片。❸ 锅内倒入剩余的鸡清汤，加入蘑菇和料酒、胡椒粉、盐、水淀粉，再投入鹿鞭同烩，最后加味精，淋上鸡油即可。

功效 补肾助阳、滋阴填精。适用于肾阳虚衰所致的阳痿、早泄、腰膝酸软等症。

食法 佐餐或单独食用。

枸杞肉苁牛鞭汤

药材 枸杞、肉苁蓉各 3 克。

食材 黄牛鞭 60 克，肥母鸡肉 30 克，生姜 5

克，花椒 1 克，绍酒 10 毫升，味精 1 克，盐 3 克，植物油 5 克。

做法 ❶ 牛鞭热水浸泡发胀，剖开，刮洗干净，用冷水浸漂 40 分钟，切段；枸杞、肉苁蓉洗净，加白酒润透，上笼蒸 2 小时，取出漂洗干净，装入纱布袋内，扎紧袋口。❷ 砂锅置火上，入水适量，放入牛鞭，煮沸后撇去泡沫，加入生姜、花椒、绍酒、母鸡肉，大火煮沸，小火炖煮。隔 1 小时翻动一次，防止粘锅。❸ 炖至牛鞭六成熟时，拣去生姜、花椒，再大火煮沸，投入药袋，小火炖煮，至牛鞭八成熟时，取出牛鞭，切条状，继续炖煮，以牛鞭熟烂为度。捞出鸡肉和药袋，加味精、盐、植物油调味即可。

功效 补肾助阳、益精润燥。适用于肾阳虚弱、精血不足所致的阳痿、滑精、腰膝酸软、头昏、耳鸣等症。

食法 做点心食用，吃鞭喝汤。

螵蛸鸡肠饮

药材 公鸡肠 1 副，桑螵蛸 10 克。

做法 ❶ 鸡肠剪开，用盐反复揉搓，洗净，焙干，研成细末；桑螵蛸洗净。❷ 砂锅置火上，入水适量，放入螵蛸，大火煮沸，小火煎 50 分钟，滤出药汁，加入鸡肠粉，搅拌均匀即可。

功效 补肾止遗、涩精缩尿。适用于肾气虚弱所致的早泄、遗精、尿频、遗尿等症。

食法 代茶饮用。

海鲜童子鸡

药材 海马 8 克。

食材 虾仁 10 克，童子鸡 1 只，葱白、生姜各 5 克，料酒 15 毫升，盐 5 克，清汤适量，味精 2 克，豆粉 20 克。

做法 ❶ 童子鸡宰杀，去毛、爪和内脏，洗净，沸水氽烫，剁成小块；海马、虾仁用温水洗净，泡10分钟备用。❷ 海马和虾仁放在鸡肉上，加葱白段、生姜块和料酒、盐、清汤，上笼隔水炖至熟烂。拣去葱白、生姜，将鸡肉倒入碗里，原汤留用。❸ 原汤内加入料酒、味精、盐，烧沸后撇去浮沫，用豆粉勾芡收汁，浇在鸡肉上即可。

功效 温阳补精、暖中益气。适用于虚劳羸瘦、阳痿、早泄、小便频数等症。

食法 做点心食用。

油炸乳鸽

药材 乳鸽2只。

食材 葱、姜各3克，酱油5毫升，料酒15毫升，淀粉10克，盐3克。

做法 ❶ 将乳鸽宰杀，去毛和内脏，砍掉嘴壳和爪，洗净，加酱油、葱、姜、料酒和盐腌好。❷ 锅入油烧热，乳鸽蘸上淀粉，下油中炸透，捞出沥干即可。

功效 助阳益精、暖腰缩尿。适用于阳虚羸瘦、阳痿不举、腰膝酸痛或冷痛、小便频数等症。

食法 蘸花椒盐食用。

核桃枸杞乳鸽

药材 枸杞、核桃仁各15克。

食材 乳鸽200克，葱、姜、蒜各5克，香菜3克，料酒10毫升，酱油5毫升，醋10毫升，白砂糖5克，味精2克，胡椒粉3克，淀粉15克，清汤适量，香油3毫升。

做法 ❶ 枸杞洗净，一半加水煎煮，取枸杞浓缩汁，另一半置碗内，上笼蒸熟备用；核桃仁去皮衣，下油锅炸至微黄而脆；乳鸽宰杀，拔毛，切两半，洗净，加水淀粉拌匀。❷ 锅入油，烧至六成热，下乳鸽炸透，沥干；碗里加入酱油、料酒、香醋、白砂糖、

味精、胡椒粉、清汤和枸杞浓缩汁，兑成清汁备用。❸ 锅留底油，烧热后下葱段、姜丝、蒜片炒香，放入乳鸽、熟枸杞和核桃仁，翻炒几下，加清汤，再撒上香菜，淋香油即可。

功效 补肾暖腰，助阳益精。适用于肾阳虚弱所致的阳痿、早泄、畏寒、腰膝酸软、小便频数等症。

食法 佐餐食用。

水陆双参

药材 党参、枸杞各5克。

食材 水发海参150克，玉兰片25克，葱3克，酱油5毫升，料酒10毫升，白砂糖3克，清汤400毫升，淀粉10克，椒油3毫升。

做法 ❶ 党参洗净，切片，加水煎煮，提取浓缩汁10毫升；枸杞洗净，放碗里，上笼蒸熟；海参切块，玉兰片切薄，均用沸水氽烫。❷ 锅入油，烧热后下葱炝锅，投入海参，加入酱油、料酒、白砂糖和清汤，煮沸后小伙慢炖，待汤不足时，加入党参浓缩汁和玉兰片，加入熟枸杞，淀粉勾汁，加椒油即可。

功效 补肾健脾、益精养血。适用于脾肾亏损、精血不足所致的阳痿、遗精、小便频数、腰膝酸软、体倦乏力、头晕眼花等症。

食法 佐餐食用。

黄酒山核桃

药材 山核桃仁50克。

食材 黄酒100毫升。

做法 山核桃仁洗净，放入热锅，小火炒10分钟即可。

功效 补肾壮腰。适用于肾虚不固所致的阳痿、遗精、尿频、腰痛酸软等症。

食法 每日2次，每次10克核桃仁，用黄酒

20毫升送服。

油炸鱼肉大虾

药材 大虾10只。

食材 鱼肉泥50克，鸡蛋1枚，玉米粉12克，味精2克，面包渣20克，盐3克，熟植物油适量。

做法 ❶大虾去头、壳和肠，留下尾巴，片开，切断虾筋，挤干水分，撒上味精，依次蘸上玉米粉、鸡蛋清和面包渣。❷鱼泥加鸡蛋清、玉米粉、盐、味精和熟植物油拌成糊状，抹在大虾上。❸锅入油，烧至五成热时，放入大虾炸熟，沥干盛盘即可。

功效 补肾兴阳、强筋健骨。适用于肾阳虚衰所致的性欲减退、阳痿、早泄和偏瘫及骨质疏松等症。

食法 佐餐食用。

米酒焰炒海虾

药材 鲜海虾300克。

食材 葱、生姜各5克，米酒200毫升，盐3克，植物油15毫升。

做法 ❶海虾洗净，去壳，放入米酒中浸泡15分钟。❷锅入油，烧热后下葱爆香，倒入海虾，加盐、生姜，连续翻炒至熟即可。

功效 补肾兴阳、强筋健骨。适用于肾阳虚弱所致的阳痿不举、举而不坚、滑精、腰膝酸痛等症。

食法 佐餐食用。

肉苁蓉羊肾汤

药材 肉苁蓉15克。

食材 羊肾1具，胡椒末2克，味精1克，盐3克。

做法 ❶羊肾剖开，刮去白色筋膜和臊腺，

清洗干净；肉苁蓉洗净，切片。❷砂锅置火上，入水适量，放入羊肾和肉苁蓉，大火煮沸，小火炖30分钟。捞出肉苁蓉，加胡椒粉、味精和盐调味即可。

功效 补肾助阳、益精润肠。适用于肾虚劳损所致的阳痿、腰膝酸软、耳聋、夜尿频多和阳气虚弱所致大便秘结等症。

食法 佐餐或单独食用。

肉苁蓉羊肉粥

药材 肉苁蓉10克。

食材 羊肉80克，粳米80克，葱、生姜各3克，盐2克。

做法 ❶羊肉洗净，切片；肉苁蓉洗净；葱、生姜切粒，粳米淘净备用。❷肉苁蓉放入砂锅，加水煮沸30分钟，去渣，留汁。倒入粳米、盐、葱、姜，大火煮沸后，改小火煎熬40分钟即可。

功效 温肾阳、补精血。适用于肾阳虚衰所致的阳痿、早泄、遗精、腰膝冷痛、筋骨痿弱、大便秘结等症。

食法 每日2次，早晚温热食用。

猪肝海参

药材 水发海参500克。

食材 猪肝100克，菜心6棵，鸡清汤适量，酱油10毫升，料酒10毫升，白砂糖3克，盐3克，姜、葱各5克，植物油10毫升，味精2克。

做法 ❶猪肝切块，沸水汆烫，放入砂锅，加鸡清汤、酱油、料酒、糖、盐、姜、葱、植物油，小火炖熟。❷海参洗净，沸水汆烫后，也放入砂锅，煮15分钟，大火收汁，取出盛盘。❸菜心洗净，加盐略炒，加味精后，围在海参四周即可。

功效 补肾润燥、养血益精。适用于精血亏

损所致的阳痿、遗精、遗尿等症，也可用作手术后失血病人的饮食调理。

食法　佐餐食用。

荸荠灌海参

药材　水发海参5个。

食材　鸡蛋1枚，荸荠25克，鸡脯肉50克，熟猪肉40克，葱3克，姜5克，盐3克，料酒10毫升，水淀粉10毫升，鸡油15毫升。

做法　❶海参洗净，用刀划出口子；鸡脯肉剁成肉泥；熟猪肉、荸荠、葱、姜分别切碎；鸡蛋清磕入碗里，加入鸡肉泥搅拌，加盐和料酒调匀，加熟肉、荸荠、葱末、姜末，调匀。❷鸡肉馅灌入海参，置于涂过油的盘内，笼蒸5分钟后取出，放在大碗里，倒入清汤，加1克盐，5毫升料酒，水淀粉勾芡，淋上鸡油，浇在海参上即可。

功效　补肾润燥、益气养血。适用于肾阳虚弱所致的阳痿、遗精、小便频数和肠燥便秘等症。

食法　佐餐食用。

虫草乳鸽

药材　冬虫夏草5克。

食材　乳鸽1只，生姜5克，盐3克。

做法　❶乳鸽宰杀，去掉毛和内脏，洗净，切块；虫草用温水洗净，备用。❷砂锅置火上，入水适量，放入乳鸽和虫草，加生姜和盐，小火炖3小时即可。

功效　补肾助阳、填精益髓。适用于肾阳虚衰所致的阳痿、早泄、身体衰弱等症。

食法　做点心食用，吃菜喝汤。

参归猪肾

药材　人参、当归各10克。

食材　猪肾1只，酱油5毫升，醋10毫升，香油3毫升，姜丝、蒜末各5克。

做法　❶人参、当归洗净，装入纱布袋内，扎紧袋口。放入砂锅，加水浸泡2小时；猪肾剖开，刮去筋膜和臊腺，洗净。❷猪肾放入砂锅，大火煮开，小火煮50分钟。❸捞出猪肾，待凉后切成薄片，加酱油、醋、香油、姜丝、蒜末等调料即可。

功效　补肾益气、养血安神。适用于肾气虚弱、气血不足所致的阳痿、遗精、腰酸膝软、头晕目眩、面色苍白、心悸气短、失眠、自汗等症。

食法　吃肉喝汤。

水煮鹌鹑蛋

食材　鹌鹑蛋6枚。

做法　锅加水，放入鹌鹑蛋，大火煮开，小火煮10分钟，捞出投入冷水浸泡10分钟即可。

食法　每日2次，每次1枚。

功效　补肾温阳、益精养血。适用于肾阳虚弱、精血亏损所致的阳痿、早泄、滑精、头晕眼花等症。

水晶海参

药材　水发海参120克，水发青豆15克。

食材　鲜虾仁40克，熟肥膘40克，熟火腿40克，熟鸡脯40克，口蘑15克，里脊肉40克，盐5克，料酒10毫升，酱油5毫升。

做法　❶虾仁、青豆焯水；海参、肥膘、火腿、鸡脯均切成丁；里脊肉剁成肉末备用。❷清汤倒入砂锅，烧至将沸时，入肉末，煮1分钟即捞出，加入适量盐、料酒和酱油。❸汤煮沸，撇去浮沫，加海参、虾仁、鸡脯、肥膘、火腿、青豆、口蘑，煮沸即可。

功效 补肾益精、养血润燥。适用于肾精亏损、阴血不足所致的阳痿、遗精、小便频数、大便燥结等症，也用于健康人强身健体。

食法 佐餐或单独食用。

葱白乳鸽粥

药材 乳鸽2只。

食材 粳米80克，葱白2段，白酒10毫升。

做法 ❶乳鸽宰杀，去除皮毛和内脏，洗净晾干，下锅炒熟，加白酒稍煮；粳米淘洗干净。❷锅中下入粳米和清水，大火煮沸，小火熬煮30分钟。待米熟烂时，加葱白即可。

功效 助阳益气、温肾养精。适用于肾阳虚弱所致的阳痿、早泄、多尿、腰酸、怕冷等症。

食法 冬季早、晚餐温热食用。

干贝牛尾汤

药材 干贝8克。

食材 带皮牛尾800克，母鸡肉200克，熟火腿20克，鸡汤适量，花椒2克，葱、姜各10克，料酒15毫升，盐5克，味精2克，植物油10毫升。

做法 ❶牛尾煺毛，刷洗干净，顺着骨缝剁成段；火腿切成片；干贝去筋洗净；母鸡肉氽烫后捞出，洗净血沫。❷锅入植物油烧热，投入花椒、葱、姜，煸出香味。加水，放入牛尾，大火煮开，去血水，加入料酒继续煮，待牛尾断生后取出，洗净，沥干水分。❸砂锅加鸡汤，放入葱、姜、料酒、盐，将牛尾段、火腿片、干贝和母鸡肉一并放入，小火炖4小时，以牛尾熟烂为度。拣出葱、姜和母鸡肉，加味精即可。

功效 补肾助阳、暖腰健骨。适用于肾阳虚

弱所致的阳痿、早泄、腰痛等症。

食法 佐餐或单独食用。

海米粥

药材 海米20克。

食材 粳米80克。

做法 ❶海米用温水浸泡20分钟，粳米淘净。❷砂锅置火上，入水适量，放入海米和粳米，大火煮沸，小火慢煮40分钟，待米熟烂后即可。

功效 补肾兴阳、强精益气。适用于肾阳虚衰、精气亏损所致的阳痿不举、举而不坚、小腹冷痛等症。

食法 每日2次，早晚食用。

海米茶

药材 海米8克。

做法 ❶海米淘净，放入砂锅内，加水，大火煮沸。❷倒入大杯子里，加盖闷泡30分钟即可。

功效 温肾兴阳、生津止渴。适用于肾阳虚衰所致的阳痿不举、举而不坚、精冷清稀、久不生育等症。

食法 代茶饮用，每日2次。

壮阳海狗肾粥

药材 海狗肾10克。

食材 粳米50克，葱、生姜各3克，料酒10毫升，盐2克。

做法 ❶海狗肾温水浸泡1整天，顺尿道剖成两半，刮去筋膜，洗净，切花；粳米淘净。❷砂锅内加水，放入海狗肾、葱、生姜、料酒、盐。大火煮沸，小火慢炖至半熟，下入粳米，同煮成粥即可。

功效 暖肾助阳、固精益髓。适用于肾阳虚

弱所致的阳痿不举、早泄、滑精、精冷无子、腰酸、怕冷、小便频数等症。

食法 每日2次，早晚服用。

 鹿茸菜心

药材 鹿茸片1克。

食材 水发香菇100克，青菜心150克，玉兰片25克，白酒10毫升，姜末3克，味精1克，料酒10毫升，盐2克，水淀粉5毫升，植物油10毫升。

做法 ❶鹿茸片用白酒浸泡；玉兰片泡发，切片；青菜心洗净。❷锅入植物油，烧热后下入姜末略炸，再将香菇、青菜心下锅煸炒，加入味精、料酒、盐、清汤和鹿茸浸泡酒液，不停搅拌至汤汁浓稠时，下入玉兰片，水淀粉勾芡，盛盘即可。

功效 温肾助阳、补气养血。适用于年老体弱或久病，元气虚衰所致的阳痿、滑精、腰膝酸冷、眩晕耳鸣、气短乏力、食欲不振等症。

食法 佐餐食用。

 巴戟天鸡肠

药材 巴戟天10克。

食材 鸡肠2副，生姜5克，盐3克，味精1克。

做法 ❶鸡肠剪开洗净，切段；巴戟天和生姜洗净。❷鸡肠放入砂锅，与巴戟天、生姜片一起加水，煎煮至水剩一半时，放入盐、味精调味即可。

功效 温肾助阳、壮筋骨。适用于肾阳虚引起的勃起困难、头昏耳鸣、四肢少温等症。

食法 每日1次，吃肠喝汤。

 苁蓉小公鸡

药材 肉苁蓉20克。

食材 小公鸡1只，料酒10毫升，盐3克。

做法 ❶小公鸡宰杀，去毛及肠杂，洗净，切块；肉苁蓉洗净，滤干，放入纱布袋内，扎紧袋口。❷砂锅置火上，入水适量，放入小公鸡和肉苁蓉，加料酒，大火煮沸，小火慢炖，至鸡肉熟烂时加盐调味即可。

功效 补肾助阳、益气填精。适用于肾阳虚衰所致的阳痿、早泄、滑精、尿频或遗尿等症。

食法 佐餐或单独食用。

 养血海参粥

药材 海参20克。

食材 粳米80克。

做法 ❶海参泡发，腹部剖开，挖去内肠，刮洗干净，切碎，加水煮烂；粳米淘洗干净。❷砂锅置火上，入水适量，入海参和粳米，大火煮沸，小火慢煮30分钟，至粳米熟烂即可。

功效 补肾益气、填精养血。适用于肾气虚弱、精血亏损所致的阳痿、早泄、遗精、尿频、面色无华、头晕耳鸣、腰膝酸软等症。

食法 晨起空腹食用。

 虾肉鸡蛋

药材 大虾5个。

食材 鸡脯肉60克，鸡蛋120克，盐6克，料酒10毫升，味精2克，淀粉5克，鸡汤10毫升，鸡油5毫升，黄瓜10克，姜末5克。

做法 ❶大虾去头、留尾，去壳和沙线，用刀在虾仁上划刀花，再加盐、料酒、味精，腌10分钟。❷鸡脯肉剁成肉泥，加鸡蛋清和盐、姜末、90℃植物油，反复搅拌均匀，成为糊状。将腌好的大虾沾上面粉，再抹上鸡肉泥，上笼蒸10分钟取出。❸锅入鸡汤煮沸，加味精、盐和料酒，撇去浮沫，淀粉勾芡后，浇在大虾上面，淋些鸡油，黄瓜切片，围在大虾旁边。

功效 补肾兴阳、养血健脾。适用于肾阳虚弱、精血亏虚所致的阳痿不举、腰膝酸软、倦怠无力、面色不华、心悸眩晕等症。

食法 佐餐食用。

 青虾鸽子蛋

药材 枸杞、菟丝子各5克。

食材 鸽子蛋10枚，青虾8克，盐2克，味精1克，小茴香1克。

做法 ❶将枸杞、菟丝子洗净，装入纱布袋内，扎紧袋口。❷砂锅加清水，放入洗净的鸽子蛋、青虾和纱布袋，加盐、味精、小茴香，大火煮沸，小火炖煮30分钟，取出药袋，鸽子蛋剥壳。

功效 补肾益精。适用于肾精亏虚所致的精少、阳痿等症。

食法 做点心食用，吃菜喝汤。

 鹿头鹿蹄汤

药材 鹿头1只，鹿蹄3只。

食材 生姜5克，八角、小茴香各2克，盐5克，味精2克，胡椒粉3克。

做法 ❶鹿头、鹿蹄燂净毛，洗净；生姜洗净、拍破。❷砂锅置火上，入水适量，放入鹿头、鹿蹄，投入生姜、八角、小茴香，大火煮沸，小火煮熬，以鹿头、鹿蹄熟烂为度。❸捞出鹿头、鹿蹄，剖下鹿肉，切成窄条，再会锅中烧沸，加盐、味精、胡椒粉调味即可。

功效 补肾助阳、益精养血。适用于阳虚精亏所致的身体衰弱、阳痿、早泄、腰膝酸软、畏寒怯冷等症。

食法 单独食用。

 荸荠鹿里脊

药材 鹿里脊肉400克，豌豆尖5棵。

食材 鸡清汤15毫升，荸荠3个，水淀粉10毫升，鸡蛋1枚，料酒15毫升，味精2克，盐3克，鸡油10毫升，植物油20毫升。

做法 ❶鹿里脊肉洗净，热水略烫，切薄片，用纱布中挤干水分，放在碗内，加水淀粉、蛋清、料酒、味精和盐，拌匀；荸荠去皮，切成圆片。❷锅入油，烧热后下入鹿里脊肉滑透、捞出，沥干，将鸡清汤和料酒、水淀粉、味精、盐一起勾成芡汁，再下入鹿里脊肉和荸荠片不断翻炒，勾芡后，撒上豌豆尖和鸡油出锅即可。

功效 温肾益精、补气养血。适用于肾精亏损、气血不足所致的阳痿、早泄、梦遗、滑精、面色无华、神疲乏力、腰背酸痛等症。

食法 佐餐食用。

 虫草雄鸡

药材 冬虫夏草5克。

食材 雄鸡1只，葱、姜各10克，盐5克。

做法 ❶雄鸡宰杀，去毛和内脏，洗净。❷砂锅置火上，入水适量，放入雄鸡、冬虫夏草、姜、葱、盐，小火慢炖3小时，待鸡肉熟烂即可。

功效 健脾补肾、益气壮阳。适用于久病体虚、肢冷自汗、阳痿遗精、腰膝酸软、心悸气短、失眠梦交、盗汗等症。

食法 佐餐食用。

沙苑甲鱼汤

药材 沙苑子、菟丝子各20克。

食材 甲鱼肉800克，生姜3克，盐5克，植物油20毫升。

做法 ❶沙苑子、菟丝子洗净，沥干备用；

将甲鱼宰杀后，去壳和内脏，肉切成大块。❷锅入油，大火烧热，下入生姜片，再倒入甲鱼肉，翻炒 5 分钟后，加入适量冷水，再焖炒 5 分钟，盛入砂锅内。❸沙苑子、菟丝子装入纱布袋内，扎紧袋口，放入砂锅，加水，大火煮沸后，小火慢炖 1 小时，加盐，炖 30 分钟即可。

功效 补肾阳、益精液。适用于肾虚精衰所致的性欲减退、阳痿遗精、失眠多梦等症。

食法 做点心食用，吃肉喝汤。

生姜鹿茸粥

药材 鹿茸 2 克。

食材 粳米 80 克，生姜 2 克。

做法 ❶鹿茸研成细末，备用；粳米淘洗干净，生姜切片。❷砂锅置火上，入水适量，下入粳米，大火煮沸，放入鹿茸末和生姜片，再小火煎熬 30 分钟，待米熟烂即可。

功效 温肾助阳、益精养血。适用于肾阳虚衰、精血亏损所致的阳痿早泄、滑精、消瘦怕冷、腰背酸疼、下肢发凉、软弱无力等症。

食法 冬季早、晚餐食用，5 天一疗程。

乌参鸽蛋

药材 枸杞 10 克，水发乌参 1 只。

食材 鸽蛋 10 枚，葱、姜各 3 克，干豆粉 15 克，植物油 10 毫升，植物油 15 毫升，酱油 5 毫升，料酒 10 毫升，胡椒粉、味精各 2 克，水豆粉 5 毫升。

做法 ❶乌参去净内膜，沸水氽烫两遍，洗净，在腹壁切菱形花刀；鸽蛋下入冷水锅，小火煮熟，捞出放入冷水中，剥壳，放在碗内备用；枸杞洗净；葱切段，姜拍破。❷锅入植物油烧热，鸽蛋裹满干豆粉，放入油锅内炸至黄色捞出。锅入植物油，烧热

后下葱、姜煸炒，倒入鸡汤，略煮，捞去姜、葱。❸下入乌参和适量酱油、料酒、胡椒粉，烧沸后，撇去浮沫，小火煨 40 分钟左右，投入鸽蛋和枸杞，再煨 10 分钟，取出乌参和鸽蛋。汤汁加入味精调味，水豆粉勾芡，再淋沸植物油，浇在乌参和鸽蛋上即可。

功效 补肾滋阴、养肝明目。适用于精血亏损、虚劳所致的阳痿、遗精等症。

食法 做点心食用。

生姜鹿角胶粥

药材 鹿角胶 15 克。

食材 粳米 80 克，生姜 2 克。

做法 ❶粳米淘洗干净；生姜洗净，切片。❷砂锅内加水，下入粳米，大火煮沸，放入鹿角胶和生姜，小火煎熬 30 分钟即可。

功效 补肾温阳、养血益精。适用于肾阳虚弱、精血不足所致的阳痿、早泄、腰痛等症。

食法 每日 2 次，早、晚餐食用。

附片龟羊汤

药材 枸杞、制附片、党参各 8 克，当归 5 克。

食材 羊肉、龟肉各 400 克，料酒 15 毫升，葱段、姜片各 10 克，冰糖 5 克，味精 2 克，胡椒粉 3 克，植物油 20 毫升。

做法 ❶党参、枸杞、制附片、当归均洗净；龟肉沸水汆烫，刮去黑膜，剔去脚爪，洗净；羊肉冷水浸泡，洗净血水。龟肉和羊肉放入冷水锅，煮沸 2 分钟捞出，再放水中洗净，切块备用。❷锅入植物油，大火烧至八成热时，放龟肉、羊肉煸炒，加料酒，炒干水分，放入砂锅内。再放入党参、制附片、当归、葱、姜片、冰糖，加入清水。大

火煮沸，小火炖至九成烂，放入枸杞，再炖10分钟停火，捞出姜、葱、当归，加味精、胡椒粉调味即可。

功效 补肾滋阴、助阳生血。适用于肾阴、肾阳俱虚所致的勃起无力、面色无华、心烦口渴、须发早白、腰膝酸软、畏寒怕冷、小便清长等症。

食法 佐餐或单独食用。

乳鸽猪肉饼

药材 乳鸽1只，豆粉10克。

食材 猪瘦肉150克，白砂糖5克，盐3克，黄酒15毫升。

做法 ❶乳鸽宰杀，去毛、头、爪和内脏，洗净切块；猪瘦肉洗净，切块。❷乳鸽肉和猪瘦肉一起剁成泥，放入大碗，加豆粉、白砂糖、盐、黄酒，拌匀，做成圆饼，上笼蒸熟即可。

功效 温肾补阳、补中益气。适用于中老年人阳气衰败、脏腑虚损所致的精神萎靡、阳痿早泄、体倦乏力等症。

食法 做点心，趁热食用。

虫草老鸭汤

药材 冬虫夏草8克。

食材 老鸭1只，猪瘦肉50克，熟瘦火腿25克，葱、姜各5克，料酒10毫升，盐5克，奶汤适量。

做法 ❶老鸭宰杀，去毛，背部剖开，取出内脏，沸水锅中汆烫半分钟，取出冷水洗净；火腿切成5粒，猪肉切成6块，一起沸水汆烫半分钟，捞出沥干。❷锅入油，烧热后下葱、姜，放入老鸭爆炒，加姜汁、料酒，倒入沸水，小火煨半分钟，捞起，沥干，拣去葱、姜。❸砂锅内放入火腿、猪肉、老鸭、虫草和姜、葱、盐、料酒、沸

水，上笼蒸2小时。取出，捞去姜、葱，撇去浮沫，老鸭去除胸骨和锁喉骨，加入奶汤，再蒸1小时即可。

功效 补肾益阴、利水消肿。适用于肾阴亏虚所致的阳痿早泄、遗精耳鸣、水肿、腰膝酸软等症。

食法 佐餐或单独食用。

虫草白花鸽

药材 冬虫夏草2克。

食材 白花鸽240克，水发香菇10克，笋片10克，火腿片8克，料酒10毫升，味精2克，盐3克，清汤适量。

做法 ❶冬虫夏草去砂，洗净备用；鸽子宰杀，去和内脏，清洗干净，沸水汆烫，洗净血水。❷鸽子放入大碗，虫草、香菇、笋片、火腿片铺在鸽子上，加入料酒、味精、盐和清汤，上笼蒸2小时，待鸽肉酥烂即可。

功效 补肾滋阴。适用于肾阴亏虚所致的阳痿、遗精、腰膝酸软、气短乏力、记忆力衰退、盗汗自汗和病后久虚不复等症。

食法 佐餐或单独食用。

枸杞叶猪肾汤

药材 枸杞叶120克。

食材 猪肾1副，盐5克。

做法 ❶猪肾刮去白色的筋膜臊腺，洗净，切成小块。❷砂锅置火上，入水适量，放入猪肾，加枸杞叶煮成汤，加盐调味即可。

功效 补肾益精。适用于肾虚遗精、肾虚耳聋、肾虚腰痛等症。

食法 做点心食用，吃肉喝汤。

枸杞叶羊肾粥

药材 枸杞叶200克。

食材 羊肾 1 副，羊肉 80 克，大米 100 克，葱白 3 克，盐 3 克。

做法 ❶羊肾剖洗干净，刮去筋膜和臊腺，切碎；羊肉洗净，切碎；枸杞叶煎汁去渣。❷枸杞汁与羊肾、羊肉、葱白、大米一起煮粥。❸待米熟烂时，加盐调味即可。

功效 滋肾阳、补肾气、壮元阳。适用于肾虚劳损、阳气衰败所致阳痿、尿频、腰脊疼痛、头晕耳鸣、听力减退等症。

食法 每日 1 次，温热服食。

知母龙骨小母鸡

药材 知母 15 克，龙骨 30 克。

食材 小母鸡 1 只（未下蛋）。

做法 ❶母鸡宰杀，去毛和内脏，洗净，将知母、龙骨放入鸡腹腔内。❷砂锅置火上，入水适量，放入母鸡，小火炖至熟烂即可。

功效 滋阴降火。适用于早泄伴情欲亢盛、梦遗滑精等症。

食法 佐餐食用，吃肉喝汤。

杜仲羊肾汤

药材 杜仲 10 克，菖蒲 8 克。

食材 羊肾 1 对，黑豆 40 克，生姜 8 克。

做法 ❶羊肾剖开，刮去臊腺和筋膜，沸水余烫 5 分钟。❷砂锅中放入黑豆、杜仲、菖蒲煮 40 分钟，加入羊肾，小火炖熟即可。

功效 益肾、填精、开窍。适用于肾精亏虚之耳鸣、耳聋等症。

食法 吃肉喝汤。

补肾鹿肉粥

药材 鹿肉 40 克。

食材 粳米 80 克。

做法 ❶鹿肉洗净，切片；粳米淘净。

❷砂锅置火上，入水适量，下入粳米和鹿肉，大火烧开，小火慢煮至粥熟，加盐调味即可。

功效 补肾填精、强筋壮骨。适用于遗精、阳痿、肾虚腰痛等症。

食法 每日一次，温热食用。

苁蓉羊骨汤

药材 肉苁蓉 30 克。

食材 羊脊骨 1 具，草果 1 克，葱末 3 克，盐 5 克，胡椒粉 2 克。

做法 ❶羊脊骨洗净，沸水余烫，捞出洗净。❷锅中加水，放入羊脊骨，煮至羊肉离骨，捞出，拆下羊肉，捅出脊髓，切碎，放入锅中。❸加肉苁蓉、葱、盐、草果、胡椒粉，煮 1 小时，拣去肉苁蓉、草果，盛入碗中即可。

功效 补肾虚、通督脉、治腰痛。适用于肾虚引起的腰膝无力、筋骨挛痛、养胃久痢等症。

食法 佐餐或单独食用。

核桃老鸭鸡泥酥

药材 荸荠 120 克，鸡泥 80 克。

食材 净老鸭 1 只，核桃仁 180 克，鸡蛋 2 枚，水淀粉 10 毫升，料酒 15 毫升，味精 2 克，盐 4 克，油菜末 3 克，植物油 40 毫升。

做法 ❶荸荠洗净，切碎；核桃仁切碎。老鸭用沸水余烫后装盆，加姜、葱、料酒、盐，上笼蒸熟透，取出晾凉，去骨，切半。

❷鸡泥、蛋清、水淀粉、料酒、味精、盐一起调糊，放入核桃仁、荸荠，淋在鸭膛内，入油锅内炸酥，捞出沥油，切长条块，装盘，四周撒上油菜末即可。

功效 补肾、固精、定喘。适用于肾虚咳喘及腰痛、阳痿、石淋等症。

食法 佐餐食用。

杜仲五味子羊腰

药材 杜仲10克,五味子5克。

食材 羊腰400克,植物油15毫升,酱油3毫升,葱、姜各5克。

做法 ❶杜仲、五味子加水煎煮40分钟,去渣,再煮成浓缩汁备用。❷羊腰洗净,刮去筋膜臊腺,切腰花,加浓缩汁煮至嫩熟,再用酱油、葱、姜等调料调味即可。

功效 补肾强腰。适用于慢性肾炎、慢性肾盂肾炎所致肾虚、体弱、长期腰痛等症。

禁忌 在发烧期间及水肿严重时勿用。

食法 做点心食用。

茴香猪腰

药材 猪腰子1具,小茴香5克。

食材 卤汁适量。

做法 ❶小茴香放入锅内炒5分钟,至完全烘干,研成细末。❷猪腰洗净,刮去筋膜和臊腺,用刀在侧面划出口子,塞入茴香末,用棉线缠紧。❸锅中倒入卤汁,加水,放入猪腰,煮沸30分钟取出,解开棉线,切片盛盘即可。

功效 补肾散寒、止痛祛湿。适用于肾虚腰痛、寒湿腰痛等症。

食法 佐餐食用。

苁蓉猪腰盖浇饭

药材 肉苁蓉10克。

食材 虾仁80克,猪腰1只,粳米饭180克,料酒10毫升,盐2克,味精1克。

做法 ❶肉苁蓉放入锅内,加水煎成浓汁约40毫升;猪腰去脂膜,洗净后切花,入清水浸泡后沥干;虾仁洗净备用。❷锅入油,

放入虾仁、腰花,料酒后煸炒,加盐和味精,倒入肉苁蓉浓汁,再稍煸炒,生粉薄勾芡。❸粳米饭盛盘,把炒好的虾仁猪腰连汤汁浇在饭上即可。

功效 补肾益精。适用于肾虚阳痿、腰膝酸软等症。

食法 做主食用。

牛膝猪蹄筋

药材 牛膝8克。

食材 水发猪蹄筋500克,鸡肉丝40克,蘑菇片20克,青椒1只,黄酒8毫升,盐2克,味精3克,鲜汤适量,水淀粉10毫升,姜、葱各3克。

做法 ❶牛膝洗净,切碎,加水40毫升,上笼隔水蒸20分钟;猪蹄筋用清水发好,洗净备用。❷锅入油,烧至冒烟时,下姜末煸炒,再把鸡丝放进去,加黄酒、蘑菇片及青椒片,煸炒3分钟,猪蹄筋和蒸好的牛膝,加盐、味精、鲜汤,炒匀,盖上锅盖,用大火焖煮1分钟左右。❸水淀粉勾芡,浇少许熟油,撒上葱末,炒匀即可。

功效 补肾强筋。适用于腰膝酸软、软弱无力等症。

食法 佐餐食用。

板栗炒肉饭

药材 板栗200克。

食材 猪瘦肉400克,粳米400克,料酒10毫升,盐3克。

做法 ❶猪瘦肉洗净后切成小块;板栗去壳和皮;粳米洗净备用。❷锅热油,下猪肉、板栗煸炒,加料酒,烧煮至七成熟时,倒入粳米锅内,加水拌匀,焖煮成饭即可。

功效 补肾壮腰。适用于肾虚腰痛等症。

食法 做主食用。

续断猪尾汤

药材 续断 20 克。

食材 续断 1 条，猪脊骨 500 克，盐 2 克。

做法 ❶猪尾去毛洗净；续断，猪脊骨在水中浸泡 1 小时。❷砂锅置火上，入水适量，放入猪尾、续断、猪脊骨，加盐，小火煮熟即可。

功效 补肾壮阳、填精益髓。

食法 吃肉喝汤，适量食用。

童子参炖肉

药材 童子参 10 克。

食材 猪精肉 400 克，葱 5 克，生姜 8 克，料酒 15 毫升，盐 3 克，味精 2 克。

做法 ❶童子参洗净，切片，装入纱布袋中，扎紧口；猪精肉洗净，切块。❷纱布袋和猪肉放入砂锅，加入葱、姜片，浇上料酒，注入清汤。大火烧沸，小火慢炖。待猪肉熟烂，捞出葱段、姜片和纱布药袋，加盐、味精调味即可。

功效 益肾补气、活血调经。适用于肾虚腰痛、倒经、闭经、月经不调等症。

食法 食肉饮汤。

干贝熟地牛骨汤

药材 熟地 50 克，干贝 20 克。

食材 牛骨 450 克，姜片 10 克，葱段 5 克，料酒 10 毫升，盐 3 克，味精 1 克，胡椒粉 2 克。

做法 ❶熟地洗净，切片；干贝洗净，温水润透，撕开；牛骨洗净，捶破，略焯水后捞出沥干。❷锅中放入牛骨、熟地、干贝、姜片、葱段、料酒，加水，大火煮沸，小火煮 4 小时，放入盐、味精、胡椒粉调味即可。

功效 滋阴益肾、养血强筋。适用于肾病日久、精血亏虚，面色萎黄、精神不振、肢体倦怠、腰膝乏力等症。

食法 适量饮用。

山药鸡油粥

药材 山药、乌鸡油各 20 克。

食材 大米 70 克，葱末 2 克，姜末 3 克，盐 2 克，味精 1 克。

做法 ❶山药洗净，切小块；大米淘净备用。❷砂锅置火上，入水适量，下入大米、山药，大火煮沸，小火煮 35 分钟，加入乌鸡油、葱末、姜末搅匀，至米烂粥熟，加盐、味精调味即可。

功效 养阴补肾、止带止浊。适用于肾阴不足、精血亏虚等症。

食法 早晚温热食用。

桂圆包鸡肉

药材 丹参 8 克，桂圆肉 15 克。

食材 核桃仁、香菜叶各 80 克，嫩鸡肉 400 克，火腿肉 10 克，鸡蛋 2 枚，干淀粉 10 克，盐 4 克，白砂糖 5 克，味精 2 克，胡椒粉 2 克，香油 5 毫升，植物油 15 毫升，姜末、葱末各 5 克。

做法 ❶丹参磨成粉；桂圆肉洗净，切粒；核桃仁洗净，去皮，入锅中，加植物油烧热后炸熟，沥干切碎；鸡肉去皮，洗净，切薄片；香菜叶洗净；火腿肉切小片。❷鸡蛋磕破，蛋清入碗中，加干淀粉调匀，做成蛋糊；将鸡肉、盐、白砂糖、味精、胡椒粉、香油、姜末、葱末、核桃仁、桂圆肉、丹参、蛋清糊一起搅匀，做成鸡肉馅。❸锡箔纸展开，加入香菜叶、火腿肉、鸡肉片，折成纸包，一一制好；下入五成热油锅中，炸熟后捞出，沥干盛盘即可。

功效 温中益气、补肾固精、活血化瘀。适用于虚烦失眠、脑力衰退、脑血管病、高血脂、脂肪肝等症。

食法 佐餐食用。

 虾仁羊肉羹

药材 羊肉 400 克，虾仁 80 克。

食材 植物油 15 毫升，蒜丝、姜丝各 3 克，葱末 2 克，料酒 10 毫升，盐 3 克，味精 1 克，水淀粉 5 毫升，胡椒粉 2 克。

做法 ①羊肉洗净，切片；虾仁洗净，切碎。②羊肉和虾仁放入碗里，加盐、料酒，搅拌均匀，腌制 5 分钟。③锅入油，烧热后下入姜丝煸香，再下羊肉炒，加水煮沸，放入蒜丝、虾仁煮 30 分钟，加葱末、料酒、盐、味精、胡椒粉调味，水淀粉勾芡，搅至稀糊状即可。

功效 温补肾阳。适用于肾阳虚衰所致的腰痛、足软弱、下半身常有冷感、小腹拘急、小便不利、时有水肿、遗泄等症。

食法 做点心食用。

 枸杞洋参汤

药材 枸杞 15 克，西洋参 3 克。

食材 白砂糖 15 克。

做法 ① 西洋参切片；枸杞洗净备用。②锅加水，放入西洋参、枸杞，大火煮沸，小火煎煮 30 分钟，加入白砂糖，搅匀即可。

功效 温补肾阳、壮腰益精。适用于肾虚腰酸、阳虚泄泻、阳痿遗精等症。

食法 每日一次，饭后饮用。

 荞麦蜂蜜饮

药材 荞麦 100 克。

食材 茶叶 5 克，蜂蜜 40 毫升。

做法 ①荞麦、茶叶分别研成细末。②荞麦和茶叶末放入碗中，加蜂蜜搅拌，即为荞麦蜜茶粉。③取 20 克荞麦蜜茶粉，放入杯中，加沸水冲泡即可。

功效 补肾、敛肺、定喘。适用于肾虚引起的哮喘症。

食法 代茶饮用。

 骨碎补羊腰

药材 骨碎补 10 克。

食材 羊腰 3 个，姜片、葱段各 10 克，料酒 15 毫升，盐 3 克，鸡精 2 克，鸡油 10 毫升，胡椒粉 2 克。

做法 ①骨碎补洗净；羊腰洗净，刮去筋膜和臊腺，放入冷水中浸泡 1 小时。②砂锅置火上，入水适量，放入骨碎补煮 30 分钟，去渣取药液 40 毫升。③将羊腰和骨碎补药汁倒入砂锅，加入料酒、姜片、葱段，再加水煮 30 分钟，加盐、鸡精、鸡油、胡椒粉搅匀即可。

功效 补肾活血、接骨生发。适用于肾虚、斑秃、牙齿松动、跌打损伤、骨折、抽筋、骨质疏松等症。

食法 佐餐食用。

 陈皮核桃粥

药材 陈皮 5 克。

食材 核桃仁 18 克，大米 80 克，植物油 10 毫升，冰糖末 5 克。

做法 ①大米淘净；陈皮润透，切丝；核桃仁洗净。②锅入油，烧热后下核桃仁炸香，捞出沥干备用。③砂锅置火上，入水适量，下入大米，大火煮沸，小火慢煮 30 分钟，放入核桃仁、陈皮、冰糖末搅匀，再煮 30 分钟即可。

功效 补肾固精、温肺定喘、润肠补脑、燥

湿化痰。

食法 每日 2 次，早晚食用。

韭菜腰花

药材 猪腰 1 个，韭菜 80 克。

食材 植物油 20 毫升，盐 3 克，干淀粉 10 克，水淀粉 10 毫升，料酒 15 毫升，姜片 5 克，葱段 3 克，味精 2 克。

做法 ❶ 猪腰剖开，刮去臊腺，洗净，切片；韭菜择洗干净，切段。❷ 将猪腰加盐、干淀粉、料酒拌匀，腌制片刻。❸ 锅入植物油烧热，下腰片、姜片、葱段炒香，放入韭菜，炒至韭菜变软时，加入盐、味精翻炒均匀，用水淀粉勾芡，炒匀即可。

功效 温补肾阳。适用于肾虚所致阳痿、肢寒畏冷等症。

食法 佐餐适量食用。

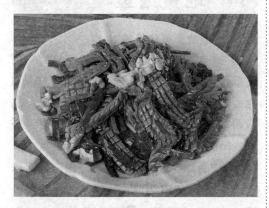

鱼腥草炖乌鸡

药材 鱼腥草 20 克。

食材 蜜枣 4 枚、乌骨鸡半只，盐 3 克，味精 1 克。

做法 ❶ 鱼腥草洗净；红枣洗净，去核；乌骨鸡洗净切块，放入沸水锅里，洗净血水后捞出。❷ 砂锅加水煮沸，放入以上所有材料，大火煮开，小火炖 2 小时，加盐和味精调味即可。

功效 清热利尿、调节气血、健胃消食。

食法 做点心食用，吃肉喝汤。

何首炖鸡脚

药材 何首乌 5 克。

食材 黑豆 15 克，红枣 4 枚，鸡脚 6 只，猪瘦肉 60 克，盐 3 克。

做法 ❶ 红枣、何首乌洗净备用；鸡脚剁去趾甲洗净备用；猪瘦肉洗净，黑豆洗净放锅中炒至豆壳裂开。❷ 将以上材料都放入锅里，加水炖 3 小时，最后加盐调味即可。

功效 补肾益阴、健脾利湿、除热解毒。适用于肾虚阴亏、消渴多饮、尿频、肝肾阴虚、头晕目眩、视物昏暗或须发早白、脚气水肿等症。

食法 做点心食用。

荸荠红枣饮

食材 红枣 4 枚，荸荠 4 颗，生豆皮 1 张，冰糖 15 克。

做法 ❶ 红枣去核，洗净，稍微泡软；生豆皮泡软，换水漂白，捞出沥干；荸荠洗净，削除外皮，备用。❷ 将荸荠、红枣放入砂锅内，加水后大火煮沸，小火煎煮 30 分钟。❸ 放入生豆皮，再煮 5 分钟，停火，加入冰糖搅拌至溶化即可。

功效 滋补肝肾、益精血、润肠凉血、清热解毒。

食法 代茶饮用。

板栗鸡翅

药材 板栗 200 克，香菇 4 朵。

食材 鸡翅 40 克，姜 4 克，香菜 3 克，料酒 10 毫升，淀粉 10 克，蚝油 15 毫升，盐 4 克，植物油 10 毫升。

做法 ❶板栗去壳和皮；香菇去蒂后，泡水备用；鸡翅剔去骨头，去血水，切块，放碗里，加淀粉、蚝油、盐腌渍 30 分钟。❷锅入油，烧热后放入板栗翻炒，再下入香菇和鸡翅，一起炒熟，倒入沸水、蚝油、盐，小火焖 10 分钟即可。

功效 健脾补肾、延年益寿。

食法 佐餐食用。

滋补黑豆奶

药材 生地 5 克，玄参、麦门冬各 8 克。

食材 黑豆 180 克，白砂糖 25 克，棉布袋 1 个。

做法 ❶黑豆洗净，清水浸泡约 4 小时至豆子膨胀，沥干备用。❷以上药材装入纱布袋里，扎紧袋口，放入砂锅，小火煮沸 5 分钟，捞出纱布袋，滤汁备用。❸黑豆放入搅拌机里，倒入药汁，加水搅拌成黑豆浆，入锅内边煮边搅拌，至沸腾后，加白砂糖调味即可。

功效 补气强身、和中暖肾。

食法 早起温热饮用。

苁蓉海参煨鸽蛋

药材 肉苁蓉 10 克。

食材 水发海参 2 个，鸽蛋 10 枚，葱、蒜各 3 克，胡椒粉、味精各 2 克，淀粉 10 克，鸡汁 5 毫升，植物油适量。

做法 ❶肉苁蓉煎汁备用；海参去腔肠，汆熟；鸽蛋煮熟，去壳，沾上淀粉，下油锅里炸至金黄色备用。❷锅入植物油，烧热后下葱、蒜爆香，加鸡汁稍煮，再加调味料和海参，大火煮沸，小火煮 40 分钟，再加鸽蛋、苁蓉汁，煨煮至熟。❸余下的汤汁做成芡汁，淋在菜上即可。

功效 滋阴补阳。适用于肾虚所引起的神经衰弱、体倦、腰酸、健忘、听力减退等症。

禁忌 大便溏泄、湿热便秘者不宜食用。

食法 每日一次，每次 2 枚鸽蛋，并吃海参。

人参蒸甲鱼

药材 人参 2 克，黄芪 8 克。

食材 甲鱼 1 只，生姜、盐各 3 克，味精 1 克，鸡精粉 2 克，料酒 10 毫升。

做法 ❶人参切段；黄芪洗净；甲鱼宰杀洗净；生姜切片备用。❷甲鱼入锅，加水煮至七成熟，捞出备用。❸甲鱼放入碗里，倒入调味料拌匀后，上过蒸 15 分钟即可。

功效 补肾壮阳。适用于遗精、阳痿、四肢发冷、腰膝酸软等症。

食法 佐餐食用。

地黄鳝鱼

药材 干地黄、菟丝子各 10 克。

食材 鳝鱼 200 克，肉 200 克，竹笋 8 克，黄瓜 8 克，木耳 2 克，酱油 3 毫升，味精 2 克，盐 3 克，淀粉 10 克，米酒 10 毫升，胡椒粉 2 克，姜末、蒜末各 3 克，香油 5 毫升，白砂糖 5 克，鸡蛋 1 枚，高汤适量。

做法 ❶菟丝子、干地黄用水煎两次，滤取药汁。❷鳝鱼肉切成片，加水、淀粉、蛋清、盐，小火煨熟。❸鳝鱼片放碗内，入温油中划开，鱼片浮起，捞出来，放入以上的调料即可。

功效 滋补肝肾、固精缩尿、明目止泻。适用于阳痿遗精、遗尿、频尿、腰膝酸软、目昏耳鸣、肾脾虚弱等症状。

食法 佐餐食用。

杜仲羊汤

药材 杜仲 15 克，熟附子 20 克，熟地

10克。

食材 羊肉200克，葱、姜各5克，盐3克。

做法 ❶杜仲、附子、熟地放入棉布包中，扎紧口；羊肉洗净，切成小块，备用。❷羊肉、药袋、葱、姜放入砂锅，加水盖过材料，大火煮沸，小火炖至羊肉熟烂，拣出药包，加盐调味即可。

功效 补肾壮阳。适用于肾虚所致的阳痿、早泄、腰酸怕冷等症。

食法 佐餐食用。

鹿茸鸡汤

药材 鹿茸、黄芪各10克。

食材 鸡肉400克，瘦肉250克，生姜8克，盐3克，味精2克。

做法 ❶鹿茸片洗净；黄芪洗净；生姜切片；瘦肉切成厚块；鸡肉切块，沸水汆烫捞出备用。❷砂锅置火上，入水适量，入以上材料，大火煮沸后改小火炖3小时，加入盐和味精调味即可。

功效 补肾壮阳、行气活血。

食法 吃肉喝汤。

五子鸡内脏饮

药材 蒺藜子、覆盆子、车前子、菟丝子、芜蔚子各8克。

食材 鸡内脏（含鸡肺、鸡心、鸡肝）20克，姜、葱各5克，盐3克。

做法 ❶鸡内脏洗净、切片备用；姜洗净、切丝；葱去根须，洗净，切丝。❷以上药材都放入纱布袋中，扎紧袋口，放入砂锅，加水，大火煮沸，小火煎煮30分钟。❸放入鸡内脏、姜丝、葱丝，中火煮至沸腾后，加盐调味即可。

功效 补益五脏、养血明目。

食法 每日一次，每次100毫升。

首乌山药糊

药材 山药200克，何首乌200克。

食材 黑芝麻200克，白砂糖15克。

做法 ❶黑芝麻、山药、何首乌均洗净、晒干、炒熟，研成细粉，分别装瓶，置于阴凉、干燥处。❷每次各取出20克粉末，放入碗中加沸水调匀，再加入白砂糖调味即可。

功效 养心安神、益气补肾。

食法 佐餐食用。

苁蓉骶骨汤

药材 肉苁蓉、黄精10克。

食材 猪尾骶骨1副，罐头银杏15克，胡萝卜20克，盐3克。

做法 ❶猪尾骶骨洗净，沸水汆烫后洗净备用；胡萝卜削皮，洗净切块备用。❷以上材料都放入砂锅，加水没过，大火煮沸，小火煮40分钟，加入银杏再煮5分钟，放入盐调味即可。

功效 补肾健脾、益气强精。适用于阳痿早泄、性欲减退、风湿酸痛、筋骨无力等症。

食法 佐餐食用，饮汤食肉。

党参牛尾汤

药材 黄芪50克，党参30克，当归20克，红枣40克，枸杞20克。

食材 牛尾1个，牛肉200克，牛筋80克，盐5克，白砂糖3克。

做法 ❶牛筋先用清水泡发30分钟，再沸水煮20分钟，捞出；牛肉洗净，切块；牛尾煺毛，顺骨缝剁开，洗净备用。❷砂锅置火上，入水适量，放入以上所有材料，大火煮沸，小火炖2小时，加盐和白砂糖调味即可。

功效 补肾养血、益气固精。适用于肾虚阳痿、腰膝酸软等症。

食法 做点心食用，吃肉喝汤。

巴戟天鸡汤

药材 巴戟天 10 克。

食材 黑豆 80 克，胡椒粒 10 克，鸡腿 1 只、盐 3 克。

做法 ❶鸡腿洗净、剁块，沸水汆烫，去血水；黑豆洗净。❷砂锅置火上，入水适量，放入黑豆、鸡腿、巴戟天、胡椒粒，大火煮开，小火炖 40 分钟，加盐调味即可。

功效 强筋骨、不肾虚、驱寒湿。适用于肾阳虚寒而导致的小便失禁、小便频繁等症。

食法 佐餐食用。

锁阳煨羊肉

药材 锁阳 10 克。

食材 生姜 3 克，羊肉 200 克，香菇 5 朵、盐 3 克，味精 1 克。

做法 ❶锁阳、生姜洗净备用；羊肉洗净切块，沸水汆烫，捞出备用；香菇洗净，切丝。❷以上材料入锅，加水，大火煮沸，小火慢煮 50 分钟，加入盐和味精调味即可。

功效 敛精强精、补肾止遗。适用于阳气亏损、四肢冷痹等症。

食法 吃肉喝汤。

鹿茸枸杞大虾

药材 鹿茸、枸杞各 8 克。

食材 大虾 400 克，米酒 40 毫升。

做法 ❶大虾去脚和虾须，背部划开，去沙线，清水洗净；鹿茸去除绒毛，与枸杞一起加米酒泡 20 分钟。❷大虾放入盘中，浇入鹿茸、枸杞和酒汁，盘子放入锅中，隔水蒸

10 分钟即可。

功效 温肾壮阳、强筋健胃、生精益血。适用于遗精、阳痿、腰酸腿软、虚寒怕冷等症。

食法 佐餐或单独食用。

参归拌猪腰

药材 当归、党参、山药各 8 克。

食材 猪腰 400 克，酱油 5 毫升，葱丝、姜片、蒜末各 4 克，醋 10 毫升，香油 5 毫升。

做法 ❶猪腰洗净切开，刮去除筋膜和臊腺，洗净后翻入锅里，加当归、党参、山药，再加水直到盖过所有材料。❷大火煮沸，小火煮至猪腰熟透，捞出冷却后切片，摆盘，浇上酱油、醋，撒上葱丝、姜丝、蒜末、香油等调味料即可。

功效 补气养肾。

食法 佐餐食用。

板栗炖排骨

药材 板栗 200 克。

食材 排骨 400 克，胡萝卜 1 根、盐 3 克。

做法 ❶板栗剥去壳，煮熟后捞出备用；胡萝卜削皮，洗净，切成小方块；排骨洗净，汆烫后捞出备用。❷以上材料入锅，加水没过，大火煮开，小火煮 40 分钟，加盐调味即可。

功效 益气养胃、补肾健脾、舒筋活络。

食法 佐餐食用。

黄精山药饼

药材 黄精 10 克，枸杞 8 克。

食材 虾仁 30 克，鲜干贝 2 颗，花枝 40 克，花椰菜 1 朵，玉米粒 30 克，玉米粉 5 克，奶粉 10 克，山药粉 100 克，盐 4 克，色拉油 15 毫升。

做法 ❶黄精洗净，放入砂锅，煎煮汤汁；虾仁洗净去泥肠：枸杞、干贝、花枝、花椰菜分别洗净切丁。❷药汤与菜丁、奶粉、色拉油等材料一起搅匀，做成面糊。❸锅入油，烧热后下入面糊，煎成金黄色即可。

功效 补脾益肾、养肺止泻、补肾益阳。

食法 做点心食用。

枸杞板栗粥

药材 枸杞80克。

食材 板栗150克，盐5克，大米80克。

做法 ❶大米淘洗干净；板栗水烫过冲凉，剥壳备用；枸杞温水浸泡。❷大米和板栗放入砂锅，加水，小火煮成粥，撒上枸杞，加盐调味即可。

功效 滋补肾气、增强体质。适用于体虚气短、腰酸腿软等症。

食法 做早餐食用。

三味乌鸡汤

药材 人参片10克，麦门冬15克，五味子8克。

食材 乌骨鸡腿1只，盐3克。

做法 ❶鸡腿洗净，切块，沸水氽烫，洗净备用。❷砂锅置火上，入水适量，放入鸡腿、人参片、麦门冬、五味子，大火煮沸，小火炖40分钟，加盐调味即可。

功效 强心利尿、补肾壮阳、安神宁心。

食法 做点心单独食用。

巴戟天炖海参

药材 巴戟天10克，银杏8克。

食材 海参250克，猪绞肉120克，胡萝卜50克，白菜1棵，盐3克，酱油3毫升，白胡椒粉2克，醋5毫升，白砂糖、淀粉各5克。

做法 ❶海参洗净，去掉腔肠，氽烫后捞出，切大块；胡萝卜切片；猪绞肉加盐和胡椒粉拌均匀，捏成小肉丸。❷巴戟天、胡萝卜、肉丸放入锅里，加水煮开，加盐、酱油、醋、白砂糖调味后，倒入海参、银杏煮沸，然后加入洗净的白菜，煮沸时用水淀粉勾芡即可。

功效 补肾益髓、壮阳疗痿。

食法 佐餐食用。

枸杞鱼肉粥

药材 枸杞3克。

食材 武昌鱼25克，白饭80克，香菇丝8克，笋丝8克，高汤5毫升。

做法 ❶武昌鱼宰杀，去内脏和鳃，洗净，切片；枸杞泡温水备用。❷香菇丝、高汤、笋丝、白饭放锅里，加水煮成粥，放入枸杞和鱼片，煮熟即可。

功效 养颜美容、补肾益血。适用于体倦乏力、头晕眼花、腰膝酸软等症，也用于中老年人滋补养生。

食法 做早餐食用。

五加皮牛肉

药材 五加皮、杜仲各5克。

食材 牛肉200克，葱段3克，米酒10毫升，胡萝卜10克，水淀粉5毫升，橄榄菜10克，酱油3毫升，姜末2克，香油2克，盐3克，植物油15毫升。

做法 ❶五加皮和杜仲放入砂锅，煎煮成药汁；橄榄菜切大段，加盐和米酒氽烫；牛肉切片，洗净后放入姜末、米酒等搅拌均匀，腌渍20分钟。❷锅入油，下葱爆香，放入牛肉翻炒，待快熟时，下入药汁、胡萝卜一起炒即可。

功效 补中益气、滋养脾胃、强健筋骨。适用于体虚乏力、筋骨酸软、贫血久病及面黄目眩等症。

禁忌 不宜多吃。

食法 佐餐食用。

高丽菜大骨汤

药材 枸杞3克。

食材 大骨800克，香菇20克，高丽菜、胡萝卜、白萝卜各150克，黄豆芽80克，玉米150克，醋5毫升。

做法 ❶香菇、高丽菜、胡萝卜、白萝卜、黄豆芽、玉米等材料分别洗净、沥干；大骨洗净、汆烫，冷水浸泡30分钟。❷锅中加水，中火煮滚，倒入以上所有材料，小火继续慢炖3小时，捞出各种材料即可。

功效 健脾补肾、开胃消食。

食法 做点心食用，每日一次，每次50毫升。

牛膝鱼丸

药材 牛膝10克。

食材 鱼丸250克，白菜50克，菠菜30克，茼蒿40克，豆腐30克，酱油5毫升，盐2克，味精1克，麻油3毫升。

做法 ❶白菜、菠菜、茼蒿、豆腐分别洗净，切好备用。❷牛膝放砂锅里，加水煮至剩一半，去渣留汁备用。❸锅中加水，放入鱼丸，煮熟时放入以上食材，水开即倒入药汁略煮，再加盐和味精调味即可。

功效 活血通络、强筋壮骨、利尿消水。

食法 佐餐食用。

人参乌鸡汤

药材 人参1根。

食材 猪瘦肉180克，乌骨鸡500克，火腿20克，生姜2克，花雕酒5毫升，味精2克、盐3克，鸡粉10克，浓缩鸡汁5毫升。

做法 ❶乌骨鸡宰杀，去毛，从背部剖开去内脏，汆烫后洗净；猪瘦肉切片，沸水汆烫；火腿切粒。❷乌骨鸡、瘦肉、火腿放入炖盅，加入以上的其他材料，加水，上笼隔水炖4小时。最后加入调味料即可。

功效 大补五脏。

禁忌 体质燥热者不宜食用。

食法 吃肉喝汤。

芹菜双色木耳

药材 干黑木耳、白木耳各20克。

食材 芹菜50克，胡萝卜20克，黑芝麻、白芝麻各2克，姜3克，白砂糖2克，香油5毫升。

做法 ❶黑木耳和白木耳温水泡开、洗净；芹菜择净，切段；胡萝卜切丝。各种材料均焯水，捞出备用。❷锅入香油，倒入黑、白芝麻爆香，倒入以上的食材，搅拌后，加盐和白砂糖调味，腌渍20分钟即可。

功效 滋阴养胃、益气活血、生津润肺、补脑强心。适用于崩漏，痔疮、便秘、便血等症。

食法 佐餐食用。

第五章

九种体质养生药膳

生活中，有人急脾气，有人慢性子；有人不耐寒，有人不耐热；有人总是面色红润，有人怎么养脸色都发暗……这是因为人与人之间存在体质差异。不同的遗传背景和不同生活环境，造就了每个人不同的体质，也就造就了不同的身体反应状态。

人们将体质分为九类，除平和质外，其他气虚质、阳虚质、阴虚质、痰湿质、湿热质、气郁质、血瘀质、特禀质均属"偏颇"，只有选择适合自己的养生药膳，才能将体质调整到最佳状态。

本章让你学会读懂自己的身体，辨别自己的体质，能够"有的放矢"地去防病养生。需要提醒的是，有些人可能具有两种或两种以上的体质特征，即"兼夹体质"。这种情况下，可考虑几种体质综合调养。

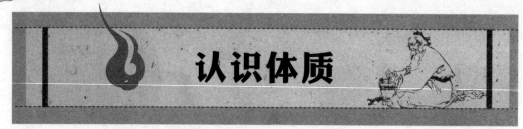

认识体质

中医 "体质"

　　中医对于体质的发掘与研究由来已久，最早可以追溯到《黄帝内经》。《黄帝内经·灵枢·通天》中有云："盖有太阴之人、少阴之人、太阳之人、少阳之人、阴阳和平之人。凡五人者，其态不同，其筋骨血液各不等。"这句话是说人体类型的归属大致分为五种，太阴、少阴、太阳、少阳以及阴阳和平。这五种类型的人，形态各不相同，筋骨强弱、气血盈缺也各不相同。我们从这一段话中可以隐约分辨出"体质"之于人体，可以成为分类的基本原则之一。此外，在《黄帝内经·灵枢·阴阳二十五人》中进一步提出人有"金木水火土"五行之分，并分别阐释五行之人的形体特点、性格特征以及适应外界环境变化的能力。由此可见，此篇的阐述已经非常接近现代中医关于"体质"的相关理论及应用原理。尽管《黄帝内经》中并没有直接明确地提出"体质"这一概念，但是全书对"体质"这一命题的零星阐释已经初具雏形，并为以后形成系统的中医学理论奠定了坚实的基础。

　　在《黄帝内经》之后，在《伤寒论》《金匮要略》《温病条别》等著作中也都分别提到了"体质"的内容，当然这些零散的、未经整理的论述缺乏前后的呼应，在理论上各自为政，没有形成有效的贯连，因此也未能发展成统一的理论学说。但是，古代医药学家们对"体质"这一命题持之以恒的探索，留下了宝贵的财富。

现代体质简论

　　近些年来，在前人已有的中医体质学研究的基础上，体质作为一门科学，有了更为广阔的发展前景，理论渐成体系，应用范围渐成规模，取得了非常瞩目的成就。

　　回到中医理论的框架下，体质实际上就是"体"和"质"的有机结合。体即身体，质可以理解为性质、本质。因此，体质就是指人类个体在形态结构和功能活动方面所固有的、相对稳定的特性。这些特性取决于人体自身的脏腑、经络、气血、阴阳等盛衰盈缺，并通过人体在面对外界环境刺激时的适应性和差异性，以及发病过程中对某些因子的易感染性和疾病发展的倾向性表现出来。通过体质的定义，我们可知，体质的研究可以分成两个大方向。其一，就是要将人体的形态结构和功能活动持续维持在一个相对稳定的水平线上，这就是我们日常所说的养生。其二，研究体质有助于分析和研究疾病的发生和演变，因此改善体质也可以成为防病治病的有效手段。

　　通过以上所述，我们不难看出，中医体质学是一种非常能够体现"以人为本"理念的科学，体质学致力于研究体质类型与疾病的关系，通过改善体质来达到个体化诊疗的目的。在疾病防治阶段充分考虑到了个人体质的特殊性，以实现具体病例具体防治。

中医体质判定自测

1. 判定方法：回答《中医体质分类与判定自测表》中的全部问题，每一问题按5级评分，计算原始分及转化分，依标准判定体质类型。

原始分＝各个条目的分数相加

转化分数＝［（原始分－条目数）/（条目数×4）］×100

2. 判定标准

平和质为正常体质，其他8种体质为偏颇体质。判定标准见下表。

平和质与偏颇体质判定标准表

体质类型	条件	判定结果
平和质	转化分≧60分	是
	其他8种体质转化分均＜30分	
	转化分≧60分	基本是
	其他8种体质转化分均＜40分	
	不满足上述条件者	否
偏颇体质	转化分≧40分	是
	转化分30～39分	倾向是
	转化分＜30分	否

3. 示例

示例1：某人各体质类型转化分如一：平和质75分，气虚质56分，阳虚质27分，阴虚质25分，痰湿质12分，湿热质15分，血瘀质20分，气郁质18分，特禀质10分。根据判定标准，虽然平和体质转化分≧60分，但其他8种体质转化分并未全部＜40分，其中气虚体质转化分≧40分，故此人不能判定为平和体质，应判定为是气虚体质。

示例2：某人各体质类型转化分如一：平和质75分，气虚质16分，阳虚质27分，阴虚质25分，痰湿质32分，湿热质25分，血瘀质10分，气郁质18分，特禀质10分。根据判定标准，平和质转化分≧60分，同时，痰湿质转化分在30～39之间，可判定为痰湿质倾向，故此人最终体质判定结果基本是平和质，有痰湿质倾向。

4. 表格

平和质

请根据近一年的体验和感觉，回答以下问题	没有（根本不）	很少（有一点）	有时（有些）	经常（相当）	总是（非常）
（1）您精力充沛吗？	1	2	3	4	5
（2）您容易疲乏吗？ *	1	2	3	4	5
（3）您说话声音无力吗？ *	1	2	3	4	5
（4）您感到闷闷不乐吗？ *	1	2	3	4	5
（5）您比一般人耐受不了寒冷（冬天的寒冷，夏天的冷空调、电扇）吗？ *	1	2	3	4	5
（6）您能适应外界自然和社会环境的变化吗？	1	2	3	4	5
（7）您容易失眠吗？ *	1	2	3	4	5
（8）您容易忘事（健忘）吗？ *					
判断结果：□是　　□倾向是　　□否					

（注：标有 * 的条目需先逆向计分，即：1→5，2→4，3→3，4→2，5→1，再用公式转化分。

气虚质

请根据近一年的体验和感觉，回答以下问题	没有（根本不）	很少（有一点）	有时（有些）	经常（相当）	总是（非常）
（1）您容易疲乏吗？	1	2	3	4	5
（2）您容易气短（呼吸短促，接不上气）吗？	1	2	3	4	5
（3）您容易心慌吗？	1	2	3	4	5
（4）您容易头晕或站起时晕眩吗？	1	2	3	4	5
（5）您比别人容易患感冒吗？	1	2	3	4	5
（6）您喜欢安静、懒得说话吗？	1	2	3	4	5
（7）您说话声音无力吗？	1	2	3	4	5
（8）您活动就容易出虚汗吗？					
判断结果：□是　　□倾向是　　□否					

阳虚质

请根据近一年的体验和感觉，回答以下问题	没有（根本不）	很少（有一点）	有时（有些）	经常（相当）	总是（非常）
(1) 您手脚发凉吗？	1	2	3	4	5
(2) 您胃脘部、背部或腰膝部怕冷吗？	1	2	3	4	5
(3) 您感到怕冷、衣服比别人穿得多吗？	1	2	3	4	5
(4) 您比一般人耐不了寒冷（冬天的寒冷，夏天的冷空调、电扇等）。	1	2	3	4	5
(5) 您比别人容易患感冒吗？	1	2	3	4	5
(6) 您吃（喝）凉的东西会感到不舒服或者怕吃（喝）凉东西吗？	1	2	3	4	5
(7) 你受凉或吃（喝）凉的东西后，容易腹泻（拉肚子）吗？	1	2	3	4	5
判断结果：□是　　□倾向是　　□否					

阴虚质

请根据近一年的体验和感觉，回答以下问题	没有（根本不）	很少（有一点）	有时（有些）	经常（相当）	总是（非常）
(1) 您感到手脚心发热吗？	1	2	3	4	5
(2) 您感觉身体、脸上发热吗？	1	2	3	4	5
(3) 您皮肤或口唇干吗？	1	2	3	4	5
(4) 您口唇的颜色比一般人红吗？	1	2	3	4	5
(5) 您容易便秘或大便干燥吗？	1	2	3	4	5
(6) 您面部两潮红或偏红吗？	1	2	3	4	5
(7) 您感到眼睛干涩吗？	1	2	3	4	5
(8) 您活动量稍大就容易出虚汗吗？	1	2	3	4	5
判断结果：□是　　□倾向是　　□否					

痰湿质

请根据近一年的体验和感觉，回答以下问题	没有（根本不）	很少（有一点）	有时（有些）	经常（相当）	总是（非常）
(1) 您感到胸闷或腹部胀满吗？	1	2	3	4	5
(2) 您感到身体不轻松或不爽快吗？	1	2	3	4	5
(3) 您腹部肥满松软吗？	1	2	3	4	5

请根据近一年的体验和感觉，回答以下问题	没有 （根本不）	很少 （有一点）	有时 （有些）	经常 （相当）	总是 （非常）
（4）您有额部油脂分泌多的现象吗？	1	2	3	4	5
（5）您上眼睑比别人肿（仍轻微隆起的现象）吗？	1	2	3	4	5
（6）您嘴里有黏黏的感觉吗？	1	2	3	4	5
（7）您平时痰多，特别是咽喉部总感到有痰堵着吗？	1	2	3	4	5
（8）您舌苔厚腻或有舌苔厚厚的感觉吗？	1	2	3	4	5
判断结果：□是　　□倾向是　　□否					

湿热质

请根据近一年的体验和感觉，回答以下问题	没有 （根本不）	很少 （有一点）	有时 （有些）	经常 （相当）	总是 （非常）
（1）您面部或鼻部有油腻感或者油亮发光吗？	1	2	3	4	5
（2）你容易生痤疮或疮疖吗？	1	2	3	4	5
（3）您感到口苦或嘴里有异味吗？	1	2	3	4	5
（4）您大便黏滞不爽、有解不尽的感觉吗？	1	2	3	4	5
（5）您小便时尿道有发热感、尿色浓（深）吗？	1	2	3	4	5
（6）您带下色黄（白带颜色发黄）吗？（限女性回答）	1	2	3	4	5
（7）您的阴囊部位潮湿吗？（限男性回答）	1	2	3	4	5
判断结果：□是　　□倾向是　　□否					

血瘀质

请根据近一年的体验和感觉，回答以下问题	没有 （根本不）	很少 （有一点）	有时 （有些）	经常 （相当）	总是 （非常）
（1）您的皮肤在不知不觉中会出现青紫瘀斑（皮下出血）吗？	1	2	3	4	5
（2）您两颧部有细微红丝吗？	1	2	3	4	5
（3）您身体上有哪里疼痛吗？	1	2	3	4	5
（4）您面色晦暗或容易出现褐斑吗？	1	2	3	4	5
（5）您容易有黑眼圈吗？	1	2	3	4	5

请根据近一年的体验和感觉，回答以下问题	没有（根本不）	很少（有一点）	有时（有些）	经常（相当）	总是（非常）
（6）您容易忘事（健忘）吗	1	2	3	4	5
（7）您口唇颜色偏暗吗？	1	2	3	4	5
判断结果：□是　　□倾向是　　□否					

气郁质

请根据近一年的体验和感觉，回答以下问题	没有（根本不）	很少（有一点）	有时（有些）	经常（相当）	总是（非常）
（1）您感到闷闷不乐吗？	1	2	3	4	5
（2）您容易精神紧张、焦虑不安吗？	1	2	3	4	5
（3）您多愁善感、感情脆弱吗？	1	2	3	4	5
（4）您容易感到害怕或受到惊吓吗？	1	2	3	4	5
（5）您胁肋部或乳房腹痛吗？	1	2	3	4	5
（6）您无缘无故叹气吗？	1	2	3	4	5
（7）您咽喉部有异物感，且吐之不出、咽之不下吗？	1	2	3	4	5
判断结果：□是　　□倾向是　　□否					

特禀质

请根据近一年的体验和感觉，回答以下问题	没有（根本不）	很少（有一点）	有时（有些）	经常（相当）	总是（非常）
（1）您没有感冒时也会打喷嚏吗？	1	2	3	4	5
（2）您没有感冒时也会鼻塞、流鼻涕吗？	1	2	3	4	5
（3）您有因季节变化、温度变化或异味等原因而咳喘的现象吗？	1	2	3	4	5
（4）您容易过敏（对药物、食物、气味、花粉或在季节交替、气候变化时）吗？	1	2	3	4	5
（5）您的皮肤容易起荨麻疹（风团、风疹块、风疙瘩）吗？	1	2	3	4	5
（6）您因过敏出现过紫癜（紫红色瘀点、瘀斑）吗？	1	2	3	4	5
（7）您的皮肤一抓就红，并出现抓痕吗？	1	2	3	4	5
判断结果：□是　　□倾向是　　□否					

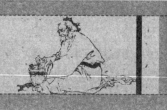

平和体质

平和体质成因

先天禀赋良好，后天调养得当，即先天遗传条件良好，后天饮食起居习惯适宜。

平和体质特征

总体特征：阴阳气血调和，以体态适中、面色红润、精力充沛等为主要特征。

形体特征：体形匀称健壮。

常见表现：面色、肤色润泽，头发稠密有光泽，目光有神，鼻色明润，嗅觉通利，唇色红润，不易疲劳，精力充沛，耐受寒热，睡眠良好，胃纳佳，二便正常，舌色淡红，苔薄白，脉和缓有力。

心理特征：性格随和开朗。

发病倾向：平素患病较少。

对外界环境适应能力：对自然环境和社会环境适应能力较强。

平和体质养生方法

对于平和质的人，养生保健宜饮食调理而不宜药补，因为平和之人阴阳平和，不需要药物纠正阴阳之偏正，如果用药物补益反而容易破坏阴阳平衡。对于饮食调理，首先要"谨和五味"。饮食应清淡，不宜有偏嗜。因五味偏嗜，会破坏身体的平衡状态。其次，在维持自身阴阳平衡的同时，平和质的人还应该注意自然界的四时阴阳变化，顺应此变化，以保持自身与自然界的整体阴阳平衡。再则，平和质的人还可酌量选食具有缓补阴阳作用的食物，以增强体质。

无油香椿鸡蛋

药材 香椿苗120克。

食材 鸡蛋4枚，盐3克，鸡精2克。

做法 ❶香椿苗择洗干净，入沸水中焯烫，沥干水分，放入盘中；鸡蛋打入碗中，搅匀备用。❷锅置火上，入水少许，加盐、鸡精调味，水沸腾后淋入鸡蛋液，炒熟，装盘，撒上香椿苗即可。

功效 滋阴润燥、润肤养颜。适用于虚劳吐血、目赤、营养不良、白秃等症。常人食之可增强人体抗病、防病能力。

禁忌 香椿为发物，食易诱使痼疾复发，故慢性疾病患者应少食或不食。

食法 佐餐食用。

木耳炒蕨菜

药材 木耳30克。

食材 蕨菜500克，植物油10毫升，葱5克，姜3克，清汤25毫升，盐3克，鸡精2克。

做法 ❶ 木耳放入清水中浸泡，润透，处理干净，沥干水分；姜洗净，切片；葱洗净，切段；蕨菜去杂，洗净，入沸水锅中焯烫，捞出沥水，放入盘中冷却备用。❷ 炒锅置火上，入油烧至五成热，下入蕨菜翻炒片刻，转中火，下入姜片、葱段爆香，加入木耳翻炒片刻，烹入清汤烧沸，出锅装盘即可。

功效 健脾益胃、润肺化痰。

食法 佐餐食用。

鳝鱼养胃粥

药材 薏米25克，山药15克，桂枝末2克。

食材 鳝鱼230克，大米100克，姜5克，盐、白砂糖各3克。

做法 ❶ 鳝鱼去骨、内脏、头和尾，洗净，切段；薏米、粳米去杂质，洗净；山药去皮，洗净，切片；姜洗净，切片。❷ 砂锅置火上，入水适量，下入大米、薏米、姜，大火煮沸10分钟，加入鳝鱼、山药、桂枝末拌匀，转小火煮至薏米、大米熟烂，加盐、糖调味即可。

功效 健脾利湿、和中开胃、活血通络、温中下气。

禁忌 鳝鱼不宜与菠菜、肉同食，会出现腹泻、旧病复发等不良反应。

食法 佐餐食用。

豆腐鲫鱼滋补汤

药材 鲫鱼1条。

食材 豆腐200克，葱段、姜片各5克，植物油8毫升，料酒5克，胡椒粉、鸡精各3克。

做法 ❶ 鲫鱼开膛去内脏，去鳞、鳃，洗净，用料酒腌制15分钟待用；豆腐切成1厘米的小块，放入盘中备用。❷ 锅置火上，入油少许，放入鲫鱼，煎至两面成金黄色，加入葱、姜，入水适量，煮沸后转大火煲10分钟至汤色发白，再转小火，放入豆腐煮20分钟，加胡椒粉、盐调味即可。

功效 和中补虚、除湿利水。适用于孕妇产后康复。

食法 食肉喝汤。

补气养胃粥

药材 沙参、新鲜山药、莲子各20克。

食材 大米100克，白砂糖6克。

做法 ❶ 大米、沙参、莲子去杂质，淘洗干净；山药去皮，洗净，切段，同沙参、莲子一起浸泡1小时。❷ 砂锅置火上，入水适量，下入大米，大火煮沸10分钟后，放入沙参、山药、莲子，转小火煮至粥黏稠，加白砂糖调味即可。

功效 益气养阴、健脾养胃、清心安神。适用于五脏不足、伤中气绝等症。

食法 佐餐食用。

绿豆藕

药材 绿豆50克。

食材 莲藕300克，盐3克。

做法 ❶ 莲藕去皮，洗干净，备用；绿豆清水浸泡，取出装入藕孔内。❷ 锅置火上，入水适量，放入莲藕，炖煮至熟透，加入盐调味，即可食用。

功效 清热解毒、明目止渴。适用于防治夏季中暑等症。

食法 佐餐食用。

黑豆川芎粥

药材 川芎6克。

食材 黑豆30克，大米80克，红糖5克。

做法 ❶ 大米淘洗干净；黑豆清水浸泡2小

时，洗净；川芎洗净，备用。②砂锅置火上，入水适量，下入大米、黑豆，大火煮沸后，放入川芎，转小火熬煮至粥黏稠，加红糖调味，即可食用。

功效 活血化瘀、行气止痛。适用于女子痛经等症。

食法 分次温服。

火腿炒豌豆

药材 豌豆100克。

食材 火腿150克，植物油10毫升，盐3克。

做法 ①火腿切片；豌豆择洗干净，入沸水中焯烫片刻，捞出沥干。②炒锅置大火上，入油烧至五成热，下入火腿翻炒片刻，放入豌豆翻炒均匀，熟透后加盐调味，即可食用。

功效 补中益气。适用于治疗便秘等症。

食法 佐餐食用。

五行养生粥

药材 红豆，绿豆各20克，白芝麻10克。

食材 白砂糖5克，糯米、玉米各50克。

做法 ①糯米、玉米淘洗干净；红豆、绿豆清水浸泡，洗净；白芝麻洗净，备用。②砂锅置火上，入水适量，下入糯米、玉米、红豆、绿豆、芝麻同煮，大火煮沸后转小火熬煮至粥黏稠，加白砂糖调味即可。

功效 补益五脏。适宜用脑过度、压力过大、记忆力减退、心悸失眠者食用。

食法 宜早晚空腹食用。

鲜笋鸭汤

药材 鲜笋100克。

食材 鸭肉300克，玉米粒20克，姜10克，料酒5毫升，植物油10毫升，清汤200毫升，盐3克，胡椒粉、味精各1克。

做法 ①鸭肉洗净，切块；鲜笋去皮，洗净，切片，入沸水中焯烫片刻，捞出备用；姜洗净，切片。②炒锅置火上，入油烧至五成热，放入姜片、鸭肉翻炒片刻后，加料酒、盐、胡椒粉调味，倒入砂锅，放入鲜笋、玉米粒，注入清汤，大火煮沸后，转小火炖煮至鸭肉烂熟，加味精调味，即可食用。

功效 清热去火，益气补血。

食法 吃鸭肉、鲜笋，喝汤。

红枣枸杞豆浆

药材 红枣5枚，枸杞5克。

食材 黄豆40克，白砂糖5克。

做法 ①黄豆清水泡透，洗净；枸杞、红枣洗净，去核。②红枣、枸杞、黄豆方瑞豆浆机中，入水适量，打碎煮熟，滤网过滤后，加糖饮用。

功效 益气补虚、养心安神。适用于治疗改善心肌营养、防治心血管等症。

食法 宜早餐饮用。

莲藕燕麦粥

药材 莲藕150克。

食材 燕麦50克，红枣5枚。

做法 ①燕麦去杂质，淘洗干净；莲藕去皮，洗净，切段；红枣润透，洗净，去核。②砂锅置火上，入水适量，下入燕麦、莲藕、红枣同煮，大火煮沸后，转小火熬煮至粥黏稠，即可食用。

功效 健脾开胃。适用于老年人预防肠燥便秘、预防脑血管疾病等症。

食法 宜早晚空腹食用。

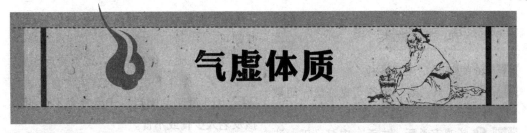

气虚体质

气虚体质成因

先天禀赋不足，后天失养，如孕育时父母体弱、早产、人工喂养不当、偏食、厌食，或因病后气亏、年老气弱等。

气虚体质特征

总体特征：元气不足，以疲乏、气短、自汗等气虚表现为主要特征。

形体特征：肌肉松软不实。

常见表现：平素语音低弱，气短懒言，容易疲乏，精神不振，易出汗，舌淡红，舌边有齿痕，脉弱。

心理特征：性格内向，不喜冒险。

发病倾向：易患感冒、内脏下垂等病；病后康复缓慢。

对外界环境适应能力：不耐受风、寒、暑、湿邪。

气虚体质易患的疾病

气虚体质容易患的大多是一些不太严重的慢性病，然而如果任其发展，久而久之也会发展成像鼻咽癌这样的恶性疾病。常见疾病有月经提前、量少，落枕，皮肤瘙痒，反复感冒，发低烧，高血脂，肥胖，内脏下垂，排泄不适度，慢性炎症，色斑等。

气虚体质养生方法

养生的原则：补气养气，因肺主一身之气，肾藏元气，脾胃为"气的生化之源"，故脾、胃、肺、肾皆当温补。

饮食调养：脾主运化，为气血生化之源，气虚体质者的饮食调养可选用具有健脾益气作用的食物，如黄豆、白扁豆、鸡肉、鹌鹑肉、泥鳅、香菇、大枣、桂圆、蜂蜜等。少食具有耗气作用的食物，如槟榔、空心菜、生萝卜等。

起居睡眠：起居宜有规律，夏季应适当午睡，保持充足的睡眠。平时要注意保暖，避免劳动或激烈运动时出汗受风；不要过于劳作，以免损伤正气。

体育锻炼：可做一些柔缓的运动，如在公园、广场、庭院、湖畔、河边、山坡等空气清新之处散步、打太极拳、做操等，并持之以恒。平时可自行按摩足三里穴以健脾补气。不宜做大负荷运动和大出汗的运动，忌用猛力和做长久憋气的动作，以免耗损元气。

情志调摄：多参加有益的社会活动，多与别人交谈、沟通。以积极进取的态度应对生活。

黄芪炖柴鸡

药材 黄芪15克，红枣8枚。

食材 柴鸡1只，姜、葱各5克，盐、胡椒粉、味精各3克，料酒10毫升。

做法 ❶柴鸡宰杀后，去毛、内脏、爪，洗净；红枣洗净，去核；黄芪洗净，切片；姜洗净，切片；葱洗净，切段。❷鸡放入炖锅内，加入姜片、葱段、盐、鸡精、胡椒粉、料酒腌制15分钟，注入适量清水，再放入红枣、黄芪，锅置火上，大火煮沸后，转小火炖煮至鸡肉烂熟即可。

功效 补肝肾、益气血。适用于产后体虚、面色萎黄、乳汁过少、易出虚汗等症。

食法 佐餐食用。

人参红枣补气汤

药材 人参10克。

食材 红枣6枚。

做法 ❶人参洗净，切片备用；红枣洗净，去核。❷砂锅注入适量的水，放入人参浸泡6小时后，加入大枣，锅置中火上，煮1小时即可。

功效 补益气血。适宜女子产后、大病初愈者食用。

食法 宜秋冬季节食用。

牛肚煲土豆

药材 牛肚150克。

食材 土豆80克，葱、姜各10克，盐5克，植物油8毫升。

做法 ❶牛肚去筋膜，洗净，入沸水煮至八成熟，切成小条，放入盘中备用；土豆去皮，洗净，切块；姜洗净，切片；葱洗净，切段。❷炒锅置大火上，入油烧至六成热，加入姜片、葱段爆香，放入牛肚、土豆翻炒

5分钟，加适量清水沸煮30分钟，加盐调味即可。

功效 补气养血、健脾消食。适宜病后虚羸、气血不足、营养不良、脾胃薄弱者食用。

禁忌 因牛肚不易嚼烂，牙齿发育不全的小孩及老人少食或不食。

食法 佐餐食用。

健脾粥

药材 新鲜山药20克。

食材 大米100克，白砂糖5克。

做法 ❶将山药去皮，洗净，切片；大米淘洗干净。❷锅置火上，注入适量清水，下入大米，大火煮沸，转至火煮米五成熟，放入山药片，继续熬煮至粥黏稠，加入白砂糖，拌匀即可。

功效 健脾开胃、固肠止泻。适宜产后脾胃虚弱者食用。

食法 宜早、晚餐服用。

红枣白术饼

药材 白术2片，红枣20枚。

食材 面粉500克，姜片5克，鸡内金10克，植物油50克。

做法 ❶红枣洗净，去核；鸡内金研磨成粉；白术、老姜片洗净，装入白纱布袋里，系紧袋口，与红枣一起放入锅内，注入适量清水，大火煮沸后转小火煎煮50分钟，取出药袋，把红枣拌成枣泥备用。❷面粉倒入盆内，加入鸡内金粉充分混合，倒入枣泥，并加适量清水，揉成面团，把面团搓成长条，切成若干个大小均匀的剂子，用擀面杖逐个擀成饼状，放入烤盘中刷油，入微波炉内烘烤至熟即可。

功效 健胃消食、益气健脾。适宜胃炎患者食用。

食法 佐餐食用。

补虚排骨汤

药材 新鲜山药 100 克。

食材 猪排骨 400 克，葱、姜各 10 克，盐、胡椒粉各 2 克，料酒 10 毫升。

做法 ❶ 山药去皮，洗净，切块；排骨剁段，入沸水中汆去血水，捞起，沥干水分；姜洗净，切片；葱洗净，切段。❷ 砂锅置火上，注入适量清水，放入排骨、葱、姜、料酒，用中火烧开后转至小火，待排骨炖至五成熟，放入山药炖至排骨酥烂，加盐、胡椒粉调味即可。

功效 补肾养血、滋阴润燥。适用于治疗脾虚泄泻、久痢、虚劳咳嗽、小便频数等症。

食法 食肉喝汤。

健脾山药条

药材 新鲜山药 500 克。

食材 熟咸鸭蛋黄 6 个，植物油 300 毫升，白砂糖 5 克。

做法 ❶ 熟咸鸭蛋黄用刀压碎，加白砂糖、味精调匀；山药去皮，洗净，切条。❷ 锅置火上，入油烧至五成热，加山药条，炸至金黄色捞出。炒锅置中火上，入油少许，放入咸鸭蛋黄翻炒片刻，加山药条颠炒均匀，加糖调味即可。

功效 健脾补肺、益胃补肾、滋阴养血、润肺养肤。适用于脾胃虚弱、食少体倦、泄泻等症。

食法 佐餐食用。

美容养颜羹

药材 新鲜山药 70 克，干银耳 10 克，枸杞 4 克。

食材 糯米 150 克，冰糖 5 克。

做法 ❶ 银耳清水泡发，洗净，去根留叶；山药去皮，洗净，切片。糯米淘洗干净。❷ 锅置火上，注入适量清水，下入糯米、山药片、银耳，大火煮沸，转小火熬煮至粥五成熟，放入枸杞煮至粥黏稠，加糖调味即可。

功效 补血明目、消食开胃、养阴清热、养颜美容。

食法 佐餐食用。

土茯苓排骨汤

药材 土茯苓 20 克。

食材 猪排骨 400 克，姜片 10 克，香油 3 毫升，盐 3 克。

做法 ❶ 猪排骨洗净，剁段，入沸水汆烫，去除血水；姜洗净，切片；土茯苓洗净，切成薄片，备用。❷ 汤煲置火上，注入适量清水，放入排骨，大火煮沸，用勺子撇去浮沫，加入姜、土茯苓，转小火煲煮 1 小时，加入盐、香油调味即可。

功效 健脾利湿、补阴益髓。适宜糖尿病者食用。

食法 去药喝汤。

四色山药

药材 新鲜山药 300 克，木耳 30 克。

食材 西芹、胡萝卜各 20 克，植物油 10 毫升，香油 3 毫升，蒜 5 克，盐 5 克，鸡精 3 克。

做法 ❶ 山药、胡萝卜去皮，洗净，切条；西芹择洗干净，切段；把山药、西芹、胡萝卜放入开水中焯烫，沥干水分，放入盘中备用；木耳泡发，洗净，撕成小块；蒜洗净，切片。❷ 锅置火上，入油烧至六成热，放入蒜片爆香，加入山药、西芹、胡萝卜、木耳均匀翻炒片刻，加盐、鸡精、香油即可。

功效 健脾益胃、滋肾益精。

食法 佐餐食用。

香菇鸡肉羹

药材 干香菇 20 克。

食材 鸡脯肉 50 克，大米 100 克，葱 5 克，料酒 5 毫升、淀粉 10 克、盐、胡椒粉各 3 克，香油 2 克。

做法 ❶ 鸡脯肉洗净，切成小粒用料酒，淀粉腌 10 分钟；香菇发透，洗净，切成粒状；大米淘洗干净；葱洗净，切碎。❷ 砂锅置火上，入水少许，下入大米，大火煮沸后，放入香菇、葱、鸡脯肉，转小火熬煮至粥黏稠，加入盐、胡椒粉调味即可。

功效 补肝肾、健脾胃。适用于癌症的辅助治疗。

禁忌 香菇为发物，故皮肤瘙痒病患者忌食。

食法 佐餐食用。

小鸡炖蘑菇

药材 童子鸡 1 只。

食材 干蘑菇 30 克，葱、姜各 5 克，植物油 10 毫升，老抽 5 毫升，干辣椒、大料各 5 克，盐 5 克，鸡精 2 克。

做法 ❶ 小鸡宰杀后，去毛、内脏，洗净，剁块，放入沸水中氽透，捞出，沥干水分；干蘑菇温水泡发，去杂，洗净沥干；姜洗净，切片；葱洗净，切段。❷ 锅置大火上，入油烧至六成热，放入鸡块翻炒至鸡肉变色，加入葱、姜、大料、干红辣椒、盐、老抽、料酒，翻炒至鸡肉着色均匀，注入适量水炖 10 分钟，加入蘑菇，转中火炖至鸡肉烂熟，加盐、鸡精调味即可。

功效 温中补气。适用于高血压、高血脂等症。

禁忌 鸡汤含嘌呤较多，故患高尿酸血症与痛风者不宜吃。

食法 佐餐食用。

土豆炖鸡块

药材 鸡肉 200 克。

食材 土豆 300 克，干辣椒、葱、姜各 5 克，植物油 8 毫升，料酒、生抽各 5 毫升，盐 2 克，鸡精 3 克。

做法 ❶ 鸡肉洗净，切块，用盐、料酒、生抽拌匀腌制 15 分钟；土豆去皮，洗净，切成小块；葱洗净，切段；姜洗净，切片。❷ 锅置火上，入油少许烧至六成热，放入葱、姜、干辣椒爆香，加入鸡块翻炒至变色，放入土豆、生抽，翻炒 2 分钟，注入适量的水，大火煮沸后转中火炖至土豆熟烂，加盐调味即可。

功效 补气血、健脾胃。适宜脾胃不佳者食用。

食法 佐餐食用。

黑芝麻瘦肉汤

药材 黑芝麻 40 克。

食材 瘦猪肉 200 克，胡萝卜 30 克，香油 8 克，葱、姜各 5 克，盐 3 克。

做法 ❶ 黑芝麻去杂质，淘洗干净；胡萝卜去皮，洗净，切成小块；猪肉洗净，切成小块；姜洗净，切片；葱洗净，切段。❷ 砂锅置火上，注入适量水，放入猪肉、胡萝卜、黑芝麻，葱、姜，大火煮沸 10 分钟，转小火炖至肉熟烂，加盐、香油调味即可。

功效 补益气血、润泽皮肤。适宜中老年人抗衰防老食用。

食法 食肉喝汤。

人参桂圆饮

药材 桂圆肉 20 克，人参 5 克。

食材 冰糖 20 克。

做法 ❶桂圆肉洗净，润透；人参洗净，润透，切片；冰糖打碎。❷砂锅置火上，放入桂圆肉、人参片，注入适量清水，大火煮沸后，转小火煎煮 30 分钟，放入冰糖屑，搅拌至冰糖化开，关火，加盖闷 20 分钟即可。

功效 补益气血、养心安神。适宜中分风后记忆力减退、言语不利者。

食法 代茶饮服。

冰糖桂莲饮

药材 莲子 100 克，银耳 20 克。

食材 冰糖 5 克，桂花卤 3 克。

做法 ❶银耳用温水润透，泡发，摘去黄根，洗净，掰成小瓣；莲子清水浸泡，胀发后温水洗净，去心，放入碗内，加适量开水，上屉蒸 50 分钟左右，取出盛入汤碗待用。❷锅置中火上，注入适量水，放入银耳略烫一下，捞出，同蒸熟莲子一起盛入汤碗内，锅内加入冰糖、桂花卤，转大火煮沸至冰糖溶化成汁，撇净浮沫，将冰糖汁浇在汤碗内即可。

功效 滋阴补脾、养血安神。适用于皮肤干燥、声音沙哑、牙痛等症。

食法 佐餐食用。

远志益心粥

药材 远志 8 克，莲子 10 克。

食材 大米 100 克。

做法 ❶远志去皮、心，与莲子研磨成粉末❷砂锅置火上，注入适量的水，下入大米，大火煮沸后，加入远志、莲子，转小火熬至粥黏稠，即可食用。

功效 补气益心。适宜失眠者食用。

食法 佐餐食用。

百合山药炖白鳝

药材 新鲜山药 30 克，百合 15 克，白鳝 1 条。

食材 姜 5 克，五香粉 3 克，盐 2 克，料酒 10 毫升。

做法 ❶山药去皮，洗净，切块；百合洗净；白鳝开膛去头、内脏，洗净血水，剁块。❷砂锅置火上，放入山药、百合、白鳝、姜，注入适量的水，大火煮沸后，撇去浮沫，转小火炖 40 分钟，加盐、五香粉调味即可。

功效 补虚健脾、养心安神。适宜神经衰弱者食用。

食法 佐餐食用。

姜枣黄芪汤

药材 黄芪 10 克。

食材 大枣 10 枚，姜 5 克。

做法 ❶大枣洗净，去核；姜洗净，切片；黄芪洗净，切片。❷砂锅置火上，入水适量，放入黄芪、大枣、姜，大火煮沸后转小火煮约 1 小时即可。

功效 益气补虚、解表散寒。适用于治疗气血虚弱型闭经等症。

食法 吃枣饮汤。

黄芪炖乳鸽

药材 黄芪 15 克，新鲜山药 30 克，茯苓粉 10 克。

食材 乳鸽 1 只，盐 2 克，味精 1 克。

做法 ❶乳鸽去皮、内脏，爪，洗净血水；黄芪洗净，切片；新鲜山药去皮，洗净，切块。❷砂锅置火上，入水适量，放入乳鸽，大火煮沸后，加入黄芪、山药、茯苓粉，转小火炖 1 小时，加盐、味精调味即可。

功效 益气补肺、固表定喘。适宜气喘多痰者食用。

食法 隔3~5日服食一次，可常服。

水果保健茶

药材 黄芪6克，玉竹6克，枸杞4克。

食材 苹果、猕猴桃各20克，果糖6克。

做法 ❶黄芪、玉竹、枸杞洗净；苹果、猕猴桃去皮，洗净，切成小块。❷将前所有材料放入茶壶，加入适量沸水，加盖浸泡10分钟，滤去药渣，加入果糖，搅拌均匀即可

功效 补益气血、提高免疫力。适宜免疫力低下者食用。

食法 该药膳为三次量，每天服用1~2次。

益气粥

药材 葱白5克。

食材 大米50克，姜5克，米醋3毫升。

做法 ❶葱白洗净；大米淘洗干净；姜洗净，切片。❷砂锅置火上，加水适量，下入大米、姜片，大火煮沸后，加入葱白，转小火熬煮至粥黏稠，加米醋拌匀即可。

功效 益气补虚、散寒解表。适用于防治冬季病毒性感冒。

食法 佐餐食用。

甜酒养血粥

药材 红小豆30克。

食材 糯米甜酒酿250毫升，鸡蛋4枚，红糖5克。

做法 ❶红小豆去杂质，淘洗干净；鸡蛋打入碗中，搅匀备用。❷砂锅置中火上，放入红小豆，加水适量煮至豆熟烂，加入甜酒酿，转大火煮沸后，淋入鸡蛋，煮至蛋熟，

加红糖调味即可。

功效 益气养血。

食法 该药膳为1天量，分2次服食。

鲤鱼归芪汤

药材 当归10克，黄芪15克。

食材 鲤鱼1条。

做法 ❶当归、黄芪洗净，装入干净的纱布包，备用；鲫鱼去鳞、鳃、内脏，洗净血水。❷炖锅置火上，入水适量，放入鲫鱼，大火煮沸后，撇去浮沫，放入纱布包，转小火炖煮1小时即可。

功效 补气、养血、通乳。适用于水肿、浮肿、腹胀、少尿、黄疸、乳汁不等症。

食法 食肉喝汤

通乳汤

药材 通草6克。

食材 鲫鱼1只，猪蹄1只。

做法 ❶鲫鱼去鳞、鳃、内脏，洗净血水；猪蹄、通草洗净。❷砂锅置火上，放入鲫鱼、猪蹄，入水适量，大火煮沸后，撇去浮沫，加入通草，转小火炖至肉烂熟，捞出通草即可。

功效 益气健脾、通经下乳。适宜产后脾虚、气血不足者食用。

食法 食肉喝汤。

金针炖猪肉

药材 干金针菇20克。

食材 瘦猪肉250克，盐5克。

做法 ❶金针菇清水泡透，择洗干净；猪肉洗净血水，切成小块。❷砂锅置火上，入水适量，放入猪肉，大火煮沸后，撇去浮沫，加入金针菇，转小火炖煮至猪肉烂熟，

加盐调味即可。

功效 解郁通乳。适宜产后缺乳者食用。

食法 佐餐分三次吃完，5 日为一疗程。

豆浆解郁汤

药材 佛手 6 克。

食材 豆浆 300 毫升，海带 60 克。

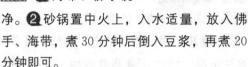

做法 ❶海带、佛手洗净。❷砂锅置中火上，入水适量，放入佛手、海带，煮 30 分钟后倒入豆浆，再煮 20 分钟即可。

功效 行气解郁、散结通乳。

食法 一次饮服，每日一次，连服 5 日。

猪蹄行气汤

药材 橘叶、青皮各 6 克。

食材 猪蹄 1 只。

做法 ❶猪蹄、橘叶、青皮洗净。❷砂锅置火上，入水适量，放入猪蹄，大火煮沸后，撇去浮沫，加入橘叶、青皮，转小火炖至猪蹄烂熟。

功效 行气通乳。适宜产后缺乳、肝气郁结者食用。

食法 食肉喝汤。

黑红补肾汤

药材 黑木耳 20 克。

食材 红枣 20 枚，红糖 5 克。

做法 ❶木耳润透，泡发，洗净；红枣洗净，去核。❷砂锅置中火上，入水适量，放入木耳、红枣煮约 40 分钟，加红糖调味即可。

功效 补肾养血。适用于女子美容养颜，提高免疫力。

食法 吃枣喝汤，每日一次。

产后调养粥

药材 黑芝麻 25 克。

食材 大米 100 克，白砂糖 3 克。

做法 ❶大米、黑芝麻去杂质，淘洗干净。❷炒锅置小火上，烧热后放入黑芝麻，炒至有香味后盛入盘中，研磨成粉待用；砂锅置中火上，入水适量，下入大米，熬煮至粥黏稠，加入黑芝麻粉，拌匀，加白砂糖调味即可。

功效 补养五脏、润肠通便。适宜产后气血两亏者食用。

食法 早晚各一次，空腹食用。

红枣木耳粥

药材 黑木耳 15 克。

食材 大米 130 克，红枣 6 枚，冰糖 5 克。

做法 ❶黑木耳温水泡发，洗净；红枣洗净，去核。❷砂锅置火上，入水适量，下入大米，大火煮沸后，加入木耳、红枣、冰糖，转小火熬煮至粥黏稠。

功效 益心补血。适宜产后失血较多、头昏目眩者食用。

食法 早、晚各食一次。

大枣小麦粥

药材 小麦 40 克。

食材 大米 120 克，红枣 6 枚。

做法 ❶大米、小麦去杂质，淘洗干净；红枣洗净，去核。❷砂锅置于火上，入水适量，下入小麦、大米、红枣，大火煮沸，转至小火熬煮至粥黏稠即可。

功效 益气血、健脾胃。适宜消化不良、伴有厌食的脾虚的孩子食用。

食法 佐餐食用。

补脾养胃粥

药材 新鲜山药50克。

食材 小米120克，红枣8枚。

做法 ❶小米去杂质，淘洗干净；山药去皮，洗净，切片；红枣去核，洗净。❷砂锅置火上，注入适量水，下入小米，大火煮沸后，加入山药、红枣，转小火至粥黏稠。

功效 补脾益胃。

食法 佐餐食用。

汽锅黄芪鸡

药材 黄芪10克。

食材 核桃仁20克，母鸡1只，姜、葱各8克，盐5克，味精2克，料酒10毫升，花椒3克。

做法 ❶母鸡宰杀后，去毛、内脏，切成小块，入沸水中氽去血水，沥干水分，备用；黄芪洗净，切片；核桃仁洗净；葱洗净，切段；姜洗净，切片。❷蒸锅置中火上，鸡、黄芪、核桃仁放入汽锅内，加入葱、姜、盐、味精、料酒、花椒，加盖上笼蒸3小时取出，拣去葱、生姜、黄芪即可。

功效 补中益气。适用于内伤劳倦、脾虚泄泻、气衰血虚等症。

食法 佐餐食用。

牛肉蔬菜汤

药材 黄芪15克。

食材 牛肉400克，花椰菜、土豆、西红柿各30克，盐5克，鸡精1克。

做法 ❶牛肉切成大块，入沸水氽烫，捞出备用；西红柿洗净，切块；花椰菜择洗干净，洗净，掰成小块；土豆去皮，洗净，切成小块。❷砂锅置火上，注水少许，放入牛肉、西红柿、花椰菜、土豆，大火煮沸后转小火续煮40分钟，加盐、鸡精调味即可。

功效 补肾益阳。适宜容易感冒、体质虚弱者食用。

食法 体质虚弱者可一日一次。

补气养血茶

药材 黑枣10克，丹参、黄芪各10克。

食材 紫苏梅10克，冰糖5克。

做法 ❶紫苏梅、黑枣洗净，去核；丹参、黄芪洗净，切片。❷将紫苏梅、黑枣、丹参、黄芪一起放入杯中，倒入沸水，加盖闷约10分钟，加入冰糖调味即可。

功效 补气养血、活血化瘀。

禁忌 该药膳可活血化瘀，有严重出血症者忌用。

食法 月经不调、痛经经闭者可一日一次。

党参黄芪骨汤

药材 党参5克，黄芪、八角各3克。

食材 猪排骨300克，姜、葱各5克，老抽、米酒各10毫升，豆腐乳、冰糖各5克。

做法 ❶党参、黄芪清水洗净；猪排骨洗净血水，切段，姜洗净，切片；葱洗净，切段。❷汤煲置火上，入水适量，放入所有食材，大火煮沸后，加入党参、黄芪、八角，转小火煲2小时至肉熟即可。

功效 益气补虚、强筋健骨。

食法 食肉喝汤。

明目养颜汤

药材 枸杞10克。

食材 母鸡1只，红枣6枚，料酒10毫升，清汤适量，葱、姜各5克，盐、味精各

2 克。

做法 ❶ 母鸡宰杀后，去毛、内脏、脚爪，剁成大块，洗净，入沸水中余去血水，捞出沥干；红枣洗净，去核；枸杞洗净。葱洗净，切段；姜洗净，切片。❷ 鸡、红枣、枸杞一起放入汤盅内，加入料酒、姜、葱，倒入清汤，用牛皮纸封口；蒸锅置大火上，汤盅上笼蒸约 2 小时，拣去姜、葱，加盐、味精调味即可。

功效 补血养颜、益精明目。适宜身体虚弱或皮肤干燥者食用。

食法 佐餐食用。

黄芪当归粥

药材 川芎、红花各 2 克，当归、黄芪各 4 克。

食材 大米 100 克，葱、姜各 3 克，盐 2 克，鸡汤 300 毫升。

做法 ❶ 大米淘洗干净；当归、川芎、黄芪洗净，切成薄片，装入干净的纱布袋中，备用；红花洗净；葱洗净，切碎；姜洗净，切碎。❷ 砂锅置火上，倒入鸡汤，放入大米，大火煮沸后，加入红花、纱布包，转小火熬煮至粥黏稠，加入葱、盐、姜调味即可。

功效 补虚养身。适宜气不生血、头晕心悸、失眠多梦、月经量少者食用。

食法 佐餐食用。

葱白鸡粥

药材 葱白 15 克。

食材 鸡肉 50 克，大米 80 克，红枣 5 枚，盐、鸡精各 2 克，姜 5 克，香菜 2 克。

做法 ❶ 鸡肉洗净，切成小块；红枣洗净，去核；大米淘洗干净；葱白、姜洗净，切碎；香菜择洗干净，切碎。❷ 砂锅置火上，下入大米、鸡肉、姜、红枣，入水适量，大火煮沸后，转小火煮 1 小时，放入葱白，加盐、鸡精、香菜调味即可。

功效 补虚祛寒、发汗解表。适宜风寒感冒者食用。

禁忌 该药膳发汗解表，故表虚多汗者忌服。

食法 趁热饮食。

鸭蛋白菜

药材 咸鸭蛋 2 个。

食材 白菜 400 克，清汤 200 毫升，老抽、植物油各 10 毫升，水淀粉 8 毫升，盐、姜各 5 克。

做法 ❶ 白菜择洗干净，切成小段；咸鸭蛋煮熟，去壳，切成小块，备用；姜洗净，切碎。❷ 炒锅置火上，入油烧至五成热，放入姜爆香，倒入白菜，翻炒 3 分钟，注入清汤、老抽，白菜煮烂后加入鸭蛋稍煮片刻，淋入水淀粉即可。

功效 大补虚劳、滋阴养血。适宜病后体虚、燥热咳嗽、咽干喉痛患者食用。

食法 佐餐食用。

葱爆羊肉

药材 羊肉 150 克。

食材 葱 200 克，植物油 10 毫升，香油 3 毫升，酱油、料酒各 10 毫升，姜、蒜各 10 克，盐 5 克。

做法 ❶ 羊肉洗净，切片；葱择洗干净，切小段；姜、蒜去皮，洗净，切碎。❷ 炒锅置火上，入油烧至五成热，放入姜、蒜爆香，下入羊肉翻炒至变色，加入料酒、酱油、葱、蒜、盐，翻炒至熟，淋入香油，即可食用。

功效 补益气血、温中养胃。适宜体弱者食用。

禁忌 葱与蜂蜜不可同食，否则易引起痢疾。

食法 佐餐食用。

 糖蒸桂圆

药材 新鲜桂圆 500 克。
食材 白砂糖 50 克。
做法 ❶桂圆去皮、核，洗净，放入蒸碗中。❷蒸锅置大火上，碗中加入白砂糖，拌匀，上笼蒸至颜色变黑，待凉后装入瓶中即可。
功效 养心安神。
食法 每日 5 粒，每日 2 次。

 黄芪鳝鱼汤

药材 黄芪 15 克。
食材 鳝鱼 1 条，姜 10 克，盐 3 克。
做法 ❶鳝鱼宰杀后，去骨、内脏，洗净血水；黄芪洗净，切片；姜洗净，切片。❷砂锅置火上，入水适量，放入鳝鱼，大火煮沸后，撇净浮沫，加入黄芪片同煮，转小火炖至鳝鱼烂熟，加盐调味即可。
功效 补气降糖。适用于糖尿病患者的辅助治疗。
禁忌 鳝鱼不可与菠菜同食，会引起腹泻。
食法 食肉喝汤。

 黑豆黄芪汤

药材 黄芪 20 克。
食材 黑豆 50 克，盐 3 克。
做法 ❶黑豆清水浸泡，洗净；黄芪洗净，切片。❷砂锅火上，入水适量，放入黑豆、黄芪同煮至豆熟，加盐调味即可。
功效 补中益气、固表止汗。适用于气虚自汗等症。
禁忌 黑豆不易消化，故脾胃不佳者少食。
食法 吃豆喝汤。

 银耳黄芪汤

药材 银耳 30 克，黄芪 15 克。
食材 白砂糖 5 克。
做法 ❶银耳泡发，润透，去蒂，洗净，撕成小朵；黄芪洗净，切片。❷砂锅置小火上，入水适量，放入银耳、黄芪煎煮 1 小时，捞取药渣，加糖调味，即可饮用。
功效 益气生津、滋阴润肺。适用于白细胞减少、体质虚弱等症。
食法 每日一剂。

 人参番茄面

药材 人参 5 克，麦门冬 10 克。
食材 番茄 1 个，火腿肠 15 克，面条 100 克，高汤 200 毫升，盐 2 克，香油 3 毫升，胡椒粉 1 克。
做法 ❶药材洗净，装入药袋里，扎口；番茄洗净，切块；火腿肠切片。❷锅置火上，注入高汤，放入药材，大火沸煮 20 分钟，放入番茄、火腿片稍煮片刻；另一锅置火上，入水适量，下入面条，煮熟后捞入碗中，加盐、香油、胡椒粉，注入药汤，即可食用。
功效 益气补虚。
食法 做主食。

 多宝粥

药材 芡实、山药、茯苓、莲子、薏米、白扁豆、桑葚、白术各 5 克。
食材 大米 100 克，白砂糖 10 克。
做法 ❶大米淘洗干净；所有药材清水洗净，备用。❷砂锅置火上，入水适量，放入药材，小火煎煮 40 分钟，捞去药渣，下入大米，熬煮至粥黏稠，加糖调味，即可食用。
功效 健脾益气、温阳利湿。适宜气虚体质

者食用。

食法 每周两次，空腹食用。

猪肚汤

药材 猪肚 100 克。

食材 葱、姜各 10 克，花椒、大料各 3 克，盐 2 克。

做法 ❶猪肚洗净；葱、姜洗净，切碎，放入猪肚中。❷锅置小火上，入水适量，下入猪肚、花椒、大料，煮至猪肚烂熟，加盐调味即可。

功效 益气补虚。适宜体质虚弱者食用。

食法 吃猪肚喝汤，每周 2 次。

花生炖泥鳅

药材 泥鳅 150 克。

食材 花生 100 克，猪瘦肉 50 克，姜 5 克，盐 2 克。

做法 ❶泥鳅盐水洗去黏质，清水洗净，小火煎至微黄；猪肉洗净，切片；姜洗净，切

丝；花生洗净。❷瓦罐置火上，入水适量，放入泥鳅、花生、猪肉、姜丝，大火煮沸后，撇净浮沫，转小火炖煮至花生熟透，加盐调味，即可食用。

功效 补中益气、滋阴补血。适宜饮酒过量者及肝炎、阳痿者和小儿食用。

食法 佐餐食用。

白术陈皮鲈鱼汤

药材 白术 20 克，陈皮 5 克。

食材 鲈鱼 1 条，姜 5 克，胡椒粉、盐各 2 克。

做法 ❶鲈鱼宰杀后，去鳞、鳃、内脏，洗净血水；白术、陈皮清水稍浸泡，洗净；姜洗净，切片。❷瓦罐置火上，入水适量，下入鲈鱼、姜、白术、陈皮，大火煮沸后，转小火炖煮 1 小时，加盐、胡椒粉调味即可。

功效 补气健脾、和中开胃。适宜病后失调、脾胃虚弱、食欲不振、体倦神疲、形体消瘦、脾虚水肿等症。

食法 吃鱼喝汤，分次食用。

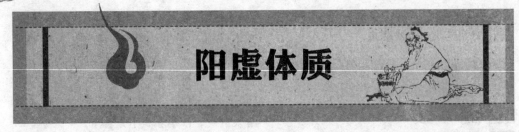

阳虚体质

阳虚体质的成因

先天禀赋不足，或后天饮食失调，或劳累过度而内伤，或久病损伤阳气等。

阳虚体质特征

总体特征：阳气不足，以畏寒怕冷、手足不温等虚寒表现为主要特征。

形体特征：肌肉松软不实。

常见表现：平素畏冷，手足不温，喜热饮食，精神不振，舌淡胖嫩，脉沉迟。

心理特征：性格多沉静、内向。

发病倾向：易患痰饮、肿胀、泄泻等病；感邪易从寒化。

对外界环境适应能力：耐夏不耐冬；易感风、寒、湿邪。

阳虚体质易患的疾病

发胖，脱发，睡眠不佳，骨质疏松，风湿痹症，水肿，痛经宫寒，性功能低下，痤疮，受寒则痛等。

阳虚体质养生方法

阳虚体质的人关键在补阳。五脏之中，肾为一身的阳气之根，脾为阴气生化之源，所以应着重补肾。

精神调养：阳气不足者常表现出情绪不佳，易于悲哀，因此必须加强精神调养。要善于调节自己的情感，驱散忧悲，谨防惊恐和大喜大悲等不良情绪的影响。多听音乐，选择一些轻松、喜庆的音乐，多交朋友。尤其是老年人，应不断充实自己的晚年生活，转移忧郁虚弱心理。

环境调摄：此种体质多形寒肢冷，喜暖怕凉，耐春夏不耐秋冬，故尤应重环境调摄，提高人体抵抗力。对于年老及体弱之人，夏季不要在外露宿，不要让电扇直吹，亦不要在树荫下停留过久。

饮食调养：多食有壮阳作用的食品，如羊肉、鹿肉、鸡肉，根据"春夏养阳"的法则，夏日三伏，每伏可食羊肉附子汤一次，配合天地阳旺之时，以壮人体之阳。

药物养生：常用的补阳药物有鹿茸、肉桂、附子、苁蓉、杜仲、锁阳、核桃、菟丝子、补骨脂、淫羊藿、巴戟天、益智仁、炙甘草、冬虫夏草等。

运动锻炼：适当的运动不但可以强壮身体各处肌肉，改善激素分泌，促进新陈代谢，还会把热量输送到身体的各个部分。应根据每个人的年龄、体质和环境条件，选择适合自己的运动项目。耐寒锻炼，最好从夏天开始，要循序渐进，持之以恒。适宜的运动方式有散步、慢跑、太极拳、五禽戏等。

 ## 补肾小炒

药材 核桃仁40克。

食材 韭菜200克，香油5毫升，盐、胡椒粉各3克。

做法 ❶韭菜择洗干净，切段备用；核桃仁洗净。❷炒锅置中火上，倒入适量香油，烧至七成热，加入核桃仁，炒至成黄色，加入韭菜，翻炒至熟，加盐、胡椒粉调味即可。

功效 补肾助阳、温暖腰膝。适用于腰膝冷痛、阳痿、性功能不振等症。

食法 佐餐食用。

 ## 核桃仁粥

药材 核桃仁50克。

食材 大米120克，白砂糖5克。

做法 ❶核桃仁洗净，切成小粒；大米淘洗干净。❷砂锅置火上，入水适量，下入大米，大火煮沸后，加入核桃仁，转小火熬煮至粥黏稠，加糖调味即可。

功效 补肾、健脑。适用于肾虚喘嗽、腰痛脚弱、阳痿遗精、小便频数、石淋、大便燥结等症。

食法 宜早、晚餐食用。

 ## 羊肉炒莴笋

药材 新鲜莴笋200克。

食材 羊肉300克，淀粉15克，料酒10毫升，葱、姜、蒜各5克，盐5克，香油3毫升，胡椒粉3克。

做法 ❶羊肉、莴笋洗净，切片；葱、姜、蒜洗净，切碎；香油、胡椒粉、淀粉放入碗

中，注入适量水，调成芡汁。❷炒锅置中火上，入油烧至五成热，放入莴笋炒熟，盛入盘中备用；锅内入油少许，烧至九成热，放入葱、姜、蒜爆香，加入羊肉，烹入料酒，调入芡汁拌匀，倒在莴笋上即可。

功效 补肾壮阳、暖中祛寒、温补气血、开胃健脾。

禁忌 莴笋中的某种物质对视神经有刺激作用，多食使人视物模糊，夜盲症忌食。

食法 佐餐食用。

壮阳参茸汤

药材 太子参3克，鹿茸1克。

食材 鸡肉100克。

做法 ❶太子参、洗净，切片；鹿茸洗净；鸡肉去皮，洗净，切成小粒。❷汤煲置火上，入水适量，放入鸡肉，大火煮沸后，加入太子参、鹿茸，转小火煲制2小时即可。

功效 温肾壮阳、大补元气。适用于虚损、耳聋等症。

食法 食肉喝汤。

砂仁粉拌猪肚

药材 砂仁5克。

食材 猪肚400克，胡椒粉、味精各1克，清汤500毫升。

做法 ❶猪肚洗净，放入沸水中余透，去内膜，备用；砂仁研磨成粉，与胡椒粉调匀。❷锅置中火上，倒入清汤，放入猪肚、生姜，煮熟后捞出，晾凉，切片，盛入碗中，倒入砂仁、胡椒粉末，拌匀，加味精调味即可。

功效 温阳健脾。适用于虚痨羸弱、气血不足、脾虚胃弱及病后、年老、产妇体虚

等症。

食法 佐餐食用。

 附片蒸羊肉

药材 制附片5克。

食材 羊腿肉400，清汤250克，植物油、料酒各10毫升，葱、姜各5克，盐、胡椒粉各3克。

做法 ❶羊肉洗净，煮熟捞出，切成小块；葱、姜洗净，切碎；附片洗净，同羊肉一起放入大碗中，加入料酒、植物油、姜、清汤拌匀备用。❷蒸锅置中火上，大碗上笼蒸2小时，出锅后撒上葱末、胡椒粉调味即可。

功效 温中散寒、益气活血。适用于寒湿痹病、心腹冷痛等症。

食法 佐餐食用。

 肉桂煮蛋

药材 当归6克，肉桂5克。

食材 鸡蛋2枚，姜5克，红枣5枚。

做法 ❶当归、肉桂、鸡蛋洗净；红枣洗净，去核；姜洗净，切片。❷砂锅置小火上，注入适量清水，将当归、肉桂、姜、红枣一起放入锅内，煎煮30分钟左右，煎煮至汤汁剩原来的一半，加入鸡蛋，转小火至鸡蛋煮熟即可。

功效 补血活血、温阳通络。适用于气滞血瘀引起的痛经。

食法 吃蛋喝汤。

 桂枣黄芪粥

药材 黄芪10克，肉桂、当归各6克。

食材 红枣10枚，大米50克，白砂糖5克。

做法 ❶黄芪洗净，切片；肉桂、当归洗净；大米淘洗干净；红枣洗净，去核。

❷砂锅置小火上，注入适量清水，将黄芪、肉桂、当归一起放入锅内，煎煮30分钟左右，煎煮至汤汁剩原来的一半，捞出药渣，下入大米、红枣，煮至粥黏稠，加糖调味即可。

功效 补血益气、温阳通络。适宜多汗症患者食用。

食法 佐餐食用。

 养生鹿茸酒

药材 鹿茸片6克，黄芪15克，山药30克，杜仲10克，牛膝6克，川芎5克，肉桂1克。

食材 白酒2000毫升。

做法 ❶所有药材清水洗净；取一洁净干燥盛酒容器备用。❷药材一起放入盛酒容器中，倒入白酒，加盖密封，放置阴暗处浸泡3个月，取酒液饮用。

功效 强身健骨、补肾助阳。适用于精神倦乏、眩晕、耳聋、目暗、腰膝酸痛、阳痿、滑精、子宫虚冷等症。

食法 一日3次，每次15~30克。

 川白鱼头汤

药材 川芎、白芷各4克。

食材 鳙鱼头400克，葱、姜各5克，料酒5毫升，盐、胡椒粉各3克，味精1克。

做法 ❶鳙鱼头去鳃，洗净血水；川芎、白芷洗净；葱洗净，切段；姜洗净，切片。

❷砂锅置火上，放入川芎、白芷、鳙鱼头、葱、姜、胡椒粉，入水适量，大火煮沸后，加入料酒、盐，转小火炖煮30分钟，加味精调味即可。

功效 祛风散寒、活血止痛。适用于外感风寒、头痛等症。

禁忌 川芎活血力强，有失血及女子月经过

多者忌用。

食法　去药喝汤，分早、晚餐食用。

菟丝子饼

药材　菟丝子粉 10 克。

食材　面粉 200 克，植物油适量，盐 2 克。

做法　❶面粉倒入盆内，放入菟丝子粉，充分混合，注入适量清水，加入盐，用筷子搅拌成糊状。❷平底锅置小火上，用勺子舀取，倒入锅中，均匀摊成薄薄煎饼状，煎熟即可。

功效　补肾益精、养肝明目。

禁忌　菟丝子补肾助阳，故阴虚火旺及大便燥结者禁用。

食法　佐餐食用，每次 2 个，每日 2 次。

杜仲参鹿酒

药材　鹿茸 6 克，人参 8 克，杜仲 15 克，牛膝、石斛各 10 克。

食材　白酒 1500 毫升。

做法　❶上述所有药材研成粗末；取一洁净干燥盛酒容器备用。❷将药材粉末倒入瓶中，加入白酒，加盖密封，每日摇动一次，15 天后，取酒液饮用。

功效　补肾壮阳。

食法　每日 2 次，每次 15～～20 克。

核桃酒

药材　核桃肉 120 克，杜仲、补骨脂各 40 克，小茴香 15 克。

食材　白酒 1500 毫升。

做法　❶所有药材洗净，切碎；取一洁净干燥盛酒容器备用。❷药材倒入盛酒容器，加入白酒，加盖密封，1 月后即可饮用。

功效　补肾温阳、壮腰骨。适用于腰腿怕冷、

阳痿、遗精、早泄等症。

食法　每日 2 次，每次 15～20 克。

鹿茸鸡蛋羹

药材　鹿茸粉 4 克。

食材　鸡蛋 2 枚，盐、胡椒粉各 3 克。

做法　❶鸡蛋打入碗中，搅匀均匀，加入鹿茸粉、盐、胡椒粉，拌匀。❷蒸锅置大火上，碗上笼蒸 15 分钟至蛋熟即可。

功效　补肾壮阳、益精血。适宜体弱阳虚、精血不足者食用。

食法　佐餐食用。

补肾乌龙茶

药材　鹿茸 1 克。

食材　乌龙茶叶 6 克。

做法　❶鹿茸洗净，切成薄片。❷杯中放入鹿茸、乌龙茶叶，倒入适量沸水冲泡即可饮用。

功效　补肾助阳。适用于肾阳不足所致的偏头疼。

食法　一杯可冲泡 3～5 次。

骨碎补猪肾汤

药材　骨碎补 10 克。

食材　猪肾 1 对，姜 5 克。

做法　❶猪肾剖开，去筋膜、肾盂，清水反复冲洗；骨碎补洗净，晾干后研成细末，放入猪肾中，扎紧；姜洗净，切片。❷瓦罐置火上，入水适量，放入猪肾、姜，大火煮沸后，转小火炖煮至熟，即可食用。

功效　补肾强骨、活血止痛。适用于肾虚腰痛、耳鸣耳聋、牙齿松动、跌扑闪挫、筋骨折伤等症。

食法　吃肾饮汤。

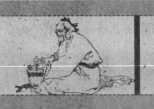

阴虚体质

阴虚体质的成因

先天不足，如孕育时父母体弱，或年长受孕，早产等，或后天失养，纵欲过度耗精，积劳阴亏，或是阳虚日久转生阴虚。

阴虚体质特征

总体特征：阴液亏少，以口燥咽干、手足心热等虚热表现为主要特征。

形体特征：体形偏瘦。

常见表现：手足心热，口燥咽干，鼻微干，喜冷饮，大便干燥，舌红少津，脉细数。

心理特征：性情急躁，外向好动，活泼。

发病倾向：易患虚劳、失精、不寐等病；感邪易从热化。

对外界环境适应能力：耐冬不耐夏；不耐受暑、热、燥邪。

阴虚体质易患的疾病

人的阴精主要是血液和体液，缺少这些东西，人体就容易"干"，情绪变"燥"，如果任其进一步发展，可能会产生以下疾病：结核病、习惯性失眠、便秘、色斑、口腔溃疡、经期缩短、高血脂、高血压、糖尿病、肿瘤等。

阴虚体质养生方法

总的原则：补阴清热，滋养肝肾。阴虚体质者关键在补阴，五脏之中，肝藏血，肾藏精，同居下焦，所以，以滋养肝肾二脏为要。

精神调养：此体质之人性情较急躁，常常心烦易怒，这是阴虚火旺，火扰神明之故，故应遵循《黄帝内经》中"恬淡虚无""精神内守"之养神大法。平素在工作中，对非原则性问题，少与人争，以减少激怒，要少参加争胜负的文娱活动。

环境调摄：此种人形多瘦小，而瘦人多火，常手足心热，口咽干燥，畏热喜凉，冬寒易过，夏热难受，故在炎热的夏季应注意避暑。

饮食调养：应保阴潜阳，宜清淡，远肥腻厚味、燥烈之品；可多吃些芝麻、糯米、蜂蜜、乳品、甘蔗、鱼类等清淡食物，对于葱、姜、蒜、韭、薤、椒等辛味之品则应少吃。

节制性欲：因为精属阴，阴虚者当护阴，而性生活太过可伤精，应节制性生活。

药物治疗：肺阴虚者，宜服百合固金汤；心阴虚者，宜服天王补心丸；肾阴虚者宜服六味地黄丸；肝阴虚者，宜服一贯煎；其他滋阴生津中药女贞子、山茱萸、旱莲子亦可选用。

黄精粥

药材 黄精 20 克。

食材 大米 100 克，冰糖 5 克。

做法 ❶ 大米淘洗干净；黄精洗净、切碎，放入干净纱布包。❷ 砂锅置火上，入水适量，放入纱布包，小火煮 20 分钟，下入大米、冰糖，转中火熬煮至粥黏稠，取出纱布包，加冰糖调味即可。

功效 补脾和胃、滋阴润肺。适用于肢软乏力、胃脘隐痛、干咳无痰等症。

禁忌 本品性润多液，性较滋腻，咳嗽多痰者忌用。

食法 佐餐食用。

鸡蛋百合汤

药材 百合 35 克。

食材 熟鸡蛋 2 枚，白砂糖 5 克。

做法 ❶ 百合清水洗净，润透；取出鸡蛋黄，用勺子压碎，放入碗中备用。❷ 锅置小火上，入水适量，加入百合，煎煮至水剩原来的一半，加入鸡蛋黄、白砂糖，搅匀即可。

功效 滋阴养血、清心安神。适宜肺虚久咳不愈者食用。

食法 口服每日 1～3 次，每次 100～150 克。

滋阴茄条

药材 天冬 10 克。

食材 茄子 350 克，香油 3 毫升，生抽 5 毫升，盐 3 克，味精 1 克。

做法 ❶ 茄子洗净，切小条；天冬洗净，润透。❷ 锅置火上，入水适量，煮沸后放入天冬与茄子，转中火沸煮 30 分钟，捞出沥干，放入盆中加生抽、香油、盐，拌匀即可。

功效 滋阴润燥、清肺益肾。

禁忌 手术前不宜吃茄子，因为麻醉剂无法被正常地分解，会拖延病人苏醒时间，影响病人康复速度。

食法 佐餐食用。

百合莲子猪肉煲

药材 莲子 15 克，百合 10 克。

食材 猪瘦肉 100 克，盐 3 克。

做法 ❶ 莲子去心，洗净，泡透；百合洗净，润透；猪肉洗净。❷ 汤煲置火上，入水适量，加入猪肉，大火煮沸后，撇去浮沫，加入莲子、百合，转小火煲至肉烂熟，加盐调味即可。

功效 清心润肺、益气安神。适宜阴虚所致的干咳、失眠、心烦、心悸等症者食用。

禁忌 不能与牛奶同服，莲子可加重便秘。

食法 每日一次。

柿饼山药粥

药材 干山药 50 克。

食材 柿饼 20 克，大米 100 克。

做法 ❶ 干山药洗净，切碎；大米淘洗干净；柿饼去皮，洗净，切成小块。❷ 砂锅置火上，入水适量，下入大米、山药，大火煮沸后，加入柿饼，转小火熬至粥黏稠即可。

功效 滋养脾肺、止咳祛痰。适用于脾肺阴亏、虚劳咳嗽等症。

禁忌 该药膳不宜与酸菜、黑枣同食，会导致结石。

食法 佐餐食用。

心肺参竹汤

药材 沙参 10，玉竹 8 克。

食材 猪心、肺各 200 克，葱 8 克，盐 3 克，胡椒粉 1 克。

做法 ❶ 猪心、肺洗净，切块，入沸水中氽去血水；沙参、玉竹洗净，切片，放入干净的纱布；葱洗净，切段。❷ 砂锅置火上，入水适量，放入猪心、肺、葱，大火煮沸后，放入纱布包，转小火至心肺熟烂，加盐、胡椒粉调味即可。

功效 滋阴润燥。适用于心肺气阴两虚之惊悸、怔忡、自汗、不眠、咳嗽、咯血等症。常人食之，增强正气，减少疾病。

食法 食肉喝汤。

银耳莲子汤

药材 干银耳 10 克，新鲜莲子 20 克。

食材 清汤适量，料酒 5 毫升，盐、白砂糖各 2 克。

做法 ❶ 干银耳温水泡发，润透，去蒂，洗净，撕成小朵；新鲜莲子去皮、心，洗净，沸水浸泡 20 分钟。❷ 砂锅置火上，注入清汤，大火烧开后加入料酒、盐、糖调味，放入银耳、莲子，转小火煮 1 小时即可。

功效 润肺生津、滋阴养胃。适用于脾虚久泻、遗精带下、心悸失眠等症。

食法 每日 2 次，佐餐食用。

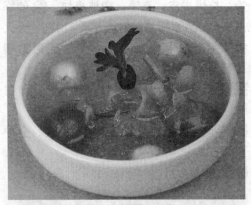

萝卜荸荠凉拌菜

药材 白萝卜 80 克。

食材 荸荠 100 克，盐 3 克，味精 1 克。

做法 ❶ 白萝卜、荸荠去皮，洗净，切丝；萝卜丝用盐腌浸 10 分钟，清水冲洗，沥干，盛入大碗备用。❷ 碗中加入荸荠、盐、味精拌匀即可。

功效 清热润肺。

禁忌 荸荠性寒，属于生冷食物，脾胃虚寒者不宜食用。

食法 佐餐食用。

藕粉杏仁糊

药材 甜杏仁 8 克。

食材 藕粉 50 克。

做法 ❶ 甜杏仁去皮，洗净，炒熟后研制成粉，放入碗中，加入藕粉备用。❷ 碗中倒入适量沸水，搅拌均匀至成糊状，即可食用。

功效 清肺润燥。适用于咳嗽、咳痰，还可缓解便秘。

食法 佐餐食用。

麻仁苏子粥

药材 苏子、麻仁各 10 克。

食材 糯米 100 克。

做法 ❶ 糯米淘洗干净；苏子、砂仁研磨成粉备用。❷ 砂锅置火上，入水适量，下入糯米，大火煮沸后，加入苏子、砂仁，转小火熬煮至粥黏稠。

功效 滋阴、润燥、通便。

食法 早、晚各服 1 小碗。

蜂蜜土豆汁

药材 蜂蜜 50 克。

食材 土豆 400 克。

做法 ❶ 土豆去皮，洗净，切丝，用纱布绞汁，盛入碗中备用。❷锅置中火上，将汁倒入锅内煎熬，浓缩至黏稠时，加入蜂蜜，再煎煮至黏稠，停火，待凉后装瓶饮用。

功效 健脾益气。适用于气虚便秘等症。

食法 每次20克，每日2次。

蜜油汤

药材 蜂蜜25克。

食材 香油4毫升。

做法 蜂蜜倒入碗内，加香油，搅拌均匀，加入温开水即可。

功效 益气润肠。适宜气阴两虚者食用。

食法 晨起服食。

地黄桑葚膏

药材 生地黄80克。

食材 桑葚400克，蜂蜜30克。

做法 ❶桑葚去杂质，洗净；生地黄洗净。❷锅置小火上，入水适量，放入桑葚、生地黄煎煮，每20分钟取煎液一次，加水再煎，共取煎液两次，合并煎液，煎至黏稠，加入蜂蜜，煮沸后停火，待冷装瓶即可。

功效 养阴清热、润肠通便。适用于肝肾精血亏损引起的身体消瘦、腰膝酸软、遗精盗汗、头晕眼花、口渴咽干等症。

食法 用沸水冲化，每次15克，每日2次。

芝麻香蕉

药材 黑芝麻20克。

食材 香蕉400克。

做法 ❶黑芝麻去杂质，洗净，备用。❷锅置小火上，放入黑芝麻，快速翻炒至半熟，倒入碗中，待凉后用香蕉蘸取嚼吃。

功效 养阴清热、润肠通便。适宜便秘者食用。

食法 佐餐食用。

烧海参

药材 水发海参300克。

食材 葱150克，植物油、料酒、老抽各10毫升，白砂糖10克，水淀粉10毫升，鸡精、盐各2克，香油5毫升，清汤适量。

做法 ❶水发海参去肠脏，洗净，切条，入沸水中焯烫片刻，捞出晾凉，放盘备用；葱洗净，切段。❷锅置中火上，入少许油烧至九成热，放入葱段，爆香后，葱装盘备用；原锅中加入海参、盐、鸡精、香油、料酒、老抽、清汤，加盖焖至汤吸收，加入爆香的葱段，翻炒后倒入水淀粉勾芡即可

功效 补肺滋肾。适宜体质虚弱的老年人食用。

食法 佐餐食用。

百合猪心煲

药材 黑芝麻40克，百合25克。

食材 红枣15枚，姜5克，猪心1个，盐3克。

做法 ❶猪心剖开，洗净血水，切成片状，放盘备用；百合、黑芝麻去杂质，洗净；红枣洗净，去核；姜洗净，切片。❷炒锅至小火上，烧热后放入黑芝麻，炒香，备用。❸汤煲置火上，放入猪心、芝麻、百合、红枣、姜片，注入适量水，大火煮沸后转小火煲至猪心烂熟，加盐调味即可。

功效 补血养阴、宁心安神、乌发生发。

食法 吃猪心喝汤。

银耳养颜粥

药材 银耳20克，莲子、枸杞各5克。

食材 红枣5枚，大米150克，白砂糖5克。

做法 ❶银耳温水泡发，润透，去蒂，择洗干净，撕成小朵；莲子、枸杞子洗净，泡软

备用；大米去杂质，淘洗干净；红枣洗净，去核。❷砂锅置火上，入水适量，下入大米，大火煮沸后，加入红枣、枸杞、莲子，转小火熬煮至粥八成熟，加入银耳，稍煮片刻，加白砂糖调味即可。

功效 化生气血、美容养颜。适宜女性美容、睡眠不佳者食用。

食法 宜早、晚餐食用。

 参薯炖

药材 西洋参12克。

食材 马铃薯350克，葱、姜各6克，盐2克，香油3毫升，料酒5毫升，味精1克。

做法 ❶太子参洗净，切片；马铃薯去皮，洗净，切片；姜洗净，切片；葱洗净，切段。❷砂锅置火上，入水适量，放入太子参、马铃薯、料酒、葱、姜，大火煮后，转小火炖煮40分钟，加盐、味精调味即可。

功效 补益气血、增强免疫力。

食法 吃薯喝汤。

 生地粥

药材 干生地8克。

食材 大米100克。

做法 ❶生地黄清水泡软，洗净；大米淘洗干净。❷砂锅置火上，入水适量，放入生地，煎煮40分钟，捞去药渣，下入大米，熬煮至粥黏稠即可。

功效 清热生津、凉血止血。适用于肺结核、糖尿病患者食用。

食法 一日内分次食用。

 肉炒陈皮

药材 陈皮4克。

食材 猪里脊肉80克，淀粉8克，料酒5毫

升，白砂糖10克，植物油10毫升，葱5克，胡椒粉各3克。

做法 ❶陈皮温水浸泡，洗净，切丝；里脊肉剁块，洗净血水，捞出放入盆中加料酒、淀粉，拌匀备用；葱洗净，切丝。❷炒锅置火上，入油适量，烧至六成热，加入葱丝爆香，放入猪肉，翻炒至5成熟，加入陈皮丝、白砂糖炒至肉熟。

功效 补肾益精、滋肝养血。适宜胃溃疡者食用。

食法 佐餐食用。

 滋阴乳鸽汤

药材 银耳80克，陈皮5克。

食材 乳鸽2只，高汤400毫升，盐2克，鸡精1克。

做法 ❶银耳温水泡发、润透，洗净，撕成小朵；陈皮温水浸泡，洗净；乳鸽宰杀后，去毛、内脏、爪，洗净血水。❷砂锅置中火上，放入乳鸽，注入高汤，煮沸后加入银耳、陈皮，转小火炖煮至乳鸽肉烂熟，加盐、鸡精调味即可。

功效 滋阴补虚。适用于治疗恶疮、久病虚羸、消渴等症。

食法 食肉喝汤。

茯苓苏子粥

药材 茯苓粉10克，苏子4克。

食材 大米100克。

做法 ❶大米淘洗干净；苏子洗净，装入药袋，扎口。❷砂锅置火上，入水适量，下入大米、茯苓粉，大火煮沸后，放入药袋，熬煮至粥黏稠，捞出药袋，即可食用。

功效 补肺健脾、祛痰化痰。适宜咳嗽痰多者食用。

禁忌 茯苓利水渗湿，故多尿、口干者忌食。

食法 每日一次。

 烧鱿鱼

药材 天冬 20 克。

食材 鱿鱼 400 克，料酒、老抽各 10 毫升，葱、姜各 5 克，盐、胡椒粉各 3 克，植物油 10 毫升，白砂糖 5 克。

做法 ❶鱿鱼洗净，切条，入沸水中汆烫成卷，备用；姜洗净，切片；葱洗净，切段；天冬温水泡软，切片。❷炒锅置大火上，入油烧至五成热，下入葱、姜爆香，加白砂糖、酱油，放入鱿鱼，炒至变色，加入天冬炒熟，加盐、胡椒粉调味即可。

功效 滋阴清热、润肺生津。适宜阴虚发热者食用。

禁忌 天冬性寒，故脾虚胃寒者少食。

食法 佐餐食用。

 鱼腥草猪肺煲

药材 鱼腥草 25 克。

食材 猪肺 300 克，盐 3 克。

做法 ❶猪肺挤压去除泡沫，入沸水中焯去血水，切块，备用。❷汤煲置火上，放入猪肺，入水适量，大火煮沸后，转小火煲至猪肺烂熟，加鱼腥草、盐，烧煮片刻即可食用。

功效 清热解毒。适宜流行性感冒者食用。

禁忌 鱼腥草性寒，味辛，故皮肤容易过敏者忌食，会加重症状。

食法 佐餐食用。

 蒸鸭梨

药材 鸭梨 2 个。

食材 冰糖 20 克。

做法 ❶鸭梨去皮、核，洗净，切块，放入

碗中，加入冰糖。❷蒸锅置中火上，碗中入水适量，上笼蒸至梨熟软即可。

功效 清心润肺、止咳化痰。适用于治疗咳嗽、咳痰、咽喉肿痛等症。

食法 每日一次，4 天为一个疗程。

 冬瓜糖饮

药材 冬瓜 1 个。

食材 冰糖 20 克。

做法 ❶冬瓜洗净，剖开，去瓤，填入冰糖。❷蒸锅置火上，冬瓜放入蒸盆中，上笼蒸 40 分钟，取冬瓜水，倒入碗中，晾凉即可。

功效 清热利水、消肿解毒。适用于糖尿病、冠心病、动脉硬化、高血压、肾脏病以及浮肿病人者食用。

食法 代茶饮，每日一次。

 乌蔹莓小米粥

药材 乌蔹莓 25 克。

食材 小米 80 克，红枣 5 枚，猪瘦肉 30 克。

做法 ❶小米去杂质，淘洗干净；红枣洗净，去核；猪肉洗净，切成薄片。❷砂锅置火上，入水适量，放入乌蔹莓煎煮 40 分钟，去渣留汁，下入小米，加入猪肉、红枣同煮，熬煮至粥黏稠，即可食用。

功效 清热利湿、解毒消肿。适用于咽喉肿痛、疖肿、痈疽等症。

禁忌 乌蔹莓活血化瘀，故孕妇忌用。

食法 空腹食用。

 杏仁萝卜排骨煲

药材 苦杏仁 8 克。

食材 萝卜 400 克，猪排骨 150 克，料酒 10 毫升，姜、盐各 5 克。

做法 ❶猪排骨剁块，洗净血水；萝卜洗净，切成薄片；杏仁温水浸泡，去苦味；姜洗净，切片。❷汤煲置火上，入水适量，放入所有药材、食材同煮至排骨烂熟，即可食用。

功效 补肺润肺、降气祛痰。

禁忌 萝卜性寒，故弱体质者、脾胃虚寒者少食。

食法 食肉喝汤。

橘枣鹌鹑汤

药材 桔梗8克。

食材 大枣5枚，鹌鹑2只，米酒10毫升，葱、姜各5克，盐3克。

做法 ❶鹌鹑宰杀后，去毛、内脏、爪；桔梗洗净；红枣洗净，去核；葱洗净，切段；姜洗净，切碎。❷汤煲置火上，入水适量，放入鹌鹑、红枣、米酒、葱、姜，大火煮沸后，撇去浮沫，加入桔梗，转小火煲2小时，加盐调味即可。

功效 开肺化饮、祛痰止咳。适用于治疗咳嗽痰多、胸闷不畅、咽痛等症。

食法 食肉喝汤。

栀子仁粥

药材 栀子仁4克。

食材 大米120克，冰糖5克。

做法 ❶大米淘洗干净；栀子仁研磨成粉；冰糖研碎。❷砂锅置火上，入水适量，下入大米，熬煮至粥黏稠，调入栀子粉拌匀，加冰糖调味即可。

功效 清热泻火。适用于目赤肿痛、急性眼结膜炎、黄疸型肝炎、胆囊炎等症。

禁忌 栀子仁味苦，性寒，故脾胃虚寒者忌食。

食法 每日2次，3天为一个疗程。

菊蒲豆腐汤

药材 菊花、蒲公英各10克。

食材 豆腐120克，盐2克。

做法 ❶菊花、蒲公英洗净；豆腐切块。❷砂锅置火上，入水适量，放入菊花、蒲公英煎煮40分钟，捞去药渣，加入豆腐煮熟，加盐调味即可。

功效 清热解毒。适用于风热感冒、头痛、眩晕、目赤、心胸烦热、疔疮肿毒、高血压等症。

禁忌 豆腐中含嘌呤较多，痛风病人和血尿酸浓度增高者忌食。

食法 佐餐食用。

菊花豆根饮

药材 山豆根、菊花各40克。

食材 白砂糖5克。

做法 ❶山豆根、菊花洗净。❷砂锅置火上，放入山豆根、菊花，入水适量，煎煮30分钟，滤渣取汁，加糖调味即可。

功效 清热明目。适用于治疗风热感冒。

食法 每次20克，每日2次。

蜂蜜地骨皮酒

药材 枸杞、蜂蜜各100克，地骨皮20克。

食材 白酒1200毫升。

做法 ❶枸杞、地骨皮去杂质，清水洗净。❷枸杞、地骨皮放入一个干燥洁净的酒坛，注入白酒，加盖密封，浸泡1个月后，过滤后即可饮用。

功效 滋补肝肾、清热明目。适用于阴虚内热、便秘，以及中老年人视力模糊、腰膝酸软等症。

禁忌 地骨皮性大寒，故脾胃虚寒者忌服。

食法 每次20克，每日一次。

冰糖石斛饮

药材 石斛 12 克。

食材 冰糖 3 克。

做法 ❶石斛清水洗净；冰糖研碎。❷锅置火上，入水适量，放入石斛，煎煮 20 分钟，加糖调味即可。

功效 养阴清热。适用于虚劳烦热、梦遗滑精等症。亦可用于妇女不明原因低热，心烦，口干者食用。

食法 代茶饮。

竹茹粥

药材 竹茹、枇杷叶各 12 克。

食材 大米 80 克。

做法 ❶竹茹、枇杷叶洗净，装入药袋里；大米淘洗干净。❷砂锅置火上，入水适量，放入药袋，煎煮至水剩一半，下入大米，加适量水，熬煮至粥黏稠即可。

功效 益气清热、降逆止呕。适用于久病体弱，或胃虚有热所致呃逆、呕逆等症。

禁忌 竹茹有止呕的功效，胃寒呕吐者忌用。

食法 宜早晚餐食用。

桑白猪肺汤

药材 桑白皮 12 克。

食材 猪肺 300 克，盐 3 克。

做法 ❶猪肺挤压去泡沫，切开，洗净血水，切薄片备用；桑白皮清水洗净。❷瓦罐置火上，入水适量，放入桑白皮、猪肺，大火煮沸后转小火煲至猪肺烂熟，加盐调味即可。

功效 养阴止咳、清肺润燥。适用于慢性结膜炎、泡性结膜炎等症。

禁忌 桑白皮性寒，故风寒咳嗽者忌食。

食法 去药喝汤。

枇杷雪梨饮

药材 枇杷叶、款冬花各 10 克。

食材 雪梨 2 个。

做法 ❶雪梨去皮、核，洗净，切块；枇杷叶、款冬花洗净。❷汤煲置火上，放入雪梨、枇杷叶、款冬花，入水适量，大火煮沸后，转小火煲 30 分钟即可。

功效 润肺止咳。适用于治疗各种呕吐呃逆，常吃可预防感冒。

食法 每日 2 次，空腹饮用。

银耳薤白粥

药材 薤白 8 克，银耳 20 克。

食材 大米 80 克。

做法 ❶银耳泡发，润透，去蒂，洗净，撕成小朵；大米淘洗干净；薤白洗净，切碎。❷砂锅置火上，入水适量，下入大米，加入银耳、薤白同煮，大火煮沸后，转小火熬煮至粥黏稠，即可食用。

功效 理气宽胸、通阳散结。适用于冠心病胸闷不舒或心绞痛等症。

食法 空腹饮用。

芡实莲子汤

药材 茯苓 35 克，干莲子、芡实 60 克 60 克，薏米 80 克。

食材 山药 50 克，猪小肠 400 克，盐 2 克，米酒 30 毫升。

做法 ❶芡实、莲子、茯苓洗净；薏米清水泡透，洗净；山药去皮，洗净，切块；猪小肠洗净，切段，入沸水中汆烫，去腥，备用。❷砂锅置火上，入水适量，放入猪小肠和所有药材，大火煮沸后，转小火炖煮至小肠烂熟，加盐调味，淋上米酒即可。

功效 养心安神、补脾固肾。适用于慢性泄

泻和小便频数、梦遗滑精、虚弱、遗尿、老
年人尿频、妇女带多腰酸等症。

禁忌 芡实性涩滞气，平素大便干结或腹胀
者忌食。

食法 吃肠饮汤。

麦冬参鸡汤

药材 麦冬15克，西洋参6克。

食材 鸡肉150克，盐3克。

做法 ❶鸡肉洗净，切块；麦冬、西洋参清
水浸泡，洗净。❷砂锅置火上，入水适量，
放入鸡肉，大火煮沸后，撇净浮沫，放入麦
冬、西洋参转小火炖煮至肉烂熟，捞去药
渣，加盐调味即可。

功效 养肺阴。适用于热病伤津、虚劳烦热
的感冒愈后的调理。健康人冬天食用可提高
免疫力，预防流感。

食法 分次饮用。

五味子蛋汤

药材 五味子15克。

食材 鸡蛋2枚，冰糖5克。

做法 ❶鸡蛋洗净外壳，备用；五味子浸
泡，洗净；冰糖研碎。❷砂锅置火上，入
水适量，放入鸡蛋、五味子同煮，鸡蛋熟
后，捞出后去壳，复煮片刻，加盐调味
即可。

功效 益气养阴、敛肺滋肾。适用于常见老
年病肺肾虚损之咳喘、消渴尿多、气虚自
汗、阴虚盗汗等症。

禁忌 五味子有收敛固涩的作用，故大便溏
泄者忌食。

食法 吃蛋饮汤。

菠菜银耳汤

药材 银耳20克。

食材 菠菜300克，冰糖5克。

做法 ❶菠菜择洗干净；银耳泡发，润透，
去蒂，洗净，撕成小朵；冰糖研碎。❷锅
置火上，入水适量，放入银耳煮至七成熟，
加入菠菜煮至变色，加冰糖搅匀即可。

功效 滋阴润燥、补气利水。适用于延缓糖尿
病并发症的进展，治烦渴多饮、口干舌燥等症。

食法 佐餐食用。

山药螺肉

药材 鲜山药100克。

食材 枸杞10克，姜、葱各15克，料酒10
毫升，水淀粉10毫升，盐3克，白砂糖2
克，螺肉300克。

做法 ❶鲜山药去皮洗净，切片；枸杞润
透，洗净；螺肉洗净，切片，加盐、水淀
粉、料酒拌匀，腌制20分钟；将洗净，切
片；葱洗净，切段。❷锅置火上，入油烧
热，下入姜片、葱段爆香，放入螺肉、山
药、枸杞翻炒至断生，加入白砂糖、盐、鸡
精调味，盛出装盘即可。

功效 滋阴补气、健脾和胃。

食法 佐餐食用。

香菇蛤蜊汤

药材 蛤蜊300克。

食材 干香菇50克，姜10克，盐2克。

做法 ❶蛤蜊清水洗净，入沸水中余烫，捞出
后将肉取出；干香菇泡发，润透，去根，洗
净，掰成小块；姜洗净，切丝。❷汤煲置火
上，入水适量，下入蛤蜊、姜丝、香菇，大火
煮沸后转小火煲2小时，加盐调味即可。

功效 滋阴化痰、健脾利水。

禁忌 蛤蜊不宜与啤酒同食，否则容易诱发
痛风。

食法 吃肉喝汤。

天冬红糖饮

药材 天冬 15 克。

食材 红糖 5 克。

做法 ❶天冬洗净。❷锅置小火上，入水适量，放入天冬煎煮 1 小时，捞去药渣，加红糖，搅匀即可饮用。

功效 养阴补血、止渴生津。适用于妇女月经过多及功能性子宫出血。

食法 代茶饮。

大米海参粥

药材 海参 15 克。

食材 大米 100 克，盐、胡椒粉各 1 克。

做法 ❶大米淘洗干净；海参泡发，润透，切片。❷砂锅置火上，入水适量，下入大米，大火煮沸后，放入海参熬煮至粥黏稠，即可食用。

功效 滋阴补肾、养心润燥。适用于肾之精气不足、形体瘦弱、皮肤枯燥、低热盗汗、干咳久痰、骨质疏松等症。

食法 佐餐食用。

百合红枣龟肉汤

药材 百合 20 克。

食材 龟肉 200 克，红枣 5 枚，姜 5 克，盐 2 克。

做法 ❶龟肉洗净，切块；红枣润透，去核，洗净；百合洗净；姜洗净，切片。❷汤煲置火上，入水适量，下入龟肉、红枣、姜片，大火煮沸后，撇净浮沫，加入百合，转小火煲 2 小时，加盐调味，即可食用。

功效 滋阴养血、补心益肾。适用于心肾虚所致的失眠、心烦、心悸等症。

禁忌 百合性寒，脾胃不佳者慎食。

食法 吃百合、龟肉，喝汤。

枸杞青笋汤

药材 枸杞 20 克。

食材 青笋 500 克，葱 10 克，姜 5 克，料酒 10 毫升，鸡汤 1000 毫升，盐 3 克，鸡精、胡椒粉各 2 克。

做法 ❶青笋去皮，洗净，切成小块；枸杞去杂质，洗净，润透；葱洗净，切成葱末；姜洗净，切片。❷汤煲置火上，将青笋块、枸杞、姜片、料酒一起放入煲里，注入鸡汤，大火煮沸后，转小火炖 30 分钟，加入盐、鸡精、胡椒粉调味，撒上葱末即可。

功效 滋阴养血、降低血脂。适宜高血脂、动脉硬化者食用。

食法 吃莴笋，喝汤。

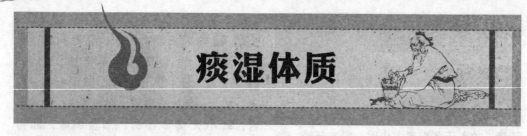

痰湿体质

痰湿体质成因

人体脏腑、阴阳失调，气血津液运化失调易形成痰湿时，便可以认为这种体质状态为痰湿体质，多见于肥胖人。

痰湿体质特征

总体特征：痰湿凝聚，以形体肥胖、腹部肥满、口黏苔腻等痰湿表现为主要特征。

形体特征：体形肥胖，腹部肥满松软。

常见表现：面部皮肤油脂较多，多汗且黏，胸闷，痰多，口黏腻或甜，喜食肥甘甜，苔腻，脉滑。

心理特征：性格偏温和、稳重，多善于忍耐。

发病倾向：易患消渴、中风、胸痹等病。

对外界环境适应能力：对梅雨季节及湿重环境适应能力差。

痰湿体质易患的疾病

中医常说，"百病皆有痰作祟""顽痰生怪病"，痰湿体质是酝酿疾病的温床，很容易引发肥胖、"三高"和代谢综合征，具体来说，可能导致以下病症：肥胖、高血压、高血脂、脂肪肝、冠心病、脑血管疾病、糖尿病、痤疮、胃病、月经不调等。

痰湿体质养生方法

环境调摄：不宜居住在潮湿的环境里；在阴雨季节，要注意湿邪的侵袭。

饮食调理：少食肥甘厚味，酒类也不宜多饮，且勿过饱。多吃些蔬菜、水果，尤其是一些具有健脾利湿、化痰祛痰的食物。

运动锻炼：痰湿之体质，多形体肥胖，故应长期坚持体育锻炼，散步、慢跑、球类、游泳、武术、八段锦、五禽戏，以及各种舞蹈，均可选择。活动量应逐渐增强，让疏松的皮肉逐渐转变成结实、致密之肌肉。

药物养生：痰湿之生，与肺脾肾三脏关系最为密切，故重点在于调补肺脾肾三脏。若因肺失宣降，津失输布，液聚生痰者，当宣肺化痰，方选二陈汤；若因脾不健运，湿聚成痰者，当健脾化痰，方选六居子汤或香砂六君子汤；若肾虚不能制水，水泛为痰者，当温阳化痰，方选金匮肾气丸。

牛奶薏米饮

药材 薏米 5 克。

食材 鲜牛奶 200 毫升。

做法 ❶薏米研磨成粉。❷锅置中火上，倒入牛奶，煮沸后加入薏米粉，停火，倒入碗里，待凉饮用。

功效 美白祛湿、行气活血。适用于女性减肥瘦身。

食法 早晚各食一次。

滋肾养肝粥

药材 三七 4 克，何首乌 20 克。

食材 大米 100 克，红枣 4 枚，白砂糖 5 克。

做法 ❶大米淘洗干净；红枣洗净，去核；三七、何首乌洗净备用。❷三七、何首乌放入砂锅中，入水适量，小火煎煮至水剩余一半时，停火，滤去药渣，将浓汁倒入碗中备用。❸砂锅置火上，入水适量，下入大米、红枣、白砂糖，大火煮沸后转小火，倒入汤汁，搅匀，熬煮至粥黏稠，停火，加盖焖约 5 分钟即可。

功效 滋肾养肝、降血脂。

禁忌 何首乌味苦，大便溏薄者忌食。

食法 早晚餐温热顿服。

木耳豆腐

药材 黑木耳 20 克。

食材 豆腐 200 克，植物油 10 毫升，盐 3 克，味精 1 克，淀粉 8 克，清汤 300 克。

做法 ❶黑木耳泡发，润透，洗净；豆腐切成小块，入沸水中焯烫。❷锅置大火上，入油少许烧至六成热，放入黑木耳，烹入清汤，烧沸后用淀粉勾芡，随即倒入豆腐，煮沸后加盐、味精调味即可食用。

功效 化瘀祛痰、降血脂。适宜高脂血症患者食用。

禁忌 木耳不宜与野鸭同食，野鸭味甘性凉，同时易消化不良。

食法 佐餐食用。

健脾祛湿排骨汤

药材 芡实 25 克，莲子 10 克，薏米 20 克，陈皮 6 克。

食材 猪排骨 500 克，姜 5 克。

做法 ❶芡实、莲子、薏米、陈皮温水泡透，排骨洗净血水，切成小块。❷砂锅置火上，加适量水，放入各种药材、排骨、姜，大火煮沸后，转小火炖 2 小时，加盐调味即可食用。

功效 健脾祛湿。

禁忌 芡实不易消化，小儿不宜多食。

食法 食肉喝汤。

黄豆海藻煲

药材 昆布、海藻各 30 克。

食材 黄豆 150 克，盐 1 克。

做法 ❶昆布、海藻、黄豆泡发，洗净。❷汤煲置火上，入水适量，放入昆布、海藻、黄豆，大火煮沸后转小火煲至黄豆熟烂，加盐调味即可。

功效 消痰利水、健脾宽中。适用于单纯性甲状腺肿慢性淋巴结炎、高血压等症，宜做暑天清凉饮料。

食法 佐餐食用。

芹菜炒香菇

药材 干香菇 16 克。

食材 芹菜 300 克，玉米笋 150 克，植物油 10 毫升，盐 5 克，葱、姜各 6 克，鸡精 2 克。

做法 ❶香菇泡发，洗净，掰成小块；芹菜择洗干净，切段，于沸水中焯烫，捞出沥干，备用；玉米笋洗净；葱洗净，切段；姜洗净，切片。❷炒锅置大火上，入油烧至九成热，放入葱、姜爆香，加入芹菜、香菇、玉米笋翻炒至熟，加盐、鸡精调味即可。

功效 和中开胃、降脂化浊。适宜高血压、高脂血症、动脉硬化、神经衰弱患者食用。

禁忌 芹菜性凉质滑，故脾胃虚寒、易腹泻者忌食。

食法 佐餐食用。

扁豆肉丝

药材 扁豆100克。

食材 瘦猪肉50克，水淀粉10毫升，料酒10毫升，高汤适量，盐5克，葱、姜各5克，植物油10毫升，味精1克。

做法 ❶猪肉洗净，切条，放入碗中，加淀粉、料酒，拌匀；扁豆去两头，清洗干净，切丝，入沸水中焯烫，沥干水分；葱、姜洗净，切丝。❷炒锅置火上，入油烧至七成热，放葱、姜爆香，下入肉丝、扁豆翻炒片刻，注入高汤、盐、料酒、味精，沸煮15分钟，即可使用。

功效 健脾化湿、清肝明目。

食法 佐餐食用。

瘦肉苦瓜汤

药材 苦瓜250克。

食材 猪瘦肉100克，盐3克。

做法 ❶苦瓜洗净，去瓤，切块状；猪瘦肉洗净，切片。❷锅置火上，注入适量水，下苦瓜、猪肉片，大火煮沸后，转小火煮至熟烂，加盐调味即可。

功效 清热解暑、明目解毒。适宜高血压、高血脂者食用。

禁忌 苦瓜性凉，故脾胃虚寒者不宜食用。

食法 佐餐食用。

荷叶瘦身茶

药材 干荷叶20克，干山楂、薏米各10克，陈皮5克。

食材 茶叶30克。

做法 ❶将干荷叶、山楂、薏米、陈皮研磨成粉，一起放入茶壶中备用。❷沸水倒入茶壶中，冲泡后即可饮用。

功效 清热消食、降脂化湿。适用于痰湿肥胖者减肥。

禁忌 荷叶清热解毒，孕妇禁用。

食法 该药膳为一天量，分次饮用。

瘦肉紫菜汤

药材 紫菜15克。

食材 猪瘦肉50克，豆腐100克，清汤200毫升，盐、鸡精各1克、香油3毫升。

做法 ❶紫菜泡透，洗净，撕成小片；豆腐切条；猪肉洗净血水，切成薄片。❷砂锅置中火上，注入清汤煮沸，加入紫菜、豆腐，水沸后放入猪肉片，煮至肉烂熟，加盐、鸡精、香油调味即可。

功效 软坚化痰、清热降脂。适用于治疗甲状腺肿大、颈淋巴结核、脚气病等症。

食法 佐餐食用。

健脾乌鸡汤

药材 白果25克，黄芪40克。

食材 乌鸡1只，白酒50毫升，盐3克。

做法 ❶乌鸡去内脏、头、爪，洗净血水；白果洗净，放入鸡腹中，用线缝口；黄芪洗净，切片。❷砂锅置火上，放入乌鸡、白酒，入水适量，大火煮沸后，加入黄芪，转小火炖煮至肉烂熟，加盐调味即可。

功效 健脾益气、固精止带。适用于治疗细菌性阴道炎等症。

食法 食肉喝汤。

 ## 山药扁豆饮

药材 白扁豆15克。

食材 山药25克。

做法 ❶白扁豆炒黄，捣碎；山药去皮，切片。❷砂锅置中火上，入水适量，放入白扁豆、山药片，煎煮至水剩余原来一半，倒入碗中，晾凉即可饮用。

功效 健脾益气、化湿止带。适宜脾胃气虚引起的便溏、消瘦者食用。

食法 空腹饮用。

 ## 薏米山药羹

药材 薏米、莲子各25克。

食材 山药40克。

做法 ❶薏米、莲子泡透，洗净；山药去皮、洗净，切成小块。❷砂锅置火上，入水适量，放入山药、薏米、莲子，大火煮沸后转小火熬煮至黏稠，即可食用。

功效 健脾益气、化湿止带。适宜湿困脾胃、不思饮食者食用。

食法 宜早晚餐食用。

 ## 减肥汤

药材 桂圆肉15克，白果30克，新鲜芡实20克，枸杞3克。

食材 山药150克，大枣8枚。

做法 ❶桂圆肉、白果、枸杞浸泡，洗净；芡实去杂质，洗净。山药去皮，洗净，切片；大枣洗净，去核。❷汤煲置火上，入水适量，将所有药材、食材一起放入汤煲

中，大火煮沸后，转小火煲2小时即可。

功效 健脾化湿。适宜痰湿体质者食用。

食法 每日一次，连服两周。

 ## 冬瓜排骨汤

药材 冬瓜150克。

食材 排骨350克，姜5克，大料6克，盐3克，胡椒粉、味精各1克。

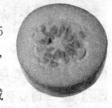

做法 ❶排骨洗净，剁成小条，入沸水中焯烫，捞出沥干，备用；冬瓜去皮，切块；姜洗净，切片。❷砂锅置火上，入水适量，放入排骨、姜、大料，大火煮沸后，撇去浮沫，转小火炖煮约1小时，放入冬瓜炖20分钟，捞出姜、大料，加盐、胡椒粉、味精调味即可。

功效 清热解毒、利尿消肿、降脂降压。

禁忌 该药膳通利之功较强，体质瘦弱者不宜食用。

食法 食肉喝汤。

 ## 白果鸡蛋羹

药材 白果3克。

食材 鸡蛋2枚，盐1克。

做法 ❶鸡蛋打入碗中，注入适量水，加盐搅拌成蛋液；白果去皮，洗净，加入蛋液中。❷蒸锅至中火上，入水适量，待水沸后，碗放蒸笼上，蒸约20分钟即可。

功效 敛肺益气。适用于治疗哮喘、痰咳、白带、白浊、遗精等症。

食法 佐餐食用。

 ## 山药冬瓜汤

药材 山药40克。

食材 冬瓜200克，盐2克。

做法 ❶冬瓜去皮、瓤，洗净，切块；山药

去皮，洗净，切块。❷砂锅置火上，入水适量，放入山药、冬瓜，大火煮沸后，转小火煮40分钟，加盐调味即可。

功效 健脾利湿。适宜小便不利、水肿者食用。

食法 佐餐食用。

猪肉扁豆汤

药材 白扁豆15克。

食材 猪瘦肉300克，葱5克，盐2克。

做法 ❶白扁豆洗净；猪肉洗净，切片备用；葱洗净，切碎。❷汤煲置中火上，入水适量，放入白扁豆，煮至熟烂，加入猪肉，煲煮30分钟，加葱、盐调味即可。

功效 化湿消暑、健脾胃。适宜食欲不振、脾胃虚弱者食用。

食法 食肉喝汤。

丝瓜络蜜饮

药材 丝瓜络8克。

食材 蜂蜜10克。

做法 ❶丝瓜络洗净，放入碗中，备用。❷碗中倒入蜂蜜，注入适量沸水冲泡，加盖闷约10分钟即可。

功效 通经活络、清热化痰。适用于治疗胸胁疼痛、腹痛、腰痛、睾丸肿痛等症。

禁忌 丝瓜络味苦性凉，脾胃虚寒、大便溏泄者禁用。

食法 代茶饮。

附子饮

药材 附子3克，栀子12克，半夏20克。

食材 白砂糖5克。

做法 ❶附子、半夏、栀子清水洗净，装入药袋，扎口。❷瓦罐置火上，入水适量，放入附子，煎煮20分钟后加入半夏、栀子，

加适量水，大火煮沸后，转小火煎煮40分钟，去药留汤，加糖调味即可。

功效 除烦止呕、化痰止咳。适用于治疗脚气水肿、风寒湿痹、宫冷等症。

禁忌 附子味辛，大热，故实热证者禁食。

食法 代茶饮。

茯苓栗子粥

药材 茯苓15克。

食材 栗子5枚，红枣10枚，大米100克，白砂糖5克。

做法 ❶大米淘洗干净；红枣润透，去核，洗净；栗子去壳，洗净，切块；茯苓研磨成粉。❷砂锅置火上，入水适量，下入大米、栗子、红枣，大火煮沸后，转小火熬煮至粥黏稠，加入茯苓粉，拌匀，稍煮片刻，加糖调味，即可食用。

功效 益气健脾、渗湿止泻。适宜脾胃虚弱、饮食减少、便溏腹泻者食用。

食法 宜早、晚餐空腹食用。

金银花紫菜蛋花汤

药材 紫菜20克，金银花10克。

食材 鸡蛋1枚，盐、味精各1克，葱、姜各3克。

做法 ❶紫菜温水泡发，洗净，撕成片；鸡蛋打入碗中，搅拌成蛋液；金银花洗净；姜洗净，切片；葱、姜洗净，切丝。❷锅置火上，入水适量，煮沸后，下金银花、紫菜稍煮片刻倒入蛋液，搅匀，加葱、姜、盐调味，即可饮用。

功效 清热利尿、减肥去脂。

食法 佐餐食用。

陈皮绿豆汤

药材 陈皮5克。

食材 绿豆50克，白砂糖5克。

做法 ❶绿豆去杂质，淘洗干净；陈皮洗净，切小块。❷砂锅置火上，入水适量，放入陈皮，大火沸煮5分钟后，捞去药渣，下入绿豆，转小火熬煮至绿豆熟透，加糖调味即可。

功效 理气化痰、清热解毒。适用于夏季中暑的防治。

禁忌 该药膳性凉，故四肢冰凉乏力、腹泻等症忌用。

食法 代茶饮，每日2次。

白萝卜炒茼蒿

药材 白萝卜150克。

食材 茼蒿250克，植物油10毫升、清汤200毫升、盐5克，香油3毫升，鸡精2克。

做法 ❶白萝卜去皮，洗净，切丝；茼蒿择洗干净，切段，沥干备用。❷炒锅置火上，入油烧至五成热，下入萝卜丝翻炒片刻，注入清汤，加盐炒至七成熟，放入茼蒿，炒熟后加鸡精、香油调味，即可食用。

功效 润肺清痰，益气降压。适用于痰湿所致的肥胖、嗜睡、便溏等症。

食法 佐餐食用。

三仁粥

药材 桃仁10克，薏米、冬瓜仁各20克。

食材 大米80克。

做法 ❶桃仁、薏米、冬瓜仁洗净，捣碎三仁放入豆浆机，入水适量，研磨后去渣留汁；大米淘洗干净。❷砂锅置火上，入水适量，下入大米，大火煮沸后，转小火熬煮至粥成，倒入药汁，煮沸后即可食用。

功效 润肺化痰、清热除湿。

食法 晨起空腹食用。

杏仁猪肺汤

药材 杏仁6克。

食材 猪肺、白萝卜各150克，盐2克。

做法 ❶白萝卜清水洗净，切块；杏仁清水泡透，洗净；猪肺挤去泡沫，洗净，切块。❷汤煲置火上，入水适量，下入猪肺、萝卜块，大火煮沸后，撇净浮沫，放入杏仁，转小火煲1小时至萝卜熟透，加盐调味即可。

功效 滋阴养肺、止咳化痰。适宜风寒型急性支气管炎患者食用。

食法 吃猪肺喝汤。

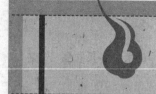
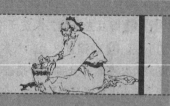

湿热体质

湿热体质成因

先天禀赋，嗜烟酒或者经常熬夜，滋补不当，长期情绪压抑，携带肝炎病毒，长期生活在湿热环境下等。

湿热体质特征

总体特征：湿热内蕴，以面垢油光、口苦、苔黄腻等湿热表现为主要特征。

形体特征：形体中等或偏瘦。

常见表现：面垢油光，易生痤疮，口苦口干，身重困倦，大便黏滞不畅或燥结，小便短黄，男性易阴囊潮湿，女性易带下增多，舌质偏红，苔黄腻，脉滑数。

心理特征：容易心烦急躁。

发病倾向：易患疮疖、黄疸、热淋等。

对外界环境适应能力：不耐受寒邪等。

湿热体质易患的疾病

湿热体质如不及时纠正，就有可能引发多种疾病，主要有皮肤病、肝胆疾病、泌尿生殖系统疾病等。

湿热体质养生方法

饮食调养：少吃甜食，饮食清淡，戒除烟酒。

生活起居：忌讳熬夜，熬夜会增加湿热。因为熬夜伤肝胆，会非常影响肝胆之气的升发，容易生湿热，另外尽量地避免在潮湿的环境中工作或居住。

体育锻炼：适合做大强度、大运动量的锻炼，如中长跑、游泳、爬山、各种球类、武术等。然而夏天由于气温高、湿度大，最好选择在清晨或傍晚较凉爽的时候锻炼。

情志调理：应克制过激的情绪。合理安排自己的工作、学习，培养广泛的兴趣爱好。

薏米绿豆粥

药材 绿豆 30 克，薏米 20 克。

食材 大米 100 克，冰糖 3 克。

做法 ❶绿豆、大米去杂质，淘洗洗净；薏米洗净、泡透；冰糖研碎。❷砂锅置火上，入水适量，下入大米、绿豆、薏米，大火煮沸后转小火熬煮至粥黏稠，加入碎冰糖，拌匀即可。

功效 清热解暑、利水祛湿。适用于治疗用于脾虚腹泻、肌肉酸重、关节疼痛等症，并可增强免疫力和抗炎作用。

食法 佐餐食用。

沙参山药粥

药材 沙参、莲子、薏米、白茅根各15克，知母18克。

食材 山药20克，大米50克，白砂糖2克。

做法 ❶山药去皮，洗净，切成小片；知母、白茅根洗净；沙参洗净，润透，切片；薏米泡透，洗净；大米淘洗干净。❷砂锅置火上，入水适量，下入大米、薏米，大火煮沸后，加入沙参、山药、莲子、白茅根、知母，转小火熬煮至粥黏稠，加糖调味即可。

功效 益气养阴、清热利湿。适用于脾胃气阴不足所致的咽干口燥、食欲减退、食后脘腹胀满、倦怠乏力等症。

禁忌 知母、薏米、白茅根性寒，有祛湿功效，故脾虚便溏者忌用。

食法 佐餐食用。

薏米海带汤

药材 鱼腥草12克，薏米20克。

食材 绿豆30克，海带30克，冰糖2克。

做法 ❶海带洗净，切丝，同鱼腥草用干净纱布包在一起，备用。薏米清水泡透，洗净；绿豆去杂质，洗净；冰糖研碎。❷砂锅置火上，入水适量，放入绿豆、薏米，大火煮沸后，加入纱布包，转小火煮至绿豆开花，加冰糖调味即可。

功效 清热、除湿、止痒。适用于湿疹皮肤瘙痒等症。

食法 每日一剂，连用10日。

白术葛根粥

药材 葛根8克，白术5克。

食材 大米80克，白砂糖10克。

做法 ❶白术、葛根洗净，润透；大米淘

洗干净。❷砂锅置火上，注入清水适量，下入大米，大火煮沸后，加入白术、葛根转小火熬煮至粥黏稠，加入白砂糖调味即可。

功效 除风祛湿、清热生津。适用于治疗伤寒、温热头痛项强、烦热消渴、泄泻、痢疾等症。

食法 宜早、晚餐食用。

茅根冰糖饮

药材 鲜茅根20克，泽泻10克。

食材 绿豆50克，冰糖5克。

做法 ❶鲜茅根洗净，切段；泽泻洗净，切片；绿豆淘洗干净。❷砂锅置火上，入水适量，加入鲜茅根、泽泻，煎煮20分钟，捞去药渣，加入绿豆、冰糖，煎煮至绿豆开花，过滤去渣取汁。

功效 清热除湿、凉血解毒。适宜湿疹患者食用。

食法 每日一剂，温饮药汁。

凉拌海蜇丝

药材 海蜇150克。

食材 紫菜15克，芹菜50克，盐2克、味精1克。

做法 ❶紫菜泡透，洗净，撕碎；芹菜择洗干净，切丝，入沸水中焯烫，捞出沥干；海蜇洗净，切丝。❷将紫菜、芹菜丝、海蜇丝放入碗中，加盐、味精拌匀即可。

功效 清热凉血、化瘀散结。适宜湿热内盛者食用。

食法 佐餐食用。

藕粉杏仁羹

药材 藕粉、米粉各200克，杏仁30克。

食材 白砂糖 15 克。

做法 ❶杏仁去皮、尖，研成细粉，与藕粉一起放入盆内，充分混合。❷锅置小火上烧干，放入米粉炒熟，晾凉，倒入盆内，加入白砂糖，与藕粉、杏仁粉混合，注入适量清水，搅匀。❸另起锅置火上烧热，注入适量清水，大火煮沸，把开水倒入已搅拌好的藕粉、杏仁粉、米粉、白砂糖混合物内，用筷子不停地搅拌至成黏稠熟透即可。

功效 清热解毒、润肺止咳。

食法 佐餐食用。

 ## 杏仁海藻粥

药材 甜杏仁、海藻各 6 克。

食材 薏米 30 克。

做法 ❶杏仁、海藻洗净；薏米泡透，洗净。❷砂锅置中火上，入水适量，加入杏仁、海藻，煎煮至熟烂，加入薏米，熬煮至粥黏稠即可。

功效 宣肺除湿、化瘀散结。适宜痤疮反复发作者食用。

食法 每日一剂，连服 20～30 剂。

 ## 川贝杏仁羹

药材 川贝母 5 克，杏仁 10 克，银耳 25 克。

食材 冰糖 10 克。

做法 ❶川贝母去杂质，洗净，研成细末；杏仁去皮、尖；银耳泡发，去蒂，撕成小瓣；冰糖打碎。❷砂锅置火上，注入适量清水，把川贝母细末、杏仁、银耳一起放入砂锅内，大火煮沸，再转小火煮 90 分钟，加入冰糖碎调味即可。

功效 清热解毒、润肺止咳。

食法 佐餐食用。

 ## 猪肉炒瓜片

药材 苦瓜 6 克。

食材 丝瓜 80 克，黄瓜 100 克，瘦猪肉 50 克，植物油 10 毫升，盐 5 克，鸡精 1 克。

做法 ❶苦瓜、丝瓜、黄瓜去皮，洗净、切片；猪肉洗净血水，切片。❷炒锅置大火上，入适量油，烧至九成热，放入猪肉翻炒至肉半熟，加入苦瓜、丝瓜、黄瓜翻炒至肉熟，加盐、鸡精调味即可。

功效 清热解毒、除湿止痒。适宜湿疹皮肤瘙痒者食用。

禁忌 苦瓜性寒，味苦，故脾胃虚寒者不宜食用。

食法 佐餐食用。

 ## 双瓜皮饮

药材 冬瓜皮、西瓜皮各 100 克。

食材 白砂糖 20 克。

做法 ❶西瓜皮、冬瓜皮分别洗净，切片。❷锅置火上，放入西瓜皮、冬瓜皮，注入适量清水，大火煮沸，放入白砂糖，转小火煮约 30 分钟，滤掉西瓜皮、冬瓜皮，取汁液即可。

功效 清热解毒、利水消肿。适宜肝火旺盛、湿热体质者食用。

食法 每日一剂，代茶饮。

 ## 鲜蕹菜肉卷

药材 鲜蕹菜 200 克。

食材 猪肉 100 克。

做法 ❶鲜蕹菜择洗干净，菜叶摊平；猪肉洗净，剁成肉馅，放于菜叶上，卷好备用。❷肉卷放入蒸笼内，大火蒸 20 分钟至熟透，取出装盘，晾凉即可。

功效 清热凉血、解毒止痒，适宜湿热体质

者食用。

食法 佐餐食用。

荸荠粥

药材 荸荠80克。

食材 大米100克，白萝卜150克，白砂糖5克。

做法 ❶荸荠去皮，洗净，切丁；白萝卜去皮，洗净，切成丁；大米淘洗干净。❷砂锅置火上，下入大米，放入荸荠、白萝卜，注入适量清水，大火上煮沸，再转小火熬煮约1小时即可。

功效 清热解毒、利尿消肿。适用于津伤口渴、肺燥咳嗽、高血压等症。

食法 佐餐食用。

排骨海带汤

药材 海带100克。

食材 猪排骨300克，盐2克，香油2毫升。

做法 ❶海带温水泡发，洗净，切成菱形；排骨洗净，切段，入沸水焯烫。❷汤煲置火上，入水适量，放入排骨，大火煮沸后，撇去浮沫，加入海带，转小火煲至肉熟烂，加盐、香油调味即可。

功效 清热、除湿、止痒。适用于湿热体质且经常出现皮肤痒疹者食用。

食法 佐餐食用。

鲜枇杷膏

药材 鲜枇杷叶400克。

食材 蜂蜜100克。

做法 ❶枇杷叶洗净，去毛。❷锅置中火上，入水适量，放入枇杷叶，煎煮3小时后，滤去药渣，晾凉浓缩至膏状，加蜂蜜拌匀，即可食用。

功效 清解肺热、化痰止咳。适用于痤疮、酒糟鼻等症。

禁忌 服药期间忌食辛辣刺激食物及酒类，否则影响药效。

食法 每次10克，每日2次。

山楂核桃粥

药材 山楂、桃仁各6克，荷叶15克。

食材 大米100克。

做法 ❶山楂、桃仁、荷叶洗净；大米淘洗干净。❷砂锅置中火上，入水适量，放入山楂、桃仁、荷叶，煎煮至水剩余原来的一半，捞去药渣，下入大米，熬煮至粥黏稠即可。

功效 活血化瘀、祛痰。

食法 每日一次，连用20次。

海带双仁粥

药材 枸杞、桃仁各10克，海带、甜杏仁各8克。

食材 薏米15克，绿豆20克，大米50克。

做法 ❶枸杞、桃仁浸泡，洗净；海带洗净；绿豆、大米淘洗干净；将桃仁、甜杏仁，放入干净的纱布里，包好备用；薏米泡透，洗净。❷锅置中火上，入水适量，放入纱布包，煎煮至水剩余原来的一半，加入大米、薏米、枸杞、海带，加适量的水，熬煮至粥黏稠即可。

功效 清热解毒、活血化瘀。可有效防治痤疮。

禁忌 该药膳活血化瘀，故有严重出血症者禁食用。

食法 每日2次。

黄瓜清热羹

药材 黄瓜1根。

食材 薏米 40 克，大米 100 克。

做法 ❶大米淘洗干净；薏米清水泡透，洗净；黄瓜去皮，洗净，切片。❷砂锅置火上，入水适量，下入大米、薏米，大火煮沸后，转小火熬至粥将成时，加入黄瓜片，稍煮片刻即可。

功效 清热利湿。适宜肝胆湿热体质者食用。

食法 宜早、晚餐食用。

 ## 玉米须茵陈饮

药材 茵陈 20 克。

食材 玉米须 30 克。

做法 ❶茵陈、玉米须择洗干净。❷锅置小火上，入水适量，加入茵陈、玉米须，煎煮至水剩余原来一半，关火，捞出药渣，取汁饮用。

功效 清热利湿。

禁忌 玉米须具有降血压、降血糖的作用，故原有低血压、低血糖的病人勿食。

食法 每日一剂，代茶饮。

 ## 排石金钱粥

药材 金钱草 25 克。

食材 大米 80 克，冰糖 5 克。

做法 ❶金钱草泡透，洗净，切段；大米淘洗干净。❷砂锅置小火上，入水适量，放入金钱草，煎煮至水剩余原来的一半，去渣取汁，加入适量水，放入大米、冰糖，熬煮至粥黏稠即可。

功效 通淋排石。适宜胆结石者食用。

食法 每日一次，早、晚餐温服。

 ## 玉米须蚌肉汤

药材 玉米须 50 克。

食材 蚌肉 200 克，葱段、姜片各 5 克，盐 5 克，味精 1 克，料酒 10 毫升。

做法 ❶玉米须、蚌肉清洗干净。❷瓦罐置中火上，入水适量，放入玉米须、蚌肉、葱姜、料酒炖煮至肉烂熟，加盐、味精调味即可。

功效 利湿退黄、泄热通便。适宜淋病急性感染期之尿频、尿急、尿痛、淋漓不断的患者食用。

禁忌 蚌肉性寒，故脾胃虚寒者忌服。

食法 食肉喝汤，隔日一次。

 ## 香菇健脾粥

药材 香菇 8 克，山楂 12 克。

食材 大米 100 克，白砂糖 5 克。

做法 ❶香菇泡发，洗净，撕成小块；山楂去核，洗净；大米淘洗干净。❷砂锅置小火上，入水适量，放入山楂、香菇，煎煮至成浓汁，捞去药渣，加适量水，下入大米，熬煮至粥黏稠，加白砂糖调味即可。

功效 健脾消食、活血化瘀、降脂。

食法 早、晚餐温热食用。

 ## 紫茄粥

药材 紫茄子 100 克。

食材 大米 150 克，盐 5 克，味精 1 克。

做法 ❶紫茄子去皮，洗净，切成小块；大米淘洗干净。❷砂锅置火上，入水适量，下入大米，加入茄子，大火煮沸后转小火熬煮至粥黏稠，加盐、味精调味即可。

功效 清热活血。适用于治疗急性黄疸型肝炎。

食法 佐餐食用。

 ## 丹参山楂蜜饮

药材 丹参、山楂各 10 克，炙甘草 2 克，檀香 6 克。

食材 蜂蜜 40 克。

做法 ❶ 丹参洗净，润透，切片；山楂洗净，去核。❷ 砂锅置小火上，入水适量，加入山楂、丹参、炙甘草、檀香煎煮 40 分钟，关火，捞去药渣，调入蜂蜜，煎煮至沸，待凉即可饮用。

功效 活血化瘀、健脾祛湿。

食法 每次 15 克，每日 2 次，饭后食用。

丹参蜜膏

药材 丹参 80 克，陈皮 20 克。

食材 蜂蜜 100 克。

做法 ❶ 丹参洗净，润透，切片；陈皮洗净。❷ 砂锅置小火上，入水适量，加入丹参、陈皮，煎煮至浓汁，加入蜂蜜收膏即可。

功效 活血化瘀、行气祛痰。适用于气滞血瘀型脂肪肝。

禁忌 丹参与醋等酸性食物功用相反，会降低丹参药效，不可同食。

食法 每次 10 克，每日 2 次。

石膏绿豆粥

药材 石膏 30 克，绿豆 30 克。

食材 鲜竹叶 15 片，大米 100 克，白砂糖 5 克。

做法 ❶ 鲜竹叶洗净，切碎；绿豆、大米去杂质，淘洗干净。❷ 砂锅置小火上，入水适量，放入石膏、鲜竹叶煎煮 1 小时，捞去药渣，汤汁倒入碗中，备用；砂锅中注入适量水，下入大米、绿豆，大火煮沸后，转小火熬煮至绿豆开花，倒入药汁，煮沸后加糖调味即可。

功效 清热解毒、消暑除烦。适宜牙龈肿痛、口腔溃疡者食用。

木瓜蜜粥

药材 木瓜、姜各 8 克。

食材 蜂蜜 15 克，大米 80 克。

做法 ❶ 木瓜去皮、瓤，洗净，切成小块；姜洗净，切碎；大米淘洗干净。❷ 砂锅置火上，入水适量，下入大米、姜、木瓜，熬煮至粥黏稠，调入蜂蜜，搅匀即可。

功效 散寒止痛、舒筋活络。适用于抗衰老、预防癌症。

食法 宜早、晚餐食用。

百合炒芹菜

药材 西芹 200 克，新鲜百合 150 克。

食材 水淀粉 10 毫升，植物油 10 毫升，盐、白砂糖各 3 克。

做法 ❶ 西芹择洗干净，切段；新鲜百合去蒂，洗净，与西芹一起入沸水中焯烫，捞出沥干。❷ 炒锅置大火上，入油烧至七成热，放入西芹翻炒至五成熟，加入百合、盐、白砂糖炒熟，水淀粉勾芡即可。

功效 解毒消肿、美容养颜。适用于虚火上升、心烦所导致的失眠等症。

食法 佐餐食用。

薏米解暑茶

药材 薏米 5 克。

食材 冰糖 3 克。

做法 ❶ 薏米淘洗干净，冰糖研碎。❷ 炒锅置小火上，烧热，放入薏米翻炒至变色，取出研成粉末，放入茶杯中，加入冰糖，冲入温开水，即可饮用。

功效 降暑解渴、利水消肿、清热解毒。

食法 代茶饮，温服。

马齿苋蛋花汤

药材 马齿苋150克。

食材 鸡蛋2枚，水淀粉20毫升，植物油10毫升油，鲜汤300毫升，白胡椒粉1克，白醋、老抽各3毫升，葱、姜各3克、盐2克，香油3毫升。

做法 ❶马齿苋择洗干净，切段；鸡蛋打入碗中，搅拌成蛋液；葱、姜洗净，切丝。❷炒锅置大火上，入油烧至七成热，下马齿苋炒至五成熟，注入清汤，加胡椒粉、葱、姜、老抽、盐、味精调味，煮沸后撇去浮沫，水淀粉勾芡，淋入蛋液，煮熟即可。

功效 清热解毒、凉血止血。适用于治疗尿道炎、湿疹、皮炎、赤白带下等症。

禁忌 马齿苋味酸，性寒，故肠滑泄泻、脾胃虚寒者忌食。

食法 佐餐食用。

杏仁百合鹅肉汤

药材 杏仁10克，百合20克。

食材 鹅肉300克，鸭梨1个，姜3克，盐2克。

做法 ❶鹅肉洗净去皮，切块；姜洗净，切片；百合、杏仁清水浸泡，洗净；鸭梨去皮、核，洗净，切小块。❷瓦煲置火上，入水适量，下入鸭肉、姜片、鸭梨，大火煮沸后，撇净浮沫，放入杏仁、百合，转小火煲2小时，加盐调味即可。

功效 清热润肺、化痰止咳。

禁忌 鹅肉为发物，故皮肤疮毒、瘙痒症者、痼疾者忌食。

食法 食肉喝汤，分次食用。

荷叶消脂汤

药材 干荷叶10克，山楂、陈皮各5克。

食材 冰糖5克。

做法 ❶干荷叶捣碎；陈皮、山楂浸泡，洗净。❷砂锅置火上，入水适量，放入荷叶、山楂、陈皮同煮，大火煮沸后，转小火煎煮30分钟，加冰糖稍煮片刻，待凉后饮用。

功效 有清热解毒、凉血止血。适用于减肥者食用。

禁忌 荷叶性寒，体质虚寒者慎用。

食法 每周2次。

双豆鲜藕汤

药材 红小豆、扁豆各30克。

食材 新鲜莲藕200克，姜5克，盐2克。

做法 ❶鲜藕去皮，切块；姜洗净，切片；红小豆、扁豆清水浸泡，洗净。❷汤煲置火上，入水适量，下入红小豆、扁豆、姜，大火煮沸后，转小火煲30分钟，加入莲藕，再煲20分钟，加盐调味即可。

功效 利水消肿、健脾祛湿。

食法 佐餐食用。

蚕豆冬瓜皮汤

药材 冬瓜皮30克。

食材 蚕豆60克，姜5克，盐1克。

做法 ❶蚕豆清水泡透，洗净；冬瓜皮洗净，切块；姜洗净，切片。❷砂锅置火上，入水适量，下入蚕豆、冬瓜皮、姜片，大火煮沸后，转小火至蚕豆熟透，加盐调味即可。

功效 解除风热、利水消肿。适用于肺癌有胸腔积液者。

食法 吃蚕豆喝汤。

金银花萝卜饮

药材 金银花15克。

食材 白萝卜200克，姜3克，盐2克，香油3毫升。

做法 ❶金银花洗净；白萝卜去皮，洗净，切块；姜洗净，切片。❷瓦罐置火上，入水适量，下入萝卜、金银花，大火煮沸后，转小火煲30分钟，加盐、香油调味，即可饮用。

功效 清热解毒、降脂化痰。适用于治疗暑热症、泻痢、流感、疮疖肿毒、急慢性扁桃体炎、牙周炎等症。

食法 每日一剂，分次饮用。

 ## 芹菜冬瓜青椒汤

药材 芹菜40克。

食材 冬瓜200克，青椒50克，姜5克，盐2克，香油3毫升。

做法 ❶芹菜择洗干净；冬瓜去皮、瓤，洗净，切块；青椒去蒂、子，洗净，切块；姜洗净，切片。❷砂锅置火上，入水适量，放入冬瓜、生姜，大火煮沸后，转小火沸煮15分钟，加入芹菜、青椒煮熟，加盐、香油调味即可。

功效 清热祛湿、健脾消脂。

禁忌 该药膳清利，故脾胃虚寒者慎用。

食法 佐餐食用，分2次饮用。

 ## 冬瓜鲤鱼汤

药材 冬瓜400克。

食材 鲤鱼1条，姜5克，植物油10毫升，盐、胡椒粉各3克。

做法 ❶鲤鱼宰杀后，去鳞、鳃、内脏，洗净血水；冬瓜去皮、瓤，洗净，切块；姜洗净，切片。❷炒锅置火上，入油烧至五成热，放入鲤鱼，两面煎成金黄色，同冬瓜一起放入汤煲中，加入姜片、盐、胡椒粉，大火煮沸后，转小火煲煮1小时，即可食用。

功效 清热利水、健脾祛湿。适用于治疗怀孕女性的下肢水肿。

食法 吃鱼肉、冬瓜，喝汤，分次食用。

 ## 冬瓜皮黑豆汤

药材 冬瓜皮40克。

食材 黑豆15克，姜5克，盐2克。

做法 ❶冬瓜皮洗净，切块；黑豆清水浸泡，洗净；姜洗净，切片。❷瓦罐置火上，入水适量，下入冬瓜皮、黑豆、姜片，大火煮沸后转小火煲至2小时，加盐调味即可。

功效 清热祛湿、利尿解毒。适用于尿路结石的辅助治疗。

食法 吃黑豆喝汤。

 ## 金钱草泽泻猪肚汤

药材 金钱草20克，泽泻10克。

食材 猪肚400克，姜5克，淀粉15克，盐2克，料酒10毫升。

做法 ❶金钱草、泽泻洗净；猪肚洗净，切段，加盐、料酒、淀粉拌匀，备用；姜洗净，切片。❷汤煲置火上，入水适量，下入猪肚、姜片，大火煮沸后转小火煲2小时，加盐调味即可。

功效 清热利湿、去水利尿。

食法 去药喝汤。

 ## 车前草猪肚汤

药材 新鲜车前草30克。

食材 猪肚300克，姜5克，盐2克，淀粉15克，料酒10毫升。

做法 ❶车前草择洗干净，切碎；猪肚洗净，加盐、淀粉、料酒拌匀，切块；姜洗净，切片。❷汤煲置火上，入水适量，放入猪肚、姜，大火煮沸后，加入车前草，转小火煲 2 小时，加盐调味即可。

功效 清热利湿、利尿通淋。适用于治疗膀胱炎、尿道炎等症。

食法 吃猪肚，喝汤。

大黄消脂汤

药材 大黄 5 克、黄芪、山楂各 15 克。

食材 绿豆 150 克，红糖 5 克。

做法 ❶药材洗净；山楂去核，洗净；绿豆去杂质，淘洗干净。❷砂锅置火上，入水适量，放入药材煎煮 1 小时，捞去药渣，放入绿豆，小火熬煮至开花，加红糖调味即可。

功效 清热祛湿。

禁忌 大黄泻下攻积，故血虚气弱，脾胃虚寒慎用。

食法 佐餐食用。

海带荸荠汤

药材 荸荠 5 个。

食材 海带 30 克，小米 50 克，味精、盐各 1 克。

做法 ❶荸荠去皮，洗净，切片；海带清水泡发，洗净，切丝；小米淘洗干净。❷砂锅置火上，入水适量，下入小米，大火煮沸后，放入海带、荸荠，熬煮至粥成，加味精、盐调味即可。

功效 清热生津、凉血解毒。适用于防治夏季中暑，还可用于降压。

禁忌 荸荠性寒，不可多食，否则使人腹胀气满。

食法 佐餐食用。

薏米煮苦瓜

药材 薏米 80 克，苦瓜 250 克。

食材 姜、葱各 5 克，料酒 10 毫升，植物油

10 毫升，盐 2 克，鸡精 1 克。

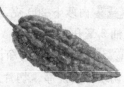

做法 ❶将薏米去杂质，洗净；苦瓜去瓤，洗净，切块；姜洗净，切片；葱洗净，切段。❷炖锅置火上，注入清水 600 毫升，放入薏米、苦瓜，加入姜片、葱段、料酒，大火煮沸，再转小火炖煮 30 分钟，加入盐、鸡精调味，淋上植物油即可。

功效 祛风止痛、清热解毒。适用于治疗粉刺，对脱屑、痤疮、皲裂、皮肤粗糙等都有良好疗效。

食法 佐餐食用。

薏米胡萝卜汤

药材 薏米 50 克。

食材 胡萝卜 200 克，姜 5 克，葱 10 克，植物油 10 毫升，盐 2 克，鸡精 3 克。

做法 ❶将薏米去杂质，淘洗干净；胡萝卜去皮，洗净，切块；姜洗净，切片；葱洗净，切段。❷炖锅置火上，注入清水 1800 毫升，放入薏米、胡萝卜、姜片、葱段，大火煮沸，再转小火炖煮 35 分钟，加入盐、鸡精调味，淋上植物油即可。

功效 祛风除湿。

食法 佐餐食用。

地黄粥

药材 生地黄 15 克。

食材 大米 100 克。

做法 ❶大米淘洗干净；生地黄洗净，切碎，纱布绞汁，备用。❷砂锅置火上，入水适量，下入大米，大火煮沸后，转小火熬煮至粥成，加入生地黄汁，搅匀，稍煮片刻即可。

功效 清热凉血。适用于肺结核，糖尿病的

辅助治疗。

食法 佐餐食用。

车前草糯米粥

药材 鲜车前草 10 克。

食材 大米 80 克，冰糖 5 克。

做法 ❶车前草洗净，切碎；糯米清水浸泡 1 小时，淘洗干净；冰糖研碎。❷砂锅置小火上，入水适量，放入扯起那草煎煮 30 分钟，去渣留汁；锅中入水适量，下入糯米，大火煮沸后，转小火熬煮至粥成。倒入药汁，煮沸后加糖调味，即可食用。

功效 清热解毒、利水渗湿。适用于尿血、小便不利、咽喉肿痛等症。

禁忌 该药膳性凉，故脾胃虚寒者慎食。

食法 佐餐食用。

薏米拌黄瓜

药材 薏米 20 克。

食材 黄瓜 2，香油 5 毫升，生抽 8 毫升，盐 3 克，鸡精 2 克。

做法 ❶黄瓜洗净，切成条，放入盆中加盐腌渍 20 分钟；薏米淘洗干净，泡透捞出，沥干水分，放入锅中煮熟，捞出沥干水分。❷小黄瓜洗去盐水，放入薏米，加入香油、生抽、鸡精，搅拌均匀即可。

功效 健脾除湿、美白护肤。

食法 佐餐食用。

龙胆草黄连炖羊肝

药材 龙胆草 20 克，黄连 2 克。

食材 羊肝 150 克，猪瘦肉 80 克，姜 5 克，盐 2 克。

做法 ❶羊肝洗净，切块；龙胆草、黄连清水浸泡片刻，洗净；猪瘦肉洗净，切片；姜洗净，切片。❷砂锅置火上，入水适量，下入羊肝、猪瘦肉、姜片，大火煮沸后，撇净浮沫，放入龙胆草、黄连，转小火炖煮 2 小时，加盐调味即可。

功效 清肝泻火，明目养眼。适用于治疗眼睛干涩、视力衰退者和夜盲症等。

禁忌 羊肝含胆固醇高，故高脂血症患者忌食。

食法 吃羊肝喝汤。

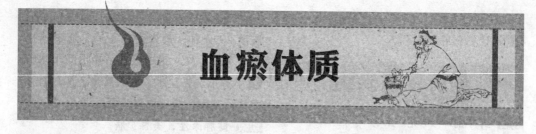

血瘀体质

血瘀体质成因

情绪意志长期抑郁，或久居寒冷地区，以及脏腑功能失调所致。

血瘀体质特征

总体特征：血行不畅，以肤色晦暗、舌质紫黯等血瘀表现为主要特征。

形体特征：胖瘦均见。

常见表现：肤色晦暗，色素沉着，容易出现瘀斑，口唇黯淡，舌黯或有瘀点，舌下络脉紫黯或增粗，脉涩。

心理特征：易烦，健忘。

发病倾向：易患癥瘕及痛症

对外界环境适应能力：不耐受寒邪。

血瘀体质易患的疾病

血瘀者易患肥胖并发症、消瘦、月经不调、痛经、冠心病、抑郁症、偏头痛、中风、肿瘤等疾病。

血瘀体质养生方法

运动锻炼：多做有益于心脏血脉的活动，各种舞蹈、太极拳、八段锦、动桩功、长寿功、内养操、保健按摩术，均可实施。以全身各部都能活动，助气血运行为原则。

饮食调理：可常食桃仁、油菜、慈姑、黑大豆等具有活血化瘀作用的食物，酒可少量常饮，醋可多吃。山楂粥、花生粥亦颇相宜。

药物养生：可选用活血养血之品，如地黄、丹参、川芎、当归、五加皮、地榆、续断、茺蔚子等。

精神调养：血瘀体质在精神调养上，要培养乐观的情绪。精神愉快则气血和畅，营卫流通，有利血瘀体质的改善。反之，苦闷、忧郁则可加重血瘀倾向。

活血养颜酒

药材 红花 150 克。

食材 35 度白酒 800 毫升，红糖 30 克。

做法 ❶ 红花洗净，晾干表面水分，与红糖同装入洁净的纱布袋内，封好袋口。❷ 白酒倒入酒坛中，放入纱布袋，加盖密封，浸泡 7 日即可饮用。

功效 养血美容、活血通经。适用于女性血虚、血瘀、痛经等症。

禁忌 红花酒活血化瘀，故孕妇、有出血症状者忌用。

食法 每次饮服 10～15 克，每日一次。

红糖玫瑰饮

药材 干玫瑰花 5 克。

食材 红糖 80 克。

做法 ❶玫瑰花洗净，浸泡 10 分钟。❷砂锅置火上，入水适量，放入红糖、玫瑰花，大火煮沸后转小火煎煮 30 分钟，关火，捞去玫瑰花，汤汁倒入碗中，晾凉即可饮用。

功效 活血散瘀、调经止痛。女性经常喝可以经期保健、缓解经痛、腹痛、头痛，还可以美容、养颜、解忧郁。

禁忌 该药膳含糖较多，易升高血糖，故糖尿病人忌用。

食法 每次 10～15 克，每日一次。

川牛膝米粥

药材 川牛膝 10 克。

食材 粳米 100 克，白砂糖 5 克。

做法 ❶川牛膝洗净，润透；粳米淘洗干净，用水浸泡 20 分钟。❷砂锅置火上，注入清水适量，放入川牛膝、粳米，大火煮沸，转再小火熬煮至粥成，加入白砂糖调味即可。

功效 活血通经、祛风除湿。

禁忌 该药膳有活血作用，故月经过多，及孕妇均忌用。

食法 佐餐食用。

佛手丹参饮

药材 丹参 8 克，佛手 5 克。

食材 白砂糖 6 克，核桃仁 5 克。

做法 ❶丹参洗净，润透，切片；佛手洗净；核桃仁洗净，捣碎。❷锅置火上，入

水适量，放入丹参、佛手，核桃仁，大火煮沸后，转小火煎煮 1 小时，关火，滤去药渣，倒入碗中，加糖拌匀即可。

功效 活血调经、疏肝理气。适用于女子月经不调及慢性迁延性肝炎。

食法 春季饮用，效果较好。

党参鳝鱼汤

药材 党参、当归各 10 克。

食材 鳝鱼 1 条，葱、姜各 5 克，香油 3 毫升，味精 2 克，料酒 10 毫升。

做法 ❶党参洗净，润透，切片，同当归一起放入药袋中，扎口；鳝鱼去鳞、鳃、内脏，洗净血水；葱洗净，切段；姜洗净，切片。❷砂锅置火上，入水适量，放入鱼、药袋、料酒、葱、姜，大火煮沸后，撇去浮沫，转小火炖 1 小时，捞出药袋，加盐、味精调味即可。

功效 益气活血。适用于产后虚损、腰腿酸软、子宫脱垂、久泻脱肛、糖尿病、下肢溃疡等病症。

禁忌 鳝鱼为发物，有皮肤过敏者慎食。

食法 食鱼喝汤，分次食用。

活血猪蹄筋煲

药材 牛膝、丹参各 8 克。

食材 猪蹄筋 400 克，葱 6 克，姜 5 克，植物油、料酒各 10 毫升，盐 3 克，鸡精、胡椒粉各 2 克。

做法 ❶牛膝洗净，切成段；丹参洗净，切成薄片；猪蹄筋发透，切成段；姜洗净，切片；葱洗净，切段。❷砂煲置火上，注入适量清水，把牛膝、猪蹄筋、丹参、姜块、葱段、料酒一起放入砂煲内，大火煮沸后，转小火炖煮 1 小时，捞去药渣，加入盐、鸡精、胡椒粉调味，淋上油即可。

功效 活血通络、去瘀止痛。适用于女子血瘀型痛经。

禁忌 该药膳活血化瘀，故月经量多、手术后的患者及孕妇忌用。

食法 去药喝汤。

鸡血藤调经汤

药材 鸡血藤8克。

食材 瘦猪肉150克，盐2克，鸡精1克。

做法 ❶猪肉洗净，切块；鸡血藤洗净，润透，切薄片。❷汤煲置火上，入水适量，放入猪肉，大火煮沸后，撇去浮沫，加入鸡血藤，转小火煲至肉烂熟，加盐、鸡精调味即可。

功效 活血调经。适用于治疗子宫内膜异位症。

食法 食肉喝汤，分次食用。

行气活血粥

药材 桃仁10克，香附20克。

食材 大米80，红糖5克。

做法 ❶桃仁洗净，润透，捣碎；大米淘洗干净。❷锅置小火上，入水适量，放入香附，煎煮30分钟，捞出药渣，加适量水，下入大米，加入桃仁、红糖，熬煮至粥黏稠即可。

功效 行气、活血、调经。

食法 温热食用，每日一次。

月季花饮

药材 干月季花10克。

食材 红糖10克。

做法 ❶月季花洗净，浸泡10分钟。❷锅置火上，入水适量，放入月季花、红糖，大火煮沸后，煎煮10分钟，停火，去渣取汁，

晾凉即可饮用。

功效 疏肝理气、活血通经。适用于经前期综合征的烦躁、郁闷等不良情绪。

禁忌 月季花与鹅肉同食损伤脾胃，故不可同食。

食法 每次10~15克，每日2次。

山楂饮

药材 鲜山楂40克。

食材 红糖15克。

做法 ❶山楂洗净，去核，切块；红糖放入碗中备用。❷砂锅置火上，入水适量，放入山楂，大火煮沸后，转小火煎煮30分钟，去渣取汁，倒入碗中，搅匀即可。

功效 活血调经。适用于妇女经期错乱等症。

禁忌 山楂味酸，故严重胃溃疡、十二指肠溃疡、胃酸过多的病人忌用。

食法 每次10克，每日一次。

当归养血粥

药材 黄芪、当归各10克，白芍12克，泽兰6克。

食材 糯米100克，红糖5克。

做法 ❶将所有药材洗净，装入药袋里，扎口备用；糯米淘洗干净。❷砂锅置火上，入水适量，放入药袋，大火煮沸后，转小火煎煮30分钟，捞去药袋，加适量水，下入糯米，加入红糖，熬煮至粥黏稠即可。

功效 养血活血、通络止痛。适用于血瘀型的痛经。

禁忌 该药膳活血通络，故孕妇忌用，会影响胎儿发育。

食法 佐餐食用。

韭菜红糖饮

药材 月季花6克。

食材 鲜韭菜 30 克，红糖 5 克。

做法 ❶鲜韭菜择洗干净，切段；月季花洗净。❷将韭菜和月季花放入榨汁机，榨汁去渣，倒入碗中，加红糖拌匀。

功效 理气、活血、止痛。

禁忌 韭菜能刺发皮肤疮毒，患有痈疽疮肿及皮癣症、皮炎、湿毒者忌食。

食法 用黄酒冲服。

红花黑豆汤

药材 红花 4 克。

食材 黑豆 40 克，红糖 10 克。

做法 ❶红花浸泡 10 分钟，洗净；黑豆洗净。❷砂锅置火上，入水适量，放入黑豆、红花，大火沸煮 5 分钟后，转小火煮至黑豆烂熟，停火，捞去黑豆、红花，加糖调味即可。

功效 活血化瘀、缓急止痛。适用于血瘀较重的痛经。

食法 每次服 15 克，每日 2 次。

川芎煮蛋

药材 川芎 6 克。

食材 鸡蛋 2 枚。

做法 ❶鸡蛋洗净外壳；川芎浸泡 10 分钟，洗净。❷锅置中火上，入水适量，放入鸡蛋煮至蛋熟，捞出去壳，放入锅内，加入川芎，转小火煎煮 40 分钟即可。

功效 行气活血。适用于气滞血瘀的痛经。

食法 吃蛋饮汤，行经前 3 日开始食饮。

元胡活血酒

药材 当归、元胡、没药、红花各 8 克。

食材 白酒 800 毫升。

做法 ❶将所有药材捣碎，装入纱布袋中备用；取一洁净干燥的酒坛。❷纱布袋放入酒坛，倒入白酒，加盖密封，3～7 日后开启，捞去药袋，过滤去渣，即可饮用。

功效 活血化瘀。适用于妇女因气滞血瘀引起的痛经，以及血滞经闭、产后瘀阻腹痛等症。

禁忌 该药膳活血化瘀，酒精可致畸，故孕妇禁用。

食法 每次 15 克，每日 2 次，温热服用。

醋煮花生

药材 陈皮 35 克。

食材 花生 800 克，米醋 200 毫升，盐 3 克，茴香 5 克。

做法 ❶花生去杂质，洗净；陈皮清水浸泡，洗净。❷砂锅置中火上，入水适量，放入花生、陈皮，沸煮 20 分钟，加入米醋、盐、茴香，转小火煮约 1 小时至花生熟烂即可。

功效 行气、活血、祛瘀。适用于高血压、高脂血症者食用。

食法 佐餐食用。

银杏红枣蜜

药材 五味子 50 克，银杏叶 25 克。

食材 红枣 10 枚，蜂蜜 200 克，白砂糖 5 克。

做法 ❶银杏叶洗净，切碎；红枣洗净，去核，切碎；五味子洗净。❷瓦罐入水适量，放入五味子、银杏叶、红枣浸泡 2 小时后，瓦罐置中火上，煮沸后转小火煎约 1 小时至汤汁剩原来的一半，滤出头汁，再加适量水，煎约 1 小时至剩余药液一大碗时，滤出二汁，将头汁、二汁倒入砂锅中。❸砂锅置小火上，煎煮 30 分钟，使药汁进一步浓缩，加入蜂蜜、白砂糖，继续煎煮 30 分钟，离火，冷却后装瓶。

功效 活血通络、润燥。

禁忌 药膳中的银杏叶有小毒，孕妇、儿童忌用。

食法 每日 15 克，每日 2 次，饭后温服。

猪心三七小炒

药材 三七粉 3 克。

食材 猪心 200 克，黑木耳 2 克，鸡蛋 2 枚，盐 5 克，胡椒粉 5 克，淀粉 15 克，料酒、老抽各 10 毫升，白砂糖 3 克，姜 3 克，香油 2 毫升，味精 1 克。

做法 ❶黑木耳泡发，润透，撕成小朵；鸡蛋破壳取出蛋清，倒入碗中备用；姜洗净，切碎；猪心洗净血水，切成薄片，放入大碗中，加入蛋清、盐、胡椒粉、淀粉，搅拌均匀；三七粉、料酒、老抽、白砂糖放入碗中，加适量水搅匀制成卤汁备用。❷炒锅置中火上，入油少许，烧至五成热，放入姜爆香，加入猪心、木耳翻炒片刻，倒入卤汁搅匀，沸煮 15 分钟，加香油、味精调味即可。

功效 益气养血、活血化瘀。适用于多种出血、吐血咳血、衄血、便血、崩漏、产后出血，以及心气血亏虚的心悸、失眠、心烦胸痛等病症。

禁忌 三七活血，女性月经期忌食，会引起出血过多。

食法 佐餐食用。

活血绿茶

药材 丹参 6 克。

食材 绿茶 5 克。

做法 ❶丹参研成粉末，倒入碗中。❷碗中加绿茶，注入沸水，泡约 15 分钟即可。

功效 活血化瘀、止痛除烦。

食法 每日一次，代茶饮。

川红茶

药材 川芎 5 克，红花 2 克。

食材 茶叶 6 克。

做法 ❶川芎、红花清水浸泡，洗净；茶叶放入碗中备用。❷锅置小火上，入水适量，放入川芎、红花，煎煮 30 分钟，捞去药渣，将汤汁倒入碗中，泡约 15 分钟即可饮用。

功效 活血化瘀、祛风止痛。适用于瘀血阻络型头痛。

食法 每日一次，代茶饮

党参桃仁茶

药材 明党参 10 克，桃仁 12 克。

食材 茶叶 20 克。

做法 ❶明党参、桃仁研磨成粉，倒入茶壶中，加入茶叶。❷壶中注入适量沸水，冲泡后即可饮用。

功效 益气活血、去瘀止痛。

禁忌 明党参性寒，味苦，脾胃虚寒者忌用。

食法 每日一次，代茶饮。

益智山楂饮

药材 枸杞 10 克。

食材 生山楂 20 克。

做法 ❶山楂洗净，去核，切片；枸杞清水泡软，洗净。❷砂锅置小火上，入水适量，放入山楂、枸杞，煎煮 30 分钟，去渣取汁，倒入碗中，晾凉，即可饮用。

功效 益气活血、补髓填精，适用于气虚神疲、记忆力衰退者食用。

食法 每日一次，代茶饮。

三七参枣汤

药材 党参 20 克，三七 15 克，酸枣仁

20克。

食材 母鸡1只，盐2克。

做法 ❶母鸡宰杀后，去皮、内脏、头爪，洗净血水；党参浸泡，润透，洗净；三七、酸枣仁洗净。❷汤煲置火上，入水适量，放入鸡，大火煮沸后，撇去浮沫，加入党参、三七、酸枣仁，转小火煲制2小时至鸡肉烂熟，加盐调味即可。

功效 益气活血、补髓填精。

食法 食肉喝汤，分次食用。

山楂粥

药材 生山楂30克。

食材 大米120克，白砂糖10克。

做法 ❶山楂洗净，去核，切片；大米淘洗干净。❷砂锅置火上，入水适量，下入大米，大火煮沸后，放入山楂，白砂糖，转小火熬煮至粥黏稠，即可食用。

功效 活血化瘀。适宜动脉硬化者食用。

食法 佐餐食用。

川芎蛋汤

药材 川芎6克。

食材 鸡蛋1枚，米酒15毫升。

做法 ❶鸡蛋打入碗中，拌匀，备用；川芎清水浸泡15分钟，洗净。❷锅置中火上，入水适量，水沸后，放入川芎，淋入鸡蛋，蛋熟后加入米酒即可。

功效 活血安神。适用于月经不调者食用。

食法 佐餐食用。

桂圆黑豆饮

药材 桂圆10克。

食材 红枣5枚，黑豆30克，大米50克，白砂糖3克。

做法 ❶黑豆、大米去杂质，淘洗干净；红枣去核，洗净；桂圆去皮、核，洗净。❷砂锅置火上，入水适量，放入桂圆、红枣、黑豆、大米，大火煮沸后转小火熬煮40分钟，用滤网滤出汤汁，加糖调味即可。

功效 补益气血、益心安神。适用于神经衰弱、失眠症、老年痴呆、遗忘综合征、贫血、习惯性便秘等症。

食法 代茶饮，每日一次。

参红乌鸡汤

药材 丹参10克，红花20克，桃仁4克。

食材 乌骨鸡腿1个，盐2克。

做法 ❶红枣去核，洗净；丹参清水浸泡，洗净；桃仁、红花洗净，放入药袋里，扎口；鸡腿洗净，剁块，入沸水汆烫，捞起，备用。❷砂锅置火上，入水适量，放入所有药材和鸡腿，大火煮沸后转小火炖煮1小时，捞去药袋，加盐调味即可。

功效 活血通络、祛瘀止痛、益心养肝。

禁忌 丹参与醋作用相反，故不可同食，否则会降低药效。

食法 食肉喝汤。

水果瞿麦饮

药材 瞿麦4克。

食材 苹果、梨各50克，豆苗20克，白砂糖5克。

做法 ❶苹果、梨去皮、核，洗净，切丁；瞿麦洗净；豆苗洗净，切碎。❷砂锅置小火上，入水适量，放入瞿麦，煎煮30分钟，滤去药汁渣，药汁倒入碗中，晾凉备用。❸药汁、苹果、梨、豆苗一起放入果汁机，混合搅拌，倒入杯中，加糖调味即可。

功效 利尿通淋、破血通经。适用于月经不调、淋病等症。

禁忌 瞿麦性寒，活血，故脾、肾气虚及孕妇忌服。

食法 每日一次，饭后饮用。

丹参活血粥

药材 干山楂10克，丹参4克。

食材 大米200克，白砂糖5克。

做法 ❶干山楂洗净，浸泡，去核，切片；丹参清水浸泡，切片；大米淘洗干净。❷砂锅置火上，入水适量，下入大米，大火煮沸后，加入山楂、丹参，转小火熬煮至粥黏稠，加糖调味即可。

功效 活血化瘀、生津止渴。适用于瘀阻心络型冠心病患者食用。

食法 佐餐食用。

艾叶煮蛋

药材 艾叶8克。

食材 鸡蛋2枚。

做法 ❶鸡蛋洗净外壳；艾叶清水洗净。❷砂锅置小火上，入水适量，放入艾叶，煎煮至水变色，放入鸡蛋，煮至蛋熟，去掉蛋壳，复煮片刻，捞出即可食用。

功效 散寒止痛、温经止血。适用于月经不调和安胎。

食法 吃鸡蛋，每日一次。

调血乌鸡汤

药材 当归15克，田七6克。

食材 乌鸡肉300克，老抽3毫升，盐3克，味精1克。

做法 ❶乌鸡肉洗净血水，剁块；当归、田七洗净，切碎。❷汤煲置火上，入水适量，放入鸡肉，老抽、盐，大火煮沸后，放入当归、田七，转小火煲2小时，加味精调味即可。

功效 活血止血、调经止痛。适用于跌打瘀痛，产后失血过多等症。

禁忌 当归甚滑，大便溏泄者忌食。

食法 去药喝汤。

地耳草煮蛋

药材 新鲜地耳草150克。

食材 鸡蛋2枚。

做法 ❶地耳草择洗干净；鸡蛋洗净外壳。❷砂锅置中火上，放入地耳草、鸡蛋，入水适量，煎煮至蛋熟，捞出鸡蛋，去壳，放入锅内复煮片刻即可。

功效 活血消肿。适用于黄疸热淋、恶疮等症。

禁忌 该药膳清热利湿，故气血虚、脾胃弱者忌食。

食法 吃蛋饮汤，每日一次。

糖枣鸡蛋

药材 桑葚40克，黑枣5枚。

食材 鸡蛋1枚，红糖5克。

做法 ❶黑枣洗净，去核；桑葚去杂质，洗净。❷锅置火上，入水适量，放入桑葚、黑枣、红糖，搅拌均匀，大火煮沸后，倒入鸡蛋，转小火煮20分钟，即可食用。

功效 滋阴补血、活血益气。适宜月经过多者食用。

禁忌 桑葚性寒，故脾胃虚寒者忌食。

食法 佐餐食用。

鸡血藤煮蛋

药材 鸡血藤25克。

食材 鸡蛋2枚，白砂糖5克。

做法 ❶鸡血藤、鸡蛋洗净。❷砂锅置火上，放入鸡血藤、鸡蛋，入水适量，煮至蛋熟，捞出鸡蛋，剥掉蛋壳，复煮片刻，煎煮至水剩原来一半时，加糖调味即可。

功效 活血补血、舒筋活络。适用于女性月经不调、贫血等症。

禁忌 该药膳活血化瘀，故非血瘀血虚所致月经不调者忌食。

食法 吃蛋饮汤，每日一次。

 ## 玫瑰乳鸽

药材 玫瑰花 5 克，枸杞 10 克。

食材 乳鸽 1 只，红枣 5 枚，料酒 10 毫升，葱、姜各 5 克，盐、胡椒粉各 3 克，高汤200 毫升。

做法 ❶ 枸杞清水泡软，洗净；红枣去核，洗净；玫瑰花清水浸泡，去蒂，撕成瓣状；乳鸽宰杀后，去毛、爪、内脏，洗净血水；葱洗净，切段；姜洗净，切片。❷ 蒸锅置中火上，将药材、乳鸽、红枣、料酒、葱、姜放入蒸盆中，注入高汤，上笼蒸 40 分钟，加盐、胡椒粉调味即可。

功效 活血调经、理气解郁。适宜经血不足、痛经者食用。

食法 佐餐食用。

 ## 郁金鸭肉

药材 郁金、山楂各 8 克。

食材 干金针菇 10 克，鸭肉 400 克，清汤200 毫升，料酒 10 毫升，盐、胡椒粉各 3克，味精 2 克。

做法 ❶ 山楂清水浸泡，去核，切半；金针菇清水泡透，去老根，洗净；郁金泡软，洗净；鸭肉洗净，剁块，放入蒸盆，加料酒、盐、胡椒腌制 15 分钟，备用。❷ 蒸锅置火上，蒸盆中加入郁金、山楂、金针菇，注入清汤，上笼蒸 2 小时，加味精调味即可。

功效 清热祛湿、调经止痛。

禁忌 该药膳活血行气，故阴虚失血及无气滞血瘀者忌服。

食法 吃肉喝汤。

 ## 益母草煮蛋

药材 益母草 20 克。

食材 鸡蛋 2 枚。

做法 ❶ 益母草洗净；鸡蛋洗净外壳。❷ 砂锅置中火上，放入益母草、鸡蛋，入水适量，煮至蛋熟，捞出鸡蛋，去壳后复煮片刻，即可食用。

功效 补血调经。适宜月经前有胸腹胀痛者。

禁忌 益母草性凉，凡脾虚腹泻者忌食。

食法 吃蛋饮汤，每日一次。

 ## 郁金佛手羹

药材 佛手、郁金各 10 克。

食材 大米 80 克，冰糖 8 克。

做法 ❶ 佛手、郁金清水泡软，洗净；大米淘洗干净；冰糖研碎。❷ 砂锅置火上，入水适量，下入大米、郁金、佛手，大火煮沸后，转小火熬煮至粥黏稠，加冰糖调味即可。

功效 疏肝解郁、凉血止痛。适用于慢性胆囊炎的辅助治疗。

食法 佐餐食用。

 ## 泽兰活血粥

药材 当归、泽兰各 8 克，黄芪 10 克。

食材 大米 100 克，红糖 5 克。

做法 ❶ 当归、泽兰清水洗净；黄芪泡软，洗净，切片；大米淘洗干净。❷ 砂锅置中火上，入水适量，放入当归、泽兰、黄芪煎煮 40 分钟，捞去药渣，下入大米，大火煮沸后，转小火熬煮至粥黏稠，加红糖调味即可。

功效 补益气血、健脾养胃。适用于血瘀型痛经。

食法 宜早、晚餐食用。

补虚活血酒

药材 白术、茯苓山药、芡实、牛膝、薏米各10克，当归8克。

食材 白酒600毫升。

做法 ❶ 将以上所有药材清水冲洗干净。❷ 取一洁净干燥酒坛，放入药材，注入白酒，加盖密封，浸泡10天即可饮用。

功效 活血行气、补脾益胃。

禁忌 该药膳活血行气，故脾虚泄泻及孕妇忌用。

食法 每次15克，每日2次。

红绿降脂饮

药材 红花3克。

食材 绿茶5克。

做法 ❶ 红花清水洗净。❷ 红花、绿茶放入茶杯中，入适量沸水冲泡，加盖闷约3分钟即可。

功效 活血化瘀、降压降脂。适用于血瘀型高脂血症等。

禁忌 该茶活血化瘀，故月经过多者忌用。

食法 每日2次。

王不留行排骨煲

药材 王不留行20克，牛膝8克。

食材 猪排骨400克，盐2克，味精1克。

做法 ❶ 王不留行、牛膝清水洗净；排骨切段，入沸水中汆烫，去血水，捞出备用。❷ 汤煲置火上，入水适量，放入药材，煎煮40分钟后，捞去药渣，放入排骨，大火

煮沸候，转小火煲2小时，加盐、味精调味即可。

功效 活血调经。适用于女子月经不调等症。

禁忌 该药膳活血化瘀，故出血病、崩漏病忌用。

食法 吃肉喝汤。

人参姜黄汤

药材 姜黄、郁金、丹皮各12克，人参10克，鸡内金、甘草各5克。

食材 红糖5克。

做法 ❶ 鸡内金、丹皮捣碎；人参清水泡软，洗净；郁金、甘草泡软，洗净。❷ 砂锅置火上，入水适量，放入所有药材，大火煮沸后转小火，煎煮1小时，捞去药渣，加糖调味即可。

功效 益气活血、补虚健脾。适用于治疗四肢无力、胸膈烦闷等症。

食法 空腹饮用，每日一次。

延胡索清热粥

药材 延胡索8克，马齿苋、赤芍各10克，干山楂8克。

食材 大米100克，白砂糖5克，红枣5枚。

做法 ❶ 干山楂清水泡软，去核，切半；马齿苋、延胡索、赤芍洗净；大米淘洗干净；红枣洗净，去核。❷ 砂锅置火上，入水适量，放入所有药材，大火煮沸后，转小火煎煮30分钟，捞去药渣，下入大米、红枣，熬煮至粥黏稠，加糖调味即可。

功效 去瘀止痛、清热祛湿。适用于胸痹心痛、脘腹诸痛、头痛、腰痛、疝气痛、筋骨痛、痛经等症。

禁忌 该药膳行气活血，故血热气虚及孕妇禁用。

食法 佐餐食用。

五灵脂墨鱼

药材 五灵脂 6 克，红花 4 克。

食材 墨鱼 1 条，葱、姜各 5 克，料酒 10 毫升，盐 2 克。

做法 ❶墨鱼宰杀后，去鳞、鳃、内脏，洗净血水；五灵脂、红花洗净；葱、姜洗净，切丝。❷蒸锅置火上，墨鱼放入蒸盆中，加入药材、葱、姜、料酒、盐，加水适量，上笼蒸 1 小时，即可食用。

功效 消肿止痛、活血化瘀。

食法 每日吃鱼 30 克。

藕汁鸡蛋羹

药材 田七末 3 克。

食材 鸡蛋 2 枚，新鲜莲藕 80 克，盐 1 克。

做法 ❶莲藕洗净，切块，放入榨汁机，榨取藕汁备用；鸡蛋打入碗中，搅成蛋液。❷蒸锅置火上，碗中注入藕汁，加盐，适量清水，上笼蒸煮熟即可。

功效 散瘀止痛。适用于烦闷、虚热口渴、鼻血不止、瘀血不散、产后血虚等症。

禁忌 田七活血化瘀，故孕妇忌用。

食法 佐餐食用。

海带鱼煲

药材 海带 15 克。

食材 鲤鱼 1 条，葱、姜各 6 克，植物油、料酒各 10 毫升，盐、花椒各 5 克，味精 1 克。

做法 ❶海带泡软，洗净，切丝；鲤鱼宰杀后，去鳃、鳞、内脏，洗净血水；葱、姜洗净，切丝。❷炒锅大火上，入油烧至七成热，放入鲫鱼，煎至两面变色，加盐、葱、姜、花椒，烹入料酒，煮沸后加入昆布，转小火炖煮 30 分钟，加味精调味即可。

功效 软坚散结、消痰利水。适用于治疗脚气等症。

食法 佐餐食用。

合欢玉米粥

药材 合欢皮各 8 克。

食材 熟玉米 80 克，红糖 5 克。

做法 ❶合欢皮洗净；熟玉米剥下玉米粒，备用。❷砂锅置火上，入水适量，放入合欢皮煎煮 40 分钟，捞去药渣，加玉米粒煮 20 分钟，加糖调味即可。

功效 解郁安神、活血消肿。适用于治疗健忘失眠及跌打损伤等症。

食法 宜早、晚餐食用。

姜汁藕片

药材 姜 50 克。

食材 莲藕 500 克，香油 5 毫升，醋 25 毫升，盐 3 克，生抽 10 毫升。

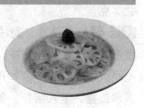

做法 ❶莲藕去皮，洗净，切成薄片；姜洗净，切成末；碗中放入醋、生抽、香油，搅匀备用。❷莲藕入沸水中焯烫，捞入盆中，放入盐、姜末，拌匀后，加盖闷约 2 分钟，装入盘中，浇上碗中调好的汁即可。

功效 健脾开胃、排毒养颜。

禁忌 藕性偏凉，故产妇不宜过早食用。

食法 佐餐食用。

木瓜炖牛排

药材 木瓜 1 个。

食材 牛排 300 克，蒜、辣椒各 5 克，蚝油、植物油、料酒各 10 毫升，高汤 200 毫升。

做法 ❶牛排洗净血水，切成小条，盛入盆中，加盐腌制 1 小时；木瓜去皮，洗净，切成条状，入沸水中焯烫，捞出沥干，备用；蒜洗净，切碎；辣椒洗净，切碎。❷炒锅置中火上，入油少许，烧至五成热，放入蒜末、辣椒爆香，下入牛排，加入料酒、高汤、料酒，翻炒至牛排九成熟，加入木瓜翻炒片刻即可。

功效 平肝和胃、补中益气。适宜食欲低下者食用。

禁忌 木瓜不宜和油炸食物同吃，易出现腹痛腹泻。

食法 佐餐食用。

 丹参三七猪骨汤

药材 丹参 20 克，三七 10 克。

食材 猪排骨 400 克，红枣 5 枚，姜 5 克，盐 2 克。

做法 ❶猪骨洗净，剁块；丹参、红枣清水浸泡，红枣去核，洗净；姜洗净，切片；三七小火炒黄，研碎，备用。❷汤煲置火上，入水适量，下入猪骨、姜，大火煮沸后，放入药材、红枣，转小火煲 2 小时，加盐调味，即可食用。

功效 活血化瘀、清热凉血。适用于治疗冠心病、心绞痛等症。

禁忌 该药膳活血化瘀，故术后患者及孕妇忌食。

食法 食肉喝汤，分次食用

 三七鸡肉汤

药材 三七 10 克，黄芪 15 克。

食材 鸡肉 30 克，姜 3 克，盐、胡椒粉各 1 克。

做法 ❶三七洗净；黄芪洗净，切片；鸡肉洗净，切；姜洗净，切片。❷砂锅置火上，入水适量，放入鸡肉、姜，大火煮沸后，加

入三七、黄芪，转小火熬煮 1 小时，加盐、胡椒粉调味即可。

功效 活血通络、益气补虚。适宜血虚血瘀者食用。

禁忌 该药膳有活血化瘀的功效，故孕妇忌用。

食法 去药喝汤，分次食用。

 益母草香附调经汤

药材 益母草 10 克，香附 6 克。

食材 鸡肉 100 克，葱、姜各 5 克，盐 2 克。

做法 ❶益母草、香附洗净；葱、姜洗净，切丝；鸡肉洗净，切丁。❷汤煲置火上，入水适量，下入鸡肉、姜片、葱段，大火煮沸后，撇净浮沫，放入益母草、香附，转小火煮 1 小时，加盐调味即可。

功效 活血调经、养颜润肤。适用于痛经等症。

食法 去药喝汤。

艾叶生姜蛋花汤

药材 艾叶 10 克。

食材 鸡蛋 2 枚，姜 5 克。

做法 ❶艾叶清水浸泡片刻；鸡蛋打入碗中，搅拌成蛋液；姜洗净，切碎。❷砂锅置火上，入水适量，放入艾叶煎煮 40 分钟，捞去药渣，倒入蛋液，加入姜，煮沸后，加盐调味即可。

功效 温经止血、调经止痛。适用于治疗痛经、闭经、月经量过多等症。

食法 佐餐食用。

调经饮

药材 玫瑰花、月季花各 6 克，红花 3 克。

食材 冰糖 5 克。

做法 ❶玫瑰花、月季花、红花洗净，晾

干后研成粗末，备用；冰糖研碎。❷三花放入茶杯中，冲入适量沸水，加盖闷约 15 分钟，放入冰糖，待溶化后即可饮用。

功效 活血化瘀。适用于气滞血瘀所致的痛经、量少、腹胀痛或闭经等症。

禁忌 该茶活血化瘀，故有严重出血倾向者忌用。

食法 代茶饮，每日一剂，经前服用。

山楂调经粥

药材 山楂 20 克，血藤、益母草各 10 克，当归、川芎各 5 克。

食材 大米 100 克，红糖 5 克。

做法 ❶大米淘洗干净；所有药材清水洗净。❷砂锅置小火上，入水适量，放入所有药材，煎煮 1 小时，捞去药渣，加适量水，下入大米，大火煮沸后转小火熬煮至粥黏稠，加红糖调味即可。

功效 活血化瘀、调经止痛。适宜血瘀痛经、月经有血块、经期延后者食用。

禁忌 该药膳活血效果显著，故有严重出血倾向者及孕妇忌用。

食法 每日 2 次，经前 1 周开始服用。

山楂当归饮

药材 干山楂、当归各 10 克。

食材 红糖 5 克。

做法 ❶干山楂、当归洗净。❷砂锅置火

上，入水适量，放入山楂、当归煎煮 40 分钟，加入红糖稍煮片刻，即可饮用。

功效 活血行气。适用于气滞血瘀型痛经。

食法 代茶饮，经前两天饮用。

桃仁莲藕汤

药材 桃仁 10 克。

食材 莲藕 250 克，盐 2 克。

做法 ❶莲藕洗净，切块；桃仁清水浸泡，洗净。❷砂锅置火上，入水适量，下入莲藕、桃仁，大火沸煮 1 小时至莲藕熟透，加盐调味即可。

功效 活血化瘀。适用于血瘀型恶露不止等症。

禁忌 桃仁活血化瘀，月经过多者及孕妇忌用。

食法 吃莲藕喝汤。

鸡血藤当归白芍汤

药材 鸡血藤 20 克，当归、白芍各 15 克。

食材 猪瘦肉 150 克，红枣 5 枚，盐 2 克。

做法 ❶鸡血藤、当归、白芍清水浸泡，洗净；红枣润透，洗净，去核；猪瘦肉洗净，切片。❷砂锅置火上，入水适量，下入肉片、红枣，大火煮沸后，撇净浮沫，放入药材，转小火炖煮 2 小时，加盐调味即可。

功效 活血去瘀、调经止痛。适用于骨血虚型产后身痛等症。

食法 去药喝汤。

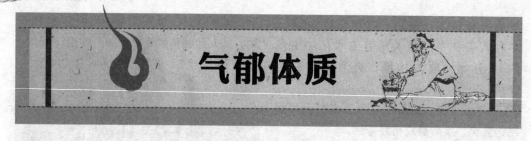

气郁体质

气郁体质成因

多由忧郁烦闷、心情不舒畅所致，长期气郁会导致血循环不畅，严重影响健康。

气郁体质特征

总体特征：气机瘀滞，以神情抑郁、忧虑脆弱等气郁表现为主要特征。

形体特征：形体瘦者为多。

常见表现：神情抑郁，情感脆弱，烦闷不乐，舌淡红，苔薄白，脉弦。

心理特征：性格内向不稳定、敏感多虑。

发病倾向：易患脏躁、梅核气、百合病及郁证等。

对外界环境适应能力：对精神刺激适应能力较差；不适应阴雨天气。

气郁体质易患的疾病：

《素问》中说："百病生于气也。"气郁会导致体内水、血、气运行不畅，进而衍生出各种疾病，而且一般以慢性病为主，如抑郁症、失眠、胀痛、月经不调、痛经、烦躁、慢性咽炎、慢性肝炎、胃炎胆囊炎、结肠炎、甲亢等。

气郁体质养生方法

精神调养：气郁体质的人应主动参加户外活动和群体性活动，多交良友，有不良情绪时应及时与亲友沟通，及时宣泄。多看轻松活泼的电视剧，多听轻松开朗的音乐，多读励志书籍，以培养开朗豁达的性格。气郁质的人容易失眠，睡前要避免饮茶、咖啡等具有提神醒脑作用的饮料。

环境调适：室内环境要注意自然通风，装修宜明快亮丽。在阴天下雨等压抑性天气，要设法调节好情绪。

饮食调养：气郁体质的人饮食上应多吃山楂、玫瑰花、佛手、橙子、柑皮、荞麦、韭菜、香菜、高粱、刀豆等具有行气解郁、消食作用的食物。可少量饮酒，以活动血脉，提高情绪。

体育锻炼：气郁体质的人应积极参加体育锻炼及旅游活动，能促进气血流通。气功方面，以强壮功、保健功、站桩功为主，着意锻炼呼吸吐纳功法，以开导瘀滞。

药物养生：可选用香附、乌药、川楝子、小茴香、青皮、郁金等善于疏肝理气解郁的药为主组成方剂，如逍遥散、越鞠丸等。

酸枣金针蜜饮

药材 干金针菇 15 克，酸枣仁 15 克，远志 6 克。

食材 蜂蜜 20 克。

做法 ❶金针菇，酸枣仁，远志洗净，放入药袋里，备用。❷锅置小火上，入水适量，放入药袋，煎煮 30 分钟，停火，捞去药袋，加入蜂蜜，拌匀晾凉，即可饮用。

功效 疏肝理气、养心安神。

禁忌 酸枣仁润肠通便，脾虚便溏者忌用。

食法 睡前饮用。

绿萼梅茶

药材 绿萼梅 5 克。

食材 绿茶 8 克。

做法 ❶绿萼梅洗净。❷将绿萼梅、绿茶放入杯子里，冲入适量沸水，浸泡 5 分钟即可。

功效 疏肝理气、和胃止痛。适用于暑热或热伤胃阴的心烦口渴等症。

禁忌 茶叶中含有咖啡因，对胎儿有刺激作用，孕妇忌用。

食法 每日一次。

陈皮肉丝

药材 陈皮 6 克。

食材 胡萝卜 200 克，瘦猪肉 100 克，盐 5 克，植物油、料酒各 10 毫升，葱、香菜各 5 克。

做法 ❶陈皮泡软，洗净，切丝；胡萝卜去皮，洗净，切丝；猪肉洗净，切丝，加盐、料酒拌匀备用。葱洗净，切丝；香菜择洗干净，切碎。❷炒锅置中火上，入油少许，烧至五成热，放入胡萝卜丝，翻炒至熟后，盛盘备用；入少许油，烧至九成热，放入陈

皮丝，猪肉丝，翻炒至七成熟，加入胡萝卜同炒至干，加水少许，加盖焖约 3 分钟，撒上香菜、葱即可。

功效 宽胸理气。

食法 佐餐食用。

鲜橙蜜饮

药材 橙子 1 个。

食材 蜂蜜 15 克。

做法 ❶橙子去皮，洗净，切成薄片，放入杯中备用。❷杯中加入蜂蜜，加入适量温开水冲开即可。

功效 理气止咳、健脾胃。

食法 宜饭后饮用。

鲫鱼饭

药材 鲫鱼 1 条。

食材 大米 80 克，盐 2 克。

做法 ❶鲫鱼开膛去内脏，去鳞、鳃，洗净血水；大米淘洗干净。❷汤煲置火上，入水适量，放入鲫鱼，大火煮沸后转小火煲 1 小时，将鱼汤倒入碗中备用。❸砂锅置中火上，入水适量，下入大米，熬煮至粥将熟时，倒入鲫鱼汤，煮 15 分钟，加盐调味即可。

功效 益气健脾。适宜小儿营养不良、消瘦者食用。

食法 早、晚餐食用，同时可食鱼肉。

陈皮理气饮

药材 鸡内金 15 克。

食材 陈皮 40 克。

做法 ❶将二者研磨成粉，贮瓶备用。❷取适量倒入碗中，加入温开水化服。

功效 理气消胀。适用于治疗小儿积食。

禁忌 该药膳理气、消食，肠结核患者忌用，会加重病情。

食法 每日5克，每日2次。

梅花健脾粥

药材 梅花4克，白扁豆15克。

食材 大米60克。

做法 ❶大米淘洗干净；白扁豆清水浸泡20分钟。❷砂锅置火上，入水适量，下入大米、扁豆，大火煮沸后，转小火熬煮至粥黏稠，加入梅花稍煮片刻即可。

功效 疏肝理气、健脾开胃、涩肠止泻。适用于慢性胃炎肝胃气滞、胸闷不舒、暖气、食欲减退、消化不良等症。

食法 每日一次，空腹温服。

茉莉佛手煮蛋

药材 佛手8克。

食材 茉莉花10克，鸡蛋2枚。

做法 ❶佛手清水浸泡，洗净；鸡蛋洗净外壳。❷锅置中火上，入水适量，放入鸡蛋，煮至蛋熟，捞出后去掉蛋壳，放入锅中，转小火与佛手、茉莉花同煮20分钟即可。

功效 疏肝理气、醒脾固涩。适宜胃及十二指肠溃疡者食用。

禁忌 茉莉花辛香偏温，燥结便秘者慎食。

食法 吃鸡蛋，每次2个，每日一次。

陈皮黄鱼汤

药材 陈皮15克。

食材 黄鱼1条，葱、姜各8克，盐2克，味精1克，料酒10毫升。

做法 ❶黄鱼开膛去内脏、鳞、鳃，洗净血水；陈皮温水泡软，切片；葱洗净，切段；姜洗净，切片。❷砂锅置火上，入水适量，放入黄鱼、葱、姜、料酒，大火煮沸后，加入陈皮，转小火炖煮至鱼肉烂熟，加味精、盐调味即可。

功效 疏肝理气、健脾止泻。

禁忌 黄鱼是发物，哮喘病人和过敏体质的人忌食。

食法 食肉喝汤。

新鲜柚皮粥

药材 新鲜柚子皮20克。

食材 大米80克，葱4克，盐、味精各1克。

做法 ❶柚子皮内外刮洗干净，清水浸泡1小时，切成小块；大米淘洗干净；葱洗净，切碎。❷砂锅置中火上，入水适量，放入柚子皮，煮沸后，下入大米，转小火熬煮至粥黏稠，加盐、味精、葱调味即可。

功效 疏肝理气、健脾开胃。适用于小儿消化性溃疡等症。

禁忌 柚皮性寒，脾胃虚寒者忌用。

食法 每日一次，可做早餐食用。

猪肚佛手汤

药材 鲜佛手10克。

食材 猪肚400克，姜5克，盐2克。

做法 ❶鲜佛手洗净；猪肚去脂肪，漂洗洗净，入沸水余去腥味，切段；姜洗净，切片。❷汤煲置火上，入水适量，放入佛手、猪肚、姜，大火煮沸后，撇去浮沫，转小火煲2小时，加盐调味即可。

功效 疏肝理气、和胃止痛。适用于女子白带过多等症。

食法 食肉喝汤。

青皮猪肚汤

药材 枳壳10克，青皮4克。

食材 猪肚 400 克，姜 5 克，盐 2 克。

做法 ❶猪肚去脂肪，漂洗干净，入沸水中余去腥味；枳壳、青皮洗净；姜洗净，切片。❷砂锅置火上，入水适量，放入猪肚、枳壳、青皮，大火煮沸后，撇去浮沫，转小火炖煮至猪肚熟烂，加盐调味即可。

功效 疏肝理气、健脾开胃。

禁忌 该药膳破气功效较强，故肝脾气虚者忌用。

食法 食肉喝汤。

青皮饮

药材 生麦芽 20 克。

食材 青皮 15 克。

做法 ❶生麦芽择洗干净；青皮洗净。❷锅置小火上，入水适量，放入生麦芽、青皮，沸煮 20 分钟后去渣，汤汁倒入碗中，待凉饮用。

功效 疏肝解郁、理气止痛。适用于治疗嗳气等症。

禁忌 生麦芽有回乳功效，故哺乳期妇女忌用。

食法 每日一次，代茶饮。

菊花鸡肝汤

药材 银耳、菊花各 10 克，茉莉花 15 克。

食材 鸡肝 100 克，料酒 10 毫升，姜 5 克，盐 2 克。

做法 ❶银耳泡发，润透，撕成小朵；菊花、茉莉花温水洗净；鸡肝洗净，切成薄片，备用。❷砂锅置中火上，入水适量，加入料酒、姜、盐、银耳、鸡肝，煮沸后，撇去浮沫，转小火煮至鸡肝烂熟，加入菊花、茉莉花稍煮片刻即可。

功效 疏肝清热、健脾宁心。适用于消除眼睛的疲劳，提升视力。

食法 食肝喝汤。

柿饼和胃粥

药材 柿饼 2 个。

食材 大米 60 克。

做法 ❶柿饼去蒂，洗净，切碎；大米淘洗干净。❷砂锅置中火上，入水适量，下入大米、柿饼，熬煮至粥黏稠即可。

功效 理气和胃。

禁忌 该药膳不宜与酸菜、黑枣同食，否则会导致结石。

食法 每日一次，饭后食用。

煮柚皮

药材 新鲜柚子皮 1 个。

食材 葱 10 克，植物油 10 毫升，盐 2 克。

做法 ❶新鲜柚子皮放炭火上，将柚子皮外层烧焦刮去，放清水中浸泡一日，洗净，切块。❷锅置中火上，入水适量，放入柚皮煮至将熟时，放入葱、植物油、盐，烧煮片刻即可。

功效 解郁、下气、化痰。适用于治疗神经衰弱等症。

食法 每日 2 次。

枳实焖萝卜

药材 枳实 8 克。

食材 白萝卜 200 克，虾米 15 克，植物油 10 毫升，葱、姜各 5 克，盐 3 克。

做法 ❶白萝卜洗净，切块；虾米、枳实洗净；葱洗净，切丝；姜洗净，切丝。❷砂锅置小火上，入水适量，放入枳实，煎煮 30 分钟，去渣取汁备用。❸炒锅置中火上，入油少许，烧至六成热，加入萝卜、虾米，倒入药汁，加盖焖煮至烂熟，加葱、姜盐调味即可。

功效 理气通便。适宜便秘患者食用。

禁忌 枳实性寒味苦，故脾胃虚寒者忌用。

食法 佐餐食用。

茉莉糖水

药材 茉莉花5克。

食材 白砂糖5克。

做法 锅置小火上，放入白砂糖、茉莉花，加适量清水，煎煮20分钟后，去渣饮用。

功效 理气、疏肝、解郁。适用于治疗神经衰弱等症。

食法 每日一次，代茶饮。

香参炖大肠

药材 木香7克，海参8克。

食材 猪大肠400克，葱、姜各5克，盐3克，老抽10毫升。

做法 ❶海参泡发，洗净，切片；猪大肠去脂肪，漂洗干净，入沸水中余去腥味；葱洗净，切段；姜洗净，切片；木香装入药袋中，备用。❷砂锅置大火上，入水适量，放入大肠，煮沸后，撇去浮沫，加入葱、姜，转至小火炖煮至大肠八成熟，放入海参、药袋，煮至大肠烂熟，加盐、老抽，稍煮即可。

功效 养血行气。适宜气滞兼津亏便秘者食用。

食法 佐餐食用。

槟榔木香粥

药材 木香、槟榔各4克。

食材 大米100克，冰糖5克。

做法 ❶大米淘洗干净；槟榔、木香洗净。❷砂锅置小火上，入水适量，放入槟榔、木香，煎煮40分钟，去捞去药渣，加适量水，下入大米熬煮至粥将稠时加入冰糖，稍煮片刻即可。

功效 行气通便。适用于湿热内停、赤白痢疾、里急后重、胃肠积滞、脘腹胀痛、大便不通等症。

禁忌 该药膳缓泻，易耗气，故气血虚者气虚者忌用。

食法 可作早、晚餐服食。

丹参佛手汤

药材 佛手片4克，丹参10克。

食材 核桃仁10克，白砂糖5克。

做法 ❶丹参清水泡透，洗净，切片；佛手片洗净；核桃仁捣碎。❷砂锅置小火上，入水适量，放入佛手、丹参煎煮40分钟，捞去药渣，加入核桃仁、白砂糖，搅匀后煎煮10分钟即可。

功效 疏肝理气、解郁安神。适用于失眠者食用。

禁忌 该药膳不可与西药同食，会产生副作用。

食法 每日2次，连服数日。

党参雪梨鸡

药材 党参6克。

食材 乌鸡1只，红枣5枚，雪梨1个，盐3克，鸡精1克，植物油10毫升。

做法 ❶雪梨洗净，去核、皮，切成小块；红枣去核，洗净；党参洗净，浸泡，切片；乌鸡宰杀后，去毛、内脏、爪，切块，入沸水中余烫去除血水，捞出备用。❷炒锅置中火上，入油烧至九成热，放入鸡块爆炒10分钟，注入适量水，加入雪梨、红枣、党参，转小火煮约40分钟，加盐、鸡精调味即可。

功效 益心安神、补肺润肺。适用于肺热、肺燥、咳嗽、痰多等症。

食法 佐餐食用。

百合煎枣仁

药材 酸枣仁 10 克。

食材 鲜百合 400 克。

做法 ❶百合择洗干净，清水浸泡 12 小时。
❷锅置小火上，放入酸枣仁，炒 5 分钟，加适量水，煎煮 20 分钟，去渣留汁，加入百合熬煮至熟即可。

功效 养血安神。适用于心烦、口干、失眠等症。

禁忌 百合性寒，故脾胃虚寒、风寒咳嗽者忌用。

食法 吃百合喝汤，每日 2 次。

茉莉桑葚饮

药材 桑葚、百合各 15 克。

食材 茉莉花 5 克。

做法 ❶桑葚、百合洗净；茉莉花放入茶壶中。❷锅置小火上，入水适量，放入桑葚、百合，煎煮 1 小时，倒入茶壶中，加盖 10 分钟，即可饮用。

功效 补血、安神、解郁。适宜心情烦躁失眠者食用。

食法 每日一剂，分早晚服食。

虫草鸡汤

药材 冬虫夏草 8 克。

食材 母鸡 1 只。

做法 ❶母鸡宰杀后去内脏、皮毛、头、爪，洗净血水；虫草清水泡软，洗净。
❷汤煲置火上，入水适量，大火煮沸后，撇去浮沫，放入虫草，转小火煲至及肉烂熟即可。

功效 益气温阳、补肾填精。适用于肾气亏虚而致的头昏乏力、气短喘促、腰膝酸软、心慌汗多等症。

食法 吃肉喝汤，每日一次，可用 2～3 日。

麦枣甘草汤

药材 甘草 10 克。

食材 小麦 40 克，大枣 5 枚。

做法 ❶小麦、甘草洗净；大枣洗净，去核；将甘草放入药袋里备用。❷砂锅置小火上，入水适量，放入药袋，煎煮 40 分钟，捞出药袋，放入大枣、小麦一起煎煮 30 分钟即可。

功效 益气养阴、宁心安神。

食法 早晚分食。

红枣菜汤

药材 红枣 10 枚。

食材 芹菜 300 克，红糖 10 克。

做法 ❶红枣洗净，去核；芹菜择洗干净，洗净，切段，备用。❷砂锅置小火上，入水适量，放入红糖、红枣，煎煮 30 分钟，加入芹菜，转大火沸煮 10 分钟，即可食用。

功效 平肝清热、养血安神。

禁忌 芹菜性凉质滑，故脾胃虚寒、肠滑不固者忌食。

食法 吃芹菜喝汤。

银耳开胃汤

药材 银耳 10 克。

食材 红枣 5 枚，橘子半个，冰糖 8 克。

做法 ❶橘子去皮，取瓣；红枣去核，洗净；银耳洗净，润透，切成小片备用。
❷砂锅置火上，入水适量，放入银耳、红枣，大火煮沸后，转小火煎煮 30 分钟至枣

软，加入冰糖拌匀，放入橘子煎煮 3 分钟即可。

功效 生津活血、理气开胃。

禁忌 该药膳含糖量较高，故糖尿病患者禁食。

食法 佐餐食用。

香附玫瑰饮

药材 玫瑰 7 克，香附 6 克。

食材 冰糖 5 克。

做法 ❶玫瑰、香附清水洗净。❷砂锅置火上，入水适量，放入香附，大火煮沸后，转小火煎煮 10 分钟，加入玫瑰花煮 2 分钟，加冰糖调味即可。

功效 美容养颜、理气解郁。适用于内分泌失调等症。

食法 代茶饮，每日一次。

佛手炒肉片

药材 新鲜佛手 100 克。

食材 猪瘦肉 200 克，木耳 15 克，植物油 10 毫升，盐 5 克，鸡精 1 克，香油 2 毫升，葱、姜各 5 克。

做法 ❶木耳润透、泡发、洗净；佛手去核、皮，洗净切片；猪肉洗净，沥干水分，切片备用。❷炒锅置中火上，入油烧至九成热，放入葱、姜爆香，加入肉片翻炒 5 分钟，加佛手、木耳翻炒至熟，加盐、香油调味即可。

功效 芳香理气、健胃止呕。适宜高血压者食用。

食法 佐餐食用。

白萝卜汁

药材 白萝卜 1 个。

食材 蜂蜜 50 克。

做法 ❶白萝卜洗净，挖空，放入蜂蜜，放入大碗内，备用。❷蒸锅置中火上，碗中加适量清水，上笼蒸煮 20 分钟至熟即可。

功效 清热生津、宽中下气。适用于咳嗽、咳痰者食用。

禁忌 不宜与黑木耳同食，易得皮炎；不宜与人参同食，易导致腹胀。

食法 每天食用 2 次，早晚各一次，适量服用。

佛手瓜骨煲

药材 佛手瓜 200 克。

食材 猪排骨 300 克，葱、姜各 10 克，料酒 10 毫升，盐 3 克。

做法 ❶猪排骨洗净，剁块，入沸水中焯烫片刻，去除血水；佛手瓜去皮、瓤，洗净切块；葱洗净，切段；姜洗净，切片。❷汤煲置火上，入水适量，下入排骨、葱段、姜片、料酒，大火煮沸后转小火煲 2 小时至排骨烂熟，加盐调味即可。

功效 疏肝解郁、理气和中。适宜消化不良、胸闷气胀、心情郁结者食用。

食法 佐餐食用。

香菜鱼片汤

药材 香菜 50 克。

食材 鲫鱼肉 200 克，姜 5 克，盐 2 克，淀粉 5 克，植物油 10 毫升，生抽 5 毫升。

做法 ❶香菜择洗干净，切碎；姜洗净，切片；鲫鱼肉洗净血水，切片，加入淀粉、生抽、植物油腌制片刻。❷砂锅置火上，入水适量，放入姜片，大火煮沸后，放入鱼肉，转小火煮熟，下香菜稍煮片刻，加盐调味，即可食用。

功效 开胃消郁、发汗透疹。适用于感冒、小儿麻疹或风疹透发不畅、饮食积滞、消化不良等症。

食法 食肉喝汤。

美味鲜橙肉汤

药材 橙子1个。

食材 猪瘦肉20克，姜3克。

做法 ❶橙子洗净，去皮，整个放入炖盅中；猪肉洗净，切片；姜洗净，切片。❷炖盅中放入猪肉、姜，入水适量，加盖隔水炖2小时，即可食用。

功效 开郁下气、健脾益胃、止咳化痰。

食法 佐餐食用。

陈皮炖煮猪心

药材 陈皮15克，党参、黄芪各10克。

食材 猪心1个，胡萝卜100克，姜5克，盐3克。

做法 ❶猪心剖开，洗净血水，切块；党参、黄芪洗净，切片；陈皮清水浸泡，洗净；胡萝卜去皮，洗净，切块；姜洗净，切片。❷瓦罐置火上，入水适量，下入猪心、胡萝卜、姜，大火煮沸后，撇净浮沫，放入陈皮、党参、黄芪，转小火炖煮1小时，加盐调味即可。

功效 行气解郁、益心养血。适用于胸腹胀满、呕吐哕逆、咳嗽痰多和不思饮食等症。

食法 吃猪心，喝汤。

小麦红枣甘草汤

药材 甘草10克，红枣5枚。

食材 小麦50克。

做法 ❶红枣润透，去核，洗净；甘草洗

净；小麦去杂质，淘洗干净。❷砂锅置火上，入水适量，下入小麦、红枣、甘草煎煮1小时，捞去药渣，即可饮用。

功效 益气除烦、养心安神。适宜失眠者食用。

食法 代茶饮，每日一次。

龙骨牡蛎粥

药材 石决明、龙骨、牡蛎肉各20克。

食材 糯米100克，红糖10克。

做法 ❶石决明、龙骨、牡蛎肉清水洗净；糯米淘洗干净。❷砂锅置火上，入水适量，放入所有药材，煎煮1小时，捞去药渣，下入糯米，加适量水，大火煮沸后，转小火熬煮至粥黏稠，加红糖调味即可。

功效 养心安神、滋阴补肾。适用于心悸怔忡、失眠多梦、心神不安、头痛头晕等症。

禁忌 该药膳性寒，故脾胃虚寒者慎用。

食法 佐餐食用。

酸枣仁桂圆猪肉汤

药材 酸枣仁10克，桂圆5枚。

食材 猪瘦肉200克，姜5克，盐、胡椒粉各1克。

做法 ❶猪瘦肉洗净，切片；酸枣仁、桂圆清水洗净；姜洗净，切片。❷砂锅置火上，入水适量，下入猪肉、酸枣仁、桂圆、姜，大火煮沸后，撇净浮沫，转小火炖煮2小时，加盐、胡椒粉调味即可。

功效 养心解郁、益气提神。

禁忌 酸枣仁性润，有润肠通便的功效，故大便溏泄者慎用。

食法 吃桂圆、猪肉，喝汤。

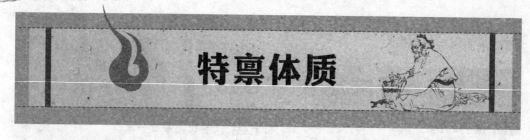

特禀体质

特禀体质成因

由于遗传因素和先天因素所造成的特殊状态的体质，主要包括过敏体质、遗传病体质、胎传体质等。

特禀体质特征

总体特征：先天失常，以生理缺陷、过敏反应等为主要特征。

形体特征：过敏体质者一般无特殊；先天禀赋异常者或有畸形，或有生理缺陷。

常见表现：过敏体质者常见哮喘、风团、咽痒、鼻塞、喷嚏等；患遗传性疾病者有垂直遗传、先天性、家族性特征；患胎传性疾病者具有母体影响胎儿个体生长发育及相关疾病特征。

心理特征：随禀质不同情况各异。

发病倾向：过敏体质者易患哮喘、荨麻疹、花粉症及药物过敏等；遗传性疾病如血友病、先天愚型等；胎传性疾病如五迟（立迟、行迟、发迟、齿迟和语迟）、五软（头软、项软、手足软、肌肉软、口软）、解颅、胎惊等。

对外界环境适应能力：适应能力差，如过敏体质者对易致过敏季节适应能力差，易引发宿疾。

特禀体质易患的疾病

过敏体质者常见哮喘、风团、咽痒、鼻塞、喷嚏等症状；患遗传性疾病者有垂直遗传、先天性、家族性特征；患胎传性疾病者具有母体影响胎儿个体生长发育及相关疾病特征。

特禀体质养生方法

饮食宜清淡、均衡，粗细搭配适当，荤素配伍合理。少食荞麦（含致敏物质荞麦荧光素）、蚕豆、白扁豆、牛肉、鹅肉、鲤鱼、虾、蟹、茄子、酒、辣椒、浓茶、咖啡等辛辣之品、腥膻发物及含致敏物质的食物。

居室应通风良好。保持室内清洁，被褥、床单要经常洗晒，可防止对尘螨过敏，室内装修后不宜立即搬进居住，应打开窗户，让油漆、甲醛等化学物质气味挥发干净时再搬进新居。春季室外花粉较多时，要减少室外活动时间，可防止对花粉过敏。

不宜养宠物，以免对动物皮毛过敏。积极参加各种体育锻炼，增强体质。天气寒冷时锻炼要注意防寒工作，防止感冒。

黄瓜除湿汤

药材 茯苓8克。

食材 黄瓜150克，豆腐80克，西红柿30克，香油3毫升，盐2克。

做法 ❶茯苓洗净，装入药袋，扎口备用；西红柿洗净，切块；黄瓜洗净，切片；豆腐切块。❷砂锅置中火上，入水适量，放入豆腐、药袋煎煮20分钟，捞去药袋，加入西红柿、黄瓜，煮约10分钟，加盐、香油调味即可。

功效 利水祛湿。适宜痰湿型肥胖者食用。

食法 佐餐食用。

黄芪大枣包子

药材 黄芪30克。

食材 大枣40枚，面粉300克，发酵粉、碱水各1.5克。

做法 ❶黄芪清水洗净；大枣去核，洗净。❷砂锅置小火上，入水适量，放入黄芪煎煮30分钟，捞去药渣，加入红枣煎煮至熟，捞出红枣，放入碗中，捣烂作为馅料，备用。❸把面粉、发酵粉倒入盆里，入水适量，揉成面团，静置饧发30分钟后，加碱水揉匀，摘成剂子，用擀面杖把剂子擀成包子皮，逐个放入做好的馅料，包好，做成包子生坯，把做好的包子生坯整齐地排在蒸笼里，放入蒸锅，大火蒸10分钟至熟即可。

功效 益气补血。适宜气血不足的皮肤病患者食用。

食法 佐餐食用。

羊肉补气粥

药材 山药50克。

食材 羊肉60克，大米80克，冬瓜40克，盐2克，鸡精1克。

做法 ❶羊肉洗净，入沸水中汆烫去腥，捞出沥干，切碎；山去皮，洗净，切丁；冬瓜去皮、瓤，洗净，切成小块；大米淘洗干净。❷砂锅置火上，入水适量，下入大米，大火煮沸后，转小火熬煮粥至八成熟，放入羊肉、冬瓜、山药，煮至烂熟，加盐、鸡精调味即可。

功效 补气温阳。适用于脾肾亏虚的皮肤瘙痒等症。

禁忌 羊肉与西瓜不可同食，会发生腹泻等不良反应。

食法 佐餐食用。

红豆花生汤

药材 红小豆40克。

食材 花生米100克，红枣5枚，大蒜5克。

做法 ❶红枣去核，洗净；蒜去皮，洗净，切片；花生米、红小豆洗净，温水浸泡。❷砂锅置火上，入水适量，放入所有的药材、食材，大火煮沸后，转小火熬煮至豆熟即可。

功效 益气养血、解毒除湿。适用于慢性血小板减少性紫癜等症。

食法 佐餐食用。

杏仁肉

药材 甜杏仁15克。

食材 猪五花肉500克，葱、姜各5克，冰糖5克，老抽5毫升，植物油10毫升。

做法 ❶杏仁清水泡透，去皮，放入药袋扎口；猪肉洗净血水，切成小块；葱洗净，切段；姜洗净，切片。❷炒锅置中火上，入油烧至五成热，放入冰糖，待溶化后，放入猪肉翻炒至变红色，放入葱、姜、老抽、药袋，注入适量的水，煮沸后倒入砂锅内，小火炖煮至肉七成熟，捞出药袋和肉块。❸取出药袋中的杏仁，将其平铺在蒸碗碗底，肉块摆在杏仁上，倒入适量原汤，放入蒸锅，上笼蒸至肉烂熟，取出即可食用。

功效 补肺润肠。适宜肺气亏损者食用。

禁忌 杏仁不可与栗子同食，会引起胃痛。

食法 佐餐食用。

 白鸭糖煲

药材 白鸭1只。

食材 白砂糖 100 克，蜂蜜 20 克，核桃仁 60 克。

做法 ❶白鸭宰杀后，去毛、内脏、爪，洗净血水，将食材一起放入鸭腹内。❷汤煲置火上，入水适量，放入白鸭，大火煮沸后，撇去浮沫，转小火煲至鸭肉烂熟。

功效 滋阴降火、祛痰止咳。适用于不明原因低热高烧、烦躁、失眠等症。

禁忌 该药膳含糖量较高，糖尿病患者忌喝汤。

食法 食肉喝汤。每周一次。

 滋补肉炖

药材 黄芪、灵芝各 15 克。

食材 猪瘦肉 300 克，姜 5 克，盐 3 克。

做法 ❶黄芪、灵芝清水浸泡 30 分钟，洗净；猪肉洗净，切块；姜洗净，切片。❷砂锅置火上，入水适量，放入猪肉、姜、盐，大火煮沸后，加入黄芪、灵芝，转小火炖煮至肉烂熟，捞去药材即可。

功效 益气养血、滋阴固表。

禁忌 该药膳补益功效显著，故有实热证者禁食。

食法 食肉喝汤。

 当归黄芪粥

药材 乌梅12克，黄芪10克，当归8克。

食材 大米 100 克，白砂糖 5 克。

做法 ❶乌梅、黄芪、当归清水洗净，放入药袋；大米淘洗干净。❷砂锅置中火上，入水适量，放入药袋，水沸后，转小火煎成浓汁，捞去药袋，下入大米，加适量水，熬煮至粥黏稠，加糖调味即可。

功效 益气补血、滋阴固表。适宜免疫力低下者食用。

食法 佐餐食用。

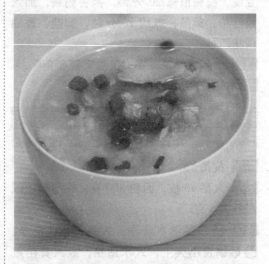

 鸡肉葱枣粥

药材 红枣 10 枚。

食材 大米 120 克，鸡肉 80 克，葱、姜各 5 克，香菜 3 克。

做法 ❶大米淘洗干净；鸡肉洗净，切丁；红枣去核，洗净；葱、姜洗净，切碎；香菜择洗干净，切段。❷砂锅置火上，入水适量，放入鸡肉、姜，大火煮沸后，下入大米，加入红枣，熬煮 1 小时至粥黏稠，加葱、香菜调味即可。

功效 补气、滋阴、固表。适用于过敏性鼻炎等症。

食法 佐餐食用。宜早、晚餐食用。

第六章

滋补保健药膳

　　滋补药膳主要用于各种虚弱症的治疗和补养调理，并且能够延年益寿。历代医家对食疗的功效极为重视，经过数代人的总结和积累，中医在滋补方面也有巨大的成就，流传下来很多滋补养生药膳食方。滋补药膳根据其功能分为滋补气血阴阳药膳、补益五脏药膳、延年益寿药膳等。

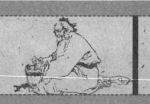

补气药膳

山药白砂糖饮

药材 新鲜山药100克。

食材 白砂糖5克。

做法 ❶ 山药去皮，洗净，切成薄片。❷砂锅置火上，入水适量，大火煮沸后转小火煎煮30分钟，取汁晾凉后加白砂糖搅匀即可。

功效 润肺补脾、益肾涩肠。适用于脾肾两虚等症。

食法 代茶随意饮服。

冰糖人参粥

药材 人参2克。

食材 大米100克，冰糖5克。

做法 ❶大米去杂质，淘洗干净；人参研磨成粉末，备用。❷砂锅置火上，入水适量，下入大米、人参末同煮，大火煮沸后，转小火熬煮至粥黏稠，加冰糖调味即可。

功效 大补元气、补益脾肺。适宜体质虚弱者食用。

食法 宜早、晚餐服食。

红枣粥

药材 红枣10枚。

食材 大米100克。

做法 ❶大米淘洗干净；红枣润透，去核，洗净。❷砂锅置火上，入水适量，下入大米、红枣，大火煮沸后，转小火熬煮至粥黏

稠，即可食用。

功效 健脾益气、养血润肤。适宜食欲不振、脾虚便溏、病后体虚、气血不足者食用。

食法 宜早、晚空腹食用。

高粱人参酒

药材 人参30克。

食材 高粱酒1000毫升。

做法 ❶人参洗净，切片。❷取一洁净干燥酒坛，放入人参片，注入高粱酒，加盖密封，置放于阴凉处，每日摇晃一次，浸泡20日，即可开封饮用。

功效 大补元气、生津固脱。适用于神疲乏力、气短懒言等症。

禁忌 服食人参酒期间，不宜喝茶，忌食萝卜，会降低效果。

食法 每次15克，早晚各一次。

山药人参猪肉粥

药材 人参2克，山药30克。

食材 瘦猪肉20克，大米100克。

做法 ❶山药去皮，洗净，切小块；大米淘洗干净；猪瘦肉洗净，切丁。❷砂锅置火上，入水适量，下入大米，放入山药同煮，大火煮沸后，加入人参，转小火熬煮至、粥黏稠即可。

功效 补益气血、升高血压。适用于治疗气血不足所致低血压等症。

禁忌 该药膳为补益类，可升高血压，故严

重高血压患者忌食。

食法 宜早、晚餐佐餐食用。

橘皮人参茶

药材 人参 2 克, 橘皮 3 克。

食材 白砂糖 5 克。

做法 ❶ 人参、橘皮洗净, ❷ 砂锅置小火上, 入水适量, 放入人参、橘皮煎煮 1 小时, 捞去药渣, 加入白砂糖调味即可。

功效 益气健脾。适宜年老体弱多病者食用。

食法 代茶饮。

党参枸杞汤

药材 党参 3 克, 枸杞 10 克。

食材 白砂糖 3 克。

做法 ❶ 党参洗净, 切片; 枸杞洗净, 泡软。❷ 砂锅至小火上, 入水适量, 放入党参、枸杞同煮 1 小时, 加糖调味即可。

功效 补气生精。

食法 每日 2 次。

菠菜人参猪肉饺

药材 人参 6 克。

食材 菠菜 1000 克, 面粉 800 克, 瘦猪肉 500 克, 生姜 10 克, 葱、胡椒粉、花椒粉各 5 克, 生抽 50 毫升, 芝麻油 5 毫升, 食盐 10 克。

做法 ❶ 菠菜择洗干净, 去茎留叶, 捣成菜泥, 加入适量水, 搅匀, 用纱布包好, 挤出绿色菜汁; 人参润透, 切成薄片, 研成细末, 备用; 姜、葱洗净, 切碎。❷ 猪肉清水洗净, 剁碎, 放食盐、生抽、花椒粉、姜末拌匀, 注入适量水搅拌成糊状, 加入葱末、人参粉、芝麻油拌匀成馅; 面粉用菠菜汁揉匀, 揉至面团表面光滑为止, 揉成长条,

分成 200 个剂子, 擀成圆薄面皮, 加馅将面皮逐个包成饺子。❸ 锅置大火上, 入水适量, 煮沸后将饺子下锅, 待饺子浮起后, 可加少量凉水, 待馅和皮松离时, 捞出装碗即可。

功效 益气安神、补养脾肺。适宜脾虚食少、肺虚喘咳者食用。

食法 佐餐食用。

益气茯苓饮

药材 人参 2 克。

食材 茯苓 6 克。

做法 ❶ 人参、茯苓共研成粉末, 备用。❷ 锅置小火上, 入水适量, 放入人参、茯苓粉末煎煮 1 小时即可。

功效 益气渗湿。适用于脾虚水肿、脚浮肿、便溏等症。

禁忌 茯苓与米醋不可同食, 会降低药效。

食法 代茶饮。

党参核桃饮

药材 党参 3 克。

食材 核桃 30 克。

做法 ❶ 人参洗净, 切片; 核桃砸开, 去壳, 取出核桃肉, 切碎。❷ 砂锅置火上, 入水适量, 放入核桃、党参, 大火煮沸后, 转小火煎煮 1 小时即可。

功效 益气固肾。适用于气短喘息、自汗、不耐劳累、面色萎黄等症。

食法 每日一剂, 睡前服用。

参芪粥

药材 人参 3 克, 黄芪 15 克, 白术 5 克。

食材 大米 100 克, 白砂糖 3 克。

做法 ❶ 人参、黄芪、白术去杂质, 切片,

放入药袋里，扎口；大米淘洗干净。❷砂锅置火上，入水适量，放入药袋，大火煮沸后，转小火煎煮成浓汁，捞去药袋，下入大米，加适量水熬煮至粥黏稠，加糖调味即可。

功效 补正气、疗虚损、抗衰老。适用于五脏虚衰、久病体弱、气短自汗、脾虚泄泻等症。

禁忌 高血压多是肝阳上亢，服用黄芪会加重，忌服。

食法 早晚分食。

升麻补气粥

药材 人参、升麻各3克。

食材 粳米80克。

做法 ❶大米淘洗干净；人参洗净，切片。❷砂锅置火上，放入人参、升麻，入水适量，煎煮成浓汁，去渣留汁；锅内加适量水，下入大米煮至粥黏稠，倒入药汁，烧煮片刻即可。

功效 补气摄血、升阳举陷。适用于气虚月经过多等症。

禁忌 升麻有发表透疹、清热解毒、升阳举陷的功效，故阴虚阳浮、喘满气逆及麻疹已透者禁服。

食法 每日一剂，连服一周。

人参甲鱼汤

药材 人参3克。

食材 甲鱼1只、料酒10毫升，盐3克。

做法 ❶甲鱼宰杀放血后，去背壳、腹板、内脏、爪，洗净血水，入沸水中氽烫，去腥；人参洗净，切片。❷汤煲置火上，入水适量，放入甲鱼，加料酒、盐，大火煮沸后，撇去浮沫，转小火煲至甲鱼烂熟，加人参煲30分钟，捞去药渣即可。

功效 补气摄血。适用于神疲气短乏力、不思饮食等症。

禁忌 甲鱼中含有丰富蛋白质，故重症肝炎患者忌食，会导致肝性昏迷。

食法 食肉饮汤，每日一次，顿服连用数日。

人参米酒

药材 人参30克。

食材 大米500克，酒曲适量。

做法 ❶人参、酒曲共研磨成粉末，拌匀；大米淘洗干净，煮至半熟，沥干，备用。❷大米中加入人参、酒曲搅拌均匀，装入坛内密封，周围用棉花或稻草保温，令其发酵，10日后启封饮用。

功效 补中益气。适用于面色萎黄、神疲乏力、气短懒言、音低等症。

禁忌 该药膳不宜和茶叶同食，会降低功效。

食法 每次服20克，每日2次。

人参补脾汤

药材 人参2克。

食材 燕窝6克。

做法 ❶燕窝去杂质，洗净，切块；人参洗净，切片。❷砂锅置火上，入水适量，放入燕窝、人参，大火煮沸后转小火煎煮成浓汤。

功效 补益脾胃、增进饮食。适用于泻痢后干呕欲吐、饮食不进等症。

食法 代茶饮。

党参包子

药材 党参20克。

食材 面粉450克，猪肉200克，葱末15克，姜末5克，生抽、料酒、香油各10毫升，碱水2.5克，盐、胡椒粉、酵母各5克，高汤适量。

做法 ❶猪肉洗净剁成肉泥，装入碗里，放入生抽、香油、料酒、葱末、姜末、盐、鸡精、胡椒粉、高汤搅拌均匀，做成包子馅。❷党参洗净，放入锅里，注入清水适量，锅置中火上，煎煮15分钟，关火，滤出药液。将药液倒进盆里，兑入温水少许，加入发酵粉、面粉搅拌均匀，和成面团，静置饧发30分钟后，倒入碱水揉匀，把面团揉成长条，摘成剂子，用擀面杖逐个把剂子擀成圆皮备用。❸把馅料包入擀好的包子皮里，逐个把包子包完，做成包子生坯。将做好的包子生坯整齐地排在蒸笼里，用大火蒸10分钟至熟即可。

功效 补中益气、和胃除烦。适宜病后体虚，不思饮食者食用。

食法 做主食，每次2个，每日2次。

 茉莉人参茶

药材 人参2克。

食材 茉莉花5克。

做法 ❶人参洗净，切片。❷锅置小火上，入水适量，放入人参、茉莉花，大火煮沸后，转小火煎煮20分钟即可。

功效 补气虚。适用于气短乏力、病后亏虚、倦怠神疲、自汗不已等症。

禁忌 茉莉花辛香偏温，燥结便秘者忌用。

食法 代茶饮。

 鸽蛋人参汤

药材 人参2克。

食材 鸽蛋2个。

做法 ❶人参洗净，切薄片；鸽蛋洗净外壳。❷砂锅置火上，入水适量，放入人参片、鸽蛋，煎煮至蛋熟，剥去外壳，复煮片刻即可。

功效 益气养阴。适用于咳嗽恢复期。

食法 每次食鸽蛋1个，饮汤，每日3次。

 猪肚山药粥

药材 鲜山药50克。

食材 猪肚200克，大米200克，盐3克，鸡精1克。

做法 ❶鲜山药去皮洗净，切片；猪肚洗净，切成丝，放入沸水锅中汆去血水；大米淘洗干净。❷砂锅置火上，放入山药、猪肚、大米，注入清水适量，大火煮沸后转小火熬煮1小时至大米烂熟，加入盐、鸡精调味即可。

功效 益气补虚、健脾养胃。适用于治疗脾虚胃弱腹泻。

食法 佐餐食用。

 太子参烧羊肉

药材 太子参30克。

食材 熟羊肉400克，香菇20克，清汤400毫升，鸡蛋1枚，葱、姜各5克，水淀粉10毫升，料酒10毫升，盐5克，味精2克，老抽5毫升，花椒5克。

做法 ❶太子参洗净，切片；鸡蛋打入碗中，搅拌成蛋液；香菇泡发，去根，掰成小块；熟羊肉切片，倒入蛋液，加淀粉拌匀；葱、姜洗净，切丝。❷砂锅置火上，入水适量，放入太子参，煎煮至成浓汤，去渣留汁，备用。❸锅置火上，入油烧至七成热，放入羊肉片炸至变色，捞出，锅中留少许油，放入花椒、葱、姜爆香，下入香菇翻炒，加入清汤、老抽、盐、味精、料酒，放入羊肉，倒入药汁，烧至汤浓，出锅盛盘即可。

功效 温中补虚、益气生津。适宜肺虚咳嗽、脾虚食少者食用。

禁忌 该药膳与兔肉、柿子同食导致腹泻，忌同食。

食法 佐餐食用。

乌梅饮

药材 党参、乌梅各10克，甘草5克。

食材 冰糖5克。

做法 ❶乌梅洗净，去核，切半；党参洗净，切片；甘草洗净。❷砂锅置小火上，入水适量，放入党参、乌梅、甘草，大火煮沸后，转小火煎煮1小时至汤浓，加糖调味即可。

功效 益气生津。夏季可用于消暑解渴，适用于肺虚久咳少痰或干咳无痰等症。

禁忌 乌梅有涩肠功效，故菌痢、肠炎的初期忌食。

食法 代茶饮。

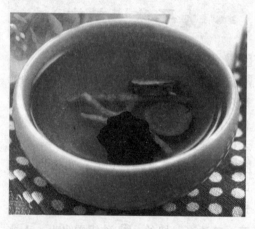

西洋枣粥

药材 西洋参3克。

食材 红枣10枚，大米100克。

做法 ❶红枣洗净，去核；大米去杂质，淘洗干净；西洋参洗净，切片。❷砂锅置火上，入水适量，下入大米、红枣，大火煮沸后，加入太子参，转小火熬煮至粥黏稠即可。

功效 益气补虚、美容养颜。适宜四肢无力、

气虚体弱者食用。

食法 宜早、晚餐空腹食用。

桂圆参蜜膏

药材 党参50克。

食材 桂圆肉120克，蜂蜜50克。

做法 ❶党参洗净，切片；桂圆肉洗净。❷砂锅置中火上，入水适量，放入沙参、桂圆肉同煮，每20分钟取煎液一次，再加水煎煮，共取煎液3次。合并煎液，煮至汤液黏稠时，加蜂蜜拌匀，煮沸后停火，待冷后装瓶备用。

功效 补元气，清肺热。适用于体质虚弱、无力疲乏等症。

食法 每次10克，沸水冲化后饮用。

黄精党参酒

药材 党参10克，黄精20克。

食材 白酒600毫升。

做法 ❶党参洗净，切片。❷取一洁净干燥酒坛，放入党参、黄精，注入白酒，加盖密封，浸泡1个月后即可饮用。

功效 补虚益气、益智安神。适用于身体虚弱、神经衰弱等症。

食法 每次服10克，每日2次。

银耳南瓜粥

药材 银耳10克。

食材 南瓜30克，大米80克。

做法 ❶银耳泡发，润透，去蒂，洗净，撕成小朵；大米淘洗干净；南瓜洗净，切片。❷砂锅置火上，入水适量，下入大米、南瓜，大火煮沸后转小火熬煮至粥熟，放入银耳稍煮片刻，即可食用。

功效 补气和血、强精补肾。适用于胃及十

二指肠溃疡等症。

食法 宜作早、晚餐食用。

玉米排骨煲

药材 玉米棒 100 克。

食材 猪骨 500 克，胡萝卜 80 克，生姜 10 克，红枣 5 枚，盐 5 克，鸡精 1 克，料酒 10 毫升，清汤 200 毫升。

做法 ❶排骨洗净，剁段，入沸水中汆烫去除血水，捞出沥干水分，备用；玉米洗净，切段；红枣洗净，去核；姜洗净，切片；胡萝卜洗净，去皮，切片。❷汤煲置火上，注入清汤，放入所有材料和调味料，大火煮沸后转中火煲至排骨烂熟即可。

功效 补养气血、健脾益胃。可作为癌症的辅助治疗。

食法 吃玉米、排骨，饮汤。

黄芪鸡骨草炖肉

药材 鸡骨草 20 克，黄芪 10 克。

食材 猪瘦肉 150 克，盐 3 克。

做法 ❶鸡骨草、黄芪清水洗净；猪肉洗净，切块。❷砂锅置火上，入水适量，放入鸡骨草、黄芪，煎煮 30 分钟，捞去药渣，汤汁倒入碗中备用。砂锅内放入猪肉，加适量水，炖煮 40 分钟，倒入药汁，煮 20 分钟，加盐调味即可。

功效 补脾保肝、益气清热。适用于食欲不振、神疲乏力等症。

禁忌 鸡骨草味苦，性凉，虚寒体弱者慎用。

食法 食肉喝汤。

人参五味饮

药材 人参 5 克，五味子 5 克，核桃仁 20 克。

食材 白砂糖 10 克。

做法 ❶五味子去杂质，洗净；核桃仁洗净；人参洗净，润透，切片。❷锅置火上，注入适量清水，把人参、五味子、核桃仁一起放入锅内，大火煮沸，再转小火煮约 1 小时，加入白砂糖调味，搅拌均匀即可。

功效 补肺肾、益气血。

禁忌 该药膳补气功效显著，故有气滞者忌食。

食法 代茶饮。

红枣冰糖肘

药材 红枣 10 枚。

食材 冰糖 20 克，猪肘 500 克，清汤 400 毫升。

做法 ❶猪肘洗净，剁块；红枣润透，洗净，去核；冰糖研碎。❷砂锅置小火上，入水适量，放入猪肘、红枣、冰糖，大火煮沸后，撇去浮沫，转小火炖煮 2 小时，即可食用。

功效 补脾益气、养血安神。可有效防治骨质疏松和贫血、软化血管。

禁忌 猪肘含较多的蛋白质，过于肥胖、血脂较高者不宜多食。

食法 食肉喝汤。

洋参炖土鸡

药材 西洋参 10 克。

食材 土鸡 1 只，盐 2 克。

做法 ❶土鸡宰杀后，去毛、内脏、爪，入沸水中汆烫，洗净血水；西洋参洗净，切片，放入鸡腹内，缝口。❷汤煲置火上，入水适量，放入土鸡，大火煮沸后，撇净浮沫，转小火炖煮至鸡肉烂熟，加盐调味即可。

功效 益气补虚。适宜老人、病人、体弱者食用。

禁忌 鸡肉鸡汤中含脂肪较多，动脉硬化、冠心病患者少食。

食法 食肉喝汤。

 豆豉青椒

药材 豆豉150克。

食材 青椒300克，植物油10毫升，盐3克。

做法 ❶青椒洗净，切丝。❷炒锅置大火上，入油烧至五成热，放入豆豉、青椒翻炒至熟，加盐调味即可。

功效 发散风寒。适宜风寒感冒者食用。

食法 佐餐食用。

 甘草黄芪鱼

药材 甘草15克，黄芪20克。

食材 草鱼1条，料酒10毫升，葱、姜各10克，胡椒粉2克，盐3克。

做法 ❶草鱼宰杀后，去鳞、鳃、内脏，洗净血水，切片，加料酒、盐、胡椒粉腌制20分钟；葱洗净，切段；姜洗净，切片；甘草、黄芪洗净，备用。❷砂锅置火上，入水适量，放入鱼片、葱、姜，大火煮沸后，加入黄芪、甘草，转小火炖煮40分钟，加盐调味即可。

功效 养心安神、益气补虚。适用于治疗气虚下陷所致的脱肛、久泻久痢、便血、失禁等。

食法 吃肉喝汤。

人参补气饼

药材 人参粉5克。

食材 面粉500克，植物油30克，盐3克。

做法 ❶面粉倒入盆内，掺入人参粉，充分混合，注入适量清水，加入盐，用筷子搅拌成絮状，柔和均匀成面团，摘剂，逐个擀成生饼坯。❷平底锅置中火上，刷油烧热，放上饼坯，烙至两面金黄至熟即可。

功效 益气血、补元气。

禁忌 人参性微温，秋冬季节天气凉爽，食用人参较好，而夏季天气炎热，则不宜食用人参。

食法 做主食。

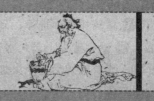

补血药膳

三七蒸鸡

药材 三七10克。

食材 仔鸡1只，葱、姜各10克，盐3克，味精1克。

做法 ❶鸡宰杀后，去毛、内脏、爪，洗净血水，剁成小块放入蒸盆中，加料酒、盐腌制；葱洗净，切段；姜洗净，切片。❷蒸锅置火上，葱、姜、三七放入蒸盆中，加适量清水，上笼蒸2小时，出笼后拣去姜葱，调入味精即可。

功效 补血活血。适用于失血、贫血、气血不足等症。

食法 食肉喝汤。

桂圆鸡肉

药材 桂圆肉25克。

食材 小白菜50克，鸡肉300克，葱、姜各5克，鸡蛋2枚，植物油、料酒各10毫升，盐3克，味精、胡椒粉各1克。

做法 ❶桂圆肉洗净，切块；小白菜择洗干净，切段；鸡肉洗净，切片；葱、姜洗净，切丝；鸡蛋打入碗中，搅拌成蛋液，放入鸡肉、料酒、盐、胡椒粉拌匀，备用。❷炒锅置大火上，入油烧至五成热，放入鸡肉翻炒片刻，捞出沥油，锅中留少许油，放入葱、姜丝爆香，下入小白菜翻炒，随即下入鸡肉、桂圆，翻炒煮熟，盛盘，即可食用。

功效 养心安神、补益气血。适用于治疗健忘、心悸、神经衰弱等症。

禁忌 桂圆肉助包心火，故发炎者忌食。

食法 佐餐食用。

滋养阿胶粥

药材 阿胶20克。

食材 糯米60克。

做法 ❶糯米去杂质，淘洗干净；阿胶洗净，捣碎，备用。❷砂锅置火上，入水适量，下入糯米，大火煮沸后转小火熬煮至粥九成熟，加入阿胶，搅拌均匀，沸煮片刻即可。

功效 养血止血、滋阴润燥。适用于阴血不足所引起的眩晕、心悸、失眠、月经不调等症。

食法 宜早、晚餐空腹食用。

糯米桂圆粥

药材 桂圆5枚。

食材 糯米100克，白砂糖3克。

做法 ❶糯米淘洗干净；桂圆去壳、核，洗净，切块。❷砂锅置火上，入水适量，下入糯米、桂圆肉，大火煮沸后转小火熬煮至粥黏稠，加糖调味即可。

功效 养心安神、补血益智。适用于贫血等症，健康人食用可增强体质，提高记忆力。

食法 早、晚餐空腹食用，温服。

炖猪蹄

药材 猪蹄3个。

食材 葱50克，盐3克。

做法 ❶猪蹄拔毛，洗净，剁块；葱洗净，切段。❷砂锅置火上，入水适量，放入猪蹄、葱，大火煮沸后转小火炖煮至肉烂熟，加盐调味即可。

功效 补血消肿。适用于血虚、四肢疼痛等症。

禁忌 该药膳含脂肪较高，故高脂血症等症禁食。

食法 吃猪蹄，喝汤。

 ## 归参拌猪腰

药材 当归、山药各8克，党参5克。

食材 猪肾1个，生抽、醋各5毫升，蒜、姜各8克，香油3毫升。

做法 ❶猪肾切开，去筋膜、肾盂，冲洗干净；当归、山药、党参装入纱布袋里，扎口；姜、蒜洗净，切碎。❷锅置火上，入水适量，放入猪肾、纱布袋同煮至熟，捞出猪腰，切薄片，盛入盘子里，加生抽、醋、盐、姜、蒜、香油拌匀即可。

功效 益气补肾。

食法 佐餐食用。

当归牛腩

药材 牛腩500克，当归15克。

食材 水发香菇25克，清汤100毫升，植物油10毫升，蒜、姜各5克，料酒、老抽各10毫升，白砂糖、胡椒粉各3克，香油3毫升，盐3克，味精1克。

做法 ❶牛腩洗净，入沸水中氽烫，捞出沥干，切条；香菇泡发，去根，掰成小块；当归洗净，装入纱布包；蒜、姜洗净，切碎。❷炒锅置火上，入油烧至五成热，放蒜、姜爆香，放入牛腩、香菇、料酒、老抽、白砂糖翻炒10分钟，注入清汤，煮沸后，倒

入砂锅，加入当归，置小火上焖煮2小时至肉烂熟，捞去纱布包，加味精、盐、胡椒粉调味，淋入香油即可。

功效 养血活血。适宜生长发育、术后、病后调养的人、筋骨酸软、贫血久病及面黄目眩之人食用。

禁忌 牛肉为发物，故患疮疥湿疹、痘疹、瘙痒者忌用。

食法 吃肉饮汤。

红枣花生衣饮

药材 花生米80克。

食材 红枣10枚，红糖5克。

做法 ❶干红枣洗净，泡发，去核；花生米温水浸泡，取皮。❷铝锅置小火上，入水适量，放入红枣、花生衣同煮30分钟，加糖调味即可。

功效 养血补血。适用于身体虚弱、营养不良性贫血等症。

食法 每日3次，吃枣饮汤。

落花生粥

药材 花生米40克。

食材 淮山药30克，大米100克，冰糖5克。

做法 ❶花生米洗净，捣碎；山药去皮，洗净，捣碎；大米淘洗干净；冰糖研碎。❷砂锅置火上，入水适量，下入大米、花生、山药同煮至粥黏稠，加入冰糖，拌匀即可。

功效 益气养血、健脾润肺。适宜气虚、血虚诸证以及产后乳汁不足者食用。

食法 佐餐食用。

 ## 大米菠菜粥

药材 菠菜50克。

食材 大米 100 克，盐 2 克，味精 1 克。

做法 ❶菠菜择洗干净，入沸水中焯烫，切段；大米淘洗干净。❷锅置火上，入水适量，下入大米，大火煮沸后转小火熬煮至九成熟时，加入菠菜，煮熟，加盐、味精调味即可。

功效 养血止血、敛阴润燥。

禁忌 菠菜所含草酸与钙盐能结合成草酸钙结晶，故肾炎和肾结石者忌食。

食法 佐餐食用。

 ## 枸杞蒸蛋

药材 枸杞 10 克。

食材 植物油 10 毫升，鸡蛋 2 各，老抽 5 毫升，盐、味精各 2 克，水淀粉 5 毫升。

做法 ❶鸡蛋打入碗中，搅拌成蛋液，加盐、味精、水淀粉调匀。❷蒸锅置火上，碗中撒上枸杞，上笼大火蒸 10 分钟，倒入植物油、老抽，蒸 5 分钟即可。

功效 补养阴血。适用于血虚头痛、头晕心悸、神疲乏力等症。

食法 吃蛋饮汤，每日一次。

 ## 冬瓜熟地排骨煲

药材 熟地黄 25 克。

食材 冬瓜 120 克，牛排骨 400 克，姜 6 克，味精、胡椒粉各 2 克，盐 3 克。

做法 ❶冬瓜去皮、瓤，洗净，切块；牛排骨剁块，入沸水中汆烫，洗净血水；熟地黄清水泡软，切片；姜洗净，切片。❷汤煲置火上，入水适量，放入冬瓜、排骨、姜片、胡椒粉，大火煮沸后，撇去浮沫，转小火，加入熟地，煲至 2 小时，加盐、味精调味即可。

功效 清热解毒、滋阴补血。适用于阴虚血少、遗精、月经不调等症。

禁忌 熟地黄黏腻，有碍消化，凡脾胃虚弱、食少便溏者忌服。

食法 饮汤食肉，分次食完。

 ## 当归地黄鸡肉煲

药材 熟地黄、当归各 15 克，炒白芍 5 克。

食材 鸡腿 1 个，盐 5 克。

做法 ❶熟地黄、当归清水洗净，与炒白芍放入药袋中；鸡腿洗净，剁块，入沸水中汆烫，捞出备用。❷汤煲置火上，入水适量，放入鸡腿，大火煮沸后，下入药袋，转小火煲 40 分钟，捞去药袋，加盐调味即可。

功效 补血养阴、强身健体。适用于经血过多、崩漏等症。

食法 食肉喝汤。

 ## 腰豆百合小炒

药材 百合 150 克，腰豆 200 克。

食材 水淀粉 10 毫升，葱、姜各 5 克，盐 3 克，鸡精 1 克。

做法 ❶百合、腰豆洗净，入沸水中汆烫至熟，捞出沥干备用；葱洗净，切段；姜洗净，切片。❷炒锅置火上，入油烧至五成热，放葱、姜爆香，下入百合、腰豆，加盐、鸡精炒匀，淀粉勾芡，装盘即可。

功效 补血养颜、抗衰老。

禁忌 百合性偏凉，故风寒咳嗽、脾胃不佳者忌食。

食法 佐餐食用。

 ## 鲜蘑猪心小炒

药材 枸杞 15 克。

食材 新鲜蘑菇 150 克，猪心 400 克，老抽 10 毫升，葱、姜、蒜各 5 克，辣椒、花椒各 3 克，白砂糖 3 克，醋 5 毫升，植物油 10 毫升，盐、胡椒粉各 3 克。

做法 ❶鲜蘑菇洗净，去根，掰成小块；枸杞清水浸软，洗净；辣椒切块，葱、姜、蒜洗净，切碎；猪心洗净血水，入沸水中余烫，捞出沥干，切成薄片；糖放入碗中，倒入醋，加胡椒粉，调成汁，备用。❷炒锅置大火上，入油烧至五成热，加辣椒爆香，放入葱、姜、蒜、蘑菇、猪心翻炒至九成熟，倒入调好的汁，沸煮5分钟，加盐调味即可。

功效 补肾益血、镇静除烦。

食法 佐餐食用。

桑葚桂圆饮

药材 桂圆肉20克，桑葚30克。

食材 冰糖20克。

做法 ❶桂圆肉、桑葚去杂质，洗净；冰糖研碎。❷砂锅置火上，入水适量，放入桂圆肉、桑葚、冰糖，大火煮沸后，转小火煎煮10分钟即可。

功效 滋阴补血。适宜贫血、心悸、失眠者食用。

禁忌 该药膳含糖量较高，糖尿病患者禁食。

食法 代茶饮，睡前服。

补脾猪肝粥

药材 黑木耳、枸杞各12克。

食材 猪肝40克，大米100克，葱、精各3克，盐、味精各1克。

做法 ❶木耳清水泡发，润透，去杂质，洗净；枸杞洗净，泡软；猪肝洗净，切碎；大米淘洗干净；葱、姜洗净，切碎。❷砂锅置火上，入水适量，下入大米，大火煮沸后，加入药材、猪肝、葱、姜，转小火熬煮至粥黏稠，加盐、味精调味即可。

功效 补脾养血。

禁忌 猪肝含胆固醇较高，故冠心病、肥胖

症及血脂高的人忌食。

食法 早、晚餐分食。

冰糖桂圆茶

药材 桂圆15克。

食材 冰糖5克。

做法 ❶桂圆去皮、核；冰糖研碎。❷桂圆肉、冰糖放入杯中，加适量沸水冲泡，加盖焖约3分钟，即可饮用。

功效 补脾养心。适宜心脾两虚引起的失眠多梦、心悸健忘者食用。

食法 代茶饮，随泡随饮。

桂圆阿胶粥

药材 桂圆5枚，阿胶15克。

食材 大米100克。

做法 ❶大米淘洗干净；阿胶加沸水溶化，备用；桂圆去壳、核，洗净。❷砂锅置火上，入水适量，下入大米、桂圆，大火煮沸后，加入阿胶，转小火熬煮至粥黏稠，即可食用。

功效 养心补血。适宜产妇、孕妇食用。

食法 宜早、晚餐空腹温食。

首乌菠菜汤

药材 首乌20克。

食材 菠菜200克，姜5克，盐2克，香油2毫升。

做法 ❶菠菜择洗干净，切段；首乌清水浸泡，洗净；姜洗净，切碎。❷砂锅置火上，入水适量，放入首乌煎煮1小时，去渣留汁，加适量水，大火煮沸后，放入菠菜煮熟，加盐、香油调味即可。

功效 补肝肾、益气血。可用于贫血的辅助食疗。

食法 佐餐食用，分次食用。

 红枣黑豆粥

药材 红枣5枚。

食材 黑豆20克，糯米100克，红糖10克。

做法 ❶黑豆淘洗干净，浸泡；糯米淘洗干净；红枣润透，洗净，去核。❷砂锅置火上，入水适量，下入糯米、黑豆，大火煮沸后，转小火熬煮30分钟，加入红枣熬煮至黑豆烂熟，加红糖即可。

功效 益肾补血。适应于治疗贫血。

食法 宜早、晚空腹食用。

 当归艾叶羊肉汤

药材 艾叶10克，当归15克。

食材 羊肉400克，姜5克，盐2克。

做法 ❶艾叶、当归洗净；羊肉洗净，切块；姜洗净，切片。❷汤煲置火上，入水适量，下入羊肉、姜，大火煮沸后，撇净浮沫，加入艾叶、当归，转小火炖煮至羊肉烂熟，加盐调味即可。

功效 补血益肝、温经止痛。适用于阳虚者及女子宫寒所致的不孕等症。

食法 去药喝汤。

 核桃拌木耳

药材 黑木耳30克。

食材 核桃仁50克，青椒20克，姜、蒜各5

克，盐、糖各2克，醋3毫升，香油2毫升。

做法 ❶黑木耳泡发，润透，去蒂，洗净，撕成小朵；核桃仁洗净，切碎；青椒去蒂、子，洗净，切丝；姜洗净，切丝；蒜洗净，捣烂。❷黑木耳、青椒入沸水中焯烫片刻，捞出晾凉；核桃小火炒香，与黑木耳、青椒丝放入碗中，加入蒜、姜丝、盐、糖、醋，淋入香油，搅拌均匀即可食用。

功效 补血养血、健脑乌发。适用于头晕、失眠、心悸、健忘、食欲不振、腰膝酸软、全身无力等症。

食法 佐餐食用。

 桂圆老鸽汤

药材 桂圆10枚，陈皮4克。

食材 老鸽1只，荔枝10枚，姜5克，盐2克。

做法 ❶老鸽宰杀后，去毛、内脏、爪，洗净，切成块，放入沸水中，余去血水；将荔枝、桂圆分别去壳、核，取肉；姜洗净，切片；陈皮用清水泡软，刮去白瓤。❷瓦煲置火上，注入适量清水，煮沸后，放入老鸽、姜片、陈皮，再次煮沸后，转小火炖煮90分钟，放入荔枝肉、桂圆肉煮5分钟后，加入盐调味即可。

功效 补血养颜、补心安神。适宜血气不足、面色苍白、气促、精神不振、食欲不振、胃口欠佳者食用。

禁忌 老鸽为发物，故皮肤生疮患者忌食。

食法 吃荔枝、桂圆，喝汤。

气血双补药膳

健脾麦片粥

药材 党参、黄芪各 10 克，当归、酸枣仁、甘草各 8 克，丹参 8 克，桂枝 3 克。

食材 麦片 60 克，桂圆肉 20 克，红枣 5 枚。

做法 ❶ 所有药材清水洗净，放入纱布袋中，扎口；红枣泡透，去核，洗净；桂圆肉洗净。❷ 砂锅置小火上，入水适量，放入纱布袋煎煮 1 小时，捞去药袋，下入麦片、桂圆肉、红枣，大火煮沸后转小火熬煮至粥黏稠，即可食用。

功效 健脾养心、益气补血。适宜气血双亏、心脾两虚者食用。

食法 宜早、晚空腹食用。

补气养血酒

药材 党参、当归各 20 克，白术、川芎各 10 克，白芍、生地黄各 15 克，茯苓、五加皮各 15 克。

食材 红枣 20 枚，核桃仁 40 克，白酒 1500 毫升。

做法 ❶ 红枣清水泡透，去核，洗净；核桃仁清水洗净；所有药材洗净，放入纱布袋里，扎口。❷ 取一洁净干燥酒坛，放入纱布袋、红枣、核桃仁，注入白酒，加盖密封，浸泡 30 天后即可饮用。

功效 养血活血、益脾养胃。适用于气血两虚所致面黄肌瘦、精神萎靡等症。

食法 每次 15 克，每日 2 次，空腹饮用，20 天为 1 疗程。

冬菇核桃仔鸡煲

药材 仔鸡 1 只，冬菇 40 克。

食材 核桃仁 20 克，火腿 15 克，红枣 5 枚，清汤 200 克，盐 5 克，白砂糖、味精各 2 克，葱、姜各 5 克，老抽、料酒各 10 毫升。

做法 ❶ 仔鸡宰杀后，去毛、内脏、爪，洗净血水，加盐、老抽、料酒腌制；冬菇泡发，去根，掰成小块；红枣泡透，去核，洗净；核桃仁洗净；火腿切片；葱、姜洗净，切碎。❷ 汤煲置火上，入水适量，放入仔鸡、冬菇、核桃仁、火腿、红枣、葱、姜、糖，大火煮沸后，注入清汤，转小火煲 1 小时，加盐、味精调味即可。

功效 气血双补、强身壮体。适用于气血不足所致的身体虚弱、少气懒言等症。

食法 吃肉饮汤。

首乌养发粥

药材 制首乌 10 克。

食材 鸡蛋 2 枚，小米 50 克，白砂糖 5 克。

做法 ❶ 制首乌洗净，装入纱布包；小米淘洗干净；鸡蛋打入碗中，搅拌成蛋液。❷ 砂锅置小火上，放入纱布包、下入小米，熬煮至粥黏稠，淋入鸡蛋，搅匀，煮熟，加糖调味即可。

功效 益气养血。适用于气虚而致的子宫脱垂。

食法 每日 2 次。

益气兔肉汤

药材 山药（干）30 克，红枣 10 枚。

食材 兔肉 500 克，姜、葱各 10 克，料酒 10 毫升，熟鸡油 30 毫升，盐 3 克，鸡精 2 克。

做法 ❶ 山药洗净，润透，切片；红枣洗净，去核；兔肉洗净，切块；姜洗净，切片；葱洗净，切段。❷ 汤煲置火上，将山药、兔肉、红枣、姜片、葱段、料酒一起放进汤煲里，注入适量清水，大火煮沸后，撇去浮沫，再转小火煲约 70 分钟，加入盐、鸡精、胡椒粉调味即可。

功效 补益气血、美容养颜。

禁忌 兔肉不宜常食，兔肉农历深秋可食，其他时间食用伤肾。

食法 吃肉喝汤，分次食用。

 补脾安神酒

药材 熟地黄、枸杞、白茯苓、山药、当归各 15 克，薏米、木香、酸枣仁、麦冬各 10 克，丁香 3 克，莲子 10 克，桂圆肉 50 克。

食材 白酒 2000 毫升。

做法 ❶ 茯苓、山药、薏米、莲子研成粉末，其余药材切片，共装入纱布袋里。❷ 取一洁净干燥酒坛，放入纱布袋，倒入白酒，加盖密封，浸泡 30 天。

功效 益气补血。适用于心脾两虚、精血不足所致的神志不安、心悸、失眠等症。

食法 空腹适量饮用。

 百合红豆汤

药材 百合、红豆各 25 克。

食材 冰糖 5 克。

做法 ❶ 红豆淘洗干净，用清水浸泡 4 小时；百合洗净，用清水浸泡 2 小时。❷ 锅置火上，注入清水适量，放入百合、红豆，

大火煮沸，再转小火熬煮 30 分钟，加入冰糖调味即可。

功效 益气补血、止渴生津。适用于夏季消暑。

食法 佐餐食用。

 当归蒸鸡

药材 黄芪、当归各 15 克。

食材 母鸡 1 只，料酒 20 毫升，味精、胡椒粉各 2 克，盐 5 克，葱、姜各 4 克，清汤 200 毫升。

做法 ❶ 鸡宰杀后，去毛、内脏、爪，入沸水中氽烫，捞出放入凉水中，冲洗干净，沥净水分，剁成大块；当归洗净，切片；姜、葱洗净，切丝。❷ 鸡放入蒸盆中，加入料酒、味精、胡椒粉、葱、姜，注入清汤，入蒸锅上笼蒸 2 小时。

功效 补气养血、益精。适用于血虚导致的各种病症。

禁忌 该药膳为滋补气血佳品，故大便溏泄者忌食，会加重病情。

食法 食肉喝汤。

 归参烧猪心

药材 当归 10 克，党参 8 克，山药 20 克。

食材 猪心 200 克，盐 2 克，香油 3 毫升，米醋 5 毫升，姜、蒜各 5 克。

做法 ❶ 猪心剖开，剔去筋膜，洗净血水，切块；党参润透，切片，与山药、当归放入药袋里，扎口；姜洗净，切丝；蒜洗净，切片。❷ 砂锅置火上，入水适量，放入猪心、纱布包、盐，炖煮至猪心烂熟，捞出猪心，切成薄片，加香油、米醋、姜、蒜拌匀即可。

功效 补血益气、健脾养胃。适用于血虚证之心悸、气短、困倦无力等症。

禁忌 猪心含胆固醇较高，故高脂血症者忌食。

食法 佐餐食用。

枇杷枣梨膏

药材 枇杷30克，梨2个，莲子40克。

食材 蜂蜜100克，红枣10枚。

做法 ❶梨去皮、心，洗净，切碎；莲子泡软，去心；红枣润透，去核，洗净。❷砂锅置小火上，放入枇杷叶，加适量水煎煮1小时后取汁，用绸子过滤，除去绒毛。❸枣、莲子、梨同放锅内，铺平，倒入枇杷叶汁，加盖焖煮30分钟后翻转，续煮30分钟，加蜂蜜调匀，待凉后装瓶。

功效 益气养血。适用于气血两虚所致的、四肢酸软、精神倦怠等症。

禁忌 枇杷味苦，性寒，故泄泻者忌食，会加重腹泻。

食法 随意温服。

气血大补汤

药材 党参、白芍、茯苓各8克，肉桂2克，熟地黄、当归各6克，炙甘草5克。

食材 猪肉300克，猪骨200克，姜、葱各10克，料酒5毫升，盐2克，花椒、味精各2克。

做法 ❶所有药材洗净，让如纱布包里，扎口；猪肉洗净，切片；猪骨洗净，剁块；姜洗净，切片；葱洗净，切段。❷砂锅置火上，入水适量，放入猪肉、猪骨，加葱、姜、料酒、花椒，大火煮沸后，撇去浮沫，放入纱布包，转小火炖煮至肉烂熟，加盐、味精调味即可。

功效 气血双补。适宜气血俱虚或久病体虚者食用。

禁忌 该药膳大补元气、补虚养血，故上火者忌食，会加重上火症状。

食法 食肉饮汤。

益气黄鳝饭

药材 黄鳝100克，姜汁15毫升。

食材 大米100克，老抽、植物油各5毫升，葱3克。

做法 ❶大米淘洗干净；黄鳝宰杀后，去脊骨、内脏，洗净血水，切丝，加入老抽、植物油、姜汁拌匀；葱洗净，切丝。❷蒸锅置大火上，大米放入蒸盆中，入水适量，上笼蒸30分钟后，倒入鳝鱼，继续蒸30分钟，出笼，加葱丝，拌匀即可。

功效 益气补血、健脾养胃。适用于气血亏虚，及病后虚损、贫血、消瘦等症。

禁忌 鳝鱼不可与南瓜、菠菜、红枣同食，易出现不良反应。

食法 每日一次，做午餐食用。

牛肉胶冻

药材 牛肉400克。

食材 黄酒200毫升。

做法 ❶牛肉洗净，切成小块。❷铝锅置火上，入水适量，放入牛肉煎煮，每1小时取肉汁一次，加水再煮，如此反复，取肉汁4次，合并肉汁煎煮至黏稠，倒入黄酒，煮沸后停火，倒入盆内冷藏。

功效 补气益血、健脾安中。适用于气血虚弱消瘦之人少食消渴、精神倦怠等症。

禁忌 牛肉与猪肉、白酒、韭菜、生姜同食易致牙龈炎症，忌同食。

食法 取牛肉胶冻吃，每次20克。

归芪羊肉汤

药材 当归、黄芪、党参各20克。

食材 羊肉500克，葱、姜各10克，料酒5

毫升，盐 2 克，味精 1 克。

做法 ❶ 当归、黄芪、党参放入纱布包中，扎口；羊肉去筋膜，洗净，切块；葱洗净，切段；姜洗净，切片。❷ 砂锅置火上，入水适量，放入羊肉、料酒、葱、姜、盐，大火煮沸后，撇去浮沫，加入纱布包，转小火炖煮至肉熟，捞去纱布包，加味精调味即可。

功效 益气养血、健脾养胃。适宜血虚及病后、产后气血不足者食用。

禁忌 该药膳为温补类，故水肿、疟疾、外感、牙痛及一切热性病症者禁食。

食法 食肉饮汤。

红枣仙鹤饮

药材 仙鹤草 25 克。

食材 红枣 8 枚。

做法 ❶ 红枣泡透，去核，洗净；仙鹤草洗净。❷ 红枣、仙鹤草放入茶杯中，倒入适量沸水冲泡，加盖闷约 5 分钟即可。

功效 健脾补血、凉血止血。适用于血虚有热、月经过多等症。

食法 代茶饮，每日 2 次。

参麦糖浆

药材 党参、麦门冬各 5 克，五味子 3 克，熟地、酸枣仁、阿胶各 10 克。

食材 冰糖 10 克。

做法 ❶ 熟地、酸枣仁、阿胶捣碎；党参泡软，切片，洗净；麦门冬、五味子洗净；冰糖研碎。❷ 砂锅置小火上，入水适量，放入前五种药材，煎煮至汤汁变浓，放入阿胶拌匀，煎煮至溶化，加冰糖调味即可。

功效 益气养血。适宜热病后期、气耗津伤者食用。

食法 每次 10 克，每日 3 次。

百合鸡

药材 母鸡 1 只，百合 40 克。

食材 大米 100 克，姜 5 克，老抽 5 毫升，花椒 2 克，盐 2 克。

做法 ❶ 鸡宰杀后，去毛、内脏、爪，洗净血水；百合、大米淘洗干净后放入鸡腹中，缝合；姜洗净，切片。❷ 砂锅置火上，入水适量，放入鸡、姜、花椒、老抽，大火煮沸后，转小火炖煮至鸡肉烂熟，开腹取百合、米饭，汤中加盐调味即可。

功效 补气养血、健脾养心。适用于产后虚弱少气、心悸、头晕等症。

食法 饮汤，吃米饭、鸡肉。

白果鸡丁

药材 白果 80 克。

食材 鸡肉 400 克，青椒 1 个，鸡蛋 2 枚，水淀粉 10 毫升，葱、姜各 5 克，盐 2 克，料酒 5 毫升，白砂糖 5 克，味精 1 克，香油 2 毫升，老抽 5 毫升。

做法 ❶ 白果去壳，洗净，捣碎；鸡肉洗净，切丁，放入蛋清，加老抽、水淀粉拌匀，腌制 30 分钟，备用；青椒择洗干净，切块；葱洗净，切段；姜洗净，切片。❷ 炒锅置小火上，入油烧至五成热，放入白果，炸成金黄色捞出，放入既定，炒熟后捞出沥油；净锅烧热后加入葱、姜、青椒，下入鸡丁、白果，大火翻炒均匀，加盐、白砂糖、味精、香油，烹入料酒，翻炒片刻即可。

功效 补气养血、止咳平喘。适用于老年体虚湿重的久咳、痰多、气喘、小便频数，以及妇女浊湿下注、带下量多、质稀等症。

禁忌 白果味涩，有收敛作用，故大便燥结者忌用。

食法 佐餐食用。

桂圆膏

药材 桂圆肉 30 克。

食材 白砂糖 10 克。

做法 ❶ 桂圆肉洗净，切碎，盛入碗中。

❷ 蒸锅置火上，碗中放入白砂糖，拌匀，上笼蒸至膏状，即可取出。

功效 大补气血。适宜产妇临盆及年老体虚者食用。

禁忌 桂圆助包心火，故火气大者，有炎症者忌食。

食法 沸水冲服。

荔枝干枣

药材 荔枝干、红枣各 5 枚。

食材 冰糖 5 克。

做法 ❶ 荔枝干洗净；红枣泡透，去核，洗净；冰糖研碎。❷ 锅置小火上，入水适量，放入荔枝干、红枣煎煮 30 分钟，加糖调味即可。

功效 补益气血。适用于失血性贫血等症。

食法 每日一次，代茶饮。

归参烧鳝鱼丝

药材 当归、党参各 10 克。

食材 鳝鱼丝 500 克，葱、姜各 5 克，黄酒、酱油各 5 毫升，清汤适量，白砂糖、味精各 2 克，水淀粉 5 毫升，胡椒粉各 2 克，植物油 10 毫升，香油 3 克。

做法 ❶ 当归、党参清水洗净，切片；葱、姜洗净，切丝。❷ 砂锅置小火上，入水适量，放入当归、党参煎煮 30 分钟，去渣留汁，倒入碗中备用。❸ 炒锅置火上，入油烧至五成热，放葱、姜爆香，放入鳝鱼丝，加老抽、黄酒、白砂糖炒匀，倒入药汁，注入清汤，加盖，沸煮 10 分钟，水淀粉勾芡

后加盐、胡椒粉调味，淋入香油即可。

功效 益气活血。

禁忌 鳝鱼不可多吃，否则易诱发疮疡。

食法 食鱼喝汤，分次食用。

姜炒章鱼

药材 新鲜章鱼肉 200 克。

食材 姜汁 15 克，植物油 10 毫升，盐 3 克。

做法 ❶ 章鱼肉洗净，切片。❷ 炒锅置大火上，入油烧至七成热，放入章鱼肉、盐翻炒至熟，加入姜汁，拌匀即可。

功效 益气补血。适用于病后脾胃体弱、妇女产后血虚、贫血等症。

禁忌 有荨麻疹过敏史者忌食，易引发新的过敏。

食法 佐餐食用。

烧猪蹄筋

药材 猪蹄筋 200 克。

食材 白菜心 30 克，老抽、料酒各 10 毫升，植物油 15 毫升，姜、葱各 5 克，胡椒粉、味精各 2 克，淀粉 4 克、盐 2 克。

做法 ❶ 白菜心切段；猪蹄筋洗净血水；葱洗净，切段；姜洗净，切片。❷ 砂锅置小火上，入水适量，放入猪蹄筋煮至九成熟，取出，剔骨，切条，原汤留用。❸ 炒锅置大火上，入油烧至七成热，放葱、姜爆香，放入白菜翻炒片刻，加入猪蹄筋、老抽，倒入原汤，煮沸后，加胡椒粉、料酒，淀粉勾芡，熟后加盐、味精调味即可。

功效 益气补中、强筋壮骨。适宜脑血管病及消化不良者食用。

食法 佐餐食用。

党参小麦饮

药材 党参 5 克，浮小麦 10 克。

食材 冰糖 5 克。

做法 ❶党参洗净，切片；浮小麦去杂质，淘洗洗净。❷党参、浮小麦放入茶杯中，注入适量沸水，加盖闷约 15 分钟，加冰糖拌匀，即可饮用。

功效 补气养血。适宜气血不足、病后亏虚、倦怠乏力者食用。

禁忌 浮小麦除虚热，止汗，故无汗而烦躁或虚脱汗出者忌用。

食法 代茶饮。

红黄猪皮汤

药材 红糖 40 克，黄酒 30 毫升。

食材 猪皮 100 克。

做法 ❶猪皮洗净，切条。❷砂锅置火上，放入猪皮，入水适量，倒入黄酒，大火煮沸后，转小火炖煮 2 小时至猪皮烂熟，加入红糖，拌匀即可。

功效 益心补血、美容养颜。

禁忌 脾胃功能差者少吃猪皮，以免造成消化不良。

食法 吃猪皮喝汤。

猪血豆芽汤

药材 黄豆芽、猪血各 200 克。

食材 植物油、黄酒各 10 毫升，葱、姜各 5 克，盐 2 克，味精 1 克。

做法 ❶黄豆芽去根，洗净；猪血洗净，切小块，入沸水中汆烫，捞出沥干。❷炒锅置大火上，入油烧至七成热，放葱、姜爆香，下猪血块，烹入料酒，加水适量，沸煮 3 分钟，放入黄豆芽煮熟，加盐、味精调味即可。

功效 补血调压、美容养颜。经常食用能消除黑眼圈，有助于保持精力充沛、皮肤细嫩光滑、眼睛明亮健康。

禁忌 该药膳不可与海带同食，会导致便秘。

食法 吃豆芽、猪血，喝汤。

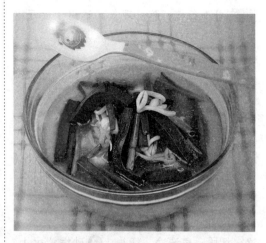

党参兔肉煲

药材 党参、山药各 20 克，兔肉 150 克。

食材 红枣 5 枚，盐 2 克。

做法 ❶兔肉洗净，入沸水中汆烫，捞出切片；党参、山药洗净，切片；红枣泡透，去核，洗净。❷汤煲置火上，入水适量，放入兔肉、红枣，大火煮沸后，撇去浮沫，加入党参、山药，转小火煲 2 小时，捞去药渣，加盐调味即可。

功效 补气养血、益智健脑。

禁忌 兔肉性凉，明显阳虚症状、脾胃虚寒者不宜食用。

食法 食肉喝汤。

四物汤

药材 当归、白芍各 8 克，熟地黄、川芎各 20 克。

食材 鸡肉 400 克，盐 3 克。

做法 ❶鸡肉洗净，入沸水中汆烫，捞出，切块；药材洗净，一同放入药袋里，扎口。❷砂锅置火上，入水适量，放入鸡肉，大火煮沸后，撇去浮沫，加入所有药材，转小火炖至鸡肉烂熟，捞去药袋，加盐调味即可。

功效 补血行气、疏肝理气。适用于女子贫血、血瘀、月经不调等症。

食法 食肉喝汤。

豆腐猪血汤

药材 猪血 150 克，山药 100 克。

食材 豆腐 300 克，红枣 10 枚，葱、姜各 5 克，香油 3 毫升，胡椒粉 1 克，盐 2 克。

做法 ❶ 红枣泡软，去核，洗净；山药去皮，洗净，切块；猪血洗净，切块；葱洗净，切段；姜洗净，切片。❷ 砂锅置火上，入水适量，放入红枣，大火煮沸后，放入猪血块、豆腐、山药、葱、姜，转小火煮熟，加盐、味精调味，淋入香油即可。

功效 补益气血、益心安胎。适宜产后贫血者食用，也可用于孕妇养血安胎。

食法 吃猪血、山药，喝汤。

补虚正气粥

药材 党参 5 克，黄芪 15 克。

食材 大米 100 克，白砂糖 5 克。

做法 ❶ 党参润透，洗净，切片；黄芪清水洗净，与党参一同放入药袋里，备用；大米淘洗干净。❷ 砂锅置火上，入水适量，下入大米，大火煮沸后，放入药袋，转小火熬煮至粥黏稠，捞去药袋，加糖调味即可。

功效 健脾补中、抗疲劳。适用于劳倦内伤、体虚自汗、心慌气短等症。

食法 宜早、晚餐空腹食用。

红枣花生粥

药材 红枣 5 枚，花生米 40 克，干山药 15 克。

食材 大米 100 克，冰糖 5 克。

做法 ❶ 红枣泡软，去核，洗净，切开；花生米、干山药捣碎；大米淘洗干净。❷ 砂锅置火上，入水适量，下入大米、红枣、花生、山药，大火煮沸后，转小火熬煮至粥黏稠，加冰糖调味即可。

功效 扶正补虚、健脾和胃。适宜老人脾虚血少头昏，乏力者食用。

食法 宜早、晚餐食用。

当归猪肉饭

药材 当归 10 克。

食材 大米 200 克，猪肉 150 克，土豆、胡萝卜各 30 克，老抽 5 毫升，盐 3 克，胡椒粉 2 克。

做法 ❶ 大米淘洗干净；土豆、胡萝卜去皮，洗净，切丁；猪肉洗净，切块；米饭放入电饭煲内，煮熟。❷ 砂锅置小火上，放入当归，加适量水煎煮 40 分钟，捞去药渣，汤汁倒入碗中备用。❸ 炒锅置大火上，入油烧至八成热，放入猪肉炒熟，加入土豆、胡萝卜翻炒片刻后倒入药汁，加盐、老抽、胡椒粉调味，煮熟后与米饭同食。

功效 补血活血、调经止痛。适宜血虚体弱、贫血、月经稀少者食用。

禁忌 食用猪肉后，不可大量饮茶，易导致消化不良。

食法 做主食食用。

红枣炒糯米饭

药材 糯米 200 克。

食材 红枣、桂圆肉各 20 克。

做法 ❶ 糯米淘洗干净，清水浸泡 20 分钟，沥干水分；红枣泡软，去核，切块；桂圆肉洗净，切块。❷ 炒锅置中火上，入油烧至五成热，倒入糯米翻炒片刻，加红枣、桂圆肉、白砂糖拌匀，加适量水，大火煮沸后，翻炒至水干，用筷子在饭上戳几个小洞，加盖焖约30分钟即可。

功效 益气补血。适宜脾胃虚寒、食欲不佳者食用。

禁忌 糯米性黏质，难以消化，故不可一次食用过多。

食法 佐餐食用。

熟地烧牛肉

药材 熟地12克。

食材 牛肉400克，植物油15克，葱、姜、蒜各5克，料酒、老抽各5毫升，香油3毫升，盐3克，胡椒粉、白砂糖各3克。

做法 ❶牛肉洗净，切片；葱洗净，切段；姜洗净，切片；蒜洗净，拍碎；熟地黄清水洗净。❷砂锅置小火上，入水适量，放入熟地煎煮40分钟，捞去药渣，汤汁倒入碗中备用。❸炒锅置大火上，入油烧至七成热，放入葱、姜、蒜爆香，下入牛肉翻炒片刻，加入料酒、糖、老抽、盐翻炒至牛肉上色，倒入药汁，大火煮沸后，转小火煮至牛肉烂熟，加胡椒粉调味即可。

功效 补益气血。适用于气血两虚者补养。

食法 佐餐食用。

红枣香菇鸡

药材 红枣5枚，鸡肉150克。

食材 香菇10克，水淀粉10毫升，老抽8毫升，料酒5毫升，盐3克，葱、姜各5克，香油2毫升，清汤适量。

做法 ❶鸡肉洗净，切条；香菇泡发，去根，洗净，掰成小块；红枣泡软，去核，洗净，切块；葱、姜洗净，切碎。❷鸡肉、红枣、香菇放入碗中，加入老抽、盐、糖、味精、葱、姜、水淀粉，倒入料酒、清汤，搅拌均匀；蒸锅置大火上，碗上笼蒸1小

时，取出装盘，淋入香油即可。

功效 补气血、益脾胃。适宜气血两虚引起的疲劳、头晕目眩、失眠健忘者食用。

食法 佐餐食用。

当归烧羊肉

药材 当归、生地各10克。

食材 羊肉500克，植物油10毫升，姜5克，老抽、黄酒各5毫升，盐3克，白砂糖2克。

做法 ❶羊肉洗净，切片，入沸水中煮熟，捞出沥干，切片；当归、生地洗净；姜洗净，切片。❷炒锅置大火上，入油烧至七成热，放入羊肉翻炒至变色，放入当归、生地、干姜、老抽、盐、糖，烹入黄酒，加适量水，煮沸后，转小火煮至肉烂熟即可。

功效 益气补虚、温脾暖肾。

禁忌 羊肉性温，故口腔溃疡者忌食。

食法 宜秋、冬季节食用。

滋补牛腩

药材 当归、党参、枸杞、天麻、黄芪、杜仲、肉苁蓉、锁阳各5克。

食材 牛腩、白萝卜各150克，盐3克，味精1克。

做法 ❶牛腩洗净，切块，入沸水中汆烫，捞出；白萝卜洗净，切片。❷锅置火上，入水适量，下入牛腩、所有药材，大火煮沸后，转小火炖煮2小时，放入白萝卜，煮熟，加盐、味精调味即可。

功效 补血益气、强身健骨。适宜血虚体弱、四肢冰冷者食用。

食法 佐餐食用。

花生猪蹄煲

药材 花生150克。

食材 猪蹄300克，姜15克，盐3克。

做法 ❶花生洗净，备用；猪蹄洗净，切块，入沸水中焯烫，捞出；姜洗净，切片。

❷汤煲置火上，入水适量，放入花生、猪蹄、姜同煮，大火煮沸后，撇去浮沫，转小火煲至2小时至猪蹄烂熟，加盐调味即可。

功效 补益气血、理气通乳。适宜产后、病后血虚及想丰胸者食用。

食法 佐餐食用。

百合蔬菜

药材 百合20克，银耳10克。

食材 新鲜香菇、青椒各10克，盐5克，植物油10毫升，水淀粉8毫升，胡椒粉、味精各2克。

做法 ❶香菇洗净，去根，掰成小块；银耳泡发，润透，去蒂，洗净；青椒去蒂，洗净，切丝；百合洗净，入沸水中焯烫，捞出沥干。❷炒锅置大火上，入油烧至九成热，放入百合翻炒片刻，加香菇、青椒、银耳、盐、胡椒粉翻炒至菜熟，放入水淀粉勾芡，加味精调味即可。

功效 补益气血、滋阴润肺。适宜肠胃不佳者食用。

食法 佐餐食用。

猕猴桃炒虾仁

药材 虾仁200克，猕猴桃40克。

食材 番茄50克，姜、蒜各5克，植物油10毫升，淀粉10克，盐、胡椒粉各2克。

做法 ❶猕猴桃、番茄去皮，洗净，切块；姜、蒜洗净，切碎；虾仁洗净，加盐、淀粉、适量水腌制，备用。❷炒锅置中火上，入油烧至五成热，放姜、蒜爆香，加入虾仁、盐、胡椒粉翻炒至熟，加入番茄、猕猴桃拌匀即可。

功效 补益气血、健脾消食。

禁忌 虾为发物，患有皮肤疥癣者忌食。

食法 佐餐食用。

枣蒸兔肉

药材 红枣15枚。

食材 兔肉400克，葱5克，老抽10毫升，胡椒粉2克，香油3毫升。

做法 ❶红枣洗净，去核；葱洗净，切碎；兔肉洗净，切块。❷蒸锅置大火上，兔肉、红枣放入蒸盆，加盐、胡椒粉、老抽、香油拌匀，上笼蒸40分钟至肉烂熟，即可食用。

功效 补中益气、养血强身。适用于久病体虚的调养。

禁忌 兔肉性寒，脾胃虚寒者忌食。

食法 佐餐食用。

凉拌猪肚

药材 芥末10克。

食材 猪肚400克，香菜8克，盐3克。

做法 ❶香菜择洗干净，切碎；猪肚洗净。❷锅置中火上，入水适量，放入猪肚，加盐，煮熟取出，晾凉后切丝，放盘，加芥末拌匀，加香菜调味即可。

功效 补益气血、祛风散寒。适宜皮肤瘙痒者食用。

禁忌 芥末性温，味辛，可刺激胃酸分泌，故胃炎、消化道溃疡患者忌食。

食法 每3天一次。

太子参乌鸡煲

药材 太子参8克。

食材 乌鸡1只，料酒10毫升，葱、姜、盐各3克，胡椒粉、味精各1克。

做法 ❶乌鸡宰杀后，去毛、爪、内脏；太

子参润透，切片；葱、姜洗净，切丝。❷汤煲置火上，入水适量，放入乌鸡、太子参、葱、姜、料酒，大火煮沸后，转小火煲至肉烂熟，加盐、胡椒粉、味精调味即可。

功效 滋阴生血、补气调经。适用于脏器下垂、贫血、慢性肝炎、病后虚弱的辅助治疗。

禁忌 太子参益气补虚，故表实邪盛者不宜用。

食法 食肉喝汤。

贝母蒸瓜

药材 贝母粉3克。

食材 香瓜1个，银耳15克，红枣5枚，冰糖5克。

做法 ❶银耳润透，泡发，撕成小朵；红枣洗净，去核；冰糖研碎；香瓜去皮，瓤，洗净。❷蒸锅置火上，将银耳、红枣、贝母粉、冰糖放入香瓜内，加少许水，放入蒸碗中，上笼蒸1小时即可。

功效 滋补气血、润肺止咳。

食法 佐餐食用。

参麦白芍饮

药材 党参、白芍、麦冬各8克。

食材 白砂糖5克。

做法 ❶白芍、党参洗净，润透，切片；麦冬泡软，去心。❷锅置火上，放入党参、白芍、麦冬，入水适量，大火煮沸后，转小火煎煮30分钟，加糖即可。

功效 益气养阴、健脾开胃。适用于胆汁反流性胃炎属气阴不足之食少乏力。

食法 早餐饮用。

山楂牛肉盅

药材 山楂10克，红花5克。

食材 牛肉200克，胡萝卜50克，红枣5枚，清汤200毫升，料酒10毫升，葱、姜各5克，盐3克。

做法 ❶山楂洗净，去核；红枣润透，去核，洗净；红花洗净；牛肉洗净血水，切片；胡萝卜洗净，切片；葱洗净，切段；姜洗净，切片。❷砂锅置火上，入水适量，下入牛肉、料酒、葱、姜，大火沸煮20分钟，注入清汤，煮沸后加入胡萝卜、山楂、红花、盐，转小火炖煮1小时，即可食用。

功效 益气补虚、活血养血。适宜中气下陷、气短体虚，筋骨酸软、贫血久病及头晕目眩者食用。

食法 吃肉喝汤，分次食用。

阿胶杜仲炖仔鸡

药材 阿胶、杜仲各15克。

食材 仔鸡1只，姜5克，盐3克。

做法 ❶仔鸡宰杀后，去毛、内脏、爪；阿胶研碎；杜仲清水洗净；姜洗净，切片。❷仔鸡放入炖盅中，加入姜片、杜仲，加盖隔水炖2小时，放入阿胶溶化，加盐调味即可。

功效 温经散寒、益阴养血。适宜产后气血虚弱者食用。

禁忌 该药膳温补滋阴，故阴虚火旺者慎用。

食法 吃鸡肉，喝汤。

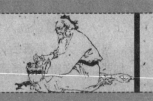

补阳药膳

黄芪补肾酒

药材 黄芪 40 克，防风、川芎、牛膝、独活、山萸肉各 30 克，五味子 50 克。

食材 白酒 1500 毫升。

做法 ❶上述所有药材共研成粉末，装入白布袋，扎口。❷取一洁净干燥酒坛，放入白布袋，注入白酒，密封，浸泡 5 天即可饮用。

功效 补肾助阳。适用于阳气虚弱所致的手足逆冷、腰膝疼痛等症。

禁忌 该药膳补肾助阳功效较佳，故上火者忌饮。

食法 每日空腹温饮 1 杯。

刀豆炒腰片

药材 刀豆 200 克。

食材 猪腰 2 个，料酒 5 毫升，水淀粉 10 毫升，姜、盐各 5 克。

做法 ❶猪腰撕去衣膜，剖开，入沸水焯烫、冲洗，切成薄片，加料酒、盐腌 15 分钟，加入水淀粉拌匀；刀豆洗净，切片；姜洗净，切片。❷炒锅置大火上，入油烧至七成热，放姜片爆香，放入猪腰翻炒至熟，盛盘；锅中留少许油，烧至五成热，放入刀豆翻炒，加适量水，煮沸后，放盐调味，焖煮 5 分钟，下入药片，翻炒均匀，水淀粉勾芡即可。

功效 温胃益肾、止腰痛。适宜妊娠期妇女及中老年人食用。

食法 佐餐食用。

蒜蓉羊肉

药材 羊肉 200 克，蒜 15 克。

食材 熟植物油、生抽各 8 毫升，盐、味精各 2 克。

做法 ❶羊肉洗净，入沸水中煮熟，晾凉切片，放入大盘；蒜去皮洗净，捣烂。❷大蒜放入大盘内，加熟植物油、生抽、盐、味精拌匀即可。

功效 温肾助阳。适用于肾阳虚所致的阳痿、腰膝酸软、遗尿或尿频等症。

禁忌 大蒜味辛辣，故凡肺、胃有热，血虚目眩，以及狐臭病人均忌用。

食法 佐餐食用。

肉桂丁香鸭

药材 丁香、肉桂各 3 克。

食材 鸭子 1 只，姜、葱各 10 克，盐、冰糖各 5 克、卤汁适量，香油 3 毫升。

做法 ❶丁香、肉桂洗净后装入药袋里，扎口；鸭子宰杀后，去毛、内脏、爪，入沸水中焯烫去除血水，剁成大块；葱洗净，切段；姜洗净，切片。❷砂锅置小火上，入水适量，放入药袋煎煮 40 分钟，捞去药袋，汤汁倒入碗中备用。❸汤煲置火上，放入鸭肉、葱、姜、盐、冰糖，倒入卤汁，大火煮沸后，撇去浮沫，转小火煲至鸭肉九成熟，倒入药汁，煲至肉烂熟，加香油调味即可。

功效 补虚健脾、利水渗湿。适宜性功能低下、慢性胃炎、消化不良及胃肠功能紊乱患者食用。

禁忌 鸭肉性凉，不宜与鳖肉同食，易导致阴盛阳虚、水肿泄泻。

食法 食肉喝汤。

韭籽粥

药材 韭菜籽 10 克。

食材 大米 80 克，盐 1 克。

做法 ❶韭菜籽洗净，小火炒熟；大米淘洗干净。❷砂锅置火上，入水适量，放入大米，加入韭菜籽，大火煮沸后，转小火熬煮至粥黏稠，加盐调味即可。

功效 温肾助阳、固精止泻。适用于肾阳虚弱所致的遗精、遗尿、夜尿增多、小便频数等症。

禁忌 该药膳温补肝肾，故阴虚火旺者忌食。

食法 每日 2 次，温热食用。

肉苁蓉粥

药材 肉苁蓉 6 克。

食材 羊肉 30 克、大米 80 克，盐、姜、葱各 3 克。

做法 ❶肉苁蓉清水洗净；羊肉洗净，切丁；大米淘洗干净；葱、姜洗净，切碎。❷砂锅置小火上，入水适量，放入肉苁蓉煎煮 40 分钟，去渣留汁，加入羊肉、大米同煮至粥黏稠，放入盐、葱、姜调味，即可食用。

功效 温肾壮阳、利水消肿。

食法 宜早、晚空腹食用。

菟丝子山药粥

药材 山药 30 克，菟丝子 10 克。

食材 大米 100 克，白砂糖 5 克。

做法 ❶大米淘洗干净；山药、菟丝子清水洗净。❷砂锅置小火上，注水，放入山药、菟丝子煎煮 1 小时，捞去药渣，汤汁倒入碗中；锅中加适量水，下入大米，大火煮沸后，转小火熬煮至九成熟，倒入药汁，加糖调味即可。

功效 健脾养胃、补益肝肾。适宜脾胃虚弱、肝肾不足者。

禁忌 菟丝子补益功效较强，故大便燥结者忌食。

食法 每日一剂，分两次温服。

山药补肾粥

药材 干山药片 40 克，补骨脂 5 克，吴茱萸 2 克。

食材 大米 80 克。

做法 ❶干山药片、补骨脂、吴茱萸去杂质，清水洗净；大米淘洗干净。❷砂锅置小火上，入水适量，放入干山药、补骨脂、吴茱萸煎煮 1 小时，捞去药渣，汤汁倒入碗中；砂锅中注入适量水，下入大米，大火煮沸后，转小火熬煮至粥九成熟，倒入汤汁，煮沸即可。

功效 温补脾肾。适用于脾肾阳虚的慢性肾炎等症。

食法 早、晚餐服食。

大米荔枝粥

药材 荔枝干 20 克。

食材 大米 100 克。

做法 ❶荔枝干洗净；大米淘洗干净。❷砂锅置火上，入水适量，下入大米、荔枝干，大火煮沸后，转小火熬煮至粥黏稠即可。

功效 壮阳益气。适用于脾虚泄泻、产后水肿等症。

禁忌 荔枝性温，阴虚火旺之人忌用。

食法 空腹分两次服。

干姜羊肉汤

药材 干姜 25 克。

食材 羊肉 200 克，盐、葱、花椒粉各 3 克。

做法 ❶ 羊肉洗净，切片；葱洗净，切段。❷ 砂锅置中火上，入水适量，放入羊肉、干姜炖煮至熟，加盐、葱、胡椒粉调味即可。

功效 温里散寒。适用于脾肾阳虚之肢冷畏寒、腰膝酸软、小便清长等症。

禁忌 干姜味辛，大热，故阴虚内热、血热妄行者忌食。

食法 食肉饮汤。

温肾米酒

药材 淫羊藿 100 克。

食材 米酒 1000 毫升。

做法 ❶ 淫羊藿去杂质，清水洗净。❷ 取一洁净干燥酒坛，放入淫羊藿。注入米酒，加盖密封，常温浸泡 2 个月，即可饮用。

功效 温肾助阳。适用于阳痿、不孕。

禁忌 该药膳温肾壮阳，故阴虚火旺、遗精不止者禁用。

食法 每次 15 克，每日一次。

韭籽生地汤

药材 韭菜籽、生地各 20 克。

食材 姜 10 克。

做法 ❶ 姜洗净，切片，与韭菜籽、生地清水浸泡 20 分钟。❷ 锅置小火上，入水适量，放入姜、韭菜籽、生地同煮 30 分钟，滤渣取汁，再加入适量水，煎煮 20 分钟后，

两次药汁混合即可。

功效 滋阴补肾。适用于阳痿等症。

食法 早晚各温服一次，每日一剂。

壮阳米酒

药材 地肤子 150 克。

食材 米酒 1000 毫升。

做法 ❶ 地肤子清水洗净。❷ 取一洁净干燥酒坛，放入地肤子，注入米酒，加盖密封，常温浸泡 3 个月，即可饮用。

功效 补肾助阳、益髓填精。适用于阳痿等症。

食法 每天 10 克，空腹饮用。

金樱子炖肉

药材 仙茅、金樱子各 10 克。

食材 瘦猪肉 500 克。

做法 ❶ 猪肉洗净，切块；仙茅、金樱子洗净，捣碎，放入纱布袋里，扎口。❷ 砂锅置火上，入水适量，放入猪肉、金樱子、仙茅，大火煮沸后，转小火煮至肉烂熟，捞去纱布袋。

功效 补肾阳、强筋骨。适宜阳痿者食用。

食法 吃肉喝汤。

助阳酒

药材 太子参 15 克，鹿茸 5 克。

食材 白酒 1000 毫升。

做法 ❶ 太子参、鹿茸洗净，泡软。❷ 取一洁净干燥酒坛，放入药材，注入白酒，加盖密封，常温浸泡 20 日，即可饮用，饮完后再加入白酒，直至药味淡薄为止。

功效 补肾助阳、健脾益气。适宜阳痿、畏寒肢冷者食用。

禁忌 该药膳补火助阳，故实热证、肝阳上亢者忌用。

食法 每次15克，每日2次。

羊肉粥

药材 黄芪、人参各4克，白茯苓8克。

食材 大米100克，红枣5枚，羊肉80克，盐、胡椒粉各2克。

做法 ❶大米淘洗干净；红枣洗净，去核；羊肉洗净，切丁；黄芪、人参洗净，切片。❷锅置小火上，放入药材，加适量水煎煮40分钟，捞去药渣，放入羊肉、红枣，下入大米，加盐、胡椒粉调味，熬煮至粥黏稠即可。

功效 补气开阳、温中暖肾。

食法 宜作早、晚餐食用。

对虾酒

药材 对虾2只。

食材 白酒300毫升。

做法 ❶对虾洗净，沥干水分。❷取一洁净干燥酒瓶，放入对虾，注入白酒，加盖密封，常温浸泡，7天后即可饮用。

功效 补肾助阳。适用于性功能低下、阳痿等症。

禁忌 对虾为发物，故动风、疥疮者忌用。

食法 睡前温服。

锁阳鸡

药材 锁阳、黄精各15克，枸杞20克。

食材 公鸡1只，姜10克，葱白5克，八角2克，高汤800毫升，料酒10毫升，盐3克，鸡精2克。

做法 ❶公鸡宰杀后，去毛、内脏、爪，洗净，沥干水分；锁阳、巴戟天、黄精、枸杞去杂质，洗净；姜洗净，切片；葱白洗净，切段。❷把锁阳、巴戟天、黄精、枸杞、

姜片、葱段装进鸡腹内，用线扎好，放入大碗内，加入八角、料酒、盐、鸡精，注入高汤，使乌鸡入味后，放入蒸笼大火蒸90分钟至鸡肉熟烂，取出，拣出鸡腹内的药物、姜片、葱段即可。

功效 固肾止遗、滋阴壮阳。适用于肾虚阳痿、遗精、早泄等症。

禁忌 该药膳温补功效显著，故阴虚火旺及实热便秘者禁用。

食法 佐餐食用，分次食用。

温补羊肉汤

药材 肉苁蓉15克，淮山药30克，菟丝子5克。

食材 瘦羊肉500克，大米50克，核桃仁20克，料酒8毫升，八角、茴香各4克，葱、姜各5克，胡椒粉2克，盐3克。

做法 ❶羊肉洗净，入沸水汆烫去除血水；山药去皮，洗净，切片；大米淘洗干净；核桃仁洗净，捣碎；葱洗净，切段；姜洗净，切片；药材装入药袋里，扎口。❷砂锅置火上，入水适量，下入大米、羊肉、药袋、核桃仁、葱、姜，大火煮沸后，撇去浮沫，放入八角、茴香、料酒，转小火炖煮至羊肉烂熟，加盐、味精调味即可。

功效 温中助阳、益肾健脾。适用于老年人肾虚火病后体弱、腰膝无力等症。

禁忌 羊肉与西瓜不能同食，会发生腹泻等不良反应。

食法 吃肉喝汤。

黄芪枣仁虾

药材 黄芪25克，酸枣仁20克。

食材 大虾400克，料酒10毫升，葱、姜各5克，盐3克。

做法 ❶大虾洗净，去须、爪，盛入蒸碗中；酸枣仁洗净，捣碎；黄芪润透，切片；

葱、姜洗净，切丝。❷砂锅置小火上，入水适量，煎煮1小时，捞去药渣，药汁倒入碗中，备用。❸蒸锅置中火上，碗中放入料酒、葱、姜、盐，倒入药汁，上笼蒸1小时即可。

功效 益心宁神、补肾健脾。适用于阳痿、早泄、失眠、多梦等症。

食法 佐餐食用。

双肉汤

药材 山萸肉10克。

食材 羊瘦肉60克，大米50克，盐2克，葱、姜各5克。

做法 ❶羊肉洗净，入沸水中汆烫去除血水，切片；大米淘洗干净；葱、姜洗净，切丝。❷砂锅置小火上，入水适量，放入山萸肉煎煮30分钟，去渣留汁，备用。砂锅加适量水，下入大米、羊肉，大火煮沸后，倒入药汁，加盐、葱、姜，熬煮至粥黏稠，即可食用。

功效 补肾助阳、健脾养胃。适用于肾阳虚衰所致的遗精、早泄、女子不孕、腰膝冷痛等症。

食法 早晚各食一次。

生栗补肾方

药材 生板栗150克。

食材 猪肾1个，大米200克，陈皮6克，花椒5克。

做法 ❶生板栗洗净外壳，晾干；猪肾剖开，去筋膜、肾盂，清水反复冲洗干净，切块；大米淘洗干净。❷砂锅置中火上，入水适量，下入大米、猪肾、花椒、陈皮，熬煮至粥黏稠，捞出陈皮，加盐调味即可。

功效 补肾养胃、强身健体。适用于肾虚腰痛、脚软、小便频数等症。

禁忌 生板栗难以消化，故不可一次性吃过多。

食法 吃板栗喝粥。

鹿茸海参

药材 鹿茸片8克，海参15克。

食材 葱、姜各5克，盐3克，清汤100毫升。

做法 ❶鹿茸片放入锡纸上，小火加热后去除茸毛，备用；海参清水润透，与鹿茸一同放入蒸碗中。❷蒸锅置火上，碗中注入清汤，加葱、姜、盐，上笼蒸2小时，即可食用。

功效 补肾壮阳。适于阳痿、腰膝酸痛、女子宫寒不孕等症。

禁忌 海参润五脏，生津利水，脾胃有湿、咳嗽痰多者不宜食用。

食法 吃鹿茸、海参，喝汤。

乳鸽小米粥

药材 乳鸽1只。

食材 葱白5克，料酒5毫升，小米80克。

做法 ❶乳鸽宰杀后，去毛、内脏、头爪，洗净血水，切块；小米淘洗干净；葱白洗净，切碎。❷炒锅置中火上，下入乳鸽肉，煸炒片刻，加入料酒、适量水煮沸，倒入砂锅中，下入小米，大火煮沸后，转小火熬煮至粥为九成熟，加葱白、盐稍煮片刻即可。

功效 益气助阳、强筋壮骨。适用于神疲乏力、腰膝无力、阳痿、早泄等症。

食法 每日一剂，空腹食用。

羊肾粥

药材 羊肾1个。

食材 羊肉300克，葱白5克，大米100克。

做法 ❶大米淘洗干净；葱白洗净，切碎；

羊肉洗净，切丁；羊肾剖开，去筋膜、肾盂，清水反复冲洗干净，切片，备用。❷砂锅置火上，入水适量，下入大米、羊肉、羊肾，大火煮沸后，转小火熬煮至肉烂、粥黏稠，撒上葱白调味即可。

功效 益肾补虚。适用于阳事衰败、腰膝无力等症。

禁忌 羊肉、羊肾性热，故暑热天或发热病人慎食。

食法 佐餐食用。

鸽蛋百莲汤

药材 鸽蛋 3 个，百合 15 克，莲子肉 25 克。

食材 白砂糖 5 克。

做法 ❶鸽蛋洗净外壳；百合润透，洗净；莲子肉洗净。❷砂锅置中火上，入水适量，放入鸽蛋煮熟，去壳复煮，放入百合、莲子肉同煮至熟，捞去药渣，加糖调味即可。

功效 益肾固精。适用于阴虚火旺而致的阳痿。

食法 吃鸽蛋，饮汤。

四合面汤

药材 黑豆、黄豆、糯米、麦粒各 15 克。

食材 红糖 5 克。

做法 ❶上述药材研磨成粉，混合均匀。❷锅置中火上，入水适量，煮沸后，下入面粉煮熟，加红糖调味即可。

功效 温肾健脾、固肠止泻。适用于肾阳不足所致的五更泄泻。

食法 宜早、晚餐食用。

椰子蒸鸡饭

药材 椰子肉 10 克。

食材 糯米 80 克，鸡肉 20 克。

做法 ❶椰子肉洗净，切成小块；糯米淘洗干净；鸡肉洗净，切丁，同椰子肉、糯米一起盛入蒸盆中，备用。❷蒸锅置火上，蒸盆中注入适量水，上笼蒸熟即可。

功效 补脾、益心、摄精。适用于早泄、阳痿、四肢乏力等症。

禁忌 椰子肉滋补生津，故凡大便清泄者忌食。

食法 做主食，每日一次。

补脾鸡蛋汤

药材 莲子、芡实、山药各 5 克。

食材 鸡蛋 1 枚，白砂糖 5 克。

做法 ❶芡实、莲子、山药洗净，装入药袋里，扎口；鸡蛋洗净外壳。❷锅置小火上，入水适量，放入药袋煎煮 1 小时，捞去药袋，放入鸡蛋煮熟，去壳复煮片刻，加糖调味即可。

功效 补脾益肾、固精安神。适用于肾虚遗精等症。

禁忌 该药膳有涩肠止泻的功效，故中满痞胀及大便燥结者忌用。

食法 吃蛋喝汤，每日一次。

虫草鸭煲

药材 冬虫夏草 10 克。

食材 鸭 1 只，姜、葱各 5 克，盐、陈皮末各 5 克，味精、胡椒粉各 1 克。

做法 ❶鸭子宰杀后，去毛、内脏、爪，入沸水中汆烫，去除血水；虫草去杂质，洗净，放入鸭腹中，缝口备用；葱洗净，切丝；姜洗净，切片。❷汤煲置火上，入水适量，放入鸭子，大火煮沸后，撇去浮沫，转小火煲至鸭肉五成熟时加入葱、姜、陈皮末、盐、胡椒粉、味精，煲至鸭肉烂熟即可。

功效 保肺益肾、补虚清热。适宜痒疹、神疲乏力、咳嗽多痰、贫血患者食用。

禁忌 鸭肉性凉，不宜与鳖肉同食，同食令人阴盛阳虚，水肿泄泻。

食法 嚼食虫草，食肉饮汤，分次食用。

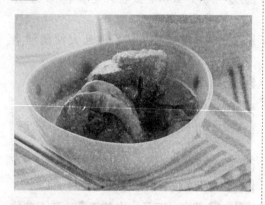

猪腰核桃

药材 杜仲 25 克，核桃 30 克。

食材 猪腰 1 对，盐 2 克。

做法 ❶猪腰子剖开，去筋膜、肾盂，清水反复冲洗干净；核桃洗净，捣碎；杜仲洗净。❷砂锅置火上，入水适量，下入猪腰，大火煮沸后，撇去浮沫，加杜仲、核桃，转小火炖煮至猪腰烂熟，加盐调味即可。

功效 益肾助阳、壮腰补气。适用于肾虚不固的遗精盗汗等症。

禁忌 猪肾总含脂肪较高，故血脂偏高者、高胆固醇者忌食。

食法 吃猪腰饮汤。

附片山药蛋汤

药材 附片、山药各 8 克。

食材 鸡蛋 2 枚，小茴香 5 克，蜂蜜 5 克。

做法 ❶鸡蛋打入碗中，搅拌成蛋液；附片、山药、小茴香洗净，装入药袋里，扎

口。❷锅置小火上，入水适量，放入附片、山药、小茴香煎煮 30 分钟，捞去药袋，倒入盛有鸡蛋的碗中，拌匀，调入蜂蜜即可食用。

功效 补肾壮阳、益精强身。适用于肾阳虚、肾精亏所致的早衰、性欲减退等症。

食法 每早服用一次。

虫草紫河车饮

药材 紫河车 20 克，虫草 10 克。

食材 白砂糖 5 克。

做法 ❶虫草、紫河车去杂质，清水洗净。❷锅置火上，入水适量，放入虫草、紫河车煎煮 40 分钟，捞去药渣，加糖调味即可。

功效 补气益血。适用于阳痿、遗精、盗汗等症。

食法 每周一次。

人参鹿茸酒

药材 人参 20 克，鹿茸 8 克。

食材 白酒 1500 毫升，冰糖 50 克。

做法 ❶人参、鹿茸洗净，切片；冰糖研碎。❷取一洁净干燥酒坛，放入人参、鹿茸、冰糖，注入白酒，加盖密封，常温浸泡 2 个月，即可饮用。

功效 生精益血、壮阳健骨。适宜肾阳虚衰型女子性欲减退者食用。

食法 每次 15 克，睡前饮用。

蛤蚧参杞酒

药材 蛤蚧、人参各 10 克，淫羊藿 20 克，枸杞、益智仁各 20 克。

食材 白酒 1500 毫升。

做法 ❶人参洗净，切片。❷取一洁净干

燥酒坛，放入所有药材，注入白酒，加盖密封，常温浸泡 2 个月，即可饮用。

功效 补肾壮阳、益精养血。适宜肾阳虚衰型性欲低下者食用。

食法 每次 15 克，睡前饮用。

红枣苁蓉鸡汤

药材 肉苁蓉 15 克。

食材 鸡肉 250 克，红枣 5 枚，姜 40 克，玉米粒 50 克，盐 2 克。

做法 ❶鸡肉洗净，切片；红枣泡软，去核，洗净；姜洗净，切丝；玉米粒、肉苁蓉洗净。❷砂锅置火上，入水适量，放入所有材料，大火煮沸后，转小火煮 2 小时即可。

功效 补肾助阳。适用于肾虚所致的阳痿、遗精等症。

食法 食肉喝汤。

肉苁蓉骨汤

药材 肉苁蓉 10 克。

食材 猪排骨 300 克，姜、葱各 10 克，香油 5 毫升，生抽 10 毫升，盐 2 克，鸡精 1 克。

做法 ❶猪排骨洗净，剁段，入沸水汆烫去血水；姜洗净，切片；葱洗净，切段；肉苁蓉洗净，备用。❷炒锅置火上，入油烧热，下姜片、葱段爆香，放入猪排骨炒至变色，烹入料酒，加入肉苁蓉炒匀，注入清水适量，大火煮沸，转小火炖 1 小时，加入盐、鸡精调味，即可饮用。

功效 补肾助阳、益精填髓。适宜性功能减退、老年体弱、久病体虚者食用。

食法 食肉喝汤。

海马鸡汤

药材 海马 25 克。

食材 仔鸡 1 只，红枣 5 枚，姜 15 克，盐 2 克。

做法 ❶仔鸡宰杀后，去毛、内脏、爪，洗净血水；红枣泡软，去核，洗净；姜洗净，切片；海马洗净。❷砂锅置火上，入水适量，放入所有食材，大火煮沸后，撇去浮沫，放入海马。炖煮 3 小时至鸡肉烂熟，捞出海马，加盐调味即可。

功效 补肾助阳、益精填髓。适宜性功能障碍，舌淡苔白，脉弱属于肾阳不足者食用。

禁忌 该药膳补肾助阳，故阳盛阴虚者忌食。

食法 食肉喝汤。

鸡爪章鱼

药材 章鱼 50 克。

食材 鸡爪 500 克，姜 5 克，红枣 5 枚，盐 5 克。

做法 ❶鸡爪、章鱼洗净，章鱼切段；红枣泡软，去核，洗净；姜洗净，切片。❷砂锅置火上，入水适量，放入姜、章鱼、鸡爪，大火沸煮 20 分钟后，加入红枣，转小火炖煮 2 小时，加盐调味即可。

功效 补肾壮腰、益精填髓。适用于气血虚弱、头昏体倦、产后乳汁不足等症。

禁忌 有荨麻疹史者不宜食章鱼，可能会再次引发过敏。

食法 佐餐食用。

虾仁烧卖

药材 虾仁 200 克。

食材 香菇、竹笋各 50 克，面粉 300 克，料酒 10 毫升，盐 5 克。

做法 ❶虾仁洗净剁成酱；香菇泡发，润透，切碎；冬笋去皮，洗净，切碎；虾仁、冬笋、香菇放入碗中，加料酒、盐拌匀。❷面粉加适量水和成面团，做成剂子，擀成薄片，把馅包入，不收口，上笼排好，蒸熟即可。

功效 补肾助阳、健脾通乳。适宜肾阳亏损、脾胃虚寒者食用。

禁忌 虾忌与水果同吃，会降低功效。

食法 佐餐食用。

芹菜炒鳝丝

药材 鳝鱼1条。

食材 芹菜、洋葱各15克，老抽、黄酒各10毫升，植物油10毫升，盐3克，水淀粉5毫升，香菜、胡椒粉各3克，高汤适量。

做法 ①芹菜择洗干净，切段；洋葱剥皮，洗净，切丝；鳝鱼宰杀后，去脊骨、内脏，洗净血水，切丝。②炒锅置大火上，入油烧至七成热，放鳝鱼丝翻炒片刻，下入芹菜、洋葱，煸炒至五成熟，加入老抽、黄酒、胡椒粉、盐，注入高汤，炒熟，水淀粉勾芡，加香菜调味即可。

功效 补气益精。适宜肾阳亏虚、阳痿，伴有腰痛、腰膝酸软、畏寒肢冷、面色苍白者食用。

食法 佐餐食用。

葱味羊肉

药材 羊肉150克。

食材 洋葱100克，花椒、姜各10克，辣椒5克，盐2克，黄酒5毫升，味精1克，醋2毫升。

做法 ①羊肉洗净，切片；洋葱去老皮，洗净，切条；姜洗净，切丝。②炒锅置大火上，入油烧至五成热，放入花椒、辣椒炸成焦色，捞出，放入羊肉、洋葱、姜，加入盐、黄酒、味精、醋，炒熟收汁即可。

功效 温补气血、健脾益胃。适用于肺结核、气管炎、哮喘、贫血、产后气血两虚等症。

禁忌 洋葱辛温，胃火炽盛者不宜多吃，会使胃肠胀气。

食法 佐餐食用。

枸杞山药牛肾煲

药材 枸杞10克。

食材 淮山药40克，牛肾2个，盐2克。

做法 ①枸杞清水泡软，洗净；山药去皮，洗净，切块；牛肾割去白膜，切块，清水反复冲洗，入沸水中汆烫，去膻味。②汤煲置火上，入水适量，放入牛肾、山药，大火煮沸后，撇去浮沫，加入枸杞，转小火煲2小时，加盐调味即可。

功效 涩精止泻、壮腰益肾。

食法 吃肾喝汤。

补肾竹笋饭

药材 菟丝子12克。

食材 大米60克，竹笋200克，料酒、老抽各5毫升。

做法 ①竹笋去皮，洗净，切碎；大米淘洗干净，蒸熟，保温，备用。②砂锅置小火上，入水适量，放入菟丝子，煎煮1小时至水剩余原来的一半，去渣留汁，放入竹笋，加老抽、料酒，适量清水，煮至笋熟，倒入米饭上，拌匀即可食用。

功效 补肾壮阳。

禁忌 菟丝子补肾助阳，故阴虚火旺及大便燥结者禁用。

食法 佐餐食用。

补阳核桃

药材 五味子4克，核桃20克。

食材 蜂蜜5克。

做法 ①核桃去核、杂质，洗净；五味子洗净。❷锅置火上，入水适量，放入核桃、五味子，大火煮沸后，转小火煮 40 分钟，待凉，调入蜂蜜即可。

功效 补阳益肾。适用于男性不育症肾精亏虚型：婚后久不生育、阳痿、遗精、早泄等症。

禁忌 五味子味酸，有收敛功效，故大便燥结者忌食。

食法 食核桃饮汤，睡前食用。

虫草羊肉煲

药材 冬虫夏草 10 克，枸杞 15 克。

食材 羊肉 300 克，姜 5 克，盐 3 克。

做法 ❶羊肉洗净，切块；虫草、枸杞清水浸泡，洗净；姜洗净，切片。❷汤煲置火上，入水适量，下入羊肉、姜片，大火煮沸后，放入虫草、枸杞煲 2 小时，加盐调味即可。

功效 温补肝肾、益精壮阳。适用于治疗黑眼圈、头晕眼花及飞蚊症。

食法 吃肉喝汤。

淫羊藿炖羊肉

药材 淫羊藿 12 克，仙茅、桂圆肉各 10 克。

食材 羊肉 250 克，盐 2 克。

做法 ❶羊肉洗净，切块；淫羊藿、仙茅、桂圆洗净，装入纱布包，扎口。❷瓦罐置火上，入水适量，下入羊肉，大火煮沸后，撇净浮沫，放入纱布包，转小火炖煮至羊肉烂熟，捞去纱布包，加盐调味即可。

功效 温补肾阳。适用于更年期阳气不足所致的面色晦暗、腰酸怕冷、大便稀薄等症。

禁忌 该药膳补火助阳，有口干、手足心发热、超热、盗汗者忌食。

食法 吃羊肉喝汤，分次食用。

糯米酒炖公鸡

药材 公鸡 1 只。

食材 糯米酒 500 克，姜 5 克，植物油 10 毫升。

做法 ❶公鸡宰杀后，去毛、内脏、爪，剁块，洗净；姜洗净，切片。❷炒锅置火上，入油烧至五成热，下入鸡块，加盐炒至七成熟，倒入炖盅内，加入姜，注入糯米酒，加盖隔水炖约 2 小时，即可食用。

功效 壮阳生精、补肾壮腰。

食法 吃肉喝酒，分次食用。

苁蓉虾丸

药材 肉苁蓉 30 克。

食材 虾仁 300 克，肉苁蓉 30 克，鸡蛋 1 枚，葱 10 克，植物油适量，白砂糖 10 克，盐 4 克，鸡精 3 克。

做法 ❶苁蓉洗净，切成细末；虾仁去虾线，洗净，用厨房用纸擦干，用刀背拍扁，剁成泥，装入碗里，打入鸡蛋清，加入肉苁蓉末、白砂糖、盐、鸡精搅拌均匀。❷锅置火上，入油烧至六成热，将虾泥挤成虾丸，用小勺子勺进油锅内以小火炸熟，炸至金黄色即可。

功效 补肾阳、益精血。适用于男性阳痿等症。

禁忌 肉苁蓉因其补阳而滑肠，故阴虚火旺者、大便溏泻者、便秘者忌食。

食法 佐餐食用，分次食用。

补阴药膳

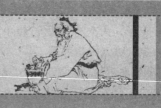

酸味肉片

药材 干山楂 30 克。

食材 猪瘦肉 250 克，鸡蛋 2 枚，白砂糖 80 克，淀粉、面粉各 15 克，植物油 200 克，盐 5 克。

做法 ❶山楂片去核，洗净；鸡蛋打入碗中，搅拌成蛋液，加面粉、淀粉调成糊；猪肉洗净，切片。❷砂锅置小火上，入水适量，放入山楂煎煮 30 分钟，去渣留汁，备用。❸炒锅置火上，入油烧至五成热，肉片蘸糊后下锅炸至黄色，捞出；锅中留少许油，烧至七成热，入糖炒至溶化，倒入山楂汁，搅匀，下入肉片、盐，烧至肉熟汤干即可。

功效 开胃消食、滋阴健脾。适用于厌食、饮食积滞等症。

禁忌 山楂有破血散瘀的作用，能刺激子宫收缩，可能诱发流产，故孕妇忌食。

食法 佐餐食用。

刀豆炒鹌鹑

药材 刀豆 100 克。

食材 鹌鹑 1 只、鸡蛋 1 枚，黄酒 5 毫升，淀粉、盐各 5 克，白砂糖、味精各 1 克，植物油 10 毫升。

做法 ❶鸡蛋打入碗中，搅拌成蛋液；鹌鹑宰杀后去毛、内脏、爪，洗净血水，切块，加黄酒、盐、淀粉，倒入蛋液，拌匀；刀豆切丁，入沸水中焯烫片刻，捞出沥干。

❷炒锅置大火上，入油烧至五成热，下入鹌鹑翻炒片刻，加入刀豆、白砂糖、盐翻炒至熟，加味精调味即可。

功效 补益五脏、益气养血。

禁忌 鹌鹑肉不可与菌类同食，容易导致痔疮。

食法 佐餐食用。

贝母蒸甲鱼

药材 甲鱼 1 只，贝母、杏仁各 5 克。

食材 黄酒 10 毫升，盐 5 克。

做法 ❶贝母、虾仁洗净；甲鱼宰杀后，去背壳、腹板、头、内脏，洗净，放入蒸碗中，加黄酒腌制。❷蒸锅置火上，碗中加入贝母、杏仁，入水适量，上笼蒸 1 小时，捞去药渣，加盐调味即可。

功效 滋阴清热。适用于阴虚咳嗽、喘、低热、盗汗等症。健康人食用更能防病强身。

食法 分次温热食用。

双耳冰糖羹

药材 银耳、黑木耳各 8 克。

食材 冰糖 10 克。

做法 ❶银耳温水泡发，润透，去蒂，洗净，撕成小朵；黑木耳泡发，润透，洗净，撕成小朵；冰糖研碎。❷蒸锅置火上，蒸碗中放入银耳、木耳、冰糖，注入适量水，上笼蒸 1 小时至熟即可。

功效 滋阴补虚、益肾润肺。适用于虚、气阴两伤、口干乏力、舌红少津等症。

食法 每日 2 次。

枸杞麦冬膏

药材 枸杞、麦门冬各 100 克。

食材 蜂蜜 50 克。

做法 ❶枸杞、麦冬清水泡软，洗净。
❷砂锅置火上，入水适量，放入枸杞、麦门冬煎煮至汤汁变浓，调入蜂蜜收膏。

功效 养阴润燥、收敛固精。适用于虚烦盗汗、遗精滑泄等症。

禁忌 麦门冬味苦，性寒，故脾胃虚寒泄泻、风寒咳嗽者忌用。

食法 每次 15 克，开水冲服。

益心安神丸

药材 酸枣仁 5 克。

食材 猪瘦肉 250 克，鸡蛋 1 枚，香菇 15 克，料酒、老抽各 10 毫升，水淀粉 20 毫升，葱、姜各 3 克，植物油 200、鸡汤 200 各毫升，盐 5 克，味精 2 克。

做法 ❶香菇泡发，润透，切碎；鸡蛋打入碗中，搅拌成蛋液；酸枣仁研磨成粉；猪肉洗净，剁成肉泥，倒入蛋液、酸枣仁粉、淀粉、盐，拌匀；葱、姜洗净，切碎。❷锅置火上，入油烧至五成热，把肉泥挤成丸子，下锅炸成金黄色，捞出沥油，备用；锅中留少许油，放入葱、姜爆香，注入鸡汤，加老抽、黄酒、香菇，大火煮沸后放入丸子，转小火煮 30 分钟，水淀粉勾芡，加味精调味即可。

功效 益心安神、补虚养肝。适用于虚烦失眠、神经衰弱等症。

禁忌 酸枣仁有收敛、润肠通便功效，故实邪郁火、滑泄症者慎服。

食法 佐餐食用。

滋阴龟肉汤

药材 龟肉 200 克。

食材 植物油、香油各 10 毫升，葱白、姜各 5 克，盐 2 克，味精 1 克。

做法 ❶龟肉洗净，剁成小块；葱、姜洗净，切碎。❷炒锅置火上，入油烧至五成热，下葱、姜爆香，放入龟肉、香油翻炒 10 分钟，倒入瓦罐中，加盐、适量水，大火煮沸后，转小火是、炖煮 2 小时至汤汁黏稠，加味精调味即可。

功效 滋阴补肾。适用于辅助治疗胃下垂、子宫脱垂等症。

禁忌 龟肉不宜与酒、果、瓜、猪肉、苋菜同食，轻伤元气，重则伤亡。

食法 食龟肉，饮汤，每日一次。

八宝鸭

药材 鸭子 1 只。

食材 糯米 150 克，红枣 5 枚，莲子、香菇、火腿各 20 克，胡萝卜、红豆、花生各 15 克，葱、姜各 5 克，植物油 15 毫升，老抽 10 毫升，辣椒 5 克，盐 5 克，味精 1 克。

做法 ❶鸭子宰杀后，去毛、内脏、爪，洗净血水；红枣、花生、莲子、红豆清水浸泡 20 分钟，洗净；胡萝卜洗净，切丁；火腿切丁；香菇泡发、润透、掰成小块；葱、姜洗净，切丝；糯米淘洗干净。❷以上处理好的食材全放一起，加入生抽、鸡精、料酒、盐拌好，腌制 30 分钟后装入鸭腹，缝口。❸砂锅置火上，入水适量，放入鸭子、八角、辣椒、老抽，沸煮 30 分钟后转小火炖煮 1 小时，开腹取出八宝饭，即可食用。

功效 滋阴补虚、健脾开胃。

禁忌 鸭肉性寒，故素体虚寒少食。

食法 食鸭肉、八宝饭。

润肺饮

药材 胖大海3枚。

食材 冰糖5克。

做法 ❶胖大海洗净；冰糖研碎。❷胖大海、冰糖放入茶杯中，倒入适量沸水冲泡，加盖闷约5分钟，即可饮用。

功效 清热润肺、利咽解毒。适用于肺热所致的声哑、干咳无痰、咽喉干痛等症。

食法 代茶饮。

鲜山药饮

药材 新鲜山药100克。

食材 蜂蜜5克。

做法 ❶山药去皮，洗净，切片。❷锅置小火上，入水适量，放入山药，煎煮至汤汁黏稠，调入蜂蜜即可。

功效 补脾益肾。适宜高脂血症的患者食用。

食法 代茶饮。

山茱萸酒

药材 山茱萸30克。

食材 白酒600毫升。

做法 ❶山茱萸洗净。❷取出一洁净干燥酒坛，放入山茱萸，注入白酒，加盖密封，常温浸泡7天，即可饮用。

功效 补益肝肾、收敛固精。适用于肾虚腰痛、遗精等症。

食法 每次10克，每日一次。

肝肾双补粥

药材 山茱萸10克。

食材 大米100克，白砂糖5克。

做法 ❶大米淘洗干净；山茱萸洗净。❷砂锅置火上，入水适量，下入大米、山

茱萸，大火煮沸后，转小火熬煮至粥黏稠，加糖调味即可。

功效 补益肝肾、固精敛汗。

食法 宜早、晚餐食用。

山药煲甲鱼

药材 甲鱼1只，山药10克。

食材 盐2克，味精1克。

做法 ❶甲鱼宰杀后，去背壳、腹板、内脏，洗净；山药洗净。❷汤煲置火上，入水适量，放入甲鱼、山药、盐，大火煮沸后，转小火煲制2小时，加味精调味即可。

功效 滋阴健脾、益气补虚。适用于治疗腹胀、便秘、浑身乏力、气短、大便稀薄，以及胃、十二指肠溃疡等病症。

禁忌 甲鱼含蛋白质、脂肪丰富，故肝病患者少食。

食法 食甲鱼，饮汤。

新鲜山药炒羊肚

药材 新鲜山药150克。

食材 羊肚250克，植物油10毫升，葱、姜各5克，料酒5毫升，盐3克。

做法 ❶羊肚洗净，入沸水中余烫，捞出沥干，切条；新鲜山药去皮，洗净，切片；葱、姜洗净，切丝。❷炒锅置大火上，入油烧至七成热，放葱、姜爆香，下入羊肚、山药翻炒，烹入料酒，炒熟，加盐调味即可。

功效 滋肺补肾、健脾益胃。适用于虚劳羸瘦、不能饮食、消渴、盗汗等症。

食法 佐餐食用。

山药枸杞蒸鸡

药材 新鲜山药50克，枸杞15克。

食材 母鸡1只，香菇、火腿各40克，料酒

15毫升，清汤400毫升，盐5克，味精2克。

做法 ❶母鸡宰杀后，去毛、内脏、爪，入沸水中汆烫，去除血水；山药去皮，洗净，切小块；枸杞洗净。❷母鸡放入蒸盆中，鸡腹朝上，放入山药、枸杞，加入料酒、盐、味精，倒入清汤，上笼蒸2小时至肉烂熟即可。

功效 补益肝肾、健脾益胃。适用于肝肾阳虚之头晕眼花、耳鸣耳聋、乏力倦怠、腰膝酸软等症。

食法 食肉喝汤。

双山粥

药材 干山药40克，山茱萸15克。

食材 大米100克。

做法 ❶大米淘洗干净；干山药、山茱萸清水洗净，浸泡15分钟。❷砂锅置火上，入水适量，放入山药、山茱萸煎煮1小时至汤液变浓，捞去药渣，下入大米，加适量水，熬煮至粥黏稠即可。

功效 滋阴固肾。适用于肝肾不足、头晕目眩、耳鸣腰酸、遗精、遗尿、小便频数、虚汗不止、肾虚带下等症。

食法 每日一剂，分次服用。

山药枸杞粥

药材 枸杞15克，干山药25克。

食材 大米100克。

做法 ❶大米淘洗干净；干山药、枸杞清水洗净，浸泡15分钟。❷砂锅置火上，入水适量，放入山药、枸杞煎煮1小时至汤液变浓，捞去药渣，下入大米，加适量水，熬煮至粥黏稠即可。

功效 滋补肝肾、明目生精。适宜易疲劳、免疫力低下者食用。

禁忌 该药膳温补，故外邪实热、脾虚有湿及泄泻者忌服。

食法 宜早、晚餐食用。

玉竹鸽汤

药材 干山药片、玉竹各12克。

食材 鸽子1只。

做法 ❶干山药、玉竹洗净；鸽子宰杀后，去毛、内脏、头爪，洗净血水，切块。❷砂锅置火上，入水适量，放入鸽子，大火煮沸后，撇去浮沫，放入玉竹、干山药片，转小火炖煮至鸽肉烂熟即可。

功效 养阴生津。适用于体虚病弱者、手术病人的术后恢复。

食法 吃鸽肉喝汤。

补虚鲫鱼

药材 新鲜山药80克。

食材 鲫鱼1条，黄酒10毫升，盐2克，葱、姜各5克，味精1克。

做法 ❶鲫鱼宰杀后，去鳞、鳃、内脏，洗净，放入蒸盆中，加黄酒、盐腌制20分钟；山药去皮，洗净，切片，放入蒸盆中；葱、姜洗净，切丝。❷蒸锅置火上，蒸盆中加入葱、姜、盐、味精，入水适量，上笼蒸40分钟即可。

功效 补虚益肾、利水消肿。适用于肾虚体弱、肾炎、遗尿等症。

食法 佐餐食用。

补虚花粉汤

药材 黄连5克，天花粉10克。

食材 新鲜山药30克。

做法 ❶新鲜山药去皮，洗净，切片。❷锅置小火上，入水适量，放入药材、山药煎煮 1 小时，捞去药渣，倒出汤汁，待凉饮用。

功效 补益脾肾、生津止渴。适用于调节血糖，预防糖尿病并发症。

禁忌 与乌头类药材同用会降低药效，故不可同食。

食法 每日一剂。

太子参丸

药材 太子参 5 克。

食材 猪瘦肉 150 克，鸡蛋 1 枚，高汤 400 毫升，葱、姜各 5 克，花椒水 2 毫升，盐 3 克，味精 1 克。

做法 ❶太子参润透，洗净，切片；鸡蛋破壳，流出蛋清，备用；葱、姜洗净，切碎；猪瘦肉洗净，剁成肉泥，加蛋清、葱、姜、盐、适量水，拌匀。❷锅置火上，倒入高汤，大会煮沸后转为小火，把肉泥挤成丸子，下入锅内，丸子浮起后，撇去浮沫，放入太子参，加胡椒水、盐、味精，煮沸后盛出，即可食用。

功效 健脾补肺、益气生津。适用于体虚乏力、肺虚咳嗽、自汗等症。

禁忌 太子参补虚、补气功效较强，故表实邪盛者不宜用。

食法 食丸子喝汤。

双花茶

药材 天花粉、菊花各 15 克，甘草 3 克。

食材 冰糖 5 克。

做法 ❶菊花、甘草清水洗净；冰糖研碎。❷锅置小火上，入水适量，放入药材煎煮 1 小时，加糖调味即可。

功效 养阴生津、清热解毒。

禁忌 天花粉蛋白能造成中期引产，孕妇禁用。

食法 每日 2 次。

女贞子酒

药材 女贞子 200 克。

食材 低度白酒 600 毫升。

做法 ❶女贞子洗净，研碎。❷取一洁净干燥酒坛，放入女贞子，注入白酒，搅匀，加盖密封，常温浸泡 7 天，滤去药渣，即可饮用。

功效 滋阴清热。适宜筋骨无力、头晕、耳鸣、须发早白者食用。

禁忌 女贞子性寒，清热，故脾胃虚寒泄泻及阳虚者忌用。

食法 每次 10 克，每日 2 次，空腹饮用。

大小玉竹粥

药材 小麦 15 克，玉竹 6 克。

食材 红枣 5 枚，大米 80 克。

做法 ❶小麦、大米去杂质，淘洗干净；红枣泡软，去核，洗净。❷砂锅置火上，入水适量，下入大米、小麦，大火煮沸后转小火，加入红枣、玉竹同煮至粥黏稠即可。

功效 益气除烦、滋阴润肺。适用于女子经前期紧张综合征。

禁忌 玉竹性寒，故痰湿气滞者禁服，脾虚便溏者慎用。

食法 每日一次，连续服 5 天，月经前服。

天门冬粥

药材 天门冬 15 克。

食材 大米 80 克，冰糖 5 克。

做法 ❶大米淘洗干净；天门冬清水洗净，泡软；冰糖研碎。❷砂锅置火上，入水适量，放入大米，大火煮沸后，加入天门冬，转小火熬煮至粥黏稠，加糖溶化后即可食用。

功效 清肺抑火、滋阴润燥。

禁忌 天门冬性凉，故外感风寒咳嗽者不宜服用。

食法 每隔 3 日服一次。

女贞桑葚丸

药材 桑葚子、女贞子各 30 克，旱莲草 15 克。

食材 蜂蜜适量。

做法 ❶ 所有药材研成粉末，拌匀。❷ 加入蜂蜜，炼蜜为丸，每丸重 10 克。

功效 滋补肝肾。适用于肝肾不足、头晕、目眩、腰膝酸困、须发早白、耳鸣等症。

禁忌 桑葚性寒，故脾胃虚寒便溏者、孕妇禁食。

食法 早晚各服 1 丸，温服。

补阴猪骨汤

药材 土茯苓 50 克。

食材 猪脊骨 500 克。

做法 ❶ 猪脊骨洗净，剁块；土茯苓洗净。❷ 瓦罐置火上，入水适量，放入猪脊骨，大火煮沸后转小火煮熟，撇去浮沫、浮油，捞去猪骨，加入茯苓，煎煮 1 小时，去渣留汁。

功效 健脾利湿、补阴填髓。适用于肾虚耳鸣、腰膝酸软、阳痿、遗精、烦热、贫血等症。

禁忌 土茯苓不可与茶同食，会降低药效。

食法 每日一剂，分两次服。

甲鱼桂圆汤

药材 甲鱼 1 只，桂圆 40 克。

食材 姜、盐各 5 克，味精 1 克，料酒 10 毫升。

做法 ❶ 甲鱼宰杀后，去背壳、腹板、内脏、爪，洗净；桂圆去壳、核，洗净；姜洗净，切丝。❷ 砂锅置火上，入水适量，放入甲鱼、桂圆肉、姜丝、料酒，大火煮沸后，转小火炖煮至肉烂熟，加盐、味精调味即可。

功效 健脾补血、滋阴养神。适用于肝脾肿大、遗精、早泄等症。

禁忌 甲鱼含蛋白较高，故肝炎患者少食。

食法 食甲鱼喝汤。

沙参蒸鲫鱼

药材 沙参 15 克。

食材 鲫鱼 1 条，枸杞 25 枚，葱 8 克，姜 5 克，料酒 10 毫升，盐 5 克，鸡精 2 克。

做法 ❶ 鲫鱼处理干净；沙参洗净，润透，切片；枸杞去杂质，洗净润透；姜洗净，切片；葱洗净，切段；把姜片、葱段包在纱布里，搅成汁液。❷ 把鲫鱼装进碗里，放入葱段、姜片，倒入料酒，加盐、鸡精搅拌，腌制 10 分钟入味。❸ 将腌制好的鲫鱼和沙参、枸杞一起放进蒸盆，放入蒸笼中大火蒸 1 小时即可。

功效 养阴清肺、益胃生津。可作为晚期癌症的辅助治疗。

食法 佐餐食用。

当归杞菊酒

药材 当归 10 克，桂圆肉 60 克，枸杞 40 克，菊花 10 克。

食材 白酒 1000 毫升，烧酒 500 毫升。

做法 ❶ 所有药材清水洗净，装入药袋里，扎口。❷ 取一洁净干燥酒坛，药袋悬入坛中，注入白酒、烧酒，加盖密封，常温浸泡 1 个月，即可饮用。

功效 补益心肾、养血填精、强筋壮骨。

食法 适量饮用。

禁忌 银耳能清肺热，故外感风寒者忌用。
食法 每日一次。

生地首乌酒

药材 制首乌、生地黄各 15 克，五味子 6 克。

食材 白酒 1000 毫升。

做法 ❶生地黄洗净，切片；制首乌泡软，洗净，切块。❷取一洁净干燥酒坛，放入药材，注入白酒，加盖密封，常温浸泡 10 天，即可饮用。

功效 补肝肾、益精血。适用于须发早白、遗精、带下、腰膝酸疼、手足心热等症。

禁忌 何首乌忌与葱、蒜同食，会降低药效。

食法 每次 15 克，每日一次。

姜汁桂圆蜜

药材 桂圆 20 枚。

食材 大枣 10 枚，蜂蜜 150 克，姜汁适量。

做法 ❶桂圆去壳、核，洗净；大枣清水泡软，去核，洗净。❷砂锅置火上，入水适量，放入桂圆、大枣，大火煮沸后，转小火煮至七成熟，加入姜汁，调入蜂蜜，拌匀煮熟，待凉后装瓶。

功效 健脾益胃、滋补心血。适用于脾虚、血亏所致的食欲不振和面色萎黄等症。

食法 每次吃桂圆、大枣各 5 枚，每日 2 次。

枸杞炖银耳

药材 枸杞 20 克，银耳 50 克。

食材 冰糖 5 克。

做法 ❶银耳温水泡发，润透，去蒂，洗净，撕成小朵；枸杞清水泡软，洗净；冰糖研碎。❷砂锅置小火上，入水适量，放入银耳、枸杞煮熟，加冰糖调味即可。

功效 滋阴润肺、养颜美容。

枸杞酒

药材 枸杞 40 克。

食材 白酒 500 毫升。

做法 ❶枸杞洗净。❷取一洁净干燥酒坛，放入枸杞，注入白酒，加盖密封，常温浸泡 15 日，即可饮用。

功效 补益肝肾、强身固精。适用于肝肾阴亏、早衰等症。

禁忌 枸杞滋补功效较强，故不宜和温热的补品如桂圆、红参同食。

食法 每次 15 克，每日一次。

柏子仁当归蜜

药材 当归、柏子仁各 30 克。

食材 蜂蜜适量。

做法 ❶当归、柏子仁洗净，晾干后研成粉末。❷取适量药粉放入碗中，注入适量沸水，调入蜂蜜，拌匀，即可饮用。

功效 滋阴养血。适用于阴虚血燥等症。

禁忌 柏子仁润肠通便，故大便溏薄者忌食。

食法 每次 5 克。

海参粥

药材 海参 15 克、枸杞 20 克。

食材 大米 100 克。

做法 ❶枸杞清水泡软，洗净；海参洗净，切条，入沸水中汆烫，捞出沥干。❷砂锅置火上，入水适量，下入大米、海参、枸杞，大火煮沸后，转小火熬煮至粥黏稠，即可食用。

功效 补肾益精、滋阴明目。可用于美容养颜、抗衰老。

食法 佐餐食用。

枸杞地黄酒

药材 枸杞 20 克，生地黄汁 50 毫升。

食材 白酒 600 毫升。

做法 ❶枸杞洗净，捣烂。❷取一洁净干燥酒坛，放入枸杞，倒入白酒，不时晃动，密封浸泡 20 天后开封，注入生地黄汁，搅拌均匀，再密封 30 日，过滤装瓶，即可饮用。

功效 补益精血。适用于精血虚损等症。

禁忌 饮酒期间不可吃葱，会降低药效。

食法 每次 10 克，每日 2 次。

炒芝麻

药材 生芝麻 30 克。

食材 盐 3 克。

做法 ❶生芝麻去杂质，淘洗干净。❷炒锅置中火上，烧热，放入湿芝麻翻炒至变干，加盐，转小火翻炒至发出噼啪声，盛出晾凉，即可食用。

功效 补肝肾、益精血。适用于肝肾虚弱、精血不足、眩晕耳鸣等症。

禁忌 芝麻为补益类，患有慢性肠炎、便溏腹泻者忌食。

食法 嚼食。

决明鸡肝

药材 决明子 10 克。

食材 鸡肝 40 克，植物油 10 毫升，盐 2 克。

做法 ❶决明子清水浸泡 2 小时，洗净，放入蒸碗中；鸡肝洗净，切块。❷蒸锅置中火上，蒸碗放入鸡肝、植物油、盐，拌匀，上笼蒸熟，即可食用。

功效 清热明目、养肝补血。适用于营养不良、贫血等症。

禁忌 决明子性寒，故脾胃虚寒、气血不足者不宜服用。

食法 去药吃鸡肝。

桂圆甲鱼煲

药材 甲鱼 1 只，桂圆 10 枚。

食材 姜 10 克，料酒 10 毫升，盐 3 克。

做法 ❶甲鱼宰杀后，去背壳、腹板、内脏，加料酒腌制；桂圆去壳，洗净，切成小块；姜洗净，切片。❷汤煲置火上，入水适量，放入甲鱼肉、桂圆、姜，大火煮沸后，撇去浮沫，转小火煲至 2 小时，加盐调味即可。

功效 滋阴潜阳、清热补虚。适用于慢性肝炎、肝硬化、肝脾肿大及病后阴虚等症。

禁忌 甲鱼不宜与桃、苋菜、鸡蛋，会降低功效。

食法 食甲鱼、桂圆，喝汤。

地骨皮酒

药材 地骨皮 200 克。

食材 白酒 1000 毫升。

做法 ❶地骨皮洗净，研碎，装入纱布包。❷取一洁净干燥酒坛，放入纱布包，注入白酒，密封，常温浸泡 8 天，即可饮用。

功效 滋阴补肾。适用于腰膝酸软等症。

禁忌 地骨皮性寒，故脾胃虚寒者忌服。

食法 每次 15 克，每日一次，温服。

蛤蚧酒

药材 蛤蚧 2 只。

食材 黄酒 1000 毫升。

做法 ❶蛤蚧宰杀后，去头足、内脏，切成小块，洗净，沥干水分。❷取一洁净干燥酒坛，放入蛤蚧，注入黄酒，密封，常温浸泡 7 天，捞去药渣，即可饮用。

功效 补肺益肾。适用于虚喘气促、劳嗽咳血、阳痿遗精等症。

禁忌 该药膳温补，故内有瘀热者不宜饮用。

食法 每日 5 克，温服。

 ## 炒虾仁

药材 枸杞 25 克。

食材 鲜虾仁 400 克，葱、姜各 5 克，料酒、植物油各 10 毫升，盐 3 克，高汤 100 毫升。

做法 ❶虾仁洗净；枸杞清水泡透，洗净；姜洗净，切丝。❷炒锅置火上，入油烧至七成热，放葱、姜爆香，下入虾仁、枸杞翻炒至七成熟，烹入料酒、高汤，沸煮 15 分钟，加盐调味即可。

功效 滋补肝肾、益精明目。适用于头晕眼花、腰膝酸软等症。

禁忌 该药膳滋补，故阴虚火旺、脾虚便溏者少食。

食法 佐餐食用。

 ## 白菊枸杞茶

药材 枸杞、白菊花各 8 克。

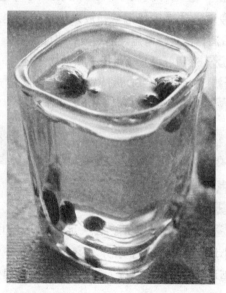

食材 冰糖 3 克。

做法 ❶枸杞、白菊花清水洗净。❷药材放入茶杯中，倒入适量沸水冲泡，加盖闷约 5 分钟，即可饮用。

功效 养肝明目。适用于视力减退、夜盲等症。

食法 代茶饮。

 ## 黄精养阴汤

药材 黄精 20 克。

食材 猪瘦肉 200 克，葱、姜各 5 克，料酒 5 毫升，盐 3 克，味精 1 克。

做法 ❶猪肉洗净，切片；黄精洗净，切碎；葱、姜洗净，切丝。❷砂锅置火上，入水适量，放入猪肉、葱、姜、料酒，大火煮沸后，撇去浮沫，加入黄精，转小火炖煮至肉烂，加盐、味精调味即可。

功效 补脾润肺、养阴生津。适用于肾虚精亏所致的头晕、腰膝酸软、须发早白及消渴等症。

食法 食肉喝汤。

 ## 清汤海参

药材 海参 50 克。

食材 冬菇 25 克，25 克，植物油 25 毫升，料酒 10 毫升，盐 3 克，香油 3 毫升，胡椒粉 2 克，鲜汤适量。

做法 ❶海参清水泡发，润透，洗净，切片；冬菇泡发，去蒂，洗净，切块。❷砂锅置火上，入水适量，放入海参大火煮沸后，撇去浮沫，加入所有食材，炖煮至熟，即可食用。

功效 补益五脏、强肾益精。适用于肝肾亏损、精血不足引起的眩晕、耳鸣、腰酸乏力等症。

食法 食海参喝汤。

饴糖鸡

药材 生地 20 克，饴糖 50 克。

食材 母鸡 1 只，葱、姜各 5 克，盐 5 克。

做法 ❶葱、姜洗净，切丝；母鸡宰杀后，去毛、内脏、爪，鸡腹中加入葱、姜、生地、盐，灌入饴糖，缝口。❷锅置火上，入水适量，放入母鸡，大火煮沸后，撇去浮沫，转小火炖煮至鸡肉烂熟，即可食用。

功效 补虚强身、养阴生津。适宜阴血不足体质虚弱者食用。

食法 佐餐食用。

桑葚冰糖饮

药材 新鲜桑葚 30 克。

食材 冰糖 5 克。

做法 ❶新鲜桑葚去杂质，洗净；冰糖研碎。❷砂锅置小火上，入水适量，放入桑葚，煎煮 1 小时，滤渣取汁，加冰糖搅匀，即可饮用。

功效 补肝益肾、养阴润燥。适宜神经衰弱、失眠、习惯性便秘者及肠燥便秘的老年人食用。

禁忌 该药膳含糖较高，故糖尿病患者忌食。

食法 代茶饮。

枸杞芽蛋

药材 新鲜枸杞苗 25 克。

食材 鸡蛋 2 枚，盐 3 克，植物油 10 毫升。

做法 ❶枸杞苗择洗干净，切碎；鸡蛋打入碗中，搅拌成蛋液，放入枸杞苗、盐，拌匀。❷炒锅置火上，入油烧至七成热，倒入蛋液，两面煎成金黄色后捞出，即可食用。

功效 清热补虚、养肝明目。适用于肝阴虚或肝热所致的目昏、夜盲等症。

食法 佐餐食用。

枸杞蒸鸡

药材 枸杞 8 克。

食材 仔鸡 1 只，料酒 10 毫升，姜、葱各 5 克，胡椒粉、味精各 1 克，盐 5 克，清汤 100 毫升。

做法 ❶枸杞清水洗净；葱、姜洗净，切丝；仔鸡宰杀后，去毛、内脏、爪，洗净血水，鸡腹中装入枸杞、葱、姜、盐、胡椒粉，注入清汤、料酒，封口，放入蒸盆中。❷蒸锅置中火上，蒸盆上笼蒸 2 小时，开腹拣去葱、姜，加味精调味，即可食用。

功效 养阴补肾、通窍聪耳。

禁忌 该药膳滋补，故外邪实热、脾虚有湿及泄泻者忌用。

食法 佐餐食用。

山药柿饼粥

药材 干山药 20 克，柿饼 15 克。

食材 薏米 150 克，白砂糖 5 克。

做法 ❶薏米清水泡透，淘洗干净；山药洗净；柿饼去蒂，洗净，切小块。❷砂锅置火上，入水适量，下入薏米，大火煮沸后，放入山药、柿饼，熬煮至粥黏稠，加糖调味，即可食用。

功效 清热生津、止渴利咽。适宜脾虚型水泻不止者食用。

禁忌 柿饼不宜与酸菜、黑枣同食，否则会导致结石。

食法 早、晚各食一次。

熟地粥

药材 熟地黄 20 克。

食材 大米 80 克，冰糖 5 克。

做法 ❶熟地黄洗净，切片，放入纱布袋里，扎口；大米淘洗干净。❷砂锅置火上，放入纱布袋，入水适量，大火煮沸数次，煎煮至汤汁成棕黄色，转小火，下入大米熬煮至粥黏稠，捞去熟地黄，加糖调味即可。

功效 补血滋润、益精填髓。适用于血虚萎黄、眩晕心悸、月经不调等症。

禁忌 熟地黄滋补功效显著，故气滞痰多、腹满便溏者忌用。

食法 宜早餐空腹食用。

 ## 石耳炖肉

药材 石耳15克。

食材 鸡肉400克，鸡蛋清1个，淀粉10克，料酒10毫升，胡椒粉2克，盐3克。

做法 ❶鸡肉洗净，切块，加鸡蛋清、淀粉、盐拌匀，备用；石耳温水泡开，洗净，切块。❷锅置火上，入水适量，放入鸡肉，大火煮沸后，转小火炖煮至鸡肉五成熟，放入石耳，加盖焖煮至肉烂熟，加盐、胡椒粉调味，即可食用。

功效 清肺养阴、明目化痰。适宜身体虚弱、病后体弱者食用。

禁忌 石耳性寒，脾胃虚寒的病人不宜食用。

食法 佐餐食用。

 ## 榛仁枸杞粥

药材 枸杞20克，榛仁30克。

食材 大米100克。

做法 ❶榛仁、枸杞洗净，榛仁切小块；大米淘洗干净。❷砂锅置火上，入水适量，下入大米、榛仁、枸杞，熬煮至粥黏稠，即可食用。

功效 补益肝肾、明目健脑。适用于治疗对消渴、盗汗、夜尿多等症。

禁忌 榛子含有丰富的油脂，胆功能严重不良者应慎食。

食法 佐餐食用。

 ## 乌鸡油粥

药材 乌鸡油20克。

食材 大米100克，葱、姜、盐各3克。

做法 ❶大米淘洗干净；葱、姜洗净，切碎。❷砂锅置火上，入水适量，下入大米，大火煮沸后，转小火熬煮至粥黏稠，加入乌鸡油、葱、姜、盐，煮沸后即可食用。

功效 滋阴清热。适用于阴虚瘦弱、耳鸣、耳聋等症。

食法 空腹食用。

 ## 双耳糖饮

药材 黑木耳、银耳各10克。

食材 冰糖10克。

做法 ❶黑木耳、银耳泡发，润透，去蒂，洗净，撕成小朵；冰糖研碎。❷锅置小火上，入水适量，放入黑木耳、银耳，煎煮40分钟，加入冰糖，搅匀即可。

功效 滋阴补肾、润肺止咳。适用于肾阴虚、高血压、肺阴虚咳嗽等症。

食法 吃银耳、木耳，喝汤。

 ## 山萸猪腰煲

药材 山茱萸8克。

食材 猪肾1个，核桃仁20克。

做法 ❶猪肾剖开，去筋膜，洗净血水，剁块，入沸水中汆烫，去腥；核桃仁洗净，切块；山茱萸洗净。❷汤煲置火上，入水适量，放入猪肾，大火煮沸后，撇去浮沫，加入山茱萸、核桃仁，转小火煲至猪肾熟透，即可食用。

功效 补益肝肾、收敛固涩。适用于腰膝酸痛头晕耳鸣、健忘、遗精滑精等症。

禁忌 山茱萸收敛固涩，故内有湿热、小便不利、大便溏泄者忌食。

食法 食猪肾，喝汤。

芹菜炒猪肉

药材 芹菜350克。

食材 猪肉80克，葱、姜各5克，植物油10毫升，盐3克，胡椒粉2克。

做法 ❶芹菜择洗干净，切段，入沸水中焯烫，捞出沥干，晾凉；猪肉洗净，切丝；葱、姜洗净，切丝。❷炒锅置大火上，入油烧至五成热，放葱、姜爆香，放入肉丝翻炒至九成熟时，加芹菜翻炒至熟，加盐、味精调味即可。

功效 清热除烦、利水消肿。适宜水肿者食用。

禁忌 芹菜不可与甲鱼同食，会引起中毒。

食法 佐餐食用。

甘草蛤蜊汤

药材 甘草4克，茵陈2克。

食材 蛤蜊400克，盐2克。

做法 ❶蛤蜊冲洗，盐水浸泡至吐出泥沙，洗净；红枣洗净，去核；茵陈、甘草洗净。❷砂锅置火上，入水适量，放入茵陈、甘草、红枣，大火煮沸后，转小火煎煮1小时，捞去药渣，放入蛤蜊，转中火煮至开口，加盐调味即可。

功效 清热解毒、益气滋阴。适用于忧郁过度及烦恼过多之不孕妇女食用。

食法 食肉饮汤。

蚌肉鲜汤

药材 新鲜金针菇80克。

食材 蚌肉300克，葱、姜各5克，植物油、料酒各10毫升，盐2克，味精1克，清汤200毫升。

做法 ❶金针菇择洗干净；蚌肉清水浸泡，洗净；葱、姜洗净，切碎。❷炒锅置大火上，入油烧至五成热，下入葱、姜爆香，放入蚌肉翻炒均匀，加入金针菇、盐、清汤，烹入料酒，沸煮15分钟，转小火煮20分钟，加味精调味即可。

功效 滋补肝肾。适宜胆囊炎、胆石症患者食用。

禁忌 该药膳性寒，脾胃虚寒、便溏久泄者忌食。

食法 食肉喝汤。

生地虾煲

药材 生地黄20克。

食材 对虾4只，盐2克。

做法 ❶虾去肠泥，洗净，入沸水汆烫，去腥，捞出备用；生地黄洗净，切片。❷砂锅置火上，入水适量，放入对虾、生地黄，炖煮40分钟，捞去药渣，加盐调味即可。

功效 清热生津、补益肝肾。适用于促进人体成长发育，改善风湿性关节炎、强化肝脏、促进血液循环等。

禁忌 虾为动风发物，患有皮肤疥癣者忌食。

食法 吃虾饮汤。

莲心蛋黄醋饮

药材 莲心3克。

食材 鸡蛋2枚，香醋20毫升。

做法 ❶鸡蛋破壳，倒出蛋液，蛋黄盛入碗中，备用。❷瓦罐置火上，入水适量，放入莲心，大火煮沸后，倒入蛋黄，转小火煎煮10分钟，加入香醋，续煮3分钟即可。

功效 养阴清热、安神固精。适用于治疗高烧引起的烦躁不安、神志不清和梦遗滑精等症。

禁忌 莲心易致腹胀，故消化不良、大便燥结者不宜食用。

食法 吃蛋黄饮汤。

 ## 白果粥

药材 白果8克。

食材 大米100克，白砂糖5克。

做法 ❶白果清水浸泡，去壳、心；大米淘洗干净。❷砂锅置火上，入水适量，下入大米，大火煮沸后，放入白果，转小火熬煮至粥黏稠，加糖调味即可。

功效 敛肺定喘、止带缩尿。适用于咳嗽、哮喘的辅助治疗。

禁忌 该药膳有收敛功效，故大便燥结者忌服。

食法 每次50克，每日一次。

 ## 红枣地黄鸡

药材 生地黄100克。

食材 乌骨鸡1只，红枣5枚，盐5克。

做法 ❶生地黄洗净，切条；红枣润透，去核，洗净；乌骨鸡宰杀后，去毛、内脏、爪，洗净血水，鸡腹中装入生地黄、红枣，缝口。❷乌骨鸡放入蒸盆中，腹部朝上，上笼蒸2小时，开腹取出地黄、红枣，加盐调味即可。

功效 益精填髓、补脏益智。适用于用脑过度、脑髓不足而致的头转耳鸣、记忆力减退等症。

食法 去药喝汤。

 ## 养发糖

药材 黑芝麻、核桃仁各200克。

食材 红糖400克。

做法 ❶黑芝麻去杂质，淘洗干净，晾干；

核桃仁洗净，切成小块。❷炒锅置小火上，烧热后加入芝麻、核桃仁，炒出香味，盛出备用。❸锅置火上，入水适量，放入红糖，大火煮沸后转小火熬至稠厚，加入芝麻、核桃仁，搅匀，停火晾凉，盛盘切成小块即可。

功效 健脑补肾、养发生发。适用于头昏耳鸣、健忘、脱发、头发早白等症。

禁忌 该药膳滋补效果显著，故患有慢性肠炎、便溏腹泻者忌食。

食法 每日2块。

 ## 人参益智粥

药材 莲子10克，人参3克。

食材 冰糖5克，大米100克。

做法 ❶大米淘洗干净；莲子清水浸泡后去心，洗净；人参洗净。❷砂锅置火上，入水适量，下入大米、莲子，大火煮沸后，加入人参，转小火熬煮至粥黏稠，加入冰糖溶化，即可食用。

功效 大补元气、养心益智。适用于防治产后乳汁自出等症。

食法 每日一次，温热服用。

 ## 干贝瘦肉汤

药材 干贝30克。

食材 猪瘦肉250克，盐3克。

做法 ❶猪瘦肉洗净，切片；干贝清水泡发，润透，洗净。❷汤煲置火上，入水适量，放入猪肉、干贝，大火煮沸后，撇去浮沫，转小火煲1小时，加盐调味，即可食用。

功效 滋阴养血、补肾调中。

禁忌 干贝与香肠不能同食，会结合成亚硝胺，对人体有害。

食法 食干贝、猪肉，喝汤。

益智酒

药材 人参5克。

食材 植物油适量,白酒600毫升。

做法 ❶人参研碎;植物油小火煎煮5分钟,候温备用。❷取一洁净干燥酒坛,放入人参,注入白酒、植物油,搅匀,密封置阴凉处,浸泡20天,即可饮用。

功效 安神益智、补精填髓。适用于记忆力减退、面色不华、耳聋眼花等症。

禁忌 服药期间不可食莱菔子、葱、姜会降低药效。

食法 每次10克,每日2次。

黑夜小麦汤

药材 黑豆20克,夜交藤10克。

食材 小麦60克。

做法 ❶黑豆去杂质,温水泡透,洗净;夜交藤洗净,切段;小麦淘洗干净。❷砂锅置火上,入水适量,下入小麦、黑豆,大火煮沸后,加入夜交藤,转小火熬煮至煮熟,即可食用。

功效 滋养心肾。适用于心肾不交之失眠、心烦等症。

食法 每日一剂,分2次服用。

枸杞叶小炒

药材 新鲜枸杞叶200克。

食材 香菇50克,植物油20毫升,盐3克,白砂糖5克,味精1克。

做法 ❶枸杞叶择洗干净;香菇泡发,润透,去根,洗净,掰成小块。❷炒锅置大火上,入油烧至七成热,放入香菇翻炒片刻,加入枸杞叶、盐、糖,翻炒至熟,加味精调味即可。

功效 补肝益肾、生津止渴。适宜体质虚弱、

常感冒、抵抗力差者食用。

食法 佐餐食用。

山药桂圆粥

药材 新鲜山药40克,桂圆5枚,荔枝3枚,五味子3克。

食材 大米80克,白砂糖5克。

做法 ❶山药去皮,洗净,切片;桂圆、荔枝去壳、核,洗净;大米淘洗干净。❷砂锅置火上,入水适量,下入大米,大火煮沸后,加入山药片、桂圆、荔枝肉、五味子同煮至粥黏稠,加糖调味即可。

功效 安神益智、补脑填髓。适宜心悸失眠、眩晕健忘、神疲乏力者食用。

禁忌 该药膳滋阴补血,故内有痰火及湿滞停饮者忌用。

食法 宜早、晚餐食用。

桂圆粥

药材 桂圆10枚。

食材 大米100克。

做法 ❶大米淘洗干净;桂圆去壳、核,洗净,切块。❷砂锅置火上,入水适量,下入大米、桂圆肉,大火煮沸后转小火熬煮至粥黏稠,即可食用。

功效 养血安神、补益心脾。适宜心脾两虚、用脑过度者食用。

禁忌 桂圆肉性温,故内有痰火、痰湿滞停饮者忌用。

食法 做早餐食用。

黑豆骨髓汤

药材 黑豆100克。

食材 牛骨400克,姜、盐各3克,料酒10毫升。

做法 ❶黑豆去杂质,淘洗干净;牛骨剁

块，入沸水中汆烫，捞出；姜洗净，切片。❷炒锅置火上，烧热后放入黑豆，炒熟，备用；砂锅置火上，入水适量，放入牛骨、黑豆、姜、盐、料酒，大火煮沸后，转小火炖煮至豆熟透，即可食用。

功效 补肾益阴、健脾利湿。适用于防治骨质疏松症。

禁忌 黑豆热性大，多食者易上火，故不宜多食。

食法 吃黑豆喝汤。

枸杞猪心

药材 枸杞叶200克。

食材 猪心1个，老抽5毫升，水淀粉10毫升，植物油10毫升，盐、白砂糖各3克。

做法 ❶猪心剖开，洗净血水；枸杞叶择洗干净。❷炒锅置火上，入油烧至五成热，放入枸杞叶翻炒至七成熟，倒入猪心，翻炒片刻后加盐、糖、老抽，炒熟后淀粉勾芡，盛盘即可食用。

功效 补心安神、清热除烦。适宜初孕身体不适的妇女食用。

食法 佐餐食用，每日一次。

山药梨粥

药材 新鲜山药40克，雪梨半个。

食材 糯米80克，姜、香菜各3克，猪肉20克，盐1克。

做法 ❶糯米淘洗干净；姜洗净，切碎；香菜择洗干净，切碎；新鲜山药去皮，洗净，切块；雪梨去皮、核，洗净，切小块；猪肉洗净，切丁。❷砂锅置火上，入水适量，下入糯米、山药、雪梨、猪肉同煮，大火煮沸后，转小火熬煮至粥黏稠，撒上香菜，加姜丝、盐调味即可。

功效 健脾补肾、益肾固精。

食法 宜早、晚空腹食用。

健脾蜜膏

药材 党参100克，桂圆150克。

食材 蜂蜜80克。

做法 ❶党参润透，洗净，切片；桂圆去壳、核，洗净，切小块。❷锅置火上，入水适量，放入党参、桂圆，大火煮沸后转小火煎煮至汤汁变浓，调入蜂蜜收膏。

功效 益气养血。适用于女性崩漏带下、月经提前等症。

禁忌 该药膳性温，故有上火症状者慎用。

食法 每次15克，每日2次。

桂圆补心酒

药材 桂圆20个。

食材 白酒500毫升。

做法 ❶桂圆剥去外壳，洗净果肉，沥干水分。❷取一洁净干燥酒瓶，放入桂圆肉，注入白酒，密封常温浸泡15天，即可饮用。

功效 补心益智。适宜虚劳衰弱、失眠健忘者食用。

禁忌 桂圆味甘性温，有上火症状者和孕妇不宜食用。

食法 每次10克，睡前温服。

安神酒

药材 麦门冬25克，当归、桂圆、茯苓各10克，生地黄15克。

食材 白酒2500毫升。

做法 ❶麦门冬、当归、桂圆、茯苓、生地黄洗净，研碎，装入干净纱布包，扎口。❷取一洁净干燥酒坛，放入纱布包，注入白酒，密封置阴凉处，浸泡7天，捞去药袋，即可饮用。

功效 养心安神、滋阴补血。

食法 每次 10 克，每日 2 次。

养生酒

药材 远志、熟地黄、菟丝子、五味子各 5 克，川芎 4 克，地骨皮 8 克。

食材 白酒 400 毫升。

做法 ❶所有药材洗净，研碎，装入药袋里，扎口。❷取一洁净干燥酒坛，放入药袋，注入白酒，密封置阴凉处，经常晃动，浸泡 7 天后即可饮用。

功效 养心益智、益寿延年。适用于失眠、健忘、头昏眼花、腰膝酸软等症。

食法 每次 15 克，早晚各一次。

合欢酒

药材 合欢皮 40 克。

食材 白酒 300 毫升。

做法 ❶合欢皮洗净，切碎。❷取一洁净干燥酒瓶，放入合欢皮，注入白酒，密封置阴凉处，经常晃动，浸泡 15 天，捞去药渣，即可饮用。

功效 安神益脑、消肿止痛。适用于心神不安、忧郁、失眠、肺痈、痈肿等症。

禁忌 合欢皮味甘苦，故溃疡病及胃炎患者慎服。

食法 每次 15 克，每日 2 次。

茯苓糕

药材 白茯苓 100 克，人参 5 克。

食材 面粉 400 克，盐 5 克。

做法 ❶白茯苓、人参洗净，晾干，研成粉末，入水适量，与面粉混合揉匀成软糕状，再将软糕分切成几块大小均匀的方块。❷把做好的软糕整齐地排在蒸笼内，用大

火蒸 20 分钟至熟即可。

功效 健脾补肾、益气安神。适宜中老年免疫功能低下、智力减退者食用。

禁忌 该药膳不可与醋同食，会降低药效。

食法 佐餐食用，分次食用。

健脑粥

药材 核桃仁 30 克。

食材 大米 100 克，白砂糖 3 克。

做法 ❶大米淘洗干净；核桃仁洗净，切块。❷砂锅置火上，入水适量，下入大米、核桃仁，大火煮沸后，转小火熬煮至粥黏稠，加糖调味即可。

功效 健脑益智、养血补肾。

食法 做早餐食用。

酸枣仁蜜粥

药材 酸枣仁 10 克。

食材 蜂蜜 5 克，小米 100 克。

做法 ❶小米淘洗干净；酸枣仁研磨成粉。❷砂锅置火上，入水适量，下入小米，大火煮沸后转小火熬煮至粥熟，加入酸枣仁粉稍煮片刻，调入蜂蜜，拌匀即可食用。

功效 养心安神、润燥补脾。适宜失眠者食用。

食法 每日 2 次，空腹食用。

玉竹猪心汤

药材 玉竹 40 克。

食材 猪心 400 克，葱、姜各 5 克，花椒、盐、白砂糖各 3 克，香油 2 毫升。

做法 ❶玉竹洗净，切段；猪心剖开，洗净血水，切块；葱洗净，切段；姜洗净，切片。❷砂锅置小火上，入水适量，放入玉竹煎煮 1 小时，去渣取汁，放入猪心、姜、

葱、花椒，大火煮沸后，撇去浮沫，放入盐、糖、香油调味，转小火熬煮至猪心熟透即可。

功效 滋阴润肺、养胃生津。适用于阴虚肺燥有热的干咳少痰、咳血、声音嘶哑等症。

禁忌 该药膳滋阴生津，故痰湿气滞者禁用。

食法 食猪心，喝汤。

竹荪银耳汤

药材 竹荪30克，银耳10克。

食材 红枣5枚，蜂蜜5克。

做法 ❶红枣润透，去核，洗净；银耳泡发，润透，去蒂，洗净，撕成小朵；竹荪泡发，沥干水分，切条。❷砂锅置火上，入水适量，放入竹荪、银耳、红枣，大火煮沸后，转小火煮熟，待汤液变温后调入蜂蜜，拌匀，即可饮用。

功效 滋阴补肾。适宜肥胖、脑力工作者、失眠、高血压者食用。

禁忌 竹荪性凉，脾胃虚寒者、腹泻者不宜食用。

食法 佐餐食用。

芡实补脾粥

药材 芡实20克，核桃仁30克。

食材 大米80克。

做法 ❶大米淘洗干净；核桃仁洗净，切块；芡实去壳，洗净。❷砂锅置火上，入水适量，下入大米、核桃仁，大火煮沸后，加入芡实，转小火熬煮至粥黏稠，芡实熟透即可食用。

功效 补益脾肾、益智补虚。适用于心脾两虚所致的智力减退、注意力不集中等症。

禁忌 芡实性涩滞气，平素大便干结或腹胀者忌食。

食法 宜做晚餐食用。

夜交藤粥

药材 夜交藤40克。

食材 大米80克，红枣5枚，白砂糖5克。

做法 ❶大米淘洗干净；红枣去核，洗净；夜交藤温水浸泡5分钟。❷砂锅置火上，入水适量，放入夜交藤，煎煮1小时，捞去药渣，下入大米、红枣，加适量水，大火煮沸后，转小火熬煮至粥黏稠，加糖调味即可。

功效 养心安神、通络祛风。适用于失眠、劳伤、多汗、血虚身痛等症。

禁忌 夜交藤性温，故躁狂属实火者慎用。

食法 睡前温服。

地黄薏米酒

药材 生地黄、黑芝麻各20克，薏米15克。

食材 白酒600毫升。

做法 ❶生地黄洗净，切小块；薏米、黑芝麻炒熟，研碎后同地黄一同装入药袋里，扎口。❷取一洁净干燥酒坛，放入药袋，注入白酒，密封，常温浸泡7天，捞去药袋，即可饮用。

功效 补精填髓、祛湿养发。

禁忌 生地黄味苦，性寒，故脾虚泄泻、胃虚食少、胸膈多痰者慎用。

食法 每次10克，每日2次，空腹饮用。

山药养阴汤

药材 山药、枸杞各5克，玉竹、麦冬各10克。

食材 鸽子1只，盐3克，味精1克。

做法 ❶山药、玉竹、麦冬、枸杞洗净，装入纱布包里，扎口；鸽子宰杀后，去毛、内脏、爪，洗净血水。❷砂锅置火上，入水适量，放入鸽子，大火煮沸后，撇净浮沫，放入纱布包，转小火炖煮至鸽肉烂熟，加盐、味精调味即可。

功效 滋养肺阴。适用于肾精不足引起的身体虚弱。

禁忌 该药膳有固涩收敛功效，故大便燥结者不宜食用。

食法 吃鸽肉喝汤。

 ## 桂圆鸽蛋汤

药材 桂圆肉 15 克。

食材 鸽蛋 5 个，冰糖 20 克。

做法 ❶桂圆肉洗净；鸽蛋打入碗中，搅拌成蛋液；冰糖研碎。❷砂锅置火上，入水适量，下入桂圆肉，沸煮 15 分钟后，放入冰糖，倒入蛋液，搅匀，煮熟后即可食用。

功效 养心安神、益气补肾。适宜腰膝酸软、四肢无力是，失眠、健忘、头晕者食用。

食法 吃桂圆肉，喝汤。

 ## 木耳猪腰汤

药材 黑木耳 25 克。

食材 猪腰 1 个，红枣 5 枚，姜 10 克，胡椒粉 3 克。

做法 ❶猪腰剖开，去筋膜，清水反复冲洗，切块；黑木耳泡发，润透，去蒂，洗净，撕成小朵；红枣润透，去核，洗净；姜洗净，切片。❷砂锅置火上，入水适量，放入猪腰块、红枣、黑木耳，大火煮沸 15 分钟，转小火炖煮 2 小时，加胡椒粉调味即可。

功效 补肾强腰、养肝提神，适宜脾虚气弱、四肢乏力人士和产妇食用。

食法 食木耳、猪腰，喝汤。

 ## 远志酒

药材 远志 5 克。

食材 白酒 300 毫升。

做法 ❶远志洗净，研成粉末。❷取一洁净干燥酒瓶，放入远志，注入白酒，密封置阴凉处，经常晃动，浸泡 7 天，即可饮用。

功效 安神益智。

禁忌 远志味辛、苦，故有胃炎及胃溃疡者慎用。

食法 每次 10 克，每日一次。

 ## 灵芝粥

药材 灵芝 30 克。

食材 糯米 80 克，红枣 5 枚，白砂糖 5 克。

做法 ❶灵芝洗净，切块；红枣润透，去核，洗净；糯米淘洗干净。❷砂锅置火上，入水适量，下入糯米、红枣，大火煮沸后，加入灵芝，熬煮至粥黏稠，加糖调味即可。

功效 补气安神、止咳平喘。适用于体虚乏力、饮食减少、头昏、心脾两虚等症。

禁忌 灵芝有抗血小板凝集的作用，故术前、术后的患者忌食。

食法 佐餐食用。

 ## 茯苓清蒸鲑鱼

药材 茯苓粉 15 克。

食材 鲑鱼 1 条，葱、姜各 5 克，胡椒粉 2 克，盐 3 克，清汤 200 毫升。

做法 ❶鲑鱼宰杀后，去鳞、鳃、内脏，放入蒸盆中；葱、姜洗净，切丝，撒入盆中；茯苓研磨成粉，撒入鱼身上。❷蒸锅置大火上，蒸盆中注入清汤，加盐、胡椒粉调味，上笼蒸 1 小时至肉熟，拣去葱、姜丝，即可食用。

功效 健脾利湿、益气补血。

禁忌 茯苓渗水祛湿，故阴虚而无湿热、虚寒滑精、气虚下陷者慎用。

食法 佐餐食用。

芝麻百合粥

药材 干百合 8 克，黑芝麻 15 克。

食材 大米 100 克，核桃仁 20 克。

做法 ❶百合清水泡透，洗净；大米淘洗干净；黑芝麻去杂质，洗净；核桃仁洗净，切块。❷砂锅置火上，入水适量，下入大米、核桃仁、百合、黑芝麻，大火煮沸后转小火熬煮至粥黏稠，即可食用。

功效 滋阴补虚、健脑益智。适宜记忆力减退者及脑力劳动者食用。

食法 佐餐食用。

黑芝麻红茶

药材 黑芝麻 80 克。

食材 红茶 10 克，盐 2 克。

做法 ❶黑芝麻炒香，磨成细末，加盐。适量水，拌成芝麻酱，备用。❷砂锅置小火上，入水适量，放入红茶，煎煮 20 分钟，停火，待温后加入芝麻酱，搅匀即可。

功效 滋阴补肝、养心健脑。

食法 每日一剂，分次饮用。

柏子仁粥

药材 柏子仁 10 克。

食材 大米 80 克，蜂蜜 5 克。

做法 ❶大米淘洗干净；柏子仁去壳，杂质，洗净，切碎。❷砂锅置火上，入水适量，下入大米、柏子仁，大火煮沸后转小火熬煮至粥黏稠，调入蜂蜜，即可食用。

功效 益心润燥。适用于体虚所致的便秘、心悸、失眠等症。

禁忌 柏子仁润肠通便，故大便溏薄者忌食，会加重腹泻。

食法 早、晚各一次。

竹叶酒

药材 鲜竹叶 15 克。

食材 蜂蜜 25 克，白酒 300 毫升。

做法 ❶鲜竹叶洗净，切碎，晾干。❷取一洁净干燥酒瓶，放入竹叶、蜂蜜，注入白酒，搅匀，密封浸泡 1 个月，即可饮用。

功效 提神醒脑。适用于动脉硬化的辅助化疗。

禁忌 竹叶性大寒，故脾胃虚寒者不宜饮用。

食法 每次 10 克，每日 2 次。

丹参糖水

药材 丹参 10 克。

食材 冰糖适量。

做法 ❶丹参洗净；冰糖研碎。❷锅置小火上，入水适量，放入丹参煎煮 30 分钟，捞去药渣，加冰糖调味，即可饮用。

功效 清心除烦、活血凉血。适用于胸肋胁痛、风湿痹痛等症。

禁忌 丹参活血化瘀，故孕妇及无瘀血者慎用。

食法 分 2 次温服。

百合糖水

药材 百合 20 克。

食材 冰糖 5 克。

做法 ❶百合清水润透，洗净；冰糖研碎。❷砂锅置小火上，入水适量，放入百合、冰糖，煎煮至百合熟透，即可食用。

功效 清热润燥、宁心安神。适宜慢性咳嗽、肺结核、口舌生疮、口干、口臭的患者食用。

食法 分次温服。

小米桂圆粥

药材 桂圆 10 枚。

食材 小米 80 克，红糖 5 克。

做法 ❶小米淘洗干净；桂圆去皮，核，切块，洗净。❷砂锅置火上，入水适量，下入小米、桂圆肉，大火煮沸后转小火熬至粥黏稠，加糖调味即可。

功效 安神益智、益心补血。适用于心脾虚损、气血不足所致的失眠、健忘等症。

食法 每日 2 次，空腹食用。

枸杞莲子

药材 枸杞 40 克，莲子 100 克。

食材 冰糖 80 克。

做法 ❶莲子泡透，去心；枸杞洗净；冰糖研碎。❷锅置小火上，入水适量，放入枸杞、莲子、冰糖，煎煮至莲子熟透，即可食用。

功效 补气益肾、养血安神。适用于心烦失眠、脾虚久泻、大便溏泄、久痢等症。

禁忌 莲子收敛固涩，故中满痞胀及大便燥结者忌用。

食法 佐餐食用。

冰糖莲子羹

药材 银耳 20 克，莲子 10 克。

食材 冰糖 10 克。

做法 ❶银耳泡发，润透，去蒂，洗净，撕成小朵；莲子去心，洗净，清水浸泡；冰糖研碎。❷砂锅置火上，入水适量，放入银耳，大火煮沸后，倒入莲子，转小火熬煮至银耳、莲子熟透，汤汁变浓稠时，加入冰糖至完全融化后熄火，银耳汤冷却，即可食用。

功效 补益脾胃、益肾固精。适用于肺热咳

嗽、皮肤干裂、胃肠燥热等症。

食法 佐餐食用。

新鲜玉竹核桃

药材 玉竹 200 克。

食材 核桃仁 300 克，栗子 50 克，植物油 30 毫升，盐 3 克，味精 1 克。

做法 ❶玉竹去皮，洗净，切片，入沸水中焯透，捞出沥干；核桃仁、栗子洗净，晾干。❷炒锅置中火上，入油烧至五成热，放入核桃仁、栗子炸至变色，捞出控油，晾凉备用。❸玉竹、核桃仁、栗子放入碗中，加盐、味精、植物油拌匀即可。

功效 养阴润肺、益胃生津。适用于肾功能不全的辅助治疗。

禁忌 玉竹滋阴生津，故脾虚湿盛、实热痰多者忌食。

食法 佐餐食用。

天麻健脑汤

药材 天麻 1.5 克，党参、茯苓各 12 克。

食材 红枣 5 枚，腰果 50 克，盐 3 克。

做法 ❶党参润透，切片；红枣泡软，去核，洗净；天麻、茯苓、腰果洗净。❷砂锅置火上，入水适量，放入药材、红枣、腰果，大火煮沸后转小火炖煮 40 分钟，加盐调味即可。

功效 补益肝肾、健脑益智。适用于治疗中老年记忆力下降等症。

食法 去药喝汤。

银耳豆腐

药材 银耳 12 克。

食材 豆腐 200 克，香菜 5 克，水淀粉 10 毫升，清汤 150 毫升，盐、味精各 2 克。

做法 ① 银耳泡发，润透，去蒂，洗净，入沸水中焯烫至熟，捞出沥干，摆放入盘；豆腐洗净，压碎成泥，盛入碗中，加盐、水淀粉调成糊状；香菜择洗干净，切碎。② 蒸锅置火上，碗上笼蒸 10 分钟，取出，平铺在银耳上。③ 砂锅置火上，注入清汤、盐，煮沸后淀粉勾芡，加味精，汤汁浇在银耳上面，撒上香菜调味即可。

功效 补益脾胃、健身宁心。适用于小儿久病体虚、气血亏损等症。

食法 佐餐食用。

 ## 黄精豆腐米饭

药材 黄精 10 克。

食材 豆腐 150 克，大米 250 克，海带丝 15 克，葱 5 克，盐、味精各 2 克。

做法 ① 大米淘洗干净；黄精洗净，放入大米中一起煮熟；海带丝洗净，切段；豆腐洗净，切块；葱洗净，切碎。② 砂锅置火上，入水适量，放入豆腐、海带丝，大火煮沸后，转小火炖 10 分钟，加盐、味精、葱调味即可。

功效 滋阴补虚、益心安神。适用于记忆力衰退、失眠多梦、早衰、面色无华、疲劳等症。

禁忌 该药膳性凉，故中寒泄泻、痰湿痞满者忌食。

食法 吃米饭，喝汤。

 ## 芡实莲子猪肉汤

药材 芡实、干莲子各 35 克。

食材 瘦猪肉 300 克，植物油、料酒各 10 毫升，葱、盐各 3 克，清汤 200 毫升。

做法 ① 猪肉洗净，切片；莲子清水泡发，洗净；芡实清水洗净；葱洗净，切丝。② 炒锅置大火上，入油烧至五成热，放入

葱爆香，放入肉丝，炒至变色，烹入料酒，炒干后注入清汤，加莲子、芡实、盐煮至肉烂熟，加味精调味即可。

功效 健脑益智、养血安神。适用于慢性泄泻和小便频数、梦遗滑精、虚弱、遗尿等症。

禁忌 芡实性涩滞气，平素大便干结或腹胀者忌食。

食法 去药喝汤。

 ## 补脑鳝鱼

药材 菟丝子、熟地黄各 10 克。

食材 鳝鱼 1 条，黄瓜 15 克，木耳 5 克，鸡蛋 2 枚，蒜、姜各 5 克，植物油 10 毫升，淀粉 10 克，盐 2 克，料酒 5 毫升，高汤 150 毫升，胡椒粉各 2 克，香油 3 毫升。

做法 ① 鳝鱼宰杀后，去鳞、鳃、内脏，切片；黄瓜洗净，切片；木耳泡发，润透，洗净，去蒂，撕成小朵；鸡蛋打入碗中，放入盐、淀粉搅成糊；蒜、姜洗净，切碎。② 砂锅置小火上，入水适量，放入菟丝子、熟地黄煎煮 1 小时，去渣留汁，倒入盛有鸡蛋糊的碗中，放入鳝鱼片腌制，备用。③ 炒锅置大火上，入油烧至五成热，滑入鱼片，煎至变色后捞出，锅中留少许油，放蒜、姜爆香，下入黄瓜、木耳、鳝鱼片翻炒，加糖、盐，烹入料酒，注入高汤，沸煮 5 分钟，淋入香油，撒上胡椒粉调味即可。

功效 滋阴养肝、补脑益智。适用于治疗记忆力低下、高血糖等症。

禁忌 鳝鱼不可与菠菜同食，会引起腹泻。

食法 佐餐食用。

 ## 银耳醒脑粥

药材 银耳 20 克。

食材 薏米 150 克，白砂糖 5 克，水淀粉 8

毫升。

做法 ❶银耳泡发，润透，洗净，撕成小朵；薏米温水泡透，洗净。❷砂锅置火上，入水适量，下入薏米、银耳，大火煮沸后，转小火煮至薏米烂熟，加入白砂糖，用淀粉勾芡，稍煮片刻即可。

功效 益气和血、强心补脑、滋阴降火。适宜产妇食用，有利于身体的恢复。

禁忌 薏米性凉，故脾胃虚寒、肢体寒冷者忌食。

食法 佐餐食用。

滋肾核桃酒

药材 核桃仁、磁石、石菖蒲各15克。

食材 黄酒1500毫升。

做法 ❶核桃仁、磁石、石菖蒲捣碎备用。❷取一洁净干燥酒坛，放入捣好的药材，注入黄酒，加盖密封20天，过滤后即可饮用。

功效 补脑益肾。适用于老年性耳鸣、耳聋等症。

食法 每次15克，每日2次。

枸杞黄鱼

药材 枸杞15克。

食材 黄鱼1条，香菇10克，鸡蛋1枚，植物油、料酒各10毫升，蒜5克，老抽5毫升，醋3毫升，盐、白砂糖各3克，淀粉10克，香油2毫升，高汤300毫升。

做法 ❶黄鱼宰杀后，去鳞、鳃、内脏，洗净血水；鸡蛋打入碗中，加淀粉搅成糊，均匀地抹在鱼身两面；蒜洗净，切片；香菇泡发，去蒂，洗净，掰成小块。❷炒锅置大火上，入油烧至七成热，放入黄鱼，两面煎成金黄色，注入高汤，放入香菇、蒜、老抽、糖，转小火煮至鱼肉烂熟，加醋、盐调

味，淋入香油，即可食用。

功效 滋补肝肾、益气填精。适宜贫血、头晕及体虚者食用。

食法 佐餐食用。

桂圆莲子粥

药材 桂圆肉、莲子各25克，红枣8枚。

食材 糯米80克，白砂糖5克。

做法 ❶桂圆肉洗净，切小块；莲子清水泡发，去皮、心，洗净；红枣去核，洗净；糯米淘洗干净。❷砂锅置火上，入水适量，下入大米，大火煮沸后，放入桂圆肉、莲子、红枣，转小火熬煮至粥黏稠，即可食用。

功效 健脾益心、补脑益智。适宜心脾两虚所致的智力衰退者食用。

食法 宜晚餐空腹食用。

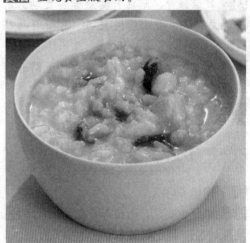

益智猪心汤

药材 酸枣仁10克，远志5克。

食材 猪心1个。

做法 ❶猪心剖开，洗净血水，切块；酸枣仁、远志洗净。❷砂锅置火上，入水适量，下入猪心、酸枣仁、远志，大火煮沸后，撇去浮沫，转小火炖煮至猪心熟透，捞去药渣

即可。

功效 补血养心、安神益智。适宜心悸不宁、记忆力和智力衰退者食用。

禁忌 酸枣仁性润，故患有滑泄症者慎服。

食法 食猪心，饮汤。每日一次。

芡实鱼头汤

药材 芡实20克。

食材 鲫鱼头1个，豆腐200克，姜5克，植物油10毫升，盐3克。

做法 ❶鲫鱼头去鳞、鳃，洗净血水，切块；豆腐洗净，切成小块，加盐、油拌匀；芡实清水泡软，洗净；姜洗净，切片。❷砂锅置火上，入水适量，放入鱼头、姜，大火煮沸后，撇去浮沫，加入芡实、豆腐，煮熟即可。

功效 健脑强身。此汤有健脑养神之功。适用于饮酒伤神而致神经衰弱、遗精腰痛等病症。

禁忌 芡实性涩滞气，故平素大便干结或腹胀者忌用。

食法 吃豆腐，饮汤。

枸杞炒猪肝西芹

药材 枸杞10克。

食材 猪肝150克，西芹150克，鸡蛋1枚，淀粉10克，葱、姜各5克，生抽、料酒各5毫升，植物油10毫升，盐3克。

做法 ❶猪肝切片，放入碗中，加盐、生抽、淀粉、料酒，打入鸡蛋，加适量水调匀，腌制15分钟；西芹择洗干净，切段，入沸水中焯烫至熟，捞出沥干；葱、姜洗净，切丝；枸杞清水泡软，洗净。❷炒锅置大火上，入油烧至五成热，放入葱、姜爆香，下猪肝煸炒至变色，加入枸杞、西芹翻炒至熟，加盐调味即可。

功效 滋阴补肾、养肝明目。适宜贫血、常在电脑前工作、爱喝酒的人食用。

禁忌 猪肝不可与豆腐同食，会引起旧疾复发。

食法 佐餐食用。

百合枣仁汤

药材 酸枣仁15克，百合20克。

食材 红糖5克。

做法 ❶枣仁、百合洗净。❷砂锅置小火上，入水适量，放入枣仁煎煮40分钟，捞去药渣，加入百合煮熟，加红糖调味，即可食用。

功效 养血安神、清心除烦。适用于心血不足之产后失眠。

禁忌 酸枣仁润肠通便，故大便溏泄者慎用。

食法 食百合，饮汤。

茯苓参粥

药材 党参15克，白茯苓10克。

食材 大米100克，姜3克。

做法 ❶大米淘洗干净；党参、姜洗净，切片；茯苓洗净，捣碎。❷砂锅置火上，入水适量，放入党参、姜、茯苓煎煮40分钟，滤渣取汁，备用；锅中注入适量水，下入大米，大火煮沸后，倒入药汁，转小火熬煮至粥黏稠，即可食用。

功效 补气养胃。适宜慢性肝炎、脾胃虚弱、腹泻、烦躁失眠等症。

食法 佐餐食用。

莲藕排骨汤

药材 莲藕200克。

食材 猪排骨500克，葱、姜各5克、胡椒粉2克，盐3克。

做法 ❶猪排骨洗净，切段；莲藕择洗干

净，去皮，切片；葱洗净，切段；姜洗净，切片。❷汤煲置火上，入水适量，放入排骨，大火煮沸后，撇去浮沫，放入莲藕、葱、姜，转小火煲2小时，加胡椒粉、盐调味即可。

功效 补肾养血、滋阴润燥。适宜缺铁性贫血、体弱多病、食欲不振者食用。

禁忌 该药膳含脂肪较高，故血脂较高者不宜多食。

食法 食莲藕、排骨，喝汤。

 ## 罗汉鸡肉煲

药材 罗汉果2个。

食材 母鸡1只，葱、姜各5克，料酒10毫升，盐5克，味精1克。

做法 ❶母鸡宰杀后，去毛、爪、内脏，剁块，入沸水中汆烫，洗净血水；罗汉果洗净，拍碎；姜洗净，切片；葱洗净，切段。❷汤煲置火上，入水适量，放入鸡、葱、姜、料酒，大火煮沸后，放入罗汉果，转小火煲2小时，加盐、味精调味即可。

功效 养气血、清肺热、润肠通便。适用于防治呼吸道感染和抗癌。

禁忌 罗汉果性凉，故脾胃虚寒者忌服。

食法 食肉喝汤。

 ## 瓜豆排骨煲

药材 红小豆40克。

食材 南瓜150克，猪排骨300克，盐8克。

做法 ❶红小豆去杂，洗净；南瓜去皮、瓤，洗净，切块；排骨洗净血水，切块，入沸水中汆烫，捞出备用。❷汤煲置中火上，入水适量，放入红小豆、排骨，煮至豆熟，加入南瓜，转小火煲制20分钟至南瓜熟透，加盐调味即可。

功效 补益气血、利水消肿、健脑益智。

禁忌 红小豆利水渗湿，故体弱久病者不宜食。

食法 佐餐食用。

 ## 健脑鲈鱼

药材 五味子30克。

食材 鲈鱼1条，料酒10毫升，植物油20毫升，葱、姜各5克，盐、胡椒粉各3克。

做法 ❶鲈鱼宰杀后，去鳞、鳃、内脏，洗净血水；五味子去杂质，洗净；葱、姜洗净，切丝。❷锅置中火上，倒入植物油，烧至七成热，放入鲈鱼煎至两面成金黄色，烹入料酒，放入盐、葱、姜、五味子，入水适量，煮沸后转小火炖煮至鱼肉烂熟，拣去葱、姜，加胡椒粉调味即可。

功效 益气生津、敛肺滋肾。适用于心脾两虚，肝肾不足的心慌、心悸、多梦、失眠、健忘、乏力等病症。

禁忌 该药膳敛肺滋阴，故内有湿热，表邪未解者忌用。

食法 佐餐食用。

强身健体药膳

百草鸡

药材 茯苓、芡实、枸杞、白果、桂圆、山楂各10克。

食材 母鸡1只，花椒3克，盐5克。

做法 ❶母鸡宰杀后，去毛、内脏、爪，入沸水中氽烫，洗净血水，剁成大块；所有药材研碎，装入纱布袋里，扎口。❷锅置小火上，入水适量，放入纱布包煎煮1小时，捞去药袋，汤汁倒入碗中，备用。❸鸡块放入蒸盆中，倒入药汁，上笼蒸2小时至鸡肉烂熟，加胡椒粉、盐调味即可。

功效 补益气血、滋养五脏。适宜病后、产后身体虚弱及年老体衰者食用。

食法 吃肉喝汤，分次食用。

山药炖鹌鹑

药材 鹌鹑1只。

食材 新鲜山药300克，葱、姜各10克，料酒5毫升，盐2克。

做法 ❶鹌鹑宰杀后去毛、内脏、爪，洗净血水，加料酒腌制；新鲜山药去皮，洗净，切块；葱、姜洗净，切丝。❷砂锅置火上，入水适量，放入鹌鹑、葱、姜，大火煮沸后，撇去浮沫，转小火炖煮至肉七成熟，放入山药同煮至熟，加盐调味即可。

功效 健脾养胃、润肺固肾。适用于糖尿病、高脂血症、肝功能异常、胃炎等症。

食法 佐餐食用。

人参枸杞酒

药材 人参3克，枸杞30克，熟地10克。

食材 冰糖40克，白酒1000毫升。

做法 ❶人参、熟地洗净，切片；枸杞洗净，同人参、熟地装入药袋里，扎口备用。❷锅置小火上，入水适量，放入冰糖煎煮至汤汁变色，滤渣取汁，待凉，备用。❸取一洁净干燥酒坛，放入药袋，注入白酒、冰糖汁，密封，每日搅拌一次，浸泡15天，捞去药袋，即可饮用。

功效 滋阴补血、强身健体。适用于病后体虚、营养不良、神经衰弱等症。

禁忌 该药膳大补气血，孕妇及小孩不宜饮用。

食法 每次5克，每日2次。

松子仁粥

药材 松子仁40克。

食材 大米80克，蜂蜜5克。

做法 ❶松子仁洗净，晾干后研碎；大米淘洗干净。❷砂锅置火上，入水适量，下入大米、松子仁同煮，大火煮沸后，转小火熬煮至粥黏稠，调入蜂蜜，即可食用。

功效 滋阴养液、补益气血。适宜中老年体质虚弱、大便干结，以及慢性支气管炎的人食用。

禁忌 松子仁润肠通便，故便溏、滑精、咳嗽痰多、腹泻者忌用。

食法 宜早晨空腹食用。

山药茶

药材 新鲜山药100克。

食材 冰糖10克。

做法 ❶新鲜山药去皮，洗净，切片；冰糖研碎。❷锅置小火上，入水适量，放入山药片，煎煮1小时，加糖调味即可。

功效 补脾养胃、生津益肺。适用于脾虚食少、久泻不止、肺虚喘咳、肾虚遗精等症。

食法 代茶温服。

鱼头补脑汤

药材 天麻15克。

食材 草鱼头1个，香菇、虾仁各20克，葱、姜各5克，盐2克，香油3毫升，植物油10毫升。

做法 ❶草鱼头去鳞、鳃，洗净血水；香菇泡发，润透，去根，洗净，掰成小块；天麻洗净，切块；葱、姜洗净，切丝。❷炒锅置火上，入油烧至七成热，放入鱼头，两面煎成金黄色，加入天麻、香菇、虾仁、葱、姜，大火煮沸后，转小火熬煮至汤色发白，加盐、香油调味即可。

功效 益气养血、清补脾胃。适用于失眠健忘、头痛及妇女产后生理性头痛等症。

食法 去药喝汤。

黄鱼汤

药材 黄鱼1条。

食材 冬笋50克，猪肉60克，植物油、料酒各15毫升，葱、姜各5克，高汤300毫升，盐3克。

做法 ❶黄鱼宰杀后，去鳞、鳃、内脏，洗净血水；冬笋去皮，洗净，切片；猪肉洗净，切片；葱、姜洗净，切丝。❷炒锅置火上，倒入植物油烧至七成热，放入黄鱼，

两面煎成黄色，注入高汤，放入猪肉、冬笋、料酒、葱、姜，大火煮沸后，撇去浮沫，转小火加盖焖煮至肉烂熟，加盐、味精调味即可。

功效 健脾开胃、益气填精。适用于贫血、失眠、头晕、食欲不振及妇女产后体虚等症。

禁忌 黄鱼是发物，哮喘病人和过敏体质的人应慎食。

食法 吃鱼喝汤。

葱姜炒螃蟹

药材 螃蟹10只。

食材 葱、姜、蒜各10克，植物油30克，料酒、老抽各10毫升，水淀粉10毫升，盐5克，胡椒粉各3克，味精1克，清汤200毫升，香油3毫升。

做法 ❶螃蟹宰杀后，去蟹盖、鳃，洗净，剁块；葱洗净，切段；姜、蒜洗净，切片。❷炒锅置大火上，入油烧至六成热，放入螃蟹翻炒片刻，捞出沥油，下葱、姜、蒜爆香，放入蟹肉，烹入料酒，加老抽、盐、胡椒粉，注入清汤，加盖焖煮至汤将干时，加香油、味精调味，即可食用。

功效 滋阴清热、活血化瘀。适用于跌打损伤、筋断骨碎、瘀血肿痛等症。

禁忌 蟹肉会诱发并加剧人体的过敏反应，严重者会引起过敏性休克，故有海鲜过敏者忌食。

食法 佐餐食用。

鲜芹菜汤

药材 酸枣仁10克。

食材 新鲜芹菜200克，盐3克，味精1克。

做法 ❶新鲜芹菜择洗干净，切段；酸枣仁洗净。❷砂锅置火上，入水适量，放入芹

菜、酸枣仁，大火煮沸后转小火熬煮至芹菜熟透，加盐调味即可。

功效 宁心安神，养肝敛汗。适宜更年期妇女患者食用。

禁忌 酸枣仁润肠通便，芹菜性偏凉，故大便溏泄者忌用。

食法 去药喝汤。

清蒸鲫鱼

药材 鲫鱼1条。

食材 姜5克，植物油10毫升，盐3克。

做法 ❶鲫鱼宰杀后，去鳞、鳃、内脏，洗净血水；姜洗净，切丝。❷鲫鱼放入蒸盆中，加植物油、姜丝、盐，上笼蒸1小时，拣去姜丝，即可食用。

功效 补虚健胃。适用于病后体虚、脾胃虚弱、食欲不振等症。

食法 佐餐食用。

公鸡粥

药材 公鸡1只。

食材 大米100克。

做法 ❶公鸡宰杀后，去毛、内脏、爪，洗净血水；大米淘洗干净。❷砂锅置火上，入水适量，放入公鸡，大火煮沸后，撇去浮沫，转小火熬煮至汤汁变浓，捞去公鸡，加适量水，下入大米，熬煮至粥熟，即可食用。

功效 益气养血、滋养五脏。适宜青壮年男性患者食用。

禁忌 公鸡为发物，故长疮疡、皮肤瘙痒、体质过敏者不宜选用。

食法 宜早、晚餐佐餐食用。

蒸鲈鱼

药材 鲈鱼1条。

食材 葱、姜各5克，植物油10毫升，盐5克，胡椒粉2克，生抽3毫升。

做法 ❶鲈鱼宰杀后，去鳞、鳃、内脏，洗净血水，盛盘；葱、姜洗净，切丝。❷蒸锅置火上，鲈鱼上笼蒸15分钟，取出。❸炒锅置大火上，入油烧热，放入葱、姜、盐、胡椒粉调味，淋入鲈鱼身上，加生抽即可食用。

功效 补肝肾、益脾胃。适用于贫血头晕、妇女妊娠水肿等症。

食法 佐餐食用。

青豆太子参

药材 太子参10克。

食材 青豆400克，植物油15克，盐5克，味精1克，清汤200毫升，小白菜100克。

做法 ❶太子参洗净，晾干后研磨成粉；小白菜择洗干净，切段；青豆去杂质，淘洗干净。❷炒锅置大火上，入油烧至五成热，放入青豆、小白菜煸炒片刻，注入清汤，加入太子参粉，转小火，加盖焖煮至豆熟，加盐、味精调味，即可食用。

功效 健脾益气。适宜脾胃虚弱、神疲乏力、食欲低下者食用。

食法 佐餐食用。

人参灵芝酒

药材 人参10克，灵芝30克。

食材 冰糖200克，白酒1500毫升。

做法 ❶人参、灵芝洗净，切片，与冰糖一同装入纱布包中，扎口。❷取一洁净干燥酒坛，放入纱布包，注入白酒，密封，浸泡10天后捞去纱布包，取上清液饮用。

功效 补益肺气。适用于肺虚久咳、消化不良等症。

禁忌 该药膳不可与茶同食，会降低药效。

食法 每次 10 克，每日 2 次。

莲子红枣汤

药材 莲子 10 克。

食材 红枣 5 枚，莲藕 30 克。

做法 ❶莲藕去皮，洗净切片；莲子洗净，去壳、心；红枣润透，去核，洗净。❷砂锅置火上，入水适量，放入莲子、红枣、莲藕，大火煮沸后，转小火煎煮至莲子熟透，即可饮用。

功效 补血强身。适宜长期疲劳者食用。

食法 佐餐食用。

甜杏仁粥

药材 甜杏仁 8 克。

食材 大米 80 克。

做法 ❶大米淘洗干净；甜杏仁洗净，研成泥状。❷砂锅置火上，入水适量，下入大米、杏仁，大火煮沸后，转小火熬煮至粥黏稠，即可食用。

功效 止咳平喘。适用于咳嗽、气喘等症。

食法 宜早、晚食用。

红枣银耳肉汤

药材 银耳 30 克，红枣 10 枚。

食材 牛肉 400 克，盐 3 克，味精 1 克。

做法 ❶银耳泡发，润透，去蒂，洗净，撕成小朵；红枣洗净，去核；牛肉洗净，切片。❷砂锅置火上，放入牛肉、红枣、银耳，入水适量，大火煮沸后，撇净浮沫，转小火炖煮至牛肉熟透，加盐、味精调味即可。

功效 补中益气、强筋壮骨。适宜中老年人更年期骨质疏松、青少年生长发育迟缓、女性易缺铁性贫血者食用。

食法 佐餐食用，分次食用。

松子鲑鱼

药材 鲑鱼 1 条。

食材 松子 10 克，白砂糖、胡椒粉 3 克，番茄酱 10 克，植物油 10 毫升，水淀粉 20 毫升，食盐 3 克，醋、料酒各 10 毫升，清汤适量。

做法 ❶鲑鱼宰杀后，去鳞、鳃、内脏，用刀把鱼背部的鱼骨切掉去骨后，皮朝下摊开，用斜刀切成花刀，鱼身撒上盐、胡椒粉、料酒、淀粉涂匀。❷锅置大火上，入油适量烧至五成热，放入鲑鱼煎炸至两面成金黄色，捞出；松子放入油锅中炸熟，捞出盛出，备用。❸炒锅中留少许油，注入清汤，加盐、糖、番茄酱、醋，大火煮沸后，水淀粉勾芡，出锅浇在鱼肉上，撒上松子即可。

功效 健脾补虚。适宜体质衰弱、体乏虚劳、脾胃气虚、营养不良之人食用。

食法 佐餐食用。

陈皮瘦肉小炒

药材 陈皮 20 克。

食材 猪瘦肉 200 克，清汤 100 毫升，葱、姜各 5 克，芹菜 150 克，辣椒、盐各 5 克。

做法 ❶芹菜择洗干净，切段；陈皮清水泡软，切块；猪肉洗净，切丝；葱、姜洗净，切丝。❷炒锅置火上，入油烧至五成热，放入猪肉翻炒至七成熟，倒入陈皮，翻炒均匀后盛出；葱、姜、辣椒入油锅中爆香，放入芹菜翻炒至熟，倒入猪肉、陈皮，混合均匀，炒熟后加盐调味即可。

功效 理气健脾、燥湿化痰。适用于咳嗽痰多、胸腹胀满、呃逆、腹泻等症。

食法 佐餐食用。

鲜莲子粥

药材 新鲜莲子 15 克。

食材 大米 100 克。

做法 ❶大米淘洗干净；新鲜莲子清水泡发，去皮，心，洗净。❷砂锅置火上，入水适量，放入莲子煮熟，捞出备用；锅中入水适量，下入大米，大火煮沸后，转小火熬煮至粥熟，放入莲子，搅匀即可食用。

功效 补肾健脾。适用于脾虚久泻、遗精带下、心悸失眠等症。

禁忌 莲子有收敛止泻功效，故中满痞胀及大便燥结者，忌食。

食法 佐餐食用。

核桃双耳粥

药材 核桃仁 30 克，银耳、黑木耳各 20 克。

食材 大米 200 克，白砂糖 15 克。

做法 ❶银耳、黑木耳用温水浸泡 2 个小时发透，去除蒂头、杂质，洗净，撕成小瓣；大米淘洗干净；核桃仁洗净。❷砂锅置火上，注入适量清水，把银耳、黑木耳、核桃仁、大米一起放入锅里，大火煮沸，再转小火煮 30 分钟，放入白砂糖搅匀即可。

功效 补脑益智、养血生发。适用于防治头发过早变白和脱落。

食法 宜早、晚空腹食用。

黄芪乌鸡汤

药材 黄芪 8 克。

食材 乌鸡 1 只，葱、姜各 5 克，胡萝卜 15 克，盐 5 克，胡椒粉 2 克。

做法 ❶乌鸡宰杀后，去毛、内脏、爪，洗净血水；胡萝卜去皮，洗净，切片；黄芪洗净，切片；葱、姜洗净，切丝。❷砂锅置火上，入水适量，放入乌鸡，大火煮沸后，撇去浮沫，加入黄芪、胡萝卜片、葱、姜，转小火炖煮至鸡肉烂熟，加胡椒粉、盐调味即可。

功效 补中益气、固表止汗。适宜脾肺两虚、倦怠乏力、语音低微者食用。

禁忌 乌鸡与芝麻、菊花同食易中毒，不可同食。

食法 食肉喝汤。

益智鸽蛋汤

药材 枸杞、桂圆肉、黄精各 8 克。

食材 鸽蛋 8 个，冰糖 15 克。

做法 ❶枸杞、桂圆肉、黄精洗净，切碎；冰糖研碎，备用；鸽蛋打入碗中，搅拌成蛋液。❷锅置火上，入水适量，放入药材，大火沸煮 20 分钟，淋入蛋液，加冰糖煮沸后即可食用。

功效 补肾强身、健脑益智。

食法 佐餐食用。

山药炖牛肉

药材 干山药 20 克，枸杞 10 克。

食材 桂圆肉 15 克，牛肉 500 克，葱、姜各 5 克，料酒、植物油各 10 毫升，盐 5 克。

做法 ❶牛肉洗净，切片；干山药、桂圆洗净，切块；葱、姜洗净，切丝。❷炒锅置大火上，入油烧至七成热，放入牛肉翻炒，烹入料酒，加盐、适量清水，煮沸后倒入炖盅中，加入药材、桂圆肉、葱、姜，上笼蒸 2 小时至肉烂熟，取出葱、姜，即可食用。

功效 补中益气、滋养脾胃。适宜中气下陷、气短体虚、筋骨酸软、贫血久病及面黄目眩者食用。

禁忌 山药与甘遂、碱性药物同食，会减低药效。

食法 佐餐食用。

银耳鸡蛋羹

药材 银耳15克。

食材 冰糖20克，鸡蛋2枚。

做法 ❶银耳泡发，润透，去蒂，洗净，撕成小朵；鸡蛋打入碗中，搅拌成蛋液；冰糖研碎。❷锅置火上，入水适量，大火煮沸后，转小火熬煮1小时至银耳烂熟。❸冰糖放入另一锅中，入水适量，置大火上熬化成汁，淋入蛋液，搅匀，煮沸后撇净浮沫，糖汁倒入银耳锅拌匀即可。

功效 滋阴补血、润肤美容。适用于肺阴虚咳嗽、咯血、阴虚型的高血压、血管硬化、失眠梦多、咽喉肿痛等症。

禁忌 银耳性偏凉，故脾胃虚寒者慎食。

食法 佐餐食用。

清蒸鲍鱼

药材 鲍鱼肉200克。

食材 火腿肉20克，香菇15克，料酒10毫升，盐2克，鸡汤200毫升。

做法 ❶鲍鱼肉洗净，切块；火腿切片；香菇泡发，润透，去蒂，洗净，掰成小朵。❷炖盅中放入鲍鱼肉、火腿、香菇，倒入料酒，注入鸡汤，上笼蒸1小时，加盐调味，即可食用。

功效 滋阴补虚、润肺清热。

禁忌 该药膳含嘌呤较多，故痛风患者及尿酸高者不宜吃。

食法 食肉喝汤。

葡萄地黄粥

药材 熟地黄20克。

食材 葡萄干50克，大米100克，蜂蜜10克。

做法 ❶大米淘洗干净；葡萄干洗净，去蒂；熟地黄洗净，切片。❷砂锅置火上，入水适量，放入熟地黄，煎煮40分钟，捞去药渣，加适量水，下入大米、葡萄干，大火煮沸后，转小火熬煮至粥黏稠，调入蜂蜜即可。

功效 滋润补血、益精填髓。适宜身体消瘦、脸色苍白、四肢不温、气血虚弱者食用。

禁忌

食法 每日一次，早餐空腹温食。

蛋蒸甲鱼

药材 甲鱼1只。

食材 鹌鹑蛋10个，葱、姜各5克，盐、花椒各3克，料酒10毫升，清汤200毫升。

做法 ❶甲鱼宰杀后，去背壳，腹板、内脏、爪，洗净，放入蒸碗中；鹌鹑蛋煮熟去壳；葱、姜洗净，切丝。❷蒸锅置火上，蒸碗中加入鹌鹑蛋、葱、姜、花椒、盐、料酒，注入清汤，上笼蒸烂，即可食用。

功效 滋阴补肾、益气养血。适宜久病体虚、体倦无力、失眠、健忘者食用。

禁忌 甲鱼性寒，故脾胃虚寒者慎食。

食法 食甲鱼肉、鹌鹑蛋，喝汤。

党参排骨

药材 党参8克。

食材 排骨500克，番茄各2个，葱、姜各5克，老抽、料酒、植物油各10毫升，盐3克，五香粉2克，花椒、小茴香各3克。

做法 ❶排骨洗净，剁大块，加料酒腌制10分钟；番茄洗净，切块；葱、姜洗净，切丝。❷砂锅置火上，入水适量，放入党参，煎煮40分钟，去渣留汁，备用。❸炒锅置火上，入油烧至五成熟，放入排骨翻炒至变色，加入葱、姜、老抽、五香粉、花椒、小茴香，翻炒均匀，加适量水，炖煮至排骨五成熟，倒入药汁，放入番茄同煮至排骨烂熟，加盐调味即可。

功效 益气健脾、补虚强身。适宜气血不足、阴虚食欲缺乏者食用。

食法 吃排骨喝汤。

山药牛奶肉汤

药材 羊肉 400 克。

食材 山药 80 克，牛奶 100 毫升，姜 10 克，盐 2 克。

做法 ❶羊肉洗净，切片；山药、姜洗净，切片。❷锅置火上，入水适量，放入羊肉、姜，炖煮汤色发白，放入山药煮烂后，注入牛奶，沸煮 5 分钟，加盐调味即可。

功效 益气补虚、温中暖下。适用于年老体弱、疲倦气短、失眠等症。

食法 每日一剂，分次食用，温服。

天麻蒸鸡

药材 天麻 10 克。

食材 乌鸡 1 只，葱、姜各 5 克，花椒 2 克，料酒 10 毫升，盐 3 克。

做法 ❶乌鸡宰杀后，去毛、内脏、爪，剁块，入沸水中汆烫，洗净血水，捞出沥干，放入汽锅中；葱洗净，切段；姜洗净，切片。❷汽锅中加入天麻、葱、姜、料酒、花椒、盐，上笼蒸至鸡肉烂熟即可。

功效 补益气血、平肝熄风。适用于病后虚弱、眩晕反复发作。

禁忌 天麻不可与御风草根同用，否则有令人肠结的危险。

食法 吃鸡肉，喝汤。

参枣汤

药材 高丽参 5 克。

食材 红枣 5 枚。

做法 ❶红枣去核，洗净；人参洗净，切薄片。❷锅置火上，加适量清水，大火煮沸后，放入红枣、人参片，加盖煎煮 2 小时，即可饮用。

功效 大补元气、养血安神。适宜气血两虚者食用。

禁忌 红枣不可食过多，易致肠胀气。

食法 吃红枣喝汤。

黄芪鸡粥

药材 黄芪 10 克。

食材 母鸡 1 只，大米 100 克。

做法 ❶黄芪洗净，切片；大米淘洗干净；母鸡宰杀后，去毛、内脏、爪，洗净血水。❷砂锅置火上，入水适量，放入母鸡，大火煮沸后，撇去浮沫，转小火煎煮至汤浓，捞去母鸡，下入大米，大火煮沸后，加入黄芪片，转小火熬煮至粥黏稠，即可饮用。

功效 补中益气、固精填髓。适宜脾胃虚弱、消化不良、消瘦者食用。

禁忌 该药膳为补益类，故实邪盛、气滞湿阻、食积停滞者忌食。

食法 宜早、晚餐温服。

黄芪茶

药材 黄芪 15 克。

食材 冰糖 5 克。

做法 ❶黄芪洗净，切片。❷黄芪、冰糖放入茶杯中，注入适量沸水，加盖闷约 5 分钟，即可饮用。

功效 益气固表、敛汗固脱。适用于治疗气虚乏力、中气下陷、久泻脱肛、表虚自汗等症。

禁忌 黄芪能补气助阳，故气实、阳盛阴虚者忌用。

食法 代茶饮。

沙参炖肉

药材 沙参15克，玉竹、百合各10克。

食材 猪瘦肉400克，盐5克，料酒10毫升，葱、姜各5克，胡椒粉3克。

做法 ❶沙参润透，洗净，切片；玉竹、百合洗净，放入药袋里；猪瘦肉洗净，切片，加盐、料酒腌制；葱洗净，切段；姜洗净，切片。❷砂锅置火上，入水适量，放入猪肉、葱、姜，大火煮沸后，撇净浮沫，放入药袋，转小火炖煮至猪肉烂熟，捞去药袋，即可食用。

功效 补肾健脾、益心润肺。适用于体虚弱及多汗、多尿、遗精等症。

禁忌 食沙参，喝汤。

食法 佐餐食用。

归参炖鸡

药材 党参、当归各15克。

食材 母鸡1只，葱、姜各5克，料酒10毫升，盐3克。

做法 ❶母鸡宰杀后，去毛、内脏、爪，洗净血水；党参、当归洗净，切片；葱洗净，切段；姜洗净，切片；药材、葱、姜、料

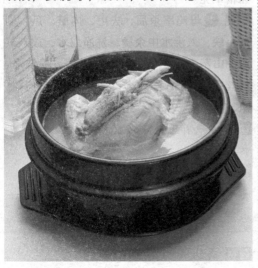

酒、盐放入鸡腹中，缝口。❷瓦罐置火上，入水适量，放入母鸡，大火煮沸后，撇去浮沫，转小火炖煮至肉烂熟，开腹去除药材、调料，即可食用。

功效 补气生血、温中健脾。适宜月经来潮无定期、气血不足、脾胃虚弱者食用。

食法 食肉喝汤。

五味子酒

药材 五味子40克。

食材 白酒500毫升。

做法 ❶五味子洗净。❷取一洁净干燥酒瓶，倒入白酒，瓶口密封，每日振摇一次，浸泡15天，即可饮用。

功效 敛肺滋肾、生津敛汗。适用于精滑不固、小便频数、津少口渴、体虚多汗等症。

禁忌 五味子收敛固涩，故外有表邪，内有实热、痧疹初发者忌用。

食法 每次饮3毫升，每日3次。

首乌猪肝粥

药材 何首乌15克。

食材 猪肝250克，大米300克，姜、葱各10克，料酒、生抽各10毫升，水淀粉10毫升，植物油10毫升，盐3克，鸡精、胡椒粉各2克。

做法 ❶何首乌洗净；猪肝洗净，切片，装入碗里，加入生抽、料酒、水淀粉拌匀，腌制10分钟；姜洗净，切片；葱洗净，切段。❷锅置火上，注入适量清水，放入首乌，大火煮沸后，转小火煎煮30分钟，滤去药渣，留药液备用。❸炒锅置火上，入油烧至六成热，下姜片、葱段爆香，倒入何首乌药液，下入大米，再兑入适量清水，煮沸后，放入猪肝片，继续煮至猪肝熟透、大米成粥，加入盐、鸡精、胡椒粉调味即可。

功效 补肝益肾。适宜老年痴呆症患者、心脑血管疾病患者食用。

禁忌 患有高血压、冠心病、肥胖症及血脂高的人忌食，因为肝中胆固醇含量较高。

食法 佐餐食用。

 ## 莲子炒鸡

药材 莲子40克。

食材 鸡脯肉200克，香菇10克，火腿肉15克，鸡蛋1枚，植物油10毫升，淀粉5克，盐3克，味精1克。

做法 ❶鸡蛋打入碗中，搅拌成蛋液；鸡脯肉洗净，切丁，加淀粉、蛋液拌匀；香菇泡发，去蒂，洗净，掰成小块；火腿切小块；莲子去心，蒸熟备用；香菇、火腿入沸水中汆烫至熟。❷炒锅置火上，入油烧至五成热，下入鸡丁翻炒至七成熟，加入莲子、香菇、火腿、盐翻炒均匀，加味精调味即可。

功效 健脾益心、补肾强身。适宜失眠、健忘、心烦、遗尿、食欲不振、消化不良者食用，健康人常食，可增强体质、延年益寿。

食法 佐餐食用。

 ## 莲草蛋花汤

药材 旱莲草5棵。

食材 鸡蛋1枚，紫菜5克，盐、味精各1克。

做法 ❶鸡蛋倒入碗中，搅拌成蛋液；旱莲草择洗干净，切段。❷锅置火上，入水适量，煮沸后放入紫菜，淋入蛋液，放旱莲草煮熟后，加入盐、味精调味即可。

功效 补益肝肾、收敛止血。

食法 每隔2日服一次，佐餐食用。

 ## 枸杞生地酒

药材 枸杞150克，生地黄200克。

食材 白酒1500毫升。

做法 ❶枸杞、生地捣碎。❷取一洁净干燥酒瓶，装入枸杞、生地，注入白酒，密封，常温浸泡15天，捞去药渣，即可饮用。

功效 补肾益精、养肝明目。适用于视物模糊、阳痿、遗精等症。

食法 每早、晚各一次，空腹饮用。

 ## 萝卜枸杞粥

药材 枸杞8克，萝卜150克。

食材 玉米粉20克。

做法 ❶萝卜洗净，切成小块；玉米粉加适量水调成糊；枸杞洗净，泡软。❷锅置小火上，入水适量，放入萝卜，大火煮沸后，加入枸杞、玉米糊，搅拌均匀，煮沸后转小火煮至萝卜熟透即可。

功效 养血明目、消食理气。可用于提高机体免疫力、抗肿瘤。

食法 早、晚各一次。

 ## 黄参山药蒸鸡

药材 党参、山药、黄精各25克。

食材 母鸡1只，葱、姜各5克，盐3克，味精1克。

做法 ❶母鸡宰杀后，去毛、内脏、爪，剁成小块，入沸水中汆烫，洗净血水，放入蒸盆；山药去皮，切块，洗净；葱、姜洗净，切丝。❷蒸锅置火上，蒸盆中加入药材、葱、姜、盐、味精，上笼蒸2小时即可。

功效 益气补虚、健脑益智。适宜易疲劳者食用。

食法 佐餐食用。

 ## 芦笋香菇鸡爪汤

药材 香菇80克，芦笋100克。

食材 鸡爪 20 只，猪瘦肉 200 克，姜 5 克，白酒 10 毫升，盐 3 克。

做法 ❶鸡爪去黄衣，洗净，入沸水中汆烫 5 分钟，捞出；香菇泡发，去蒂，洗净，掰成小块；芦笋去皮，切片；猪瘦肉洗净，切片；姜洗净，切片。❷砂锅置火上，入水适量，放入鸡爪、猪瘦肉、猪瘦肉煮 1 小时，加入香菇、白酒煮至鸡爪烂熟，加盐调味即可。

功效 强身健体、美容养颜。

禁忌 香菇不可与河蟹同食，易导致结石。

食法 佐餐食用。

枸杞叶炖羊腰

药材 新鲜枸杞叶 100 克。

食材 羊肾 1 个，料酒 10 毫升，味精 1 克，醋 4 毫升，清汤 400 毫升，香油 2 毫升，葱、姜各 5 克。

做法 ❶羊肾剖开，去筋膜、肾盂，清水反复冲洗，放入加有醋的沸水中汆烫片刻，捞出；枸杞叶择洗干净，切碎；葱、姜洗净，切丝。❷砂锅置火上，注入清汤，下腰片、料酒、盐、葱、姜，大火煮沸后，撇净浮沫，转小火炖煮至腰片熟透，放入枸杞叶煮熟，加味精，盛入汤碗内，淋入香油即可。

功效 补肾益精、清热止渴。适用于治疗肾虚遗精、腰膝酸软、耳聋等症。

食法 食羊肾，枸杞叶。

党参鸡煲

药材 党参 3 克。

食材 母鸡半只，葱、姜各 5 克，料酒 10 毫升、盐 3 克。

做法 ❶母鸡宰杀后，去毛、内脏、爪，剁块，入沸水中汆烫，洗净血水；党参清水润透，洗净，切片；葱、姜洗净，切丝。❷砂锅置火上，入水适量，放入鸡块、党参、加入葱、姜、盐、料酒，大火煮沸后，转小火炖煮至鸡肉烂熟即可。

功效 益气补虚、健脾养胃。适用于术后病人的恢复饮食。

禁忌 该药膳大补元气，故实证、热证而正气不虚者忌服。

食法 食肉喝汤。

归参鳝鱼汤

药材 当归、党参各 12 克。

食材 鳝鱼 1 条，料酒、老抽各 8 毫升，葱、姜、蒜各 5 克，盐 3 克。

做法 ❶当归、党参装入纱布包中，扎口；鳝鱼宰杀后，去内脏、脊骨，洗净血水，切丝；葱、姜洗净，切丝；蒜洗净，切片。❷砂锅置火上，入水适量，放入纱布包、鳝鱼丝，大火煮沸后，撇去浮沫，倒入料酒，放葱、姜、蒜、老抽，转小火炖煮 1 小时，捞去纱布包，加盐调味即可。

功效 补气养血、滋养肝肾。适宜气血不足、久病体虚者食用。

禁忌 鳝鱼不宜和菠菜同食，易引起腹泻。

食法 宜早、晚餐佐餐食用。

瓜豆山药羊肉汤

药材 木瓜 20 克，山药 60 克。

食材 豆浆 400 克，羊肉 50 克，植物油 10 毫升，盐 3 克。

做法 ❶山药，去皮，洗净，切片；木瓜去皮、瓤，洗净，切块；羊肉洗净，切块。❷锅置火上，放入木瓜、山药、羊肉，倒入豆浆，大火煮沸后，转小火炖煮 2 小时后加植物油、盐稍煮片刻，即可食用。

功效 补益脾胃。适宜饮食减少、气血不足者食用。

禁忌 该药膳性较腻，故脾胃功能不健全、痰湿较重、肥胖者忌食。

食法 饮汤食肉。

 ## 橄榄烧虾贝

药材 鲜贝肉 80 克，虾仁 10 克。

食材 橄榄菜 400 克，植物油 10 毫升，水淀粉 10 毫升，葱、姜各 5 克，料酒 8 毫升，盐 5 克。

做法 ❶鲜贝肉洗净泥沙，切片，放入少许料酒腌渍；橄榄菜择洗干净，入沸水中焯烫片刻，捞出沥干，备用；葱、姜洗净，切丝。❷炒锅置大火上，入油烧至七成热，放入葱、姜爆香，下入鲜贝、虾仁翻炒均匀，入水适量，加盐、料酒调味，煮沸后加入橄榄菜，熟后用水淀粉勾芡即可。

功效 温补肾阳、降脂降压。适用于肥胖症、高血压及心脏病患者的辅助治疗。

食法 佐餐食用。

 ## 枸杞藤炒春笋丝

药材 枸杞藤 120 克，春笋 40 克。

食材 料酒、老抽各 10 毫升，植物油 15 毫升，盐、白砂糖各 3 克，姜 5 克。

做法 ❶枸杞藤择洗干净，切段；春笋去皮，洗净，切片；姜洗净，切丝。❷炒锅置大火上，入油烧至五成热，放入春笋、姜翻炒片刻，加入老抽、料酒、盐调味，在另一锅内入适量油，烧热后煸炒枸杞藤，加糖、盐调味，炒至变色后，倒入正在炒笋的锅内，同炒至熟即可。

功效 清热解毒、养肝明目。适宜肝阴不足、体乏少力者食用。

禁忌 该药膳性甘寒，故脾胃虚寒、久病不愈者忌食。

食法 佐餐食用。

 ## 木耳白菜

药材 白菜 200 克。

食材 黑木耳 40 克，蒜 5 克，植物油、酱油各 10 毫升，盐、白砂糖各 3 克、味精各 1 克，醋、香油各 5 毫升，水淀粉 10 毫升。

做法 ❶黑木耳泡发，去蒂，洗净，撕成小朵；白菜洗净，撕成大片，沥干备用；蒜去皮，洗净。❷炒锅置火上，入油烧至七成热，放入蒜爆香，加入黑木耳、白菜翻炒，加酱油、盐、味精、白砂糖调味，煮沸后放入水淀粉勾芡，加醋，淋上香油即可。

功效 健脾益胃。适宜食欲降低者食用。

禁忌 木耳不宜与白萝卜同食，同食会引发皮炎。

食法 佐餐食用。

 ## 口蘑炒冬瓜

药材 冬瓜 500 克。

食材 口蘑 150 克，料酒、植物油各 10 毫升，盐 3 克，水淀粉 10 毫升，胡椒粉 2 克，清汤 200 毫升。

做法 ❶口蘑泡发，润透，去蒂，洗净备用；冬瓜去皮、瓤，洗净，入沸水中焯烫至熟，捞出，晾凉后切块。❷炒锅置大火上，入油烧至七成热，注入清汤，煮沸后放入口蘑、冬瓜、胡椒粉、料酒、盐，转小火煮熟，加水淀粉勾芡，烧煮片刻即可。

功效 健脾祛湿、利水消肿。适宜糖尿病食用。

食法 佐餐食用。

 ## 黑豆猪蹄煲

药材 黑豆 150 克，枸杞 6 克，葱、姜各 5 克，盐 5 克，胡椒粉、味精各 1 克。

食材 猪蹄 1 个。

做法 ❶ 猪蹄洗净，剁块，入沸水中氽烫；黑豆清水泡发，洗净，备用；葱、姜洗净，切丝。❷ 汤煲置火上，入水适量，放入猪蹄、黑豆、枸杞、葱、姜，大火煮沸后，转小火煲至猪蹄烂熟，加盐、胡椒粉、味精调味即可。

功效 补脾益肾。适宜脾肾亏虚者食用。

禁忌 该药膳性较腻，故脾胃功能不全、痰湿较重、肥胖者忌食。

食法 佐餐食用。

黄芪枸杞炖鸽

药材 黄芪、枸杞各 15 克。

食材 鸽子 1 只，盐 5 克，味精 1 克。

做法 ❶ 鸽子宰杀后，去毛、内脏、头爪，洗净血水，放入炖盅中；黄芪、枸杞洗净，泡软。❷ 蒸锅置火上，入水适量，炖盅加黄芪、枸杞，隔水炖熟，加盐、味精调味即可。

功效 滋补肝肾、补虚益气。适宜体倦乏力者食用。

食法 佐餐食用。

炒腐竹苋菜

药材 水发腐竹 80 克。

食材 苋菜 200 克，植物油 10 毫升，盐、白砂糖、葱各 3 克，淀粉 10 克，香油 2 毫升。

做法 ❶ 苋菜择洗干净，切段；腐竹洗净，切段；葱洗净，切丝。❷ 炒锅置大火上，入油烧至五成热，放入葱丝爆香，加入腐竹、苋菜、盐、糖翻炒至熟，淀粉勾芡，加香油调味即可。

功效 健脾养颜。适用于预防老年痴呆。

禁忌 肾炎、肾功能不全者不宜食腐竹，否则会加重病情。

食法 佐餐食用。

生姜红枣糖水

药材 姜 25 克，红枣 30 克。

食材 红糖 5 克。

做法 ❶ 红枣洗净，去核；生姜去皮，切片。❷ 砂锅置火上，入水适量，放入姜、红枣，大火煮沸后，转小火煲 1 个小时，下红糖，待溶解后即可饮用。

功效 暖胃散寒、补气养血。适宜脾胃虚寒、四肢不温者食用。

禁忌 该药膳性辛温，为温补类，故湿热内盛、大便干燥者忌食。

食法 心脾虚患者可经常饮用。

猪蹄仙煲

药材 威灵仙 10 克。

食材 猪蹄 1 个，料酒 10 毫升，盐 3 克。

做法 ❶ 猪蹄、威灵仙洗净。❷ 汤煲置火上，入水适量，放入猪蹄、料酒，大火煮沸后，撇去浮沫，加入威灵仙，转小火煲至猪蹄烂熟，加盐调味即可。

功效 祛风湿、强筋骨。适用于风寒湿痹等症。

禁忌 该药膳辛散走窜，易伤正气，气血虚弱及孕妇忌食。

食法 食肉喝汤。

强筋壮骨黑豆

药材 黑芝麻、五味子、菟丝子、当归、茯苓、补骨脂、山茱萸、地骨皮各 8 克。

食材 黑豆 300 克，盐 5 克。

做法 ❶ 黑豆温水浸泡 20 分钟，洗净，备用；所有药材放入药袋内，扎口。❷ 砂锅置小火上，放入药袋，入水适量，煎煮 30 分钟，取出药袋，如此反复煎煮 3 次，将药汁混合；黑豆放入砂锅内，倒入药汁，小火煎煮至豆熟汤干，取出晾干，装入容器。

功效 补肝养肾、强筋壮骨。适用于预防老年痴呆症。

食法 嚼食，每次15粒，每日一次。

白及炖燕窝

药材 燕窝5克，白及8克。

食材 冰糖5克。

做法 ❶燕窝泡发，去杂质；白及清水浸泡，洗净。❷炖盅入水适量，放入白及，加盖隔水炖2小时，捞去白及，加燕窝、冰糖，再炖20分钟，即可食用。

功效 益气补中、养阴润燥。适用于作为中老年人和女性的滋补品。

食法 食燕窝，喝汤。

杜仲牛尾汤

药材 杜仲10克。

食材 牛尾1条，番茄2个，马铃薯1个，姜5克，白胡椒粉、盐各2克。

做法 ❶杜仲洗净，切片；番茄洗净，切块；马铃薯去皮，洗净，切片；姜洗净，切片，纱布绞汁；牛尾洗净，入沸水中余烫片刻，捞出沥干。❷汤煲置火上，入水适量，下入杜仲、牛尾，注入姜汁，大火煮沸后，转小火煲1小时，放入番茄、马铃薯继续煲30分钟，捞去药材，加盐、白胡椒粉调味即可。

功效 补益肝肾、强筋壮骨。适用于腰膝酸软、阳痿、尿频等症。

禁忌 该药膳温补，故阴虚火旺者慎服。

食法 佐餐食用。

山药虾皮豆腐汤

药材 新鲜山药40克。

食材 虾皮30克，豆腐150克，鸡蛋1枚，姜5克，盐2克，胡椒粉、味精各1克。

做法 ❶豆腐洗净，切块；新鲜山药去皮，洗净，切块；虾皮去杂质，洗净；鸡蛋打入碗中，搅拌成蛋液；姜洗净，切丝。❷砂锅置火上，入水适量，下入山药块、姜，大火沸煮20分钟，放入虾皮、豆腐，淋入蛋液，煮沸后加盐、味精、胡椒粉调味即可。

功效 养肝益气、补肾壮骨。适用于老年人骨质疏松的辅助治疗。

食法 吃豆腐、山药，喝汤。

黄酒炖墨鱼

药材 墨鱼干5克。

食材 黄酒200毫升，姜3克，盐1克。

做法 ❶墨鱼干温水泡发，润透，洗净；姜洗净，切片。❷墨鱼、姜片放入炖盅中，注入黄酒，加盖隔水炖2小时，加盐调味即可。

功效 祛风除湿、强筋壮骨。适用于畏寒、血瘀、风湿性关节炎、腰酸背痛及手足麻木等症。

禁忌 墨鱼为发物，故患有湿疹、荨麻疹、易过敏者等疾病的人忌食。

食法 吃鱼喝酒。

枸杞兔肉汤

药材 枸杞20克。

食材 兔肉200克，姜5克，盐2克。

做法 ❶兔肉洗净，切块；枸杞清水浸泡片刻，洗净；姜洗净，切片。❷瓦罐置火上，入水适量，下入兔肉、姜片，大火煮沸后，撇净浮沫，放入枸杞，转小火炖煮至兔肉烂熟，加盐调味即可。

功效 补肝益肾。适宜十二指肠溃疡出血患者食用。

禁忌 兔肉性凉，孕妇及经期女性、有明显阳虚症状的女子、脾胃虚寒者不宜食用。

食法 吃肉喝汤。

 黄芪抗老茶

药材 黄芪10克，枸杞8克，西洋参5克。

食材 红枣5枚。

做法 ❶红枣润透，洗净，去核；黄芪洗净，切片；西洋参、枸杞洗净。❷药材放入茶杯中，冲入适量沸水，加盖闷约20分钟，即可饮用，反复冲泡。

功效 益气补虚、延年益寿、抗衰老。

食法 代茶饮，每日1~2次。

 紫菜骨髓汤

药材 紫菜15克。

食材 牛骨髓200克，葱、姜、香菜各5克，植物油、生抽、醋、香油各10毫升，盐、胡椒粉各3克，鸡精2克。

做法 ❶牛骨髓洗净，去衣，切成小条；紫菜用温水泡发，洗净；葱洗净，切段；姜洗净，切丝；香菜去根，洗净，切段。❷锅置火上，注入适量清水，下入牛骨髓，大火煮2分钟至沸腾，取出，沥干水分。❸净锅后置火上，倒入植物油烧至七成热，下葱末、姜丝炝锅，注入适量清水煮沸，放入盐、生抽、醋、胡椒粉、鸡精调味，加入牛骨髓和紫菜，焖煮约10分钟，淋上香油，放入香菜段，出锅即可。

功效 滋肾润肺、补益骨髓。

食法 佐餐食用。

 猴头菇猪骨汤

药材 猴头菇25克。

食材 猪骨300克，胡萝卜100克，姜5克，盐、胡椒粉各2克。

做法 ❶猴头菇清水泡发，润透，去根，洗净，掰成小块；猪骨剁块，洗净血水；胡萝卜洗净，切片；姜洗净，切丝。❷瓦罐置火上，注水适量、放入猪骨、猴头菇、胡萝卜、姜，大火煮沸后转小火炖煮2小时，加盐、胡椒粉调味即可。

功效 滋补强身、健脾益胃。适宜体质虚弱、免疫力低下者食用。

禁忌 对菌物食品过敏者慎用。

食法 吃猴头菇，喝汤。

 核桃虾仁粥

药材 核桃仁20克。

食材 鲜虾仁50克，粳米100克，盐1克。

做法 ❶粳米淘洗干净，用冷水浸泡30分钟，捞出，沥干水分；核桃仁洗净；鲜虾仁去虾线，洗净。❷锅置火上，注入适量清水，放入泡好的粳米，大火煮沸，再放入核桃仁、鲜虾仁，转小火熬煮40分钟成粥，最后加入盐调味即可。

功效 补气益肾、强身健骨。适用于阳虚者食用。

食法 宜早、晚餐空腹食用。

消除疲劳药膳

木瓜炖燕窝

药材 干燕窝 20 克。

食材 木瓜 1 个，冰糖 15 克。

做法 ❶木瓜去皮、瓤，洗净，切块；干燕窝清水浸泡 20 分钟，倒出，再加入清水浸泡 1 小时，取出燕窝，同木瓜一同放入炖盅中；用第二次浸燕窝的清水煮溶冰糖，倒入炖盅中。❷炖盅加盖，隔水炖煮 1 小时，即可食用。

功效 补肺养阴。适用于病后虚弱、痨伤、中气亏损各症。

食法 佐餐食用。

党参灵芝甲鱼煲

药材 党参、茯苓各 10 克，灵芝 5 克，红枣 5 枚。

食材 甲鱼 1 只，火腿 30 克，葱、姜各 5 克，鸡汤适量，盐 3 克。

做法 ❶甲鱼宰杀后，去背壳、腹板、内脏、爪，入沸水中余烫片刻，捞出；党参润透，切片；茯苓、灵芝洗净；葱、姜洗净，切丝；火腿切片。❷汤煲置火上，入水适量，放入甲鱼、火腿，倒入鸡汤，大火煮沸后，放入药材，转小火煲至 2 小时，加盐调味即可。

功效 健脾益气、消除疲劳。

禁忌 甲鱼性寒，脾胃虚寒者慎食。

食法 佐餐食用。

两桂酒

药材 桂花 10 克，桂圆 40 克。

食材 白酒 500 毫升，白砂糖 15 克。

做法 ❶桂圆去皮、核，洗净，切小块；桂花洗净。❷取一洁净干燥酒坛，放入桂圆、桂花、白砂糖，注入白酒，搅拌均匀，加盖密封，常温浸泡 20 天，即可饮用。

功效 益心健脾、气血双补。适用于精神不振、失眠健忘、心血不足、心悸面黄等症。

食法 每次 15 克，每日 2 次。

双肉米饭

药材 肉桂 3 克。

食材 大米 100 克，猪肉 50 克，葱白 5 克，盐、胡椒粉各 1 克，植物油 10 毫升。

做法 ❶大米淘洗干净，煮成米饭；肉桂加水适量煎药汁，备用；猪肉洗净，切丁；葱洗净，切丝。❷炒锅置火上，入油烧至五成热，放入猪肉翻炒至九成熟，加入葱丝炒熟，倒入药汁，加适量清水、盐、胡椒粉，煮沸后即可与米饭同食。

功效 补火助阳，引火归原。适用于阳痿、宫寒、心腹冷痛、虚寒吐泻、经闭、痛经等症。

禁忌 肉桂味辛、性热，有补火助阳之功效，故阴虚火旺，里有实热，血热妄行出血及孕妇均禁用。

食法 做主食。

红枣甲鱼汤

药材 甲鱼1只，冬虫夏草8克。

食材 红枣5枚，料酒10毫升，盐3克，葱、姜各5克，鸡汤200毫升。

做法 ❶冬虫夏草清水泡软，洗净；红枣泡软，去核，洗净；甲鱼宰杀后，去背壳、腹板、内脏，洗净血水入沸水中余烫，去腥；葱、姜洗净，切丝。❷蒸锅置火上，甲鱼放入蒸碗中，加入虫草、红枣、葱、姜、料酒、盐，注入鸡汤，上笼蒸2小时，取出，捞去葱、姜、药材，即可食用。

功效 滋阴益气、补肾固精。适用于腰膝酸软、乏力等症。

禁忌 甲鱼性寒，故脾胃虚寒、食少便溏及孕妇禁食。

食法 佐餐食用。

滋阴萝卜饮

药材 天门冬12克。

食材 萝卜400克，鸡汤300毫升，葱5克、胡椒粉各3克，盐2克。

做法 ❶萝卜洗净，切丝；天门冬洗净，切片；葱洗净，切丝。❷锅置小火上，入水适量，放入天冬，煎煮30分钟，去渣留汁，锅内注入鸡汤，大火煮沸后，加入萝卜丝，煮熟后加盐、葱、胡椒粉调味即可。

功效 滋阴润燥、凉血止血。适用于肺热性咳嗽等症。

禁忌 该药膳性寒，故虚寒泄泻及外感风寒致嗽者，皆忌服。

食法 佐餐食用。

玉竹豆腐

药材 玉竹40克。

食材 豆腐100克，瘦猪肉200克，香菇10

克，料酒、植物油各10毫升，水淀粉10毫升，老抽10毫升，盐5克，胡椒粉、白砂糖各3克，鸡汤150毫升。

做法 ❶豆腐洗净，切块；瘦猪肉洗净血水，切片；香菇泡发，润透，洗净；玉竹洗净，切段，小火煎煮后去渣取汁，备用。❷炒锅置大火上，入油烧至七成热，放入猪肉、豆腐、香菇、胡椒粉翻炒，加入料酒、老抽炒至九成熟，注入鸡汤、玉竹汁，加入白砂糖，加盖焖煮15分钟，放入水淀粉勾芡，汤浓后加盐调味即可。

功效 美容养颜、消除疲劳。适宜易疲劳的中老年妇女食用。

食法 佐餐食用。

强身大补汤

药材 白术、茯苓、菟丝子、山药、当归各8克，党参、黄芪各10克。

食材 猪排骨600克，鸡肉100克，葱、姜各5克，料酒10毫升，盐3克，味精、胡椒粉各1克。

做法 ❶所有药材清水洗净，装入纱布包，扎口；猪排骨洗净，剁块，入沸水中余烫去除血水；鸡肉洗净，切片；葱、姜洗净，切丝。❷锅置火上，入水适量，放入纱布包、猪排骨、鸡肉，大火煮沸后，加葱、姜、料酒，转小火炖煮至肉烂熟，捞去纱布包，加盐、味精、胡椒粉调味即可。

功效 大补元气、强身健体。适宜久病卧床、元气大损的病人食用。

食法 食肉喝汤。

肉苁蓉鱼汤

药材 肉苁蓉10克。

食材 鱼肉400克，胡萝卜、豆腐、粉丝各20克，老抽、料酒各10毫升，盐、胡椒粉各 3 克，味精 1 克。

做法 ❶鱼肉洗净，切薄片；肉苁蓉洗净，切片；粉丝清水泡软；胡萝卜去皮，洗净，砌块；豆腐洗净，切块。❷砂锅置火上，入水适量，放入药材、鱼肉、胡萝卜、豆腐、粉丝、老抽、料酒同煮至熟，加盐、味精、胡椒粉调味即可。

功效 补肾固精、消除疲劳。适用于肾精不足、性功能减退等症。

禁忌 肉苁蓉补益效果显著，故相火偏旺、实热便结者禁食。

食法 吃肉喝汤。

甲鱼清汤

药材 甲鱼 1 只。

食材 葱、姜、蒜各 5 克，料酒 10 毫升，盐 3 克，味精 1 克。

做法 ❶甲鱼宰杀后，去盖、腹壳、内脏、爪，剁块，入沸水中余烫，去腥，洗净血水；葱、姜洗净，切丝，蒜洗净，切片。❷砂锅置火上，放入甲鱼块、葱、姜、料酒，入水适量，大火煮沸后，转小火焖煮 2 小时至肉烂熟，捞去葱、姜，加盐、味精调味即可。

功效 滋阴清热、补虚益肾。适用于促进胎儿和儿童脑细胞发育，预防老年性痴呆症。

禁忌 甲鱼性寒，味咸，故患有肠胃炎、胃溃疡等消化系统疾病者忌食。

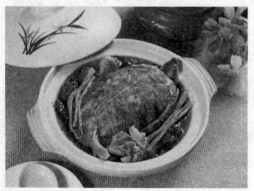

食法 吃鱼喝汤。

西洋参乌鸡汤

药材 冬虫夏草 5 克，西洋参 8 克。

食材 山楂 10 克，乌鸡 1 只，葱、姜各 5 克，料酒 10 毫升，盐 3 克。

做法 ❶乌鸡宰杀后，去毛、内脏、爪，洗净血水，剁块；西洋参、虫草洗净；葱、姜洗净，切丝；山楂洗净，去核。❷砂锅置火上，入水适量，放入鸡块，大火煮沸后，撇去浮沫，加入虫草、西洋参、葱、姜、料酒，转小火炖煮至鸡肉烂熟，加盐调味即可。

功效 补中益气。适用于恢复体力、抗疲劳。

禁忌 该药膳益气补虚，故有阴虚火旺、湿热内盛、实火或邪胜者不宜食用。

食法 食肉喝汤。

明目鲑鱼粥

药材 枸杞 10 克。

食材 大米 80 克，鲑鱼肉 100 克，鸡肉 40 克，香菜 3 克。

做法 ❶大米淘洗干净；鸡肉、鲑鱼肉洗净血水，切丁，加盐腌制；枸杞清水泡软，洗净；香菜择洗干净，切碎。❷砂锅置火上，入水适量，下入大米、鸡肉、鲑鱼同煮，大火煮沸后，转小火熬煮至粥九成熟，加入枸杞，煮 20 分钟，加香菜调味即可。

功效 养肝明目、提神醒脑。适用于小儿的辅食，治疗小儿不思饮食、消瘦等症。

禁忌 该药膳滋补功效显著，故外邪实热、脾虚有湿及泄泻者忌服。

食法 宜早、晚餐食用。

荔枝牛肉

药材 荔枝肉 15 克。

食材 牛肉 400 克，面粉 15 克，料酒 10 毫升、白砂糖 5 克，葱、盐各 5 克，胡椒粉 2 克。

做法 ❶荔枝肉洗净；葱洗净，切段；牛肉洗净血水，剁块。❷锅置中火上，放入面粉炒黄，加牛肉、葱、料酒，适量清水，炖煮至肉七成熟，加入荔枝肉，转小火炖煮至肉烂熟，加盐、糖、胡椒粉调味即可。

功效 滋补肝脾、理气补血。适用于失眠、健忘、神经疲劳等症。

禁忌 该药膳滋补功效显著，故湿热内盛者忌食。

食法 佐餐食用。

 养生四蔬

药材 玉米笋、仙人掌各 80 克。

食材 胡萝卜、鲜芦笋各 100 克，水淀粉 15 毫升，高汤 150 毫升，蒜、姜、盐各 3 克，味精 3 克。

做法 ❶玉米笋、仙人掌、胡萝卜、鲜芦笋去皮，洗净，切条，入沸水中焯烫，捞出沥干，备用；蒜去皮，洗净，切碎；姜洗净，切片。❷炒锅置大火上，入油烧至五成热，放入蒜、姜爆香，加入所有蔬菜翻炒至熟，注入高汤，用淀粉勾芡，加盐、味精调味即可。

功效 清肠排毒、提高免疫。适用于流行性感冒的预防。

禁忌 仙人掌性寒，味苦，故脾胃虚寒者忌食。

食法 佐餐食用。

 冬莲鱼翅

药材 天冬、莲子各 15 克。

食材 鱼翅 200 克，鸡汤 300 毫升，姜、葱各 5 克，植物油、料酒各 10 毫升，盐 3 克、

鸡精 1 克。

做法 ❶鱼翅温水浸泡，洗净；天冬、莲子清水泡软，洗净，天冬切片，莲子去心；姜洗净，切段；葱洗净，切片。❷蒸锅置中火上，鱼翅放入蒸盆中，加入姜、葱、料酒、注入鸡汤，上笼蒸 2 小时，取出备用。❸炒锅置大火上，入油烧至七成热，放入鱼翅，注入少许鸡汤，煮沸后加入莲子、天冬，沸煮 30 分钟，加盐、鸡精调味即可。

功效 养心安神、清热解毒。适用于虚烦惊悸、痰中带血等症。

禁忌 天冬、莲子性寒，味苦，故脾胃虚寒、食少便溏者禁用。

食法 吃鱼翅喝汤。

 天麻炖鹌鹑

药材 天麻 15 克。

食材 鹌鹑 2 只，料酒 10 毫升，葱、姜各 8 克，盐 3 克，鸡精 1 克，白砂糖 2 克，小茴香 3 克，老抽 10 毫升。

做法 ❶鹌鹑宰杀后，去毛、内脏，洗净血水；天麻清水泡软，切片；葱、姜洗净，切碎。❷砂锅置火上，入水适量，放入天麻、葱、姜、料酒、白砂糖、小茴香、老抽、鸡精，小火煎煮 50 分钟后，加入鹌鹑，卤制 30 分钟后，加盐调味即可。

功效 平肝潜阳、祛风通络。适用于头痛、肢体麻木等症。

禁忌 天麻不可与御风草根同用，有令人肠结的危险。

食法 佐餐食用。

 茯苓天麻蒸鲤鱼

药材 茯苓、川芎各 8 克，天麻 15 克。

食材 鲤鱼 1 条，料酒 10 毫升，葱、姜各 8 克，盐 3 克，鸡精 1 克。

做法 ❶ 鲤鱼宰杀后，去鳞、鳃、内脏，洗净血水；茯苓、川芎洗净，切片；天麻清水泡软，切片，放入鲤鱼腹内；葱、姜洗净，切碎。❷ 鲤鱼放入盆中，加姜、葱，适量清水，上笼蒸 40 分钟，取出盛盘，备用。❸ 砂锅置中火上，入水适量，放入茯苓、川芎，加盐、鸡精调味，煎煮 30 分钟，捞去药渣，汤汁浇于鱼上即可。

功效 活血止痛、平肝熄风。适用于治虚火头痛、眼黑肢麻、神经衰弱、高血压头昏、因风寒湿引起的关节疼痛等症。

禁忌 该药膳有活血功效，故阴虚火旺、月经过多及孕妇禁用。

食法 吃鱼喝汤。

 ## 蕹菜牛膝

药材 牛膝 12 克。

食材 蕹菜 400 克，料酒、植物油各 10 毫升，葱、姜各 5 克，蒜 10 克，盐 3 克，胡椒粉、鸡精各 1 克。

做法 ❶ 蕹菜择洗干净，切段；牛膝洗净，切段，温水泡软，捞出沥干，备用；蒜去皮，洗净，切碎；姜洗净，切片；葱洗净，切段。❷ 炒锅置中火上，入油烧至五成热，放入葱、姜、蒜爆香，下入蕹菜、牛膝、胡椒粉、料酒翻炒至熟，加盐、鸡精调味即可。

功效 活血化瘀、强身健体。适宜腰酸膝软、口腔溃疡者食用。

禁忌 该药膳活血，故孕妇忌用。

食法 佐餐食用。

 ## 白菜枸杞小炒

药材 枸杞 10 克。

食材 白菜 400 克，料酒 5 毫升，姜、葱各 8 克，植物油 10 毫升，鸡精 2 克，盐 3 克。

做法 ❶ 白菜择洗干净，切成条状；枸杞清水洗净，泡软；葱洗净，切段；姜洗净，切片。❷ 炒锅置大火上，入油烧至五成热，放入葱、姜爆香，下入白菜梗、料酒，翻炒至九成熟，加入枸杞，翻炒片刻，加盐、鸡精调味即可。

功效 补益肝肾、清心明目。适宜肝肾阴亏、虚劳者食用。

食法 佐餐食用。

 ## 薄荷黄豆猪肉汤

药材 新鲜薄荷叶 40 克，黄豆 100 克。

食材 猪瘦肉 200 克，姜 5 克，盐 3 克。

做法 ❶ 黄豆清水泡透，洗净；薄荷叶择洗干净；猪肉洗净血水，剁碎；姜洗净，切片。❷ 汤煲置火上，入水适量，下猪肉、黄豆、姜，大火煮沸后，撇净浮沫，转小火煲 1 小时，撒入薄荷叶，稍煮片刻，加盐调味，即可食用。

功效 补肝养肾、补虚增髓。适用于预防流行性感冒。

食法 吃猪肉、黄豆，喝汤，分次食用。

茉莉花鸡肉汤

药材 茉莉花 20 克。

食材 鸡肉 150 克，鸡蛋 1 枚，淀粉、黄酒各 10 克，姜 5 克，盐、香油各 2 克。

做法 ❶ 茉莉花用淡盐水漂洗，清水洗净；姜洗净，切碎；鸡蛋打入碗中，搅拌成蛋液；鸡肉洗净，切块，加入蛋液、姜、淀粉、黄酒、盐拌匀，腌制 15 分钟。❷ 砂锅置火上，入水适量，下入鸡肉，大火煮沸后，转小火炖煮至鸡肉烂熟，放入茉莉花稍煮片刻，加盐、香油调味即可。

功效 疏肝解郁、健脾养血。适宜素体虚弱、贫血、疲倦乏力者饮用。

食法 去药喝汤。

核桃豆腐汤

药材 核桃5个。

食材 豆腐200克，芝麻10克，高汤300毫升，盐2克，香油2毫升。

做法 ❶豆腐洗净，切条；核桃去壳、杂质，洗净，切块；芝麻淘洗干净。❷砂锅置火上，入水适量，下入豆腐、核桃、芝麻，注入高汤，大火煮沸后转小火熬煮至熟，加盐、香油调味，即可食用。

功效 益智补脑、消除疲劳。适用于防治老年痴呆。

食法 吃豆腐、核桃，喝汤。

灯芯草莲子百叶汤

药材 灯芯草30克，莲子、陈皮各15克。

食材 牛百叶250克，猪瘦肉100克，姜10克，盐、胡椒粉各2克。

做法 ❶灯芯草择洗干净；莲子、陈皮清水浸泡，洗净；牛百叶洗净，切片；猪瘦肉洗净，切片；姜洗净，切片。❷汤煲置火上，入水适量，下入猪瘦肉、牛百叶、姜片，大火煮沸后，撇净浮沫，放入灯芯草、莲子、陈皮，转小火煲2小时，加盐、胡椒粉调味即可。

功效 补气养血、消除疲劳。适用于体虚乏力、筋骨酸软、气虚自汗、食欲不振等症。

食法 吃牛百合、猪肉，喝汤。

红小豆煲鲫鱼

药材 红小豆20克。

食材 鲫鱼1条，葱5克，醋10毫升，老抽5毫升，盐2克，鸡精、胡椒粉各1克，高汤适量

做法 ❶鲫鱼去鳞、内脏，洗净；红小豆淘洗干净，放入电饭锅里煮熟；葱洗净，切段。❷汤煲置火上，注入高汤，将鲫鱼、红小豆、醋、葱段、老抽放入煲内，大火煮沸后，转小火煲20分钟后，加入盐、鸡精、胡椒粉调味即可。

功效 滋补肝肾。适宜产后、术后、病后体虚者食用，经常吃适量鲫鱼有益于身体的恢复。

食法 佐餐食用。

抗癌防病药膳

 八宝粥

药材 银耳 30 克，红枣 8 枚，香菇 15 克，莲子 40 克，枸杞 20 克。

食材 大豆、大米各 100 克，蜂蜜 10 克。

做法 ❶银耳、香菇泡发，润透，去蒂，洗净，银耳撕成小朵，香菇掰成小块；红枣去核，洗净，切块；莲子清水浸泡，去心，洗净；枸杞、大豆、大米淘洗干净。❷砂罐置火上，下入大米、大豆，放入所有药材，入水适量，大火煮沸后转小火熬煮至大豆烂熟，调入蜂蜜，拌匀即可。

功效 抗癌防癌、延年益寿。可作为癌症术后的恢复饮食。

食法 分次空腹食用。

 青蒜炒豆腐

药材 青蒜 80 克。

食材 豆腐 400 克，料酒、植物油各 10 毫升，水淀粉 5 毫升，老抽 5 毫升，盐、白砂糖各 3 克。

做法 ❶豆腐洗净，切块；蒜苗择洗干净，切段。❷炒锅置大火上，入油烧至七成热，下蒜苗翻炒至五成熟，放入豆腐块、料酒、老抽、汤、盐鸡血翻炒至豆腐熟透，加水少许，煮沸后加水淀粉勾芡，即可食用。

功效 补虚解毒。可作为恶性肿瘤的辅助膳食。

禁忌 豆腐不宜与菠菜、葱同食，容易形成草酸钙，导致结石的产生。

食法 佐餐食用。

 海带鱼汤

药材 海带 20 克。

食材 鲫鱼 1 条，葱、姜各 5 克，花椒 2 克，味精各 1 克，植物油、料酒各 10 毫升。

做法 ❶鲫鱼宰杀后，去鳞、鳃、内脏，洗净血水；海带洗净，切段；葱洗净，切段；姜洗净，切片。❷炒锅置中火上，入油烧至七成热，放入鲫鱼，两面煎至黄色，加入海带、葱、姜、料酒、花椒、盐，注入适量水，炖煮 1 小时，加盐调味即可。

功效 健脾利水、软坚散结。适用于治疗胃癌引起的恶心、呕吐等症。

禁忌 海带性寒，故脾胃虚寒者忌食，身体消瘦者不宜食用。

食法 食海带、鱼肉，喝汤。

滋阴猪肉煲

药材 百合 30 克，川贝母 5 克。

食材 猪瘦肉 100 克，盐 3 克。

做法 ❶猪瘦肉洗净，切片；百合清水浸泡，洗净。❷汤煲置火上，入水适量，放入猪肉，大火煮沸后，撇去浮沫，加入百合、川贝母，转小火煲 2 小时至猪肉烂熟，加盐调味即可。

功效 滋阴清热，抗癌防癌。可用于肺癌、鼻咽癌的辅助治疗。

食法 每隔两天一剂，连用一个月。

白果蒸鸭

药材　白果 150 克。

食材　鸭子 1 只，清汤 400 毫升，盐 3 克。

做法　❶鸭子宰杀后，去毛、内脏、爪，洗净血水；白果去胚、子叶，洗净，入沸水中焯烫片刻，捞出沥干，备用。❷蒸锅置火上，鸭子、白果放入蒸盆中，注入清汤，上笼蒸 2 小时至鸭肉烂熟，加盐调味即可。

功效　降痰清毒、补虚抗癌。可作为肺癌晚期痰多、体虚患者的辅助饮食。

禁忌　白果有收敛固涩功效，故便秘者慎食。

食法　食鸭肉喝汤。

玉竹猪肉汤

药材　白果、沙参、玉竹各 10 克，甜杏仁 8 克。

食材　猪瘦肉 100 克，盐 3 克，味精 1 克。

做法　❶猪瘦肉洗净，切片；甜杏仁、白果洗净，捣碎；沙参润透，洗净，切片。❷砂锅置火上，放入玉竹、白果、沙参，入水适量，煎煮 1 小时，捞去药渣，下入猪肉、杏仁，炖熟后加盐、味精调味即可。

功效　清热解毒、养阴清肺。适用于肺癌、鼻咽癌的辅助治疗。

禁忌　该药膳性偏凉，故风寒咳嗽者忌用。

食法　食肉喝汤。

瓜蒌饼

药材　瓜蒌 100 克。

食材　面粉 400 克，白砂糖 30 克，发酵粉 3 克。

做法　❶瓜蒌去籽，洗净；面粉倒入盆中，注入适量温水，加发酵粉揉匀，揪成面片。❷锅置火上，入水适量，放入白砂糖、瓜蒌熬煮，扮成馅，备用；瓜蒌馅放入面片中，压成薄饼。❸平底锅置火上，小火烧干，在锅底擦上一层薄薄的油，放入薄饼，煎至两面焦黄色即可。

功效　润肺化痰、散结润肠。适用于痰热咳嗽、胸痹、结胸、咳血等症。

禁忌　瓜蒌味苦，性寒，故脾胃虚寒者慎用。

食法　佐餐食用。

川芎山楂牛肉汤

药材　川芎 10 克，山楂 15 克。

食材　牛肉 350 克，姜、葱各 5 克，料酒 5 毫升，植物油 10 毫升，盐 3 克，鸡精 2 克。

做法　❶牛肉洗净，切片；川芎洗净，润透；姜洗净，切片；葱洗净，切段；山楂去核，洗净。❷炒锅置火上，入油烧热，下姜片、葱段爆香，放入牛肉片炒至变色，烹入料酒，加入川芎炒匀，注入清水适量，大火煮沸后，转小火炖 1 小时，加入盐、鸡精调味，即可饮用。

功效　活血化瘀、补气散结。适用于子宫肌瘤，证属气虚血瘀者的辅助治疗。

食法　食肉喝汤，分次食用。

绿仁饮

药材　甜杏仁 5 克。

食材　绿茶 3 克，蜂蜜 5 克。

做法　❶甜杏仁洗净。❷锅置小火上，入水适量，放入杏仁，煎煮 30 分钟后加入绿茶、蜂蜜，拌匀，稍煮片刻即可饮用。

功效　清热解毒、润肺抗癌。可作为肺癌、鼻咽癌等的辅助治疗。

禁忌　杏仁有小毒，忌过量食用。

食法　每日一剂，分 2 次饮用。

酒糟紫茄

药材　紫茄子 500 克。

食材 盐20克,酒糟70克。

做法 ❶紫茄子去蒂,洗净,切块。❷取一洁净干燥瓷罐,放入紫茄子块、盐、酒糟,拌匀,加盖密封,1个月后开封,即可食用。

功效 清热解毒、散血消肿。可做食管癌的辅助治疗,健康人常食此药膳可预防消化道类癌症。

食法 佐餐食用,每日30克,连用4周。

 ## 蒸鹅脯

药材 鹅脯肉200克。

食材 花椒5克,黄酒10毫升,葱、姜各5克,盐2克。

做法 ❶鹅肉洗净,切片,放入蒸碗中;葱、姜洗净,切丝,放入蒸碗中,备用。❷碗中加入花椒、盐,注入料酒,上笼蒸1小时,拣去葱、姜、花椒,即可食用。

功效 益气补虚、和胃止渴。适宜癌症晚期身体虚弱、气血不足、营养不良之人食用。

食法 佐餐食用。

 ## 金针鳗鱼

药材 鳗鱼1条。

食材 干金针菇80克,鸡蛋4枚,料酒10毫升,盐2克,香油3毫升。

做法 ❶干金针菇泡发,润透,洗净;鸡蛋打入碗中,搅拌成蛋液;鳗鱼宰杀后,去鳞、鳃、内脏,洗净血水,入沸水中汆烫,捞出沥干。❷蒸锅置火上,蛋液倒入蒸盆中,金针菇平铺在蛋液上,上面放鳗鱼,加入盐、料酒,注入适量清水,上笼蒸至肉熟,出锅淋入香油即可。

功效 补虚养血、祛湿抗癌。可作为癌症病人放化疗后辅助治疗。

食法 佐餐食用。

 ## 薏米香菇饭

药材 薏米60克,干香菇30克。

食材 大米200克,青豆20克,植物油5毫升,盐2克。

做法 ❶大米、青豆淘洗干净;薏米温水泡透,淘洗干净;香菇泡发,去蒂,洗净,掰成小朵。❷薏米、香菇、大米、青豆放入蒸盆中混匀,加入植物油,入水适量,上笼蒸熟,加盐调味即可。

功效 健脾利湿、理气抗癌。可作为前列腺癌、皮肤癌、肠癌、食道癌等。

食法 做主食用。

 ## 养胃珍珠米

药材 珍珠米300克。

食材 白砂糖5克。

做法 ❶珍珠米淘洗干净,捣烂成浆。❷锅置火上,入水适量,煮沸后倒入米浆,煮熟后加糖调味,即可饮用。

功效 滋阴润燥、健脾养胃。可作为癌症放化疗后的辅助治疗。

食法 佐餐食用,分次食用。

 ## 仙鹤枣豆粥

药材 仙鹤草40克,红枣10枚,红小豆30克。

食材 大米100克,白砂糖5克。

做法 ❶大米淘洗干净;红枣去核,洗净;仙鹤草洗净,切段;红小豆去杂质,淘洗干净,温水浸泡。❷砂锅置火上,入水适量,下入大米、红小豆、红枣,大火煮沸后,加入仙鹤草,转小火熬煮至粥黏稠,加糖调味即可。

功效 清热解毒、利水消肿。可作为肺癌血热症的辅助治疗。

食法 佐餐食用。

章鱼解毒汤

药材 白毛藤 20 克。

食材 章鱼肉 150 克。

做法 ❶章鱼肉洗净，切块；白毛藤去杂质，洗净，切段。❷砂锅置火上，入水适量，放入章鱼肉，大火煮沸后，撇去浮沫，加入白毛藤，转小火熬煮至肉熟，即可食用。

功效 热利湿、解毒消肿。可作为肝癌、宫颈癌的辅助治疗。

禁忌 白毛藤清热解毒，体虚无湿热者忌用。

食法 食章鱼，喝汤。

绞股蓝茶

药材 绞股蓝 3 克。

食材 冰糖 5 克。

做法 ❶绞股蓝清水洗净。❷药材放入茶杯，注入适量沸水，加盖闷约 5 分钟，即可饮用。

功效 益气健脾、清热解毒。适用于防治癌症、糖尿病等。

禁忌 绞股蓝味苦，性寒，故脾胃虚寒者慎用。

食法 代茶饮。

灵芝肉饼

药材 灵芝 3 克。

食材 猪瘦肉 250 克，盐 2 克，老抽、植物油各 10 毫升。

做法 ❶灵芝洗净，晾干后研磨成粉；猪肉洗净，剁成泥；蒸碗中放入猪肉、灵芝，加入盐、植物油、老抽，拌匀，备用。❷蒸锅置火上，蒸碗上笼蒸 1 小时至熟，即可

食用。

功效 养心健脾、益气补血。适用于虚劳、咳嗽、气喘、失眠、消化不良、恶性肿瘤等。

禁忌 该药膳为补益类，故实热证者慎用。

食法 佐餐食用。

灵芝黄芪炖猪蹄

药材 灵芝 10 克，黄芪 5 克。

食材 猪蹄 1 个，葱、姜各 5 克，盐 3 克，味精 1 克。

做法 ❶猪蹄洗净，剁块；灵芝、黄芪洗净，放入药袋，扎口。❷砂锅置火上，入水适量，放入猪蹄，大火煮沸后，放入药袋，转小火炖煮至猪蹄烂熟，加盐、味精调味即可。

功效 健脾安神、益肾养肝，适用于慢性肝炎、食欲不振、体虚乏力、神经衰弱等症。

禁忌 心脏病患者临睡前不宜吃猪蹄，以免增加血黏度，加重病情。

食法 食猪蹄，喝汤，分次食用。

无花果粥

药材 新鲜无花果 25 克。

食材 大米 80 克，冰糖 5 克。

做法 ❶大米淘洗干净；无花果去皮，洗净，切块；冰糖研碎。❷砂锅置火上，入水适量，下入大米，大火煮沸后转小火熬煮至粥熟，加入无花果稍煮片刻，加冰糖调味即可。

功效 润肺解毒。可用于防治癌症。

食法 佐餐食用。

蛇草薏米粥

药材 白花蛇舌草 40 克，薏米 30 克。

食材 大米 80 克。

做法 ❶大米淘洗干净；薏米温水泡透，洗净；白花蛇舌草洗净，切碎。❷砂锅置火上，放入舌草，入水适量，大火煮沸后，转小火煎煮 30 分钟，捞去药渣，下入大米、薏米熬煮至粥黏稠，即可食用。

功效 清热解毒、利水渗湿。可辅助治疗前列腺癌。

禁忌 该药膳性寒，能够清热解毒，故脾胃虚寒者及孕妇慎食。

食法 每日一剂，分次温热食用。

鲜韭菜饮

药材 韭菜 150 克。

食材 牛奶 300 毫升，姜 15 克。

做法 ❶韭菜择洗干净，捣烂，用纱布绞汁；姜洗净，捣烂，纱布绞汁，备用。❷砂锅置火上，倒入牛乳，煮沸后停火，加入韭菜汁、姜汁，搅匀即可饮用。

功效 行气止痛、润肠通便。可作为消化道癌症的辅助治疗。

禁忌 韭菜不可与蜂蜜、牛肉同食，会产生不良反应。

食法 分次温热服用。

石莲牛奶糊

药材 石莲子 40 克。

食材 牛奶 250 毫升，白砂糖 5 克。

做法 ❶石莲子洗净，去壳，研磨成粉，加适量水调成糊，备用。❷锅置小火上，倒入牛奶，放入白砂糖，煮沸后，调入石莲子糊，不断搅拌，熬煮至熟即可食用。

功效 健脾益胃、补虚养神。适用于心烦目眩等症。

禁忌 石莲子有清热、涩肠止泻的功效，故虚寒久痢忌用。

食法 佐餐食用。

牡蛎猪骨汤

药材 牡蛎肉 6 克。

食材 猪骨 400 克，黄豆 50 克，盐 3 克。

做法 ❶猪骨剁成大块，洗净血水；黄豆清水泡透，洗净；牡蛎肉洗净，切小块。❷砂锅置火上，入水适量，放入猪骨、黄豆、牡蛎同煮至肉、黄豆烂熟，加盐调味即可。

功效 益阴潜阳。

禁忌 牡蛎性寒，故脾胃虚寒、慢性腹泻者不宜多吃。

食法 食肉喝汤。

木耳猪肝

药材 黑木耳 20 克。

食材 猪肝 200 克，葱、姜各 10 克，料酒 5 毫升，水淀粉 8 毫升，植物油 10 毫升，盐、香油各 3 克，味精 1 克。

做法 ❶黑木耳泡发，润透，去蒂，洗净，撕成小朵；猪肝洗净，切块；葱、姜洗净，切丝。❷炒锅置大火上，入油烧至五成热，放葱、姜爆香，下入猪肝、木耳翻炒片刻，加入料酒、盐、翻炒至熟，水淀粉勾芡，加味精调味即可。

功效 补益肝肾、抗癌防癌。可作为消化道癌症的辅助饮食。

禁忌 猪肝忌与含大量维生素的食品同食，会降低维生素的功效。

食法 佐餐食用。

醋蒜饮

药材 蒜 100 克。

食材 醋 250 毫升，白砂糖 20 克。

做法 ❶蒜洗净，切片。❷砂锅置火上，放入蒜、醋，煎煮至蒜熟，加白砂糖，拌匀，即可饮用。

功效 开胃杀菌、抗癌防癌。可作为癌症的辅助治疗。

禁忌 患有消化道溃疡及胃酸过多者忌食，会加重病情。

食法 每次 10 克，每日 2 次。

芦笋肉丝小炒

药材 芦笋 200 克。

食材 猪瘦肉 200 克，香菇 50 克，鸡蛋 2 枚，水淀粉 10 毫升，植物油 10 毫升，葱、姜各 5 克，盐 5 克。

做法 ❶鸡蛋打入碗中，搅拌成蛋液；猪肉洗净，切片，倒入蛋液，拌匀，备用；葱、姜洗净，切丝；香菇泡发，润透，去蒂，洗净，掰成小块。❷炒锅置火上，入油烧至五成热，放入猪肉片，翻炒片刻，捞出沥油，锅中留少许油，放葱、姜爆香，下入芦笋、香菇、肉片、盐翻炒至熟，水淀粉勾芡，加味精调味即可。

功效 清热化痰、健脾理气。可作为肺癌、鼻咽癌的辅助治疗。

食法 佐餐食用。

豆腐鸡丁

药材 豆腐 300 克。

食材 鸡肉 200 克，鸡蛋 1 枚，蒜 5 克，淀粉 10 克，黄酒 10 毫升，盐 3 克，味精 1 克。

做法 ❶豆腐洗净，捣碎；鸡蛋打入碗中，搅拌成蛋液；鸡肉洗净，切丁，拌入豆腐、淀粉、黄酒、盐，搅拌均匀；蒜洗净，捣成泥。❷蒸锅置火上，碗中撒上蒜末，上笼蒸 30 分钟，加味精调味即可。

功效 补益强身。可增强体质、缓解癌症的病情。

食法 佐餐食用。

胡桃枝煮蛋

药材 胡桃枝 40 克。

食材 鸡蛋 3 枚。

做法 ❶胡桃枝洗净，切小段；鸡蛋洗净外壳。❷锅置火上，放入鸡蛋、胡桃枝，入水适量，大火煮沸后，转小火煮至蛋熟，捞出去壳，复煮片刻，即可食用。

功效 杀虫解毒。适用于治瘰疬、疥疮，抗肿瘤。

食法 吃鸡蛋，喝汤，分次食用。

山楂鸡血汤

药材 山楂 20 克，小茴香、木香、肉桂各 5 克。

食材 鸡血 300 克，葱、姜各 5 克，香油 2 毫升，盐 3 克。

做法 ❶小茴香、木香、肉桂清水洗净；山楂洗净，去核；鸡血洗净，切成小块；葱、姜洗净，切碎。❷砂锅置小火上，入水适量，放入药材，煎煮 40 分钟，捞去药渣，放入鸡血块，煮熟，加盐、葱、姜、香油调味即可。

功效 活血通络、补血养血。可作为胃癌的辅助治疗。

禁忌 山楂与海产品不可同食，易引起便秘。

食法 每日一次。

参归鳝鱼汤

药材 人参、当归各 10 克。

食材 黄鳝 400 克，葱、姜、蒜各 6 克，老抽 8 毫升，胡椒粉 3 克，盐 2 克。

做法 ❶鳝鱼宰杀后，去脊骨、内脏，洗净血水，切丝；人参、当归装入药袋，扎口备用；葱洗净，切段；姜洗净，切片；蒜洗净，切碎。❷砂锅置火上，入水适量，放入药袋、鳝鱼丝、葱、姜、蒜，大火煮沸后，撇去浮沫，转小火煮1小时，捞去药袋，炖煮至鱼烂熟后，加盐调味即可。

功效 补益气血、强身健体。可作为气血两亏性癌症的辅助治疗。

禁忌 该药膳大补气血，故实证、热证而正气不虚者忌服。

食法 吃鱼喝汤。

 ## 黄芪瘦肉汤

药材 黄芪15克，附片5克。

食材 猪瘦肉200克，红枣6枚，葱、姜各5克，盐3克，花椒、味精各1克，老抽5毫升。

做法 ❶猪肉洗净，切丝；黄芪、附片清水洗净后装入药袋，备用；葱洗净，切段；姜洗净，切片；红枣洗净，去核。❷汤煲置火上，放入猪肉、药袋、葱、姜、花椒、红枣，入水适量，大火煮沸后，转小火煲1小时，加盐、老抽、味精调味即可。

功效 健脾益气、温肾补虚。用于癌症术后恢复的辅助治疗。

禁忌 该药膳属于温补类，故外感发热者忌食。

食法 食肉饮汤。

 ## 黄连大肠煲

药材 黄连5克，木香8克。

食材 猪大肠500克，葱、姜、蒜各5克，花椒2克，盐5克。

做法 ❶木香、黄连研磨成粉；猪大肠清水冲洗干净，将药材放入肠内，两头扎紧；葱、姜、蒜洗净，切碎。❷汤煲置火上，入水适量，放入葱、姜、蒜、猪大肠，大火

煮沸后，转小火炖煮至肠烂熟，捞出，去除药渣，切段，即可食用。

功效 清热利湿、暖肠润燥。适用于温热蕴结性肠癌的辅助治疗。

禁忌 木香味辛，易耗液伤阴，故阴虚津液不足者忌食。

食法 吃肠饮汤。

 ## 苏白甲鱼汤

药材 苏子、白芥子各10克，甲鱼1只。

食材 海带50克，黄酒10毫升，葱、姜、蒜各5克，盐3克，胡椒粉2克，鸡汤200克。

做法 ❶甲鱼宰杀放血，去爪、内脏、背壳、腹板，切成小块；海带清水洗净，切块；苏子、白芥子装入药袋里，扎口备用；葱、姜、蒜洗净，切碎备用。❷砂锅置火上，放入甲鱼，加入葱、姜、蒜、胡椒、黄酒，注入鸡汤，煮沸后，放入药袋，转小火炖煮2小时，捞去药袋，即可食用。

功效 软坚散结、消除癌肿。适用于各种癌症患者的辅助治疗。

食法 佐餐食用。

 ## 菱角炖豆腐

药材 鲜菱角200克。

食材 豆腐300克，葱5克，植物油10毫升，味精1克，香油1毫升。

做法 ❶菱角剥去外壳，洗净，切块；豆腐洗净，切片；葱洗净，切丝。❷炒锅置大火上，入油烧热，下入菱角爆炒至熟，加入豆腐、盐、葱段、适量清水，加盖，转小火焖约15分钟，加香油、味精调味即可。

功效 益气健脾。适用于脾虚、口渴心烦、癌症等病症有防治作用。

食法 佐餐食用。

凉拌芦笋

药材 芦笋 400 克。

食材 香油 3 毫升，味精 2 克，盐 3 克。

做法 ❶芦笋去皮，洗净，切片。❷芦笋入沸水中煮熟，取出沥干，调入香油、盐、味精即可。

功效 润肺镇咳、祛痰杀虫。适用于癌症放化疗后的辅助治疗。

禁忌 芦笋性凉，味苦，故脾胃虚寒、泄泻者忌食。

食法 佐餐食用。

 蘑菇豆腐

药材 鲜蘑菇 80 克。

食材 豆腐 400 克，葱 5 克，胡萝卜 20 克，黄酒、老抽各 5 毫升，盐、白砂糖各 3 克，植物油 10 毫升，水淀粉 10 毫升，香油 2 毫升，味精 1 克。

做法 ❶蘑菇洗净，去根，掰成小块；豆腐洗净，切薄片；胡萝卜去皮，洗净，切片；葱洗净，切丝。❷炒锅置火上，入油烧至五成热，放入葱爆香，下入蘑菇、胡萝卜片，入水适量，煮沸后放入豆腐片，调入黄酒、老抽、盐、白砂糖焖约 5 分钟，淀粉勾芡，加香油、味精调味即可。

功效 化痰理气、补脾益气。适用于癌症病人的辅助治疗。

食法 佐餐食用。

 丁香鸡

药材 丁香 10 克。

食材 鸡 1 只，姜 10 克，葱 15 克，陈皮 5 克，植物油 20 毫升，醋 5 毫升，生抽、老抽各 8 毫升，盐 3 克，鸡精、胡椒粉各 2 克。

做法 ❶鸡宰杀后，去毛、内脏、爪，洗净，切块；陈皮洗净，润透；姜洗净，切片；葱洗净，切段。❷锅置火上，入油烧热，下入丁香、陈皮、姜片、葱段爆香，放入鸡块翻炒，淋入醋、生抽，注入没过鸡块的清水，转小火炖煮 20 分钟后，倒入老抽炒匀，待汤汁收干，加入盐、鸡精、胡椒粉调味，盛出装盘即可。

功效 温中益气、滋补养胃。可消除积食、改善消化功能、增强食欲，用于胃癌化疗后的辅助饮食。

食法 吃肉喝汤，分次食用。

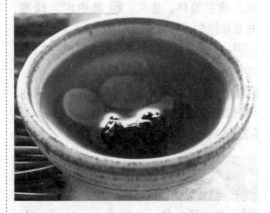 **乌梅甘草茶**

药材 乌梅 20 克，甘草 3 克。

食材 绿茶 3 克。

做法 ❶乌梅清水泡软，去核，切成两半；甘草洗净。❷锅置中火上，入水适量，放入乌梅、甘草，沸煮 15 分钟，加入茶叶煎煮片刻，去渣取汁即可。

功效 生津润肠、解毒抗癌。适用于治疗胆囊炎、胆道蛔虫病等。

食法 代茶饮，每日一剂，分 3 次饮服。

 酸枣仁青果茶

药材 青果 15 克。

食材 酸枣仁 10 枚。

做法 ❶青果、酸枣仁洗净，备用。❷青果、酸枣仁放入茶碗中，加适量沸水冲泡，加盖闷约 3 分钟即可。

功效 益气活血。适用于肺癌咳嗽者的辅助治疗。

禁忌 酸枣仁性润，患有滑泄症者忌食。

食法 代茶饮，久服。

菱粉粥

药材 菱粉 30 克。

食材 大米 100 克，红糖 5 克。

做法 ❶大米淘洗干净。❷锅置火上，入水适量，下入大米，煮至五成熟，加入红糖、菱粉，同煮至粥黏稠即可。

功效 补气血、健脾胃。可用于防止消化道癌症的辅助治疗。

食法 宜早、晚餐食用。

蜂蜜番茄

药材 蜂蜜 40 克。

食材 番茄 2 个。

做法 ❶番茄洗净，入沸水中焯烫，去皮，放入碗中捣碎，备用。❷碗中倒入蜂蜜，与番茄拌匀，即可食用。

功效 补益五脏、养心安神、抗癌防癌。可用于消化道癌症的辅助饮食。

禁忌 蜂蜜为大甘之品，故温热痰盛、呕吐便溏者不宜食用。

食法 空腹食用，每日一次。

木耳金针乌鸡汤

药材 黑木耳 8 克。

食材 乌鸡 1 只，干金针菇 15 克，盐 3 克。

做法 ❶乌鸡宰杀后，去毛、内脏、爪，入沸水中氽烫片刻，捞出；黑木耳泡发，润透，去蒂，洗净，撕成小朵；干金针菇泡透，洗净，备用。❷乌鸡放入炖盅中，入水适量，加入黑木耳、金针菇，隔水小火炖 2 小时，加盐调味即可。

功效 清肠解毒、补益脾胃。可用于大肠癌的防治。

禁忌 木耳不宜与白萝卜同食，同食会引发皮炎。

食法 食肉喝汤，分次食用。

鱼腥草紫菜汤

药材 鲜鱼腥草 30 克。

食材 猪瘦肉 100 克，紫菜 20 克，姜 5 克，盐、味精各 1 克。

做法 ❶猪瘦肉洗净，切丝；紫菜清水浸泡片刻，洗净，撕成片；鱼腥草择洗干净，切段；姜洗净，切片。❷瓦罐置火上，入水适量，放入猪肉、紫菜，大火煮沸后，撇净浮沫，加鱼腥草，转小火煲 2 小时，加盐调味即可。

功效 清热解毒、利湿消痈。适用于肺癌所致的咳嗽、口干、痰黄稠等症。

禁忌 该药膳性偏凉，故脾胃虚寒者慎用。

食法 去药喝汤，分 2 次饮用。

无花果炖猪肉

药材 无花果 50 克。

食材 猪瘦肉 100 克，姜 10 克，盐 2 克。

做法 ❶无花果洗净，切片；猪肉洗净，切片；姜洗净，切片。❷汤煲置火上，入水适量，放入猪肉、姜，大火煮沸后，撇净浮沫，加入无花果，转小火煲 2 小时，加盐调味即可。

功效 健脾养胃、抗癌解毒。可用于肺癌的辅助治疗。

食法 吃肉喝汤，分次食用。

第七章

适合不同人群的
养生药膳

　　每个人都是一个复杂的个体，因此药膳也要"因人制宜"来选择制作。一般来说，施膳时除了考虑我们之前讲过的人的体质外，还要考虑性别、年龄、职业、病史等其他几个方面。本章中，我们主要针对男女生理上的差异进行施膳，指导读者根据男女不同的生理特性选择药膳的剂型和烹调方法。另外，针对女性具有胎、产、乳的生理特点，老年人脏腑的各种功能都逐渐衰退的生理特征，我们特别列出了适合产妇和老年人滋补养生的药膳。

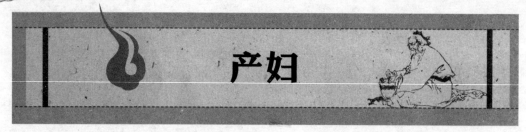

产妇

阿胶葱白粥

药材 阿胶5克，葱白根3克。

食材 大米50克，蜂蜜15克。

做法 ❶大米淘洗干净备用；葱白根洗净，放入锅中，加水500毫升，大火煮沸后捞出。❷放入阿胶、大米煮沸，转小火熬制粥成，熄火，待粥稍凉后加入蜂蜜即可。

功效 益气补血、和中健脾。

食法 食前温服。

阿胶豆腐羹

药材 阿胶25克。

食材 豆腐250克，盐3克，味精2克，香油3毫升，高汤500毫升。

做法 ❶阿胶润透，切粒；豆腐冲洗干净，切块。❷汤锅置火上，注入高汤，下入阿胶，大火煮沸后，下入豆腐，调入盐、味精煮沸后，淋入香油即可食用。

功效 补气血、滋阴润肺。适用于产后气血不足者饮用。

食法 佐餐食用。

阿胶通草饼

药材 东阿阿胶15克，通草10克。

食材 发酵面粉1000克，白砂糖50克，植物油100毫升。

做法 ❶阿胶洗净，切碎；通草洗净，放入锅中，入水适量，煎煮，去渣留汁。❷面粉放入盆中，倒入通草汁，和成软面团，静置1小时发酵后，稍揉搓，摘剂，擀成圆饼备用。❸平底锅置火上加热，倒入植物油，烧至六成热时，放入圆饼煎至两面金黄即可。

功效 养血通乳。适用于产后乳汁缺乏者食用。

食法 佐餐。

北芪糯米粥

药材 北黄芪15克。

食材 糯米100克，盐3克。

做法 ❶北黄芪洗净，润透，切片；糯米淘洗干净。❷砂锅置火上，入水适量，下入糯米、北黄芪，大火煮沸转小火熬煮至粥成，加盐调味即可。

功效 健脾益气、消水肿。适用于产后脾虚水肿症。

食法 早餐食用。

白果焖鸡块

药材 白果50克。

食材 老母鸡1只，葱段、姜片各25克，水淀粉10毫升，植物油50毫升，盐8克，酱油、料酒10各毫升，味精2克，白砂糖10克。

做法 ❶老母鸡宰杀后，洗净，去内脏、爪，剁成块，淋入酱油5毫升、盐3克、料酒拌匀，腌制10分钟；白果仁洗净。❷炒锅置火上烧热，倒入植物油，烧至七成热，下入鸡块炸至呈金黄色时，捞出沥油；白果仁倒入油锅中炸透，捞出。❸锅留底油，放入葱段、姜片，略炒，加入盐、白砂糖、酱油、鸡块、白果翻炒片刻，注入适量清水，转小火焖至熟烂时，加入味精、水淀粉收汁即可。

功效 补虚健脾、止带下。适用于产后头晕耳鸣、体虚气弱、腰酸痛的症状。

食法 佐餐食用。

北芪首乌鸡煲

药材 何首乌、北黄芪、菟丝子、覆盆子、益母草各 10 克，当归身、白芍、茯苓、刘寄奴、川芎各 5 克。

食材 老母鸡 1 只，姜 10 克，葱 15 克，料酒 15 毫升，盐 5 克，小茴香 2 克，味精、胡椒粉各 3 克。

做法 ❶老母鸡宰杀后，去内脏、爪，洗净；何首乌、北黄芪、菟丝子、覆盆子、益母草、当归身、白芍、茯苓、刘寄奴、川芎均洗净，放入干净纱袋中，扎紧口；姜洗净拍松，葱洗净切段。❷汤煲置火上，入水适量，放入老母鸡、药包、姜、葱、料酒，大火煮沸后改用小火炖煮 2 小时，加入盐、味精、胡椒粉调味即可。

功效 补益气血、疏通经络。适用于产后气血虚弱、四肢无力者饮用。

食法 饮汤食肉。

贝母炖鸡

药材 川贝母、丹参各 10 克。

食材 鸡肉 200 克，冬菇 20 克，绍酒 5 毫升，盐 5 克，葱 10 克，姜 5 克，上汤适量。

做法 ❶鸡肉洗净，切方块，冬菇润透，洗净，切成两瓣；丹参洗净，润透，切段；川

贝母洗净；葱姜洗净，姜拍松，葱切段。❷砂锅置火上，倒入上汤，放入鸡肉、丹参、川贝母、冬菇、绍酒、盐、姜、葱，大火煮沸，转小火熬煮 1 小时即可。

功效 活血通阳、止咳祛痰。适用于产后痰瘀、咳嗽者食用。

食法 每日一次，食肉喝汤。

荸荠红豆蜜饮

药材 荸荠 50 克。

食材 红豆 30 克，蜂蜜 20 克。

做法 ❶红豆淘洗干净，用水浸泡 2 小时；荸荠去皮，洗净。❷锅置火上，入水适量，下入红豆大火煮沸，转小火熬煮 30 分钟，加入荸荠熬煮 20 分钟，滤渣留汁，倒入玻璃杯中，稍凉后加入蜂蜜搅匀即可。

功效 利水消肿、润肠通便。适用于产后便秘、肠胃热毒、水肿者饮用。

食法 代水饮用。

补血人参汤

药材 人参 15 克。

食材 红糖 15 克。

做法 人参洗净，润透切片，放入锅中，加水适量，大火煮沸转小火煎煮 30 分钟，滤渣取汁，加入红糖搅化即可服食。

功效 大补元气、养血活血。适宜于产后失血过多，阳气虚浮欲脱者饮服。

食法 每日一次，代茶饮服。

补血猪肝煲

药材 柏子仁、郁李仁各 10 克。

食材 猪肝 50 克，大米 100 克，姜、葱各 10 克，盐 3 克，鸡精 2 克。

做法 ❶大米淘洗干净；柏子仁、郁李仁洗净，拣去杂质，研碎；猪肝洗净，切花片；

葱姜洗净，姜切丝，葱切末。❷砂锅置火上，入水适量，下入大米、柏子仁、郁李仁、姜丝，大火煮沸，转小火熬煮至大米开花后，加入猪肝、盐、鸡精再煮15分钟离火，撒上葱末即可。

功效 温中和胃、补肝补血。适用于产后小便不利者食用。

食法 早、晚餐皆可。

参麦老鸭汤

药材 核桃仁、北沙参、麦冬各30克。

食材 老鸭1只，葱、姜各10克，味精3克，盐5克，料酒5毫升。

做法 ❶北沙参、麦冬洗净，润透；老鸭宰杀后去毛、内脏并洗净；葱姜洗净，葱切段，姜切片。❷汤煲置火上，入水适量，将沙参、麦冬、桃仁、葱、姜填入鸭腹中，放入煲内，加入料酒，大火煮沸，改用小火煨炖2小时，调入盐、味精即可。

功效 清肺养阴、润肠通便。适用于产后肺热燥咳、大便不畅者食用。

食法 饮汤食肉。

虫草鹌鹑汤

药材 冬虫夏草5克。

食材 鹌鹑1只，姜、葱白各5克，盐3克，胡椒粉2克，鸡汤适量。

做法 ❶冬虫夏草择去灰屑，用温水洗净；鹌鹑宰杀后去毛、内脏和头爪，洗净沥干水分，放入沸水中汆烫去血水后捞起备用；姜、葱洗净，姜切片，葱切段。❷将冬虫夏草放入鹌鹑腹内，用绳缠紧，放入蒸盘内，加入葱、姜、胡椒粉和盐，注入鸡汤，上笼蒸约40分钟后取出即可食用。

功效 强肾健脾。适用于产后体虚气弱者食用。

食法 佐餐食用。

参芪山药粥

药材 黄芪、党参各10克，淮山药（干）20克。

食材 大米50克，红糖15克。

做法 ❶黄芪、党参、淮山药均洗净，放入锅中，加水适量，大火煮沸转小火煎煮10分钟，去渣留汁。❷大米淘洗干净，放入药汁中，中小火熬至粥成，加入红砂糖调味即可。

功效 补气升阳、健脾养胃。

食法 早餐食用。

当归苁蓉蜜茶

药材 桑叶10克，肉苁蓉15克，当归5克。

食材 蜂蜜25克。

做法 ❶桑叶洗净、切碎；肉苁蓉、当归冲洗干净，润透，切片备用。❷锅置火上，入水适量，放入肉苁蓉、当归大火煮沸，转小火煎煮30分钟后，加入桑叶再煮5分钟，滤渣留汁，稍凉后，加入蜂蜜调匀即可。

功效 清热补血、止痛润肠。适用于产妇血虚、肠燥便秘的症状。

食法 每日一次，代水饮用。

当归丹参煲鸡

药材 土鳖虫、香附子、红花各5克，丹参、当归、赤芍、桃仁、青皮、川芎、僵蚕各10克。

食材 老母鸡1只，姜10克，葱15克，料酒15毫升，盐5克，味精、胡椒粉各3克，高汤适量。

做法 ❶老母鸡宰杀后，去毛桩、内脏及爪并洗净；土鳖虫、香附子、红花、丹参、当归、赤芍、桃仁、青皮、川芎、僵蚕均洗净，装入纱布袋中，扎紧口；姜洗净，拍松；葱洗净，切段。❷汤煲置火上，注入高汤，放入鸡、药包、姜、葱、料酒，大火煮沸，转小火炖煮3小时，加入盐、味精、胡椒粉调味即可。

功效 活血化瘀、滋补气血。适用于产后小腹胀痛、痛经者饮用。

食法 饮汤食肉。

当归红花肉汤

药材 桃仁、当归、红花各10克。

食材 猪瘦肉100克，姜、葱各10克，盐3克，味精2克，料酒10毫升，生粉5克。

做法 ❶当归、桃仁洗净，润透，当归切片；红花择去杂质；猪瘦肉洗干净，切片，放入盐、生粉、料酒拌匀；姜、葱洗净，葱切段，姜切片。❷瓦煲置火上，入水适量，放入当归、桃仁、红花，大火上煮沸，转小火煎煮30分钟，去渣留汁，放入肉片、姜、葱、料酒煮熟后，调入盐、味精即可食用。

功效 补血活血、行气止痛。适用于产后血滞经闭、月经不调等症状。

食法 饮汤食肉。

冬瓜绿豆排骨汤

药材 冬瓜250克，绿豆50克。

食材 排骨500克，姜片5克，料酒8毫升，盐5克。

做法 ❶绿豆淘洗干净，提前用清水浸泡3小时；冬瓜去皮洗净，切片；姜洗净，切片；排骨冲洗干净，冷水与姜片一起下锅余烫，水沸后撇去浮沫。❷另起锅置火上，入水适量，下入排骨、料酒，大火煮沸，倒入绿豆，煮沸后转小火焖煮1小时，倒入冬瓜片、盐，大火煮5分钟，焖5分钟即可。

功效 利水消肿。适用于产后水肿症状。

食法 食肉饮汤。

杜仲炒腰花

药材 杜仲15克。

食材 猪腰1对，青、红椒各30克，盐3克，味精2克，姜10克，葱10克，料酒10毫升，植物油适量。

做法 ❶杜仲洗净，润透，切丝，用盐水炒干备用；猪腰洗净，剖开，片去腰臊筋膜，切成腰花；青、红椒洗净，切丝；姜、葱洗净，姜切片，葱切段。❷炒锅置火上烧热，加入植物油，烧至七成热时，放入姜、葱爆香，下入腰花、杜仲、料酒翻炒至腰花断生，加入青、红椒丝、盐炒熟，调入味精装盘即可。

功效 滋补肝肾、健脾祛湿。适用于产后肝肾不足者食用。

食法 佐餐食用。

茯苓包

药材 茯苓20克。

食材 面粉500克，鲜猪肉250克，姜末10克，胡椒粉5克，酱油、香油、料酒各10毫升，盐5克，葱末20克，高汤100毫升，发酵粉8克，碱水少许。

做法 ❶茯苓研磨成粉状，同面粉拌匀，加入温水适量，和成面团后加入发酵粉揉匀，静置1小时发酵。❷猪肉洗净剁成茸，放入盆内，倒入酱油、姜末、盐、香油、料酒、葱末、胡椒粉、高汤，搅拌成馅。❸面团发酵后，加碱水少许，揉匀，搓成粗长条，摘成剂子，擀成圆皮，逐个包成包子生坯，摆入蒸笼内，上笼用大火热水蒸20分钟即可。

功效 健胃宁心、利水渗湿。适用于产后脾胃不调者食用。

食法 做主食用。

 茯苓红薯面

药材 土茯苓30克。

食材 紫薯50克，面粉300克，盐5克，鸡精3克，葱3克，香油3毫升，高汤500毫升。

做法 ❶紫薯去皮洗净后，放入锅中煮熟备用；土茯苓洗净，润透后切丝；葱洗净切末；面粉放入盆中加水和成面团，加入紫薯块揉匀，擀成面皮，切成条状。❷煮锅置火上，倒入高汤，加少许清水，放入茯苓丝大火煮沸后，下入面条煮熟，加入盐、鸡精、香油、葱末调味即可。

功效 益气养胃、润肠通便。适用于产后便秘、习惯性便秘症状。

食法 做主食用。

 茯苓薏米杏仁粥

药材 茯苓、薏米各15克，杏仁5克。

食材 大米50克。

做法 ❶茯苓、薏米、杏仁均洗净，润透，大米淘洗干净备用。❷砂锅置火上，入水适量，下入薏米、杏仁、大米。大火煮沸后，放入茯苓，转小火熬至粥成即可。

功效 健脾祛湿、化痰止咳。

食法 早餐食用。

 归地羊肉汤

药材 当归、熟地黄各20克。

食材 羊肉500克，盐5克，老姜、大葱各10克，胡椒粉2克，味精3克，料酒10毫升，香菜5克。

做法 ❶当归、熟地黄洗净，润透，切片；

羊肉洗净，切成片，入沸水锅中汆去血水，捞出，沥水；姜、葱洗净，姜切片，葱切段；香菜洗净备用。❷瓦煲置火上，入水适量，放入当归、熟地黄，大火煮沸转小火煎煮30分钟，放入羊肉片煮沸，撇去浮沫，放入料酒、姜、葱，转小火炖煮20分钟，调入盐、胡椒粉、味精，撒上香菜即可。

功效 益气补血。适用于产后功能性子宫出血症状。

食法 饮汤食肉。

 核桃杜仲瘦肉汤

药材 核桃仁20克，杜仲10克。

食材 猪瘦肉250克，盐5克，味精3克，料酒各5毫升，葱、姜各5克。

做法 ❶核桃仁、杜仲洗净；猪瘦肉洗净切片；葱洗净，切段；姜洗净，切片。❷汤煲置火上，入水适量，放入杜仲，大火煮沸后转小火煎煮15分钟，捞出，下入肉片、核桃仁、葱、姜，小火煨炖2小时，加入盐、料酒、味精调味即可。

功效 润肠通便、调经和胃。适用于产后脾胃虚弱、大便干燥者食用。

食法 饮汤食肉。

 荷叶糯米粽

药材 新鲜荷叶10张。

食材 糯米1000克，火腿、豌豆各25克，盐3克，味精2克，植物油15毫升。

做法 ❶糯米淘洗干净，提前泡浸12小时；火腿切成丁；豌豆淘洗干净。❷糯米放入盆中，放入火腿丁、豌豆、盐、味精、植物油拌匀，用荷叶分包成10个粽子，用细线捆紧，下锅煮熟后即可食用。

功效 清热下火、利尿。适用于产后便秘、小便不利症状。

食法 做点心食用。

黑豆甜粥

药材 黑豆 30 克。

食材 红糖 25 克，大米 100 克。

做法 ❶黑豆、大米淘洗干净，用水浸泡 30 分钟。❷砂锅置火上，入水适量，下入黑豆、大米，大火煮沸转小火熬煮至粥成，加入红糖调味即可。

功效 滋补肾阳、利水消肿。适用于产后小腿、脚面肿胀。

食法 早餐食用。

红豆鲫鱼汤

药材 红豆 100 克。

食材 鲫鱼 2 条，葱、姜各 15 克，植物油、料酒各 15 毫升，盐 5 克。

做法 ❶鲫鱼去鳞、鳃及内脏；红豆淘洗干净，用水浸泡 2 小时。❷炒锅置火上，入油烧热，放入鲫鱼煎香备用。❸汤煲置火上，入水适量，下入红豆，大火煮沸后转小火炖煮 1 小时，加入鲫鱼、葱、姜、盐、料酒，沸煮 15 分钟即可。

功效 健脾利水、清热消肿。适用于产后脾胃虚弱、小腿肿胀者食用。

食法 饮汤食肉。

槐花猪蹄汤

药材 槐花 25 克，薏米 50 克。

食材 猪蹄 2 只，核桃仁 25 克，生抽 10 毫升，葱、姜各 5 克，料酒 5 毫升，味精 2 克，盐 5 克。

做法 ❶薏米淘洗干净；槐花、核桃仁分别洗净备用；猪蹄去毛，劈开，剁成块；葱姜洗净，姜切片，葱切段。❷汤煲置火上，入水适量，放入槐花、薏米、核桃仁、猪蹄、姜、葱、料酒，大火煮沸，撇去浮沫，转用小火炖煮 1 小时，放入生抽、盐、味精调味即可。

功效 清热利水、润肠通便。适用于产后热病烦渴的症状。

食法 饮汤食肉。

黄芪玉米糕

药材 黄芪 15 克。

食材 玉米面 200 克，玉米淀粉 15 克，绵白糖 25 克，发酵粉 5 克。

做法 ❶黄芪洗净，研成粉末，与玉米面、玉米淀粉、发酵粉拌匀，加入适量清水和匀后，静置 30 分钟发酵后，加入绵白糖揉匀，放入蒸盘中备用。❷蒸笼置火上，入水适量，大火煮沸，放入蒸盘大火蒸 10 分钟，离火，取出晾凉，切块即可。

功效 健脾益气、滋阴益血。适用于产后月经不调、白带过多、痛经、血虚头晕等症。

食法 做点心食用。

酱草佛手肉汤

药材 佛手 10 克，败酱草 15 克。

食材 猪瘦肉 100 克，老姜、大葱各 10 克，盐 3 克，胡椒粉、味精各 2 克，料酒 10 毫升，生粉 5 克，香油 5 毫升。

做法 ❶佛手、败酱草洗净，用干净纱布包好，扎紧口；猪瘦肉洗净，切片，加入盐、料酒、生粉拌匀。❷瓦煲置火上，入水适量，放入药包，大火煮沸，转小火煎煮 30 分钟，捞去药包，放入猪瘦肉片、葱、姜、料酒滚煮 10 分钟，调入盐、味精、香油，即可盛碗食用。

功效 消肿活血、行气化瘀。适用于产后下腹隐隐作痛、头晕、乏力等症状。

食法 饮汤食肉。

金针菇炖猪蹄

药材 金针菇 30 克。

食材 猪蹄 1 只,姜、葱各 10 克,盐 3 克,料酒 10 毫升,胡椒粉 2 克,味精 3 克。

做法 ❶金针菇洗净;猪蹄烧去毛桩,刮洗干净,剁成块;姜、葱洗净,姜拍破,葱挽结。❷汤煲置火上,入水适量,放入猪蹄、姜、葱、料酒,大火煮沸后,改用小火炖煮 2 小时,再加入金针菇沸煮 15 分,调入盐、味精、胡椒粉即可食用。

功效 养血通乳,适用于产后乳汁缺乏者饮用。

食法 饮汤食肉。

菊花决明粥

药材 杭白菊 5 克,决明子 10 克。

食材 大米 100 克,冰糖 15 克。

做法 ❶决明子炒至微香,取出,晾凉后备用;大米洗净后浸泡 30 分钟;杭白菊洗净。❷砂锅置火上,入水适量,放入决明子、杭白菊,大火煮沸,转小火熬煮 10 分,去渣滤药液,下入大米熬煮成粥,加入冰糖调味即可。

功效 清热润肠。适用于产后便秘症。

食法 早餐食用。

决明煲猪心

药材 决明子 10 克。

食材 猪心 1 个,盐 3 克,料酒 15 毫升,姜、葱各 5 克,味精 2 克。

做法 ❶决明子洗净,去杂质;猪心洗净,破开,洗去血水;葱洗净,切段;姜洗净,拍松。❷汤煲置火上,入水适量,放入决明子、猪心,大火煮沸,撇去浮沫,加入葱、姜、料酒,转小火炖 1 小时,加入盐、味精调味即可。

功效 清热明目。适用于产后头风头痛头晕者食用。

食法 饮汤食肉。

荔枝酒

药材 鲜荔枝 200 克。

食材 高粱酒 500 毫升,冰糖 50 克。

做法 荔枝去壳后,洗净,放入酒内加入冰糖浸泡 1 周后即可饮用。

功效 温经、益气补血。适用于产后气血不足、子宫脱垂等症。

食法 每日一次,少量饮服。

莲子柏仁糕

药材 柏子仁 10 克,莲子 20 克。

食材 蜂蜜 25 克,米粉 500 克,发酵粉 8 克,鸡蛋 5 枚。

做法 ❶莲子洗净,提前浸泡一天;捞出沥水,切成粒;柏子仁洗净;米粉放入盆中,加入鸡蛋清和清水适量,和匀成团后放入发酵粉,揉匀静置 30 分钟发酵后,放入蜂蜜、莲子、柏子仁和匀。❷将米粉团均匀地放入方形蒸盘中,上笼大火沸水蒸 10 分钟后,取出晾凉,切块即可。

功效 安神养心、润肠通便。适用于产后烦躁不安、惊悸失眠、便秘等症。

食法 做点心食用。

芦荟煨海参

药材 芦荟 20 克。

食材 海参 200 克,料酒 3 克,姜、葱各 5 克,盐 3 克,鸡精 2 克,植物油 15 毫升,玉米笋 30 克,水芡粉 15 克,高汤适量。

做法 ❶玉米笋洗净，切成两半；芦荟洗净，切丁块；海参去肠杂，洗净，切成条状；葱姜洗净，姜切片，葱切末。❷锅置火上，入油烧热，下入姜爆香，放入芦荟、玉米笋、高汤、烧沸后，放入海参、料酒，转小火煨煮20分钟，加入盐、鸡精调味，兑水芡粉勾芡，撒上葱末即可。

功效 润肠通便、养阴润燥。适用于产后身体虚弱、消瘦乏力、肠燥便秘者食用。

食法 佐餐食用。

麻仁粥

药材 火麻仁10克。

食材 大米100克，葱白3克。

做法 ❶火麻仁研碎；葱白洗净后切丝；大米淘洗干净备用。❷砂锅置火上，入水适量，下入火麻仁、大米，大火煮沸后转小火熬煮至粥成，放入葱白丝拌匀即可。

功效 滑肠通便。适用于产后便秘、大便干结、肠燥症状。

食法 早餐、晚餐皆可。

木瓜鱼尾汤

药材 木瓜1个。

食材 鲩鱼尾600克，盐5克，生姜片5克，植物油3毫升。

做法 ❶木瓜去核、去皮、切块；鲩鱼尾处理干净。❷炒锅置火上，入油烧热，放入姜片，放入鲩鱼尾煎香备用。❸汤煲置火上，入水适量，放入木瓜大火煮沸，放入鲩鱼尾转小火煲1小时，加盐调味即可。

功效 滋补益气、通乳健胃。适宜于产后体虚力弱、食欲不振、乳汁不足等症。

食法 饮汤食肉。

杞莲蒸鲍鱼

药材 枸杞、莲子各15克。

食材 鲍鱼2只，盐3克，高汤400毫升。

做法 ❶鲍鱼洗净，润透泡开；莲子泡发，去心；枸杞洗净，去杂质。❷将鲍鱼、盐、枸杞、莲子、高汤同放蒸盅内，上笼蒸1小时即可。

功效 健脾补肾、补血明目。适用于产后肾虚水肿的症状。

食法 佐餐食用。

人参菠菜饺

药材 人参8克。

食材 菠菜500克，面粉400克，猪肉500克，姜、葱各15克，胡椒粉3克，花椒粉2克，酱油20毫升，香油5毫升，盐5克。

做法 ❶菠菜择洗干净，和水榨成菠菜汁；人参洗净，润透，研磨成粉；葱、姜洗净，切末；猪肉洗净剁成茸，加入盐、酱油、花椒粉、姜末拌匀，放入葱末、人参粉、香油，拌成馅。❷面粉放入盆中，倒入菠菜汁和好揉匀，揉成长条，摘成小剂子，擀成圆薄皮，加馅包成饺子生坯。❸煮锅置火上，入水适量，内大火煮沸，下入饺子生坯煮熟透盛碗即可。

功效 生津利尿、安神宁心。适用于产妇高血压症状。

食法 做主食用。

滋补乌鸡汤

药材 白芍、益母草、枸杞、女贞子、覆盆子、菟丝子、赤芍、泽兰、鸡血藤、刘寄奴、生蒲黄、牛膝、苏叶各10克，柴胡5克。

食材 乌鸡1只，料酒15毫升，姜10克，葱 15 克，盐 5 克，味精、胡椒粉各 3 克。

做法 ❶乌鸡宰杀后，去毛、内脏及爪；白芍、益母草、枸杞、女贞子、覆盆子、菟丝子、赤芍、泽兰、鸡血藤、刘寄奴、生蒲黄、牛膝、苏叶均洗净，装入净纱布袋内，扎紧口；姜洗净，拍破，葱洗净，切段。
❷汤煲置火上，入水适量，放入药袋、乌鸡、料酒、姜、葱，大火煮沸，撇去浮沫，转小火炖煮 3 小时，加入盐、味精、胡椒粉调味即可。

功效 补肝益肾、调和经血。适用于产后肝肾虚损、月经不调、血量少或闭经等症。

食法 饮汤食肉。

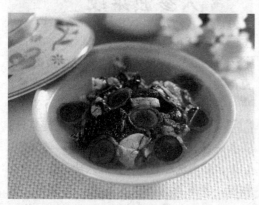

 沙参茯苓糕

药材 沙参、茯苓各 10 克。

食材 米粉 600 克，发酵粉 10 克，鸡蛋 4 枚，蜂蜜 30 克。

做法 ❶沙参洗净，切成碎；茯苓洗净，研成粉状；米粉放入盆中，打入鸡蛋清，兑入清水适量，和匀成团，加入发酵粉，静置 1 小时发酵后，掺入蜂蜜、沙参、茯苓粉，和匀。❷将米粉团均匀的放入方形蒸盘中，上笼大火蒸 10 分钟，离火，取出晾凉，切块即可。

功效 补气血、通乳汁。适用于产后气血两虚者食用。

食法 做点心食用。

 肉苁蓉羊肉汤

药材 肉苁蓉 15 克。

食材 羊肉 500 克，大蒜 30 克，姜片 10 克，料酒 5 毫升，盐 5 克，鸡精 3 克。

做法 ❶羊肉洗净，切块，入沸水锅中汆烫去膻味；大蒜去衣，洗净；肉苁蓉洗净。
❷汤煲置火上，入水适量，放入羊肉块、大蒜、姜片、料酒、肉苁蓉，大火煮沸后转小火炖煮 3 小时，加入盐、鸡精调味即可。

功效 温肾壮阳、利水消肿。适用于产后体虚畏寒者食用。

食法 饮汤食肉。

 桑葚地黄蜜

药材 桑葚 30 克，生地黄 10 克。

食材 蜂蜜 20 克。

做法 ❶桑葚洗净，去杂质；生地黄洗净备用。❷锅置火上，入水适量，大火烧沸后，加入桑葚、生地黄，转小火煎煮 40 分钟，停火，滤去桑葚、生地渣，稍凉后加入蜂蜜调匀即可。

功效 润肠通便、清热凉血、养阴生津。适用于产妇血热、身热口干、便秘的症状。

食法 代水饮用。

 砂仁鲫鱼汤

药材 砂仁 5 克。

食材 鲫鱼 1 条，盐 3 克，植物油 5 毫升。

做法 鲫鱼去鳞、鳃及内脏，洗净沥干水；砂仁洗净，研末，与植物油、盐拌匀，抹入鱼腹内，放入炖盅，加少许水，置锅内小火隔水炖 1 小时，即可食用。

功效 健脾开胃、利湿止呕、安胎利水。适用于产后食欲不振、神疲乏力、头晕目眩的症状。

食法 佐餐食用。

砂仁蒸鲫鱼

药材 砂仁 2 克。

食材 鲫鱼 2 条，植物油、生抽、料酒各 10 毫升，姜、葱各 10 克。

做法 ❶ 鲫鱼宰杀后，去鳞、腮和内脏，洗净；姜、葱洗净，均切丝；鲫鱼放入蒸盘内，加入料酒，砂仁、姜丝放在鲫鱼表面腌渍 10 分钟。❷ 蒸锅置火上，入水适量，大火煮沸后放入蒸盘，蒸 10 分钟后取出，滗去污水，撒上葱丝，淋入生抽。❸ 炒锅置火上烧热，倒入植物油烧至九成热淋在鲫鱼表面即可。

功效 醒脾开胃、利湿止呕。适用于产后食欲不振者食用。

食法 佐餐食用。

砂仁肘子

药材 砂仁 10 克。

食材 猪肘子 1 副，葱、姜各 10 克，花椒 3 克，料酒 20 毫升，香油 30 毫升，盐 5 克，味精 3 克。

做法 ❶ 砂仁研碎；猪肘子去毛、洗净，用竹针将皮面刺满小孔；姜、葱洗净，姜切片，葱切段。❷ 炒锅置火上烧热，放入花椒、盐炒烫，倒出稍凉后，趁热在肘子上搓揉 10 分钟，放入陶瓷盆中，腌渍 1 小时。❸ 腌渍好的猪肘子刮洗一遍，沥去水分，在肉的内面撒上砂仁，盛入瓷盆内，放上姜片、葱段、料酒，放在蒸锅内沸水大火蒸 90 分钟，离火，加入味精调味，稍晾后取出，抹上香油即可。

功效 行气健胃、化湿健脾。适用于产后脾胃虚弱者食用。

食法 佐餐食用。

首乌芝麻蜂蜜饮

药材 生首乌 8 克，黑芝麻 15 克。

食材 蜂蜜 25 克。

做法 ❶ 黑芝麻洗净，焙干，研成碎末；何首乌洗净，放入锅中，加水适量，大火煮沸后转小火煎煮 30 分钟，去渣留汁。❷ 加入黑芝麻拌匀，稍凉后调入蜂蜜，即可饮用。

功效 润肠通便、清热解毒。适用于调节产后肠燥便秘、痔疮。

食法 早餐食用。

双耳炖乳鸽

药材 干银耳、黑木耳各 20 克。

食材 乳鸽 1 只，葱 10 克，姜 15 克，盐 5 克，料酒 10 毫升。

做法 ❶ 干银耳、黑木耳温水泡发，去蒂，撕成小朵；乳鸽宰杀后，去毛、内脏；洗净；姜洗净，拍松，葱洗净，切段。❷ 瓦煲置火上，入水适量，放入乳鸽、银耳、黑木耳、料酒、葱、姜，大火煮沸，撇去浮沫，加入盐，改用小火炖煮 90 分钟即可。

功效 滋补气血、止带下。适用于产后体虚气弱、带下过多者食用。

食法 饮汤食肉。

双耳肉片

药材 干银耳、黑木耳各 20 克，枸杞 10 克。

食材 猪瘦肉 300 克，西芹 50 克，姜、葱各 10 克，料酒 20 毫升，鸡蛋 1 枚，盐 5 克，味精 3 克，淀粉 15 克，植物油 10 毫升。

做法 ❶ 干银耳、黑木耳用水泡发，去蒂，撕成小朵；枸杞洗净，去杂质；猪瘦肉洗净，切薄片，加入料酒 5 毫升、盐 2 克、淀粉、鸡蛋清腌制 10 分钟；西芹择洗干净，切段；姜洗净，拍松；葱洗净，切丝。

❷炒锅置火上烧热，加入植物油，下入姜、葱爆香，放入肉片，炒至断生，再加入银耳、黑木耳、枸杞、西芹、盐、味精、料酒，炒熟即可。

功效 滋补肺肾、益气补虚。适宜产后高血压引起的头晕目眩者食用。

食法 佐餐食用。

松仁饼

药材 松子仁30克。

食材 玉米面400克，蜂蜜15克，鸡蛋3枚，植物油50毫升。

做法 ❶松子仁洗净，切成碎屑；玉米面放入盆中，打入鸡蛋后，加入清水适量，和成面团后，放入松子碎、蜂蜜揉匀，摘剂，擀成小圆饼生坯备用。❷平底锅置火上，倒入植物油，中火烧至五成热，放入玉米饼生坯，依次煎成两面金黄即可。

功效 润肠通便。适用于产后气虚便秘、习惯性便秘症状。

食法 佐餐。

桃杞四季豆

药材 核桃仁25克，枸杞15克。

食材 四季豆300克，姜5克，葱10克，大蒜15克，白砂糖5克，酱油2毫升，盐3克，鸡精2克，植物油20毫升，高汤100毫升。

做法 ❶核桃仁略冲洗后沥干水分，入热油锅炸香备用；枸杞去果柄、杂质，洗净；大蒜去皮，切片；四季豆去筋和老豆，切段，洗净；姜洗净，切片；葱洗净，切段。❷炒锅置火上烧热，加入植物油，烧至六成热时，下姜葱、蒜爆香，下入四季豆、酱油、白砂糖、盐、高汤适量，炒熟后，加入核桃仁、枸杞、鸡精，翻炒片刻即可。

功效 润肠通便。适用于产后便秘者食用。

食法 佐餐食用。

桃仁花生露

药材 核桃仁25克。

食材 花生米60克，蜂蜜15克。

做法 ❶花生米洗净；核桃仁洗净，去杂质。❷锅置火上，入水适量，大火烧沸后，加入花生米、核桃仁，煮沸转小火熬煮20分钟，滤去残渣，倒入碗中，稍凉后加入蜂蜜拌匀即可。

功效 活血化瘀、润肠通便。适用于产后瘀血疼痛、肿块者饮用。

食法 早餐食用。

桃仁粥

药材 桃仁10克。

食材 大米100克，蜂蜜15克。

做法 ❶桃仁洗净去皮；大米淘洗干净。❷砂锅置火上，入水适量，下入大米、桃仁，大火煮沸后转小火熬煮至粥成，待粥稍凉后加入蜂蜜，调和后即可食用。

功效 补中益气、润肠通便。适用于产后肠燥便秘症。

食法 早、晚餐皆可。

天冬玉竹蜜粥

药材 天冬10克，玉竹15克。

食材 粳米100克，蜂蜜15克。

做法 ❶粳米淘洗干净，用水浸泡30分钟；玉竹洗净，切段；天冬洗净，润透，备用。❷砂锅置火上，入水适量，下入粳米、玉竹、天冬，大火煮沸后转小火熬煮至粥黏稠，离火，待粥稍凉后，调入蜂蜜拌匀即可。

功效 滋阴清热。适用于产后口疮、溃疡等症、口干舌燥症状。

食法 早餐食用。

天麻炖鱼头

药材 天麻、茯苓各10克。

食材 花鲢鱼头1个，葱20克，姜10克，盐5克，料酒15毫升。

做法 ❶鱼头洗净去鳃，抹上盐腌制10分钟；茯苓、天麻洗净，润透，切片；葱洗净，切段；姜洗净，切片。❷炖锅置火上，入水适量，放入鱼头、料酒、姜、葱、天麻、茯苓，大火煮沸，转小火炖煮30分钟即可。

功效 平肝熄风、清热降压。适用于产后高血压症状。

食法 喝汤。

乌梅糖饮

药材 乌梅10克。

食材 红糖10克。

做法 乌梅洗净，放入清水锅中，大火煮沸转小火煎熬30分钟，加入红糖煮至溶化，沥渣取汁，倒入杯中，即可饮用。

功效 收敛止血、温胃和经。适用于产妇子宫内膜炎、沥沥流血不止的症状。

食法 代水饮用。

无花果蜜饮

药材 干无花果5枚。

食材 蜂蜜15克。

做法 干无花果洗净，放入锅中，用水浸泡10分钟，置大火上煮沸，转小火煎煮10分钟，停火稍凉后，调入蜂蜜拌匀即可。

功效 润肺止咳、健胃清肠。适用于产后脾胃虚弱、食欲不振、肠燥便秘者饮用。

食法 代水饮用。

双仁牛奶饮

药材 杏仁、核桃仁各25克。

食材 牛奶250毫升，绵白糖10克。

做法 杏仁、核桃仁略冲洗放入奶锅中，加入牛奶，置中火上煮沸，转小火煎煮15分钟，加入绵白糖调味即可。

功效 润肺生津、滑肠通便。适用于产妇便秘的症状。

食法 早餐饮用。

洋参饮

药材 花旗参10克。

食材 蜂蜜30克。

做法 ❶花旗参洗净，润透，切片，放入锅中。❷入水适量，大火煮沸后转小火煎煮30分钟，停火，滤渣取汁，稍凉后加入蜂蜜调味即可。

功效 滋阴润肠、生津益气。适用于产后阴虚肠燥便秘、大便干结的症状。

食法 每日一次，代水饮用。

洋参瘦肉面

药材 花旗参8克。

食材 猪瘦肉50克，面粉300克，香菜、姜、葱各5克，料酒10毫升，盐3克，味精2克，植物油10毫升。

做法 ❶花旗参洗净、润透、切片；猪瘦肉洗净，切丝；香菜择洗干净切段；姜洗净切片；葱洗净切段，备用。❷锅置火上，入水1000毫升，放入参片，煎熬至水剩约500毫升时，停火，滤去药渣；面粉放入盆中，倒入药汁，和成软面团，擀成面皮，切成条状。❸炒锅置火上，入油适量烧至八成熟，下入葱段、姜片爆香后，倒入肉丝煸炒片刻，烹入料酒，翻炒 5 分钟，兑入清水适量，煮沸，下入面条煮熟后，加入盐。味精调味，撒上香菜段即可。

功效 补益气血、增强体质。适用于产后体虚者食用。

食法 可做主食。

益气猪蹄煲

药材 干无花果 20 克，花生米 50 克。

食材 猪蹄 2 只，姜 10 克，葱 15 克，盐 5 克，高汤适量。

做法 ❶猪蹄去毛洗净，一劈两半，剁成块；干无花果洗净；花生米洗净；姜洗净，拍破；葱洗净，切段。❷汤煲置火上，注入高汤，放入猪蹄、无花果、花生米、葱、姜、盐，大火煮沸后转小火炖煮 3.5 小时即可。

功效 补益气血、通利乳汁。适用于产后气血虚弱者饮用。

食法 饮汤食肉。

薏米海带蛋汤

药材 干海带 10 克，薏米 30 克。

食材 鸡蛋 3 枚，盐 3 克，植物油 20 克，味精、胡椒粉各 2 克。

做法 ❶海带泡发、洗净，切成条状；薏米淘洗干净；鸡蛋打入碗中，打搅拌匀。❷砂锅置火上，入水适量，下入薏米大火煮沸，转小火炖至烂熟，离火备用。❸炒锅置火上，入油烧热，倒入鸡蛋液炒熟，再倒入薏米连汤水一起，放入海带丝大火沸煮 5 分钟，加盐、胡椒粉、味精调味即可。

功效 利水降压。适用于产后高血压者食用。

食法 佐餐食用。

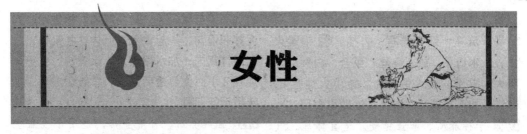

女性

益母草糖枣饮

药材 益母草 20 克，红枣 10 枚。

食材 红砂糖 20 克。

做法 ❶益母草、红枣分别洗净，用清水浸泡 30 分钟。❷砂锅置火上，入水适量，放入益母草，大火煮沸，转小火煎煮 30 分钟，滤渣留汁；药渣加水适量，煎法同上再次煎煮，滤渣留汁。❸合并两次药液，倒入煮锅中，加红枣煮沸，倒入杯中，加入红砂糖溶化，泡 15 分钟即可。

功效 温经养血、去瘀止痛。适用于女性血虚、经常痛经者饮用。

食法 经前 3 天饮用，温热服食。

百合莲子炖蛋

药材 百合、莲子各 20 克。

食材 鸡蛋 2 枚，冰糖 15 克。

做法 ❶百合、莲子洗净，润透；鸡蛋煮熟，去壳备用。❷将百合、莲子与鸡蛋一起放入炖盅内，加冰糖，隔水炖 40 分钟即可。

功效 润肺止咳、清心安神、健脾止泻、益肾止遗。适用于女性心烦气躁、失眠、头疼头晕者饮用。

食法 佐餐食用。

益母草瘦肉煲

药材 益母草 15 克。

食材 猪肉瘦 150 克，盐 3 克。

做法 ❶益母草洗净，用净纱布包好；猪瘦肉洗净，切薄片。❷锅置火上，入水适量，放入益母草纱布包、猪瘦肉，大火煮沸转小火炖煮 30 分钟，加入盐调味即可。

功效 补气调理、活血化瘀。适用于月经不调、经期不稳者食用。

食法 月经前 3 天开始食用，每日一剂，连用 3～5 天。

阿胶牛肉汤

药材 阿胶 15 克。

食材 牛肉 150 克，米酒 20 毫升，生姜片 10 克。

做法 ❶牛肉洗净，去筋切片，入沸水中焯一下，捞出沥水。❷锅置火上，入水适量，放入牛肉片、生姜片、米酒，大火煮沸后转小火炖煮 30 分钟，下入阿胶，煮至阿胶溶解即可。

功效 滋阴养血、温中健脾。

食法 月经后期，每日一剂，吃肉喝汤，连吃 3～5 日。

百合牛肉羹

药材 鲜百合 100 克，红枣 8 枚，白果 30 克。

食材 牛肉 200 克，盐 5 克，姜丝 5 克，淀粉 3 克，胡椒粉 2 克，香油 8 毫升。

做法 ❶牛肉洗净，切成片，加入盐 2 克、淀粉、胡椒粉和清水少许，搅匀上浆；鲜百合剥开洗净；红枣洗净，去核。❷锅置火上，入水适量，放入姜丝、百合、白果、红枣大火煮沸，放入牛肉片，转小火炖煮30分钟，加入盐调味，淋上香油即可食用。

功效 宁神养心、增强免疫。适宜体虚、气血不足的女性食用。

食法 佐餐食用。

茯苓砂仁熘肚片

药材 茯苓20克，砂仁5克。

食材 猪肚1副，胡椒粉3克，葱、姜各10克，黄酒8毫升，醋5毫升，香油6毫升，淀粉5克，盐5克，味精2克。

做法 ❶猪肚洗净，用盐3克、醋反复搓洗干净，冲洗干净，备用；茯苓、砂仁洗净；葱、姜洗净，葱切段，姜切片。❷锅置火上，入水适量，放入猪肚、茯苓同炖至猪肚熟透后，取出切薄片。❸炒锅置火上，取炖汁适量，煮沸，下肚片及砂仁、胡椒粉、葱、姜、黄酒、盐、味精煮沸，下淀粉勾芡，淋入香油即可。

功效 健脾行气、化湿、补气养颜。

食法 佐餐食用。

党参羊肉肚

药材 党参20克，当归10克，肉苁蓉10克。

食材 羊肉瘦250克，羊肚150克，大葱10克，姜5克，豆豉5克，盐5克，料酒5毫升，胡椒粉、味精各2克。

做法 ❶党参、当归、肉苁蓉洗净，放入锅内，加水煎煮取药汁备用；葱、姜洗净，葱切段，姜切片；羊肚洗净外表，翻过来，用盐反复揉搓，再用清水清洗，如此反复三次，再翻回原样；羊肉洗净剁成泥。❷豆

豉洗净，与葱、姜、盐、料酒、胡椒粉、肉泥拌和混匀，一起放入羊肚内，扎紧口，放入药汁锅内，加水适量，大火煮沸，转小火炖煮2小时，熟透后取出，羊肚切成丝，加味精调味即可。

功效 温经养血、补虚止痛。适用于气血虚弱型痛经阳气不足、四肢寒冷、小腹隐痛、神疲乏力，小腹及阴部有空坠感女士食用。

食法 佐餐食用。

安神兔肉汤

药材 山药干20克，百合干25克。

食材 兔肉300克，姜10克，盐3克。

做法 ❶兔肉洗净，切成小块，入沸水中焯一下，捞出冲净；山药、百合洗净，润透，切片；生姜洗净切片。❷汤煲置火上，入水适量，放入兔肉、山药、百合、生姜片，大火煮沸，撇去浮沫，加入盐转小火炖煮1小时即可。

功效 润肺止咳、清心安神、补肾固精、润肠通便。

食法 饮汤食肉。

乌贼骨炖鸡

药材 乌贼骨、当归各20克。

食材 鸡肉100克，盐3克，味精2克。

做法 ❶鸡肉洗净，切丁；当归洗净，润透切片；乌贼骨洗净，打碎。❷将上述药材、食材均放入蒸碗，入水适量，撒上盐，上蒸大火沸水笼蒸熟透即可。

功效 收敛止血、益气补血。适用于气血不足、血虚型女士食用。

食法 每日一次，连服3~5次即可。

桂圆鸡

药材 桂圆200克。

食材 仔鸡1只，料酒10毫升，白酱油6毫升，盐5克。

做法 ❶桂圆洗净；鸡宰杀后去毛，破腹去杂，剁去鸡爪，放入沸水中汆烫后捞出，再用清水冲洗干净。❷砂锅置火上，入水适量，放入仔鸡、料酒，大火煮沸，撇去浮沫，转小火炖煮40分钟，加入桂圆、白酱油、盐，续炖30分钟即可。

功效 补血安神、健脑益智、补养心脾。适宜准妈妈食用。

食法 佐餐食用。

核桃山药炖乳鸽

药材 核桃仁、山药干各25克。

食材 乳鸽1只，料酒10克，姜10克，葱15克，盐4克，胡椒粉3克。

做法 ❶核桃仁用沸水烫去皮；山药润透，切薄片；乳鸽宰杀后去毛、内脏及爪；姜洗净，拍松；葱洗净，切段。❷炖锅置火上，入水适量，放入乳鸽、姜、葱、核桃、山药、料酒，大火煮沸，转小火炖煮1小时，加入盐、味精调味即可。

功效 补脾胃、美容颜，适用于脾胃虚弱、健忘、肌肤不润等。

食法 饮汤食肉。

清蒸枸杞白鳝

药材 枸杞30克。

食材 白鳝400克，姜片、葱白各5克，酱油、香油各6毫升，淀粉5克，盐5克，胡椒粉3克。

做法 ❶枸杞洗净，沥干水分；姜片、葱段切成丝状；鳝鱼洗净，切段，放热锅上翻炒几下，去黏液，盛出洗净；胡椒粉、盐、淀粉、酱油等倒在一起调成糊状。❷鱼段切片，摆在蒸盘中，浇上调好的糊，撒上枸杞，上笼隔水大火蒸熟，取出，撒上姜、葱丝，淋上香油即可。

功效 补气活血、强筋骨、滋润肌肤。

食法 佐餐食用。

紫蔻陈皮烧鲫鱼

药材 紫豆蔻、陈皮、元胡各5克。

食材 鲫鱼2条，生姜12克，葱白15克，酱油、绍酒各8毫升，盐5克，白砂糖3克，植物油5毫升，水淀粉5毫升，味精2克，鸡清汤适量。

做法 ❶鲫鱼去鳞、鳃、内脏后洗净，抹上盐2克、绍酒，以去腥味；葱白、生姜洗净，葱切段，姜切片；紫蔻、元胡、陈皮洗净，放入鱼腹内。❷炒锅置火上烧热，倒入鸡清汤，加入葱、姜、盐、鲫鱼、酱油、白砂糖、植物油大火煮沸，转小火熬煮30分钟，加入味精调味，用水淀粉勾薄芡即可。

功效 行气化瘀、止痛。适用于经行不畅、乳房作胀、胸闷不舒、心烦易怒的症状。

食法 饮汤食肉。

山药莲子粥

药材 山药干25克，莲子20克。

食材 薏米50克。

做法 ❶莲子去心，洗净；山药干洗净，润透；薏米淘洗干净。❷砂锅置火上，入水适量，下入莲子、山药、薏米，大火煮沸转小火熬煮至粥成。

功效 健脾益肾。适用于身体虚弱及脾虚型带下病症。

食法 每日一次，温服。

淮山芡实粥

药材 淮山药干20克，芡实15克。

食材 粳米100克，植物油2毫升，盐3克。

做法 ❶粳米淘洗干净，用水浸泡30分钟；淮山药干、芡实洗净，润透。❷砂锅置火上，入水适量，下入粳米、淮山药、芡实，大火煮沸转小火熬煮至粥成，加盐、植物油拌匀，稍煮片刻即可。

功效 补益脾胃、养心安神。适宜心悸、失眠多梦、面色萎黄、记忆力减退、注意力不集中的女士食用。

食法 早、晚餐皆可食用。

人参黄芪莲子粥

药材 人参5克，黄芪15克，莲子15克。

食材 红枣10枚，粳米100克。

做法 ❶红枣去核洗净；莲子去心洗净；粳米淘洗干净；人参、黄芪洗净，放入锅中，加适量水煎汁备用。❷砂锅置火上，倒入药汁，兑入适量清水，放入红枣、莲子、粳米，大火煮沸后转小火熬煮成粥即可。

功效 理气活血、温中调经。适用于月经先后无定期的女士食用。

食法 每日一剂，连服3～5天。

银耳杜仲羹

药材 炙杜仲10克，灵芝5克。

食材 银耳20克，冰糖150克。

做法 ❶银耳泡发，去蒂，洗净，撕成小朵；杜仲、灵芝洗净，润透，用水反复煎煮3次，各滤取药汁，混合备用。❷砂锅置火上，倒入3次混合药汁，兑入适量清水，放入银耳大火煮沸，转小火熬煮至银耳酥烂成胶状，加入冰糖调味即可。

功效 养阴润肺、益胃生津。适宜于中老年脾肾两虚的女士饮用。

食法 早晚温服1小汤碗。

山楂鸡内金粥

药材 鲜山楂5枚，鸡内金2克。

食材 粳米80克。

做法 ❶山楂洗净，切片；鸡内金研成末；粳米淘洗干净。❷砂锅置火上，入水适量，下入大米、山楂片，大火煮沸后转小火熬煮成粥，加入鸡内金末拌匀即可。

功效 消食散瘀。适用于食欲不振者食用。

食法 早、晚餐皆可。

什锦参茸羹

药材 鹿茸片1克。

食材 水发海参20克，大虾10克，水发干贝、火腿、水发口蘑各5克，冬笋10克，料酒6毫升，味精2克，盐4克，水淀粉5毫升，香油2毫升，鸡汤200毫升。

做法 ❶海参、大虾洗净，切丁，入沸水锅中汆烫后捞出，沥干水分；干贝洗净，撕开；火腿切丁；冬笋、口蘑洗净，切丁。❷炒锅置火上，倒入鸡汤，加盐、料酒、大虾、海参、干贝丝、火腿、口蘑、冬笋，大火煮沸后转小火焖煮片刻，放入味精、鹿茸片，用水淀粉勾芡，淋上香油即可。

功效 壮元阳、补气血。

食法 佐餐食用。

参归猪心

药材 党参20克，当归8克。

食材 猪心1副，味精2克，盐5克。

做法 ❶猪心去油脂、洗净，对剖、去筋膜，再洗净，入沸水锅中焯烫后捞出，沥干水分；党参、当归洗净，润透。❷砂锅置火上，入水适量，放入党参、当归、猪心，大火煮沸，转小火炖至猪心熟烂，加盐、味精调味即可。

功效 补气补血、养心安神。适用于身体虚弱、气血双虚的女士食用。

食法 佐餐食用。

豆蔻薏米鸡

药材 白豆蔻5克，薏米10克。

食材 乌鸡1只，姜片、葱段各5克，料酒3毫升，盐3克，味精1克。

做法 ❶薏米淘洗干净，沥干水分，烧至外部焦黑，里面焦黄，与豆蔻一起研成粉末；乌鸡洗净，去杂，处理干净。❷药末置入鸡腹内，封口，放入烫煲内，加料酒、姜片、葱段、水适量，大火煮沸，转小火熬煮2小时，加盐、味精调味即可。

功效 美白护肤、益气养血。

食法 饮汤食肉。

八宝鸡汤

药材 党参、茯苓、白术、甘草、熟地黄、白芍药、当归、川芎各2克。

食材 鸡肉400克，猪里脊肉200克，大葱10克，姜5克，盐3克，味精2克。

做法 ❶8种药材用清水洗净，装入净纱布袋，扎紧袋口；猪肉、鸡肉分别洗净，入沸水锅中氽烫片刻，捞出，沥干水分；姜洗净拍碎；葱洗净打结。❷汤煲置火上，入水适量，放入猪肉、鸡肉和药袋，大火煮沸，撇去浮沫，转小火炖至鸡肉熟烂，加入盐、味精调味即可。

功效 气血双补、强身健体。适用于气血两虚、面色苍白、食欲不振、四肢倦怠、头晕目眩等症。

人参爆鸡片

药材 人参10克。

食材 鸡胸脯肉200克，冬笋25克，黄瓜50克，鸡蛋清40克，盐3克，黄酒3毫升，大葱、姜5克，香菜各5克，植物油5毫升，香油1毫升，味精1克，淀粉5克。

做法 ❶鸡脯肉洗净，切片，加盐、味精拌匀，再加入鸡蛋清、水淀粉拌匀；人参洗净、润透，斜刀切成小片；冬笋、黄瓜洗净，切片；葱姜洗净，葱、姜切丝；香菜择洗干净，切段。❷锅置火上，入油烧至五成热时，下入鸡片滑散，炒熟后捞出，控净油；盐、鸡汤、黄酒对成汁水。❸锅留底油，烧至六成热时，下入葱丝、生姜丝、笋片、人参片煸炒，再下黄瓜片、香菜、鸡片，烹上汁水，翻炒片刻，淋上香油即可。

功效 美颜护肤、延缓衰老。

食法 佐餐食用。

枸杞鸡丁

药材 枸杞15克，荸荠30克。

食材 鸡脯肉100克，鸡蛋清40克，牛奶50毫升，植物油5毫升，水淀粉5毫升，盐5克，味精2克，葱段、姜末、蒜末各5克。

做法 ❶枸杞洗净；荸荠去皮，洗净，切丁；鸡脯肉洗净，切丁，放入鸡蛋清、水淀粉少许搅拌均匀备用。❷锅置火上，入油烧至五成热，放入鸡丁快速翻炒片刻，加入荸荠丁、枸杞翻炒5分钟，盐、葱段、姜末、蒜末、牛奶、味精、水淀粉勾成芡汁浇入锅内，翻炒几下即可。

功效 滋阴益气、清热排毒。

食法 佐餐食用。

红枣香菇汤

药材 红枣10枚。

食材 干香菇20克，料酒5毫升，盐3克，味精1克，姜片5克，植物油1毫升。

做法 ❶干香菇用温水浸泡至软，冲洗去泥沙，沥干水分；红枣洗净，去核。❷炖盅入水适量，放入香菇、红枣、盐、味精、料酒、姜片、植物油，盖上盅盖，上蒸小火沸水蒸1小时，停火出笼即可食用。

功效 补中益气、养血生津、健脾养胃。适用于女士由于脾胃虚弱、营养不良、气血亏损等症引起的面容枯槁、肌皮失调、气血不正等。

食法 饮汤食菜。

红豆莲藕炖排骨

药材 红豆100克。

食材 莲藕500克，排骨500克，盐5克。

做法 ❶红豆淘洗干净，提前用水浸泡1小时；莲藕去皮洗净，切小块；排骨剁块，入沸水中汆烫去血水，捞出沥水备用。❷汤煲置火上，入水适量，放入红豆、莲藕、排骨，大火煮沸，撇去浮沫，转小火煲2小时，加盐调味即可。

功效 健脾开胃、益气补血。

食法 尤宜夏秋季节饮用。

黄花猪心汤

药材 黄花菜20克。

食材 小油菜50克，猪心半幅，盐5克。

做法 ❶猪心洗净，放入沸水中汆烫2分钟，捞入凉水挤去血水，反复换水直至血水去净；黄花菜去蒂、泡发洗净；小油菜择洗干净备用。❷锅置火上，入水适量，放入猪心，大火煮沸后转小火煮约30分钟，离火，取出切薄片。❸净锅置火上，入水适量，放入黄花菜煮沸，下入小油菜、猪心片稍煮片刻，加盐调味即可。

功效 养心补血、消炎清热、利湿安神。适用于睡眠质量差的女士饮服。

食法 饮汤食肉。

参须红枣鸡汤

药材 参须10克，红枣8枚。

食材 老母鸡1只，盐5克。

做法 ❶老母鸡洗净，去杂处理干净后，剁大块，放入沸水中汆烫2分钟后捞出备用；参须洗净，提前用水少许浸泡1小时；红枣洗净，去核。❷汤煲置火上，入水适量，放入鸡块、参须、红枣大火煮沸，转小火熬煮3小时，加盐调味即可。

功效 益气补血、美颜护肤。

食法 饮汤食肉。

枣杞乌鸡汤

药材 红枣10枚，枸杞10克。

食材 净乌鸡1只，盐5克，料酒3毫升，葱段、姜片各5克。

做法 ❶乌鸡洗净，去头、尾、爪，剁块，焯水备用；红枣、枸杞用清水洗去浮尘，温水略泡备用。❷汤锅置火上，入水适量，放入乌鸡块，加料酒、葱段、姜片、红枣大火煮沸，转小火炖煮1小时，加入枸杞，继续用小火炖10分钟，调入盐即可。

功效 养颜美容、益气养血。

食法 饮汤食肉。

乌鸡玉兰滋补汤

药材 玉兰片100克，枸杞10克，红枣5枚。

食材 乌鸡1只，姜片10克，料酒5毫升，盐5克，胡椒粉3克。

做法 ❶乌鸡摘去杂毛，剁去爪尖洗净，剁成大块，焯水过凉；玉兰片洗净，切成梳状大片；枸杞、红枣洗净用温水泡软备用。❷汤锅置火上，入水适量，放入乌鸡、玉兰片、枸杞、红枣、姜片、料酒，大火煮沸后转小火焖煲2小时，加入盐、胡椒粉调味即可。

功效 滋养肝肾、养血益精。

食法 饮汤食肉。

当归田七炖鸡

药材 田七5克，当归10克。

食材 乌鸡1只，盐5克。

做法 ❶当归、田七洗净；乌鸡处理干净，剁成块，入沸水锅中汆烫5分钟，捞起过冷水。❷炖盅置火上，入水适量，大火烧沸，放入当归、田七、乌鸡，转小火炖3小时，加盐调味即可。

功效 延缓衰老、强筋健骨。适宜缺铁性贫血、体虚血亏、肝肾不足的女士宜食。

食法 饮汤食肉。

糯米红枣糕

药材 红枣200克，枸杞10克。

食材 糯米400克，葡萄干50克，白砂糖20克。

做法 ❶糯米淘洗干净，提前用清水浸泡4小时，沥干；红枣洗净上笼蒸30分钟，待颜色变至深红发亮时，取出晾凉；葡萄干、枸杞分别洗净。❷糯米上笼用大火蒸1小时，取出放入大碗，立刻浇上适量的清水，用筷子沿着同一方向搅拌，至米融合，再上笼蒸30分钟；取出放入大碗，再搅拌成黏稠的糯米团；接着上笼蒸10分钟，取出盖上湿布放10分钟。❸把熟糯米团分成相等的3块，双手泡凉水后将每个米团按揉光滑，拍成2厘米厚的方块；在一块米团上均匀地铺上一半红枣，覆盖上第二块米团，再铺上第二层红枣，撒上葡萄干、枸杞即成为糯米夹红枣的切糕。❹在切糕上盖上湿布，按压推挤，至切糕里的米团与红枣充分融

合，揭去盖布，切成小块，撒上白砂糖即可。

功效 温中养胃、补血益气。

禁忌 脾胃虚弱、消化不好者慎食。

食法 做点心食用。

鸭血木耳汤

药材 干木耳10克。

食材 鸭血200克，葱、姜各5克，料酒2毫升，水淀粉3毫升，鸡精、胡椒粉各2克，盐3克。

做法 ❶鸭血洗净，切块；木耳泡发，去蒂，洗净泥沙，切丝；葱、姜洗净，葱切段，姜切片。❷锅置火上，入水适量，烧沸，放入葱、姜、料酒、鸭血煮5分钟，捞出沥干水分。❸净锅置火上，入水适量，烧沸，放入木耳、鸭血、鸡精、盐，沸煮10分钟，兑入水淀粉拌匀，撒入胡椒粉即可。

功效 益气补血、清热解毒。适宜缺铁性贫血的女士食用。

食法 佐餐食用。

参杞补益酒

药材 黄芪、党参、茯苓、枸杞各5克，红枣（去核）5枚。

食材 冰糖5克，黄酒500毫升。

做法 ❶黄芪、党参、茯苓、枸杞、红枣均洗净，用料理机打碎，用纱布包扎好，放入干净的无水无油的玻璃罐中，倒入黄酒，密封。❸避光保存。间隔5天左右摇一摇瓶子，一个月后滤渣饮用。

功效 补益气血、增强体质。适宜精神体力差、贫血、低血压、脾胃不和者饮服。

食法 每天15～20毫升（冬季饮用，用开水温一温为宜）。

红枣糯米粥

药材 红枣 10 枚。

食材 糯米 100 克，红砂糖 5 克。

做法 ❶糯米淘洗干净，提前用水浸泡 1 小时；红枣洗净，备用。❷砂锅置火上，入水适量，下入糯米、红枣，大火煮沸后转小火熬煮至粥成，加红砂糖搅匀即可。

功效 养胃补虚，适宜胃气虚所致的胃脘隐痛者食用。

食法 趁热食用。

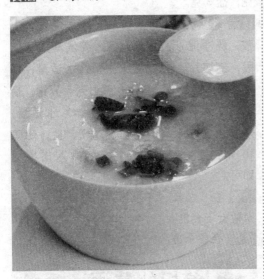

花生牛奶露

药材 花生米 50 克。

食材 牛奶 500 毫升。

做法 花生米洗净，倒入豆浆机中，兑入牛奶和水适量，按米糊键，20 分钟后即可倒入碗中，稍凉后放入蜂蜜拌匀即可。

功效 排毒养颜、美白护肤。

食法 早餐饮用。

红豆山药粥

药材 鲜山药 200 克。

食材 红豆 100 克，大米 100 克。

做法 ❶红豆、大米淘洗干净，用水浸泡 30 分钟；山药去皮，洗净，切滚刀块，浸泡 30 分钟。❷砂锅置火上，入水适量，下入大米、红豆、山药，大火煮沸后转小火熬煮至粥成即可。

功效 健脾益胃、补虚养血。适宜食欲不振、脾虚便溏、病后体虚、气血不足的女士食用。

食法 早、晚餐皆可食用。

桂圆补血酒

药材 桂圆、制何首乌、鸡血藤各 25 克。

食材 米酒 500 毫升。

做法 ❶桂圆、制何首乌、鸡血藤洗净，润透切片，倒入玻璃罐中，兑入米酒，密封浸泡。❷每日摇动一次，15 日后即可取上清酒液服用。

功效 补血益精、养心安神。适用于因血虚气弱引起的面色无华、头晕心悸、失眠健忘、四肢乏力、须发早白者饮服。

食法 每日早晚各服一次，每次 15～20 毫升。

滋补驴肉汤

药材 白芍 10 克，当归、熟地黄、黄芪各 15 克。

食材 驴肉 500 克，生姜片、大葱盐各 5 克，红枣 5 枚。

做法 ❶驴肉洗净，切块，入沸水锅中氽烫片刻；红枣、当归、白芍、熟地黄、黄芪洗净。❷汤煲置火上，入水适量，放入驴肉、红枣、当归、白芍、熟地黄、黄芪，大火煮沸后转小火煲 3 小时，加盐调味即可。

功效 气血双补、固本养颜。适用于气血两虚而引起的面黄而枯萎、皮色不润或有黄褐斑的女士食用。

食法 佐餐食用，每日 1～2 次，每次饮汤 150～200 毫升。

 桂圆蛋汤

药材 桂圆 20 克，枸杞 10 克。

食材 鹌鹑蛋 5 枚，冰糖 15 克。

做法 ❶桂圆、枸杞洗净，加水泡软；鹌鹑蛋煮熟，剥去蛋壳，备用。❷锅置火上，入水适量，大火烧开，倒入桂圆煮至颜色变白，放入鹌鹑蛋、冰糖转小火炖煮 15 分钟，撒入枸杞即可。

功效 滋阴养颜、固元强身。

食法 佐餐饮用。

 人参鹿茸龟汤

药材 鹿茸、人参、枸杞各 10 克。

食材 乌龟 1 只，植物油 3 毫升，盐 3 克。

做法 ❶乌龟放盆中，注入滚水，烫死削净，去内脏、龟甲，龟肉剁件；鹿茸、人参、枸杞洗净。❷炒锅置火上，入油烧热，放入龟肉略炒，加清水适量煮沸后，倒入炖盅内，放入鹿茸、人参、枸杞，盖好，隔水小火炖 3 小时，加盐调味即可。

功效 补精髓、益气血、葆青春。适用于肾气虚弱、腰膝酸软无力、须发早白、脱发、形容憔悴的女士食用。

食法 饮汤食肉。

 山药鸡杂汤

药材 鲜山药 50 克。

食材 鸡杂 150 克，胡萝卜 50 克，炸鱼丸子、干蘑菇、韭菜各 25 克，海带 20 克，盐 5 克，料酒 3 毫升，植物油 2 毫升。

做法 ❶干蘑菇泡发，洗净切丝；胡萝卜去皮，洗净切长方形薄片；鸡杂洗净，切丁；炸鱼丸过沸水，去油后切长方形薄片；韭菜洗净，切段；山药去皮洗净，捣成泥，搓成小丸；海带洗净，切段。❷锅置火上，入水适量，放入海带段、鸡杂粒、蘑菇丝，大火煮沸，加入胡萝卜片稍煮片刻，调入料酒、盐及植物油，放入炸鱼丸子、山药丸小火焖煮 10 分钟，撒入韭菜段煮沸即可。

功效 健脾开胃、调中养肝、补益肝肾、生精养血。适用于脾虚胃弱、肝血虚损以致颜面苍白、面皱早衰、腰膝腿软、心悸乏力或产后乳汁不足、乳房不够丰满等症。

食法 佐餐食用，每日 1～2 次，每次饮汤 150～200 毫升。

 腐竹红枣瘦肉汤

药材 腐竹 50 克，红枣（去核）10 枚。

食材 菜干 50 克，猪瘦肉 300 克，盐 3 克。

做法 ❶腐竹泡发，捞起滴干水；红枣洗净；菜干用清水浸软，洗净切短段；猪瘦肉洗净，切小块，入沸水锅中汆烫片刻。❷锅置火上，入水适量，放入腐竹、红枣、瘦猪肉、菜干段大火煮沸，转小火煲 3 小时，加盐调味即可。

功效 生津润燥、益气补血。适用于阴亏损、肌肤失养以致面色失荣、干枯皮皱、形体消瘦、神疲体倦、口干少痰、便秘等病症。

食法 饮汤食肉。

 鳝鱼金针汤

药材 干黄花菜 25 克。

食材 黄鳝 300 克，盐 3 克，植物油少许。

做法 ❶黄鳝去内脏，洗净切段；黄花菜择去蒂，泡发。❷炒锅置火上，入油烧热，放入黄鳝稍煸，加入黄花菜，注入适量清水转小火煮沸，焖煮至熟，加盐调味即可。

功效 益血养颜、护肤美白。

食法 饮汤食肉。

松子鸽蛋汤

药材 松子30克。

食材 鸽蛋10枚，水发香菇25克，水发木耳15克，鲜菜心30克，鸡骨250克，味精1克，葱末3克，盐4克，醋1毫升，胡椒粉0.5克。

做法 ❶海松子洗净，研碎，入锅，加清水、鸡骨熬成汤汁700～800毫升，滤去渣、壳、骨，留松鸡汤备用；鸽蛋煮熟，去壳。❷水发香菇、水发木耳、鲜菜心均洗净，香菇切成薄片，入汤锅焯烫；木耳撕成小朵，入沸水中焯烫。❸净锅置中火上，注入松鸡汤煮沸，加香菇片、木耳、鲜菜心、鸽蛋、胡椒粉、味精、醋、葱末煮沸即可。

功效 滋养强身、抗衰老。

食法 佐餐食用，每日1～2次，每次饮汤150～200毫升。

桂莲枣蛋汤

药材 桂圆15克，莲子20克，红枣5枚。

食材 鸡蛋100克，姜10克。

做法 ❶桂圆洗净，润透；红枣去核，洗净；莲子洗净，去心；鸡蛋煮熟，去壳；生姜去皮切片。❷锅置火上，入水适量，大火煮沸，下入桂圆、莲子、红枣、姜片、鸡蛋，转中小火炖煮2小时即可。

功效 温胃祛寒、健脾养血。宜食贫血、面色苍白的女士饮用。

食法 每日一次，每次100～200毫升。

银耳木瓜汤

药材 北杏仁8克，雪耳15克。

食材 木瓜350克，红枣5枚，冰糖15克。

做法 ❶雪耳泡发，去蒂，撕成小朵；红枣、北杏仁冲洗干净，红枣去核；木瓜削去外皮，对半剖开，挖去子，再切成大块。❷锅置火上，入水适量，大火煮沸后放入雪耳、木瓜、北杏仁、红枣和冰糖，转小火煲煮1小时即可食用。

功效 丰胸美白、养颜护肤。

禁忌 因北杏仁中含有一种氰的毒素，故一次千万不可食用太多，以免出现中毒反应，成人食用每日应控制在20粒以下，儿童最好不要食用。

食法 佐餐食用。

罗汉陈皮猪肉汤

药材 罗汉果100克，陈皮2克。

食材 猪腿肉300克。

做法 ❶陈皮润透，洗净；猪肉洗净，切块。❷汤煲置火上，入水适量，放入罗汉果、陈皮，大火煮沸，放入猪肉块，转小火煲2小时即可。

功效 清热凉血、滑肠排毒、嫩肤益颜。

食法 佐餐食用。

生地红枣猪骨汤

药材 生地黄15克。

食材 猪脊骨、莲藕各750克，红枣10枚，盐5克，味精2克。

做法 ❶生地黄洗净；莲藕去皮，洗净切块；红枣洗净，去核；猪脊骨洗净，剁块。❷烫煲置火上，入水适量，大火煮沸，放入生地黄、莲藕、红枣、猪脊骨，转小火煲煮3小时，加盐、味精调味即可。

功效 养血补益、滋阴补虚。适宜血虚、面色苍白、牙龈出血者食用。

食法 饮汤食肉。

参枣冬菇瘦肉汤

药材 党参 15 克。

食材 猪瘦肉 500 克，干香菇 50 克，红枣 10 枚，姜 10 克，盐 5 克。

做法 ❶ 党参、生姜、红枣洗净，红枣去核，生姜切片；猪瘦肉洗净，切块；冬菇泡发，去蒂。❷ 汤煲置火上，入水适量，放入瘦肉块、冬菇、党参、生姜、红枣，大火煮沸，转小火煲 2 小时，加盐调味即可。

功效 益气健脾、补血。

食法 饮汤食肉。

荞麦白果乌鸡汤

药材 白果 5 克。

食材 乌鸡 1 只，荞麦 100 克，生姜 10 克，红枣 5 枚，盐 5 克。

做法 ❶ 荞麦、生姜、红枣洗净，红枣去核；白果去壳取仁，洗净；乌鸡洗净，处理干净，剁块。❷ 汤煲置火上，入水适量，放入荞麦、生姜、红枣、白果、乌鸡块，大火煮沸，转小火炖煮 3 小时，加盐调味即可。

功效 清热祛湿、健脾止带。适用于脾胃湿热而致面部色素增多或黑斑、妇女带下淋漓、口苦纳少等症。

食法 佐餐食用，每日 1～2 次，每次饮汤 150～200 毫升。

玉竹二参兔肉汤

药材 玉竹 20 克，生晒参 10 克，北沙参 15 克。

食材 兔肉 200 克，红枣 5 枚，盐 3 克。

做法 ❶ 兔肉洗净，切块；玉竹、生晒参、北沙参、红枣分别润透，洗净，红枣去核。❷ 砂锅置火上，入水适量，下入兔肉、玉竹、生晒参、北沙参、红枣大火煮沸，转小火煮 2 小时，加盐调味即可。

功效 滋补养颜。

食法 饮汤食肉。

牛大力茯苓汤

药材 牛大力、土茯苓各 15 克。

食材 猪骨 350 克，姜片 5 克，盐 3 克。

做法 ❶ 牛大力、土茯苓洗净，润透，切薄片；猪骨洗净。❷ 汤煲置火上，入水适量，放入牛大力、土茯苓、猪骨、姜片，大火煮沸，撇去浮沫，转小火煲 3 小时，加盐调味即可。

功效 平肝润肺、养肾补虚。

食法 饮汤，佐餐饮用。

八珍养生汤

药材 炙甘草、当归、白芍、川芎各 5 克，熟地、党参、白术、茯苓各 10 克。

食材 乌鸡 1 只，猪大骨 250 克，生姜片 5 克，米酒 5 毫升，盐 5 克。

做法 ❶ 猪大骨洗净，入沸水锅中余烫片刻，去血水；炙甘草、当归、白芍、川芎、熟地、党参、白术、茯苓均洗净，润透，与猪大骨一起放入汤煲内，入水适量，大火煮沸，转小火熬煮 1 小时，滤渣留汁备用。❷ 乌鸡去内脏洗净，剁块，放入炖盅，倒入药汤汁，加生姜片、米酒、盐和适量清水，隔水炖 2 小时即可。

功效 补气补血、祛寒养颜。适宜脸黄、疲劳、气血两虚者食用。

食法 冬季经期过后连喝 3 天，即可有效补血。

薏米猪骨汤

药材 薏米 50 克。

食材 排骨 500 克，生姜 10 克，盐 5 克。

做法 ❶排骨洗净，剁小块；薏米淘洗干净；生姜去皮洗净，切片。❷炖锅置火上，入水适量，放入排骨，大火煮沸，撇去浮沫，加入薏米、生姜片，转小火炖煮 3 小时，加盐调味即可。

功效 美白护肤、美容养颜。

食法 饮汤食肉。

健脾鸡丝羹

药材 花胶 100 克。

食材 鸡肉 100 克，水淀粉 10 毫升，色拉油 5 毫升，料酒 10 毫升，盐 2 克，味精、胡椒粉各 1 克，高汤适量。

做法 ❶花胶泡发，切粗条，入沸水锅中焯烫，捞起，沥干水分；鸡肉洗净，切丝，加入水淀粉 5 毫升拌匀。❷锅置火上，入油烧热，放入鸡丝滑炒至熟，倒入盘里备用。❸锅留底油，烹入料酒，加入高汤、适量水，用盐、味精调味，加入花胶、鸡丝、水淀粉大火煮沸，转小火煮 15 分钟，调入胡椒粉和匀即可。

功效 滋阴养颜、补肾。适宜腰膝酸软、身体虚弱者食用。

食法 佐餐食用。

无花果洋参黑鱼汤

药材 西洋参 15 克，无花果 100 克。

食材 黑鱼 400 克，姜 5 克，盐 4 克，植物油 5 毫升。

做法 ❶西洋参、无花果洗净，润透，西洋参切片；黑鱼去鳞，鱼鳃，用水洗净，抹干；姜洗净，切片。❷炒锅置火上，入油烧热，放入姜片、黑鱼，煎至黑鱼微黄色，加适量水，大火煮沸，放入西洋参、无花果，转中小火煲 2 小时，加盐调味即可。

功效 清热润燥、养阴生津。适宜由睡眠不足引起的虚火上升、牙肉肿痛、大便秘结、痔疮下血者食用。

食法 最宜春秋季节食用。

黑木耳碗仔翅

药材 木耳丝 30 克。

食材 粉丝 50 克，瘦肉丝 100 克，火腿丝、香菇丝各 20 克，水淀粉 5 毫升，香菜段 5 克，香醋、生抽、老抽各 3 毫升，盐 3 克，胡椒粉 2 克，高汤 300 毫升。

做法 ❶粉丝用温水浸泡 5 泡软后剪成段；肉丝用生抽、料酒、水淀粉腌制 10 分钟备用。❷锅置火上，倒入高汤，放入香菇丝煮沸，加入火腿丝加盖，转中小火煮 5 分钟，加入木耳丝、粉丝、瘦肉丝煮至肉熟烂，加老抽调色，撒入香菜段，关火，调入香醋、盐、胡椒粉拌匀即可。

功效 温中益气、健胃调和。

食法 佐餐食用。

银杞明目汤

药材 干银耳、枸杞各 15 克，茉莉花 10 朵。

食材 鸡肝 100 克，淀粉 5 克，料酒 3 毫升，姜汁 2 毫升，盐 3 克。

做法 ❶鸡肝洗净，切成薄片，放入碗内，加淀粉、料酒、姜汁、盐拌匀；银耳泡发，去蒂洗净，撕成小朵；茉莉花择去花蒂，洗净，放入盘中；枸杞洗净备用。❷锅置火上，入水适量，放入银耳、鸡肝、枸杞，大火煮沸，撇去浮沫，转中小火煮至鸡肝熟透，撒入茉莉花即可。

功效 益精明目、滋阴补肾、延缓衰老。适用于阴虚所致的视物模糊、两眼昏花、面色憔悴等症。

食法 饮汤食肉。

哈密瓜莲杞汤

药材　莲子 50 克，枸杞 10 枚。

食材　肋排 200 克，哈密瓜 200 克，葱段 5 克，姜片 3 克，盐 5 克。

做法　❶莲子、枸杞冲洗干净，沥干水分；排骨洗净，剁块，焯水后马上放入冷水中，反复冲洗几遍，除去杂质；哈密瓜去皮，切宽条。❷汤煲置火上，入水适量，放入排骨、哈密瓜、莲子、枸杞、葱段、姜片，大火煮沸，转中小火继续煲 1 小时，调入盐即可。

功效　清热滋阴、补虚益气。

食法　佐餐食用。

桑葚蜜膏

药材　鲜桑葚 1000 克。

食材　蜂蜜 300 克。

做法　桑葚洗净，加水适量煎煮 30 分钟后取煎液，再加水煎煮取汁，合并二次煎液，转小火煎熬浓缩至较稠粘时，稍凉加入蜂蜜拌匀，待冷装瓶备用。

功效　滋补肝肾、补益气血。适用于须发早白、耳鸣、耳聋、便秘、失眠、健忘、病后血虚、未老先衰等症。

食法　早晚各 1 次，每次 10 克，沸水冲饮。

何首乌烩鸡块

药材　炙何首乌 8 克。

食材　老母鸡 1 只，青椒 100 克，冬笋 15 克，酱油 8 克，料酒 10 毫升，味精 1 克，盐 4 克，豆粉 10 克，鸡蛋 1 枚，植物油 500 毫升。

做法　❶何首乌用清水洗净，放入砂锅，入水适量，煎煮 30 分钟后取煎液，再加水煎煮取汁，合并二次煎液，共收药液约 20 毫升加料酒、酱油、味精、盐 2 克拌匀备用。❷老母鸡去净毛，剖腹去内脏，洗净去骨，剁成块；鸡蛋去黄留清，加入淀粉，调成蛋清淀粉，加盐 2 克把鸡丁浆好备用；冬笋、青椒洗净，切成丁。❸净锅置火上，入油烧至六成热，下鸡块过油炒熟，盛入碗中，锅留底油，加入鸡快、冬笋、青椒、倒入液汁勾芡，翻炒至熟，起锅装盘即可。

功效　补肝肾、乌须发、悦颜色、抗衰老。

食法　佐餐食用。

美容乌发糕

药材　淮山药粉 50 克，制首乌 20 克，旱莲草 15 克，酒炒女贞子 20 克。

食材　黑芝麻 500 克，白砂糖 250 克，熟植物油（油食品）200 克。

做法　❶首乌、旱莲草、酒炒女贞子去净杂质，洗净，烘干，研成粉末备用。❷芝麻淘洗干净，沥干水分，入锅炒香后，研成细粉，倒入案板上，加入白砂糖、山药粉、中药粉调拌均匀，放入熟植物油，反复揉匀，装入糕箱盒内按平压紧，切成块即可食用。

功效　补肾精、益肝血、乌须发。

食法　每日 3 次，每次 1 块，冲开水饮食，连续 15～30 天。

首乌芝麻糊

药材　熟首乌 30 克。

食材　黑芝麻 500 克，红砂糖 200 克。

做法　❶熟首乌洗净，润透切片，烘干，研成粉末；黑芝麻炒酥研碎。❷净锅置中火上，入水适量，放入首乌粉煮沸，加入芝麻粉、红糖熬成糊状即可。

功效　补肾黑发。适用于辅助治疗血虚白发症。

食法　早、晚冲服一次，每次 100 克。

首乌鲜蘑黄瓜汤

药材 何首乌 10 克。

食材 鲜蘑菇 100 克，黄瓜 100 克，盐 2 克，味精 1 克，香油 1 毫升，鸡汤适量。

做法 ❶何首乌洗净，润透，切片；鲜蘑洗净，切片；黄瓜洗净，切片。❷锅置火上，放鸡汤煮沸，加入何首乌煎煮 30 分钟，滤渣取汁，放入鲜蘑、黄瓜，加盐、味精调味，淋上香油即可。

功效 生发乌发、益肾明目。

食法 佐餐食用。

乌发素什锦

药材 干木耳、桑寄生各 10 克，枸杞、莲子各 15 克。

食材 豆腐 500 克，大葱、姜各 5 克，盐 3 克，白砂糖 2 克，水淀粉 2 毫升，香油 1 毫升，高汤适量。

做法 ❶豆腐洗净，切成块；桑寄生、枸杞、莲子、黑木耳泡发，洗净；大葱、姜洗净，均切丝。❷炒锅置火上。入油烧热，放入豆腐块煎成两面杏黄，出锅备用；桑寄生放入高汤中煎煮 30 分钟，捞出药渣，留汤备用。❸炒锅留底油，放入葱、姜丝爆锅，下入枸杞、黑木耳煸炒片刻，倒入桑寄生汤，加入盐、白砂糖、豆腐、莲子，转小火炖煮 15 分钟，勾薄芡，淋香油即可。

功效 滋补肝肾、生发乌发。

食法 佐餐食用。

萝卜枸杞炖鸭肝

药材 枸杞 20 克，萝卜 250 克。

食材 鸭肝 150 克，大葱、姜各 10 克，植物油 5 毫升，黄酒 10 毫升，盐 3 克。

做法 ❶枸杞洗净；鸭肝洗净，平刀切成薄片，入沸水中焯透；萝卜洗净切丝；葱、姜洗净，葱切段，姜切片。❷锅置中火上，入油烧热；放入葱段、姜片爆香，加适量水、料酒、盐、萝卜丝、枸杞，大火煮沸，放入鸭肝，转小火炖至熟即可起锅。

功效 明目养肝、滋阴润肺。

食法 佐餐食用。

桑仁粥

药材 桑仁 30 克。

食材 大米 100 克，白砂糖 20 克。

做法 ❶桑仁择净，用清水浸泡片刻；大米淘洗干净。❷砂锅置火上，放入桑仁及浸泡的水，下入大米，大火煮沸后转小火熬煮成粥，加入白砂糖调味即可。

功效 补益肝肾、养血明目。适用于肝肾亏虚引起的头目眩晕、视力下降、记忆减退、耳鸣、腰膝酸软、须发早白、肠燥便秘等症。

食法 宜做早、晚餐食用。

乌发冻糕

药材 当归 10 克，桑葚、女贞子、侧柏叶、旱芝草各 7 克。

食材 黑芝麻 100 克，冰糖 30 克，琼脂 3 克。

做法 ❶当归、女贞子、桑葚、侧柏叶、旱莲草、黑芝麻淘洗净，烘干研成细末。❷净锅置小火上，入水适量，加入中药末、琼脂节同煮化，放入冰糖溶化后，注入小瓷盘内凉冷，置冰箱冻凝后，取出用刀划成块即可。

功效 清热凉血、滋肝益肾。适用于女士血热风燥引起的白发、斑秃、舌质红绛等症。

食法 做点心食用。

首乌盐水猪肝

药材 何首乌 10 克。

食材 猪肝 300 克，花椒 1 克，盐 3 克，八角 3 克。

做法 ❶猪肝洗净，切成大块，在肝上切几刀，放入沸水锅中，汆烫 5 分钟，捞出洗净。❷锅置火上，入水适量，放入何首乌、花椒、八角、盐、猪肝同煮至熟，停火静置 3 小时，即可食用。

功效 平补肝肾、益精乌发。

食法 佐餐食用。

五味养生鸡

药材 黄精、枸杞、女贞子、何首乌、旱莲草各 15 克。

食材 老母鸡 1 只，大葱 5 克，姜 10 克，黄酒 15 毫升，盐 5 克，味精 2 克。

做法 ❶黄精、枸杞、女贞子、何首乌、旱莲草洗净润透，切碎，装入纱布袋中，封口备用；老母鸡宰杀，去毛、内脏，入沸水锅中汆去血水，漂净；葱、姜洗净，葱切段，姜切片。❷汤煲置火上，入水适量，放入药袋大火煮沸转小火煎 1 小时，加入鸡，大火煮沸转小火煲煮 3 小时，去药袋，加入葱段、姜片、黄酒、盐、味精，大火煮沸即可。

功效 滋阴养血、补肝肾、益精血。适用于须发早白、头晕眼花等肝肾精血不足之早衰症。

食法 食肉饮汤。

荷花首乌溜肝片

药材 莲花 1 朵，何首乌 10 克。

食材 猪肝 200 克，小油菜 50 克，淀粉 10克，植物油 5 毫升，盐 3 克，味精 2 克，大

葱 5 克，姜 3 克，大蒜 3 克。

做法 ❶莲花洗净，切成片；葱姜洗净，姜切片，葱切段，蒜切片；小油菜择洗干净，切段；何首乌洗净，润透，烘干磨成粉；猪肝洗净，用何首乌粉、淀粉抓匀。❷炒锅置大火上，烧热，放入植物油烧至六成热，下入猪肝滑炒，放入葱、姜、蒜、荷花，加盐、味精调味，翻炒至熟即可。

功效 养心益肾、乌须发。适用于辅助治疗阴虚血少、头发早白、头晕耳鸣、四肢酸软等症。

食法 佐餐食用。

黄精党参煨猪肘

药材 红枣 10 枚，黄精 15 克，党参 8 克，白豆蔻 2 克。

食材 鲜猪肘 1000 克，料酒、酱油、盐、鸡精、胡椒粉、生姜粒、大葱段、高汤各适量。

做法 ❶猪肘洗净，入沸水锅中焯烫，捞出；红枣、黄精、党参洗净润透，党参切段；白豆蔻洗净，拍扁备用。❷锅置火上，入水适量，放入红枣、黄精、党参、白豆蔻、猪肘，大火煮沸，转小火煨至猪肘熟烂，加盐、胡椒粉、鸡精调味即可。

功效 补虚劳、强筋骨。适用于腰肌劳损、须发早白者食用。

食法 佐餐食用。

乌发粥

药材 芡实 10 克、红枣 5 枚。

食材 黑米 50 克，黑豆 25 克，黑芝麻粉 20克，红糖 20 克。

做法 ❶黑米、黑豆淘洗干净，提前放入砂锅中浸泡 30 分钟；红枣、芡实洗净备用。❷砂锅置火上，再放入红枣、芡实同煮至

黑米、黑豆软烂，加入黑芝麻粉，搅拌均匀，续煮2分钟，加红糖搅拌均匀即可。

功效 补肾健脾。适用于肾亏虚、精神疲惫、腰膝酸软者食用。

食法 早餐食用。

首乌黑豆粥

药材 制首乌15克。

食材 黑豆、黑芝麻、冰糖各30克，红枣5枚，大米100克。

做法 ❶大米淘洗干净，放入砂锅用水浸泡30分钟；制首乌洗净，润透，切片；黑豆、红枣洗净，红枣去核；冰糖捣碎。❷砂锅置火上，放入首乌片、黑豆、红枣、黑芝麻，加适量水，大火上煮沸后转用小火煮至粥成，加入冰糖搅匀即可。

功效 补肾健脾、乌发护发。适宜白发症、气血两虚患者食用。

食法 每日早或晚一次，每次饮服50~200毫升。

菊花炒肉片

药材 鲜菊花瓣100克。

食材 猪瘦肉500克，黑木耳20克，鸡蛋3枚，姜丝、葱末各8克，盐3克，料酒3毫升，味精1克，淀粉5克，清汤、植物油各适量。

做法 ❶菊花洗净；黑木耳泡发，洗净切丝；猪肉洗净，切片；鸡蛋打入碗中，加入料酒、盐、淀粉调成糊，投入肉片拌匀备用。❷炒锅置火上，入油烧至六成热，放入肉片滑熟盛出，锅留底油，下入葱末、姜丝爆香，加入熟肉片、清汤、黑木耳、菊花瓣翻炒均匀，加入味精调味即可。

功效 明目护肝、清肺补虚。

食法 佐餐食用。

明目珍肝

药材 当归10克。

食材 鸡腰250克，鸡肝350克，姜片、葱段各10克，八角2克，料酒5毫升，盐3克，胡椒粉2粉，香菜5克。

做法 ❶鸡腰、鸡肝洗净，入沸盐水中稍煮，捞出沥干水分，放入盘中，加入大料、姜片、葱段、料酒、盐、胡椒粉腌渍10分钟。❷蒸锅置火上，入水煮沸，放上鸡腰、鸡肝、当归，大火隔水蒸熟，取出，拣去大料、姜片、葱段，撒上香菜点缀即可。

功效 散风清热、清肝明目。适用于阴血亏虚、精神疲惫、腰膝酸软、须发早白者食用。

食法 佐餐食用。

菊花香菇蒸鱼头

药材 杭白菊10朵。

食材 鱼头1只约500克，火腿10克，香菇25克，葱段、姜末各5克，料酒3毫升，盐3克，胡椒粉2克，味精1克。

做法 ❶鱼头处理洗净，用葱段、姜末、料酒、盐、胡椒粉、味精腌渍入味；火腿切丁；菊花掰开，用淡盐水洗净；香菇泡发后去蒂，洗净备用。❷鱼头摆入蒸盘内，撒香菇、火腿丁、5朵菊花，上锅大火沸水蒸10分钟，撒上5朵菊花即可。

功效 乌发悦色、延缓衰老。适宜脾肾亏虚、见体虚乏力、饮食减少、精神疲惫、腰膝酸软、面色淡白或萎黄者食用。

禁忌 幼儿不宜多食。

食法 佐餐食用。

串鸡三宝

药材 鸡肝、鸡胗各300克，鸡心200克。

食材 料酒 5 毫升，白砂糖 3 克，胡椒粉 2 克，盐 4 克，高汤、植物油各适量。

做法 ❶鸡肝、鸡心洗净，入沸盐水中焯烫，捞出过凉，沥干水分；鸡胗洗净，入沸水中煮至八成熟，捞出，沥干水分；鸡肝、鸡心、鸡胗间隔用竹签串成串，备用。❷炒锅置火上，入油烧热，放入竹签串炸至三宝上色，捞出，取出竹签，锅留底油，放入鸡肝、鸡心、鸡胗回锅，加入料酒、白砂糖、胡椒粉及高汤，小火收汁即可。

功效 抗氧化、防衰老。适宜心脾气血亏虚、饮食较差、面色苍白或萎黄、形体消瘦、口燥咽干、双目干涩者食用。

禁忌 此菜较滋腻，脾胃运化功能不全、久泻不愈、素体痰湿较重、身体肥胖者慎食，冠心病、高血压、高脂血症等慢性疾病患者忌食。

食法 佐餐食用。

 ## 胡萝卜枸杞猪肝汤

药材 枸杞 10 克。

食材 胡萝卜 200 克，鲜猪肝 100 克，生姜片 5 克，盐 3 克，香油 2 毫升，香菜末 8 克。

做法 ❶猪肝、胡萝卜洗净，切片；枸杞洗净。❷锅置火上，入水烧沸，放入生姜片、盐、胡萝卜片、枸杞，大火煮沸，放入猪肝片续煮至熟，加入香油、香菜末拌匀即可。

功效 清热解毒、明目补血。适宜肝血亏虚、月经量少、两目干涩、头晕眼花者食用。

食法 佐餐食用。

 ## 煎猪肝

药材 鲜猪肝 400 克。

食材 鸡蛋清 80 克，葱段、姜片各 10 克，料酒 5 毫升，白砂糖 3 克，酱油 3 毫升，淀粉 10 克，香油 2 毫升，植物油适量。

做法 ❶鲜猪肝洗净，切片，放入用酱油、料酒、蛋清调成的芡汁中腌拌，再逐片裹上一层干淀粉备用。❷锅置火上，入油烧至八成热，放入猪肝滑炒片刻，盛出，锅留底油，放入葱段、姜片、白砂糖、香油煸炒均匀，放入猪肝片迅速翻炒至熟即可。

功效 护肝益肾、养血明目。适宜肝血不足、面色苍白或萎黄、形体消瘦、眩晕、双目干涩者食用。

禁忌 高脂血症、冠心病、高血压、高脂血症等慢性疾病患者慎食。

食法 佐餐食用。

 ## 菟丝粥

药材 菟丝子、茯苓、石莲肉各 10 克。

食材 黑芝麻 15 克，大米 100 克，盐 2 克。

做法 ❶菟丝子、茯苓、石莲肉均洗净；大米淘洗干净，放入砂锅中，加水适量，浸泡 30 分钟。❷砂锅置火上，放入菟丝子、茯苓、石莲肉，大火煮沸后转小火熬煮成粥，加盐调味即可。

功效 滋阴补肾、乌发美发。

食法 每日 1～2 次，连服 10～15 日。

 ## 黑芝麻枸杞饮

药材 枸杞 15 克，何首乌 10 克，杭白菊 10 克。

食材 黑芝麻 20 克，冰糖 5 克。

做法 枸杞、何首乌、黑芝麻拣洗干净，与杭白菊一同放入砂锅内，加清水适量，大火煮沸转小火熬煮 1 小时，加入冰糖，再炖 10 分钟即可。

功效 滋补肝肾、泽颜美发、养血益精。血压偏高的中年女士最适宜服此饮。

食法 每日清晨服一剂，10 日为一个疗程，月经期间停服。

桂花蜜

药材 鲜桂花 50 克。

食材 蜂蜜 200 克。

做法 桂花去梗，用水轻柔的清洗一遍，晾干水分后装入玻璃瓶中，倒入蜂蜜浸泡起来，放入冰箱 3 天后即可冲水饮用。

功效 滋阴养颜。

食法 温水代茶饮服。

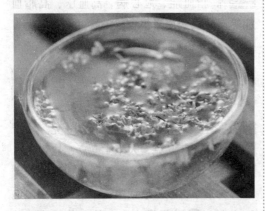

乌发黑豆

药材 何首乌、旱莲草各 50 克。

食材 黑芝麻 500 克，黑大豆 1500 克。

做法 ❶何首乌、旱莲草洗净，润透；黑大豆淘洗干净；黑芝麻拣去杂质。❷以上各味材料加水浸泡 6 小时，倒入砂锅，小火煎至豆熟无水，不煳为度，拣出豆子即可。

功效 滋阴养血。适用于白发、脱发等症。

食法 每日早、晚空腹时各服 30 粒，服药期间禁辛辣、烟酒，避免过度脑力劳动及房事。

人参首乌酒

药材 人参、当归、玉竹、黄精、制首乌、枸杞各 30 克。

食材 黄酒 500 毫升。

做法 ❶人参、当归、玉竹、黄精、制首乌均洗净、润透，切成小片；枸杞洗净。❷将人参片、当归片、玉竹片、黄精片、制首乌片、枸杞一起放入玻璃罐中，兑入黄酒，密封浸泡 7 天即可。

功效 润肤乌发、健身益寿。适宜容颜憔悴、面色不华、身体羸弱、皮肤毛发干燥者饮服。

食法 早、晚各一次，每次 15～20 毫升。

首乌鸡

药材 何首乌 30 克。

食材 鸡肉 500 克，料酒 3 毫升，水淀粉 3 毫升，盐 3 克，酱油 2 毫升，植物油适量。

做法 ❶首乌洗净，润透切片，入砂锅中煎煮 30 分钟，滤汁备用；鸡肉洗净，切丁，放入碗内，加料酒、味精、盐、淀粉搅拌均匀。❷炒锅置火上，入油烧热，放入鸡丁炸后倒入漏勺备用，锅留底油，加入鸡丁、料酒、盐、酱油、首乌汁快速翻炒，入味后加水淀粉勾芡，出锅装盘即可食用。

功效 滋补肝肾、乌须发、悦颜色。

食法 佐餐食用。

黄芪蒸鸡

药材 黄芪 15 克，白果 5 克。

食材 母鸡 1 只，盐 5 克，葱段、姜片各 10 克，料酒 3 毫升，味精、胡椒粉各 2 克，清汤适量。

做法 ❶黄芪、白果洗净，润透；鸡宰杀后去毛、内脏，入沸水中氽片刻，捞出沥水。❷黄芪、白果塞入鸡腹内，放入蒸盘内，加入葱段、姜片、味精、盐，淋上料酒、清汤，加盖盖严，上笼屉大火蒸至鸡烂熟后，停火出笼，拣出黄芪、白果、葱段、姜片，撒上胡椒粉即可。

功效 益气养血、补虚损、乌发美发。

食法 佐餐食用，连用 10～15 日。

黑豆雪梨汤

药材 黑豆 30 克。

食材 雪梨 2 个。

做法 ❶雪梨洗净，切片；黑豆淘洗干净。❷砂锅置火上，入水适量，放入梨片、黑豆大火煮沸，转小火炖至烂熟即可。

功效 滋补肺肾。适用于肺阴亏损。

食法 吃梨喝汤。每日 2 次，连服 15～30 日。

金银花药茶

药材 金银花、车前叶、霜桑叶、白芷各 5 克。

食材 冰糖 10 克。

做法 金银花、车前叶、霜桑叶、白芷均洗净，放入砂锅内，小火煎煮 30 分钟，放入冰糖煮化，滤渣留汁，倒入杯中即可。

功效 疏风清热、清肝明目。

食法 代茶饮用。

玉露糕

药材 天花粉、葛根、桔梗各 10 克。

食材 绿豆粉 500 克，白砂糖 150 克，植物油适量。

做法 ❶天花粉、葛根、桔梗洗净，润透，切片，烘干后，研磨成粉。❷将绿豆粉、白砂糖与药末混匀后，加水调匀，放入抹了油的保鲜盒内，上笼沸水大火蒸 30 分钟即可。

功效 清热生津、润肺益胃、祛痰止咳。适宜咽喉干燥、唾液减少、舌面光滑少苔、口角皲裂疼痛、脱落皮屑者食用。

食法 做点心食用。

兔肝杞贞汤

药材 枸杞、女贞子各 5 克。

食材 兔肝 1 副，盐 3 克。

做法 枸杞、女贞子洗净，放入锅中，入水适量，煎煮取药汁；兔肝处理干净，放入药汁中煮熟，加盐调味即可。

功效 补肝明目。适用于肝肾阴虚、头晕眼花、视物模糊等症。

食法 吃肝喝汤，日服一次。

何首乌党参乌发膏

药材 何首乌 20 克，茯苓 10 克，党参、枸杞、菟丝子、牛膝、补骨脂各 5 克。

食材 黑芝麻 200 克，蜂蜜 100 毫升。

做法 ❶何首乌、茯苓、党参、枸杞、菟丝子、牛膝、补骨脂洗净，润透，与黑芝麻一起放入锅内加水煎煮，每 20 分钟取煎液一次，加水再煎，共取煎液 3 次。❷合并煎液倒入砂锅，大火煮沸，转小火熬至黏稠如膏时停火，稍凉后加蜂蜜拌匀，待冷却装瓶即可。

功效 延缓衰老、润肠乌发。

食法 每次取 5～10 克，沸水冲服。

何首乌芝麻茶

药材 制何首乌 10 克。

食材 黑芝麻粉 10 克，白砂糖 5 克。

做法 ❶何首乌洗净，润透切片，放入砂锅，加水适量，大火煮沸后，转小火煎煮 30 分钟，滤渣留汁。❷加入黑芝麻粉搅拌均匀，调入白砂糖即可饮用。

功效 补气血、益肝肾、养颜美容。

食法 代茶饮用。

何首乌枣仁粥

药材 何首乌、酸枣仁各 10 克，丹参 5 克，红枣 10 枚。

食材 虾米 5 克，香菇 4 朵，大米 50 克，盐 3 克，芹菜末 10 克，植物油少许。

做法 ❶ 香菇洗净，泡发，切粒；红枣洗净，去核；何首乌、酸枣仁、丹参洗净，润透，放入砂锅内，入水适量，大火煮沸后转小火煎煮 20 分钟，去渣留汁。❷ 砂锅置火上，抹底油，放入虾米、香菇煸炒，倒入药汁，兑入适量水，下入大米、红枣，大火煮沸后转小火熬煮成粥，加盐调味，吃前放入芹菜末即可。

功效 益气养血、温中健胃。

食法 早、晚餐皆可食用。

菊花决明饮

药材 杭白菊、干山楂片、决明子各 15 克。

食材 白砂糖 5 克。

做法 ❶ 白菊去除杂质，洗净；决明子洗净，研碎；山楂片洗净，备用。❷ 砂锅置火上，入水适量，放入菊花、决明子、山楂片，大火煮沸后转小火煎煮 20 分钟，去渣留汁，倒入杯中，加入白砂糖调味即可。

功效 消食开胃、明目。适宜食欲不振、双目黯然者饮服。

食法 代茶饮服。

强肝菊香肝片

药材 大黄菊 1 朵，枸杞 10 克。

食材 鸡肝 300 克，盐 3 克，面粉 50 克，植物油适量。

做法 ❶ 鸡肝剔去筋和油脂，洗净，入沸水锅中氽烫后捞起，沥干；枸杞洗净，泡软；

菊花剥取花瓣，冲净，沥干水分。❷ 上述药材盛入大碗中，加面粉、盐，加水适量拌匀。❸ 平锅置火上，刷油烧热，逐次拌匀的材料，煎至鸡肝两面金黄，外焦里嫩时拣出即可。

功效 补肝明目、清热解毒。

食法 佐餐食用。

枸杞煮香瓜

药材 枸杞 15 克。

食材 香瓜 1 个，冰糖 15 克。

做法 ❶ 香瓜去皮、瓤，洗净，切薄片，枸杞去杂质，洗净；冰糖打碎成屑。❷ 炖锅置火上，入水适量，放入香瓜、枸杞、冰糖，大火煮沸，转小火炖煮 30 分钟即可。

功效 滋补肝肾、明目，适于肝肾亏虚、阴血不足、腰膝酸软、目昏不明者食用。

禁忌 糖尿病人不宜食用；香瓜瓜蒂有毒，不可食用。

食法 日常食用。

丁香姜糖

药材 生姜碎末 30 克，丁香粉 5 克。

食材 红糖 200 克，植物油少许。

做法 ❶ 砂锅置火上，入水适量，放入红糖，小火煎熬至较稠厚时，加入姜末、丁香粉调匀，继续煎熬至用铲挑起即成丝状而不粘手时，停火。❷ 糖浆倒在涂过油的大搪瓷盘中，稍冷后切条块即可。

功效 温中散寒。尤宜女子腹寒、痛经、月经稀薄者食用。

食法 严冬季节常服。

雪耳炖木瓜

药材 银耳 20 克，南、北杏各 15 克。

食材 木瓜 200 克，冰糖 15 克。

做法 ❶木瓜去皮、核，切成小块；银耳浸软去蒂、洗净、入沸水氽烫；南北杏洗净。❷将木瓜、银耳、南北杏、冰糖及清水放进炖盅内，加盖，原盅隔沸水炖 1 小时即可。

功效 丰胸美容、嫩肤抗衰。

食法 日常服用。

 ## 玫瑰鸡蛋

药材 玫瑰花 15 克。

食材 鸡蛋 3 枚，大葱 3 克，色拉油 30 克，盐 3 克。

做法 ❶玫瑰花分开，撕成瓣状，洗净切丝；葱洗净切末；鸡蛋打破搅匀，放入玫瑰花丝、葱末、盐混匀。❷平锅置火上，入油烧热，倒入鸡蛋液，煎至两面金黄即可。

功效 理气活血、疏肝解郁、美容润肤。

食法 佐餐食用。

 ## 章鱼炖猪蹄

药材 红豆、薏米、芡实各 30 克，红枣 5 枚，枸杞 10 克。

食材 猪前蹄 1 只，小章鱼干 4 只，火腿片 10 克，姜片、葱段各 5 克，八角 2 枚，黄酒 15 毫升，盐 3 克。

做法 ❶红豆、薏米、芡实洗净，提前一晚泡好；章鱼干洗净，剪成细丝；猪蹄处理干净，剁成小块，洗净后，冷水入锅煮去血沫。❷砂锅置火上，入水适量，大火煮沸，放入猪蹄、红豆、薏米、芡实、章鱼丝、黄酒煮沸，转小火炖 3 小时至猪蹄酥烂，加盐调味即可。

功效 补血益气、收敛生肌、滋阴养胃、补虚润肤。适宜气血虚弱的女士食用。

食法 饮汤食肉。

 ## 鸡蛋羊肉面

药材 羊瘦肉 150 克。

食材 面粉 300 克，鸡蛋清 200 克，姜丝 5 克，盐 3 克，小油菜 50 克。

做法 ❶小油菜择洗干净；羊肉洗净，剁成细馅；鸡蛋清、面粉放入盆中，加水合成面团，擀成薄面皮，折叠切成面条，做成面条。❷锅置火上，入油少许烧热，放入姜丝、肉末爆香，加水适量，大火煮沸，下入鸡蛋面条煮至面熟，放入小油菜稍煮即可。

功效 健脾开胃、益气补血、泽颜白面。适用于气血虚弱所致的面容憔悴、萎黄不华的女士食用。

食法 做主食用，早、晚餐空腹服。

 ## 红颜汤

药材 红枣 10 枚。

食材 大白菜心 300 克，牛奶 300 毫升，鸡蛋 1 枚。

做法 ❶白菜心洗净，切成段，入沸水焯烫片刻，捞出；沥干水分；红枣洗净，放入砂锅，入水适量，大火煮沸后转小火煎煮 30 分钟，滤渣留汁。❷牛奶放入红枣汁中拌匀，放入白菜心煮沸，打入鸡蛋，迅速将蛋搅散成蛋花即可。

功效 补血养颜、驻颜除皱。适用于容颜憔悴、肌肤粗糙等症。

食法 每日早、晚餐食用。

养颜橘子饮

药材 鲜橘子皮 100 克。

食材 苹果 200 克，胡萝卜 150 克，白砂糖 20 克。

做法 苹果、胡萝卜洗净，切成薄片；橘子皮洗净，切成细丝，加白砂糖、冷开水一起搅成泥汁，滤去渣，取汁饮用。

功效 护肤养颜、美白肌肤。

食法 冬春饮用。

双地双冬酒

药材 人参、茯苓、熟地黄、生地黄、麦门冬、天门冬各10克。

食材 白酒500毫升。

做法 生地黄、熟地黄、天门冬、麦门冬、人参、茯苓均洗净，研碎，倒入瓷缸中，加入白酒浸泡3天后置小火上煮至酒变黑色即可。

功效 乌须黑发，养悦容颜。适用于阴阳两虚、须发早白、气弱精亏、未老先衰等症。

食法 每日一次，每次10毫升。

牛乳红茶

药材 鲜牛乳100毫升。

食材 红茶5克，盐1克。

做法 红茶用沸水冲泡好，牛乳煮沸，兑入红茶水，加入盐和匀即可。

功效 益气填精。久服可使人体健而润泽，是滋补之佳品。

食法 早起空腹饮用。

红白酒

药材 桃花100克，白芷10克。

食材 白酒500毫升。

做法 桃花、白芷洗净，同白酒一起放入玻璃容器中，密封浸泡30天即可。

功效 美白活血、护肤养颜。

食法 每日一次，每次10毫升。

五白糕

药材 莲子、茯苓各15克，白扁豆、山药各

50克，杭白菊20克。

食材 面粉200克，白砂糖100克，酵母5克。

做法 莲子、茯苓、白扁豆、山药、杭白菊均洗净润透，烘干研成粉与面粉、酵母、水和成面团，静置饧发后，揉入白砂糖，上笼大火沸水蒸30分钟至熟，取出切块即可。

功效 健脾除湿、增白润肤。适宜女士面部黄褐斑等症。

食法 做点心食用。

美颜补血粥

药材 当归10克，川芎3克，黄芪5克，红花5克。

食材 鸡汤1000毫升，大米100克。

做法 ❶当归、川芎、黄芪洗净，润透，切片；红花洗净，与当归片、川芎片、黄芪片共入布袋，扎紧口袋；大米淘洗干净备用。❷砂锅置火上，倒入鸡汤和清水，放入药袋，大火煮沸后转小火煎煮30分钟，拣出药带，下入大米大火煮沸后转小火熬煮成粥即可。

功效 补血理气、祛瘀祛斑。适用于血虚所致的面色苍白、皮肤黑斑、黑眼圈者食用。

禁忌 孕妇及月经量多者不宜用。

食法 每日一剂，分次食用。

百合红枣白果羹

药材 白果、百合各30克，红枣10枚。

食材 牛肉300克，姜片5克，盐2克。

做法 ❶牛肉用沸水洗净，切薄片；银杏去壳，用水浸去外层薄膜；百合、红枣、姜洗净，红枣去核，姜切片。❷瓦煲置火上，入水适量，大火煮沸后放入百合、红枣、银杏、姜片，转中火煲至百合将熟，放入牛肉，煲至牛肉熟透，加盐调味即可。

功效 补血养阴、滋润养颜。适宜体虚气弱的女士食用。

食法 佐餐食用。

 ## 羊肉番茄汤

药材 熟羊肉 250 克。

食材 番茄 200 克，盐 3 克，味精 1 克，香油 1 毫升，羊肉汤适量。

做法 ❶羊肉洗净，煮熟，切成小薄片；西红柿洗净，切成橘瓣块。❷锅置火上，倒入羊肉汤，放入羊肉片、盐煮沸，下入西红柿煮沸，撇去浮沫，加味精调味，淋上香油即可。

功效 暖肾温脾、健胃消食。适用于脾胃虚弱者食用。

食法 饮汤食肉。

 ## 银耳樱桃羹

药材 银耳 20 克，桂花 5 克。

食材 樱桃 30 克，冰糖 15 克。

做法 ❶银耳泡发，去蒂，择洗干净，撕成小朵；樱桃、桂花洗净，樱桃去果柄。❷砂锅置火上，入水适量，放入冰糖煮化，加入银耳转小火熬煮 30 分钟，加入樱桃、桂花稍煮即可。

功效 补气养血、白嫩肌肤、美容养颜。

食法 日常饮用。

 ## 首乌鸡蛋小米粥

药材 何首乌 20 克。

食材 小米 50 克，鸡蛋 2 枚，白砂糖 20 克。

做法 ❶小米淘洗干净；何首乌洗净，放入砂锅加水煎煮 2 次，滤渣取 2 次药汁混合备用。❸砂锅洗净置火上，倒入药汁，兑水适量，下入小米大火煮沸，打入鸡蛋搅散，

改小火煨煮成粥，加入白砂糖拌匀即可。

功效 补血益气、润燥美肤、乌发固齿。适用于由气血两虚所致的子宫脱垂者饮服。

食法 早、晚皆可食用。

 ## 猪肾山药粥

药材 鲜山药 100 克，薏米 50 克。

食材 猪肾 1 副，大米 200 克，盐 3 克。

做法 ❶猪肾去筋膜，洗净，切丁；山药去皮，洗净，切丁；大米、薏米淘洗干净。❷砂锅置火上，入水适量，放入猪肾丁、大米、薏米、山药丁，大火煮沸后转小火熬煮成粥，加盐调味即可。

功效 补肾健脾、祛瘀化斑。

食法 每日一剂，分 2 次服食。

 ## 悦泽面容方

药材 冬瓜仁 250 克，桃花 200 克，白杨树皮（去外面粗皮）100 克。

做法 冬瓜仁、桃花、白杨树皮均洗净，白杨树皮去外面粗皮，阴干后研成细末即可。

功效 美白颜面。

食法 每日饭后服 1 克，日服 3 次。

 ## 桂莲鸡蛋汤

药材 桂圆干 15 克，莲子肉 50 克。

食材 鸡蛋 2 枚，红枣 5 枚，白砂糖 5 克。

做法 ❶桂圆干、莲子肉、红枣均洗净，润透，红枣去核，莲子去心；鸡蛋隔水蒸熟，去壳，用清水冲洗干净。❷瓦煲置火上，入水适量，放入桂圆干、莲子肉、红枣大火煮沸，放入鸡蛋转火煲 2 小时，加入白砂糖调味即可。

功效 益气补血、美容养颜。

食法 佐餐食用。

冰糖乳鸽燕窝羹

药材 燕窝 15 克。

食材 雏鸽 1 只,冰糖 30 克。

做法 ❶ 燕窝用温水浸润于膨胀,除去杂毛;雏鸽去除毛及内脏,剔骨,切成块;❷ 砂锅置火上,入水适量,放入雏鸽、燕窝、冰糖大火煮沸转小火煨煮至鸽肉烂熟即可。

功效 滋补气血、补益美容。

食法 佐餐食用。

 养血美容汤

药材 白芍药、生地黄、红花、香附、党参、白术、当归各 10 克,北沙参、茯苓、川芎、木香各 15 克。

食材 白酒 10 毫升。

做法 所有的药材洗净,放入砂锅加入水量,浸泡 30 分钟后兑入白酒,大火煮沸后转小火煎煮 30 分钟,倒出药汁,砂锅复注入水适量,如上再煎煮 30 分钟,取两次药汁混合即可。

功效 益气补血、美容养颜。

食法 空腹每日 3 次,每次 30 毫升。

 莲实美容羹

药材 莲子 30 克,芡实 20 克。

食材 薏米 50 克,桂圆肉 10 克,蜂蜜 10 克。

做法 ❶ 桂圆肉、莲子、芡实、薏米均淘洗干净,放入砂锅中加水适量,浸泡 30 分钟。❷ 大火煮沸后转小火熬煮至粥成,停火稍凉后,调入蜂蜜拌匀即可。

功效 消除皱纹、白嫩肌肤。

食法 佐餐食用。

 莲子桂圆羹

药材 桂圆肉、莲子、百合各 20 克。

食材 冰糖 15 克。

做法 ❶ 莲子用温水浸泡,去外皮;桂圆肉、百合洗净,润透。❷ 桂圆肉、莲子、百合、冰糖一同放入炖盅中,加水适量,放入锅中隔水炖煮小时即可。

功效 补益心脾。适用于心神烦躁、失眠等症。

食法 早、晚服用。

 核桃阿胶膏

药材 阿胶 200 克。

食材 桂圆肉、黑芝麻、核桃各 120 克,红枣 400 克,黄酒 400 毫升,冰糖 200 克。

做法 ❶ 红枣洗净,去核,与核桃肉、桂圆肉、黑芝麻研成细末。❷ 阿胶放入黄酒中浸 10 天后倒入大瓷盅内隔水蒸至阿胶完全溶化,加入核桃肉、黑芝麻、红枣、桂圆肉的粉末调匀,放入冰糖,再蒸至冰糖溶化,稍凉后盛入玻璃罐中密封即可。

功效 补肾养血、润肤美容。

食法 每日一次,每次 10 克,沸水冲服。

 容颜不老方

药材 甘草末 100 克;丁香粉、沉香粉各 25 克,茴香粉 150 克。

食材 生姜 500 克,红枣 250 克,盐 75 克。

做法 生姜、红枣洗净,加入药粉和匀,加盐拌匀即可。

功效 抗衰老、安心宁神。适宜骨质疏松、贫血者服用。

食法 早晨煎服或开水泡服,每次 10~15 克。

补血养颜羹

药材 当归、黄芪各 5 克，红花 2 克，川芎 3 克。

食材 大米 100 克，葱末、姜末 3 克，盐 1 克，鸡汤适量。

做法 ❶大米淘洗干净，用水浸泡 30 分钟；当归、川芎、黄芪洗净，润透切成薄片，与红花一起装入干净的小布袋中。❷砂锅置火上，倒入鸡汁，加适量水，放入药袋，大火煮沸后转小火煎熬 30 分钟，捞出药带，下入大米熬煮成粥，加葱末、姜末、盐调味即可。

功效 调经补血、驻颜美容。

食法 佐餐食用。

姜乳蒸饼

药材 生姜 200 克。

食材 面粉 500 克。

做法 ❶生姜捣碎，绞取汁水，盛入瓷盆中，澄去上层黄清液，取下层白而浓的汁，阴干。❷刮取粉，与面粉拌和成面团，摘剂做成饼生坯，上笼大火沸水蒸熟即可。

功效 美容驻颜、延缓衰老。适宜脾虚肾亏未老先衰者食用。

食法 每日空腹吃 1～2 个。

猪皮红枣羹

药材 红枣 150 克。

食材 猪皮 300 克，冰糖 20 克。

做法 ❶猪皮去毛洗净；红枣洗净，润透，去核。❷砂锅置火上，入水适量，放入猪皮大火煮沸后转小火炖煮至黏稠，加入红枣煮熟，放入冰糖溶化即可。

功效 细滑肌肤、补血益气。

食法 佐餐食用。

面皱食疗方

药材 猪肉皮 50 克。

食材 糯米粉 15 克，蜂蜜 30 克。

做法 ❶猪皮去毛洗净，放入砂锅中，入水适量。❷大火煮沸后转小火煨成浓汁，下入米粉熬成汤膏，稍凉后加入蜂蜜拌匀即可。

功效 滋阴补虚、养血益气、延缓皮肤衰老。适用于脾胃虚寒、食欲不佳、腹胀腹等症。

食法 空腹食用，每次 10 克，每日 3～4 次。

荷叶粥

药材 鲜荷叶 1 张。

食材 大米 100 克。

做法 ❶荷叶洗净；大米淘洗干净，放入砂锅，入水适量，浸泡 30 分钟。❷砂锅置火上，大火煮沸转小火熬煮至粥将成时，盖上鲜荷叶焖煮片刻即可。

功效 清暑散瘀、减肥宁心。

食法 每日 2 次，温热服。

酥蜜粥

药材 蜂蜜 50 克。

食材 酥油 30 克，大米 100 克。

做法 大米淘洗干净，放入砂锅，入水适量，浸泡 30 分钟后置火上，大火煮沸，兑入酥油，转小火熬煮至粥成，离火稍凉后，调入蜂蜜拌匀即可。

功效 滑肠润道、排毒养颜。适宜阴虚劳损、便秘孕妇食用。

食法 佐餐食用。

黄花菜炖猪蹄

药材 黄花菜 30 克。

食材 猪蹄1只，料酒3毫升，盐3克，鸡精2克，姜片、葱段各5克。

做法 ❶黄花菜放入清水中泡发，去老梗，洗净备用；猪蹄去毛洗净，剁成四块，入沸水锅中焯去血水。❷汤煲置火上，入水适量，放入猪蹄、料酒、姜片、葱段，大火煮沸后转小火炖至肉烂熟，放入黄花菜续炖10分钟，加盐、鸡精调味即可。

功效 滋润皮肤、祛斑养颜。

食法 食肉喝汤。

红枣莲子汤

药材 红枣100克，莲子50克。

食材 冰糖20克。

做法 ❶莲子、红枣洗净，红枣去核，莲子去心。❷砂锅置火上，入水适量，放入莲子，大火煮沸转小火煮至莲子八成熟时，放入红枣、冰糖，炖煮莲子软烂即可。

功效 养颜美肤、益气生血。适宜脾虚面色无华者饮用。

食法 日常饮服。

莲藕红豆汤

药材 陈皮50克。

食材 莲藕500克，红小豆250克，牛肉200克，盐3克。

做法 ❶红小豆淘洗干净，提前用水浸泡2小时；莲藕洗净，去皮，切块；陈皮、牛肉洗净，陈皮切条，牛肉切块备用。❷砂锅置火上，入水适量，大火烧沸，放入莲藕块、红小豆、陈皮和牛肉块，转用中小火煲3小时，加入盐调味即可。

功效 补血养颜、健脾利尿。适用于面色萎黄、皮肤枯槁、精神疲乏、心跳不安、月经不调、血虚闭经等症。

食法 每周食用一次。

樱桃香菇养颜汤

药材 鲜樱桃、莲子各50克。

食材 莴笋100克，水发香菇80克，料酒2毫升，味精1克，盐3克，酱油2毫升，白砂糖2克，姜汁2毫升，水淀粉3毫升，植物油、香油各适量。

做法 ❶水发香菇洗净，切片；莴笋洗净，切片；樱桃洗净。❷炒锅置火上，入油烧热，放入香菇煸炒，加入姜汁、料酒、酱油、白砂糖、盐、清水煮沸，放入莲子，转小火炖15分钟，放入莴笋片，调入味精拌匀，用水淀粉勾芡后放入樱桃稍煮，淋上香油调味即可。

功效 调中健脾、美白护肤。适用于脾胃虚弱、饮食较少、脾胃功能较差、皮肤干燥、皱纹增多、须发枯黄等症。

禁忌 本品多食会导致虚火，因此不宜长期食用，特别是素体阴虚者。

食法 佐餐食用。

椰子鲜奶炖乌鸡

药材 椰子1个，乌鸡肉250克。

食材 鲜奶500毫升，姜丝5克，盐3克。

做法 ❶乌鸡肉洗净，切丁；椰子从四分之一处锯开，放入乌鸡肉、姜丝、鲜奶，盖好封口。❷放入锅中，隔水炖2小时，加入盐调味即可。

功效 美白肌肤、补中益气。

食法 佐餐食用。

八珍美容露

药材 水发银耳、莲子各20克，杏仁10克，桂圆肉30克，桂花、菊花各2克。

食材 冰糖25克，蜂蜜10克。

做法 ❶莲子、杏仁、桂圆肉洗净，桂花、

菊花洗净；润透；水发银耳洗净，去蒂，撕成小朵。❷砂锅置火上，入水适量，放入银耳、莲子、杏仁、桂圆肉大火煮沸，加入冰糖，转小火煨炖1小时，撒上桂花、菊花搅匀，稍凉后加入蜂蜜调味即可。

功效 美白肌肤、益气补血。适宜皮肤粗糙者，以及面色萎黄、精神疲乏、血虚的女士服用。

食法 每周食用一次，连服1月。

麦冬猪皮汤

药材 麦冬30克。

食材 胡萝卜1根，猪皮150克，枸杞3克，葱段、姜片5克，盐3克，高汤适量。

做法 ❶麦冬洗净，润透；猪皮去毛洗净，切成长条；胡萝卜洗净，切块备用。❷汤煲置火上，注入高汤，兑入适量清水，大火煮沸，放入麦冬、胡萝卜块、猪皮条、枸杞、葱段、姜片，转小火炖煮90分钟，加入盐调味即可。

功效 生津润燥、护肤养颜。适用于脾胃虚弱、阴津亏虚、饮食减少、腹胀、便秘、皮肤干燥等症。

食法 佐餐食用。

玉米金瓜盅

药材 南瓜1个。

食材 洋菇5朵，鲜玉米粒25克，低脂鲜奶100毫升。

做法 ❶南瓜去皮洗净，对半切开，去子，取半个放入锅中，入水漫过南瓜，大火煮沸后转小火焖煮至南瓜熟透，取出放在盘中备用；洋菇洗净，切片。❷在锅里剩余的南瓜汤汁里，加入洋菇片、玉米粒小火炖煮约20分钟，倒入低脂鲜奶，继续熬煮20分钟，盛入南瓜盅内即可。

功效 温中健脾、润肤美白。适宜脾胃虚弱、腹胀、便秘、皮肤干燥的女士食用。

食法 佐餐食用。

山药核桃猪蹄煲

药材 核桃仁100克，鲜山药150克。

食材 新鲜猪蹄500克，盐3克，味精1克，葱末、姜末各5克。

做法 ❶核桃仁去杂质，洗净；山药洗净，去皮，切片；猪蹄处理洗净，剁成四块，入沸水锅中焯去血水备用。❷汤煲置火上，入水适量，放入猪蹄、核桃仁、盐、山药、姜末，大火煮沸后转小火炖至肉皮熟烂，撒葱末、味精调味即可。

功效 温中养胃、滋阴护肤。适用于脾胃虚弱、阴津不足、饮食减少、腹胀、便秘、皮肤干燥等症。

食法 日常食用。

当归咖喱饭

药材 当归20克。

食材 白米饭200克，牛肉500克，洋葱、胡萝卜各150克，豌豆200克，土豆80克，油菜叶50克，咖喱粉2克，面粉50克，奶油100克，盐3克，味精、胡椒粉各1克，酱油少许。

做法 ❶当归洗净，润透切成片，置砂锅中，入水适量，大火煮沸转小火煎煮30分钟，取药汁备用；牛肉洗净，切成薄片；洋葱、胡萝卜、豌豆、油菜叶洗净。❷炒锅置火上，放入奶油25克，烧热，放入面粉炒成茶色，加入咖喱粉翻炒至咖喱味浓时加入清水，搅拌至咖喱粉和面粉成糊状，放入胡萝卜、土豆、豌豆焖煮。❸另起锅放入75克奶油，下入牛肉片，炒至变色，加入洋葱炒熟起锅，倒入正在焖煮的另一个锅内，加入当归、酱油、味精、胡椒粉等调味即可。食用时将焖好的菜品倒在米饭上即可。

功效 补血养血、健美容颜。适宜面色无华、贫血的女士食用。

食法 做主食食用。

桂圆首乌羹

药材 桂圆肉50克，当归5克，何首乌15克，红枣10枚。

食材 冰糖30克。

做法 ❶何首乌、当归去净杂质，洗净，润透，切片烘干，研成粉末；红枣去核，洗净，去核切成细粒；桂圆肉洗净，润透剁碎。❷砂锅置中火上，入水适量，放入何首乌、当归粉末，大火煮沸，下入桂圆肉、红枣粒，转用小火熬煮成羹汤，加入冰糖调味即可。

功效 补血安神、健脑益智、补养心脾。

食法 佐餐食用。

银耳鸡汤

药材 银耳干20克。

食材 鸡汤300毫升，胡椒粉2克。

做法 ❶银耳用水泡发，洗净，去蒂，撕成小朵。❷锅置火上，注入鸡汤，加水少许，放入银耳，大火煮沸后转小火熬煮至银耳烂熟，调入胡椒粉拌匀即可。

功效 益气补肺、滋阴润肤。适用于肌肤粗糙无华、早生皱纹等症。

食法 每日一次。

百合莲花汤

药材 鲜百合100克，莲子50克，黄花菜15克。

食材 冰糖15克。

做法 ❶百合、黄花菜洗净，花黄菜去蒂；莲子洗净润透，去掉两头及皮、心。❷将百合、黄花菜、莲子、冰糖放入炖盅，隔水炖煮1小时即可。

功效 润肺止咳、养心安神、健肤美容。适用于肺热燥咳、健忘、早衰、皮肤粗糙、颜面皱纹增多等症。

食法 早、晚空腹服，每日一剂。

肉皮烧白菜

药材 水发香菇30克。

食材 大白菜250克，胡萝卜100克，鲜猪肉皮250克，瘦猪肉50克，植物油3毫升，姜丝、葱末各5克，盐3克，味精1克。

做法 ❶大白菜、胡萝卜、猪肉皮、水发香菇、瘦猪肉分别洗净，切成条状，备用。❷炒锅上火，入油烧热，下肉皮、猪肉煸至变色，放入姜丝、葱末、大白菜、胡萝卜、盐及清水少许，烧至入味后加入味精即可。

功效 滋阴养血、利水泽肤。

食法 佐餐食用。

胡辣海参汤

药材 水发海参750克。

食材 香菜20克，香油、酱油3毫升，盐3克，味精、胡椒粉各1克，料酒15毫升，葱20克，姜末5克，植物油、鸡汤适量。

做法 ❶海参除去肚内黑膜，洗净，抹切成片，入沸水锅中汆透，捞出沥干水分；葱洗净。切成丝；香菜洗净切成寸段。❷炒锅置火上，入油烧热，放入葱丝、胡椒粉稍煸，烹入料酒，加入鸡汤、盐、酱油、味精和姜水。把海参片放入汤内，煮沸撇去浮沫，淋入香油，盛入大海碗中，撒入葱丝和香菜段即可。

功效 补肾益精、养血润燥。适用于有肝肾亏损、精血不足引起的皮肤干燥、皮皱增多、弹性减弱等症。

食法 佐餐食用。

 ## 五色汤

药材 青皮 10 克，银耳 5 克，黑豆 20 克，红枣 15 枚，黄花菜 10 克。

食材 白砂糖 10 克。

做法 ❶银耳、黄花菜洗净，泡发，去蒂；青皮、黑豆、红枣洗净，红枣去核。❷砂锅置火上，入水适量，青皮放入布袋扎紧口与黑豆一起放入砂锅，大火煮沸转小火煎煮 30 分钟，捞出药包，放入银耳、红枣、黄花菜，小火炖煮至豆、银耳烂熟，加白砂糖调味即可。

功效 和五脏、调气血、消皱纹。适用于预防和治疗颜面部过早出现皱纹。

食法 每日一剂，日常食用。

 ## 酒酿红枣蛋

药材 红枣 5 枚，枸杞 5 克。

食材 鸡蛋 1 枚，甜酒酿 10 克，红砂糖 10 克。

做法 ❶鸡蛋煮熟，剥壳；红枣、枸杞洗净泡发。❷锅置火上，入水适量，下入红枣、枸杞，大火煮沸，转小火熬煮 30 分钟，加入甜酒酿、红砂糖，搅拌均匀即可饮用。

功效 补气养血、滋补养颜。适宜肤色憔悴、乳房不够丰满、免疫力低下的女士饮用。

食法 每日一次，日常饮服。

 ## 芦荟西红柿汤

药材 芦荟叶肉 100 克。

食材 西红柿 2 个，鸡蛋 1 枚，香菜 10 克，太白粉 3 克，葱丝、姜丝各 5 克，盐 3 克，味精 1 克，香油少许。

做法 ❶西红柿洗净、切片；芦荟洗净，切丝；鸡蛋打散，搅匀；香菜洗净，切末。❷炒锅上火，入油烧热，放入姜、葱丝煸香，下入芦荟、西红柿翻炒片刻，倒入清水适量，大火煮沸后加入太白粉，淋入鸡蛋，搅拌均匀，放入香菜末，加盐、味精调味即可。

功效 清热降火、祛斑排毒、细滑肌肤。

食法 佐餐食用。

 ## 桂圆山药红枣汤

药材 新鲜山药 150 克，红枣 5 枚，桂圆肉 50 克。

食材 冰糖 10 克。

做法 ❶山药削皮洗净，切小块；桂圆肉、红枣洗净，泡发，备用。❷砂锅置火上，入水适量，大火煮沸，放入山药煮沸，再放红枣、桂圆肉，转小火熬煮至山药熟透、红枣松软，加冰糖煮至溶化即可。

功效 补肾滋阴、生津润肺、美容嫩肤。适用于虚劳羸弱、心悸、失眠健忘、脾虚腹泻等症。

食法 佐餐食用。

 ## 蘑菇海鲜汤

药材 防风 5 克，白术 10 克，甘草 5 克，红枣 3 枚。

食材 虾仁 35 克，鲜干贝 10 克，蘑菇 35 克，洋葱 1/4 个，胡萝卜 75 克，豌豆仁 15 克，奶油 15 克，鲜奶 50 毫升，盐 3 克，黑胡椒粉 2 克。

做法 ❶防风、白术、甘草、红枣均洗净，润透，放入药袋中，扎紧口，置砂锅中，入水适量，大火煮沸后转小火煎煮 30 分钟，滤取药汁备用；虾仁洗净，除去泥肠，切小丁；干贝洗净。润透切丁；蘑菇、洋葱、胡萝卜均洗净，切小丁。②炒锅烧热，放入奶油，爆香洋葱丁，倒入滤取的药汁、胡萝卜、虾仁、干贝、豌豆、蘑菇和盐，煮沸后盛碗，撒上少许胡椒粉即可。

功效 消脂排毒、美容护肤。适宜正在减肥的女士食用。

食法 佐餐食用。

冰冻红豆薏米

药材 陈皮15克，红枣10枚，甘草片1克。

食材 红豆、薏米各80克，冰糖30克。

做法 ①红豆、薏米淘洗干净，提前用水浸泡一晚；陈皮、红枣、甘草片洗净，红枣去核。②砂锅置火上，入水适量，吸入红豆、薏米、陈皮、红枣、甘草片，大火煮沸后转小火熬煮至豆仁呈花糜状，加入冰糖煮融即可。

功效 利尿消肿、滋润肌肤。

食法 佐餐食用。

红豆枸杞燕麦粥

药材 枸杞5克。

食材 红豆10克，即食燕麦片25克，白砂糖15克。

做法 ①红豆淘洗干净，提前用水浸泡4小时；枸杞洗净，泡发，备用。②砂锅置火上，入水适量，下入红豆大火煮沸，放入燕麦片转小火煮至熟透，加入枸杞，调入白砂糖拌匀即可。

功效 健脾胃、去黑斑、清肠道。

食法 佐餐食用。

玫瑰枸杞养颜羹

药材 枸杞、杏仁各10克。

食材 葡萄干、鲜玫瑰花瓣各20克，酒酿300克，玫瑰露酒50毫升，白砂糖10克，醋3毫升，太白粉20克。

做法 ①鲜玫瑰花瓣洗净、切丝；枸杞、杏仁、葡萄干均洗干净，备用。②锅置火上，入水煮沸，放入白砂糖、醋、酒酿、枸杞、杏仁、葡萄干、玫瑰露酒煮沸后转小火沸煮5分钟，加入太白粉勾芡，搅拌均匀后，撒上玫瑰花丝即可。

功效 养颜祛斑、润喉明目。

食法 每日一次，经期停服。

补气人参茄红面

药材 人参须5克，麦门冬10克，五味子2克。

食材 面条100克，西红柿2个，秋葵100克，低脂火腿肉60克，盐3克，香油2毫升，胡椒粉2克，高汤适量。

做法 ①人参须、麦门冬、五味子洗净润透，放入砂锅中，注入高汤，大火煮沸后转小火煎煮30分钟，制成药膳高汤；西红柿洗净，切片；秋葵洗净，入沸水焯烫后捞出切片；火腿肉切丝备用。②面条放入肥水中煮熟，捞出放在面碗中，加入盐、胡椒粉、香油调味，药膳高汤加热，加入西红柿、秋葵煮熟，倒入面碗中，放上火腿丝即可。

功效 益气补血、滋润皮肤。适宜免疫力差、肌肤愈合性不好、青春痘反复发作者食用。

食法 可做主食食用。

珍珠鲫鱼

药材 珍珠粉10克。

食材 活鲫鱼250克，料酒10毫升，生姜、葱各10克，盐3克，味精2克，酱油10毫升，植物油35毫升，淀粉2克，鲜汤适量。

做法 ①活鲫鱼宰杀后，去鳞、鳃和内脏，沥干血水，加入盐、淀粉腌匀；生姜、葱洗净，姜切片，葱切段。❷炒锅置大火上烧热，加入植物油，烧至六成热时，加入姜片、葱段，鲫鱼煎至两面金黄色，烹入料酒，掺入鲜汤，放入珍珠粉、酱油、盐，加沸水适量转小火炖煮至鱼肉熟透入味，加味精调味即可。

功效 健脾利水、养血调经。适用于脾胃虚弱、纳少无力、经血不足等症。

食法 食肉饮汤。

 ## 薏米炖猪蹄

药材 薏米 50 克。

食材 猪蹄 1 只，冬菇 50 克，猪瘦肉 100 克，料酒 10 毫升，盐 3 克，味精 2 克，生姜 10 克，胡椒粉 2 克。

做法 ❶薏米淘洗干净，提前用水浸泡一晚；猪蹄洗净，去毛，剁块；冬菇用温水发透，去柄，一切两半；猪瘦肉洗净，切块；姜洗净，切片。❷炖锅置火上，入水适量，放入薏米、猪蹄、生姜片、冬菇、瘦肉块、料酒，大火煮沸后转小火炖至肉熟烂，加入盐、味精、胡椒粉调味即可。

功效 调经养血、祛湿去疣。适宜精血两虚、肌肤不润者食用。

食法 饮汤食肉。

 ## 猪皮芝麻冻

药材 黑芝麻 30 克。

食材 猪皮 300 克，料酒 15 毫升，酱油 10 毫升，盐 3 克，香油 5 毫升，醋 3 毫升。

做法 ❶猪皮洗净，入沸水锅煮沸 10 分钟捞出，用镊子拔尽猪毛，再用清水冲洗干净，切成小块，放入砂锅中，加入适量清水，大火煮沸后转用小火熬化，加入黑芝麻、料酒、酱油、盐。❷将制好的猪皮装

入保鲜盒中，食用时切成块，淋上香油、醋即可。

功效 滋阴养血、乌发养颜。适用于须发早白、皮肤干燥、贫血等症。

食法 日常食用。

 ## 陈皮炒河虾

药材 陈皮 10 克。

食材 大河虾 300 克，干辣椒 10 克，料酒、红油各 15 毫升，盐 3 克，葱末、生姜末各 5 克，花椒 2 克，醋 2 毫升，白砂糖 10 克，味精 2 克，植物油适量。

做法 ❶大河虾剪去须脚，洗净后沥干水；陈皮洗净润透，切成小块；干辣椒去子，切小段。❷炒锅置火上烧热，入植物油烧至八成热时下大虾煎炸，煎至虾壳撑起，捞出。❸锅留底油，放下干辣椒炸至深褐色，再下陈皮、花椒、葱末、生姜末煸香，加料酒、鲜汤、盐、味精、白砂糖、河虾，大火烧至汁将干时，淋上红油，烹入醋，拣去葱、生姜末、花椒后即可食用。

功效 健脾利肾、养颜嫩肤、乌发美容。适用于性冷淡、须发早白、皮肤干燥等症。

食法 佐餐食用。

 ## 豉汁牛蛙

药材 豆豉 15 克。

食材 净牛蛙肉 150 克，料酒 20 毫升，盐 3 克，味精 2 克，酱油 10 毫升，蒜瓣、葱末、生姜丝各 5 克，芡粉 10 克，白砂糖 2 克，植物油适量。

做法 ❶牛蛙处理干净，斩成块，洗净，沥干水分，放入盆中；蒜瓣、豆豉合在一起用刀背捣成泥。❷炒锅置火上，入油烧热，放入蒜泥、豆豉泥，煸炒至散出香味，取出放入盆内，加上芡粉、生姜丝、盐、白砂

糖、酱油、料酒和牛蛙肉拌匀、摊平，放入蒸笼，大火沸水蒸30分钟，撒上味精、葱末即可。

功效 润肤健美。适用于皮肤干燥症的辅助治疗。

食法 佐餐食用。

槐花蒸包

药材 鲜槐花750克。

食材 面粉800克，猪肉400克，骨头汤500毫升，酱油30毫升，香油50毫升，葱末、发酵粉5克，糯米粉10克。

做法 ❶鲜槐花、猪肉均洗净，分别剁成碎末；猪肉末加入酱油拌匀，再加上糯米粉，拌匀后倒入适量的骨头汤，放入槐花碎末、葱末、香油、拌均匀成馅。❷面粉放入盆中，发酵粉和水混合后倒入面盆，和成面团，揉匀，搓成长条，静置1小时发酵候，搓成长条，揪成小面剂，擀成中间稍厚边缘稍薄的圆皮，逐个包25克重的馅，放入小笼内，大火沸水蒸20分钟即可。

功效 美白肌肤、滋阴润肺。

食法 可做主食食用。

荷花炒牛肉片

药材 鲜荷花2朵。

食材 牛肉200克，油菜80克，水发黑木耳、葱段各10克，酱油10毫升，料酒20毫升，盐3克，味精2克，植物油适量。

做法 ❶牛肉洗净，去筋膜，切成肉片；油菜去老帮，洗净，切成长段。荷花摘下花瓣，轻轻洗净，用刀切成细丝。❷炒锅置火上，入油烧热，下肉片煸至变色，下木耳、油菜略炒，加酱油、料酒、盐和味精，翻炒出锅。放上荷花丝即成。

功效 补益气血、嫩肤养颜。用于贫血、皮

肤干燥的辅助治疗。

食法 佐餐食用。

银杞炖雪蛤

药材 枸杞、银耳各15克，雪蛤10克。

食材 冰糖20克。

做法 ❶枸杞去果柄、杂质，洗净；银耳用温水泡发，除去蒂头，撕成小朵；雪蛤用温水浸泡6小时，除去筋膜、黑子、杂质，洗净；冰糖打碎成屑。❷炖锅置火上，入水适量，放入枸杞、冰糖、银耳、雪蛤，大火煮沸后转小火炖至熟烂即可。

功效 滋阴养血、补肾明目、润肤护肤。适宜阴虚血燥、目暗昏花、肌肤失润者食用。

禁忌 糖尿病患者不宜加冰糖。隔夜的银耳汤不宜饮用。

食法 日常食用。

山楂海带丝

药材 山楂100克。

食材 鲜海带300克，白砂糖30克，大葱5克，姜3克，黄酒10毫升。

做法 ❶海带洗净，切丝；葱、姜洗净，切丝；山楂洗净去核，切成丝。❸锅置火上，入水适量，放入海带丝、葱姜丝、黄酒，大火煮沸后转小火炖至海带烂熟，捞出，放入盘内，撒上白砂糖拌匀，撒上山楂丝再撒上一层白砂糖即可。

功效 健胃消食、生津止渴。

食法 佐餐食用。

茉莉豆腐

药材 茉莉花嫩叶150克。

食材 豆腐250克，料酒15毫升，白胡椒粉3克，水淀粉20毫升，葱末、生姜片各5克，盐3克，鸡汤、植物油适量。

做法 ❶豆腐洗净，切成片；茉莉花嫩叶洗净，入沸水锅中焯一下，置凉。❷炒锅置火上，入油烧热，放入豆腐，煎至两面金黄色，倒入漏勺控油。❸锅留底油，下入葱末、生姜片煸炒出香味，放入鸡汤，下入豆腐，加入料酒、白胡椒粉、盐，大火煮沸后拣出葱末、生姜片，放入茉莉花嫩叶，待汁收浓时加入味精，淋入水淀粉即可。

功效 润泽肌肤、养颜美容。

食法 佐餐食用。

 ## 丁香肘子

药材 丁香3克。

食材 猪肘子1000克，葱段、生姜片各10克，料酒15毫升，盐5克，味精2克，糖色、鲜汤、水淀粉各适量。

做法 ❶丁香洗净，润透；猪肘用火燎将毛刮洗干净，放沸水锅中煮至六成熟，沥干水分。❷在猪肘上先抹上糖色，改刀成菱形块，皮面不要切断，装入盆中，加入丁香、葱段、生姜片、鲜汤、料酒、盐，上笼蒸至皮肉软烂，滗出原汁。❸原汁倒入锅中煮沸，加水淀粉勾芡，调入味精，浇在肘子上即可。

功效 开胃补虚、嫩肤美容。适宜营养不良、皮肤干燥症者食用。

食法 佐餐食用。

 ## 桂花核桃

药材 核桃100克。

食材 糖桂花10克，白砂糖10克，植物油50克。

做法 ❶核桃肉放入大碗中，加沸水浸泡透，去水，用竹签剔去核桃衣；糖桂花加进清少许，捏出桂花汁备用。❷锅置火上，入油烧至三成热时，放入核桃肉，中小火炸

至金黄色时捞起沥油。❸锅里放白砂糖，加水少许，小火炖到水分将干时，放入桂花汁和核桃肉，颠翻几下，即离锅冷却装盘即可。

功效 温肺定喘、润肠通便。

食法 日常食用。

 ## 荷花白菜

药材 鲜荷花1朵。

食材 大白菜500克，白砂糖3克，白醋4毫升，桂花酱适量。

做法 ❶大白菜洗净，沥干水分，用刀切成斜块，入沸水中焯一下，捞出冲凉，沥干水分，放入盆内；鲜荷花洗净，摘下花瓣，放入大白菜盆内，加入白砂糖、白醋、桂花酱拌匀❷调制好的荷花白菜放入冰箱冷冻2小时，腌渍入味，食用时从冰箱取出放入盘内即可。

功效 解热除烦、健美助颜。

食法 佐餐食用。

 ## 茯苓豆腐

药材 茯苓20克，松子仁30克。

食材 豆腐500克，胡萝卜25克，鲜香菇30克，鸡蛋清40克，盐3克，黄酒50毫升，淀粉5克，清汤适量。

做法 ❶茯苓洗净，润透切片，烘干后研成粉末；豆腐洗净后，挤压除水，切成小方块；香菇、胡萝卜洗净，切成菱形薄片；鸡蛋清打至泡沫状。❷豆腐块放入蒸盘上，撒上茯苓粉、盐，摆平，抹上鸡蛋清，摆上香菇、胡萝卜、松仁，放入蒸锅内大火蒸10分钟后取出。❸炒锅置火上，注入清汤、料酒煮沸，勾成白汁芡，浇在豆腐上即可。

功效 健脾益肾、美白护肤。

食法 佐餐食用。

山楂荷叶饮

药材 山楂15克,荷叶10克。

做法 山楂、荷叶洗净,放入锅中,入水适量,大火煮沸后转小火煎煮30分钟,滤渣留汁,倒入杯中即可。

功效 消脂降压、健胃消暑。

食法 代茶饮服。

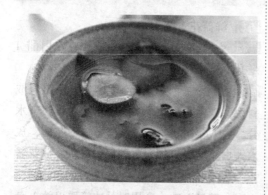

茯苓板栗鲤鱼

药材 茯苓20克。

食材 鲤鱼2条,鲜栗子350克,黄酒10毫升,盐3克,酱油5克,大蒜、姜、大葱各10克,红砂糖3克,味精1克,植物油适量。

做法 ❶ 茯苓洗净,润透,切片;鲤鱼去鳞、鳃、内脏,洗净,两边各划四刀;板栗煮熟,去壳、皮;葱、姜洗净,葱切段,姜切片。❷ 鲤鱼用黄酒、盐、酱油、姜片、葱段、大蒜、红砂糖腌渍20分钟后,鱼腹中塞入大蒜、姜片、葱段。❸ 锅置火上,入油烧热,放入鱼炸黄捞起,锅留底油,刚入板栗炸2分钟,注入清水,大火煮沸;放入鱼、茯苓,转小火煮熟后加入味精调味即可。

功效 清热利尿、消脂减肥。适宜正在减肥的女士食用。

食法 佐餐食用。

豆腐素蒸包

药材 豆腐400克。

食材 面粉500克,酵母面100克,海米10克,细粉条20克,油菜30克,盐10克,味精2克,葱末、姜末各10克,植物油20毫升,碱面1克。

做法 ❶ 海米、细粉条泡发洗净,切碎;油菜择洗干净,入沸水中焯烫,捞出沥干水分,切碎;豆腐洗净入锅蒸透,稍凉后切碎,与海米、粉条、油菜、葱姜末一起放入盆中,加入盐、味精、植物油调拌成包子馅。❷ 面粉放入盆中,加酵母面、适量水和好,发酵后加碱粉揉匀,摘成小剂,擀成薄皮,逐个包入馅,放入蒸笼,大火沸水蒸15分钟至熟即可。

功效 和脾胃、消胀满、宽中益气。

食法 可做主食食用。

翠衣番茄豆腐汤

药材 西瓜皮30克。

食材 西红柿1个,豆腐150克,大葱、姜各5克,盐3克,味精1克,植物油5毫升。

做法 ❶ 葱、姜、豆腐、西瓜皮、西红柿均洗净,切成细丝。❷ 锅置火上,入油烧热,放入葱姜丝煸香,加水适量煮沸,放入西瓜皮丝、西红柿、豆腐丝,煮熟后,加盐、味精调味即可。

功效 健脾消食、清热解毒、利尿利湿。

食法 佐餐食用。

冬瓜肉蒸包

药材 冬瓜750克。

食材 小麦面粉850克,酵母面150克,猪肉肥瘦100克,酱油10毫升,姜、大葱各

10 克，盐 5 克，味精 2 克，香油 3 毫升，碱面 1 克。

做法 ❶ 猪肉洗净，剁成泥；葱姜洗净，切末；冬瓜去皮，洗净，剁成碎末，与肉末、葱姜末一起放入盆中，加酱油、盐、味精、香油、搅匀成馅备用。❷ 面粉加酵母面、温水适量揉匀，待发酵后加碱揉匀摘成小剂，擀成薄皮，逐个包入馅，放入蒸笼，大火沸水蒸 15 分钟至熟即可。

功效 顺气理中、健肾利尿。

食法 可做主食食用。

杞鸡烧萝卜

药材 枸杞 15 克，陈皮 10 克。

食材 鸡肉 500 克，白萝卜 600 克，味精 2 克，胡椒粉 1 克，黄酒 5 毫升，姜 10 克，大葱 15 克，盐 4 克，淀粉 2 克，花椒 15 克，鲜汤、植物油适量。

做法 ❶ 鸡肉洗净，切成粗条；白萝卜洗净，切条；枸杞、姜、葱洗净；姜切片、葱切段备用。❷ 砂锅置中火上，放植物油烧至六成热，放入鸡肉煸炒至变色，加入鲜汤煮沸，撇去浮沫，加黄酒、花椒、陈皮、姜、葱，煮至七成熟时，加入白萝卜、胡椒粉煮熟透，加枸杞、盐、味精调味，勾薄芡汁即可。

功效 活血通络、调月经、止白带。适用于虚劳瘦弱、中虚食少、泄泻头晕心悸、月经不调、产后乳少、消渴、水肿、小便数频等症。

食法 佐餐食用。

荷叶枸杞粥

药材 新鲜荷叶 1 片，枸杞 5 克。

食材 糯米 100 克，冰糖 15 克。

做法 ❶ 荷叶刷洗干净，一分为二，一半撕成小块放入沸水中焯一下，捞出沥水；枸杞洗净，润透；糯米淘洗干净，用水浸泡 2 小时。❷ 砂锅置火上，入水适量，倒入焯好的小块荷叶，大火煮沸后焖煮 5 分钟，捞出荷叶，倒入糯米，转小火熬煮至粥将成时，加入枸杞、冰糖，盖上另一半荷叶，焖煮至粥成即可。

功效 清暑利湿、升发清阳、降压降脂。

食法 夏季早、晚餐皆可食用。

减肥调经饮

药材 黄芪 15 克，当归 5 克，党参 10 克，红枣 5 枚。

食材 鸡蛋 2 枚，红砂糖 10 克。

做法 ❶ 黄芪、当归、党参、红枣均洗净，润透，红枣去核；鸡蛋煮熟，去壳备用。❷ 砂锅置火上，入水适量，放入黄芪、当归、党参、红枣，大火煮沸后转小火煎煮 30 分钟，放入鸡蛋，续煮 20 分钟，加入红砂糖调味即可。

功效 补血补气、调经活血。适合女士减肥偏气血虚弱者饮服。

食法 热服，月经完结当天即饮服，连饮服 3 天。

枸杞菠萝银耳汤

药材 干银耳 20 克，枸杞 10 克。

食材 菠萝 200 克，冰糖 15 克。

做法 ❶ 枸杞洗净，用温水泡软；菠萝去皮挖去丁眼，洗净后切成小块；银耳用温水泡发，洗净去蒂，撕成小朵备用。❷ 锅置火上，入水适量，放入银耳用大火煮沸，改小火煮 30 分钟，再放入菠萝块、枸杞煮 10 分钟，加冰糖调味即可。

功效 生津止渴、排毒养颜、消脂减肥。

食法 佐餐食用。

鸡仁冬瓜汤

药材 党参10克。

食材 鸡肉350克，薏米30克，冬瓜500克，味精1克，盐3克，葱段、姜片各5克。

做法 ❶党参洗净，烘干研末；鸡肉洗净，切成长条块；冬瓜去皮，洗净，切粗块；薏米淘洗干净。❷锅置火上，入水适量，放入鸡肉煮沸，撇去浮沫，加入薏米、姜片、葱段，炖至鸡肉刚熟时，放入冬瓜、党参，煮沸后转用小火炖至鸡肉烂熟，加入盐、味精调味即可。

功效 益气健脾、利湿消肿。

食法 饮汤食肉。

冬瓜车前草汤

药材 车前草30克。

食材 冬瓜200克，盐3克，味精1克，香油2毫升。

做法 ❶冬瓜去皮，洗净切片；车前草洗净。❷锅置火上，入水适量，放入冬瓜片，大火煮沸后加入车前草，煮至冬瓜酥烂，加入盐、味精、香油调味即可。

功效 清胃热、利小便、消水肿。

食法 佐餐服用。

魔芋鸡煲

药材 魔芋豆腐500克。

食材 母鸡1只，鸡蛋2枚，葱段、姜片各5克，盐3克，淀粉5克，胡椒粉2克，味精1克，植物油、高汤各适量。

做法 ❶魔芋豆腐切条，入沸水中煮2分钟，捞起沥水；母鸡处理干净，洗净，用盐在鸡全身内外涂抹均匀，摆入钵内，放入葱段、姜片，上笼蒸2小时至熟烂。❷鸡蛋

打成蛋液，加盐、豆粉调匀，放入魔芋豆腐，裹匀蛋糊，入热油锅炸至金黄，捞出沥油。❸炒锅倒入高汤，放入魔芋豆腐煮熟，把蒸好的鸡摆在瓷盘里，汤汁滗入锅中，煮沸后撇去浮沫，加盐、胡椒粉、味精，淋上植物油，倒在鸡身上即可。

功效 消脂减肥。适用于脾胃虚弱、体虚乏力、精神疲惫、饮食减少、面色淡白或萎黄、头晕等症。

食法 佐餐食用。

清蒸凤尾

药材 鲜凤尾菇500克。

食材 盐3克，香油3毫升，姜末、葱末各10克，鲜汤适量。

做法 ❶凤尾菇洗净，撕成小瓣，平放在汤碗中。❷加入适量香油、盐、鲜汤、姜末、葱末，放入蒸锅中，蒸至熟透入味即可。

功效 补中益气、消脂降压。适用于中气不足，见脾胃虚弱、饮食减少、体虚乏力、精神萎靡不振、素体肥胖等症。

食法 佐餐食用。

荷叶茯苓粥

药材 鲜荷叶1张，茯苓30克。

食材 大米100克。

做法 ❶大米淘洗干净；茯苓洗净，润透切片；荷叶洗净，放入砂锅中。❷入水适量，大火煮沸转小火煎煮10分钟，去渣留汁，加入茯苓、大米熬煮成粥即可。

功效 利水消肿、美白祛斑。

食法 早、晚餐皆可食用。

红小豆炖鹌鹑

药材 红小豆50克。

食材 鹌鹑2只，生姜片、葱段各10克，盐5克，味精、胡椒粉各3克，清汤适量。

做法 ❶红小豆淘洗干净；鹌鹑宰杀，去毛、内脏，剁去脚爪，入沸水锅内焯去血水，洗净。❷锅置火上，注入清汤，放入红小豆、葱段、姜片、胡椒粉，大火煮沸后转小火慢炖2小时，放入鹌鹑炖至熟烂，加味精、盐调味，拣去姜片、葱段即可。

功效 利尿减肥、消脂降压，有助于减肥。

食法 佐餐食用。

茯苓红豆粥

药材 红小豆100克，茯苓20克。

食材 小米50克。

做法 ❶茯苓拣去杂质，洗净后烘干，研为细末；小米、红小豆淘洗洗净，放入砂锅浸泡1小时。❷砂锅置火上，大火煮沸，撒入茯苓粉，转小火熬煮成粥即可。

功效 健脾益胃、消肿解毒。适宜体型肥胖的女士食用。

食法 每日清晨空腹饮服。

纤身卷耳菜

药材 水发黑木耳50克。

食材 圆白菜250克，酱油6毫升，味精1克，香油2毫升，醋8毫升，白砂糖3克，花椒3克，水淀粉3毫升，盐4克，姜末5克，植物油适量。

做法 ❶水发黑木耳洗净，挤干水分；圆白菜洗净，撕成大片，沥干水分。❷炒锅置火上，入油烧至七成热，放花椒、姜末爆香，放入黑木耳、圆白菜煸炒片刻，加入酱油、盐、味精、白砂糖，翻炒熟透后用水淀粉勾芡，烹入醋，淋上香油即可。

功效 养血驻颜、益气护肤。适用于面色淡白、体虚乏力、精神疲惫、饮食减少、面色

淡白或萎黄、头晕、月经量少、眩晕、体胖、大便干燥等症。

食法 佐餐食用。

纤体冬瓜烧

药材 冬瓜250克。

食材 香菜10克，姜末5克，盐3克，植物油适量。

做法 ❶冬瓜削去皮、瓤，切成长条块；香菜洗净，切成小段备用。❷炒锅置火上，入油烧热，放入姜末爆香，下冬瓜条煸炒，待稍软，加盐调味，注入适量清水，盖上锅盖，焖煮20分钟至熟，撒上香菜段即可。

功效 清热利水、消脂减肥。

食法 佐餐食用。

白菜拌鲜藕

药材 嫩藕400克。

食材 嫩白菜心500克，干红辣椒、姜丝各10克，盐3克，白砂糖2克，味精1克，白酱油3毫升，香油2毫升。

做法 ❶白菜心洗净，取嫩叶，切成丝后放碗中，加盐腌渍5分钟；辣椒去子，洗净，用温水泡软；嫩藕洗净，切丝，放入清水中泡一下，再放入沸水中烫脆，捞出过凉，沥水。❷碗中加盐、白砂糖、味精、白酱油、香油对成调味汁。❸白菜丝挤去盐水，加入藕丝、姜丝、辣椒丝，浇上调味汁，拌匀即可。

功效 养胃利水、减肥消脂。

食法 佐餐食用。

荷叶减肥茶

药材 山楂片25克，荷叶15克，红枣3枚。

做法 ❶山楂、荷叶、红枣均洗净，红枣去

核。❷砂锅置火上，入水适量，大火煮沸后放入山楂、荷叶、红枣，转小火煎煮30分钟，滤渣留汁即可。

功效 消脂健脾、降压清心、预防肥胖。

食法 代茶饮用。

 ## 鸡丝冬瓜汤

药材 党参3克。

食材 鸡脯肉100克，冬瓜片200克，料酒2毫升，盐3克，味精1克。

做法 ❶鸡脯肉洗净，切成细丝；党参洗净，润透。❷砂锅置火上，入水适量，放入鸡脯肉、党参，大火煮沸后改为小火炖至八成熟，下入冬瓜片，加入料酒、盐、味精，煮至冬瓜熟透即可。

功效 温中益气、健脾利尿。

食法 早晚2次分服，当日吃完。

 ## 芦笋煨冬瓜

药材 芦笋200克。

食材 冬瓜300克，姜、大葱各5克，盐3克，味精2克，水淀粉5毫升。

做法 ❶冬瓜、芦笋去皮洗净，切丁，入沸水焯一下，冷水浸凉；姜、大葱洗净，葱切末，姜切丝。❷锅置火上，入水适量，放入芦笋、冬瓜、盐、葱末、姜丝，大火煮沸转小火煨炖30分钟，放入味精、水淀粉勾芡即可。

功效 养胃生津、清降胃火。适宜减肥的女士食用。

食法 佐餐食用。

 ## 参芪鸡丝冬瓜汤

药材 党参、黄芪各3克。

食材 鸡胸脯肉200克，冬瓜片200克，料酒8毫升，盐3克，味精1克。

做法 ❶鸡脯肉洗净，切丝；党参、黄芪洗净，润透。❷砂锅置火上，入水适量，放入鸡肉丝、党参、黄芪，大火煮沸后转小火炖至八成熟，放入冬瓜片，调入料酒、盐、味精、炖至冬瓜熟透即可。

功效 健脾补气、轻身减肥。适用于倦怠、嗜睡、食少、便溏、四肢浮肿、头面虚胖等症。

食法 佐餐食用。

 ## 山楂蜜汁黄瓜

药材 山楂干50克。

食材 黄瓜2根，蜂蜜30克，白砂糖20克。

做法 ❶黄瓜削去两头，洗净切条，入沸水烫一下；山楂干洗净，沥干水分，备用。❷锅置火上，入水适量，放入山楂干，大火煮沸转小火熬煮30分钟，放入白砂糖熬化，停火稍凉后，加入蜂蜜收汁拌匀，倒入黄瓜条挂汁即可。

功效 润肤美颜、消脂肪、抗衰老。

食法 佐餐食用。

 ## 红豆炖鹌鹑

药材 红小豆50克。

食材 鹌鹑2只，姜、大葱各10克，盐2克，味精1克，香油、料酒各3毫升，胡椒粉2克，高汤适量。

做法 ❶鹌鹑宰杀，去净毛及内脏，剁去脚爪，入沸水锅中余去血水，对砍成两块，用清水洗净；葱洗净，切成段；姜洗净，切成片；红小豆淘洗干净，用水浸泡2小时。❷锅置火上，注入高汤加水适量，放入红小豆、鹌鹑、葱段、姜片、胡椒粉、盐、料酒，大火煮沸后转小火炖煮90分钟至肉熟烂，撒入味精，淋入香油即可。

功效 祛湿消肿、温补宜气。

食法 饮汤食肉。

 五子乌鸡煲

药材 莲子50克，红枣10枚，枸杞、松子、五味子各5克。

食材 乌鸡1只，葱结、姜块各15克，料酒8毫升，盐5克。

做法 ❶乌鸡宰杀，处理干净，斩断鸡爪，拍断脊骨及胸骨，下入加有少许姜块、葱结的沸水锅中氽水捞出，冲洗干净；莲子用温水泡发；枸杞、红枣、松子、五味子洗净，备用。❷沙煲置火上，入水适量，放入乌鸡、莲子，大火煮沸，撇去浮沫，转小火炖2小时至鸡肉将烂时，下入红枣、松子、五味子、枸杞续炖30分钟，离火，调入盐搅拌即可。

功效 补虚劳、益气血。

食法 饮汤食肉。

 什锦仙人掌

药材 仙人掌300克。

食材 土豆500克，虾仁30克，香菇丁、胡萝卜丁各20克，冬笋丁15克，盐3克，味精1克，白砂糖3克，料酒、香油各3毫升，葱丁、姜末各2克，面粉适量。

做法 ❶土豆去皮，洗净，切成细丝，用水浸泡去淀粉，捞出加盐、味精、胡椒粉、面粉拌匀，入油锅炸透，捞入盘中备用；仙人掌去刺，洗净，切丁，与虾仁、香菇、胡萝卜、冬笋一起放入沸火焯过沥水。❷净锅置火上，入油烧热，下葱姜末爆香，加入仙人掌、虾仁、香菇、胡萝卜、冬笋、料酒、盐、味精、白砂糖翻炒透，淋香油拌匀，盛在土豆条上即可。

功效 行气活血、清热解毒、消肿止痛。

食法 佐餐食用。

 麦冬猪肉炖冬瓜

药材 麦冬15克。

食材 薏米20克，冬瓜500克，绍酒8毫升，葱15克，味精2克，猪瘦肉50克，姜5克，盐4克，胡椒粉3克。

做法 ❶薏米淘洗干净，去杂质和泥沙；麦冬去内梗，洗净润透；冬瓜去皮洗净，切成块；猪瘦肉洗净，切片；葱姜洗净，葱切段，姜切片。❷炖锅置火上，入水适量，放入薏米、麦冬、猪瘦肉、冬瓜、绍酒、姜、葱，大火煮沸，转小火炖煮1小时，加入盐、味精、胡椒粉调味即可。

功效 利水消肿、美白养颜。

食法 佐餐食用。

 健乳润肤汤

药材 芡实、黄芪各25克，白果30克。

食材 猪肚1副，腐皮30克，葱段10克，盐5克，醋10毫升。

做法 ❶猪肚洗净，加盐搓洗干净，入沸水氽烫5分钟捞出沥水；芡实、黄芪、白果均洗净，润透，白果去皮、心；腐皮冲洗干净。❷砂锅置火上，入水适量，放入猪肚、葱段、芡实、黄芪、白果，大火煮沸后转中小火炖40分钟，放入腐皮，小火炖煮90分钟至汤变成奶白色，加盐、醋调味即可。

功效 补气血、清虚热、健乳润肤。可使乳房发育健美，肤色白嫩。

食法 坚持每日饮服。

 清炖猪蹄髈

药材 猪前蹄髈1只。

食材 盐5克，葱段、姜片各10克，绍酒15毫升，香菜末5克，香油5毫升。

做法 ❶蹄髈镊去杂毛，刮洗干净，用刀将皮剥去，放入沸水锅内焯水后捞起，用清水漂洗干净。❷炒锅洗净，注入清水，放入蹄髈，以淹没为准，大火煮沸，撇去浮沫，放入盐、葱段、姜片、绍酒，加盖改用小火炖2小时至酥烂，拣去姜片、葱段，将蹄髈连同汤一齐盛入汤碗，滴入香油，撒上香菜末即成。

功效 美白丰胸、滋润皮肤。

食法 佐餐食用。

 ## 人参煮羊肉

药材 人参15克，枸杞20克，肉苁蓉2克。

食材 羊瘦肉350克，羊肚500克，葱白15克，豆豉30克。

做法 ❶人参、枸杞、肉苁蓉洗净，研成粉末，放入砂锅中提前用水浸泡2天；葱白洗净，切丝；羊瘦肉、羊肚反复洗净，羊肉切块。❷砂锅置火上，大火煮沸后转小火煎煮30分钟，滤渣留汁，放入羊肉、葱白、豆豉和匀后放入羊肚内，置净锅沸水中小火炖至熟透即可。

功效 温胃祛寒、益气养血。

食法 佐餐食用。

 ## 鹿肉芪枣汤

药材 黄芪30克，红枣50克。

食材 鹿肉150克。

做法 ❶鹿肉洗净，切片；红枣洗净，润透，去核；黄芪洗净，润透，切片。❷砂煲置中火上，入水适量，放入鹿肉、红枣、黄芪煮沸后转小火煲至熟透，拣去黄芪即可。

功效 补益气血、润肤丰肌。适用于虚劳、形体消瘦等症。

食法 饮汤食肉。

 ## 仙禽参汤

药材 人参5克。

食材 老母鸡、家鸽各1只，盐5克，姜5克，大葱10克，黄酒10毫升。

做法 ❶家鸽、母鸡宰杀，去毛、内脏，清洗干净；人参洗净，润透。❷人参放入家鸽腹内，家鸽放入母鸡腹内，母鸡放入汤煲中，汤煲置火上，入水适量，大火煮沸，撇去浮沫，加盐、姜片、葱段、黄酒转小火炖3小时至熟即可。

功效 气血双补，滋阴补虚、促进乳房发育，滋润皮肤。

食法 饮汤食肉。

 ## 甲鱼杞子女贞汤

药材 枸杞30克，山药干30克，女贞子10克。

食材 甲鱼1只，盐5克，黄酒15毫升。

做法 ❶甲鱼宰杀，洗净剁块；山药、枸杞洗净，润透，山药切片；女贞子洗净，用纱布包好。❷汤煲置火上，入水适量，放入甲鱼、山药、女贞子药包、枸杞大火煮沸，转小火炖3小时，加入盐、黄酒稍煮，拣去药包即可。

功效 补肝肾、丰肌肤。适宜形瘦体弱的女士食用。

食法 饮汤食肉。

 ## 黄精鳝片

药材 黄精10克。

食材 鳝鱼600克，莴笋150克，姜10克，黄酒30毫升，淀粉20克，盐5克，白砂糖6克，味精2克，胡椒粉3克，香油10毫升，植物油适量。

做法 ❶黄精用温水洗净润透，剁成细蓉；

鳝鱼宰杀洗净，片成薄片；生姜洗净，剁成姜末；莴笋剥去皮，切片。❷黄精蓉、盐、味精、胡椒粉、白砂糖、料酒、淀粉、肉汤调成汁。❸净锅置火上，入油烧至七成热，下鳝鱼片爆炒，快速滑散后下入姜末、莴笋片翻炒 5 分钟，倒入调好的汁勾芡，淋上香油装盘即可。

功效　补虚损、强筋骨，可使皮肤光滑、肌肉丰满。

食法　佐餐食用。

黄豆排骨汤

药材　黄芪 15 克，通草 20 克。

食材　猪排骨 500 克，黄豆 50 克，红枣 10 枚，姜片 5 克，盐 5 克。

做法　❶猪排骨洗净，剁成块；黄豆、红枣洗净；黄芪、通草洗净用纱布包好，做成药包备用。❷砂锅置火上，入水适量，放入药包、黄豆、红枣、黄芪、通草、排骨块。大火煮沸，撇去浮沫转小火煮至肉烂煮熟，加盐调味即可。

功效　益气补血。适宜气血虚弱所致乳房不够丰满的女士食用。

食法　佐餐食用。

丰胸汤

药材　干地黄 20 克，当归、续断各 15 克，怀牛膝 10 克，黄芪 5 克。

食材　羊肉 500 克，蜂蜜 50 毫升。

做法　❶羊肉洗净，切成片；干地黄、当归、续断、怀牛膝、黄芪均洗净，润透。❷砂锅置火上，入水适量，放入羊肉、干地黄、当归、续断、怀牛膝、黄芪入，大火煮沸转小火煲约 3 小时，取浓汁加入蜂蜜，熬成黏稠状即可。

功效　美白丰胸、益气养血。适宜虚劳羸瘦

的女士食用。

食法　秋冬季服用。

参芪鸡肉汤

药材　紫河车、党参各 10 克，黄芪 15 克。

食材　净仔鸡 1 只，盐 5 克。

做法　❶党参、黄芪、紫河车洗净，党参、黄芪放入炖盅内，加适量水，隔水炖 30 分钟。❷放入仔鸡、紫河车，转小火炖 2 小时，加盐调味即可。

功效　补虚益血、美白丰胸。适用于面色无光、胸部不够丰满的女性。

食法　每两周食用一剂。

白芷杞归鲤鱼汤

药材　白芷 20 克，当归、枸杞各 5 克。

食材　鲤鱼 1 条，红枣 4 枚，姜末 5 克，蒜瓣 3 枚，盐 3 克，味精 1 克。

做法　❶鲤鱼去鳞、鳃，处理洗净；红枣、白芷、当归均洗净，润透，白芷、当归用纱布包裹。❷锅置火上，入水适量，放入鲤鱼、药包、枸杞、红枣、姜末、蒜瓣，大火煮沸后转小火煨炖至熟，加盐、味精调味即可。

功效　调养气血，通经活血。适用于肝肾亏虚、脾胃虚弱、头晕耳鸣、腰膝酸软、体虚乏力、饮食减少、月经量少、乳汁减少等症。

食法　饮汤食肉。

陈皮河车乌鸡汤

药材　陈皮、紫河车粉各 10 克，白术、山药各 15 克。

食材　乌鸡 350 克，红枣 10 枚，盐、姜片各 5 克。

做法　❶乌鸡处理洗净；红枣、陈皮、白

术、山药洗净,润透。❷锅置火上,入水适量,大火煮沸,放入乌鸡煮沸,撇去浮沫,加入陈皮、白术、山药、红枣、姜片、盐,转用中小火炖煮90分钟,汤倒入碗中,冲入紫河车粉,搅匀后饮用即可。

功效 滋阴养胃,补中益气。适宜气血两亏、体虚乏力、精神疲惫、气短声低、饮食减少、面色淡白或萎黄、头晕、月经量少的女士停服。

食法 日常饮服。

通草丝瓜草虾汤

药材 通草10克。

食材 丝瓜络15克,对虾2只,姜5克,盐3克。

做法 ❶丝瓜络、通草洗净;对虾处理干净,洗净;姜洗净,拍破。❷砂锅置火上,入水适量,大火煮沸,放入丝瓜络、通草、对虾、姜煮熟,加盐调味即可。

功效 通调气血。适宜气血虚弱所致乳房扁平的女士食用。

食法 食虾喝汤,日常食用。

青木瓜牛肉煲

药材 青木瓜250克。

食材 牛肉150克,姜片5克,白萝130克,

料酒5毫升,盐3克,味精1克。

做法 ❶牛肉洗净,切块;木瓜去皮、子,切块;白萝卜洗净,去皮,切块。❷锅置火上,入水适量,大火煮沸,放入牛肉块、姜片、盐、料酒煮30分钟后加入青木瓜块、白萝卜块,转小火炖煮40分钟,加味精调味即可。

功效 补益脾胃。适用于脾胃虚弱、脾虚消瘦、体倦乏力、饮食减少、气血不足等症。

食法 佐餐食用。

蜜饯羊肉

药材 蜜糖60克,干地黄、当归、续断各15克,怀牛膝10克,黄芪5克。

食材 羊肉500克,生姜10克。

做法 ❶羊肉洗净,清除肥肉及筋膜,切成小块;干地黄、当归、续断、怀牛膝、黄芪均洗净,润透;生姜洗净,拍破。❷锅置火上,入水适量,放入羊肉、干地黄、当归、续断、怀牛膝、黄芪、生姜,大火煮沸后转小火煲制10小时,取浓汁,去渣,加入蜜糖,熬成麦芽糖样即可。

功效 滋阴补血。适用于肝肾亏虚、头晕耳鸣、腰膝酸软、体虚乏力、月经量少、乳汁减少、面色萎黄消瘦、产后血虚以及虚劳不足等症。

食法 日常食用。

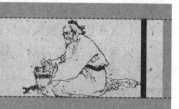

男性

 ## 猪腰煲杜仲

药材 杜仲 10 克。

食材 鲜猪腰 1 副，香菇 30 克，盐 3 克，味精 1 克，料酒 5 毫升，葱段、姜片各 10 克，酱油、高汤、植物油适量。

做法 ❶猪腰撕去筋膜，除去腰腺洗净，切成小块，加盐 1 克、料酒 2 毫升腌 10 分钟后，入沸水汆烫 5 分钟，捞出沥干水分；杜仲用温水洗净，润透；香菇泡发，去蒂洗净，切片备用。❷锅置火上，入油烧至五成热，放葱段、姜片炝锅，加入高汤，下入猪腰、杜仲、香菇、料酒、盐、酱油，转小火煲 15 分钟煮烂，加味精调味，淋香油出锅即可。

功效 补肝益肾、强筋健骨，适用于肾虚、小便过多、腰背疼痛等症。

食法 佐餐食用。

 ## 芝麻肉丝

药材 熟芝麻 25 克。

食材 猪瘦肉 500 克，姜末、葱末各 10 克，盐 4 克，料酒 10 毫升，白砂糖 25 克，八角 2 克，糖色 10 克，味精 1 克，香油 5 毫升，鲜汤、植物油适量。

做法 ❶猪瘦肉洗净，切成粗丝，用姜末、葱末、盐、料酒拌匀腌渍 30 分钟。❷炒锅置火上，入油烧热，下肉丝炸至呈浅黄色时捞出，滗去炸油。❸净锅置火上，注入鲜汤，放入肉丝煮沸，去尽油沫，加盐、白砂糖、八角、糖色煮沸后，转小火收至汁干吐油时，放入味精、香油略收，起锅晾冷，装盘撒上熟芝麻即可。

功效 益肾滋补、健脾利胃。

食法 佐餐食用。

 ## 核桃仁纸包鸡

药材 核桃仁 60 克。

食材 净鸡肉 500 克，糯米纸 24 张，鸡蛋 2 枚，盐 5 克，香油 2 毫升，白砂糖 2 克，胡椒粉 3 克，淀粉 5 克，姜、葱各 5 克，植物油适量。

做法 ❶鸡肉去皮，切成薄片；核桃仁用沸水泡一下去皮，入油炸熟，切成小颗粒；葱、姜洗净，切成细末；鸡蛋去蛋黄、留蛋清备用。❷鸡片加盐、香油、白砂糖、胡椒粉、葱、姜末、核桃仁末、鸡蛋清拌匀，取糯米纸一张放在桌上，放上鸡片，包成一个长方形的纸包，用淀粉粘一下以防纸包松开，依次做好。❸锅置火上，入油烧至五成热，把糯米纸包好的纸包鸡下锅炸熟纸呈金黄，捞出放入盘中即可。

功效 滋补虚损、固精壮阳。

食法 佐餐食用。

 ## 续断杜仲猪骨汤

药材 续断、杜仲各 15 克。

食材 猪排骨 500 克，生姜片 5 克，盐 4 克。

做法 ❶续断、杜仲用水洗净，润透；猪骨

489

洗净，剁块，入沸水中汆去血水。❷ 瓦煲置火上，入水适量，放入猪排骨、续断、杜仲，大火煲沸，撇去浮沫，转小火煲 2 小时，调入盐即可。

功效 补肝肾、强筋骨、调血脉。

食法 饮汤食肉。

莲藕红枣猪骨髓汤

药材 莲藕 100 克，红枣 20 克。

食材 猪骨髓 100 克，盐 3 克，味精 1 克，料酒 3 毫升，葱段、姜片各 5 克，香油、植物油、高汤各适量。

做法 ❶猪骨髓冲洗净，入沸水焯烫，捞出沥水；莲藕洗净，去皮，切成条，泡在水中；红枣去核，洗净。❷锅置火上，入油烧至五成热，下入葱段、姜片爆香，加入高汤，下入猪骨髓、莲藕、红枣、盐、料酒，转小火炖至熟烂，加味精调味，淋香油即可。

功效 添精补髓、滋补虚劳。

食法 日常饮服。

牛尾骨汤

药材 红枣 10 枚，山药片 25 克。

食材 牛尾 1 根，葱、姜、香菜各 10 克，黄豆 30 克，八角 2 克，草果 1 枚。

做法 ❶红枣、淮山片洗净，润透，红枣去核；葱洗净，切段；姜洗净，切片；香菜洗净，切末；牛尾凉水下锅焯净血沫，捞出用温水冲净。❷汤煲置火上，入水适量，放入淮山片、牛尾、葱段、姜片、八角、草果，大火煮开撇去浮沫。放入料酒，转小火炖 90 分钟倒入黄豆，炖煮 30 分钟后加入红枣，调入盐、撒入香菜末即可。

功效 强身健体、壮阳补虚。

食法 饮汤食肉。

拔丝山药

药材 铁棍山药 500 克。

食材 桂花卤 2 克，冰糖 75 克，熟白芝麻 5 克，熟植物油适量。

做法 ❶山药去皮，切滚刀块；冰糖碾碎成面儿。❷锅置火上，入油烧至五成热，放入山药炸至金黄皮脆里熟，倒入漏勺内沥油，锅留底油，放入冰糖面和少许清水，加桂花卤熬至糖汁表面的大气泡变小，糖汁开始变微微有点儿浅红色时，倒入山药拌匀即可。

功效 利肾壮阳、滋补固精。

食法 佐餐食用。

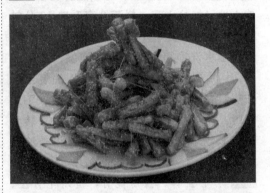

核桃仁炒韭菜

药材 核桃仁 50 克。

食材 韭菜 300 克，香油 5 毫升，盐 3 克，植物油适量。

做法 ❶核桃仁洗净，过油稍炸；韭菜择洗干净，切段。❷锅留底油，放入韭菜稍炒后，放入核桃仁，调入盐即可。

功效 补肾助阳，适用于阳痿、早泄等症。

食法 佐餐食用。

木耳山药

药材 黑木耳干 20 克，鲜山药 200 克。

食材 青、红椒片各25克，花椒3克，盐3克，鸡精、胡椒粉各2克，大蒜、葱末各5克，淀粉5克，植物油、蚝油适量。

做法 ❶山药去皮洗净，切成滚刀块，沾上一层干淀粉，入油锅炸成金黄色；木耳泡发，洗净。❷锅置火上，入油烧至三成热时下花椒，炸出香味后取出，放入蒜片、葱末炒香，倒适量水，放入木耳大火烧片刻，加盐、鸡精、蚝油、胡椒粉调味，放入山药、青红椒，收汁后出锅即可。

功效 补肾壮阳、健脾利肺。

食法 佐餐食用。

泥鳅炖豆腐

药材 泥鳅100克。

食材 豆腐100克，料酒5毫升，盐3克，味精1克，植物油15毫升。

做法 ❶泥鳅去内脏，洗净；豆腐洗净，切小块。❷锅置火上，入油烧至七成热，放入泥鳅、豆腐块煸炒，烹饪料酒，加清水适量，大火煮沸后转小火炖20分钟，加盐、味精调味即可。

功效 健脾益气、固肾抗衰。

食法 佐餐食用，食泥鳅、豆腐，喝汤。每日1～2次。

枸杞肉丝

药材 枸杞100克。

食材 青笋150克，猪瘦肉250克，料酒5毫升，白砂糖2克，盐3克，味精1克，水淀粉5毫升，香油10毫升。

做法 ❶猪瘦肉洗净，切丝，用水淀粉勾芡；青笋洗净，切丝；枸杞择洗干净。❷锅置火上，入油烧热，下肉丝、笋丝，滑散，烹入料酒，加白砂糖、盐、味精炒匀，再下枸杞，翻炒5分钟，淋入香油，炒

熟即可。

功效 补益肝肾。适用于肝肾亏虚所致的腰膝酸软、头目昏晕、视物模糊、手足心热、遗精、尿黄等症。

食法 佐餐食用。

黄精蒸猪肘

药材 黄精15克。

食材 猪肘500克，姜15克，葱20克。

做法 ❶猪肘洗净，去毛；黄精洗净，润透切片；葱姜洗净，葱切段，姜切片。❷猪肘放入蒸盆内，放入葱、姜、黄精，蒸盆入蒸笼内，大火蒸2小时即可。

功效 强身健体、滋补虚损。

食法 每日2次，佐餐食用。

竹荪牛鞭

药材 竹荪50克，枸杞5克。

食材 黄牛鞭1根，白菜心500克，盐5克，味精2克适量，白砂糖10克，红葡萄酒50毫升，番茄酱50克，辣椒油15毫升，香油5毫升，姜20克，葱25克，肉桂5克，八角5克，草果3克，白蔻3克，干红椒50克，水淀粉20毫升，植物油适量。

做法 ❶牛鞭冷水入锅煮2小时，剖开刮洗干净，切条，再入冷水锅煮沸，捞出沥水；菜心洗净；竹荪、枸杞泡发，洗净，竹荪切段，入沸水汆烫；葱姜洗净拍破。❷锅置火上，入油烧热，下番茄酱、姜、葱、肉桂、干红椒、八角、草果、白蔻煸炒，再下入牛鞭，烹红葡萄酒，放盐、味精、白砂糖煮沸后倒入砂锅中，加清水煨烂，拣出葱、姜、肉桂、八角等香料。❸另起锅置火上，入油烧热，下入菜苞炒熟入味，放入竹荪炒匀，倒入牛鞭炒锅中收浓汤汁，勾芡，淋上辣椒油、香油，撒枸杞、葱段即可。

功效 益肾壮阳、固精滋补。

食法 饮汤食肉。

山药羊肉汤

药材 山药200克，枸杞15克，当归、川芎、黄芪各5克。

食材 羊肉200克，胡萝卜片100克，青蒜1根，姜片4克，黑枣5枚，米酒120毫升，盐5克，高汤适量。

做法 ❶青蒜洗净，切斜片；山药去皮洗净，切块；羊肉洗净，切块；黑枣、枸杞、当归、川芎、黄芪均洗净，润透。❷山药、胡萝卜、羊肉放入炖盅内，加入枸杞、当归、川芎、黄芪、黑枣、姜片，倒入米酒、高汤和适量清水，加盖放入蒸锅，沸水蒸40分钟，熄火，加入盐、青蒜片，盛入碗中即可。

功效 温补壮阳、健脾利肾。

食法 佐餐食用。

韭菜壮阳饮

药材 韭菜50克。

食材 牛奶300毫升，姜3克。

做法 ❶韭菜择洗干净，切段；姜去皮，切块。❷姜、韭菜段放入搅拌机中搅烂，取汁倒入牛奶中搅匀，上火煮沸即可饮用。

功效 温肾助阳。适用于由肾脾两虚而导致的阳痿、遗精等症。

食法 早、晚饮服。

当归羊肉汤

药材 当归、党参各10克，北芪25克。

食材 羊肉500克，红枣5枚，姜片5克，盐3克。

做法 ❶羊肉洗净，切块，入沸水中氽烫3分钟，捞出沥水；当归、党参、北芪、红枣均洗净，润透，红枣去核。❷汤煲置火上，入水适量，放入羊肉、当归、党参、北芪、红枣，大火煮沸后转小火煲3小时，加盐调味即可。

功效 温补助阳、益肾固精。

食法 饮汤食肉。

木瓜煲泥鳅

药材 泥鳅300克。

食材 木瓜30克，料酒10毫升，姜5克，大葱10克，盐、鸡精、鸡油、胡椒粉各3克。

做法 ❶木瓜洗净，切薄片；泥鳅先置稀释盐水中，除去肠中杂物，宰杀去肠杂；姜洗净，切成片；葱洗净，切成段。❷炖锅置火上，入水适量，放入木瓜片、泥鳅、料酒、姜片、葱段，大火煮沸后改用小火炖煮30分钟，加入盐、鸡精、胡椒粉略煮调味即可。

功效 舒经活络、降祛湿邪。适用于风湿疼痛、邪湿、阳痿、传染性肝炎等症。

食法 佐餐食用。

韭菜炒虾仁

药材 韭菜200克。

食材 虾仁50克，姜5克，葱10克，盐3克，植物油适量。

做法 ❶韭菜择洗干净，切段；虾仁洗净；葱姜洗净；姜切丝，葱切段。❷炒锅置大火上烧热，加入植物油，烧至六成热时，下入姜、葱爆香，放入虾仁、韭菜、盐，炒断生即可。

功效 补气血、暖肾、降血压。适宜高血压肾阳虚型患者食用。

食法 每日一次，佐餐食用。

锁阳粥

药材 锁阳15克。

食材 大米100克。

做法 ❶锁阳洗净,大米淘洗干净,与锁阳一起放入砂锅。❷入水适量,大火煮沸后转小火熬煮成粥,拣去锁阳即可。

功效 利肾助阳。适用于肾阳不足,精血亏虚所致的阳痿、遗精、不孕、腰膝酸软、筋骨无力等症。

食法 每日一次,温热服食。

枸杞糯米饭

药材 枸杞25克。

食材 糯米500克,干贝5个,大虾10只,火腿肉片50克,盐3克,姜粉3克,黄酒、酱油各5毫升。

做法 ❶枸杞洗净,浸软;糯米淘洗干净,用水浸泡3小时;大虾洗净后切成段;干贝洗净。❷锅置火上,入水适量,下入糯米、枸杞、干贝、虾段、火腿肉片、盐,大火煮沸转小火炖煮1小时,加姜粉、黄酒、酱油,焖煮至熟即可。

功效 利肝肾、补虚劳。

食法 可做主食食用。

山药芡实粥

药材 芡实米、山药各50克。

食材 粳米50克,香油3毫升,盐2克。

做法 ❶山药洗净,润透;芡实米、粳米淘洗干净。❷砂锅置火上,入水适量,下入芡实米、粳米、山药,大火煮沸后转小火熬煮成粥,淋入油,加盐调味,稍煮即可。

功效 补虚养身、延缓衰老。

食法 每晚温热服食。

羊肉温补粥

药材 羊肉100克。

食材 大米50克,葱末、姜末各5克,盐2克。

做法 ❶羊肉洗净,切成碎末备用;大米淘洗干净。❷锅置火上,倒入适量清水煮沸,放入大米煮沸后转小火煮至八成熟,加入羊肉末、葱末、姜末熬煮至成粥,加盐调味即可食用。

功效 温胃助阳、滋补虚损。

食法 早、晚餐皆可。

何首乌煮蛋

药材 何首乌10克。

食材 鸡蛋2枚,葱段、姜片各5克,盐3克,料酒5毫升,味精1克。

做法 ❶鸡蛋洗净,煮熟,晾凉后去蛋壳;何首乌洗净,润透。❷锅置火上,入水适量,放入何首乌、葱段、姜片、盐、料酒,大火煮沸后转小火煮15分钟,放入鸡蛋、味精煮沸即可。

功效 补肝肾、益气血、乌须发。

食法 日常食用。

红枣花生鸡脚汤

药材 花生米100克,红枣5枚,陈皮5克。

食材 鸡脚200克,盐3克。

做法 ❶鸡脚洗净,放入沸水烫透,去黄衣,斩爪尖,冲洗净;花生、红枣、陈皮均洗净,红枣去核。❷瓦煲置火上,入水适量,放入鸡脚花生、红枣、陈皮,大火煲沸后转中小火煲至花生熟透,加盐调味即可。

功效 健脾补血、补肝肾、强筋骨、增强腰脚力。适宜身体虚弱、血气不足、腰脚酸软无力的男士食用。

食法 饮汤食肉。

川贝海底椰雪梨汤

药材 花旗参、川贝肉各 10 克。

食材 海底椰 50 克，雪梨 2 个，瘦猪肉 150 克，盐 5 克。

做法 ❶雪梨去皮、去核，洗干净；花旗参、川贝肉、海底椰和瘦猪肉均洗干净，花旗参、海底椰均切片。❷瓦煲置火上，入水适量，放入雪梨、花旗参、川贝肉、海底椰、瘦猪肉，大火煲沸后转中小火煲制 4 小时，加盐调味即可。

功效 滋阴补肾、强壮身体。

食法 饮汤食肉。

虫草杞子鲍鱼汤

药材 冬虫夏草 15 克，枸杞 10 克。

食材 新鲜鲍鱼（连壳）1 只，生姜片 5 克，盐 3 克。

做法 ❶鲍鱼壳、肉分离，壳洗干净，肉去污秽粘连部分，洗净，切成片状；冬虫夏草、枸杞洗净，润透。❷瓦煲置火上，入水适量，放入鲍鱼壳、生姜片，大火煲煮30 分钟，去鲍鱼壳，加冬虫夏草、枸杞、鲍鱼肉，转中小火继续煲煮 3 小时，加盐调味即可。

功效 平肝熄风、补血明目。适用于肝肾阴虚、失眠、烦躁、恼怒、情绪低落、心情郁结、胸闷不适、高血压等症。

食法 饮汤食肉。

杞圆甘笋乳鸽汤

药材 桂圆肉 40 克，枸杞 20 克。

食材 乳鸽 1 只，甘笋 1 条，姜片 5 克，盐 3 克。

做法 ❶枸杞、桂圆肉均洗净，润透；甘笋

去皮洗净，切片；乳鸽处理干净，洗净。❷瓦煲置火上，入水适量，放入枸杞、桂圆肉、甘笋、乳鸽姜片，大火煮沸后转小火煲煮 3 小时，加盐调味即可。

功效 消滞健脾、补益肝肾。

食法 饮汤食肉。

芡实山斑鱼汤

药材 芡实 100 克。

食材 山斑鱼 4 条，生姜片 5 克，红枣 2 枚，盐 3 克，植物油适量。

做法 ❶山斑鱼剖洗干净，去掉鱼鳞、鱼鳃、内脏，抹干水，入锅热油煎至微黄色，备用；芡实、红枣均洗净，红枣去核。❷瓦煲置火上，入水适量，大火煮滚，放入山斑鱼、芡实、红枣、姜片，转中小火煲3 小时，加入盐调味即可。

功效 健脾开胃、补肾益气、强壮身体。

食法 日常食用。

红萝卜竹蔗茅根汤

药材 马蹄 10 克，茅根 80 克。

食材 红萝卜 2 根，竹蔗 450 克，猪腿肉 400 克，盐 5 克。

做法 ❶竹蔗洗净，开边，斩段；马蹄洗净削皮，切半；红萝卜洗净切块；茅根洗净；猪腿肉洗净，切块，汆水捞起。❷瓦煲置火上，入水适量，大火煮沸，放入所有材料，大火煮沸后转小火煲 2 小时，下盐调味即可。

功效 利尿解毒、凉血止血。

食法 日常食用。

何首乌鲤鱼汤

药材 何首乌 20 克。

食材 鲤鱼300克，姜5克，盐2克，味精、胡椒粉各1克。

做法 ❶何首乌洗净，润透，入砂锅加水，小火煎煮30分钟，滤渣留药汁备用；鲤鱼剖开洗净，去除鱼鳞、内脏，用温水汆烫，沥干水分；姜洗净，切片。❷汤煲置火上，入水适量，加盐、姜片大火煮沸，放入鲤鱼，煮沸后，撇去浮沫，转用小火炖煮2小时至鱼骨松软时，加入何首乌汁煮沸，加胡椒粉、味精调味即可。

功效 生精补气、安神益寿

食法 饮汤食肉。

虫草核桃牛骨髓汤

药材 冬虫夏草15克，核桃肉5克，桂圆肉10克。

食材 牛骨髓250克，猪腰1对，生姜5克，红枣5枚，盐5克。

做法 ❶猪腰对半剖开，去净筋膜，洗净；核桃肉洗净，保留核桃衣；生姜去皮，洗净，切片；红枣洗净，去核；牛骨髓、桂圆肉洗净。❷瓦煲置火上，入水适量，大火煮沸，放入所有材料，大火煮沸后转小火煲3小时，下盐调味即可。

功效 补肾益精、健脾补血、强筋健骨。

食法 佐餐食用。

冬虫夏草炖花胶汤

药材 冬虫夏草10克。

食材 花胶100克，姜片3克，盐2克。

做法 ❶花胶泡发，切块；冬虫夏草洗净，润透，冰糖打成碎屑。❷把冬虫夏草、花胶、生姜片一齐放入炖盅内，小火隔水炖煮炖3小时，食前加盐调味即可。

功效 补肾益精、滋养筋脉。适宜肾虚滑精、腰膝酸软、身体虚弱者食用。

食法 日常饮服。

杜仲核桃羊肉汤

药材 核桃10克，杜仲15克，首乌30克。

食材 羊肉400克，玉米粒150克，红枣5枚，生姜片5克，盐3克，植物油少许。

做法 ❶核桃去壳，保留核桃衣；杜仲、首乌洗净，润透；红枣洗净，去核；羊肉洗净，入沸水锅中汆烫3分钟，捞起。❷瓦煲置火上，入水适量，放入生姜片、杜仲、首乌、核桃、羊肉，大火煲沸后转小火煲3小时，调入盐、植物油稍煮片刻即可。

功效 温肺润肠、生发乌发、涩精固肾。

食法 佐餐食用。

肉桂鸡肝汤

药材 肉桂5克。

食材 鸡肝200克，盐2克，料酒10毫升。

做法 ❶肉桂洗净，润透；鸡肝洗净，切成片。❷将肉桂、鸡肝一起放入炖盅内，加入盐、料酒，把炖盅置入沸水锅中，盖上锅盖，隔水炖30分钟至熟，拣去肉桂即可。

功效 温补肾阳、暖健脾胃。适宜阳痿、精亏血少、肝盛火起者食用。

食法 饮汤吃肝。

巴戟芡实鸡肠汤

药材 巴戟天20克，芡实50克。

食材 生姜片5克，鸡肠2具，味精、盐适量。

做法 ❶巴戟天、芡实分别洗净，润透；鸡肠剪开，用清水将内、外壁洗净，再用盐擦，冲洗干净，切段，备用；❷砂锅置火上，入水适量，放入巴戟天、芡实、鸡肠、姜片，大火煮沸后转小火炖3小时，加盐、味精调味即可。

功效 温肾补阳、收敛固精。适用于冬季肾阳虚而致遗尿、夜尿多、阳痿、遗精、早泄等症。

食法 佐餐食用，每日1～3次，每次150～200毫升。

苋菜鱼头豆腐汤

药材 苋菜400克。

食材 鲢鱼头300克，豆腐200克，盐5克，生姜5克。

做法 ❶鱼头用水漂洗净，斩件；苋菜洗净，切段；豆腐漂洗净，切块；生姜洗净，去皮，切片。❷瓦煲置火上，入水适量，大火煮沸，放入鱼头、苋菜、豆腐、生姜片，转中小火煲2小时，加入盐调味即可。

功效 清热祛湿、止痒明目。

食法 佐餐食用。

田七花生塘虱汤

药材 田七10克，枸杞、陈皮各5克。

食材 花生米150克，塘虱鱼1只，盐5克。

做法 ❶田七、枸杞、陈皮均洗净，润透；花生米洗净；塘虱鱼处理干净，剁成块，备用。❷把用料一齐放入炖盅内，加沸水适量，炖盅加盖，小火隔水炖3小时，加盐调味即可。

功效 填精益精、补气养血。适用于肾病日久，精血亏虚、形体羸弱、腰膝萎软无力、阳痿阴冷等症。

食法 饮汤食肉。

大虾杞子海参瘦肉汤

药材 枸杞10克。

食材 鲜虾100克，水发海参200克，猪瘦肉50克，姜片10克，盐3克。

做法 ❶鲜大虾去壳取肉，挑去虾肠，洗净沥干备用；海参、猪瘦肉洗净，切片；枸杞洗净。❷瓦煲置火上，入水适量，大火煲至水沸后放入枸杞、海参片、猪瘦肉片和姜片，转中小火继续煲30分钟，加茹虾肉继续煲30分钟，加入盐调味即可。

功效 补肾滋阴、益精明目。适用于肾气虚所致的视力早衰、视物模糊不清者的辅助食疗。

食法 佐餐食用。

芪党首乌炖猪脑

药材 黄芪、党参各15克，何首乌30克。

食材 猪脑400克，生姜5克，红枣5枚，盐3克。

做法 ❶猪脑切去表面薄膜，洗净；生姜洗净，去皮，切片；芪、党参、何首乌、红枣洗净，润透，红枣去核。❷黄芪、党参、何首乌、猪脑、生姜、红枣一起放入炖盅内，加清水适量，入锅隔水炖4小时，加盐调味即可。

功效 益精补脑、固发生发。

食法 食肉喝汤，每周2～3次，连食8周。

虫草海参乳鸽汤

药材 冬虫夏草15克。

食材 已发海参600克，生姜5克，红枣5枚，乳鸽1只，盐3克。

做法 ❶乳鸽剖洗干净，去毛、内脏；已发海参、冬虫夏草均洗干净；生姜、红枣洗干净，生姜刮去姜皮，切片，红枣去核。❷瓦煲置火上，入水烧沸，放入以上所有材料，转中小火煲3小时，加盐调味即可。

功效 补肾益精、调和阴阳、通肠润燥、滋养精气。

食法 佐餐食用。

 鲍鱼杞子瘦肉汤

药材 枸杞 15 克。

食材 鲍鱼 6 只，猪腱子肉 300 克，姜 10 克，盐 3 克。

做法 ❶鲍鱼去内脏，洗净；猪腱子肉剔除筋膜、油脂，入沸水汆烫后洗净，备用；姜洗净，切片；枸杞洗净，润透。❷炖盅入水适量，加入鲍鱼、猪腱子肉、枸杞、姜片，加盖，放入锅中，隔水炖 3 小时，加盐调味即可。

功效 益肾固精、健脾补虚。

食法 佐餐食用。

 杞子红枣黑鱼瘦肉汤

药材 枸杞、红枣各 10 克，陈皮 5 克。

食材 净黑鱼肉、瘦猪肉各 200 克，姜 10 克，盐 3 克，植物油适量。

做法 ❶红枣洗净，去核；陈皮洗净，润透；瘦猪肉洗净切块，入沸水中汆烫后捞起；净黑鱼片切成段，备用。❷锅置火上，入油少许，放入姜片爆香，放入黑鱼段，煎至微黄，加水适量，放入陈皮，煮沸后放入其余材料，转小火煮 3 小时，加盐调味即可。

功效 强身健体、养肝明目。

食法 饮汤食肉。

 淮山桂圆甲鱼汤

药材 淮山药 20 克，枸杞 15 克，桂圆肉 10 克。

食材 甲鱼 1 只，姜、葱各 10 克，盐 5 克。

做法 ❶淮山药、枸杞、桂圆肉均洗净，润透；姜、葱洗净，姜切片，葱切段；甲鱼宰好，处理干净，入沸水中汆烫 5 分钟，过冷水后再洗净，斩成小块，备用。❷锅置火上，入油烧热，放入甲鱼块爆炒后，放入炖锅中，入水适量，加入淮山药、枸杞、桂圆、姜片、葱段，大火煮沸后转小火煲煮 3 小时即可。

功效 固精壮阳、滋补虚损。

食法 佐餐食用。

 芡实栗子猪蹄筋汤

药材 陈皮 5 克，芡实米 50 克，鲜栗子 300 克。

食材 猪瘦肉、猪蹄筋各 100 克，盐 3 克。

做法 ❶猪蹄筋用温水浸透至软，洗干净，切段；芡实、陈皮分别用水浸透，洗净；栗子去壳，去内衣，取其肉；猪瘦肉洗净。❷汤煲置火上，入水适量，大火煮沸，放入猪瘦肉煮沸，加入芡实米、栗子、猪蹄筋、陈皮转小火煲煮 3 小时，加盐调味即可。

功效 强身健体、健脾利肾。适用于脾肾虚弱、大便稀薄、五更腹泻、精神疲乏、食欲不振、腰膝无力等症。

食法 饮汤食肉。

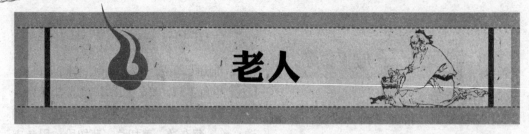

老人

雪梨豌豆炒百合

药材 鲜百合 30 克。

食材 雪梨 1 个，豌豆 30 克，南瓜 100 克，柠檬 20 克，盐 3 克，味精 1 克，太白粉 2 克，植物油适量。

做法 ❶雪梨削皮，洗净切块；豌豆洗净；鲜百合剥开洗净；南瓜去皮，洗净切薄片；柠檬挤汁；雪梨、豌豆、鲜百合、南瓜过水后捞出备用。❷炒锅置火上，入油烧热，放入雪梨、豌豆、鲜百合、南瓜翻炒片刻，淋入柠檬汁，加盐、味精调味后，用太白粉勾芡后起锅即可。

功效 生津润燥、益气定神、养阴清热。适宜老年人热病、津伤、烦渴、热咳、便秘等症。

食法 佐餐食用。

人参蜂蜜粥

药材 人参 10 克。

食材 大米 100 克，蜂蜜 30 克。

做法 ❶人参洗净，润透，切片；大米淘洗干净，放入砂锅浸泡 30 分钟。❷砂锅置火上，放入人参，大火煮沸后转小火熬煮成粥，待粥稍凉时，调入蜂蜜拌匀即可。

功效 调中补气、清肠通便、润泽肌肤。适用于因气虚而导致的面色苍白，以及由气血两虚而导致的大便秘结的中老年人食用。

食法 早餐饮服。

无花果木耳猪肠汤

药材 黑木耳 20 克，红无花果 50 克。

食材 荸荠 100 克，猪肠 400 克，太白粉 10 克，盐 3 克，植物油适量。

做法 ❶无花果、黑木耳泡发，洗去杂质；荸荠去皮，洗净；猪肠用植物油、太白粉反复搓揉，去腥味和黏液，冲洗干净，入沸水锅汆烫。❷瓦煲置火上，入水适量，大火煮沸后加入无花果、黑木耳、荸荠、猪肠煮沸，转小火煲 3 小时，加盐调味即可。

功效 凉血止血、清热化痰、健胃清肠。适用于高血压、大肠热所引起的便秘等症状。

食法 饮汤食菜品。

松仁炒玉米

药材 松仁 20 克。

食材 玉米粒 200 克，青、红椒各 15 克，盐 5 克，味精 3 克。

做法 ❶青、红椒洗净，切成粒状；松仁炒香，备用。❷净锅置火上，入油烧热，加入青、红椒稍炒后，再加入玉米粒炒至入味，放入松仁、盐、味精翻炒片刻即可。

功效 滋润肠道、延缓衰老、益肺宁心、提高大脑功能。适用于脾肺气虚、肺燥咳嗽、皮肤干燥、大便干结、高脂血症、高血压、冠心病等症。

食法 佐餐食用。

红枣柏子小米粥

药材 柏子仁 10 克,红枣 10 枚。

食材 小米 100 克,木糖醇 10 克。

做法 ❶红枣、柏子仁洗净,润透;小米淘洗干净。❷砂锅置火上,入水适量,放入红枣、小米、柏子仁,大火煮沸后转小火熬煮成粥,加入木糖醇煮至溶化即可。

功效 健胃脾、补气血、养心安神、润肠通便。适宜长期便秘、老年性便秘患者食用。

食法 早、晚餐皆可。

柠檬蜂蜜汁

药材 蜂蜜 15 毫升。

食材 柠檬 1 个,白砂糖 5 克。

做法 鲜柠檬洗净,剥皮,榨出原汁,倒入玻璃杯子与蜂蜜、白砂糖混合,加入温开水 500 毫升,用勺子顺时针地搅拌、调匀即可。

功效 清热化痰、健胃抗菌、润肠道。

食法 代茶饮服。

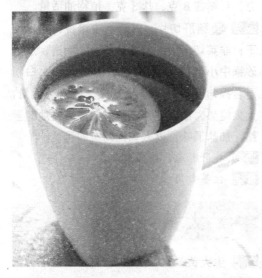

西芹多味鸡

药材 红枣 5 枚,川芎、当归各 5 克。

食材 鸡腿 100 克,西芹片 10 克,姜片、白话梅各 5 克,胡萝卜片 10 克,棉线、米酒、绍兴酒各适量。

做法 ❶红枣、川芎、当归均洗净,放入砂锅中润透,置小火上煎煮 30 分钟,取药汁备用;胡萝卜片、西芹片入沸水中焯熟;鸡腿去骨、洗净,用棉线扎紧,放入蒸盘中。❷蒸锅置火上,入水适量,煮沸,放入蒸盘,铺上姜片、白话梅,大火煮至鸡肉熟透,取出渗出的汤汁与米酒、绍兴酒拌匀,待鸡腿肉凉后切片,与胡萝卜片、西芹片、鸡汁拌匀即可。

功效 益气安神、利尿消肿、抗癌降压。

食法 佐餐食用。

甜酒煮灵芝

药材 灵芝 15 克。

食材 甜酒 500 毫升、蜂蜜 10 毫升。

做法 ❶灵芝洗净,润透,切成片、晾干。❷锅置火上,入水适量,放入灵芝,中火熬煮 30 分钟,兑入甜酒转小火熬煮 1 小时,熄火,冷却至 35 度以下时,放入蜂蜜,搅拌均匀即可。

功效 强心安神、祛痰护肝、提高免疫力。

食法 冲温开水饮服,每日 10 毫升。

酸枣仁白米粥

药材 酸枣仁 15 克。

食材 大米 100 克,白砂糖 10 克。

做法 ❶酸枣仁、大米分别淘洗干净,浸泡 30 分钟,酸枣仁用刀切成碎末。❷砂锅置火上,入水适量,下入大米,大火煮沸后转小火熬煮至粥将成时,加入酸枣仁末,搅拌均匀,煮至粥黏稠,加入白砂糖调味即可。

功效 镇静安神、养肝滋阴、降血压。

食法 早、晚餐皆可。

玉米红枣瘦肉粥

药材 枸杞 15 克,红枣 10 枚。

食材 玉米粒、猪瘦肉各 150 克,糯米 50 克。

做法 ❶糯米淘洗干净,提前浸泡 2 小时;猪瘦肉洗净,剁成肉末;红枣、枸杞洗净,润透,备用。❷砂锅置火上,入水适量,大火煮沸,下入糯米煮沸后放肉末、红枣煮沸,放入玉米粒、枸杞,转小火熬煮至粥成即可。

功效 补中益气、健脾胃、利尿降压、增强免疫力。

食法 早、晚餐皆可。

杜仲煮牛肉

药材 杜仲 20 克,枸杞 15 克。

食材 瘦牛腿肉 500 克,绍兴酒 10 毫升,姜片、葱段各 5 克,盐 3 克,鸡汤适量。

做法 ❶杜仲、枸杞洗净,润透;牛肉洗净,入沸水中稍烫,去除血水,备用。❷锅置火上,入鸡汤和水适量,放入牛肉、杜仲、枸杞、绍兴酒、姜片、葱段,大火煮沸后转小火将牛肉煮至熟烂,起锅时拣去杜仲、姜片和葱段,加盐调味即可。

功效 补肝肾、强筋骨、降血压。适用于治疗肾虚腰痛、腰膝无力、高血压等症。

食法 佐餐食用。

百合小黄瓜

药材 百合 20 克。

食材 小黄瓜 2 条,盐、白砂糖各 3 克,太白粉、鸡汤少许。

做法 ❶百合洗净,润透,入沸水汆烫;小黄瓜洗净,切条,入沸水汆烫捞起。❷鸡汤放入碗中,加入沸水少许,放入百合、盐、白砂糖调味,加太白粉勾芡后把小黄瓜摆放至盘中,淋上百合勾芡酱料即可。

功效 安神益气、清热解毒。

食法 佐餐食用。

玉竹西洋参茶

药材 西洋参 3 片,玉竹 20 克。

食材 木糖醇 15 克。

做法 ❶西洋参、玉竹洗净,润透,沥干水分,备用。❷砂锅洗净,置火上,入水适量,大火煮沸后放入西洋参、玉竹浸泡 30 分钟,小火煎煮 15 分钟,滤去药渣,稍凉后调入木糖醇拌匀即可。

功效 除烦止渴、益肺生津。

食法 代茶饮服。

何首乌炒猪肝

药材 何首乌 20 克。

食材 猪肝 300 克,韭菜花 250 克,太白粉 5 克,豆瓣酱 8 克,盐 3 克,植物油适量。

做法 ❶猪肝切片,入沸水中滚烫,捞出沥干;韭菜切小段;何首乌洗净,润透,放入砂锅中小火煎煮 30 分钟,取药汁与太白粉混合拌匀,备用。❷锅置火上,入油适量,大火烧热,放入韭菜、猪肝、豆瓣酱炒匀至熟,加盐调味,淋入药汁勾芡即可。

功效 补肝养血、明目解毒。

食法 佐餐食用。

大黄绿豆汤

药材 生大黄 5 克,山楂 25 克,车前子、黄芪各 10 克。

食材 绿豆 150 克,红砂糖 15 克。

做法 ❶生大黄、山楂、车前子、黄芪分别洗净,润透,沥干水分;绿豆淘洗干净,泡发备用。❷砂锅置火上，入水适量，放入山楂、车前子、生大黄、黄芪，大火煮后转小火熬煮 30 分钟，滤取药汁，去渣，加入泡好的绿豆，小火煮至烂熟，加入红砂糖调味即可。

功效 止血降脂、延缓衰老。

食法 每日 2 次，每次 100～150 毫升。

猴头菇螺头汤

药材 黄芪、玉竹各 5 克，淮山药 10 克，百合 20 克。

食材 螺头 3 个，猴头菇 5 克，桂圆 20 克，猪瘦肉 100 克，排骨 100 克，盐 5 克。

做法 ❶猴头菇用水浸泡 20 分钟，洗净，挤干水分；猪瘦肉洗净切片；排骨洗净剁段，入沸水氽去血水；螺头洗净，泡发；淮山药、黄芪、玉竹、百合、桂圆均洗净，润透。❷汤煲置火上，入水适量，放入所有处理好的药材、食材，大火煮沸后转小火煲 2 小时，加盐调味即可。

功效 保肝护肝、抗衰老、降糖降脂、抗肿瘤。

食法 佐餐食用。

苜蓿芽寿司

药材 麦芽 10 克，生地 8 克。

食材 大米 100 克，寿司海苔片 2 片，苜蓿芽 35 克，绵白糖 8 克，寿司醋 10 毫升，盐 3 克，棉布袋 1 个。

做法 ❶麦芽、生地洗净，润透后放入棉布袋，置砂锅入水煮沸，小火煎煮 5 分钟，滤取药汁备用；大米淘洗干净，倒入药汁浸泡 10 分钟，移入电饭锅煮熟，趁热拌入绵白糖、盐；苜蓿芽择洗干净。❷寿司海苔片摊平，铺上 1/2 白饭，再放上 1/2 的苜蓿芽，卷成寿司形状即可。

功效 补血活血、滋阴解毒、降脂降糖、清理肠道。

食法 可做主食食用。

枸杞韭菜炒虾仁

药材 枸杞 10 克。

食材 大虾 200 克，韭菜 250 克，盐 4 克，味精 2 克，料酒 5 毫升，太白粉 3 克。

做法 ❶大虾去壳、泥肠，洗净，放太白粉、盐 2 克、料酒腌渍 5 分钟；韭菜择洗干净，切段；枸杞洗净泡发。❷锅置火上，入油烧热，放入虾仁、韭菜、枸杞、盐、味精，炒至入味即可。

功效 补肾壮阳、健胃利脾、调节血糖。

食法 佐餐食用。

山药内金黄鳝汤

药材 鸡内金、淮山药各 10 克。

食材 黄鳝 250 克，生姜片 6 克，黄酒 5 毫升，盐 3 克，味精 1 克。

做法 ❶黄鳝宰杀，洗净，去内脏，切段，入沸水中氽去血腥黏液；鸡内金、淮山药洗净，润透。❷锅置火上，入油适量烧热，放入姜片爆香，下入鳝肉，烹入黄酒，翻炒片刻，加水适量，转入砂锅内，放入鸡内金、淮山药大火煮沸，转小火炖煮 1 小时，加盐、味精调味即可。

功效 健脾消食、调和肝脾。

食法 佐餐食用。

花椰菜炒蛤蜊

药材 白茅根 150 克。

食材 胡萝卜、白萝卜各 1 条，绿花椰菜 200 克，蛤蜊 500 克，太白粉 5 克，葱丝 5 克。

做法 ❶白茅根洗净，放锅中加水煮 15 分钟后，滤渣留汁；蛤蜊洗净，入蒸锅蒸熟，挖出蛤肉备用；胡萝卜、白萝卜、绿花椰菜洗净，切块，入沸水中焯熟。❷锅置火上，入油烧热，放入胡萝卜、白萝卜、白茅根水，小火煨煮至熟软，加入绿花椰菜，以太白粉勾芡煮沸，放上蛤肉即可。

功效 降血糖、补肝肾、除消渴。能有效控制糖尿病的病情，对高血压、心脏病也有调节和预防的作用。

食法 佐餐食用。

核桃仁豌豆泥

药材 核桃仁50克。

食材 鲜豌豆粒750克，藕粉50克，白砂糖200克。

做法 ❶鲜豌豆粒洗净，煮熟后捞出，捣成细泥状，去皮渣；藕粉放入冷水调成稀芡；核桃仁用沸水稍泡片刻，剥去皮，入油锅炸透捞出，稍冷后剁成细末。❷锅置火上，入水适量，煮沸，加入白砂糖、豌豆泥搅匀，煮沸后将调好的藕粉糊缓缓倒入，勾成稀糊状薄芡，撒上核桃仁末即成。

功效 健脑益智、补肾益精。

禁忌 糖尿病患者忌食。

食法 日常食用。

黄芪软炸里脊

药材 黄芪20克。

食材 猪里脊肉400克，蛋黄30克，水淀粉20毫升，葱段、姜片各10克，酱油10毫升，料酒15毫升，盐5克，植物油适量。

做法 ❶黄芪洗净，润透，切片，放入砂锅中煎煮取汁；葱段、姜片、酱油、盐、料酒兑成汁水备用。❷里脊肉去掉白筋，切成厚片，两面划十字花，再切成条，放凉水碗

内，淘净血沫，用净布辗干，再将蛋黄、水淀粉放碗内，用手搅成糊，放入里脊肉搅匀。❸锅置火上，入油烧至三成热，将里脊肉逐块下锅，炸成金黄色肉发起时，滗出油，倒入盘中，淋上调料汁、黄芪汁，拌匀即可。

功效 补肾益血、益气固表。适宜老年体虚者食用。

食法 佐餐食用。

延寿九仙酒

药材 人参、炒白术、茯苓、炒甘草、当归、川芎、熟地黄、白芍（酒炒）各5克。

食材 生姜片5克，枸杞25克，大枣去核5枚，白酒1500毫升。

做法 ❶将人参、炒白术、茯苓、炒甘草、当归、川芎、熟地黄、白芍（酒炒）、枸杞、大枣洗净，润透后烘干，与生姜片一起捣碎，置陶瓷罐中。❷加入白酒密封，隔水加热至鱼眼沸，置阴凉干燥处，浸泡5～7天后，过滤去渣即可。

功效 补气血、益肝肾、疗虚损、抗衰老。

食法 每日一次，每次饮服15～20毫升。

延龄不老酒

药材 沙苑蒺藜、仙茅、桂圆、淫羊藿各30克。

食材 羊腰子300克，薏米50克，白酒1500毫升。

做法 仙茅提前用二次淘米水浸泡一夜，再与洗净后的沙苑蒺藜、桂圆肉、淫羊藿、薏米和酒同装于大口瓶内，密封40天后即可饮用。

功效 添精补髓、乌须黑发、壮腰健肾、补气养血。

食法 每日一次，每次饮服15～20毫升。

延寿药仙方

药材 当归、人参、白茯苓、草乌、乌药、杏仁、何首乌、川椒（去目）、川乌（去皮脐）、五加皮、肉苁蓉、枸杞、砂仁各25克，木香、牛膝、枳壳、干姜炮、虎骨（酥炙黄色）、川芎、香附了、香白芷、厚朴、陈皮、白术、独活、麻黄、官桂、白芍、半夏（姜汁浸泡过）、生地、熟地、天门冬（去心）、麦门冬（去心）、五味子、防风、细辛、沉香、苍术、小茴香（盐水炒黄）各10克，破故纸、核桃仁、甘草各50克，红枣肉250克。

食材 酥油250克，白砂糖500克，烧酒5500毫升。

做法 ❶所有药材用细绢袋盛好，与烧酒一起放入大坛中，浸泡3日。❷放大锅内用汤浸坛煮4小时，取出，埋入土中3日，即可取出饮服。

功效 滋阴助阳、补气养血、理气和胃、祛风胜湿、止咳化痰、强筋壮骨。适用于老人五劳七伤、四肢酸软痛木、足膝痿弱无力等症。

食法 每日一次，每次饮服15～20毫升。病在上食后服，病在下空腹服。

百果玫瑰球

药材 核桃仁、枣干、梅子、橘饼、莲子、南瓜子各15克。

食材 淀粉豌豆40克，鸡蛋清200克，猪板油30克，白砂糖70克，玫瑰酱50克，红曲15克，干淀粉40克，植物油适量。

做法 ❶核桃仁、红枣、青梅、橘饼、南瓜子磨粉状末，与莲子、猪板油、白砂糖（30克）、玫瑰酱拌匀，撒上干淀粉10克，搓成丸形，即为百果丸生坯。❷蛋清入浅汤盆中，用筷子打至起细浓泡沫，加入干淀粉

30克，拌匀，再放入红曲拌成红色。❸置火上，入油适量，大火烧至三成热，百果丸放入蛋清糊中滚满，投入油中，用筷子拨动，待百果丸结壳、肥大，捞出，待油烧至六成热时，再将所有百果丸一起投入，用漏勺翻炒至淡黄色，捞出装盆，撒上白砂糖40克即可食用。

功效 益气延年、温中养胃。

食法 每日2次，随量食。

龟肉炖虫草

药材 冬虫夏草3克。

食材 甲鱼500克，猪瘦肉50克，大葱、姜各10克，料酒15毫升，盐2克，植物油15毫升，味精1克，鸡汤适量。

做法 ❶甲鱼宰杀，揭去硬壳，剁去头及爪尖，清水洗净，剁成块，入沸水氽烫后捞出；瘦猪肉洗净切丝，入沸水氽烫；葱姜洗净，葱切段，姜切片；冬虫夏草洗净，润透。❷锅置火上，入油烧热，放葱段、姜片煸香，倒入龟肉，翻炒片刻，入沸水煮5分钟，捞出龟肉，放蒸碗内，加入冬虫夏草、猪瘦肉，倒入鸡汤、料酒、盐，置笼屉内蒸至龟肉熟烂，加味精调味即可。

功效 延年益寿、滋阴补虚。

食法 饮汤食肉。

鹌鹑肉片

药材 鹌鹑肉150克。

食材 冬笋25克，冬菇5朵，黄瓜1根，鸡蛋清40克，盐3克，生粉2克，水淀粉3毫升，鸡汤、植物油适量。

做法 ❶鹌鹑肉洗净，切成薄片，用鸡蛋清、生粉拌匀；冬笋、冬菇、黄瓜洗净，切成片状。❷锅置火上，入油烧热，放入鹌鹑片炒熟，盛出，锅留底油，下入冬笋、冬

菇煸炒，倒入鸡汤，煮5分钟左右，放入鹌鹑肉煮沸，加盐调味后，放入黄瓜，用水淀粉勾芡，盛入盘中即可。

功效 补益脾肾、强健身体。适用于脾肾亏虚、体弱乏力等症。

食法 佐餐食用。

核桃鸡丁

药材 核桃仁100克。

食材 鸡肉300克，鸡蛋清30克，冬笋75克，湿冬菇25克，水淀粉5毫升，味精2克，生抽、料酒各7毫升，姜、葱各5克，盐5克，鸡汤、植物油适量。

做法 ❶鸡肉洗净，切成厚片，剞十字花刀，改切成丁，放蛋清、水淀粉拌匀；核桃仁用水泡软去衣；冬笋、冬菇切丁焯水；葱姜洗净，切末。❷取碗放入鸡汤，加盐、味精、水淀粉、生抽调成汁，备用。❸锅置火上，入油烧热，下入核桃仁，炸至微黄时捞出，下入鸡丁、冬笋丁滑透捞出，锅留底油，下姜末、葱末、冬菇丁、鸡丁、笋丁、核桃仁、熟料酒翻炒，倒入调好的汁，炒匀出锅装盘。

功效 补肺益肾、明目抗衰。适用于肺肾两虚、神疲无力，面色无华等症。

食法 佐餐食用。

松子粥

药材 松子仁50克。

食材 大米100克，蜂蜜10毫升。

做法 ❶大米淘洗干净，放入砂锅，加水浸泡30分钟；松子仁洗净，润透切碎。❷砂锅置火上，放入松仁碎，大火煮沸后转小火，熬煮至粥成，离火稍凉后，调入蜂蜜拌匀即可。

功效 补虚养液、润肺滑肠。适用于中老年及体弱早衰、头晕目眩、肺燥咳嗽、慢性便秘等症。

食法 早晨空腹、晚上睡前服用。

延寿酒

药材 黄精、天门冬、枸杞各20克，松叶15克，苍术10克。

食材 白酒1000毫升。

做法 ❶黄精、天门冬、苍术均洗净，润透，切成小方块；松叶、枸杞均洗净，松叶切成米状的节。❷所以药材与白酒一起放入玻璃瓶内，摇晃均匀，静置浸泡10～12天即可饮用。

功效 延年益寿、活血滋补。

食法 每日一次，每次饮服15～20毫升。

猪肉枸杞汤

药材 枸杞15克。

食材 猪肉瘦250克，盐3克，大葱、姜各5克，料酒5毫升，胡椒粉1克，植物油15毫升。

做法 ❶枸杞去杂质，洗净；葱姜洗净，葱切段，姜切片；猪肉洗净，切丝。❷锅置火上，入油烧热，放入肉丝、葱、姜、料酒、盐煸炒后，注入清水适量，放入枸杞煮至肉熟烂，加胡椒粉调味即可。

功效 滋补虚损、强身壮体。适用于老年人肝肾不足、精血亏虚等症。

食法 饮汤食肉。

黄芪人参粥

药材 炙黄芪30克，人参3克。

食材 大米100克，白砂糖5克。

做法 ❶大米淘洗干净；黄芪、人参洗净，润透，切成薄片，用冷水浸泡30分钟，放入砂锅内，大火煎沸后转用小火煎成浓液，取液后再加冷水，如上法煎取二液，去渣。❷将两次煎液合并，入水适量，下入大米，大火煮沸后转小火熬煮成粥，加白砂糖稍煮调味，即可服食。

功效 益气健胃。适用于脾气虚弱、便溏泄泻、气短乏力、胃下垂、脱肛等症。

食法 每日分早、晚2次服食，3~5天为一个疗程。

 ## 补肾复元汤

药材 鲜山药100克，肉苁蓉20克，核桃仁5克，菟丝子10克。

食材 羊瘦肉500克，羊脊骨1具，大米100克，葱段、姜片各5克，料酒10毫升，花椒、胡椒粉、八角各2克，盐4克。

做法 ❶羊肉洗净血水，切块；羊脊骨洗净，剁条；山药去皮洗净，切块；肉苁蓉、核桃仁、菟丝子均洗净，用纱布袋装好，扎口；大米淘洗干净。❷汤煲置火上，入水适量，放入药袋、山药、羊肉、羊骨、葱段、姜片、大米，大火煮沸后撇去浮沫，放入花椒、料酒、八角，转小火焖羊肉烂熟，食时加盐、味精调味即可。

功效 温补肾阳、抗衰老。适用于未老先衰、耳鸣目花、腰膝无力、阳痿早泄等症。

食法 每日一次，随量佐餐食用。

 ## 三味羊肉汤

药材 杜仲15克，熟附子20克，熟地黄15克。

食材 羊肉250克，葱段、姜片各5克，盐3克。

做法 ❶羊肉洗净，切成小块；杜仲、熟附子、熟地黄均洗净，润透，放入纱布袋中，用细线绑好。❷汤煲置火上，入水适量，

放入药袋、羊肉、葱段、姜片，大火煮沸后转成小火，炖煮至熟烂，起锅前拣去药材包，加盐调味即可。

功效 强筋健骨、补益肝肾、延缓衰老。

食法 饮汤食肉。

 ## 菖蒲白术酒

药材 石菖蒲、白术各10克。

食材 白酒500毫升。

做法 ❶石菖蒲洗净，润透，切碎，上锅蒸透。❷白术洗净，润透切细，与石菖蒲同装绢袋，放入酒中密封浸泡，春冬2周，夏秋1周即可。

功效 祛湿开窍、健脾养胃。适用于中老年人心脾两虚、早衰健忘、视力减退、耳鸣、心悸、食欲不振、腹胀、便溏等症。

食法 每日一次，每次20毫升。

 ## 萝卜炖羊肉

药材 陈皮10克。

食材 羊肉500克，萝卜1000克，料酒15克，葱20克，姜6克，盐3克，味精1克。

做法 ❶萝卜洗净，去皮切成块状；羊肉洗净切成条；陈皮洗净，润透；姜洗净拍破；葱洗净切成段。❷汤煲置火上，入水适量，放入羊肉、陈皮，大火煮沸，撇去浮沫，改用小火煮1小时，加入萝卜、姜、葱、料酒、盐，炖至萝卜熟透，加味精调味即可。

功效 温中养胃、健脾利肾、滋补虚损。

食法 饮汤食肉。

淮山药芝麻糊

药材 淮山药15克，黑芝麻120克。

食材 玫瑰糖6克，鲜牛奶200毫升，白砂糖50克，粳米50克。

做法 ❶粳米淘洗干净，用清水浸泡1小

时，捞出滤干；淮山药洗净，润透，切成小颗粒；黑芝麻炒香。❷粳米、淮山药、黑芝麻放入盆中，加适量水和鲜牛奶拌匀，磨碎后滤出细茸备用。❸锅置火上，入水适量，放入冰糖，大火煮至冰糖溶化，放入粳米、淮山药、黑芝麻磨碎的细茸，加玫瑰糖，不断搅拌成糊，熟后起锅即可。

功效 滋阴补肾、益脾利肠。适用于肝肾不中、病后体虚、大便燥结、须发早白等症。

食法 日常食用。

锅贴杜仲腰片

药材 杜仲 10 克，核桃 50 克，补骨脂 8 克。

食材 猪腰子 200 克，火腿 150 克，肥膘肉 200 克，小麦面粉 50 克，鸡蛋清 100 克，酱油 5 毫升，盐 2 克，花椒粉 1 克，姜末 5 克，胡椒粉 1 克，水淀粉 10 毫升，植物油适量。

做法 ❶补骨脂、杜仲、核桃肉去净灰渣，洗净润透后烘干，制成粉末；猪腰片去腰臊，切成薄片，再改切成块；火腿、肥膘肉切成片；鸡蛋清加面粉、中药末、水淀粉 10 毫升、姜末、植物油少许调成浆。❷肥膘肉摊开，抹上蛋清浆，贴上腰片，入油锅中炸成金黄色，食用时撒上花椒粉即可。

功效 补肾固精、温补肾阳、延缓衰老。

食法 佐餐食用。

菊花山楂茶

药材 菊花 15 克，山楂 20 克。

做法 菊花、山楂洗净，放入砂锅中，入水适量，大火煮沸后转小火，煎煮 2 分钟，稍焖片刻，倒入茶杯中即可。

功效 健脾消食、清热降脂。适用于老年冠心病、高血压、高脂血症、肥胖等症。

食法 每日一剂，代茶饮服。

核桃酪

药材 核桃 50 克，红枣 5 枚。

食材 糯米 100 克，白砂糖 10 克。

做法 ❶糯米淘洗干净，用温水浸泡 1 小时；核桃肉用沸水浸泡后，剔去外衣；红枣洗净，润透，剥去外皮，去核。❷糯米、核桃肉、红枣加清水适量，用石磨磨成浆备用。❸锅置火上，入水适量，加白砂糖煮沸后，倒入糯米浆，边倒边用勺子慢慢推动，不使米浆粘住锅底，待浆煮沸起糊即可。

功效 益智健脑、温中养胃。

食法 早餐食用。

五元鹌蛋

药材 桂圆、莲子各 50 克，鲜荔枝 300 克，黑枣（无核）5 枚，枸杞 6 克。

食材 鹌鹑蛋 400 克，冰糖 60 克，盐 1 克，鸡油 10 克。

做法 ❶莲子、桂圆、黑枣、枸杞用温水洗净；荔枝剥去壳；鹌鹑蛋煮熟剥去壳。❷蒸钵内注入清水，下冰糖、盐、桂圆、黑枣、枸杞、荔枝、莲子、鹌蛋，上笼蒸 30 分钟，滗出原汁，勾清芡。❸把鹌蛋等原料转装平盆中，放入鸡油，淋上原汁芡即可。

功效 固肾补元、益气养血。

食法 日常食用。

桂圆长寿面

药材 干桂圆肉 20 克。

食材 鸡肉丝 100 克，海米 20 克，鲜菇 3 朵，鸡蛋 1 枚，盐 3 克，鸡精 1 克，面条

200 克，植物油、水淀粉适量。

做法 ❶干桂圆洗净，用沸水浸泡 30 分钟至软；海米洗净，泡发切碎；鲜菇洗净，切丁；鸡蛋打入碗中，搅拌均匀。❷锅置火上，入油烧热，下入鸡肉丝、海米、鲜菇、鸡蛋滑炒，放盐、鸡精调味，加入水淀粉勾芡，即成面卤。❸面条入锅煮熟，捞入碗中，浇上面卤，放上桂圆肉即可。

功效 滋阴补虚、健脑安神。

食法 可做主食食用。

菊花酒

药材 干菊花 100 克。

食材 低度白酒 500 毫升。

做法 干菊花去蒂洗净晾干，放入酒中，密封 2 天后即可饮用。

功效 活血行气、抗衰老、延年益寿。

食法 每日一次，每次 20 毫升。

莲子菊花烩双蛋

药材 莲子 20 克，白菊花 15 克，黄芪 20 克。

食材 番茄、皮蛋、咸蛋各 1 个，银耳 6 克，盐 3 克，味精 1 克，白砂糖 2 克，水淀粉 5 毫升，高汤适量。

做法 ❶莲子洗净，润透，去皮、心；白菊花洗净，加水煎两遍取汁，用滤液泡发银耳，掰成小朵；黄芪煎两遍取汁，以其滤液蒸发莲子；番茄洗净去皮，切丁；皮蛋、咸蛋去壳，切块。❷将蒸好的莲子、银耳加盐、味精、白砂糖放入砂锅，兑入高汤煨至入味后捞出备用。❸银耳放在盘子中，上面散放莲子，番茄丁围放在银耳周围，将高汤中加少量水淀粉，淋在摆好的菜上，再将切好的皮蛋及咸蛋围在周围即可。

功效 适宜中老年偏于阴虚体质者食用。

食法 佐餐食用。

枸杞滑熘里脊片

药材 枸杞 50 克。

食材 猪里脊肉 250 克，水发木耳、水发笋片、豌豆各 25 克，蛋清 40 克，水淀粉 15 毫升，葱、蒜、姜各 5 克，盐 3 克，米醋、料酒各 5 毫升，味精 1 克，植物油、清汤适量。

做法 ❶枸杞洗净，取 25 克入砂锅煎煮，取浓汁少许；另 25 克放小碗中上笼蒸 30 分钟至熟备用；里脊肉抽去白筋，切成片，用蛋清、水淀粉、盐少许抓匀浆好。❷锅置火上，入油烧热，入里脊片滑开、滑透，倒入漏勺控油，锅留底油，下入所有配料翻炒，再将里脊片下锅搅匀，勾水芡，翻炒至熟即可。

功效 滋阴补虚、强身健体。适宜于体虚乏力、神疲，血虚眩晕、心悸、肾虚阳痿、腰痛等症。

食法 佐餐食用。

桂圆猪髓鱼头汤

药材 桂圆肉 120 克。

食材 鲢鱼头 1 个，猪脊骨 100 克，紫苏叶 2 克，香菜 10 克，大葱段 15 克，姜片 10 克，红辣椒 2 个，料酒、米醋各 10 毫升，盐 4 克，味精 2 克。

做法 ❶猪脊髓、鱼头洗净；桂圆洗净，润透。❷锅置火上，入水适量，放入猪脊髓、鱼头煮沸，下桂圆、葱段、姜片、红椒、料酒、米醋，转小火炖至烂熟，加盐、味精调味，下紫苏叶、香菜，再煮沸即可。

功效 养血健脑、宁心安神。

食法 饮汤食肉。

参杞羊头

药材 党参 15 克，枸杞 10 克，陈皮 10 克，山药干 20 克。

食材 羊头 1 只，荸荠 60 克，火腿 30 克，鸡蛋壳 3 枚，盐 5 克，味精 1 克，上汤 500 克。

做法 ❶党参、山药分别洗净，润透切片；枸杞洗净，去杂质；羊头皮面燎去绒毛，放入温水中刮洗干净，砍成两半，取出羊脑，洗净血余，放入锅内，加清水和鸡蛋壳，煮至羊头熟，洗净；荸荠去皮，洗净切片；火腿切片；党参、枸杞、山药洗净。❷净锅置火上，入水适量，放入羊头、陈皮、火腿、荸荠，大火煮沸，撇去浮沫，转小火炖至烂熟，取出羊头，拆骨后切成条块。❸荸荠片、火腿片放入蒸盆内，羊肉块放在荸荠上面，党参、枸杞、山药放在羊头肉上面，加入原汤，加盖上笼蒸 1 小时左右取出，加盐、味精调味即克。

功效 补脾益肾、延年益寿。

食法 佐餐食用。

莲藕红枣汤

药材 鲜莲藕 300 克，红枣 5 枚。

食材 冰糖 10 克。

做法 ❶鲜莲藕去皮，洗净，切片；红枣洗净，润透去核；冰糖砸成碎屑。❷锅置火上，入水适量，放入莲藕大火煮沸后转小火炖煮 25 分钟，下入红枣、冰糖，续煮 15 分钟即可。

功效 滋阴补气、润肺止咳。

食法 日常饮服。

山药炒豌豆

药材 鲜山药 200 克。

食材 胡萝卜 100 克，豌豆 50 克，葱 10 克，盐 3 克，十三香 2 克。

做法 ❶山药洗净去皮，切小丁，过清水洗去黏液；胡萝卜洗净，切丁；豌豆淘洗干净，沥干水分；葱洗净，切末。❷炒锅置火上，入油烧热，下葱末爆香，先放山药丁煸炒，再加入胡萝卜丁和豌豆翻炒至熟，撒十三香大火翻炒 2 分钟，加盐调味即可。

功效 补肾益阳、养肝明目。

食法 佐餐食用。

土茯苓灵芝炖龟

药材 土茯苓、灵芝各 5 克。

食材 瘦肉 100 克，草龟 1 只，姜片、陈皮各 5 克。

做法 ❶草龟处理干净，入沸水氽烫后放入炖盅，加水适量。❷放入土茯苓、灵芝、瘦肉、姜片、陈皮，小火炖 4 小时，入味即可。

功效 清热解毒、利尿祛湿。

食法 饮汤食肉。

灵芝炖土鸡

药材 灵芝 4 克。

食材 干香菇 10 朵，红枣 10 枚，土鸡半只，大葱段、老姜片各 10 克，绍酒 15 毫升，盐 5 克。

做法 ❶灵芝、香菇、红枣洗净，润透，红枣去核；土鸡洗净，剁成大块。❷汤煲置火上，入水适量，放入鸡块，大火煮沸后，撇去浮沫，放入灵芝、香菇、红枣、大葱段、姜片，淋入料酒，盖上盖子，转小火煲 2 小时，加盐调味即可。

功效 降血糖、调血脂、助安眠。

食法 饮汤食肉。

党参煲牛蛙

药材 三七5克，党参10克。

食材 牛蛙300克，盐4克，味精、胡椒粉各2克，料酒10毫升，清汤适量。

做法 ❶田七、党参用温水洗去泥沙，润透，切成片；牛蛙宰去皮，内脏，爪尖宰成大块，汆去血水。❷蒸盅洗净，放入牛蛙块、田七、党参、料酒，掺入清汤，用牛皮纸密封，上笼大火蒸约1小时，加盐、味精、胡椒粉调味即可。

功效 延年益寿、滋补虚弱。

食法 饮汤食肉。

松子抗衰膏

药材 松子仁200克，黑芝麻100克，核桃仁100克。

食材 蜂蜜200宴，黄酒1000毫升。

做法 松子仁、黑芝麻、核桃仁洗净，烘干同捣成膏状，放入砂锅中，加入黄酒，小火煎煮15分钟，稍凉后倒入蜂蜜、搅拌均匀，继续熬煮收膏，冷却后装瓶即可。

功效 滋润五脏、益气养血，适用于辅助治疗老人肺肾亏虚所致的久咳不止、腰膝酸软、头晕目眩等症。

食法 每日2次，每次服食15毫升，温开水送服。

健脑宁心粥

药材 核桃仁25克，干百合10克。

食材 大米100克，黑芝麻20克。

做法 ❶大米淘洗干净；干百合、核桃仁、黑芝麻洗净，与大米一起放入砂锅浸泡30分钟。❷置火上，大火煮沸后转小火，熬煮至粥成即可。

功效 补虚滋阴、健脑益智。

食法 早、晚餐皆可食用。

长寿鹌蛋

药材 银耳5克，莲子10克，百合10克。

食材 鹌蛋3枚，冰糖30克。

做法 ❶银耳泡发，洗净，去蒂撕成小朵；莲子泡发，去皮、心；百合洗净；鹌鹑蛋蒸熟，去壳备用。❷砂锅置火上，入水适量，大火煮沸，下入莲子、银耳、百合、冰糖，小火炖煮30分钟，放入鹌鹑蛋即可。

功效 安神益智、健脾开胃、延年益寿。适用于神经衰弱、食欲不振、虚热咳喘等症。

食法 日常食用。

芝麻红茶

药材 芝麻100克。

食材 红茶5克，盐1克。

做法 ❶芝麻炒香，磨成细末，加盐及适量水，搅打至稀稠适度的芝麻酱备用。❷红茶放杯中，用沸水冲泡，再取茶水倒入砂锅内，熬浓后熄火，稍凉后调入芝麻酱拌匀即可。

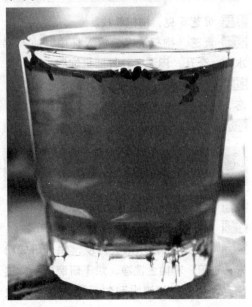

功效 滋补肝肾、养心健脑、延缓衰老、提神消疲。适宜于肝肾虚损、精血不足、智力低下、神疲乏力、头晕健忘、大便干燥等症。

食法 每日一剂，空腹趁温服下。

强补猪肝

药材 枸杞 30 克，北五加皮、北五味子各 10 克。

食材 猪肝 200 克，香菇 30 克，盐 3 克，味精 1 克，酱油 5 毫升。

做法 ❶北五加皮、北五味子洗净，装入细纱布袋内扎紧口；香菇、枸杞均洗净，润透；猪肝洗净。❷砂锅置火上，入水适量，放入药袋、香菇、枸杞、猪肝，大火煮沸，撇去浮沫，加入盐转小火，炖煮 30 分钟至猪肝熟透，捞出药袋，加入味精、酱油调味即可。

功效 补肝益肾、强身壮体、益寿延年。适宜久病体弱或年老体衰者食用。

食法 每日早晚各适量食之，每周 2 剂。

灵芝茶

药材 灵芝 5 克，枸杞 5 枚。

做法 灵芝、枸杞洗净，放入杯中，冲入沸水 500 毫升，闷泡 5 分钟即可饮服。

功效 增强免疫、延年益寿。适用于失眠健忘、用脑过度、焦虑忧郁、食欲不振等症。

食法 代茶饮服。

期颐饼

药材 生芡实 150 克，生鸡内金 50 克。

食材 白面粉 300 克，白砂糖 20 克。

做法 ❶生芡实用水淘去浮皮，烘干研成粉末，过筛；鸡内金洗净，烘干研磨成粉，过筛，置盆内，加沸水和匀。❷芡实粉、白面粉、白砂糖用浸有鸡内金的水和匀，搓成长条，揪成小剂，擀成极薄的小饼，上锅烙成焦黄色、如饼干样即可。

功效 滋补虚损、化痰理气。适用于老人气虚、不能行痰、痰气郁结、胸胁满闷、肋下作痛等症。

食法 随时服食。

天门冬膏

药材 天门冬 500 克。

做法 ❶天门冬去皮、根须，捣碎，用洁净白细布绞取汁，澄清，过滤。❷置锅中小火熬成膏，放入瓷罐内即可。

功效 健体强身、轻身益气、防病延年。

食法 食用时，每服 1 匙，空腹温酒服之。

莲子桂圆煨猪肉

药材 莲子 50 克，桂圆 20 克。

食材 猪肉瘦 250 克，大葱、姜各 5 克，盐 3 克，味精 1 克，料酒 2 毫升。

做法 ❶莲子、桂圆肉洗净，润透，莲子去心；猪瘦肉洗净，切成块；葱姜洗净，葱切段，姜切片。❷砂锅置火上，入水适量，放入莲子、桂圆肉、猪肉、葱段、姜片、盐、料酒，大火煮沸后转用小火炖至肉熟烂，加入味精调味即可。

功效 养心润肺、安神抗衰。适宜神经衰弱之失眠、记忆力减退中老年人食用。

食法 饮汤食肉。

人参蒸鸡

药材 人参 15 克，水发玉兰片 10 克。

食材 母鸡 1 只，水发香菇 15 克，火腿肉 10 克，盐 3 克，黄酒 10 毫升，味精 1 克，葱、姜各 10 克，鸡汤适量。

做法 ❶母鸡宰杀后，去毛杂，褪净毛桩，放入沸水锅中汆一下，取出鸡用凉水洗净，鸡汤留用；香菇、玉兰片、葱、姜均洗净，切片；火腿切片；人参用沸水泡透，放入碗内上笼蒸30分钟备用。❷将鸡、参、菇、火腿、玉兰片、葱、姜放入盆里，加盐、黄酒、味精、鸡汤，上笼大火蒸至鸡烂。❸鸡取出，入在大碗里，摆上人参、火腿、香菇、玉兰片，鸡汤倒入炒锅内，烧沸后，去浮沫，调好口味，浇在鸡身上即可。

功效　补益气血、抗衰老。适用于脾虚体弱、低血压、营养不良、贫血等症。

食法　佐餐食用。

 何首乌粥

药材　何首乌15克。

食材　粳米100克，红枣5枚，白砂糖10克。

做法　❶何首乌洗净，放入砂锅内，加水煎取汁，去渣；粳米淘洗干净；红枣洗净，泡透去核。❷砂锅置火上，入水适量，兑入药汁，下入粳米、红枣，大火煮沸，转用小火熬煮至粥成。加入白砂糖调味即可。

功效　养肝补血、益肾抗老。适用于老年肝肾不足、阴血亏损、头晕耳鸣、头发早白、贫血、神经衰弱，以及老年性高血脂、血管硬化、大便干燥等病症。

食法　早、晚餐服食。

 人参鹌鹑蛋

药材　人参3克，枸杞8克。

食材　鹌鹑蛋8枚，蜂蜜10毫升，味精1克，鲜汤适量。

做法　❶人参洗净，润透，烘干研成粉末；枸杞洗净；鹌鹑蛋打入蒸碗内，加入鲜汤，用竹筷搅散，再加入人参末、味精、蜂蜜搅匀，撒上枸杞。❷置蒸锅中，用中火沸水

蒸约10分钟即可。

功效　延年益寿、抗衰老。

食法　日常食用。

 人参鸡火锅

药材　人参10克。

食材　母鸡肉500克，胡萝卜、莴笋、猪瘦肉、猪舌头各75克，水发海参、猪环喉各100克，豌豆苗尖、葱各50克，姜10克，盐7克，料酒20毫升，酱油7毫升，花椒5克，冰糖7克，味精3克，醪糟汁50毫升，胡椒粉3克，植物油、鲜汤各适量。

做法　❶母鸡肉洗净，揾干水分，剁成约4厘米见方的块，入沸水锅中汆一下捞出；猪瘦肉去筋络，入沸水锅中汆一下，捞出切片；猪舌头刮洗干净，入沸水锅中汆一下，捞出切片；海参抠洗干净，顺着片成片，用水泡发；猪环喉撕去皮、筋，剖开，切成约8厘米长的条；胡萝卜、莴笋削去皮筋，切成片；豌豆苗洗净；葱拍破切节；人参洗净，用少许水煮一下，捞出切片，再放入原锅内煮15分钟，捞出仍以原汤泡好备用，以上各料除母鸡块、人参片外，均分别装入盘中上桌。❷炒锅置火上，入植物油烧至五成热，先放姜、葱、花椒炸香，放入鸡块、盐、酱油、料酒、醪糟汁、冰糖翻炒一会儿，加鲜汤烧开，放胡椒粉、味精，烧沸10分钟，撇去浮沫，舀入火锅中上桌，点着火，然后加入人参片及其汤汁，煮10分钟，便可烫食各种用料。

功效　开胃消食、健脾利肾。

食法　佐餐食用。

 桂圆百合

药材　桂圆肉50克，百合25克。

食材　白砂糖10克。

做法　❶百合去老皮及筋皮，在清水中泡20

分钟，再放入沸水中氽一下，即刻捞入凉水中，待冷却后沥干水；桂圆肉洗净，润透。
②百合、桂圆肉放入碗内，加白砂糖及少量清水，隔水蒸 20 分钟即可。

功效 养血补脑、宁心安神、延年益寿，适于失眠多梦、记忆力减退的中老年人食用。

食法 每日早、晚服用，常服。

熙春酒方

药材 枸杞、桂圆肉、女贞子、生地、仙灵牌、绿豆各 10 克。

食材 柿饼 50 克，烧酒 1200 毫升。

做法 ①女贞子于冬至一日九蒸九晒；生地洗净晒干；仙灵牌去皮毛；绿豆洗净晒干；将药物装入布袋内，扎紧，备用。②瓷坛装烧酒，再放入药袋，严密封口，浸制一日即可。

功效 温肾补肺，泽肌肤，美毛发。适用于老年久咳病症。

食法 早、晚各服一次，根据酒量酌饮，但每次不得超过 25 毫升。

冬瓜鳖裙羹

药材 冬瓜 1500 克。

食材 甲鱼 300 克，姜片 50 克，葱结 100 克，盐 5 克，白醋 15 毫升，味精 2 克，料酒 5 毫升，鸡汤、植物油适量。

做法 ①甲鱼宰杀洗净，放入沸水锅中烫 2 分钟，捞出后去掉黑皮，去壳、内脏，卸下甲鱼裙，甲鱼肉剁成块；冬瓜去皮，肉瓤挖出削成荔枝大小的冬瓜球备用。②炒锅置大火上，入油烧至六成热时，下入甲鱼滑油后，滗去油，煸炒一下，再下冬瓜球合炒，加鸡汤、盐 3 克，转小火煮 15 分钟备用。③用甲鱼裙垫碗底，然后码上炒烂的甲鱼肉、冬瓜球、加入生姜片、香葱结、盐、料酒、白醋、鸡汤，上笼蒸至裙边软黏，肉质

酥烂出笼，拣出整葱、姜，加味精调味，反扣在汤盆内，摆好冬瓜球即可。

功效 延年益寿、利水消脂。

食法 佐餐食用。

鲜奶玉液

药材 炸胡桃仁 80 克，生胡桃仁 40 克。

食材 粳米 50 克，牛奶 200 毫升，白砂糖 10 克。

做法 ①粳米淘洗干净后用水浸泡 1 小时捞出，滤干水分和生胡桃仁、炸胡桃仁、牛奶、清水拌匀磨细，再用漏斗过滤取汁。②将汁倒入锅内，注入适量清水煮沸，加入白砂糖煮至溶化后，过滤去渣再煮沸，即可饮服。

功效 补脾肾、益肺、润燥强身。适用于咳嗽、气喘、腰痛及津亏肠燥便秘等症。

食法 早餐食用。

金髓煎

药材 枸杞 250 克。

食材 白酒 500 毫升。

做法 ①枸杞洗净，放白酒中浸泡，15 天后取出，放入盆中研碎。②将酒和枸杞浆汁倒入白布袋中，绞取汁液，倒入砂锅中，先用大火煮沸，再转小火煎熬浓缩至膏状时停火，稍凉，盛入瓷器内，封贮备用。

功效 填精补肾、延年益寿。适用于肾虚发白、肾精亏损等症。

食法 早、晚各服 5～10 毫升，用温酒冲服。

首乌酒

药材 何首乌、生地黄各 10 克。

食材 白酒 1000 毫升。

做法 ①何首乌洗净，润透，切成块；生地

黄淘洗干净，润透，切成薄片，晾干水气。❷何首乌块与生地黄片同下入酒坛中，将白酒缓缓注入坛内，搅匀后封闭浸泡，每隔3天搅一次，10～15天之后即可开坛，滤去药渣即可饮用。

功效　补肝肾、益精血。适用于肝肾不足之眩晕、乏力、消瘦、腰痛、遗精、健忘、须发早白等症。

食法　早、晚各服5～10毫升。

芝麻白砂糖糊

药材　芝麻500克。

做法　芝麻拣净，放入铁锅用小火炒香后晾凉、捣碎，装入瓦罐内备用。

功效　补阴血、养肝肾、乌须发、长肌肉、填精髓。适用于肺燥咳嗽、皮肤干燥、肝肾阴虚、头发早白、老人便秘等症。

食法　每次2汤匙，放入碗中，再加白砂糖适量，用开水冲服。

羊脊骨粥

药材　大羊脊骨1副。

食材　青小米100克，盐2克。

做法　❶羊脊骨砸碎，煮沸后捞出羊骨，取汁；青小米淘洗干净。❷砂锅置火上，倒入羊骨汤，下入小米大火煮沸后转小火熬煮至粥成，加盐调味即可。

功效　益阴补髓、润肺泽肤。适用于阴虚不足、虚劳瘦弱、肺痨咳嗽，以及皮肤、毛发憔悴等症。

食法　早、晚佐餐服食。

木耳芝麻茶

药材　黑木耳60克，黑芝麻15克。

做法　❶黑木耳洗净，泡发；炒锅置中火上烧热，下入黑木耳30克，不断地翻炒，待黑木耳的颜色由灰转黑略带焦味时，起锅装入碗内备用。❷净锅置火上，下入黑芝麻略炒出香味，倒入清水适量，下入生、熟黑木耳，转中火煮沸30分钟，即可起锅，用洁净双层细纱布过滤，得滤液装在器皿内即可。

功效　凉血止血、润肠通便。适用于血热便血、痔疮便血、肠风下血、痢疾下血等症。

食法　每次饮用100～120毫升，可加白砂糖适量。亦可将炒焦后的木耳、炒香后的黑芝麻同生木耳一起和匀收藏，每次用5～6克加沸水泡茶饮服。

加州杏仁

药材　杏仁100克。

食材　虾仁400克，大葱5克，姜、大蒜各4克，白砂糖5克，鸡粉10克，盐3克，生粉10克，植物油15毫升。

做法　❶虾仁用冷水浸30分钟后捞起，沥干水分，加入生粉拌匀；杏仁洗净。❷锅置火上，入油烧至五成热，下入虾仁滑散，加入杏仁翻炒片刻，放入葱段、姜片、蒜瓣、白砂糖、鸡粉、盐，炒熟后起锅入盘即可。

功效　可降低体内对动脉有危害的低密度脂蛋白的含量，从而有预防动脉硬化的作用。对老年人健康十分有利。

食法　佐餐食用。

首乌香菇菜心

药材　何首乌30克。

食材　鲜香菇150克，油菜心8个，盐3克，胡椒粉、白砂糖各2克，味精1克，酱油、香油、料酒各5毫升，干淀粉5克，葱末、姜丝各5克，植物油、清汤各适量。

做法　❶何首乌洗净，加水煎两次，过滤，取浓缩滤液；香菇发好，用剪刀转圈剪成长条，再用干淀粉搅匀。❷锅置火上，入油烧热后，下入香菇丝，小火炸至酥脆，捞出。❸锅留底油，下葱末、姜丝炝锅，放入清汤、药液、料酒、盐、白砂糖、味精、酱油、胡椒粉调成汁，下香菇丝翻炒，淋香油出锅装盘，将焯好的油菜心摆放盘边即可。

功效 延年抗衰、益智补脑。适合于各种体质的中老年人长期食用。

食法 佐餐食用。

山药杜仲腰片汤

药材 山药鲜品50克，杜仲5克。

食材 鲜猪腰500克，盐3克，味精1克，植物油、水淀粉各适量。

做法 ❶猪腰洗净，去筋膜、臊腺，切片，用水淀粉略浆；山药去皮，洗净，切块；杜仲洗净，加水煮20分钟，取汁备用。❷锅置火上，入油烧热，放入腰片爆一下盛出。❸净锅置火上，入水适量，放入山药块煮熟，加入杜仲汁、腰片煮沸，加盐、味精调味即可。

功效 滋补肝肾、强筋健骨。适用于老年人腰痛腿酸、行走乏力等症。

食法 吃腰片、山药，喝汤，常吃有效。

鹿茸香菇油菜

药材 鹿茸片2克。

食材 水发香菇片200克，净油菜300克，姜末5克，味精1克，盐3克，料酒、白酒各5毫升，水淀粉5毫升，清汤、植物油各适量。

做法 ❶鹿茸片放入碗中，加入白酒浸泡，取酒汁备用。❷锅置火上，入油烧热，下姜末略炸，放入香菇片、油菜煸炒，加入料酒、盐、清汤和酒汁，搅匀收汁，加味精，用水淀粉勾芡后收汁即可。

功效 温肾助阳、补气养血。适宜年老体弱、

元气虚衰、阳痿、腰膝酸冷、眩晕耳鸣、食欲不振者食用。

食法 佐餐食用。

桂圆荔枝鸭

药材 桂圆肉、红枣、莲子各50克。

食材 净鸭1只，荔枝100克，葡萄200克，胡椒粉2克，盐3克，姜片、葱段各8克，清汤适量。

做法 ❶净鸭入沸水中焯一下，取出洗净；桂圆肉、红枣、莲子均洗净，润透；荔枝、葡萄洗净，荔枝去壳。❷将桂圆肉、红枣、莲子、荔枝、葡萄、胡椒粉填入鸭腹，鸭颈口扎紧，放入蒸盆中，兑入清汤、盐、葱段、姜片，上笼用中火蒸2小时至鸭肉软烂即可。

功效 健脾养胃、清热凉血。适宜年老脾胃虚弱、食欲减退、心脾血虚、记忆力减退者食用。

禁忌 荔枝火大，不宜一次食用过多或连续多食，尤其是老人、小孩和糖尿病人。

食法 佐餐食用。

荸荠炒木耳

药材 去皮荸荠250克，黑木耳10克。

食材 青、红椒片各50克，葱、姜末各5克，盐3克，白砂糖2克，鲜鸡汁15毫升，水淀粉5毫升，植物油适量。

做法 ❶黑木耳泡发，洗净；荸荠切片入沸水锅中焯烫一下备用。❷炒锅置火上，入油烧热，下入葱、姜末爆香，倒入荸荠翻炒均匀，加入木耳继续翻炒至熟，倒入鲜鸡汁、盐、白砂糖炒匀，加入青、红椒片炒均匀，兑水淀粉勾芡即可。

功效 温中养胃、延缓衰老。

食法 佐餐食用。

常见病调理药膳

　　辨证论治是中医认识疾病和治疗疾病的基本原则，东汉医学家张仲景也说："饮食之味，有与病相宜，有与病相害，若得宜则益体，害则成疾。"可见对症食疗对于疾病恢复的重要性。本章详解几十种对症食疗，精选数百例经典药膳，教你正确择膳，防治皆宜。帮助你对症择时吃药膳，达到滋补、调理、祛病、强身，健康永驻的效果。

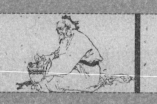

心脏疾病

心律失调调理药膳

当归黄芪炖乌鸡

药材 当归8克，黄芪15克。

食材 白条乌鸡1只，香菇25克，料酒20毫升，葱段、姜片各10克，盐4克，高汤适量。

做法 ❶当归洗净，切段；黄芪洗净，切薄片；香菇洗净，切两半；乌鸡洗净。❷炖锅置火上，入水适量，放入乌鸡、高汤、料酒、葱段、姜片、香菇、当归、黄芪，大火煮沸转小火炖煮1小时，加盐调味即可。

功效 气血双补、养阴退热、滋补心肾。适用于心律不齐、气血两虚型心悸患者。

食法 每日一次，每次吃乌鸡肉50克，随意喝汤、吃香菇，佐餐食用。

首乌山楂粥

药材 何首乌8克。

食材 山楂12克，大米80克。

做法 ❶山楂洗净，去核，切薄片；何首乌润透，切薄片；大米淘洗干净。❷砂锅置火上，入水适量，放入大米、山楂、何首乌，大火煮沸转小火炖煮1小时即可。

功效 补肝肾、益气血。适用于心律不齐属肝阴虚患者。

食法 每日2次，早晚做主食用。

洋参麦冬五味子饮

药材 西洋参、麦冬各5克，五味子4克。

食材 白砂糖20克。

做法 ❶西洋参润透，切薄片；麦冬洗净，去心；五味子洗净。❷炖锅置火上，入水适量，放入以上3味药材，大火煮沸转小火炖煮15分钟，加入白砂糖拌匀即可。

功效 补气血、益心肾。适用于心律失常属心肾阴虚型患者。

食法 代茶饮用。

补虚猴头菇汤

药材 黄芪15克，当归8克，红花4克。

食材 猴头菇、小白菜各80克，鸡汤300毫升，料酒15毫升，葱段、姜片各5克，盐3克，胡椒粉2克。

做法 ❶猴头菇去蒂，切薄片；小白菜、红花分别洗净；黄芪洗净，切片；当归洗净，切段。❷炖锅置火上，入水适量，放入黄芪、当归、红花、猴头菇、料酒、姜片、葱段、小白菜、鸡汤煮30分钟，加盐、胡椒粉调味即可。

功效 补气养血、补脑强身。适合心律不齐、气血两虚之心悸病患者食用。

食法 每日一次，佐餐食用。

冠心病调理药膳

归芪蒸鳗鱼

药材 当归6克，黄芪10克。

食材 鳗鱼1条，冬菇50克，料酒5毫升，盐3克，葱段、姜丝5克，酱油、香油、鱼高汤各适量。

做法 ❶黄芪、当归均洗净，润透，切成片；鳗鱼处理干净，剁成段；冬菇泡洗干净，切成小块。❷鳗鱼放在蒸盆内，放入酱油、盐、葱段、姜丝、料酒、鱼高汤腌渍30分钟，再放入当归、黄芪，上笼大火蒸40分钟，淋香油即可。

功效 益气安神。适宜气血两虚之冠心病患者食用。

食法 每日一次，吃鳗鱼，喝汤，佐餐服用。

参枣茶

药材 红参、桂枝各5克，甘草、当归各3克。

食材 红枣5枚，红糖5克。

做法 ❶红枣洗净，润透，去核；红参、甘草分别洗净，润透，切片；桂枝洗净，连同甘草装入纱布袋内。❷炖锅置火上，入水适量，放入药袋、红参、红枣、当归，大火煮沸后转小火煎煮40分钟，除去药袋，加入红糖，拌匀即可。

功效 祛寒补血，可有效调节人体功能，改善心肌缺血和微循环。适宜血虚寒闭型冠心病患者饮服。

食法 每日一剂，分3次服用。

金针菇菠菜汁

药材 金针菇80克。

食材 菠菜4棵，葱白5根，蜂蜜适量。

做法 ❶菠菜择洗干净，入沸水焯烫后捞出，切段；葱白洗净，切段；金针菇洗净。❷榨汁机中放入菠菜、金针菇、葱白，加入凉开水，搅打成汁，倒入杯中，加入蜂蜜，调匀即可。

功效 降压减脂、益智健脑，有助于降低血液中的胆固醇浓度，调节血液的酸碱平衡。适用于动脉硬化、高血压等症。

食法 适量饮用。

山药萝卜粥

药材 山药干10克。

食材 白萝卜100克，大米50克。

做法 ❶白萝卜洗净，切块；大米淘洗干净；山药洗净，润透切片。❷砂锅置火上，入水适量，放入白萝卜、大米、山药，大火煮沸后转小火熬煮45分钟即可。

功效 生津祛痰、活血化瘀。适宜痰瘀内滞型冠心病患者食用。

食法 每日一次，早餐食用。

枣泥桃仁酥

药材 枣泥250克，核桃仁、山药各50克。

食材 面粉500克，猪油、植物油各适量。

做法 ❶山药去皮，洗净，放入锅中，加水适量，小火煮熟，捞出沥干；核桃仁洗净，切粒。❷取碗，放入山药，捣成泥，加入枣泥、核桃仁拌匀，制成枣泥桃仁馅。❸将面粉200克放入盆中，加入猪油，拌匀成干油酥，剩余的面粉加猪油、适量水拌匀，揉成油面团。❹将干油酥包入油面团内，卷成筒状，切成面坯，擀成圆皮，包入枣泥桃仁馅，制成桃酥饼生坯。❺平底锅置火上，入油烧至六成热，下入桃酥饼坯，

517

炸至两面呈浅黄色，捞出控油，装盘即可。

功效 补益脾胃、降脂祛腻。适用于冠心病、高血压、高脂血、脑血管病、消化不良、营养不良等病症，同时适合患者术后恢复期食用。

食法 每日一次，午餐或晚餐食用。

丹参红花饮

药材 丹参10克，红花、西洋参各5克。

食材 白砂糖5克。

做法 ❶西洋参、丹参分别洗净，润透，切片；红花洗净。❷炖锅置火上，入水适量，放入红花、西洋参、丹参，大火煮沸后转小火煎煮15分钟，去渣取液，加入白砂糖拌匀即可。

功效 活血化瘀、通络。适宜轻症气血瘀滞型冠心病患者食用。

食法 每日一次。

鸡蛋豆腐羹

药材 豆腐150克，蛋清40克。

食材 水淀粉5毫升，盐2克，高汤适量。

做法 ❶豆腐洗净，切丁；蛋清放碗中打散。❷锅置火上，倒入高汤煮沸，放入豆腐丁和盐，再次煮沸时倒入蛋清，迅速搅拌，淋入水淀粉勾芡，稍煮片刻即可。

功效 补中益气、清热润燥。适用于冠心病、高血压、高脂血、胆固醇、动脉硬化等症。

食法 佐餐食用，每日一次。

核桃扁豆泥

药材 核桃仁、黑芝麻各10克。

食材 扁豆150克，白砂糖、植物油各适量。

做法 ❶黑芝麻、核桃仁分别炒香，研末；扁豆去皮取豆，洗净。❷取蒸碗，放入扁

豆、适量水，上笼蒸2小时左右，取出沥干，捣成扁豆泥。❸炒锅置火上，入油烧至六成热，倒入扁豆泥翻炒至水分将尽，放入白砂糖少许，炒至不粘锅底，加入植物油、黑芝麻、核桃仁、白砂糖，翻炒片刻即可。

功效 健脾益肾、降脂降油。适用于冠心病、单纯性肥胖症、高血压、高脂血症、脑血管病、消化不良、营养不良等症。

食法 每日一次。午餐或晚餐温热食用。

双耳鸡煲

药材 水发银耳、水发木耳各15克。

食材 鸡肉200克，西芹100克，料酒、酱油各5毫升，盐3克，姜丝、葱末各5克，白砂糖2克，植物油、鸡汤各适量。

做法 ❶银耳、木耳分别去蒂，洗净，撕成瓣状；西芹洗净，切段；鸡肉洗净，切块，加入料酒、酱油、葱末、姜丝、盐、白砂糖，腌制30分钟。❷炒锅置火上，入油烧至六成热，下入鸡块、银耳、木耳、西芹翻炒片刻，加入鸡汤，大火烧沸，改用小火煲1小时即可。

功效 养心阴、补气血。适宜心气不足型冠心病患者食用。

食法 每日一次，每次食鸡肉50克，佐餐食用。

三鲜汤

药材 干贝10克。

食材 海带、海藻各200克，盐2克，香油2毫升。

做法 ❶海带、海藻、干贝均洗净，用温水润透，放入砂锅中。❷加水适量，大火煮沸后转小火炖煮45分钟，滴入香油，加盐调味即可。

功效 益气活血、滋补生津。适宜冠心病、高血压患者辅助治疗。

食法 每日佐餐饮用。

 ## 大枣冬菇汤

药材 大枣15枚。

食材 干冬菇15个，生姜片5克，料酒5毫升，盐3克，味精1克，植物油适量。

做法 ❶干冬菇润透，洗净泥沙；大枣洗净，润透去核。❷将适量清水、冬菇、大枣、盐、味精、料酒、生姜片、植物油一起放入蒸碗内，盖严，上笼蒸90分钟，出笼即可。

功效 益气活血。适用于高血压、冠心病等虚症。

食法 佐餐食用。

 ## 首乌乌鸡汤

药材 何首乌30克。

食材 黑豆50克，乌鸡500克，盐3克，鸡精2克。

做法 ❶乌鸡肉洗净，切块；何首乌、黑豆洗净。❷砂锅置火上，入水适量，放入何首乌、黑豆、乌鸡肉，大火煮沸后转小火煎煮90分钟，煮至黑豆熟烂后加入盐、鸡精调味即可。

功效 扶正祛邪、活血化瘀。适宜于心气不足病患的辅助食疗。

食法 午餐或晚餐食用，连汤带肉一同吃下。

 ## 山楂黑米粥

药材 新鲜山楂30克。

食材 黑米100克。

做法 ❶新鲜山楂洗净，置砂锅内，加水煎煮20分钟，去渣留汁；黑米淘洗干净。

❷砂锅置火上，入水适量，兑入山楂水，下入黑米大火煮沸后转小火熬煮成粥即可。

功效 消脂降压。适用于高血压、高脂血症、冠心病、寒性胃炎等症。

食法 可经常食用。

 ## 葛根粥

药材 新鲜葛根20克。

食材 大米100克。

做法 ❶新鲜葛根洗净，切片磨碎，加水搅拌，沉淀取粉；大米淘洗干净。❷砂锅置火上，入水适量，兑入药汁淀粉，下入大米，大火煮沸后转小火熬煮成粥即可。

功效 解表退热、生津透疹、升阳止泻。可预防冠状动脉狭窄引起的冠心病、心绞痛。

食法 可经常食用。

 ## 山楂桃仁饮

药材 新鲜山楂1000克，桃仁60克。

食材 蜂蜜100毫升。

做法 ❶山楂洗净，用刀拍碎，同桃仁共放入锅中，加水适量，煎煮15分钟，取汁，加水再煮15分钟，去渣取汁与第一次煎的汁混合。❷将汁盛入炖盅内，稍凉后兑入蜂蜜，加盖，隔水炖煮1小时，离火，冷却，装瓶即可。

功效 适用于心血瘀阻型冠心病，见心绞痛、固定不移、伴胸闷气短、舌质紫暗、舌边舌尖有瘀点、口唇青紫等症。

禁忌 胃酸者不宜饮服。

食法 每日2次，每次1汤匙，饭后沸水冲服。

 ## 党参麦冬瘦肉汤

药材 党参10克，麦冬15克，五味子5克。

食材 猪瘦肉150克，冬菇30克，姜片5

克，葱段10克，盐3克，料酒10毫升。

做法 ❶党参洗净，润透切段；麦冬洗净轧扁；五味子洗净；冬菇洗净，一切两半；猪肉洗净，切成块。❷炖锅置火上，入水适量，放入猪肉，加入冬菇、姜片、葱段、料酒、盐、五味子、党参、麦冬，大火煮沸后转小火炖煮1小时即可。

功效 益气和中、补益气血、宁心安神。适用于气阴两虚型冠心病，症见心悸、气短、胸闷、心前区痛、头晕、耳鸣、失眠多梦、腰膝酸软等症。

食法 饮汤食肉。

 ## 养心鸭

药材 黄芪、枸杞各15克，肉桂、当归、熟地各5克。

食材 老鸭1只，老姜200克，葱段5克，黄酒10毫升，盐3克，味精1克，清汤适量。

做法 ❶老鸭拔去毛，洗净剁成大块，沥干水分；老姜洗净，用刀背拍松；黄芪、枸杞、肉桂、当归、熟地均洗净，润透备用。❷干锅烧热，放入鸭块翻炒，将鸭油炒出后捞出，油沥干备用。❸炖锅置火上，倒入清汤，放入黄芪、枸杞、肉桂、当归、熟地、鸭肉、老姜、葱段、黄酒大火煮沸后转小火煲煮2小时，加盐、味精调味即可。

功效 养心益气。适宜冠心病、心律不齐以及血脉循环不畅、手脚冰凉者食用。

食法 佐餐食用。

二白粥

药材 薤白10克。

食材 葱白2根，大米50克。

做法 ❶薤白、葱白洗净，切碎；大米淘洗干净。❷砂锅置火上，入水适量，放入薤白、葱白，下入大米，大火煮沸后转小火熬煮成粥即可。

功效 适用于冠心病、心绞痛的辅助治疗，见胸闷憋气、阵发性心痛、心悸、遇寒痛重、畏寒肢冷、面色苍白等症。

食法 早晨空腹服食，可间断温热服用，3～5天为一个疗程，每日2～3次，温热服。

眼、鼻、耳疾病

鼻炎调理药膳

党参扁豆粥

药材 党参 10 克。

食材 扁豆 30 克，粳米 50 克。

做法 扁豆、党参同煎，去滓取汁，加粳米如常法煮粥。

功效 益气健脾。适用于肺脾气虚型慢性鼻炎。

食法 做点心食用。

丝瓜藤猪肉汤

药材 丝瓜藤（近根部者佳）1.2 米。

食材 猪瘦肉 50 克，盐 2 克，味精 1 克。

做法 ❶丝瓜藤洗净，剪段；猪肉洗净切块。❷砂锅置火上，入水适量，放入丝瓜藤、猪肉块，大火煮沸后转小火转小火炖煮30 分钟至肉熟，加盐、味精调味即可。

功效 清热解毒、通窍活血。适用于慢性鼻炎急性发作及萎缩性鼻炎、鼻流脓涕等症。

食法 每日服一次，5 次为一个疗程，连服1～3个疗程。

香菜山药粥

药材 山药干 20 克。

食材 葱白、香菜各 8 克，粳米 80 克。

做法 ❶山药洗净，研末；葱白、香菜洗净，切末；粳米淘洗干净。❷砂锅置火上，入水适量，入粳米、山药大火煮沸后转小火

熬煮至粥成，放入葱白、香菜末搅匀，煮沸。

功效 补益肺脾、通散鼻窍。适用于慢性鼻炎，属肺脾气虚、邪滞鼻窍型，证见鼻塞时重时轻，流稀涕，遇寒时症状加重，头部微胀不适等。

食法 做早餐食用。

通窍猪鼻汤

药材 生柏叶 20 克，金钗石斛 4 克，柴胡6 克。

食材 猪鼻肉 40 克，蜂蜜 40 毫升，米酒 20毫升。

做法 ❶猪鼻肉刮洗干净；生柏叶、石斛、柴胡洗净，润透。❷锅置火上，入水适量，放入猪鼻肉、生柏叶、石斛、柴胡，大火煮沸后转小火煎煮 50 分钟，滤渣取汁，冲入蜂蜜、米酒，调匀即可。

功效 清热通窍、养阴扶正。适用于慢性鼻炎。

食法 每日服一剂，3～4 剂为一个疗程。

五味饮

药材 人参、白芷、五味子各 5 克，麦冬15 克。

食材 红枣 15 克，冰糖 5 克。

做法 ❶人参、白芷、五味子、麦冬、红枣分别淘洗干净，共放锅中。❷大火煮沸后

转小火煎煮30分钟，加冰糖调味，滤渣取汁即可。

功效 适用于过敏性鼻炎，证见遇风、冷即鼻痒难忍、喷嚏连发、大量流清水涕、鼻塞不通，伴有面色苍白、动则气喘、自汗乏力、畏寒咳嗽、舌淡苔薄白、脉细弱无力等症。

禁忌 风热型、痰热型鼻炎患者忌用。

食法 吃红枣喝汤，每天一剂。

 ## 辛夷芡实粥

药材 芡实25克，辛夷花10克。

食材 大米80克，盐2克，味精1克。

做法 ❶辛夷花洗净，用纱布包裹，放锅内加水适量，大火煮沸后转小火煎煮30分钟后去渣取汁；芡实、大米淘洗干净。❷砂锅置火上，入水适量，放入芡实、大米，兑入药汁，大火煮沸后转小火熬煮成粥，加入盐、味精调味即可。

功效 适用于过敏性鼻炎。证见鼻痒喷嚏、流清涕、鼻不通、伴有体倦乏力、心悸气短、咳嗽食少等。

禁忌 感冒、发热期间宜停服，大小便不利、中满者不宜食用。

食法 佐餐食用。

 ## 鱼腥草沙参炖猪肺

药材 鱼腥草15克，沙参10克。

食材 猪肺130克，盐3克，味精1克。

做法 ❶鱼腥草、沙参冲洗干净；猪肺洗净，切成小块，入沸水焯烫后漂洗干净。❷炖锅置火上，入水适量，放入猪肺后转小火炖煮至猪肺将熟时，放入鱼腥草、沙参续炖煮20分钟，加入盐、味精调味即可。

功效 适用于过敏性鼻炎，见鼻内刺痒、鼻塞、喷嚏、鼻腔干燥不适、流黏液样涕而色黄，伴有口渴心烦、咽喉干燥、咳嗽痰多、小便短黄、舌红苔黄、脉细数等。

食法 吃猪肺喝汤，随量食用，每天一剂。

 ## 辛夷百合粥

药材 辛夷20克。

食材 百合12克，大米40克。

做法 ❶大米淘洗干净，用清水浸泡30分钟；百合洗净，泡发；辛夷研成细末。❷砂锅置火上，入水适量，放入百合、大米，大火煮沸后转小火熬煮成粥，食粥时调入辛夷末，搅拌均匀即可。

功效 适宜过敏性鼻炎患者食用。

食法 每日一剂，连服2周。

 ## 黄芪冬瓜汤

药材 黄芪20克。

食材 冬瓜200克，盐3克，味精1克，冰糖5克。

做法 ❶冬瓜洗净，去皮、子，切成块；黄芪洗后放入砂锅内，入水煎煮30分钟，滤渣取汁备用。❷砂锅置火上，入水适量，兑入药汁，放入冬瓜，大火煮沸后转小火熬煮20分钟，加盐、味精、冰糖调味即可。

功效 适用于脾肺气虚型鼻窦炎、气虚乏力、食少便溏、中气下陷、久泻脱肛、便血崩漏、表虚自汗、气虚水肿、痈疽难溃、久溃不敛、血虚萎黄等症。

食法 每日一剂，连用15日。

 ## 黄芪橘皮荷叶饮

药材 黄芪10克。

食材 橘皮10克，荷叶1张。

做法 ❶黄芪用清水冲洗后放入碗中备用；橘皮掰成小瓣，清洗干净；荷叶剪成10厘米见方的大块。❷砂锅置火上，入水适量，放入黄芪、橘皮大火煮沸后转小火煎煮 30 分钟，用纱布去渣留汤，加入荷叶浸 20 分钟，取汤即可。

功效 适用于脾肺气虚型鼻窦炎、气虚乏力、食少便溏、中气下陷、久泻脱肛、便血崩漏、表虚自汗、咳嗽痰多、胸闷、腹胀、反胃、呕吐等症。

食法 代茶饮，每日一剂，连用 15 日。

黄花菜鱼头汤

药材 白术各 10 克，苍耳子、白芷各 8 克。

食材 胖头鱼头 80 克，红枣 10 克，黄花菜 25 克，生姜片 3 克。

做法 ❶鱼头清洗干净，去掉鱼鳃，一劈两半备用；红枣、黄花菜洗净，润透；白术、苍耳子、白芷洗净，放在纱袋内，扎紧。❷砂煲置火上，入水适量，放入鱼头、红枣、白术、黄花菜、苍耳子、白芷、生姜片，大火煮沸后转小火煎煮 40 分钟即可。

功效 适用于慢性萎缩性鼻炎、感冒频繁、鼻炎动辄发作者。

禁忌 脾胃虚弱、胃肠不和者不宜食用。

食法 吃肉饮汤，佐餐食，每日一次。

双冬杞菊饮

药材 枸杞 15 克，菊花、天冬、麦冬各 12 克。

食材 冰糖 40 克。

做法 ❶枸杞、菊花、天冬、麦冬均洗净，放入锅中，加水适量。❷大火煮沸后转小火煎煮 30 分钟，滤去药渣，加入冰糖溶化后即可饮用。

功效 养阴润肺、通肠润便。适用于过敏性鼻炎。见鼻内刺痒、反复喷嚏、遇风加重、鼻塞、鼻涕不甚多（呈黏液样），伴有头晕

耳鸣、口干咽燥、五心烦热、失眠盗汗、舌质红苔少、脉细数等。

食法 代茶饮，每天服一剂，分 3 次饮用。

桑叶杏仁粥

药材 桑叶、菊花、甜杏仁各 8 克。

食材 大米 50 克。

做法 ❶桑叶、菊花用清水冲洗净，甜杏仁洗净，置炒锅上炒干，稍凉后切碎成颗粒；大米淘洗干净。❷砂锅置火上，入水适量，放入桑叶、菊花，大火煮沸后转小火煎煮 20 分钟，去渣取汁，放入杏仁、大米，熬煮成粥即可。

功效 疏散风热、通鼻窍。适用于风热型慢性鼻炎、风热感冒、肺热燥咳、头晕头痛、目赤昏花等症。

禁忌 风寒感冒、口淡、咳嗽痰稀白者不宜服用。

食法 趁热食粥，每日服一剂。

荷叶小麦粥

药材 荷叶 1 张，红枣 5 枚。

食材 新鲜小麦 40 克。

做法 ❶新鲜的小麦去皮，压成扁片状的小麦，清洗干净；荷叶、红枣洗净。❷砂锅置火上，入水适量，大火烧沸后放入小麦、红枣，改用小火熬煮 30 分钟，覆上荷叶煮至荷叶味道溢出即可。

功效 消暑利湿、升阳发散。适用于气虚型慢性鼻炎、体虚自汗、盗汗、肺结核等症。

食法 佐餐食用。每日两剂，可常服。

双米荷叶粥

药材 荷叶 1 张。

食材 薏米 20 克，大米 20 克，白砂糖 5 克，桂花 2 克，淀粉 10 克。

做法 ❶大米、薏米淘洗干净；荷叶用清水洗干净后；桂花洗净；淀粉放在碗中加少量水调成水淀粉。❷砂锅置火上，入水适量，放入薏米、大米大火煮沸后转小火熬煮成粥，盖上荷叶，倒入水淀粉，搅拌后加白砂糖、桂花调味即可。

功效 消肿止痛、化瘀止血。适用于脾胃湿热型鼻窦炎、水肿、小便不利、湿毒脚气等症。

食法 做早点或夜宵食用，每日一剂，连服一周。

鼻出血调理药膳

旱莲草炖猪肝

药材 旱莲草60克。

食材 猪肝25克，盐2克，味精1克，酱油3毫升，淀粉5克。

做法 ❶猪肝洗净切片，用酱油、淀粉调匀；旱莲草洗净，加水煎取汁。❷药汁置锅中，下入猪肝片煮熟，加盐、味精调味即可。

功效 滋阴补肾、清热止血。适用于肾阴不足之鼻出血，证见反复发作、头晕耳鸣、腰膝酸软、鼻腔干燥灼热等。

食法 每日一剂。

莲藕血余炭汤

药材 血余炭3克。

食材 莲藕400克，白砂糖100克。

做法 莲藕洗净切片，与白砂糖、血余炭一起放入锅中，加水煎煮取汁饮服。

功效 凉血止血。适用于肺热上蒸所致的鼻出血。

食法 吃藕喝汤。每日一剂，连服3～4剂。

鱼鳞冻

药材 青鱼鳞20克。

食材 黄酒200毫升，生姜3克，盐2克，芝麻酱适量。

做法 ❶鱼鳞洗后放入沸水中，煎煮4～12

小时，过滤去渣。❷加黄酒、生姜等调料，待冷冻如明胶样时切成小块，拌芝麻酱即可。

功效 适用于胃热型鼻出血。

食法 每次30克，每日3次，连用1周。

红枣猪皮汤

药材 红枣200克。

食材 猪皮400克，冰糖10克。

做法 红枣、猪皮洗净，猪皮去毛洗净，加水煮炖成稠黏的羹汤，加入冰糖调味即可。

功效 适用于阴虚火旺型鼻出血。

食法 每日3次，佐餐服用。

黑枣猪蹄汤

药材 黑枣500克。

食材 猪蹄1只，芝麻60克，白砂糖200克。

做法 ❶黑枣洗净；猪蹄洗净剁块。❷锅置火上，入水适量，放入猪蹄、黑枣、芝麻，大火煮沸后转小火熬煮至熟，加白砂糖融化即可。

功效 滋阴补肾。适用于肾阴不足之鼻出血。

食法 分3天服完，连续5～7剂。

三味养血粥

药材 枸杞25克，黑芝麻10克，红枣

40 克。

食材 粳米 50 克。

做法 ❶枸杞、黑芝麻分别去杂；红枣洗净，润透；粳米淘洗干净。❷砂锅置火上，入水适量，放入枸杞、黑芝麻、红枣、粳米，大火煮沸后转小火熬煮成粥即可。

近视调理药膳

 ## 杞子鱼胶炖牛蛙

药材 枸杞 10 克，鱼胶 50 克。

食材 牛蛙 500 克，鲜猪腰 2 副，盐 5 克。

做法 ❶枸杞洗净，泡软；牛蛙宰杀洗净，取牛蛙腿，剔肉去骨；鱼胶用沸水浸软，剪细丝；猪腰洗净，切开，去脂膜，切片。❷砂锅置火上，入水适量，烧沸，放入牛蛙肉、鱼胶丝、猪腰片、枸杞，大火煮沸后转入炖盅内，转小火隔水炖 2 小时，加盐调味即可。

功效 滋肾润肺、养阴补血、益精明目。适宜近视、夜盲症、视力下降者食用。

禁忌 感冒患者、脾虚湿盛者不宜食用。

食法 佐餐食用。

 ## 明目海鲜汤

药材 水发鲍鱼、水发干贝各 15 克。

食材 水发海参、鲜蚌肉、鲜蚬肉、熟海螺肉各 25 克，整鲍鱼贝壳 1 个，味精 2 克，盐 3 克，黄酒 10 毫升，青笋 50 克，鸡汤适量。

做法 ❶海参、鲍鱼处理洗净，切丝；蚌肉、蚬肉、干贝、海螺肉、青笋分别洗净，切成片备用。❷砂锅置火上，放入各种海鲜和整鲍鱼贝壳，加入鸡汤，大火煮沸后转小火炖至九成熟，加盐、味精、黄酒调味，放入笋片煮至熟即可。

功效 滋养肝肾。适用于肝肾阴虚型鼻出血，证见鼻血色红、时作时止、量不多、口干少津、头晕眼花、心悸、失眠、五心烦热等症。

食法 早、晚餐服食，可以常服。

功效 补虚泻实，益肝明目。适用于肝肾阴虚，见精神疲惫、腰膝酸软、潮热盗汗、两目干涩、头晕眼花、视物模糊、弱视及近视者饮用。

禁忌 此汤性温，脾弱不运、久泻不愈、素体痰湿较重、身体肥胖者不宜久服。

食法 饮汤食肉。

 ## 生地枸杞粥

药材 生地黄、枸杞各 15 克。

食材 大米 100 克，白砂糖 10 克。

做法 ❶大米、枸杞淘洗干净；生地黄洗净，润透细切，加水煎煮取汁，共煎两次，两次药液合并备用。❷砂锅置火上，倒入药汁，兑入水适量，下入大米、枸杞，大火煮沸，转小火熬煮成粥，加白砂糖调味即可。

功效 滋补肝肾、清热明目。适用于肝肾阴虚之头晕眼花、潮热盗汗、五心烦热等症。

食法 早、晚餐食用皆可。

 ## 柏子茯苓饼

药材 茯苓、柏子仁各 10 克。

食材 全麦粉 40 克，植物油 20 毫升。

做法 ❶茯苓洗净，烘干；柏子仁炒至香黄，与茯苓一起研成细末。❷全麦粉与茯苓、柏子仁末一起放入盆中，加温水揉制成面团，擀成薄饼。❸平底锅置火上烧热，放入植物油烧热，逐个放入饼坯，小火烙至熟透即可。

功效 适用于近视调理。

食法 佐餐服食。

枸杞猪腰牛蛙

药材 牛蛙300克，鱼胶40克。

食材 鲜猪腰2个，枸杞5克，盐4克。

做法 ❶牛蛙宰杀洗净，取牛蛙腿，剔肉去骨；鱼胶用沸水浸软，剪细丝；猪腰洗净，切开，去脂膜，切片；枸杞洗净，用清水浸泡10分钟备用。❷砂锅置火上，入水适量，放入牛蛙肉、鱼胶丝、猪腰片，大火煮沸后全部倒入炖盅内，小火隔水炖2小时，加盐调味即可。

功效 滋肾润肺、养阴补血、益精明目、润滑肌肤。适用于虚劳特亏、腰膝酸痛、内热消渴、血虚萎黄、目昏不明等症。

禁忌 感冒患者、脾虚湿盛者不宜食用。

食法 佐餐食用。

枸杞红枣窝蛋

药材 枸杞10克，红枣5枚。

食材 鸡蛋2枚。

做法 ❶枸杞、红枣洗净，润透，红枣去核；鸡蛋煮熟去壳。❷锅置火上，入水适量，放入枸杞、红枣、鸡蛋大火煮沸后转小火炖煮30分钟即可。

功效 适用于体质虚寒、肝肾亏虚、肺结核、便秘、失眠、低血压、贫血、近视眼等症。

食法 吃蛋饮汤。每日或隔日服一次，每次200毫升。

桂圆磁石红枣饮

药材 磁石20克。

食材 桂圆肉15克，红枣10枚。

做法 ❶红枣洗净，润透去核；桂圆刨开，去壳；磁石清洗干净。❷锅置火上，入水适量，放入磁石大火煮沸后转小火煎煮30分钟取汁，放入桂圆肉、红枣续煮20分钟至其软烂即可。

功效 补中益气、滋阴补肾。适用于近视、体质虚寒、病后虚弱、贫血萎黄、神经衰弱、产后血亏、惊悸、梦中遗泄、尿后余沥、小便白浊、小腹里急等症。

禁忌 消化不良、舌苔厚腻、咽喉红痛、阴虚内热者不宜食用。

食法 每日早晚分2次饮服。

红眼病调理药膳

香菜冬瓜汤

药材 冬瓜150克，香菜8克。

食材 姜末、葱末各2克，盐3克。

做法 ❶冬瓜洗净，去皮、瓤，切成薄片；香菜洗净，切段。❷炒锅置火上，入油烧热，放入冬瓜片翻炒1分钟，加入葱末、姜末，加水煮沸至瓜片熟透，撒上香菜段即可。

功效 利水清热。适用于风热型红眼病。

食法 佐餐服用。

黄白菊豆汤

药材 桑叶8克，夏枯草10克。

食材 白菊花8克，黄豆20克，白砂糖8克。

做法 ❶桑叶、夏枯草、白菊花均洗净，黄豆淘洗干净，浸泡2小时。❷炖锅置火上，入水适量，放入桑叶、夏枯草、白菊花、黄豆，大火煮沸后转小火炖煮至豆熟，加白砂糖调匀即可。

功效 清热消毒，适用于热毒型红眼病。

食法 每日一剂，分2次服，连用数日。

 菊花绿茶

药材 白菊花15克。

食材 绿茶叶5克。

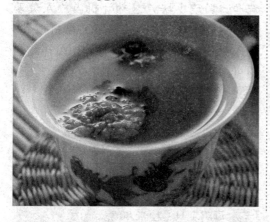

做法 白菊花、绿茶叶均洗净，研磨成粗末，用纱布袋包紧，置杯中冲入沸水浸泡10分钟即可。

功效 疏风清热、明目解毒。适用于风热犯目之白睛红肿、眼泪较多症。

食法 代茶频饮。

 清热菊花牛蒡子饮

药材 菊花8克，牛蒡子4克。

做法 ❶牛蒡子洗净，入锅，略炒成焦黄，研细末。❷菊花洗净，与牛蒡子一起装入纱布袋中，置杯中冲入沸水浸泡10分钟即可。

功效 清热祛风、凉肝泻肺。适用于目风泪出、眵多黄稠、白睛红赤肿胀等症。

食法 代茶饮用。

夜盲症调理药膳

 夜明砂猪肝汤

药材 夜明砂20克，谷精草10克。

食材 猪肝250克，姜片、葱段各10克，料酒10毫升，盐5克，味精1克，鸡油适量。

做法 ❶夜明砂、谷精草洗净，用纱布袋装好；猪肝洗净，切片。❷锅置火上，入水适量，放入药袋、猪肝、姜片、葱段、料酒、鸡油，大火煮沸后转小火炖煮40分钟，加盐、味精调味即可。

功效 补肝肾、明眼目，可为机体补充维生素A。适宜夜盲症患者食用。

食法 每日一次，佐餐食用。

 苍术鸡肝

药材 苍术5克。

食材 鸡肝80克，盐3克。

做法 ❶苍术洗净；鸡肝洗净，切块。❷锅置火上，入水适量，放入苍术、鸡肝，

大火煮沸转小火煮30分钟，加入盐调味即可。

功效 补肝明目。

食法 每日一次，佐餐食用。

 枸杞叶猪肝汤

药材 枸杞叶150克。

食材 猪肝200克，白砂糖10克。

做法 ❶枸杞叶洗净；猪肝洗净，切片。❷砂锅置火上，入水适量，放入枸杞叶、猪肝片，大火煮沸转小火煎煮15分钟，关火，稍凉后去渣取液，加入白砂糖调味即可。

功效 清热止渴、明目祛风。适用于夜盲、风热目赤、视力衰退等症。

食法 每日一次。

 羊肝粥

药材 枸杞15克，羊肝40克。

食材 大米80克，盐3克。

做法 ❶枸杞洗净；羊肝洗净，切块；大米淘洗干净备用。❷砂锅置火上，入水适量，放入大米、枸杞、羊肝，大火煮沸转小火熬煮40分钟，加入盐调味即可。

功效 补肝肾、明眼目。适宜夜盲症患者食用。

食法 每日一次，做早餐食用。

 南瓜蚬肉汤

药材 南瓜200克，蚬肉60克。

食材 西红柿2个，猪瘦肉60克，姜片、葱段各5克，盐4克。

做法 ❶南瓜去皮、子，切块；西红柿洗净，切块；猪瘦肉切块，入沸水汆烫；蚬肉放入锅中，加入清水、姜片、葱段煮熟。❷砂锅置火上，入水适量，放入南瓜、西红柿、猪瘦肉、蚬肉和姜片，大火煮沸后转小火煲2小时，加盐调味即可。

功效 补脾健胃、滋肝养肾、益气活血、清肝明目。适用于夜盲症、动脉硬化等症。

食法 佐餐食用。

 双明炖羊肝

药材 夜明砂、石决明各5克。

食材 羊肝250克，姜片5克，料酒10毫升，葱段10克，盐3克，味精1克，鸡油10毫升。

做法 ❶羊肝洗净，切块；夜明砂、石决明炒熟研末，装入纱布袋内。❸锅置火上，入水适量，放入药袋、羊肝、料酒、姜片、葱段，大火煮沸后转小火炖煮30分钟，加入盐、味精、鸡油，搅匀即可。

功效 可为机体补充维生素A。

食法 每日一次，佐餐食用。

 补肾双萝汁

药材 菠萝半个，胡萝卜1根。

食材 柠檬汁200毫升，蜂蜜10克。

做法 ❶菠萝去皮，洗净，切块；胡萝卜洗净，切成小块。❷榨汁机内放入菠萝块、胡萝卜块，加入凉开水，搅打成汁，倒入杯中，加入蜂蜜、柠檬汁，搅拌均匀即可。

功效 补肝益肾、养血明目。适用于夜盲症。

食法 经常饮用。

 苁蓉鸡汁粥

药材 肉苁蓉50克。

食材 母鸡1只，粳米80克。

做法 ❶肉苁蓉洗净，捣杵粗末，装入纱布包；母鸡剖洗干净；粳米淘洗干净。❷砂锅置火上，入水适量，放入纱布包、母鸡大火煮沸后转小火熬煮1小时，取汁下入粳米熬煮成粥即可。

功效 滋养五脏、补益气血。适宜肾阳不足的夜盲症患者食用。

食法 做早餐食用。

 桑葚桂圆膏

药材 桑葚800克，桂圆肉400克。

做法 桂圆肉、桑葚洗净，放锅内入水适量，大火煮沸后转小火熬煮成膏即可。

功效 滋补肝肾、养血明目。适用于肝肾阴亏、气血不足所致的夜盲症，症见消瘦潮热、头晕耳鸣、目暗干涩等。

食法 每次服10克，每日2次。

 谷精草羊肝汤

药材 谷精草15克。

食材 羊肝 100 克，盐 3 克。

做法 ❶羊肝洗净切片；谷精草洗净，润透。❷炖锅置火上，入水适量，放入羊肝、谷精草大火煮沸后转小火炖煮 40 分钟，加盐调味即可。

功效 祛风散热、益血补肝、明目退翳。适用于夜盲症。

食法 饮汤食肉。

 ## 羊肝番薯叶汤

药材 番薯叶 20 克。

食材 羊肝 150 克，姜丝 5 克，盐 3 克，味精 1 克，麻油 5 克。

做法 ❶羊肝洗净，切成薄片；番薯叶洗净。❷炖锅置火上，入水适量，大火煮沸放入羊肝、番薯叶、姜丝、盐，小火煨煮至熟透，下味精，淋麻油拌匀即可。

功效 适用于因缺乏维生素 A 引起的夜盲症。

食法 分 1～2 次趁热服。

 ## 朱砂鸡肝

药材 朱砂 0.2 克。

食材 鸡肝 1 具。

做法 鸡肝洗净，与朱砂放碗中，加水适量，隔水蒸熟即可。

功效 适用于夜盲症、视力减退等症。

食法 每日一剂。

青光眼调理药膳

 ## 清热化痰饮

药材 沙参、枸杞各 10 克，牛膝、决明子各 6 克。

食材 蜂蜜 10 克。

做法 ❶沙参、枸杞、牛膝、决明子分别洗净，放入锅内。❷加水适量，大火煮沸后转小火煎煮 30 分钟，去渣取液，加入蜂蜜，调匀即可。

功效 祛风化痰、滋阴清热、养肝明目。适合老年性青光眼患者食用。

食法 每日一次，代茶饮用。

 ## 枸杞炒猪肝

药材 枸杞 80 克。

食材 鲜猪肝 200 克，青菜叶 30 克，植物油 15 毫升，蒜块、姜片、葱丝各 5 克，盐 3 克，水淀粉 10 毫升，酱油、料酒各 10 毫升，醋 5 毫升，清汤 50 毫升。

做法 ❶枸杞洗净；猪肝去筋膜，洗净，切薄片，加盐、水淀粉略腌；青菜叶洗净；酱油、料酒、盐、醋、水淀粉和清汤兑成味汁。❷炒锅置火上，入油烧至八成热，放入肝片滑熟，捞出控油，原锅留底油烧热，放入蒜块、姜片略煸，下入肝片、青菜叶、枸杞，翻炒几下，倒入味汁炒匀，下入葱丝，略炒即可。

功效 滋补肝肾、清热解郁、益精明目。适用于阴虚火旺所致的青光眼。

食法 每日一次，佐餐食用。

 ## 香菇菊花鸡片

药材 鲜菊花瓣 80 克。

食材 香菇 40 克，鸡脯肉 250 克，鸡蛋清 40 克，鸡汤 50 毫升，盐 3 克，白砂糖 5 克，料酒 10 毫升，胡椒粉 2 克，香油 5 毫升，姜片、葱段各 5 克，玉米粉 10 克，味精 1 克，水淀粉 10 毫升，植物油 15 毫升。

做法 ❶鸡脯肉洗净，切薄片，加蛋清、

盐、味精、胡椒粉、玉米粉调匀，腌渍片刻；鲜菊花瓣洗净；香菇洗净，切片；盐、白砂糖、鸡汤、胡椒粉、味精、水淀粉、香油，调匀成味汁。❷炒锅置火上，放植物油烧至五成热，投入鸡肉片滑熟，捞出控油，锅留底油烧热，下姜片、葱段稍煸，放入鸡肉片、香菇、料酒翻炒片刻，倒入味汁炒匀，放入菊花瓣，略炒即可。

功效 补养五脏、祛风明目、益血美容。适用于青光眼、风火眼赤、高血压、神昏目暗等症。

食法 每两天食用一次，坚持1个月。

白内障调理药膳

 ### 海鲜红花汤

药材 红花1克。

食材 水发海参150克，鲜虾仁15克，鲍鱼、白菜各30克，料酒10毫升，姜片、葱段各5克，植物油10毫升，盐3克。

做法 ❶鲍鱼处理干净，切条；海参处理干净，切块；红花、虾仁分别洗净；白菜洗净，切块。❷锅置火上，入油烧热，放入姜片、葱段爆香，下入鲍鱼、红花、海参、虾仁、白菜炒匀，加入料酒、盐翻炒片刻，加适量水煮5分钟即可。

功效 益气补血、清肝明目、补肾壮阳。适用于白内障、阳痿、血管硬化、癌症等症。

食法 佐餐食用。

 ### 四仙茶

药材 枸杞10克，菊花、桑叶各5克，谷精草2克。

做法 枸杞、菊花、桑叶、谷精草洗净，共研成粗末，放入杯中，加沸水冲泡即可。

功效 滋补肝肾、益气活血、明目退翳。适用于目昏干涩、头晕耳鸣等症。

食法 每日一次，代茶饮用。

 ### 鸡肝汤

药材 鸡肝、荠菜各125克。

食材 鸡蛋1枚，姜末5克，盐3克。

做法 ❶鸡肝洗净，切小块；荠菜洗净，切碎；鸡蛋磕入碗中打散。❷锅置火上，入水适量，放入鸡肝、荠菜，大火煮沸，淋入蛋液，煮3分钟，加入姜末、盐调味即可。

功效 滋补气血、平肝、明目。适宜白内障患者食用。

食法 每日一次，佐餐食用。

 ### 桑寄生窝蛋

药材 桑寄生10克。

食材 鸡蛋2枚，白砂糖5克。

做法 ❶桑寄生洗净；鸡蛋煮熟，去壳。❷锅置火上，入水适量，放入桑寄生、鸡蛋，大火煮沸后转小火煎煮20分钟，加入白砂糖调味即可。

功效 滋肝补肾、退翳障、明眼目。适宜白内障患者食用。

食法 每日一次。

 ### 补肾田螺肉

药材 当归、黄芩、杭菊花、青皮各10克，生地10克，栀子、蝉蜕、谷精草、川羌活、防风、柴胡、龙胆草各5克。

食材 田螺肉250克，姜片5克，料酒10毫升，葱段3克，盐3克，味精1克，鸡油20毫升。

做法 ❶将药材洗净，润透切碎，装在纱布袋内；田螺肉洗净，切薄片。❷锅置火上，入水适量，放入药袋、田螺肉、料酒、姜片，葱段，大火煮沸后转小火炖煮30分钟，加盐、味精、鸡油，搅匀即可。

功效　滋肝补肾、益气活血、去翳明目。适宜白内障患者食用。

食法　每日一次，佐餐食用。

中耳炎调理药膳

龟版附子粥

药材　龟版15克，熟附子5克，首乌10克，知母6克。

食材　粳米50克，红糖5克。

做法　❶熟附子、首乌、知母、龟版洗净后包在纱布；粳米淘洗干净。❷砂锅置火上，入水适量，放入布包大火煮沸后转小火煎煮15分钟，拣去药包，下入粳米熬煮成粥，加红糖调味即可。

功效　滋阴补肾。适用于中耳炎。

食法　做早、晚餐食用。

桑叶菊花茶

药材　桑叶、菊花各10克。

食材　茶叶5克。

做法　桑叶、菊花洗净，放入锅中，加水煮沸，下入茶叶稍焖片刻，滤渣即可。

功效　清肝平肝、泄热凉血。适用于中耳炎初期、耳痛、头晕等症。

食法　代茶频饮。

扁豆山药白术粥

药材　白术10克。

食材　白扁豆15克，山药干10克，大米40克，薏米15克。

做法　❶白术洗净，置锅中加水煎煮后去渣，留汁备用；白扁豆、大米、薏米淘洗干净；山药洗净，润透。❷砂锅置火上，入水适量，兑入药汁，下入白扁豆、大米、薏米、山药，大火煮沸后转小火熬煮成粥即可。

功效　健脾祛湿。适用于脾虚湿困型中耳炎。

食法　日服一次。

散热饮

药材　蒲公英、车前草各10克。

做法　蒲公英、车前草均洗净，置锅中入水适量，大火煮沸后转小火煎煮15分钟，滤渣留汁饮服。

功效　清热解毒、利水祛湿。适用于肝胆火盛、邪热外侵型中耳炎。

食法　代茶频饮。

木耳鸽子汤

药材　水发黑木耳50克。

食材　肉鸽1只（约重300克），盐3克。

做法　❶肉鸽宰杀去内脏，与水发黑木耳一起放汤煲中。❷加水适量，大火煮沸后转小火炖煮50分钟，加盐调味即可。

功效　补肾培元。适用于化脓性中耳炎、肾元亏损、邪毒停聚型、耳内流脓、头晕神疲等症。

食法　吃肉喝汤。

耳鸣耳聋调理药膳

活血定风粥

药材 决明子10克,白菊花、钩藤各8克。

食材 大米80克,冰糖末5克。

做法 ❶决明子炒香;白菊花、钩藤分别洗净;大米淘洗干净。❷锅置火上,入水适量,放入决明子、白菊花、钩藤大火煮沸后转小火煎汁,去渣,下入大米,熬煮至粥成,调入冰糖末融化即可。

功效 活血、熄风定惊、平肝阳。适用于耳聋、耳鸣眼花、假性近视、口眼歪斜等症。

食法 每日一次。

葱枣桂圆汤

药材 葱白、红枣各120克,桂圆肉100克。

做法 ❶葱白、红枣、桂圆肉分别洗净,烘干,置锅中。❷倒入适量清水,大火煮沸后转小火煎煮15分钟即可。

功效 益气活血、发表通阳、滋肝补肾。适用于病后耳鸣、耳聋,兼见头晕目暗、腰膝酸软等症。

食法 代茶温服。

柚子肉炖鸡

药材 柚子1个。

食材 白条雄鸡1只。

做法 ❶白条鸡洗净;柚子去皮。❷将柚子肉放鸡肚内,置于炖锅中,加适量清水,隔水炖熟即可。

功效 补肾填精、益气活血。适用于肾虚所致的耳鸣、耳聋等症。

食法 喝汤吃鸡肉,每两周一次。

磁石猪腰汤

药材 磁石5克。

食材 猪腰1个,盐3克。

做法 ❶磁石打碎,装入纱布袋内;猪腰洗净,切块。❷锅置火上,入水适量,放入磁石袋、猪腰,大火煮沸转小火炖煮30分钟,加盐调味即可。

功效 补肾活血、聪耳。适用于耳鸣、耳聋等症。

食法 每周两次,佐餐食用。

壮阳酒

药材 龟胶、枸杞、生地各50克,石决明、甘菊花各25克。

食材 白酒2000毫升。

做法 ❶将5味药材洗净,共研为粗末,装入纱布袋内,置酒坛中。❷兑入白酒,密封后浸泡14天,去渣取液即成。

功效 滋肾阴、平肝阳、清热明目。适用于耳鸣、头晕目眩、失眠、多梦、视物模糊等症。

食法 适量饮用。

齿、口、喉疾病

口腔溃疡调理药膳

桔梗乌梅汁

药材 乌梅、桔梗各 10 克。

做法 ❶乌梅、桔梗分别洗净，沥干，放入锅中。❷入清水适量，大火煮沸后转小火煎至汤浓即可。

功效 健脾和胃、收敛生津、抗炎杀菌、抗溃疡、镇痛解热，可为机体补充 B 族维生素。适用于口腔溃疡、胸闷不畅、咽痛、音哑、肺炎等病症。

食法 每日 2 次。

银耳莲子羹

药材 莲子 40 克，水发银耳 20 克。

食材 枸杞 5 克，冰糖末 3 克。

做法 ❶银耳洗净；莲子洗净，润透去心。❷砂锅置火上，入水适量，放入银耳、莲子、枸杞，大火煮沸后转小火煮至银耳熟烂，加冰糖末调味即可。

功效 健脾养胃、清热养阴。适用于阴虚火旺所致的口腔溃疡或口舌生疮等症。

食法 早晚各食 1 小碗。

萝卜莲藕汁

药材 莲藕 300 克。

食材 萝卜 200 克。

做法 萝卜、莲藕分别洗净，去皮，切块，放入榨汁机中榨取汁液，放入冰箱冷藏

即可。

功效 健脾胃、益气血、养阴清热。适用于阴虚火旺所致的口腔溃疡。

食法 每日数次，取适量含于口中，片刻后咽下。

凉拌苦瓜胡萝卜

药材 苦瓜 400 克，胡萝卜 80 克。

食材 盐 3 克，味精 1 克，葱油、香油各 5 毫升。

做法 ❶苦瓜洗净，去瓤，切条；胡萝卜去皮，洗净，切条，与苦瓜一起入沸水中焯熟，捞起，沥干，放冷，装盘码好。❷取碗，放入盐、味精、葱油、香油搅匀，做成风味汁，淋在苦瓜条、胡萝卜条上即可。

功效 清热杀菌、生津止渴、抗炎消肿。有助于缓解口腔溃疡。

食法 每日一次，佐餐食用。

菱角橄榄苦瓜炖肉

药材 菱角、橄榄各 25 克。

食材 苦瓜、猪五花肉各 120 克，料酒 10 毫升，姜片、葱段各 5 克，盐 3 克，味精 1 克。

做法 ❶菱角洗净，切两半；橄榄洗净，拍破；苦瓜洗净，去瓤，切块；猪肉洗净，切块。❷炖锅置火上，入水适量，放菱角、橄榄、猪肉、苦瓜、姜片、葱段、料酒，大

火煮沸后转小火炖煮 50 分钟，加入盐、味精调味即可。

功效 清热杀菌、散结。可用于缓解口腔溃疡。

食法 每日一次，每次吃菱角、猪肉 100 克，喝汤。

苦瓜瘦肉

药材 苦瓜 200 克。

食材 猪瘦肉 120 克，蒜片 10 克，料酒 15

毫升，姜片、葱段各 10 克，盐 4 克，味精 1 克。

做法 ❶苦瓜洗净，去瓤，切块；猪瘦肉洗净，切块。❷炖锅置火上，入水适量，放入蒜片、苦瓜、猪肉、料酒、姜片、葱段，大火煮沸后转小火炖煮 50 分钟，加入盐、味精调味即可。

功效 清热解毒、散结消肿。适用于口腔溃疡、口舌生疮等症。

食法 每日一次，每次吃蒜、苦瓜、猪肉 100 克，喝汤。

牙痛调理药膳

牛蒡根饮

药材 牛蒡根 200 克。

做法 牛蒡根洗净，放入砂锅中，加水大火煮沸后转小火煎煮成汁即可。

功效 疏风散热、解毒消肿。适用于齿龈红肿疼痛、牙痛等风热牙痛。

食法 代茶饮用。

荜拔胡椒粥

药材 荜拔 2 克。

食材 胡椒 2 克，粳米 40 克。

做法 ❶荜拔、胡椒研成细末；粳米淘洗干净。❷砂锅置火上，入水适量，下入粳米大火煮沸后调入药粉，转小火熬煮成粥即可。

功效 温中散寒、止痛。适用于胃脘冷痛、寒邪外束的牙痛症。

食法 趁热食用。

垂杨柳根瘦肉汤

药材 垂杨柳根 20 克。

食材 瘦猪肉 100 克，葱、姜各 3 克，料酒 5 毫升，盐 2 克，味精 1 克。

做法 ❶杨柳根洗净，切条；猪肉切小块。❷砂锅置火上，入水适量，放入杨柳根、肉块，加葱、姜、料酒，大火煮沸后转小火炖至肉熟，加盐、味精调味即可。

功效 滋阴润燥、祛风清热、清肺止痛。适用于风火牙痛、虚火牙痛及牙龈炎等症。

食法 食肉饮汤，每日一次。

花椒粥

药材 花椒 5 克。

食材 粳米 50 克。

做法 ❶花椒洗净，加水煎煮留药汁；粳米淘洗干净。❷净锅置火上，入水适量，兑入药汁，下入粳米大火煮沸后转小火熬煮成粥即可。

功效 温通散寒、止痛。适用于龋齿疼痛、怕冷恶风、牙痛连及半侧头痛等症。

食法 空腹趁热服用。

升麻薄荷饮

药材 升麻 8 克，薄荷 5 克。

做法 升麻、薄荷洗净，放入砂锅，加水适量，大火煮沸后转小火煎煮 20 分钟即可。

功效 清热散风、消肿止痛。适用于风热牙痛，牙龈红肿疼痛等症。

食法 代茶饮用。

 ## 苍耳豆腐粥

药材 苍耳子15克。

食材 豆腐60克，粳米80克。

做法 ❶苍耳子洗净，用布包好；豆腐洗净，切块；粳米淘洗干净。❷砂锅置火上，入水适量，放入药包、粳米大火煮沸后下入豆腐，转小火熬煮成粥即可。

功效 散风祛湿、清热生津、消炎镇痛。适

用于龋齿引起的牙痛。

食法 每日服一剂，分数次食用。

 ## 白芷粥

药材 白芷5克。

食材 粳米40克。

做法 ❶白芷研成细末；粳米淘洗干净。❷砂锅置火上，入水适量，放入粳米大火煮沸后调入白芷末，转小火熬煮至粥成即可。

功效 散风解表、止痛。适用于寒凝牙痛、恶风冷、牙痛牵连半侧头痛等症。

食法 趁热服用。

扁桃体炎调理药膳

 ## 清凉豆腐汤

药材 金银花20克，野菊花20克。

食材 鲜豆腐150克，盐3克。

做法 ❶金银花、野菊花洗净；豆腐洗净，切小块。❷砂锅置火上，入水适量，放入银花、野菊花大火煮沸后放入豆腐转小火煲20分钟，加盐调味即可。

功效 疏散风热、清热解毒。适用于急性扁桃体炎。

食法 饮汤，豆腐随意食用。

 ## 青白汤

药材 青果4克，银花15克。

食材 白萝卜200克，盐3克。

做法 ❶白萝卜洗净切成薄片；青果打碎；金银花洗净，与青果一起装入纱布袋中。❷锅置火上，入水适量，投入萝卜和纱布包，加盐少许，大火煮沸后转小火煮至萝卜软烂即可。

功效 散风清热、消肿止痛。适用于扁桃体炎。

食法 代茶饮用。

 ## 萝卜粥

药材 橄榄4枚，蒲公英4克。

食材 萝卜80克，粳米40克。

做法 ❶萝卜、橄榄、蒲公英洗净，一起捣碎，装入纱布袋；粳米淘洗干净。❷砂锅置火上，入水适量，下入大米、药包大火煮沸后转小火煎煮20分钟，捞去纱布包，续煮至粥成即可。

功效 清热解毒、消肿止痛。

食法 做早餐食用。

 ## 薄荷猪肺汤

药材 牛蒡子8克。

食材 薄荷8克，猪肺150克，盐3克。

做法 ❶猪肺洗净，切成块状，用手挤水，除泡沫；薄荷、牛蒡子洗净，润透。❷汤煲置火上，入水适量，放入猪肺大火煮沸后转小火煲煮30分钟，放入薄荷、牛蒡子煮5分钟，加盐调味即可。

功效 疏风清热、解毒利咽。适用于急性扁桃体炎。

食法 饮汤食猪肺，每日2次。

青黛炒丝瓜

药材 青黛2克。

食材 丝瓜200克，香油8毫升，生蒜5克，盐3克。

做法 ❶丝瓜洗净切薄片；生蒜洗净切片；青黛洗净。❷炒锅置火上，入油烧热，下入蒜片爆香，放入丝瓜片、青黛，翻炒至熟，加盐调味即可。

咽炎调理药膳

凉拌金银瓜

药材 金银花3克。

食材 黄瓜150克，鸡精2克，盐3克，白砂糖5克，醋5毫升，香油3毫升。

做法 ❶金银花洗净，放入锅中，加水煎煮，去渣取汁；黄瓜洗净，切条。❷取盆，放入黄瓜、金银花药液、鸡精、白砂糖、盐、醋、香油，拌匀即可。

功效 滋阴润肺、清热解毒。适用于咽干发炎、热毒心烦、喉痛等症。

食法 每日一次，佐餐食用。

甘草莲藕饮

药材 甘草3克。

食材 莲藕250克。

做法 ❶莲藕洗净，切丝，用纱布绞取汁液；甘草洗净。❷砂锅置火上，入水适量，放入甘草，大火煮沸后转小火煎煮25分钟，去渣取汁倒入碗中，倒入莲藕汁，混合均匀即可。

功效 消肿止痛。

食法 佐餐食用。

百合桑叶饮

药材 百合15克，桑叶6克。

做法 桑叶、百合均洗净，百合去衣，与桑叶一起放入锅中，大火煮沸后转小火煎煮15分钟即可。

功效 养阴清肺、生津润燥。适用于肺阴亏虚型慢性扁桃体炎，见咽部干痒不适、微痛、微痒、喉核肥大、潮红等。

食法 每日1小碗。

功效 滋养肺肾、润喉利咽、益气补中、生津补血。适合慢性咽炎、慢性肝炎、慢性前列腺炎、便秘等各种慢性迁延性疾病患者，以及体质虚弱、免疫力低下等症。

食法 每日一次。

乌梅粥

药材 乌梅20克。

食材 大米80克，冰糖末10克。

做法 ❶乌梅洗净，去核；大米淘洗干净，用清水浸泡30分钟。❷砂锅置火上，入水适量，放入乌梅，大火煮沸后转小火煎煮15分钟，放入大米，大火烧沸，再转小火熬煮成粥，加入冰糖末，拌匀即可。

功效 消炎杀菌、促消化。适宜急、慢性咽炎患者食用。

食法 每日一次。

润喉茶

药材 生甘草、沙参、麦冬、桔梗、玄参各5克。

食材 乌梅肉 30 克，白砂糖 10 克。

做法 ❶ 生甘草、沙参、麦冬、桔梗、玄参、乌梅分别洗净，切碎，放入锅中。❷ 加水适量，大火煮沸后转小火煎煮 30 分钟，关火，去渣取液，加入白砂糖搅匀即可。

功效 润肺消炎、清咽利喉。适宜慢性咽炎患者饮服。

食法 代茶饮用。

麦冬甘草粥

药材 麦冬 15 克，甘草 10 克。

食材 大米 100 克。

做法 ❶ 麦冬洗净，润透，去心；甘草洗净，润透切片；大米淘洗干净。❷ 砂锅置火上，入水适量，放入麦冬、甘草、大米，大火煮沸转小火熬煮 50 分钟至粥成即可。

功效 滋阴润肺、清热消炎。适用于急、慢性咽炎患者夏季食用。

食法 每日一次。

玄参桔梗粥

药材 玄参 8 克。

食材 桔梗 8 克，大米 80 克，白砂糖 5 克。

做法 ❶ 玄参、桔梗分别洗净；大米淘洗干净。❷ 砂锅置火上，入水适量，放入玄参、桔梗、大米，大火煮沸转小火熬煮 50 分钟至粥成，加入白砂糖调味即可。

功效 润肺止咳、利喉消炎。适合急、慢性咽炎患者冬季食用。

食法 每日一次。

桔梗炒苦瓜

药材 鲜桔梗 80 克。

食材 苦瓜 200 克，盐 3 克，味精 1 克，姜

片、葱段各 5 克，植物油 10 毫升。

做法 ❶ 桔梗洗净，润透切片；苦瓜洗净，去瓤，切块。❷ 炒锅置火上，入油烧至六成热，下姜片、葱段爆香，再下入苦瓜、桔梗炒熟，加入盐、味精调味即可。

功效 清热解毒、利咽祛火。适宜慢性咽炎患者食用。

食法 每日一次，佐餐食用。

橄榄酸梅汁

药材 鲜橄榄 50 克。

食材 酸梅 8 克，白砂糖 3 克。

做法 鲜橄榄、酸梅洗净，稍捣烂，放砂锅中，加清水适量，置火上，大火煮沸后转小火煎煮 20 分钟，去渣留汁，加白砂糖调味即可。

功效 清热解毒、生津止渴。适用于急性咽炎。

食法 代茶饮用，每日 2 次。

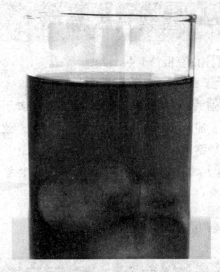

枸杞鸡肝饮

药材 枸杞 15 克。

食材 黄瓜 150 克，鸡肝 40 克，白砂糖 5 克。

做法 ❶鸡肝洗净，切片；黄瓜洗净，切丝；枸杞洗净。❷锅置火上，入水适量，放入鸡肝、黄瓜、枸杞，大火煮沸后转小火煎煮15分钟，加入白砂糖，调匀即可。

功效 补肝肾、明眼目、祛火消炎。适用于慢性咽炎、肝肾虚损、眼睛视物模糊等症。

食法 每日一次。

罗汉雪梨饮

药材 罗汉果1个。

食材 雪梨1个。

做法 ❶雪梨去皮、核，切碎块；罗汉果洗净。❷锅置火上，入水适量，放入雪梨、罗汉果大火煮沸后转小火煎煮30分钟即可。

功效 清热滋阴、润喉消炎。适用于急慢性咽炎有阴虚内热之症的咽痛、咽干、音哑、咽喉部异物感、咳痰不爽等症。

食法 代茶频服，每日一剂。

雪梨豆根粉

药材 山豆根粉1克。

食材 雪梨1个，白砂糖3克。

做法 ❶雪梨洗净去皮，切成片状，置于盅内，加清水少许。❷隔水炖40分钟，放入白砂糖调味，调入山豆根粉拌匀即可。

功效 清热解毒、生津润燥。适用于急性咽炎。

禁忌 脾虚便溏者忌用。

食法 每日饮服3次。

葱白甘草桔梗汤

药材 葱白2根，桔梗5克，甘草2克。

做法 桔梗、甘草、葱白均洗净，桔梗、甘草放入砂锅中，大火煮沸后转小火煎煮15分钟，加入葱白，焖2分钟后即可。

功效 清利咽喉、解表散寒。适宜咽炎患者饮服。

食法 趁热饮用，每日早晚各一次。

甘蔗丝瓜粥

药材 新鲜甘蔗30克。

食材 生丝瓜20克，粳米60克。

做法 ❶丝瓜洗净切段，榨汁；甘蔗洗净切碎，榨汁。❷锅置火上，入水适量，放入丝瓜汁、甘蔗汁烧沸，下入粳米小火熬煮成粥即可。

功效 消肿止痛、清热生津。适用于急、慢性咽炎。

食法 佐餐食用。

平气饮

药材 板蓝根、山豆根各10克，甘草8克，胖大海4克。

做法 板蓝根、山豆根、甘草、胖大海均洗净，共置保温瓶中，冲入沸水，闷盖20分钟即可。

功效 平气止喘。

禁忌 脾胃虚寒大便稀溏者，不宜饮服。

食法 代茶水频饮。

草菇炖鱼头

药材 草菇80克。

食材 鱼头1个（约400克），丝瓜120克，植物油15毫升，盐5克，料酒10毫升，姜片5克，淀粉50克。

做法 ❶鱼头斩成大块，洗净沥水，放入盐、料酒、淀粉拌匀，略腌片刻；草菇洗净，一剖两半；丝瓜去皮，洗净切滚刀块。❷锅置火上，入油少热，下姜片爆香，放入鱼头煎炒片刻，加水适量，煮沸后加入草菇、丝瓜，小火炖至鱼肉熟时加盐调味即可。

功效 适用于慢性咽炎者。

食法 饮汤食肉。

香丝豆腐

药材 豆腐300克。

食材 鸡肉、冬笋、香菇、火腿各40克，鸡汤400毫升，盐4克，味精1克。

做法 ❶豆腐切条，入沸水锅中略焯；鸡肉、冬笋、香菇、火腿均切成细丝。❷锅置火上，放入鸡汤200毫升，煮沸后放入鸡肉、冬笋、香菇、火腿，煮沸，加盐、味精，盛入汤碗。❸净锅置火上，倒入剩余的鸡汤，煮沸后投入豆腐条，待浮上汤面，盛入碗内即可。

功效 适宜咽喉不适者食用。

食法 佐餐食用。

花菇烧山药

药材 花菇、山药各200克。

食材 植物油10毫升，盐3克，白砂糖5克，水淀粉5毫升，葱末、姜末各3克。

做法 ❶花菇泡软、去蒂，泡花菇的水留着备用；山药去皮，洗净切成厚片。❷锅置火上，入油烧热，爆香葱末、姜末，放入花菇略炒，加入盐、白砂糖、适量花菇水，烧煮片刻，加入山药片同煮至熟软时，淋入水淀粉勾芡即可。

功效 适宜脾虚、肾虚、咽喉不适者食用。

食法 佐餐食用。

蚝豉咸蛋粥

药材 蚝豉60克。

食材 咸鸭蛋2枚，大米100克。

做法 ❶咸鸭蛋去壳；大米淘洗干净。

❷砂锅置火上，入水适量，放入咸鸭蛋、蚝豉、大米，大火煮沸后转小火熬煮至粥成即可。

功效 滋阴清肺、养血膈热。适用于虚火上升、牙痛咽痛、神经衰弱、失眠、小儿颈淋巴结结核等症。

食法 经常服用，每日1～2次。

菠萝烩排骨

药材 菠萝150克。

食材 猪小排400克，酱油5毫升，盐2克，番茄酱10克，植物油15毫升，料酒10毫升，葱末、姜末各3克。

做法 ❶排骨剁成小块，加酱油、盐腌10分钟；菠萝切成小块，用盐水浸泡。❷炒锅置火上，入油烧热，下排骨块煎至变色，锅留底油，下葱末、姜末爆香，放入酱油、料酒、番茄酱煸炒，倒入排骨翻炒5分钟，加水适量小火煮到肉烂，出锅时倒入菠萝块，大火收汁即可。

功效 适用于慢性咽炎患者。

食法 佐餐或单独食用。

豆沙蛋丸

药材 鸡蛋清320克。

食材 豆沙70克，面粉、糖粉各20克，干菱粉25克，植物油适量。

做法 ❶豆沙搓成20个小圆子，粘上面粉少许；蛋清打至泡沫状，加入菱粉、面粉调匀。❷锅置火上，入油烧热，将搓好的豆沙圆子，裹上蛋清，即投入油锅内，小火炸至蛋白球呈金黄色时，用漏勺捞出，放入盘中，撒上糖粉即可。

功效 适用于咽痛、目赤、咳嗽、痈肿热痛等症。

食法 做点心食用。

玄参清咽露

药材 玄参、牛蒡子各 10 克。

食材 白萝卜 200 克，蜂蜜 60 克，黄酒 15 毫升。

做法 ❶萝卜洗净，切成薄片；玄参、牛蒡子洗净，用黄酒浸润备用。❷萝卜片分两层放入搪瓷盆内，再放 1 层玄参、牛蒡子，淋上蜂蜜 30 毫升，如此重复放置。❸蜂蜜加 20 毫升冷水倒入瓷盆中，大火隔水蒸 2 小时即可。

功效 适用于肺热伤阴型慢性咽炎。

食法 热食，每日 2 次，每次饮清咽露水 50 毫升，吃萝卜 4 片。

感冒调理药膳

桑杏菊花甜汤

药材 桑叶、菊花、枸杞各 10 克。

食材 杏仁粉 50 克，果冻粉 15 克，白砂糖 25 克。

做法 ❶桑叶、菊花、枸杞均洗净；桑叶入锅中加水，小火加热至沸腾，煎煮 5 分钟后关火，滤取药汁备用。❷杏仁粉与果冻粉倒入药汁中，小火加热搅拌，沸腾后倒入保鲜盒中待凉，入冰箱冷藏。❸净锅置火上，入水适量，放入菊花、枸杞，小火煮沸，加入白砂糖搅拌至溶化，将凝固的杏仁冻切块倒入药汁中即可食用。

功效 疏散风热、清泄肺肝。适用于头晕头痛、目赤肿痛等症。

食法 每日一次，连服 3 天。

银菊茶

药材 银花、菊花各 10 克。

做法 银花、菊花洗净，用沸水冲泡，静置 5 分钟后即可饮用。

功效 疏风清热、清头明目。

食法 代茶饮用。

双花清热饮

药材 金银花、连翘、黄芩、藿香、大黄、菊花、滑石各 8 克，芥穗、薄荷叶各 4 克，石菖蒲、木通各 6 克，神曲、白蔻各 5 克。

食材 红糖 3 克。

做法 ❶将以上 13 味药材洗净，装入纱布袋内。❷砂锅置火上，入水适量，放入药袋、红糖，大火煮沸后转小火熬煮 50 分钟即可。

功效 清热解毒、解表发汗、镇痛。适用于流行性感冒引起的头痛、头晕、发热等症。

食法 代茶饮用。

香菜韭菜馄饨

药材 香菜 80 克，韭菜 20 克。

食材 猪瘦肉 40 克，鸡蛋 1 枚，面粉 180 克，姜末、葱末各 5 克，酱油 10 毫升，盐 3 克，干淀粉 10 克。

做法 ❶香菜、韭菜分别洗净，切末；猪瘦肉洗净，剁成泥；鸡蛋磕入碗中打散。❷取碗，放入蛋液、猪瘦肉泥、香菜、韭菜、葱末、姜末、盐、酱油，加入干淀粉，拌成猪肉香菜馅。❸取盆，放入面粉、水，揉成面团，搓成长条，切成剂子，擀成圆皮，放猪肉香菜馅包成馄饨。❹锅置火上，入清水烧沸，下入馄饨，煮熟后盛入碗内即可。

功效 散寒解表、利水消肿。适宜风寒型感冒患者食用。

食法 每日一次，做主食用。

葱白鸡汤

药材 葱白（带须）20 克。

食材 鸡汤 350 毫升，盐 2 克。

做法 葱白洗净，切段，放入锅中，倒入鸡汤，大火烧沸后转小火煎煮 10 分钟，加盐拌匀即可。

功效 发汗解表、防风散寒。适用于风寒感冒、发热恶寒、周身疼痛等症。

食法 每周 2 次，每次 200 毫升。

金银花蜜茶

药材 金银花 20 克。

食材 蜂蜜 10 克。

做法 金银花洗净，放入茶盅，兑入蜂蜜，冲入沸水，浸泡 5 分钟即可。

功效 辛凉解表。适用于风热感冒、发热、头痛、口渴等症。

食法 代茶饮用。

黄芩雪梨

药材 黄芩 8 克。

食材 雪梨 1 个，白砂糖 3 克。

做法 ❶ 黄芩洗净，润透，切片；雪梨洗净，去皮、核，切小块。❷ 锅置火上，入水适量，放入黄芩、雪梨、白砂糖，大火煮沸后转小火炖 30 分钟即可。

功效 清热解毒、燥湿泻火、平喘止血。适用于流行性感冒及肺热咳嗽、哮喘等症。

食法 每日一次。

薄荷苦瓜

药材 薄荷 10 克，苦瓜 200 克。

食材 葱丝、姜丝各 5 克，盐 3 克，植物油 10 毫升，鸡精 2 克。

做法 ❶ 苦瓜洗净，去瓤，切成薄片；薄荷洗净，与苦瓜一起加清水适量，煎煮 10 分钟，去渣取汁。❷ 炒锅置火上，入油烧热，放入葱丝、姜丝、盐、鸡精爆出香味，放入苦瓜、薄荷汁，大火翻炒至熟即可。

功效 散风清热、清利头目，适用于风热感冒、发热、头痛、鼻塞、咽喉肿痛等症。

食法 每日一次。

川椒面片汤

药材 川海椒 8 克。

食材 面粉 200 克，姜片 5 克，盐 3 克，葱段 6 克。

做法 ❶ 取盆，放入面粉、适量清水，揉成面团，擀成大薄片，切成小面片。❷ 砂锅置火上，入水适量，放入姜片、葱段、川海椒，大火煮沸后下入面片，煮至面片熟透，加盐调味即可。

功效 疏风散寒、发汗解表。适用于风寒感冒引起的畏寒、身痛、无汗等症。

食法 每日一次，做主食用。

什锦饭卷

药材 小米、糙米、紫米、薏米、荞麦、燕麦、莲子、黑芝麻各 10 克。

食材 苹果 1 个，小黄瓜 2 根，全麦面皮 2 张或春卷皮 2 张，植物油 20 毫升，白砂糖 5 克。

做法 ❶ 小米、糙米、紫米、薏米、荞麦、燕麦淘洗干净，加水蒸熟，放入黑芝麻、白砂糖拌匀；莲子洗净煮熟；苹果和小黄瓜洗净，切成细条。❷ 摊开一张全麦面皮，在面皮上铺一层拌好的米饭，再放上苹果条、小黄瓜条，将面皮卷起来。❸ 平底锅置火上，入油滑锅，放入面皮卷煎至两面金黄，再切成小段装盘，撒上黑芝麻即可。

功效 补气养心。适宜风寒感冒者食用。

食法 做点心食用。

葱白姜汤

药材 葱白、姜各20克。

食材 红糖10克。

做法 ❶葱白洗净，切段；姜洗净，切片。

❷砂锅置火上，入水适量，放入葱白段、姜片，大火煮沸后转小火炖煮25分钟，加入红糖调味即可。

功效 发汗解表、散寒解毒。适用于风寒感冒、呕吐、喘咳等症。

食法 每日一次。

菊花豆腐汤

药材 干菊花5克。

食材 豆腐200克，姜末3克，盐2克，鸡精1克，植物油10毫升。

做法 ❶干菊花洗净；豆腐洗净，切块。

❷炒锅置火上，入油烧至七成热，放入姜末爆香，下入菊花、豆腐、盐、鸡精稍炒，加水适量煮沸即可。

功效 疏风散寒、明目解毒。适用于风寒感冒、头痛、头晕、目赤、心胸烦热等症。

食法 佐餐食用。

黑豆海带汤

药材 黑豆25克。

食材 海带280克，葱段、姜片各5克，盐4克，鸡精2克，植物油10毫升。

做法 ❶黑豆淘洗干净；海带洗净，切片。

❷炒锅置火上，入油烧至七成热，放入葱段、姜片爆香，放入黑豆、海带、盐、鸡精、清水适量，大火煮沸后转小火炖30分

钟即可。

功效 活血利水、祛风解毒，适用于暑湿感冒及水肿胀满等症。

食法 每日一次，佐餐食用。

葱白粥

药材 连须葱白5克。

食材 粳米60克。

做法 ❶连须葱白洗净；粳米淘洗干净。

❷砂锅置火上，入水适量，放入粳米熬煮成粥，粥熟后加入葱白稍煮片刻即可。

功效 发汗解表、散寒通阳。适宜年老体虚风寒感冒者食用。

食法 温热顿服。

香菜生姜饮

药材 生姜10克。

食材 香菜10克，盐2克。

做法 ❶生姜洗净，切片；香菜洗净，切末。❷锅置火上，入水适量，下入生姜大火煮沸，加入香菜、盐，稍煮片刻即可出锅。

功效 辛温透表、发散风寒。适用于风寒感冒表实症。

食法 每日2次，趁热饮用。

生姜萝卜饮

药材 生姜20克，萝卜40克。

食材 红糖10克。

做法 生姜、萝卜均洗净后切成片，放入锅中，加水适量大火煮沸后转小火煎煮15分钟，加入红糖稍煮片刻即可。

功效 辛温解表、止咳化痰。适用于急性上呼吸道感染，属风寒型、恶寒重、发热轻、无汗、头痛鼻塞等症。

食法 趁热顿服。

防风葱白粥

药材 防风5克。

食材 葱白10克，大米30克。

做法 ❶防风、葱白洗净，加水煎煮取汁；大米淘洗干净。❷砂锅置火上，入水适量，下入大米大火煮沸后转小火熬煮成粥，兑入药汁，稍煮片刻即可。

功效 预防风寒感冒。适用于寒冷季节的风寒感冒。

食法 趁热饮服，盖上被子保暖，直至微微出汗。

姜葱糯米粥

药材 葱白35克。

食材 糯米40克，生姜4克，红糖10克。

做法 ❶糯米淘洗干净，提前用清水浸泡1小时；葱白洗净，切段；生姜洗净，切片。❷砂锅置火上，入水适量，下入糯米、姜片，大火煮沸后转小火熬煮成粥，加葱白稍煮片刻，加红糖调味即可。

功效 适宜风寒感冒患者。

食法 每日一次，趁热喝粥后盖被入睡，以微微出汗为佳。

双蛋白菜

药材 松花蛋、咸鸭蛋各1枚。

食材 白菜400克，清汤800毫升，盐3克，酱油5毫升，植物油10毫升，水淀粉5毫升，姜末2克。

做法 ❶咸鸭蛋煮熟、去壳，切成小块；松花蛋切成小块；白菜洗净，切成两半。❷炒锅置火上，入油烧热，下姜末炝锅，倒入白菜略炒，加入清汤、盐、酱油，煮至白菜烂后加入鸭蛋和松花蛋稍煮一会儿，淋入水淀粉勾薄芡即可。

功效 适宜鼻塞流涕、喉部发痒咳嗽者食用。

食法 佐餐食用。

防感冒茶

药材 板蓝根、大青叶各40克，野菊花、金银花各25克。

做法 板蓝根、大青叶、野菊花、金银花洗净，放入杯中，冲入沸水稍闷片刻即可饮用。

功效 清热解毒。适用于流感、流行性脑炎、流行性肝炎及流行性呼吸道感染等症。

食法 代水频饮。

雪菜鱼肉豆腐

药材 雪菜40克。

食材 鱼肉80克，豆腐350克，盐3克，香油5毫升，植物油10毫升，水淀粉5毫升，姜末、葱末各5克。

做法 ❶雪菜洗净，切碎；豆腐洗净，切成厚片；鱼肉切成片，加盐稍腌。❷将雪菜、鱼肉码入碗中，铺上豆腐片，上锅蒸约10分钟。❸炒锅置火上，入油烧热，下葱末、姜末炒香，加适量水、盐，煮沸后淋入香油，用水淀粉勾薄芡后浇在蒸好的豆腐上即可。

功效 适用于感冒期间出现饮食无味、胃部胀满不适等症。

食法 佐餐服食。

橄榄萝卜汤

药材 鲜橄榄20克。

食材 生萝卜30克。

做法 ❶新鲜的萝卜用水清洗干净，勿去皮；切成薄片。❷砂锅置火上，入水适量，放入橄榄、萝卜片，大火煮沸后转小火煎煮

30 分钟，取汁饮用即可。

功效 清热解毒、祛风解表。适用于小儿流行性感冒初起、发热咳嗽、咳吐黄色黏稠痰、小儿稚阴稚阳易化热等症。

禁忌 萝卜耗气，脾胃虚寒、脾胃气虚弱者慎食，同时注意忌食生冷辛辣油腻的食物。

食法 每日一剂，代茶饮用。

姜红饮

药材 生姜片 10 克，红糖 18 克。

食材 葱白、胡椒粉、大蒜各 2 克。

做法 ❶葱白洗净，切成段；大蒜洗净，切片。❷炒锅置火上，加水适量，煮沸后放入生姜片、葱白段、红糖、大蒜、胡椒粉，大火煮沸后转小火煎煮 10 分钟即可。

功效 发汗解表、和中散寒。适用于外感风寒感冒初起、体质虚弱、发热头痛、身痛无汗、素体阳虚等症，营养不良的孩童、月经不畅者应长期食用，冬季饮用对虚寒体质的人有强身保健的作用。

禁忌 阳盛体质人群不宜食用。

食法 趁热一次服下，盖被取微汗。

桑叶清凉饮

药材 桑叶、菊花各 5 克，薄荷 3 克，苦竹叶 12 克，芦根 6 克。

食材 白砂糖 5 克。

做法 ❶桑叶、菊花、薄荷、苦竹叶洗净；芦根洗净，切成小段。❷锅置火上，入水适量，大火煮沸后放入芦根段，沸煮 5 分钟，放入桑叶、菊花、薄荷、苦竹叶稍煮片刻，加入白砂糖调味即可。

功效 清心怡神、疏风散热。适用于风热感冒，见咳嗽、喉燥咽痛、咳痰不爽、口渴、头痛等症。

禁忌 外感风寒无汗者不宜服用。

食法 代茶频频饮服。

银花祛暑饮

药材 银花 20 克、薄荷 6 克、鲜芦根 40 克。

食材 白砂糖 10 克。

做法 ❶芦根洗净，切成小段；银花、薄荷洗净。❷锅置火上，入水适量，放入银花、鲜芦根，大火煮沸后转小火煎煮 15 分钟，放入薄荷煮沸 3 分钟，加白砂糖搅拌至溶化即可。

功效 适用于外感风热感冒初期，咳嗽、咽喉干燥肿痛、咳痰不爽、咳吐黄痰、口渴、头痛等症。

禁忌 外感风寒无汗者不宜服用，脾胃虚寒者慎服。

食法 每小时饮 3～4 次，温热服。

清热汤

药材 荸荠 10 枚，白萝卜 400 克。

食材 梨 2 个，冰糖 25 克。

做法 ❶梨洗净，连皮切碎；荸荠去皮，洗净切碎；白萝卜去皮，洗净切块。❷锅置火上，入水适量，下入梨、荸荠、白萝卜、冰糖，大火煮沸后转小火炖煮 30 分钟即可。

功效 预防风热感冒。适用于外感风热感冒初期，见发热咳嗽痰多、咳痰不爽、口渴咽干等症。

食法 每日一剂。

哮喘调理药膳

鱼腥草丝瓜汤

药材 鱼腥草 40 克。

食材 丝瓜 40 克，盐 2 克。

做法 ❶丝瓜洗净，切片；鱼腥草洗净，切段。❷锅置火上，入水适量，放入丝瓜、鱼腥草，大火煮沸后转小火煎煮 30 分钟，加盐调味即可。

功效 宣肺清热、化痰止哮。适宜哮喘者饮服。

食法 代茶饮用。

薄荷杏仁粥

药材 杏仁 20 克。

食材 鲜薄荷 6 克，粳米 40 克。

做法 ❶杏仁洗净，润透去皮尖；薄荷洗净；粳米淘洗干净。❷锅置火上，入水烧沸，放入杏仁煮至七分熟，下入粳米同煮至粥将成时，放入薄荷，煮熟即可。

功效 辛散透表、温肺止喘。

食法 做早餐食用。

胡桃山楂饮

药材 胡桃仁 120 克，山楂 40 克。

食材 白砂糖 150 克。

做法 ❶胡桃仁加水浸泡 30 分钟，用石磨将其磨成茸浆，加适量水调匀；山楂洗净，加水适量，用中火煎熬 3 次，每次 20 分钟，过滤去渣取汁浓缩。❷将山楂汁、白砂糖、胡桃仁浆放在一起搅拌均匀，置锅中烧至微沸即可。

功效 补益肺肾、润肠止喘。

食法 随意饮用。

四仁蛋粥

药材 白果仁、甜杏仁各 25 克，核桃仁、花生米各 50 克。

食材 鸡蛋 1 枚，大米 80 克。

做法 ❶核桃仁、白果仁、花生米、甜杏仁分别泡洗干净，用清水浸泡 2 小时，沥去水分备用；大米淘洗干净；鸡蛋磕入碗中，搅打均匀。❷砂锅置火上，入水适量，下入大米，大火煮沸后转小火熬煮至粥将成时，下入白果仁、花生米、甜杏仁、核桃仁，熬煮至粥成，淋入鸡蛋液稍煮即可。

功效 适用于肺肾阴虚，或阴阳两虚的咳喘，如支气管哮喘、慢性支气管炎等症。

食法 每日清晨一小碗，连服一个冬季。

百果糕

药材 核桃仁、松子仁、瓜子仁各 20 克，蜜枣 12 克。

食材 糯米粉 1200 克，白砂糖 400 克。

做法 ❶蜜枣去核，同核桃仁一起切成碎粒，加糯米粉、白砂糖、松子仁、瓜子仁和 300 毫升水，和成粉团。❷笼内垫上纱布，再放上粉团，在沸水锅上大火蒸 10 分钟，待蒸汽冒出，糕粉由白色转呈玉色，取出，用干净湿布盖住，并趁热揉至光滑，搓成宽约 6 厘米、高 10 厘米的条状，冷却后，切成薄片即可。

功效 适用于哮喘、支气管炎等症。

食法 可当点心随意食用。

糖蒸葫芦

药材 西葫芦 400 克。

食材 白砂糖 50 克。

做法 西葫芦洗干净，挖去瓤、子，内装白砂糖，放入大碗中，置蒸笼中蒸 20 分钟至熟即可。

功效 适用于哮喘（热哮）、喘逆上气、鼻翼扇动、吐痰黏稠、咳而不爽等症。

禁忌 脾胃虚寒、痰湿中满者不宜食用，老年人及高血压、动脉硬化、冠心病患者不宜多食。

食法 蒸熟的白砂糖西葫芦一日吃完，连吃 3 天。

冬瓜雪梨汤

药材 小冬瓜、雪梨各 1 个。

食材 冰糖 20 克。

做法 ❶小冬瓜洗净，剖开，去瓤；雪梨洗净，切成薄片。❷冰糖、雪梨填入冬瓜中，口朝上放笼屉内蒸 20 分钟，取出冬瓜，将冬瓜内的水和雪梨片倒入碗中即可。

功效 润肺生津、去热除烦。适宜肾脏病、糖尿病、高血压、冠心病、小便不利、哮喘、热哮、寒哮发作者食用。

禁忌 久病及阴虚火旺者忌食，忌食生冷、辛辣、油腻的食物。

食法 代茶常饮。

竹笋水陆汤

药材 鲜竹笋 100 克。

食材 鲜竹笋、草鱼头、猪大骨各 100 克，盐 5 克，味精 1 克。

做法 ❶草鱼头、猪大骨洗净，草鱼头去鳃，洗净；鲜竹笋剥皮洗净，切成薄片。❷汤煲置火上，入水适量，放入草鱼头、猪大骨，大火煮沸后转小火转小火炖煮 1 小时。撇去浮沫，滤除鱼头、猪大骨，留汤，下入鲜竹笋煮沸，转中小火续煮 30 分钟，加入盐、味精调味即可。

功效 清热化痰、利膈健脾。适宜肥胖、习惯性便秘、发烧咳喘者食用。

禁忌 患有胃溃疡、胃出血、肾炎、肝硬化、肠炎者，及尿路结石者、低钙、骨质疏松、佝偻病人不宜多吃。

食法 食笋喝汤，每日一次，连服 5 日为一个疗程。

虫草白鸭粥

药材 冬虫夏草 8 克。

食材 白鸭 1 只，枸杞、百合各 8 克，小米 80 克，盐 3 克，味精 1 克。

做法 ❶百合用沸水泡开；枸杞、冬虫夏草洗净，润透；小米淘洗干净；白鸭去毛和内脏，清洗干净；白鸭放入沸水中氽煮 5 分钟，捞出沥水。❸冬虫夏草放入鸭腹内，放入汤煲中，兑入沸水适量，小火炖煮 30 分钟后下入枸杞、百合、小米，煮至肉熟米烂，加盐、味精调味即可。

功效 补虚损、益精气。适用于肺肾阴虚所致的虚喘、痨咳、咯血、自汗盗汗、阳痿遗精、腰膝酸痛和病后久虚不复等症。

食法 吃肉，喝粥，每日 1~2 次。

紫苏百合粥

药材 紫苏叶 10 克，枸杞、干百合 8 克。

食材 大米 40 克。

做法 ❶大米淘洗干净；干百合用沸水泡开，掰成小瓣并清洗干净；枸杞洗净。❷砂锅置火上，入水适量，下入大米熬煮成稀粥，放入百合、枸杞、紫苏叶，稍煮至熟即可。

功效 开宣肺气、镇喘祛痰。适用于寒喘，症见喘促气短、喉中痰鸣、痰液稀白、头痛身酸、舌苔薄白等症。

禁忌 气虚、内热感冒、胸闷不舒者不宜食用，同时忌食生冷辛辣油腻的食物。

食法 每日2次，温热服。

 木耳红枣粥

药材 红枣40克，黑木耳4克。

食材 大米80克，冰糖5克。

做法 ❶黑木耳用温水泡发，洗净，去根、撕成小瓣；大米、红枣淘洗干净备用。❷砂锅置火上，入水适量，放入黑木耳、大米、红枣，大火煮沸后转小火煨至黑木耳、大米熟软，加入冰糖，稍煮片刻即可。

功效 适宜阴虚火旺，见腰膝酸痛、须发早白、健忘失眠的中老年人食用。

禁忌 肚子胀气时勿食，忌同食海鲜。

食法 每日分早、晚2次食完，连服10日为一个疗程。

 润肺核桃仁

药材 核桃仁400克。

食材 柿饼霜400克。

做法 ❶核桃仁洗净，置碗中，放笼屉上蒸熟后取出。❷冷却后，同柿饼霜一起装入瓷罐内，再蒸至融合为一，晾凉即可。

功效 补肾助阳、润肠通便。适用于治肺肾两虚的咳喘症。

禁忌 外感咳嗽、痰浊咳喘、邪实之喘者忌服。

食法 每天适当服食。

咳嗽调理药膳

 枇杷芦根饮

药材 鲜芦根8克。

食材 枇杷叶8克。

做法 ❶枇杷叶去毛，洗净烘干；鲜芦根洗

 杏仁豆腐

药材 麻黄3克。

食材 优质豆腐100克，杏仁12克，猪大骨150克，盐3克，味精1克，香油5毫升。

做法 ❶猪大骨洗净；杏仁、麻黄洗净，装入布袋，扎紧；豆腐洗净，切成块。❷砂锅置火上，入水适量，放入猪大骨，大火煮沸后转小火炖2小时，滤出骨汤，放入药袋小火炖煮90分钟，捞出药袋，加入盐、味精、香油调味即可。

功效 适用于肾阳虚哮喘病人服用。

食法 食豆腐，喝汤，一天分2次食用，连服3日为一个疗程。

凉拌四鲜

药材 鲜蘑菇80克，腐竹120克，黄瓜40克，胡萝卜25克。

食材 香油5毫升，盐3克，味精1克。

做法 ❶黄瓜、胡萝卜、鲜蘑菇洗净；黄瓜去皮后切成菱形小块；胡萝卜洗净，切方形小片备用；腐竹水发后切段；鲜蘑菇洗净，撕小朵。❷黄瓜块、胡萝卜片、鲜蘑菇、腐竹段先后入沸水锅中煮熟，捞出沥干水分装盘，淋香油，用碗闷片刻后，加入盐、味精调味即可。

功效 润肺滑肠、发汗定喘。适宜脾虚型哮喘者食用。

食法 佐餐，一日食完，连服10日为一个疗程。

净，切片。❷锅置火上，入水适量，放入枇杷叶、鲜芦根，大火煮沸后转小火煎煮30分钟即可。

功效 祛风清热、止咳和胃。适宜风热咳嗽，兼有胃气上逆恶心呕吐者饮服。

食法 温热顿服。

蜂蜜萝卜梨

药材 白萝卜1个。

食材 梨1个，蜂蜜40毫升，白胡椒5粒。

做法 白萝卜、梨洗净切碎，放入碗中，倒入蜂蜜，放入白胡椒，上锅蒸熟，拣出白胡椒即可。

功效 发散风寒、止咳化痰。适宜风寒咳嗽者食用。

食法 分两次温服。

柿霜糖

药材 柿霜50克。

食材 白砂糖50克，植物油适量。

做法 ❶柿霜、白砂糖入锅，加水少许，小火煮至挑起呈丝状，不黏，停火。❷稍冷后倒入涂有植物油的瓷盘中，压平，切块即可。

功效 清肺、止咳、化痰。适宜肺燥咳嗽者常服。

食法 随时含咽。

雪花梨膏

药材 款冬花、百合、麦冬、川贝各20克。

食材 雪花梨1000克，冰糖50克，蜂蜜200毫升。

做法 ❶款冬花、百合、麦冬、川贝均洗净，润透，切碎；雪花梨洗净，切块。❷砂锅置火上，入水适量，放入药碎煎取浓汁，去渣，下入梨块、冰糖，兑入蜂蜜，小火煎成膏状即可。

功效 润肺养阴、止咳化痰。适宜肺肾阴虚型咳嗽者适宜。

食法 每次食膏15克，每日2次，温水冲服。

拌双丝

药材 白萝卜200克，梨丝80克。

食材 生姜末3克，麻油5毫升，盐2克，味精1克。

做法 萝卜洗净，切成丝，入沸水焯2分钟捞起，放入盆中，加入梨丝、姜末、麻油、盐、味精，拌匀即可。

功效 清热化痰、生津润燥。适用于风燥咳嗽者的辅助治疗。

食法 佐餐使用。

苏子薏米粥

药材 茯苓粉10克，苏子5克。

食材 薏米25克。

做法 ❶苏子洗净，用纱布包裹；薏米淘洗干净。❷砂锅置火上，入水适量，下入苏子布包、薏米、茯苓粉，大火煮沸后转小火熬煮成粥，拣去苏子布包即可。

功效 补肺健脾。适宜痰多咳嗽者饮服。

食法 每晚一次。

阿胶杏仁粥

药材 杏仁、阿胶、马兜铃各8克。

食材 糯米15克，冰糖3克。

做法 ❶杏仁、马兜铃洗净，加水煎煮20分钟，去渣取汁；糯米淘洗干净。❷砂锅置火上，入水适量，兑入药汁，下入糯米、阿胶熬煮成粥，加冰糖煮至融化即可。

功效 清肺降气、止咳平喘。适宜肺热咳喘、痰中带血、阴虚咳嗽者食用。

食法 每日一剂。

姜汁蜂蜜膏

药材 生姜汁、蜂蜜各150毫升。

做法 生姜汁、蜂蜜同置锅中煎煮至稠黏如膏时停火，冷却后装瓶备用即可。

功效 适宜肺寒、肺燥型久咳不愈者食用。

食法 每次 30 毫升，以沸水冲化饮用，每日 2 次。

金银花蛋羹

药材 金银花 10 克。

食材 鲜鸡蛋 1 枚。

做法 ❶鲜鸡蛋打入碗内，搅匀；金银花洗净。❷锅置火上，入水适量，放入金银花大火煮沸后转小火煎煮 2 分钟，捞出金银花，淋入蛋液搅匀煮沸即可。

功效 清热祛火。适用于风热咳嗽初期。

食法 每日 2 次，每次 30 毫升。

生地羊髓汤

药材 生地 8 克。

食材 羊脊髓 40 克，熟羊脂油 12 克，盐 3 克，生姜丝 2 克，料酒 20 毫升，蜂蜜 30 毫升。

做法 ❶羊脊髓、生地洗净，放入沙煲中。❷加水适量，大火煮沸后转小火炖煮 1 小时至熟透，捞去药渣，加羊脂油、盐、生姜丝，料酒、蜂蜜，煮沸即可。

功效 止咳平气。可辅助治疗肺结核低热、咳嗽等症。

禁忌 高脂血、高血压患者及肥胖者不宜食用。

食法 分顿食用。

橘子饼

药材 橘子 400 克。

食材 白砂糖 200 克。

做法 ❶橘子去皮、核，放在锅中，加白砂

糖 150 克腌渍一日。❷待橘肉浸透糖后，放入锅中，小火煨熬至汁液耗干，停火待凉，每瓣橘肉用勺压扁成饼，再拌入白砂糖 50 克，放盘中风干数日，装瓶即可。

功效 生津止渴、润肺化痰，适用于肺热、咳嗽、食后腹胀、咳嗽多痰等症。

食法 可经常随时食用。

杧果鸡柳

药材 杧果 400 克。

食材 鸡里脊 150 克，青椒、红椒各 120 克，植物油、料酒各 10 毫升，盐 3 克，淀粉 10 克，鸡精 2 克。

做法 ❶杧果去皮切成条；青、红椒洗净，切成条；鸡肉切成条，用盐、料酒、淀粉抓匀腌渍 30 分钟。❷炒锅置火上，入油烧热，放入鸡肉滑炒盛起，锅留底油，下青、红椒煸炒，再倒入鸡肉翻炒后放入杧果条炒熟，加盐、鸡精调味即可。

功效 润肺止咳。适宜咳嗽痰多者食用。

禁忌 过敏体质者慎食。

食法 佐餐食用。

百合烧牛肉

药材 百合 40 克。

食材 牛肉 300 克，白砂糖 10 克，酱油 5 毫升，料酒 15 毫升，植物油 20 毫升，盐 3 克，水淀粉 10 毫升，葱末、姜末、蒜末各 5 克，清汤适量。

做法 ❶牛肉洗净，切成块；百合洗净，润透。❷锅置火上，放油烧至七成热时，下葱、姜、蒜末爆香，加入牛肉煸香，淋入料酒，加白砂糖、酱油、盐，稍煸后，倒入清汤，下入百合转小火炖 2 小时，大火收汁，兑入水淀粉勾薄芡即可。

功效 润肺止咳。适用于咳嗽痰多者饮服。

禁忌 老人、小孩及消化能力弱者不宜多吃。
食法 佐餐食用。

 ## 南瓜松子土豆汤

药材 南瓜、土豆各80克，松子20克。
食材 橄榄油10毫升，盐3克，白砂糖5克，水淀粉5毫升，鲜奶油10克。
做法 ❶南瓜、土豆洗净去皮，切片；松子小火炒香。❷另起炒锅，倒入橄榄油烧热，放入南瓜、土豆及松子炒至香软，倒入果汁机中，加水适量打成南瓜汁，倒入锅中煮沸，加盐、白砂糖调味后兑入水淀粉勾薄芡，盛盘，淋入鲜奶油即可。
功效 补中益气、润肺清肠。适合患有老年性慢性支气管炎、久咳不愈和肠燥便秘者食用。
禁忌 脾胃虚寒、易腹泻者少食。
食法 佐餐食用。

 ## 葱白鸭梨饮

药材 葱白（连须）5根。
食材 鸭梨1个，冰糖5克。
做法 ❶鸭梨洗净，切薄片；葱白洗净，切段。❷锅置火上，入水适量，煮沸，放入

冰糖煮5分钟，放入鸭梨片、葱白段转小火炖煮20分钟至水黏稠，滤去残渣即可。
功效 生津润燥、化痰解酒。适用于风热型咳嗽、咳嗽频剧、喉燥咽痛、咳痰不爽等症。也用于热病伤阴或阴虚所致的干咳、口渴、便秘，内热所致的烦渴、咳喘、痰黄等。
食法 吃梨，饮汤，每日2次。

 ## 川贝雪梨银耳羹

药材 川贝5克。
食材 雪梨1个，冰糖5克，银耳干2克。
做法 ❶银耳放碗中，沸水发15分钟，洗净，撕成小朵；雪梨洗净，切片；川贝洗净，润透。❷锅置火上，入水烧沸，加入雪梨、银耳、川贝和冰糖，大火煮沸后转小火炖20分钟至水黏稠，滤去渣服用即可。
功效 润肺止咳。适用于慢性气管炎、支气管扩张、咳喘。咳嗽痰稠或无痰、咽喉发痒干疼者，慢性支气管炎、肺结核等症。
禁忌 慢性肠炎、脾胃虚寒、糖尿病患者忌食。
食法 每日2次饮服，早饭前和晚上临睡前服用。

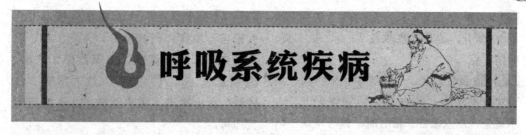

呼吸系统疾病

支气管炎调理药膳

桑菊杏仁饮

药材 桑叶 8 克，菊花 5 克。

食材 杏仁 18 克，白砂糖 2 克。

做法 ❶桑叶、菊花分别洗净；杏仁去皮，洗净。❷锅置火上，入水适量，放入菊花、杏仁、桑叶，大火煮沸后转小火煎煮 30 分钟，关火，去渣取液，加入白砂糖搅匀即可。

功效 清肺热、止咳嗽。适用于风热型慢性支气管炎、咳嗽、痰多等症。

食法 代茶饮用。

知母冬瓜汤

药材 知母 15 克。

食材 绿豆 35 克，冬瓜 200 克，盐 2 克，味精 1 克，鸡油 10 毫升。

做法 ❶知母、绿豆洗净；冬瓜去皮、瓤，切块。❷锅置火上，入水适量，放入绿豆、知母、冬瓜，大火煮沸后转用小火炖煮 30 分钟，加入盐，味精、鸡油，调匀即可。

功效 滋阴润肺、健脾清热、解毒消肿。适宜慢性支气管炎患者食用。

食法 每日一次，每次吃冬瓜、绿豆 100 克，既可佐餐又可单食。

川贝党参煮雪梨

药材 川贝 8 克，党参 15 克。

食材 杏仁 8 克，雪梨 2 个，冰糖末 5 克。

做法 ❶雪梨洗净，去皮，切薄片；杏仁用沸水烫后去皮；川贝磨成粗末；党参洗净，润透，切碎。❷炖锅置火上，入水适量，放入冰糖末、川贝、党参、雪梨、杏仁，大火煮沸后转小火炖煮 35 分钟即可。

功效 润肺止咳、祛痰。适用于慢性支气管炎、咳嗽、痰多等症。

食法 每日一次。

肺炎调理药膳

双仁蜜

药材 甜杏仁、核桃仁各 200 克。

食材 蜂蜜 30 毫升。

做法 ❶甜杏仁去皮，洗净；核桃仁洗净，切碎。❷锅置火上，入水适量，放入甜杏仁，大火煮沸后转小火煎煮 1 小时，放入核桃仁，煮至汤汁黏稠时，加入蜂蜜搅匀，稍沸即可。

功效 补肾益肺、止咳平喘。适用于肺炎、肺肾两虚，以及久咳、久喘等症。

食法 每日一次。

银杏母鸡肉汤

药材 银杏 40 克。

食材 白条黄母鸡 1 只，猪肘肉 160 克，料酒 10 毫升，姜片、葱段各 10 克，盐 3 克，味精 1 克。

做法 ❶银杏去壳、心，洗净；猪肘肉、黄母鸡分别洗净，剁块。❷炖锅置火上，入水适量，放入银杏、猪肘肉、黄母鸡块、料酒、姜片、葱段，大火煮沸后转小火炖煮 50 分钟，加入盐、味精调味即可。

功效 敛肺气、定喘嗽、止带油、缩小便。适用于肺炎、哮喘、痰咳等症。

食法 每日一次，适量食用。

蜂蜜百合膏

药材 干百合 80 克。

食材 蜂蜜 40 毫升。

做法 ❶干百合洗净，放入碗中，兑入蜂蜜，倒入适量沸水。❷上笼蒸 1 小时，取出，调匀后放冷，装入瓶内即可。

功效 润肺止咳。适用于肺炎、慢性支气管炎，以及肺痨久咳、咳浓痰、低热烦闷等症。

食法 每天早晚各一次，坚持服食 15 天。

拌鱼腥草

药材 鱼腥草 200 克。

食材 蒜末 20 克，酱油、香油 5 毫升，醋 10 毫升，葱段 10 克，盐 2 克，味精 1 克。

做法 鱼腥草去老梗，洗净，放入盆中，加入蒜末、酱油、盐、醋、味精、葱段、香油，拌匀即可。

功效 清热解毒、杀菌消炎。适用于肺炎症。

食法 每日一次，佐餐食用。

糖炒银杏

药材 银杏 120 克。

食材 水淀粉 10 毫升，白砂糖 30 克。

做法 ❶锅置火上，入水适量，烧沸，放入银杏，稍煮片刻，捞出，去皮、心，放入碗中，加适量清水，上笼蒸熟，取出。❷锅置火上，入水适量，放入银杏、白砂糖，大火煮沸，撇去浮沫，加水淀粉勾芡即可。

功效 敛肺气、定喘咳、止带油、缩小便。适用于气虚所致的肺炎、哮喘、痰咳、白带、白浊、遗精、淋病及小便频数等症。

食法 每日一次。

泽泻茶

药材 泽泻 10 克。

食材 茶叶 5 克，葱白 15 克。

做法 ❶葱白去须，洗净，切段；泽泻洗净。❷锅置火上，入水适量，放入泽泻、茶叶、葱白，大火煮沸后转小火煎煮 30 分钟，去渣取汁即可。

功效 利水渗湿、清热解毒。适宜肺炎、乙肝患者秋季饮用。

食法 每日一次。

香菇杏仁面

药材 杏仁 200 克。

食材 香菇 40 克，挂面 130 克，鸡油 10 毫升，盐 3 克，味精 1 克，葱末 5 克。

做法 ❶香菇洗净，切薄片；杏仁研成细粉。❷锅置火上，放鸡油烧热，下入葱末爆香，加香菇、杏仁粉、盐、味精和适量水，烧沸成卤汁。❸另起锅置火上，入水烧沸，下入挂面煮熟捞出，浇卤汁，撒上葱末即可。

功效 润肺止咳。适用于肺炎、肺热咳嗽、多痰等症。

食法 每日一次。

桔梗杜果饮

药材 桔梗 50 克。

食材 杜果 500 克，冰糖末 15 克。

做法 ❶桔梗洗净，切片；杜果去皮、核，放入榨汁机中，榨取汁液。❷锅置火上，入水适量，放入冰糖末，熬成冰糖汁。❸另起锅置火上，入水适量，放入桔梗，大火煮沸后转小火煎煮 30 分钟，去渣取液，加入冰糖汁、杜果汁拌匀即可。

功效 宣肺止咳、祛痰生津。适用于肺炎、咳嗽、痰多、小便不畅等症。

食法 代茶饮用。

鹿衔草冬瓜汤

药材 鹿衔草 15 克。

食材 冬瓜 400 克，姜片、葱段各 3 克，盐 2 克，味精 1 克。

做法 ❶鹿衔草洗净；冬瓜去皮、瓤，洗净，切块。❷炖锅置火上，入水适量，放入鹿衔草、冬瓜、葱段、姜片，大火煮沸后转小火炖煮 50 分钟，加入盐、味精调味即可。

功效 清热利水、消肿止咳。适用于肺炎等症。

食法 佐餐食用。

肺结核调理药膳

 ## 止咳糖

药材 人参 20 克，白及 15 克，远志、地龙各 50 克，鱼腥草 80 克。

食材 白砂糖 20 克，香油 10 毫升。

做法 ❶人参、白及、远志、地龙、鱼腥草分别洗净，装在纱布袋内。❷锅置火上，入水适量，放入药袋，大火煮沸后转小火煎煮 20 分钟，滗取药液，再加水煮，共煮 3 次，合并药液。❸净锅置火上，放入药液，小火煎熬浓缩至药液稠厚时，加白砂糖搅匀，继续煎熬至起丝状，关火。❹取盘，涂上香油，倒入糖液，放冷，划成小块即可。

功效 醒脑提神、清肺止咳。适用于肺结核、吸烟引起的咳嗽、多痰等症。

食法 每日一次，做零食用。

 ## 灵芝猪蹄

药材 灵芝 10 克。

食材 猪蹄 1 只，料酒 10 毫升，盐 3 克，味精 1 克，葱段、姜片各 5 克，植物油 20 毫升。

做法 ❶猪蹄处理干净，汆烫，捞出沥水；灵芝洗净，润透，切片。❷锅置火上，入油烧热，放入葱段、姜片煸香，下入猪蹄，注入适量水，加入料酒、味精、盐、灵芝，大火煮沸后转小火炖至猪蹄熟烂即可。

功效 宣肺补肾、强身健体，适用于肺结核、神经衰弱、失眠、消化不良、老年性支气管炎等症。

食法 每日一次。

 ## 润喉饮

药材 白及 5 克，生甘草、沙参、麦冬、桔梗、玄参各 5 克。

做法 ❶将上述药材分别洗净，烘干磨成细粉，混合均匀。❷取 10 克药粉放入茶杯，冲入沸水浸泡 1 小时即可。

功效 清咽利喉、润肺止咳。适用于肺结核，急、慢性咽炎及喉炎等症。

食法 每日一次。

百合川贝饮

药材 百合 10 克，川贝、麦冬、生地、熟地、百部、白及各 5 克。

食材 白砂糖 10 克。

做法 ❶ 将以上 7 味药材洗净，放入锅内，加水适量。❷ 大火煮沸后转小火煎煮 30 分钟，关火，去渣取液，加白砂糖调味即可。

功效 滋阴润肺。适用于肺结核症。

食法 代茶饮用。

七味甲鱼汤

药材 知母、川贝、天冬、麦冬、生地、山茱萸、地骨皮各 5 克。

食材 甲鱼 1 只，料酒 20 毫升，味精 2 克，盐 3 克，姜片、葱段各 5 克，香油 5 毫升。

做法 ❶ 将 7 味药材分别洗净，润透；甲鱼处理干净。❷ 炖锅置火上，入水适量，放入药材、甲鱼、姜片、葱段、料酒，大火煮沸后转小火炖 50 分钟，加盐、味精、香油调味即可。

功效 润肺止咳、滋阴降火。适宜肺结核患者春季食用。

食法 佐餐食用。

绝味韭菜

药材 鲜桔梗、鲜百合各 50 克。

食材 韭菜 400 克，姜片、葱段各 5 克，盐 3 克，味精 1 克，植物油 20 毫升。

做法 ❶ 桔梗洗净，切段；百合洗净，撕瓣；韭菜洗净，切段。❷ 炒锅置火上，入油烧至七成热，放入姜片、葱段爆香，下入桔梗、百合、韭菜翻炒至熟后加入盐、味精调味即可。

功效 宣肺祛痰、温中散血。适用于肺结核、咳嗽、反胃、吐血等症。

食法 佐餐食用。

白及黄精粥

药材 白及、黄精各 10 克。

食材 大米 80 克，白砂糖 5 克。

做法 ❶ 白及、黄精分别润透，洗净切片；大米淘洗干净。❷ 砂锅置火上，入水适量，放入白及、黄精、大米，大火煮沸后转小火熬煮 50 分钟，加白砂糖调味即可。

功效 滋阴润肺、止咳。适宜肺结核患者春季食用。

食法 每日一次，做早餐食用。

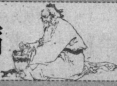

消化系统疾病

胃炎调理药膳

香橼砂仁糖

药材 香橼粉 8 克，砂仁粉 10 克。

食材 白砂糖 40 克，香油 10 毫升。

做法 ❶炖锅置火上，入水适量，放入白砂糖、适量水，煎熬至浓稠时，放入香橼粉、砂仁粉，搅拌均匀，继续煎熬至起丝状。❷取盘，抹上香油，倒入香橼砂仁糖液，放冷凝固后，用刀划成小块即可。

功效 开胃健脾、顺气消滞、消食化积。适宜慢性胃炎患者食用。

食法 每日 3 次，适量食用。

山药牛奶

药材 山药 15 克。

食材 牛奶 200 毫升，面粉 15 克，盐 2 克，味精 1 克。

做法 ❶山药研成粉，与面粉混匀。❷锅置火上，放入牛奶烧沸，撒入面粉、山药粉，搅成糊，加入盐、味精调味即可。

功效 补脾胃、益气血。适宜慢性胃炎患者饮服。

食法 每日一次，早餐食用。

五味猪肚

药材 陈皮、白豆蔻、砂仁各 8 克，丁香 2 克，槟榔 4 克。

食材 猪肚 180 克，盐 2 克。

做法 ❶猪肚洗净，切块；丁香、陈皮、槟榔、白豆蔻、砂仁分别洗净。❷炖锅置火上，入水适量，放入猪肚、丁香、陈皮、槟榔、白豆蔻、砂仁、盐，大火煮沸后转小火炖至猪肚熟透即可。

功效 健脾宽胸、顺气消滞。

食法 每日一次，佐餐食用，饭后含食槟榔。

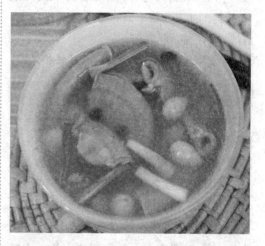

芝麻猪肉萝卜酥

药材 白萝卜 200 克。

食材 面粉 250 克，猪瘦肉 180 克，黑芝麻 12 克，姜末、葱末各 5 克，盐 3 克，植物油 15 毫升。

做法 ❶白萝卜洗净，切成细丝；黑芝麻炒香；猪瘦肉剁成泥。❷炒锅置火上，入油烧热，放入白萝卜丝煸炒至五成熟，盛出备用。❸取盆，加入白萝卜丝、姜末、黑芝麻、葱末、盐、猪瘦肉，拌成馅；另取一盆，放入面粉、适量清水，和成面团，搓成长条，切成剂子，擀成面皮，包入馅，制成生坯，再在面上均匀粘上黑芝麻，烙熟即可。

功效 健脾消滞、宽胸开胃。适宜慢性胃炎患者食用。

食法 每日一次。

山楂猪肚

药材 山楂15克。

食材 猪肚1副，冰糖末15克。

做法 ❶山楂洗净，去核，切成薄片；猪肚洗净，切成块。❷炖锅置火上，入水适量，放入猪肚、山楂，大火煮沸后转小火炖煮45分钟，加入冰糖末调味即可。

功效 健脾胃、助消化。

食法 每日2次，既可单食，又可佐餐。

驴肉干

药材 山楂80克。

食材 驴肉800克，料酒15毫升，香油5毫升，姜片、葱段各20克，花椒粉5克，白砂糖10克，植物油适量。

做法 ❶驴肉去皮、筋，洗净；山楂洗净，去核。❷锅置火上，入水适量，放入山楂40克，大火烧沸，放入驴肉，改用小火煮至肉六成熟，捞出驴肉，稍晾后切成条。❸取盆，加入少许植物油、姜片、葱段、料酒、花椒粉，放入驴肉条拌匀，腌渍1小时，沥水。❹净锅置火上，入油烧热，放入驴肉条，小火炸干水分，待肉色微黄，捞出控油，原锅留底油，放入余下的山楂，略炸，倒入驴肉，反复翻炒，小火焙干，淋上香油，撒上白砂糖，炒匀即可。

功效 滋阴润燥、化食消积。适用于慢性胃炎者。

食法 每日一次，可佐餐也可单独食用。

生姜木瓜汤

药材 生姜15克。

食材 木瓜250克，米醋150毫升。

做法 ❶生姜、木瓜洗净备用。❷瓦锅置火上，入水适量，放入生姜、木瓜大火煮沸后转小火煲煮15分钟即可。

功效 健脾益气、温中和胃。适用于慢性胃炎属脾胃虚寒型、胃脘隐痛、喜暖喜按、食欲减退、饭后饱胀、神疲乏力等症。

食法 分2~3次服完。2~3日一剂，可常服。

生姜红枣茶

药材 生姜100克。

食材 红枣400克。

做法 ❶生姜洗净切片；大枣洗净，润透。❷砂锅置火上，入水适量，放入生姜、大枣大火煮沸后转小火煎煮15分钟即可。

功效 健脾温胃。适用于慢性胃炎属脾胃虚寒型。

食法 每日3次，每次吃大枣10余枚，姜1~2片，吃时用原汤炖热，饭前饭后吃均可。

茴香桂皮黄羊汤

药材 小茴香、生姜各8克，桂皮3克。

食材 黄羊肉400克，盐3克，味精1克。

做法 ❶黄羊肉洗净，切成小块；生姜洗净，切片备用。❷砂锅置火上，入水适量，放入黄羊肉、姜片、小茴香、桂皮、盐、味精，大火煮沸后转小火炖煮50分钟至肉熟即可。

功效 补中益气、散寒止痛。适宜脾胃虚寒之脘腹隐痛、大便稀溏、消化不良、体倦肢冷等症。

食法 佐餐食用。

参栗竹丝鸡汤

药材 党参20克。

食材 竹丝鸡1只（约400克），鲜栗子200克，生姜片3克，盐5克。

做法 ❶竹丝鸡宰杀，去毛、内脏，洗净，剁块；党参、生姜洗净；鲜栗子去壳，入沸水焯烫，去衣。❷汤煲置火上，入水适量，放入鸡块、党参、生姜，大火煮沸后转小火炖煮1小时，下栗子续煮30分钟，加盐调味即可。

功效 补气健脾、开胃止泻。适宜慢性胃炎、溃疡病属脾胃气虚者食用，证见体倦气短、饮食减少、面色萎黄、虚赢形瘦、大便溏薄等。

食法 吃肉喝汤。

胃下垂调理药膳

黄芪小米粥

药材 黄芪15克。

食材 小米120克，白砂糖10克。

做法 ❶黄芪润透，切片；小米淘洗干净。❷砂锅置火上，入水适量，放入小米、黄芪，大火煮沸转小火炖煮40分钟，加入白砂糖调味即可。

功效 温中养胃、补气固表、固脱生肌。适宜胃下垂患者食用。

食法 每日一次，早餐食用。

陈皮猪肚粥

药材 陈皮5克，黄芪15克。

食材 猪肚80克，大米120克，料酒10毫升，姜片、葱末各3克，胡椒粉、盐各2克，味精1克。

做法 ❶陈皮去白，切细丝；黄芪洗净，润透，切薄片；猪肚洗净，切细丝；大米淘洗干净。❷砂锅置火上，入水适量，放入大米、陈皮、黄芪、猪肚、料酒、姜片、葱末，大火煮沸后转小火熬煮35分钟，加盐、味精、胡椒粉调味即可。

功效 健脾胃、补虚损。适用于胃下垂患者。

食法 每日一次，早餐食用。

山药杂米粥

药材 山药20克。

食材 大米、玉米、高粱米各20克，白砂糖10克。

做法 ❶山药磨成细粉；大米、玉米、高粱米分别淘洗干净。❷砂锅置火上，入水适量，放入大米、玉米、高粱米，大火煮沸转小火熬煮50分钟，加入山药粉、白砂糖搅匀，煮沸即可。

功效 温中益气、健脾和胃。

食法 每日一次，可做主食。

鸡内金粥

药材 鸡内金3克。

食材 大米80克，白砂糖10克。

做法 ❶大米淘洗干净，沥干。❷炒锅烧热，放入鸡内金，小火炒至黄褐色，取出，研为细粉。❸砂锅置火上，入水适量，下入大米，大火煮沸后转小火煮至粥成，放入鸡内金粉、白砂糖搅匀，煮沸即可。

功效 益气养胃、健脾消食、消化淤积，可增强胃肠运动功能以及胃液的酸度和消化力，减轻腹胀。适用于胃下垂、脾虚食滞、泌尿系结石等症。

食法 每日早、晚温服。

四味果蔬汁

药材 芦荟 50 克。

食材 圆白菜、菠萝、苹果各 30 克。

做法 ❶芦荟、圆白菜、菠萝、苹果分别洗净，切块。❷放入榨汁机中，搅打成汁，倒入杯中，加入凉白开，搅匀即可。

功效 补中益气、健胃整肠、止痛生肌、促进消化道溃疡愈合。适用于胃下垂、胃及十二指肠溃疡等多种消化道疾病。

胃及十二指肠溃疡调理药膳

白及牛奶

药材 白及 15 克。

食材 牛奶 150 毫升，蜂蜜 20 毫升。

做法 ❶白及洗净，润透切片。❷锅置火上，入水适量，放入白及片，大火煮沸后转小火煎煮 25 分钟，去渣，加牛奶烧沸，加入蜂蜜调味即可。

功效 温胃健脾、疏肝和胃、养阴止血、生肌。适宜胃及十二指肠溃疡出血患者饮服。

食法 代茶饮用。

山药蜂蜜茶

药材 山药 15 克。

食材 蜂蜜 10 毫升。

做法 山药洗净，放入锅内，加水适量，大火煮沸后转小火炖煮 30 分钟，去渣取液，加入蜂蜜，调匀即可。

功效 滋补脾胃、润肠通便。适宜胃及十二指肠溃疡、便秘患者饮服。

食法 代茶饮用。

食法 适量饮用。

陈皮猪肚汤

药材 陈皮 5 克，黄芪 25 克。

食材 猪肚 1 副，料酒 10 毫升，姜片、葱段各 5 克，盐 3 克，味精 1 克，胡椒粉 3 克。

做法 ❶陈皮去白，切细丝；黄芪洗净，润透，切薄片；猪肚洗净，切块。❷炖锅置火上，入水适量，放入陈皮、黄芪、猪肚、姜片、葱段、料酒，大火煮沸后转小火炖煮 40 分钟，加盐、味精、胡椒粉调味即可。

功效 益气升阳、滋补脾胃。

食法 每日 2 次，佐餐食用。

圆白菜炖牛肉

药材 圆白菜 400 克。

食材 牛肉 200 克，姜片 10 克，盐 4 克。

做法 ❶牛肉洗净，切薄片；圆白菜洗净，切块。❷炖锅置火上，入水适量，放入姜片、牛肉，大火煮沸，撇去浮沫，投入圆白菜，煮至菜熟肉烂，加盐调味即可。

功效 补脾健胃、益气通络，可提高胃肠黏膜上皮抵抗力，加速溃疡愈合。适用于胃及十二指肠溃疡等症。

食法 每日一次。

山药肉丸

药材 山药 10 克。

食材 猪瘦肉 100 克，姜末、葱末各 3 克，料酒 10 毫升，盐 3 克，味精 1 克，植物油 10 毫升，高汤 300 毫升。

做法 ❶山药磨成细粉；猪瘦肉洗净，剁成肉泥，加入姜末、葱末、山药粉、料酒、盐拌匀搓成肉丸。❷炒锅置火上，入油烧至六成热，加入高汤烧沸，下肉丸煮熟，加入味精调味即可。

功效 补脾胃、益气血。适合胃及十二指肠溃疡患者食用。

食法 每日一次，每次吃肉丸50克，喝汤，佐餐食用。

白及粥

药材 白及10克。

食材 大米80克，白砂糖5克。

做法 ❶白及磨成细粉；大米淘洗干净。❷砂锅置火上，入水适量，放入大米、白及，大火煮沸转小火炖煮30分钟，加入白砂糖拌匀即可。

功效 疏肝健脾、和胃止血、止咳。适宜胃溃疡出血患者食用。

食法 每日一次。

槟榔粥

药材 莱菔子8克。

食材 槟榔8克，大米120克，白砂糖10克。

肠炎调理药膳

金银花瘦肉汤

药材 金银花10克。

食材 猪瘦肉150克，小白菜60克，料酒10毫升，姜片5克，盐3克，味精1克，植物油10毫升。

做法 ❶猪瘦肉洗净，切薄片；金银花洗净；小白菜洗净，切段。❷炒锅置火上，入油烧至六成热，下姜片爆香，烹入料酒，加水适量，烧沸，下入猪肉、金银花、小白菜煮熟，加入盐、味精，搅匀即可。

做法 ❶槟榔打碎；大米淘洗干净；莱菔子放锅内炒香，盛出备用。❷砂锅置火上，入水适量，放入大米、槟榔、莱菔子，大火煮沸后转小火煮至黏稠，加白砂糖搅匀即可。

功效 健脾胃、助消化、化积食。适宜胃及十二指肠溃疡患者食用。

食法 每日一次，早餐食用。

木耳红枣炒瘦肉

药材 红枣5枚，水发木耳25克。

食材 猪瘦肉80克，料酒10毫升，姜片、葱段各5克，盐3克，植物油15毫升，水淀粉5毫升。

做法 ❶红枣洗净，润透去核切半；木耳撕瓣；猪瘦肉洗净，切薄片，放入碗中，加水淀粉、盐、料酒拌匀。❷炒锅置火上，入油烧至六成热，下入姜片、葱段爆香，放入猪瘦肉、木耳、红枣，炒熟即可。

功效 祛瘀通络、滋补气血。适宜胃溃疡瘀血患者食用。

食法 每日一次，每次吃木耳、瘦肉50克，佐餐食用。

功效 健脾胃、补虚损、解热毒。适宜肠炎、痢疾、肠伤寒康复期患者食用。

食法 每日一次，佐餐食用。

洋葱粥

药材 洋葱200克。

食材 大米400克，盐3克。

做法 ❶洋葱去皮，洗净，切碎；大米淘洗干净。❷砂锅置火上，入水适量，放入洋葱、大米，大火煮沸后转小火熬煮至粥成，加盐调味即可。

功效 健脾养胃、止泻止痢、降压降脂、改善肾脏功能、提高免疫力。适宜肠炎、胃炎、高血压及心血管患者饮用。

食法 早晚食用，连食数日。

活血粥

药材 川芎、人参、白茯苓、当归、白术、白芍、桂枝各 3 克。

食材 小米 30 克。

做法 ❶ 将 7 味药材洗净，润透；小米淘洗干净。❷ 砂锅置火上，入水适量，放入 7 味药材，大火煮沸后转小火煎煮 25 分钟，去渣取汁，下入小米，兑入清水适量，大火煮沸后转小火熬煮 30 分钟即可。

功效 活气行血、滋润肠胃、消炎止泻。适宜肠炎、直肠溃疡患者食用。

食法 每日一次，正餐食用。

半夏黄芩粥

药材 半夏、黄芩各 5 克，姜片、炙甘草、黄连、人参各 4 克。

食材 红枣 5 枚，大米 80 克，白砂糖 10 克。

做法 ❶ 将药材分别洗净；大米淘洗干净。❷ 砂锅置火上，入水适量，放入以上药材，加水适量，大火煮沸后转小火煎煮 20 分钟，去渣取液，下入大米，兑入清水适量，大火煮沸后转小火熬煮 30 分钟，加入白砂糖调味即可。

功效 活血益气、止呕吐、止下痢、消炎。适用于肠炎引起的恶心、呕吐、下痢等症。

食法 每日一次。

苹果粥

药材 苹果 150 克。

食材 大米 80 克，白砂糖 20 克。

做法 ❶ 苹果洗净，去皮、核，切块；大米

淘洗干净。❷ 砂锅置火上，入水适量，放入大米、苹果，大火煮沸转小火熬煮 30 分钟，加入白砂糖调味即可。

功效 健脾养胃、消炎止泻。长期食用对治疗慢性肠炎有一定疗效。

食法 每日一次。

莲子芡实粥

药材 芡实、莲子各 10 克。

食材 大米 80 克。

做法 ❶ 莲子洗净，润透，去心；芡实洗净；大米淘洗干净。❷ 砂锅置火上，入水适量，放入大米、芡实、莲子，大火煮沸后转小火熬煮 50 分钟即可。

功效 补脾胃、止泄泻。适宜肠炎脾虚泄泻患者食用。

食法 每日一次，佐餐食用。

芡实山药老鸭汤

药材 芡实、山药各 20 克。

食材 白条老鸭 1 只，盐 4 克，胡椒粉 2 克，料酒 15 毫升，姜片 5 克。

做法 ❶ 芡实、老鸭分别洗净，老鸭入沸水锅中汆烫 5 分钟；山药洗净，润透，切薄片。❷ 炖锅置火上，入水适量，放入老鸭、芡实、山药、姜片、料酒，大火煮沸后转小火炖煮 2 小时，加入盐、胡椒粉调味即可。

功效 补脾胃、止泄泻。适宜肠炎腹泻患者食用。

食法 每日一次，每次吃鸭肉 100 克，喝汤。

消炎饼

药材 石菖蒲、葫芦巴各 8 克，皂角 2 克。

食材 面粉 200 克，盐 3 克，植物油 50 毫升。

做法 ❶ 石菖蒲、葫芦巴、皂角分别磨成细粉，放入盆中，加入面粉、盐、水揉成面团，分成 20 克 1 个的剂子，擀成薄饼。❷ 平底锅置火上，入油烧热，逐个放入薄饼，烙熟即可。

功效 健脾益胃、清热解毒、消炎止泻。适宜急性肠炎患者食用。

食法 每日一次，每次吃 2 个饼，可单食，也可正餐食用。

药花茶

药材 甘草、黄连各 5 克，银花 8 克。

食材 玫瑰花 5 克，红茶 8 克。

做法 以上材料均洗净，置锅中，加水煎煮取汁即可。

功效 清热解毒、行气止痛、固肠止泻。适用于急、慢性肠炎，以及下痢、泄泻等症。

食法 顿服。

花草绿茶

药材 金银花 6 克，甘草 2 克。

食材 绿茶 6 克，玫瑰花、陈皮各 4 克，茉莉花 2 克。

做法 以上材料均洗净，加沸水浸泡 10 分钟后即可服用。

功效 消炎抗菌、收敛固肠、理气止痛、消化肉积、清热解毒。适用于急、慢性肠炎，以及细菌性痢疾、泄泻等症。

食法 每天可分 3～5 次频频饮之，小儿用量酌减。

生姜茶粥

药材 生姜 2 克。

食材 茶叶 10 克，粳米 20 克。

做法 ❶ 粳米淘洗干净；生姜洗净，切片。❷ 砂锅置火上，入水适量，放入生姜、茶叶煎煮 15 分钟，滤渣留汁，下入大米，熬煮成稀粥即可服用。

功效 清热解毒、健脾利尿。适用于慢性肠炎、久泻不止等症，对于久泻而致脾胃虚寒者疗效尤佳。

食法 每日一剂，温服。

葛根乌鸡汤

药材 鲜葛根 100 克。

食材 乌鸡 1 只，鲜荷叶 12 克，盐 3 克。

做法 ❶ 乌鸡去内脏及头爪，洗净；葛根去皮，洗净，切块；荷叶洗净。❷ 砂锅置火上，入水适量，放入乌鸡、葛根、荷叶，大火煮沸后转小火炖煮 1 小时，加盐调味即可。

功效 解暑清热、止湿止泻。适用于急慢性肠炎属湿热内蕴者，证见身热烦渴、小便不利、大便泄泻、泻下秽臭等。

食法 随量饮汤食肉。

山药山楂粥

药材 山药、山楂各 15 克。

食材 粳米 60 克，红糖 10 克。

做法 ❶ 山药、山楂洗净，加水煎煮取汁；粳米淘洗干净。❷ 砂锅置火上，入水适量，兑入药汁，加入粳米，大火煮沸后转小火熬煮成稀粥，调入红糖稍煮片刻即可。

功效 健脾止泻。适用于慢性肠炎，证见脾虚食滞、大便溏泄、完谷不化，或伴恶心欲呕、胃口差腹胀等。

食法 每日 2 剂。

消化不良调理药膳

 什锦山药泥

药材 山药 1500 克。

食材 西瓜子仁 5 克，葡萄干、莲子、瓜条、蜜枣、青梅、年糕各 25 克，菠萝罐头半罐，胡萝卜丝、海带丝各 3 克，白砂糖 80 克，蜂蜜 50 克，水淀粉 15 毫升，植物油少许。

做法 ❶ 莲子洗净，润透，去红衣、莲心，入沸水焯透；蜜枣去核；瓜条、青梅均切丁；碗内抹上一层植物油，用西瓜子仁、葡萄干、青红丝、莲子、蜜枣、瓜条、青梅在碗内先码上一定的图案。❷ 山药洗净，蒸熟，去皮，压成泥，入白砂糖拌匀，先取一半放入码好图案的碗内，把剩下的果料放在其上，把另一半山药泥放在上面。❸ 将装有山药泥和果料的碗，上笼蒸 40 分钟取出，翻扣盘内。❹ 另取锅，注入沸水 150 毫升，上火，加入蜂蜜、白砂糖，用小火稍煮化，待水变稠时，用水淀粉勾芡，浇在山药泥上，把菠萝及切成三角块的年糕围在边上即可。

功效 补肺益肾、健脾和胃。适用于消化不良及贫血症。

食法 每日 2 次，早、晚佐餐或当点心食。

 竹沥牛奶

药材 淡竹沥 40 克。

食材 鲜牛奶 180 克，陈皮 8 克，蜂蜜 15 毫升。

做法 陈皮洗净，置锅中加清水煮 15 分钟，拣去陈皮，加入鲜牛奶煮沸，调入竹沥、蜂蜜即可。

功效 养胃润燥、理气化痰。适用于消化不良所引起的上腹饱胀、膈、呕吐等症。

食法 代茶频饮。

 萝卜玫瑰饮

药材 白萝卜 200 克，玫瑰花 15 克。

食材 红糖 20 克。

做法 白萝卜洗净；玫瑰花洗净，两者一起捣烂取汁，加红糖调匀即可。

功效 疏肝健胃、消食止呕。适用于消化不良症。

食法 沸水冲服。

腹泻调理药膳

 豆腐南瓜饼

药材 豆腐 200 克，南瓜 1000 克。

食材 白砂糖 20 克，淀粉 50 克，面粉 200 克。

做法 ❶ 南瓜削皮、去子，蒸熟，碾碎。❷ 将南瓜、豆腐与白砂糖、淀粉、面粉拌匀，做成饼状，入蒸笼以中火蒸 15 分钟即可。

功效 补养脾胃。

食法 做点心食用。

 生姜乌梅绿茶

药材 生姜 5 克，乌梅肉 15 克。

食材 绿茶 3 克，红糖 5 克。

做法 ❶ 生姜洗净，切丝；乌梅肉用刀切碎。❷ 将切好的生姜丝、乌梅肉与绿茶共放保温杯中，以沸水冲泡，盖上盖子温浸 30 分钟，加入红糖调味即可。

功效 生津止痢、温中暖胃。适用于菌性痢疾和阿米巴痢疾日久不愈者的辅助治疗。

食法 趁热顿服，每日 3 次。

 ## 马齿苋粥

药材 鲜马齿苋 200 克。

食材 大米 60 克。

做法 ❶鲜马齿苋洗净，剪碎，置锅中加适量水，煎煮 30 分钟。❷捞去药渣，加入淘洗干净的大米，续熬煮成粥即可。

功效 清热止痢、散热解毒。适用于急慢细菌性痢疾、肠炎。

禁忌 脾虚慢性泄泻者忌服。

食法 每日食用 2 次。

 ## 生姜莲子粥

药材 带壳莲子 80 克，生姜 20 克。

食材 桂圆 25 克，冰糖 10 克，大米 100 克。

做法 ❶莲子洗净，润透，去壳打碎；生姜洗净，切成小碎粒；桂圆剥壳。❷砂锅置火上，入水适量，大火煮沸后放入莲子、大米，转小火熬煮 30 分钟，下入生姜、桂圆、冰糖续煮成稀米粥即可。

功效 涩肠止泄、收敛固涩。适用于噤口痢、体质虚弱或病后产后之脾胃虚弱、大便溏稀、心悸怔忡、失眠多梦、气短乏力、食欲不振，以及妇女血虚腰酸、白带增多，男子肾气虚之遗精、早泄、性功能减退等症。

禁忌 肺热燥咳、胃热呕吐、痔疮出血、痈疮溃烂者忌用。

食法 每日 2 次，温热服。

 ## 鱼腥草粥

药材 鱼腥草 50 克。

食材 山楂 5 克，大米 80 克。

做法 ❶鱼腥草去除杂质，用清水洗净，切成小段；山楂洗净，去核；大米淘洗干净备用。❷砂锅置火上，入水适量，放入鱼腥草、山楂，大火煮沸后下入大米，转小火熬煮成粥即可。

功效 清热解毒、止痢活血。适用于痢疾、食欲不振、消化不良、脾胃虚弱、食积阻滞、脘腹胀满等症。

禁忌 脾胃虚弱而无食积，或胃酸分泌过多者慎用。

食法 佐餐食用。

大蒜粥

药材 紫皮大蒜 15 克。

食材 大米 50 克。

做法 ❶大蒜去皮，拍扁后切成颗粒；大米淘洗干净，备用。❷蒜粒用纱布包好并用绳子绑好，放入砂锅中，入沸水烫煮 1 分钟后捞出，下入大米，转小火熬制 40 分钟煮成稀粥，再将蒜倒入粥中，稍煮即可。

功效 消炎止痢、下气健胃。适用于急性菌痢、背疽、突然泻痢、肠毒下血、牙痛、蜈蚣蝎蜇伤、食蟹中毒等症。

禁忌 有慢性胃炎及胃、十二指肠溃疡的人忌服。

食法 可供早、晚餐，温热食。

皮肤疾病

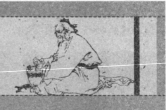

酒糟鼻调理药膳

银杏猪肺汤

药材 银杏 15 克。

食材 猪肺 1 具，盐 3 克。

做法 ❶白果去壳，洗净；猪肺洗净切块。❷锅置火上，入水适量，放入白果、煮沸，大火煮沸后转小火，炖至白果、猪肺熟透后加盐调味即可服食。

功效 补气养心、滋阴清热。辅助治疗鼻面酒糟。

食法 吃肉喝汤。

茅根桃仁粥

药材 桃仁 8 克，白茅根 12 克。

食材 粳米 80 克，白砂糖 10 克。

做法 ❶两种药材洗净，加水煎煮取汁；粳米淘洗干净。❷砂锅置火上，入水适量，兑入药汁，下入粳米，大火煮沸后转小火熬煮成粥，调入白砂糖拌匀即可。

功效 清热利湿、活血化瘀。适宜于酒糟鼻之颜色暗红，患部皮肤肥厚者食用。

食法 每日一剂，连服 7～10 日。

雪梨雪耳饮

药材 雪梨 1 个，蜜枣 3 枚，雪耳 15 克。

食材 白砂糖 10 克。

做法 ❶雪梨洗净，去皮切片；雪耳泡发。❷锅置火上，入水适量，放入梨片、雪耳、蜜枣、白砂糖，大火煮沸后转小火煲至雪耳熟透即可。

功效 清泻肺胃之火。适用于肺热型酒糟鼻。

食法 随意饮用。

清热什锦汤

药材 玉竹、沙参各 5 克。

食材 莲子 10 克，银杏、百合、核桃仁各 5 克，淮山药 10 克，生石膏 15 克（布包），白砂糖 10 克。

做法 ❶沙参、玉竹洗净，与生石膏水煎煮 1 小时，取汁；莲子、银杏、百合、核桃仁、淮山药均洗净，润透，莲子、银杏去心。❷药汁中入莲子、白果、百合、山药、核桃仁，大火煮沸后转小火煮至熟烂，加白砂糖调味即可。

功效 清泄肺胃积热。适用于酒糟鼻等症。

食法 每日一次，15 日为一个疗程。

剑花猪肺汤

药材 剑花 15 克。

食材 猪肺 1 副，盐 3 克。

做法 剑花、猪肺洗净，同置砂锅中，入水适量，大火煮沸后，转小火煮至猪肺熟透，捞起切块，放入汤内，大火汤沸后加盐调味即可。

功效 清肺热、养肺阴。适宜于鼻赤面红、有轻度瘙痒者食用。

食法 喝汤吃肺。

荨麻疹调理药膳

 ## 荸荠薄荷饮

药材 荸荠 150 克，鲜薄荷叶 8 克。

食材 白砂糖 10 克。

做法 荸荠洗净去皮，切碎搅汁；鲜薄荷叶加白砂糖揉兰，放入荸荠汁中，冲入温水适量即可。

功效 凉血祛风。适用于风热袭肺型荨麻疹。

食法 随意饮用。

 ## 凉拌红糖藕片

药材 鲜藕 250 克。

食材 红糖 15 克，盐 2 克。

做法 鲜藕洗净切片，入沸水焯烫后，放入红糖及盐，拌匀即可。

功效 活血通络。适用于阴血不足型荨麻疹。

食法 佐餐食用。

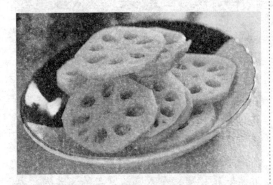

 ## 木瓜姜醋饮

药材 生姜 9 克。

食材 木瓜 60 克，米醋 100 毫升。

做法 三味共放入砂锅中煎煮，待醋煮干时，取出生姜、木瓜即可。

功效 疏风散寒。适用于风寒束表型荨麻疹。

食法 每天一剂，分早晚两次服完，连服 7 天。

 ## 银花薄荷油菜心

药材 银花 10 克，薄荷 8 克。

食材 嫩油菜 250 克，盐 3 克。

做法 ❶ 嫩油菜洗净，去帮留心，入沸水焯烫后，加入盐拌匀。❷ 银花、薄荷洗净，放入砂锅中加水煎煮，去渣取浓汁 15 毫升，浇于菜上即可。

功效 疏风清热。适用于风热袭肺型荨麻疹。

食法 佐餐食用。

 ## 刺蒺藜绿豆汤

药材 刺蒺藜 10 克。

食材 绿豆 80 克，蜂蜜 20 毫升。

做法 ❶ 刺蒺藜洗净，用纱布包紧；绿豆淘洗干净。❷ 砂锅置火上，入水适量，放入药包、绿豆大火煮沸后转小火熬煮 30 分钟，停火稍凉后加蜂蜜调味即可。

功效 祛风清热、止痒。适用于荨麻疹症。

食法 吃绿豆饮汤，分 2～3 次服完。

香菜鸡汁汤

药材 香菜末 3 克。

食材 鸡骨架 1 具，胡椒粉 2 克。

做法 鸡骨架放入砂锅中，入水适量，大火煮沸后转小火炖煮成汤，放入香菜末、胡椒粉调味即可。

功效 补气血、散风寒。适用于风寒束表型荨麻疹。

食法 随意饮用。

湿疹调理药膳

 山药绿豆汤

药材 绿豆、百合各20克，芡实、淮山药各10克。

食材 薏米10克，冰糖20克。

做法 ❶绿豆、百合、薏米、芡实、淮山药均洗净，放入砂锅中，加水浸泡30分钟。❷置火上，大火煮沸后转小火炖煮至绿豆烂熟，加冰糖调味即可。

功效 清热解毒、健脾除湿。适用于脾虚湿盛型湿疹、皮损不红、渗出较多、瘙痒不剧、口淡、舌苔腻等症。

食法 每日分2次服完，连服数日。

 荷花糯米粥

药材 荷花4瓣。

食材 糯米80克，冰糖15克。

做法 ❶荷花用清水漂净；糯米淘洗干净，置砂锅中加水浸泡1小时。❷砂锅置火上，大火煮沸后转小火熬煮至粥将熟，放入冰糖、荷花，稍煮即可。

功效 适用于脾虚湿热型湿疹。

食法 每日早、晚分2次服食，连用5日。

 瓜皮薏米粥

药材 车前草15克。

食材 冬瓜皮、薏米各30克。

做法 冬瓜皮、薏米、车前草均洗净，放入砂锅中，加水适量，大火煮沸后转小火熬煮成粥即可。

功效 健脾、利湿、行水。适用于脾虚湿盛之湿疹。

食法 每日一剂，连服7～10剂为一个疗程。

 土豆粥

药材 土豆80克。

食材 大米40克，桂花5克，白砂糖10克。

做法 ❶土豆去皮，洗净，切成小块；大米淘洗干净。❷砂锅上火，入水烧沸，下入大米煮沸，加入土豆块，转小火熬煮至粥将熟时放入桂花、白砂糖，稍煮片刻即可。

功效 消炎解毒、祛湿健脾。适用于脾虚温盛型湿疹。

食法 每日早晚服用。

 海带紫菜冬瓜汤

药材 冬瓜200克，水发海带丝80克。

食材 紫菜10克，黄酒10毫升，酱油5毫升，盐3克，味精1克，麻油3毫升。

做法 ❶冬瓜洗净去皮、切片，瓜皮洗净，与瓜片一起下入锅中。❷入水适量，大火煮沸后转小火煎煮15分钟，拣去瓜皮，下入海带丝，煮沸2分钟，调入黄酒、盐、酱油、味精稍煮，倒入盛放紫菜的汤碗内，淋上麻油即可。

功效 消脂降压、清热解毒。

食法 佐餐食用。

斑秃调理药膳

 首乌核桃猪脑汤

药材 何首乌20克。

食材 核桃仁20克，猪脑150克，盐2克，料酒10毫升，味精1克。

做法 ❶何首乌洗净，加水煎煮，去渣取

汁；核桃仁、猪脑处理干净，放入药汁中腌制 10 分钟。❷锅置火上，入水适量，倒入核桃仁、猪脑及药汁，大火煮沸后转小火炖至猪脑熟透，加料酒、盐、味精调味即可。

功效 补脑补肾。适用于肾虚造成的斑秃或全秃症。

食法 吃核桃、猪脑，喝汤。

桑葚糯米粥

药材 新鲜桑葚 20 克。

食材 糯米 50 克，冰糖 10 克。

做法 ❶桑葚浸泡片刻，去掉长柄；糯米淘洗干净。❷砂锅置火上，入水适量，下入糯米、桑葚，大火煮沸后转小火熬煮成粥，加入冰糖调味即可。

功效 补肝益肾、滋阴补血、润肠明目。适用于阴血不足、头晕目眩、失眠耳鸣、视力减退、目昏、须发早白、斑秃早现等症。

食法 每日晨起空服，温热顿服。

清炒莴苣藕片

药材 莴苣 150 克。

食材 莲藕 150 克，盐、鸡精各 2 克，植物油适量。

做法 ❶莴苣、藕洗净切片。❷炒锅置火上，入油烧热，下入莴苣、藕片煸炒至半熟，加入盐、鸡精，炒至断生即可。

功效 清热凉血、补益五脏。适宜斑秃属血热生风者长期食用。

食法 佐餐食用。

侧柏叶桑葚膏

药材 侧柏叶 40 克。

食材 桑葚 180 克，蜂蜜 40 克。

做法 ❶侧柏叶洗净，置锅中，加水煎煮 20 分钟后去渣。❷放入桑葚，转小火煎煮 30 分钟后去渣，加蜂蜜成膏即可。

功效 清热生津、祛风生发。适宜于斑秃属血热生风型，伴有头晕目眩、口干者饮服。

食法 佐餐食用。

其他疾病

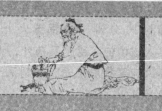

便秘调理药膳

蜂蜜绿茶

药材 蜂蜜 20 毫升。

食材 绿茶 3 克。

做法 绿茶放入瓷杯中，冲入沸水，闷泡 1 分钟后倒去水，再次冲入沸水，盖紧盖子温浸 5 分钟后调入蜂蜜即可。

功效 适宜便秘患者、高血压患者、支气管哮喘患者饮用。

禁忌 糖尿病患者、脾虚泄泻及湿阻中焦的脘腹胀满、苔厚腻者、孕妇和儿童、神经衰弱者、心动过速者少饮。

食法 趁热顿服，每日 3~4 次。

通气汤

药材 桃仁、郁李仁各 5 克，当归尾、小茴香各 3 克，藏红花 1 克。

做法 将桃仁、郁李仁、当归尾、小茴香、藏红花均洗净，入砂锅内，加水煎沸后去渣取汁即可。

功效 活血化瘀、润燥滑肠。适用于血瘀阻滞大肠所致的胸腹胀满、食积气滞、腹胀便秘、水肿、脚气、小便不利等症。

禁忌 有自发性出血症者禁用。

食法 代茶饮用。

蜂蜜决明饮

药材 决明子 10 克。

食材 蜂蜜 15 毫升。

做法 决明子入炒锅，小火炒至略发黄，捣碎后置砂锅中，加清水适量，大火煮沸后转小火煎煮 10 分钟，拌入蜂蜜搅匀即可。

功效 补肾健脾、润肺滑肠。适宜肠燥便秘者饮服。

禁忌 大便稀溏、易于腹泻者不宜服用。

食法 每日一剂，早晚服。

首乌大枣粥

药材 何首乌 30 克。

食材 大枣 15 克，冰糖 20 克，大米 80 克。

做法 ❶何首乌洗净，入砂锅煎取浓汁，去渣；大米淘洗干净；红枣洗净，润透，去核。❷砂锅置火上，入水适量，兑入药汁，下入大米、红枣，大火煮沸后加冰糖，转小火熬煮成粥即可。

功效 补肝肾、益精血，促进肠道蠕动。适用于便秘、老年性高血压、血管硬化、阴血亏损、大便干燥等症。

食法 每日一剂，分数次食用。

黄豆南瓜糙米粥

药材 黄豆 40 克。

食材 糙米 80 克，南瓜 100 克，盐 2 克。

做法 ❶黄豆淘洗干净，提前泡水 4 小时；糙米淘洗干净，泡水 1 小时；南瓜清洗干净，去皮切成小块备用。❷砂锅置火上，入水适量，加入黄豆，中火煮至黄豆酥软，下入糙米、南瓜，大火煮沸后转小火炖煮至豆酥瓜香，加盐调味即可。

功效 补中益气、润肠通便。适用于脾胃虚弱、高血压、高血脂、冠心病等症，对经常便秘的人大有裨益，可加快排出废物的速度。

禁忌 气滞湿阻者忌用。

食法 佐餐食用。

 桃花瘦肉馄饨

药材 新鲜毛桃花20克。

食材 面粉150克，猪瘦肉80克，鸡汤400毫升，葱、生姜各5克，盐3克，味精1克。

做法 ❶猪瘦肉清洗干净，剁成碎，和葱、生姜剁成肉泥，加盐、味精调成馅备用；毛桃花用清水清洗干净，将水晾干。❷面粉与毛桃花加水适量，揉成面团，静置15分钟后，搓成长条，切成小剂，擀成面皮，抹入馅做成馄饨，入鸡汤中煮熟即可。

功效 滋阴润燥、补养脾胃。适宜大便秘结、腹痛腹胀、胀痛不通的患者食用，也可用于瘀血阻滞的辅助食疗。

禁忌 女子月经量多、鼻出血等忌服。

食法 佐餐食用。

 黑白芝麻紫菜饭

药材 黑芝麻120克，白芝麻100克。

食材 紫菜80克，米饭适量。

做法 ❶紫菜除去泥沙并剪成细丝；黑芝麻、白芝麻用擀面杖擀碎备用。❷以上材料拌在一起，搅拌均匀，储存在干燥的瓶子里，每餐舀10～15克和米饭拌在一起即可。

功效 润肠通便、促进肠胃运动。适用于老年人津枯血少、肠燥便秘，尤其适用于精亏血少之肠燥便秘，亦可用于中青年女性的气虚血少之便秘。

禁忌 多食腹胀，脾胃虚寒滑泄者慎用，同时忌食生冷辛辣油腻的食物。

食法 佐餐食用。

 银耳山楂西米羹

药材 银耳15克，山楂糕40克。

食材 西米30克，盐3克，白砂糖10克，水淀粉10毫升。

做法 ❶银耳水发后去蒂改刀成小块；山楂糕改刀成小菱形片；西米用水煮至发亮，煮透，过凉。❷将所有材料放入锅中同煮30分钟，加盐、白砂糖调味后用水淀粉勾芡即可。

功效 润肠通便。适用于肠燥便秘者。

禁忌 孕妇便秘时忌用。

食法 佐餐服食。

 茄汁水陆菜包

药材 白菜400克，虾肉80克，海带20克。

食材 瘦肉40克，鸡蛋清80克，盐、胡椒粉各3克，味精1克，白砂糖10克，醋10毫升，料酒15毫升，植物油20毫升，姜葱汁10毫升，水淀粉25毫升。

做法 ❶白菜洗净、取叶，入沸水烫熟后捞出，过凉水；虾肉剁碎成蓉，加入盐、味精、料酒、胡椒粉、姜葱汁稍搅，然后放入蛋清、肉丁，搅拌至上劲，即成虾馅；海带用水泡软，蒸熟后切成细丝；番茄酱加入盐、白砂糖、醋和少许水，兑成番茄汁。❷白菜叶滤去水分，平铺放于虾馅，以边缘折起包好，用海带丝将口扎成蝴蝶形的扣，上笼蒸约5分钟，即可装盘。❸炒锅置火上，入油烧热，下入番茄汁翻炒，加水淀粉勾芡，浇在菜包上即可。

功效 适宜肠燥便秘者食用。

食法 佐餐食用。

 清炒姜汁菠菜

药材 生姜20克。

食材 菠菜200克，盐2克，香油3毫升，味精1克，醋5毫升，花椒油5毫升。

做法 ❶菠菜去须根，留红头，清洗干净后切成小段，入沸水锅内略焯后捞出，沥水，装盘抖散，晾凉备用。❷生姜洗净，入榨汁机榨成姜汁，淋在菠菜中，加入盐、香油、味精、醋、花椒油，调拌入味即可。

功效 润肠通便。适用于肠燥便秘、老年便秘、习惯性便秘、痔疮、高血压、酒精中毒、小便不通、肠胃积热、胸膈烦闷等症。

禁忌 体虚便溏者不宜多食，同时忌食生冷辛辣油腻的食物。

食法 佐餐食用。

 虾子煨海参

药材 干海参、干虾子各120克。

食材 味精2克，盐3克，肉汤400毫升，水淀粉5毫升，葱段、姜片各10克，植物油、料酒各20毫升，酱油5毫升。

做法 ❶干海参放入锅内加清水适量，用小火烧沸，离火，待其软后发胀捞出，去内脏及杂质，洗净，放入净锅内，加清水，小火烧沸后离火，浸泡直至海参发透，捞出，划十字花刀，入沸水锅内焯烫，捞出沥干水分

备用；虾子洗净盛入碗内，加适量水、料酒，上笼蒸10分钟取出。❷炒锅置火上，加油烧热，放入葱段、姜片煸炒后烹入料酒，加肉汤、盐、酱油、海参、虾子，煨透，用水淀粉勾芡，加味精调味即可。

功效 补阴养血、补肾润燥。适用于便秘、头晕、耳鸣的辅助治疗。

禁忌 对海鲜过敏者慎用。

食法 佐餐服食。

 松仁豆腐

药材 豆腐400克，松子仁40克。

食材 白砂糖60克，鸡汤400毫升，香菜末20克，葱段、姜片各10克，料酒10毫升，盐3克，味精1克，植物油20毫升。

做法 ❶豆腐切成2立方厘米的丁，放入沸水中煮至浮起，沥水，用牙签扎出，浆水备用。❷炒锅置火上，入油烧热，下入葱段、姜片煸香，放入白砂糖25克，小火炒成枣红色，烹入料酒，加鸡汤、松子仁、盐、白砂糖45克炒匀，放入豆腐丁、味精，转小火炖制（边炖边在豆腐上扎眼，使汤汁渗入豆腐丁），待汤收干，豆腐胀起后，迅速盛入盘内，撒上香菜末即可。

功效 润肺止咳、滋阴润燥。适用于肺燥干咳、少痰或无痰、痰不易咳出、肠燥便秘等症。

禁忌 脾虚便溏、滑精者不宜食用，痰湿体质者禁食。

食法 佐餐食用。

肾衰竭调理药膳

 茯苓山药糯米粥

药材 茯苓、干山药片各20克。

食材 糯米40克，白砂糖10克。

做法 ❶糯米淘洗干净，用清水浸泡30分

钟；茯苓、山药均洗净，润透。❷砂锅置火上，入水适量，放入茯苓、山药、糯米，大火煮沸，转小火熬煮至粥成，加白砂糖稍煮即可。

功效 补脾养胃、生津润肺、补肾涩精。适

用于慢性肾炎、肾衰竭及脾虚腹泻、肾虚遗精、慢性久痢、虚劳等症。

食法 早晚温热服食。

茅根红豆粥

药材 鲜茅根 150 克。

食材 红豆 40 克，大米 150 克。

做法 ❶红豆、大米淘洗干净；鲜茅根洗净，加适量水。❷煎煮 30 分钟，捞去药渣，下入大米、红豆，小火熬煮成粥即可。

功效 败毒抗癌、凉血止血、清热利尿、消肿解毒。适宜肾炎水肿者食用。

食法 顿服。

甘草莲子茶

药材 生甘草 5 克。

食材 去芯莲子 30 克，枸杞 10 克，冰糖 10 克。

做法 ❶枸杞、莲子洗净，放入锅中，加生甘草、水适量。❷大火煮沸后转小火煎煮 20 分钟至莲子软熟时，加入冰糖稍煮即可。

功效 养心益肾、健脾止泻。适用于泌尿系统感染、小便赤浊兼有虚烦、低热等症。

食法 吃莲子，喝汤。

杜仲续断猪腰汤

药材 杜仲、续断各 20 克。

食材 鲜猪腰 200 克，料酒 10 毫升，盐 3 克，姜片 10 克，植物油适量，胡椒粉 1 克，肉汤 500 毫升。

做法 ❶杜仲洗净，刮去杂物及老皮；猪腰洗净，剖开切去白色臊腺，放入沸水锅中焯一下，捞出洗净切片备用。❷炒锅烧热加入植物油、姜片煸香，放入猪腰煸炒至水干，烹入料酒，加入盐、胡椒粉、肉汤、续断及杜仲，小火炖至腰片熟透，拣出姜片、杜仲、续断，盛入汤碗即可。

功效 补益精髓。适用于肝肾亏虚，见肾虚腰痛、身面水肿、耳聋、阳痿、遗精、足膝酸软等症。

食法 每日或隔 2～3 日服食一次。

附片蒸乌鱼

药材 附片 10 克，茯苓 8 克，泽泻 5 克。

食材 鲜乌鱼 600 克，水发香菇 80 克，猪网油 1 张，盐 3 克，味精 1 克，料酒 30 毫升，葱段 25 克，姜片 15 克，清汤 800 毫升，胡椒粉 2 克。

做法 ❶附片、茯苓、泽泻洗净，烘干研成细末；乌鱼处理干净，焯水后斩成长 4 厘米的段放碗内，加盐、料酒、中药末、胡椒粉，搅拌均匀，腌渍 15 分钟至入味；香菇切成薄片。❷猪网油洗净晾干水分，铺在碗底，放入香菇、鱼块、姜片、葱段、清汤 400 毫升，上笼蒸熟。❸将鱼块翻扣于汤碗内，揭去网油，原汁滗入锅中，加入剩余清汤、味精、胡椒粉、盐调味后盛入汤碗内即可。

功效 温补脾肾、散寒止痛。适用于脾肾阳虚，见腰膝酸软、酸痛频作、身面水肿、小便不利、步履艰难、耳鸣耳聋等症。

食法 佐餐食用，吃肉喝汤。

脱肛调理药膳

郁李仁粳米粥

药材 郁李仁 15 克。

食材 粳米 30 克。

做法 ❶郁李仁洗净，纱布包扎；粳米淘洗干净。❷砂锅置火上，入水适量，放入纱布包，大火煮沸 10 分钟，滤渣取汁，下入粳米，大火煮沸后转小火熬煮成粥即可。

功效 补益滑肠。主治便秘引起的脱肛，小便短赤等症。

食法 早晚服用。

山药糯米粥

药材 山药干 20 克。

食材 红糖 20 克，糯米 40 克。

做法 ❶ 山药洗净，研成末；糯米淘洗干净，提前浸泡 1 小时。❷ 砂锅置火上，入水适量，下入糯米大火煮沸后加入山药粉，转小火熬煮成粥，放入红糖调味即可。

功效 补中益气、健脾温胃。适用于中气下陷型脱肛症。

食法 做早餐食用。

升麻猪肠汤

药材 升麻 8 克。

食材 大枣 25 克，猪大肠 450 克，盐 3 克。

做法 ❶ 升麻洗净，用纱布包；大枣洗净，润透；猪大肠处理干净。❷ 汤锅置火上，入水适量，下入大枣、猪肠、升麻药包，大火煮沸后转小火炖至猪肠熟烂，加入盐调味即可。

功效 补脾益胃、升阳举陷。适宜脱肛属气虚下陷者服食。

疝气调理药膳

薏米冬瓜汤

药材 薏米 180 克。

食材 冬瓜 400 克，盐 2 克，植物油 10 毫升。

做法 ❶ 薏米淘洗干净；冬瓜去皮，洗净，

食法 拣去升麻，每日 3 次，食大枣、猪肠，喝汤。

爆炒田螺

药材 田螺 500 克。

食材 食油 15 毫升，黄酒 30 毫升，盐 3 克，酱油 10 毫升，胡椒粉 5 克，葱、姜各 10 克。

做法 ❶ 田螺洗净，用剪刀剪去尖部。❷ 炒锅置火上，入油烧热，下田螺翻炒，炒至田螺上的盖子脱落，加入葱、姜、黄酒、盐、酱油同炒 3 分钟，加水适量焖 10 分钟，撒胡椒粉翻匀出锅即可。

功效 除湿解毒、清热涩精。适用于脱肛症。

食法 佐餐食用。

韭菜炒羊肉

药材 韭菜 200 克，羊肉 400 克。

食材 植物油 20 毫升，盐 3 克，醪酒 20 毫升，味精 1 克。

做法 ❶ 韭菜洗净，切段；羊肉洗净，切丝，加盐、醪酒拌入羊肉，腌渍 20 分钟。❷ 炒锅置火上，入油烧热，下羊肉炒至断生，放入韭菜同炒至熟即可。

功效 温补脾肾、益气补虚。适宜脾肾阳虚之脱肛患者食用。

食法 佐餐食用。

切块。❷ 砂锅置火上，入水适量，下入薏米、冬瓜块大火煮沸后转小火煲煮 15 分钟，加盐、植物油调匀即可。

功效 清热、利湿消肿。适用于湿热下注肝经任脉搏结成疝患症。

食法 分餐食冬瓜、薏米，喝汤。

羊肉汤

药材 羊肉 400 克。

食材 胡椒 8 克，盐 3 克，生姜 5 克。

做法 ①羊肉洗净，切块；生姜洗净，拍破。②炖锅置火上，入水适量，下入胡椒、羊肉、生姜同炖至肉熟烂，加盐调味即可。

功效 益气补虚、暖下散寒。适用于虚寒疝气症。

食法 食肉喝汤。

山楂茴香生姜饮

药材 茴香 15 克，山楂、生姜各 20 克。

食材 红糖 20 克，盐 2 克，白酒 50 毫升。

做法 山楂、生姜、茴香洗净，入砂锅加水煎取汁，加入红糖、白酒调匀即可。

功效 活血化瘀、散寒止痛。适用于寒湿内盛型疝气，证见少腹胀痛牵引睾丸、阴囊硬结等。

食法 每日一剂。

茴香猪肉丸

药材 小茴香 10 克。

食材 猪瘦肉 150 克，盐 3 克，黄酒 15 毫升，姜汁 10 毫升。

做法 猪瘦肉洗净，剁碎成泥；小茴香研末，撒在肉上，加姜汁、黄酒、盐抓匀，制成丸子，放入锅中加水煮熟即可。

丹毒调理药膳

番茄荠菜粥

药材 鲜荠菜 50 克。

食材 番茄 80 克，粳米 80 克，盐 2 克。

功效 消肿、理气。适用于小儿疝气、阴囊肿大症。

食法 佐餐食用。

茴香毛蛋

药材 毛蛋 1 个，小茴香 2 克。

食材 黄酒 15 毫升。

做法 小茴香研末，毛蛋置火上焙焦后，同茴香末一起加黄酒冲服。

功效 温肾散寒、行气止痛。适用于寒疝、坚硬如石、痛引睾丸等症。

食法 每日 1 个。

乌药饮

药材 乌药 15 克。

食材 红糖 80 克。

做法 乌药洗净，放入砂锅中加水煎汁，滤渣，放入红糖搅拌即可。

功效 温经散寒、行气止痛。适用于寒邪凝滞所致疝气。

食法 频频饮用。

糖拌西瓜瓤

药材 西瓜 2000 克。

食材 白砂糖 400 克。

做法 西瓜取瓤去子，加白砂糖调匀即可。

功效 清热、除湿、利小便。适宜湿热所致疝气病人服食。

食法 随意食用。

做法 ①荠菜洗净切碎；番茄去皮，切成丁；粳米淘洗干净。②砂锅置火上，入水适量，下入大米，大火煮沸后转小火熬煮至粥将成时放入荠菜、番茄，加盐调味，煮沸即可。

功效 清热解毒、凉血活血。适用于丹毒，证见恶寒发热、局部片状红疹扩展迅速、胀痛及灼热、压痛不明显症。

食法 一次服完。

金银菊花茶

药材 金银花15克，野菊花10克。

做法 金银花、野菊花洗净，混匀，分3次放入瓷杯中，冲入沸水，温浸5分钟即可。

功效 清热解毒。适用于丹毒初期患者。

食法 代茶饮用。

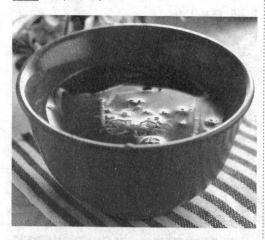

红豆牛膝川柏茶

药材 红小豆10克，牛膝、川柏各8克。

做法 ❶红小豆、牛膝、川柏洗净，烘干捣成粗末，置保温瓶中。❷冲入沸水适量，盖闷20分钟即可。

功效 清热利湿、解毒消肿。适用于湿热下注而致的下肢丹毒、红肿疼痛等症。

食法 代茶频饮，每日一剂。

痤疖调理药膳

拌马齿苋

药材 马齿苋400克。

茯苓红花薏米粥

药材 红花3克。

食材 茯苓20克，大米50克，薏米20克。

做法 ❶茯苓、红花洗净，置锅中加水熬汁，去渣备用；薏米、大米淘洗干净。❷砂锅置火上，入水适量，兑入药汁，下入薏米、大米，大火煮沸后转小火熬煮成粥即可。

功效 健脾利水、活血化瘀。适宜慢性丹毒、皮疹色暗红、舌紫苔薄者食用。

食法 每日早晚服用。

菊花马齿苋粥

药材 鲜马齿苋50克，菊花12克。

食材 粳米80克。

做法 ❶鲜马齿苋洗净切碎，粳米淘洗干净；菊花洗净。❷砂锅置火上，入水适量，放入鲜马齿苋、菊花，下入粳米大火煮沸后转小火熬煮成粥即可。

功效 清热解毒、泻肝利湿。适宜丹毒急性期、病变部位较局限者食用。

食法 每日3次，连服数天。

鲜芦根汁

药材 鲜芦根1500克。

做法 鲜芦根洗净，榨汁即可。

功效 清热解毒、利湿。适宜丹毒初期、色鲜红，伴畏寒、发热头痛、口干、舌红者饮服。

食法 分次当茶饮，每次100毫升，每日3次。

食材 白砂糖10克，盐3克，味精1克，麻油5毫升。

做法 ❶马齿苋洗净，放入沸水中焯烫片刻。❷取出挤干水分，切碎，加入白砂糖、盐、味精、麻油拌和均匀即可。

功效 清热解毒。适用于疖未成脓时，局部潮红等症，也可用于夏天预防疖肿。

食法 佐餐食用。

 北芪杞炖乳鸽

药材 北芪20克。

食材 枸杞20克，乳鸽1只。

做法 ❶乳鸽去毛、内脏，洗净切块；北芪、枸杞洗净，润透。❷乳鸽、北芪、枸杞放入炖盅，隔火炖熟即可。

功效 适用于疖肿溃破期、局部肿痛减轻、逐渐变软、中央之脓栓溃破脱出、流出脓液、局部形成溃疡等症。

食法 隔日一次，连用5日，饮汤食鸽肉。

 翠衣绿豆饮

药材 西瓜皮400克。

食材 绿豆80克。

做法 ❶绿豆淘洗干净；西瓜皮洗净。❷砂锅置火上，入水适量，下入绿豆大火煮沸，放入西瓜皮，转小火煎煮至豆烂熟，稍冷即可。

功效 清热解毒、除烦止渴。适宜暑疖患者服用。

食法 随意饮用。

 芸香绿豆汤

药材 芸香草20克。

食材 绿豆80克，红糖10克。

做法 ❶芸香草洗净；绿豆淘洗干净。❷砂锅置火上，入水适量，下入绿豆、芸香草大火煮沸后转小火煎煮至豆烂熟，加红糖搅匀片刻即可。

功效 清热解毒、消暑凉血。适用于咽喉痛症。

食法 一日内分2次服完。

 甘草二豆汤

药材 金银花10克，甘草3克，橘皮3克。

食材 绿豆30克，红豆20克。

做法 ❶金银花、甘草、橘皮洗净，润透；绿豆、红豆淘洗干净。❷砂锅置火上，入水适量，下入金银花、甘草、橘皮煎煮后滤渣取汁，下入绿豆、红豆熬煮至豆熟即可。

功效 清热化毒。适用于疖肿化脓期。

食法 吃豆饮汤，每天一剂，连用3~4日。

 苦瓜瘦肉绿豆饮

药材 苦瓜150克，绿豆200克。

食材 瘦猪肉200克。

做法 ❶苦瓜、瘦猪肉洗净切片备用；绿豆淘洗干净。❷砂锅置火上，入水适量，下入绿豆煮沸30分钟后放入苦瓜、瘦猪肉，转小火煮至绿豆烂熟即可。

功效 清热解毒、散疖消肿。适宜疖子成脓期患者食用。

食法 随意食用。

凉拌马齿苋仙人掌

药材 马齿苋400克，仙人掌50克。

食材 白砂糖10克，醋10毫升，香油5毫升。

做法 马齿苋洗净切段；仙人掌去刺、皮切丝，与马齿苋一起入沸水中焯烫，加入白砂糖、醋、香油适量，拌匀即可。

功效 清热解毒、消肿止痛。适用于疖疮患者食用。

食法 佐餐食用。

苦瓜咖啡

药材 生苦瓜 120 克。

食材 白砂糖 40 克，咖啡 25 克。

做法 ❶生苦瓜洗净，捣烂如泥，加白砂糖捣匀。❷两小时后将水滤出，兑入咖啡，冲入沸水搅拌，待冷服用即可。

功效 清热解毒。苦瓜苦寒，适宜疔疮患者服用。

食法 代茶饮用。

银花绿豆饮

药材 银花 10 克。

食材 绿豆 100 克。

做法 ❶绿豆淘洗干净；银花洗净。❷两者共同放入锅中，加水煮熟，去银花，晾凉即可。

功效 清热解毒、清暑止渴。适宜疔疮疖痈

各期患者均宜服用。

食法 每日 1～2 次。

黄精党参蒸鸡

药材 淮山药、黄精、党参各 15 克。

食材 仔母鸡 1 只，生姜片、葱段各 10 克，盐 3 克，味精 1 克。

做法 ❶仔母鸡宰杀后，去毛、内脏，剁成 3 厘米见方的块，放入沸水锅内余烫 3 分钟捞出，洗净血沫；淮山药、黄精、党参均洗净，润透，放入纱布袋扎紧。❷汤锅置火上，入水适量，下入仔母鸡、姜片、葱段、药包，大火煮沸加盐、味精，转小火煲煮 3 小时即可。

功效 益气补虚。适宜疔疮后期脾胃虚弱、体倦无力者食用。

食法 空腹食用。

痔疮调理药膳

止血黑豆汤

药材 新鲜柿子 1 个。

食材 黑豆 25 克，盐 2 克。

做法 ❶柿子洗净，去蒂，切成丁；黑豆淘洗干净。❷炖锅置火上，入水适量，放入柿子丁、黑豆、盐，大火煮沸后转小火煎煮至豆烂熟，去渣取汁即可。

功效 清热止血。适用于尿血、痔疮出血等病症。

食法 趁热饮用，每日一剂。

四味蜜膏

药材 蜂蜜 50 毫升，水发木耳 200 克，核桃仁 20 克，红枣 10 克。

食材 姜末 5 克，白酒 30 毫升。

做法 ❶木耳洗净，切碎；红枣去核，洗净；核桃仁洗净，捣碎。❷取盆，放入木耳、红枣、核桃仁、姜末、白酒和蜂蜜，拌匀，静置 10 小时，上笼蒸熟即可。

功效 润肠滑道、消炎止血、补虚滋阴。适用于防治痔疮和便秘，也能调理孕、产妇贫血等症。

食法 每日服 3 次，每次 20 克。

芪归瘦肉汤

药材 黄芪 20 克，当归 10 克。

食材 猪瘦肉 40 克，料酒 10 毫升，盐 3 克，鸡精 2 克。

做法 ❶当归、黄芪分别洗净，润透，切片；猪瘦肉洗净，切丝。❷炖锅置火上，入水适量，放入当归、黄芪、猪瘦肉、料

酒，大火煮沸后转小火炖煮 35 分钟，加入盐、鸡精调味即可。

功效 润滑肠道、消炎止血、气血双补。适用于内、外痔疮等症。

食法 每日一次，佐餐食用。

地榆瘦肉汤

药材 茯苓 20 克，地榆 10 克。

食材 猪瘦肉 300 克，料酒 15 毫升，盐 3 克，鸡精 2 克。

做法 ❶茯苓洗净，润透，切块；地榆洗净，润透，切片；猪瘦肉洗净，切丝。❷炖锅置火上，入水适量，放入茯苓、地榆、猪瘦肉、料酒，大火煮沸后转小火煮 35 分钟，加入盐、鸡精调味即可。

功效 消炎止血、清热利湿。

食法 每日一次，佐餐食用。

生地麻仁炖猪肠

药材 生地 15 克，火麻仁 8 克。

食材 猪大肠 400 克，花椒粒 3 克，盐 4 克，鸡精 2 克，料酒 20 毫升。

做法 ❶生地洗净，润透，切薄片；火麻仁洗净；猪大肠洗净，切段备用。❷炖锅置火上，入水适量，放入猪大肠、生地、火麻仁、花椒粒、料酒，大火煮沸后转小火炖煮 40 分钟，加入盐、鸡精调味即可。

功效 润肠滑道、消炎凉血。

食法 每日一次，佐餐食用。

当归桂圆炖猪肉

药材 当归 10 克。

食材 桂圆肉 15 克，猪瘦肉 400 克，花椒粒 3 克，盐 3 克，鸡精 1 克，料酒 15 毫升。

做法 ❶桂圆肉、当归分别洗净；猪瘦肉洗

净，切块。❷炖锅置火上，入水适量，放入桂圆肉、当归、猪瘦肉、花椒粒、料酒，大火煮沸后转小火煮 40 分钟，加入盐、鸡精调味即可。

功效 消炎、补血止血。适用于内、外痔疮等症。

食法 每日一次，佐餐食用。

黄精木耳

药材 黄精 10 克。

食材 水发木耳 100 克，料酒 10 毫升，姜片、葱段各 5 克，盐 3 克，鸡精 1 克，植物油 15 毫升。

做法 ❶黄精洗净，润透，切片；木耳洗净，去蒂，撕瓣。❷炒锅置火上，入油烧至六成热，下入姜片、葱段爆香，放入木耳、黄精、料酒，炒熟，加入盐、鸡精，炒匀即可。

功效 补中益气、凉血止血。适用于痔疮、肠风、血淋、崩漏等症。

食法 佐餐食用。

蒸茄子

药材 茄子 200 克。

食材 植物油 15 毫升，盐 3 克。

做法 茄子洗净，放碟内，加油、盐隔水蒸熟即可。

功效 清热消肿、止痛。适用于内痔发炎肿痛、初期内痔便血、痔疮便秘等病症的辅助治疗。

食法 佐餐食用。

马齿苋瘦肉羹

药材 鲜马齿苋 100 克。

食材 猪瘦肉 100 克，料酒 10 毫升，盐 3 克，鸡精 2 克。

做法 ❶马齿苋洗净，切段；猪瘦肉洗净，切丝。❷砂锅置火上，入水适量，放入马齿苋、猪瘦肉、料酒，大火煮沸后转小火煮40分钟，加入盐、鸡精调味即可。

功效 补血益气、消炎止血。适用于内、外痔疮等症。

食法 每日一次，吃肉、马齿苋，喝汤，佐餐食用。

冬瓜绿豆汤

药材 绿豆120克。

食材 冬瓜400克，盐2克，植物油10毫升。

做法 ❶冬瓜去皮，洗净，切块；绿豆淘洗干净。❷砂锅置火上，入水适量，下入绿豆、冬瓜块，大火煮沸后转小火熬煮至烂熟，放入盐、植物油调味即可。

食法 每日分3次，服食绿豆、冬瓜，喝汤。

功效 清热解毒。适宜实热所致痔疮患者饮服。

香蕉空心菜粥

药材 香蕉80克。

食材 空心菜80克，粳米40克，盐3克。

做法 ❶空心菜洗净，取尖；香蕉去皮为泥；粳米淘洗干净。❷砂锅置火上，入水适量，下入大米熬煮至粥将熟时，放入空心菜尖、香蕉泥、盐，同煮成粥即可。

功效 清热解毒、润肠通便。适宜痔疮实热之证，大便秘结带血者食用。

食法 做早餐食用。

马齿苋荸荠粥

药材 鲜马齿苋50克，荸荠40克。

食材 粳米80克。

做法 ❶马齿苋洗净切碎；荸荠去皮洗净；粳米淘洗干净。❷砂锅置火上，入水适量，下入粳米大火煮沸后改小火，下入马齿苋、荸荠，熬成粥即可。

功效 清热解毒、凉血止血。适用于内痔、血栓性外痔等症。

食法 每日2次，连服数日。

香蕉大肠汤

药材 香蕉树芯20克。

食材 猪大肠200克，盐3克。

做法 猪大肠、香蕉树芯洗净、切碎，放砂锅内煮汤，加盐调味即可。

功效 适用于瘀滞型痔疮，证见痔核初发、黏膜瘀血、肛门瘙痒不适、伴有异物，或轻微出血等。

食法 每日一次，连服数日。

拌马齿苋鱼腥草

药材 鲜马齿苋、鲜鱼腥草各200克。

食材 麻油、酱油各5毫升，味精1克，醋10毫升，白砂糖10克。

做法 鲜马齿苋、鲜鱼腥草洗净，同入沸水中稍焯，捞出待凉，加调料拌匀即可。

功效 清热解毒、散血消肿。适用于实热痔疮患者。

食法 佐餐食用。

黑芝麻木耳饮

药材 干黑木耳50克，黑芝麻12克。

食材 白砂糖10克。

做法 ❶炒锅洗干净置中火上烧热，入干黑木耳30克下锅中，不断地翻炒，待黑木耳的颜色由灰转黑略带焦味时，起锅装入碗内备用。❷锅重置火上，下入黑芝麻炒出香味，然后加入1500毫升清水，同时下入生、熟黑木耳,中火烧沸30分钟后用干净双层细纱布过滤去渣,加适量白砂糖调匀饮用即可。

功效 适用于血热便血、痔疮便血、肠风下血、痢疾下血等人群。

食法 代茶饮用,每次取120毫升。

番茄鸡肉

药材 红花3克。

食材 鸡肉100克,水发黑木耳15克,番茄150克,葱段、姜片各3克,盐3克,味精1克,醋5毫升。

做法 ❶鸡肉切成片;番茄洗净,榨汁;黑木耳切成小片;红花用水浸泡,捞出,沥水。❷锅置火上,入水适量,下入鸡肉、葱段、姜片、醋,大火烧沸后,撇去浮沫,改用小火煮45分钟,加入番茄汁、红花、黑木耳,煮5分钟,加盐、味精调味即可。

功效 适宜气血不足所致面部雀斑、皮肤干燥的痔疮患者食用。

食法 佐餐服食。

杏仁蜜猪肘

药材 杏仁150克,蜂蜜40毫升。

食材 猪肘子400克,水发香菇40克,鸡汤150毫升,酱油10毫升,料酒15毫升,盐3克,葱段、姜片各5克,八角、胡椒粉各2克,植物油15毫升。

做法 ❶肘子洗净,去骨,放入沸水锅中煮片刻,捞出抹上蜂蜜,入热油锅中炸成金黄色,捞出后用刀划上深口。❷杏仁用盐水煮熟,剥去外皮,摆入大碗底部,再放入肘子,香菇洗净,摆在肘子四周。❸炒锅置火上,入油烧热,加入葱段、姜片、八角、料酒、鸡汤、盐、胡椒粉、酱油烧沸,倒入

盛肘子的大碗内,上笼蒸1小时,凉后反扣盘中即可。

功效 适用于阴虚肠燥、皮肤干燥粗糙兼有便秘、痔疮者调养。

食法 佐餐食用。

丝瓜瘦肉汤

药材 丝瓜200克。

食材 猪瘦肉180克,葱、姜各4克,植物油10毫升,高汤500毫升,盐3克,白胡椒粉2克,香油5毫升。

做法 ❶丝瓜去皮,去筋,切成块;猪瘦肉洗净,切成片;葱洗净,切段;姜洗净,切成片备用。❷炒锅置火上,入油烧热,下入姜片、葱段爆香,放入高汤、盐煮沸,加入肉片、丝瓜块转小火滚煮5分钟,盛入碗中,撒上白胡椒粉,淋上香油即可。

功效 凉血止血、解毒清热。适用于痔疮患者、便秘的辅助治疗。

禁忌 脾胃虚寒、腹泻者不宜服用本品。

食法 佐餐食用。

无花果瘦肉汤

药材 无花果干品80克。

食材 猪瘦肉150克,盐3克。

做法 ❶猪瘦肉洗净,切成长条,沥水备用;无花果用清水洗净。❷瓦煲置火上,入水适量,放入无花果、猪瘦肉,大火煮沸后转小火煲煮至肉熟,加盐调味即可。

功效 清热生津、健脾开胃。

禁忌 不宜冷饮,忌食生冷、辛辣、油腻的食物。

食法 吃肉饮汤。每日或隔日服一次,每次200毫升。